ŒUVRES

D'ORIBASE,

TEXTE GREC, EN GRANDE PARTIE INÉDIT,

COLLATIONNÉ SUR LES MANUSCRITS,

TRADUIT POUR LA PREMIÈRE FOIS EN FRANÇAIS;

AVEC UNE INTRODUCTION,

DES NOTES, DES TABLES ET DES PLANCHES,

PAR LES DOCTEURS

BUSSEMAKER ET DAREMBERG.

TOME PREMIER.

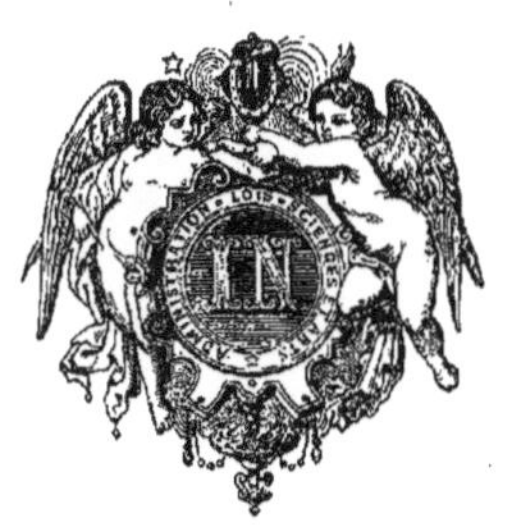

PARIS.

IMPRIMÉ PAR AUTORISATION DU GOUVERNEMENT

A L'IMPRIMERIE NATIONALE.

M DCCC LI.

COLLECTION

DES

MÉDECINS GRECS ET LATINS

PUBLIÉE,

SOUS LES AUSPICES DU MINISTÈRE DE L'INSTRUCTION PUBLIQUE,

CONFORMÉMENT AU PLAN APPROUVÉ PAR L'ACADÉMIE DES INSCRIPTIONS ET BELLES-LETTRES

ET PAR L'ACADÉMIE DE MÉDECINE,

PAR LE D[r] CH. DAREMBERG,

BIBLIOTHÉCAIRE À LA BIBLIOTHÈQUE MAZARINE,

BIBLIOTHÉCAIRE HONORAIRE DE L'ACADÉMIE DE MÉDECINE,

MÉDECIN DU BUREAU DE BIENFAISANCE ET DES ÉCOLES PRIMAIRES DU XIIe ARRONDISSEMENT.

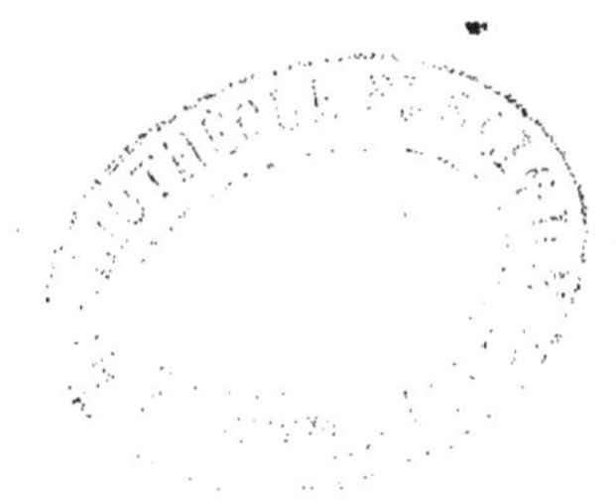

A PARIS,

CHEZ J. B. BAILLIÈRE,

LIBRAIRE DE L'ACADÉMIE NATIONALE DE MÉDECINE, RUE HAUTEFEUILLE, n° 19.

A LONDRES, chez H. BAILLIÈRE, 219, Regent-street;

A NEW-YORK, chez H. BAILLIÈRE, 290, Broad-way;

A MADRID, chez C. BAILLY-BAILLIÈRE, 11, Calle del Principe.

A MONSIEUR É. LITTRÉ,

MEMBRE DE L'ACADÉMIE DES INSCRIPTIONS ET BELLES-LETTRES.

MONSIEUR,

Vous avez donné une direction nouvelle à la critique et à l'interprétation des textes médicaux. Dans vos ouvrages, vous cherchez, par le rapprochement ingénieux et fécond des conceptions de la médecine antique et des principes de la médecine moderne, à rattacher le présent au passé et à remettre en faveur des traditions depuis longtemps négligées.

Vous laisserez un inimitable modèle dans votre édition des écrits hippocratiques.

La *Collection des Médecins grecs et latins* doit son origine au désir de répandre parmi les médecins le goût des études historiques et philologiques, et de fournir en même temps, pour la constitution de la science, des notions essentielles, mais tombées presque entièrement dans l'oubli.

Permettez donc, Monsieur, que votre nom soit inscrit en tête du premier ouvrage de cette *Collection.*

La reconnaissance et l'affection ont aussi leur part dans cette dédicace : l'expression publique de ces sentiments est un faible hommage que l'un de nous aime à vous rendre pour l'amitié dont vous l'avez honoré, et pour l'appui constant que vous lui avez prêté depuis le jour où il est venu vous soumettre le plan de la *Collection.*

Ch. Daremberg, U. Cats Bussemaker.

Paris, le 22 mars 1851.

PLAN DE LA COLLECTION

DES MÉDECINS GRECS ET LATINS,

PAR LE D[r] CH. DAREMBERG.

Τὴν [γοῦν τούτων τῶν ἀνδρῶν] πραγματείαν οὐκ ὀλίγα συμβαλλομένην πᾶσιν ἀνθρώποις ὁρῶ, ὅσοι λογικῆς ἀντιποιοῦνται παιδείας, καὶ τούτων ἐξαιρέτως τοῖς ἰατροῖς, οἳ δὴ τὴν ἀρχαίαν ἱστορίαν ἀποκηρύττουσι τῆς τέχνης, φιλοτίμως δὲ καὶ σφόδρα ἐπιπόνως ἃ οὐκ ἴσασι μαθεῖν ἐπιθυμοῦσιν.

Érotien.

La *Collection des médecins grecs et latins*, annoncée en 1844, entravée par mille obstacles, retardée par des difficultés sans cesse renaissantes, traversée par une révolution, et néanmoins préparée sans relâche par un travail opiniâtre de six années et par quatre missions successives en Allemagne, en Belgique, en Angleterre et en Italie [1], voit enfin le jour au milieu de circonstances qui semblent peu favorables aux entreprises de longue durée. Heureusement celle-ci est confiée aux soins d'un honorable éditeur, fidèle aux anciennes et nobles traditions de la librairie, et à qui la France est redevable des plus belles publications médicales.

M. J. B. Baillière et moi avons l'intention de continuer cette *Collection* aussi longtemps que le concours bienveillant du Gouvernement et la faveur du public ne nous feront pas défaut. Déjà la publication d'Oribase et de Rufus est assurée;

[1] *Rapport sur une mission médico-littéraire en Allemagne.* Paris, 1845 (extrait du *Journal de l'instruction publique*). — *Résumé d'un voyage médico-littéraire en Angleterre;* lu à l'Académie des inscriptions et belles-lettres. Paris, 1848 (extrait de la *Gazette médicale*). — Le *Catalogue raisonné* des manuscrits médicaux grecs et latins d'Angleterre est en voie de publication dans les *Archives des Missions;* le *Catalogue* des manuscrits d'Italie suivra de près.

nous espérons que Galien, Cœlius Aurélianus et beaucoup d'autres auteurs se succéderont rapidement.

Quoi qu'il arrive, voici l'historique et le plan de la *Collection :*

Mon projet remonte à 1843 ; les premières personnes à qui je le soumis furent MM. Littré et Andral, qui me donnèrent leur complète adhésion. L'illustre M. Royer-Collard y prit aussi un grand intérêt et voulut lui-même en entretenir M. Villemain, alors ministre de l'instruction publique. M. Villemain reçut cette communication avec la bienveillance, je dirais presque, avec l'ardeur qu'il met à soutenir tous les travaux littéraires. Fort de ces encouragements et de cet appui, qui m'imposaient des devoirs sérieux, je me mis résolument, quelques-uns diront témérairement, à l'œuvre, et je traçai une première esquisse de mon plan, qui fut approuvé par lettre ministérielle, en date du 28 novembre 1844.

Comprenant toute l'importance de la tâche que je m'étais imposée, et ne voulant pas me contenter de simples réimpressions, je commençai à rechercher les manuscrits, soit pour collationner les textes déjà publiés, soit pour copier les traités ou fragments encore inédits.

Je demandai d'abord une mission en Allemagne[1]; je me proposais pour but principal d'examiner les papiers de Dietz, qui avait, par ordre du gouvernement prussien, parcouru l'Europe pendant quatre ans pour étudier les manuscrits des grandes bibliothèques, dans le dessein de préparer une nouvelle édition d'Hippocrate et d'Oribase. Dietz avait en même temps recueilli des notices sur les manuscrits de quelques autres médecins grecs. Ces papiers devaient donc révéler une partie des richesses accumulées dans les grands centres littéraires, dispenser de revenir sur les recherches déjà faites, et préparer les voies à de nouvelles investigations.

Ce fut pendant ce voyage que je rencontrai pour la pre-

[1] Cette mission est, si je ne me trompe, la première qui ait été donnée, en France, en faveur de la littérature médicale ancienne.

mière fois M. le docteur Bussemaker, d'Amsterdam, qui se proposait de copier dans les mêmes papiers de Dietz, tout ce qui se rapportait à Oribase. Dès lors nous nous liâmes d'amitié, et nous prîmes la résolution d'associer, en partie, nos travaux, dans l'intérêt de la *Collection des médecins grecs et latins*. — Ceci explique comment nous avons commencé cette *Collection* par Oribase, auteur dont M. Bussemaker s'était déjà occupé, et pour lequel nous pûmes réunir immédiatement un grand nombre de matériaux.

En 1846, M. de Salvandy, ministre de l'instruction publique, entrant dans les vues de son prédécesseur, voulut avoir l'avis de l'Académie des inscriptions et belles-lettres et de l'Académie de médecine; ces deux compagnies approuvèrent mon plan et le recommandèrent à la sollicitude de l'Administration. Je fus, en conséquence, chargé d'une mission en Angleterre où je savais trouver des mss. précieux, mais peu connus en France.

Le 22 février 1848 je reçus l'assurance officielle que le Ministère de l'Instruction publique nous prêterait son appui pour la publication des Médecins grecs et latins. Mais, le lendemain, bien d'autres espérances que les miennes étaient renversées! Néanmoins, je ne perdis ni confiance ni courage, et j'eus bientôt raison de m'applaudir de ma persévérance : vers la fin de 1848, le Gouvernement donna une preuve de l'intérêt qu'il prenait à la *Collection*, en autorisant l'impression d'Oribase à l'Imprimerie nationale.

Au commencement de 1849, je fis un second voyage en Angleterre, avec M. Bussemaker, pour y collationner un ms. important d'Oribase, sur lequel j'avais appelé l'attention, et dont j'avais rapporté un spécimen lors de ma première mission.

Vers la fin de cette même année, sur l'invitation de M. le Ministre de l'Instruction publique, l'Académie des inscriptions et belles-lettres et l'Académie de médecine nous donnèrent, à mon ami M. Renan, orientaliste distingué, et à moi, des instructions pour une mission en Italie. M. Bussemaker se joignit à nous pendant la première moitié du voyage, et consacra la plus grande partie de son temps à collationner deux mss. d'Oribase qui se trouvent au Vatican. Cette mission ajouta des trésors inespérés à tout ce que j'avais déjà recueilli dans mes précédentes explorations.

Enfin, dans les premiers jours de cette année, M. de Parieu, sur l'avis du Conseil supérieur de l'Instruction publique, transforma en arrêté l'engagement pris par l'un de ses prédécesseurs en faveur de la *Collection*.

Si j'ai tracé ce rapide historique, c'est moins pour laisser entrevoir les difficultés auxquelles il a fallu opposer une persévérance opiniâtre, que pour trouver l'occasion d'acquitter publiquement une dette de reconnaissance envers tous ceux qui m'ont soutenu et encouragé.

Montrer l'importance de la *Collection*, en exposer le plan, en faire connaître les moyens scientifiques et matériels d'exécution, tel est le but que je me propose; j'espère, à l'aide de ces données, faire comprendre combien il est utile de doter la littérature médicale d'une grande publication, qui fournira des éléments de critique historique et d'érudition philologique dont on n'a tiré presque aucun parti jusqu'à présent.

On s'étonne, on se plaint du peu de faveur que la lecture des anciens trouve de nos jours auprès des médecins, de ceux même qui ne repoussent pas systématiquement les études historiques[1]. Comment pourrait-il en être autrement?

[1] «Duo studiorum veluti genera summa, quorum utrumque cognoscere per-«magni medicorum interest, *physicum* (latiori sensu vocabuli et prisco appello) «et *historicum*. Quæ genera diversa quidem sunt nec tamen a se divelli possunt, «quia neutrum sine altero per se constare potest..... Procul tamen abest, ut «pari in utroque genere diligentia medici utantur : nam quum ad prius ampli-«ficandum omnium fere ingenii et industriæ vis intendatur, ad alterum vix unus «alterque mentem advertit.» (Ermerins, *Oratio de veterum medicorum interpretis munere a medicis non recusando*, p. 5-6; Groningæ, 1844, in-8°.) Dans ce discours, M. Ermerins a expliqué les causes d'altération des anciens textes, et a indiqué tous les genres d'études auxquelles le médecin devait se livrer pour interpréter les auteurs médicaux grecs ou latins.

Si l'on compare l'état de la littérature médicale ancienne à celui de la littérature classique proprement dite, on est frappé d'une étrange disparate : ici tout est florissant, tout surabonde : textes, traductions, notes, commentaires de toute espèce; les bibliothèques ont été épuisées; les recherches ont été multipliées à grands frais, les érudits se disputent à l'envi les plus minces lambeaux de l'héritage littéraire de la Grèce et de Rome; les éditions séparées, les collections volumineuses se renouvellent chaque jour et suffisent à peine à l'empressement des lecteurs; là, au contraire, on ne trouve que des ébauches, que des essais isolés. Parmi les nombreux auteurs qui font la gloire de la littérature médicale, les uns sont défigurés dans des textes publiés sans critique, les autres ne sont connus que par des traductions latines souvent incompréhensibles; beaucoup enfin n'ont pas même vu le jour; quelques-uns seulement ont été traduits en français. De toutes ces traductions, une seule, celle d'Hippocrate, par M. Littré, restera comme un véritable monument, que la France peut compter au nombre des plus savants travaux dont elle s'enorgueillit[1].

Nous possédons, je ne l'ignore pas, quelques ouvrages bien traités par les éditeurs ou commentateurs; mais que sont ces matériaux épars en comparaison des immenses lacunes qui restent à combler? Quelles difficultés, d'ailleurs, pour se procurer les éditions principales! Il en est de si rares, qu'on en connaît à peine une douzaine d'exemplaires; et, lors même qu'on les réunirait toutes, elles seraient encore insuffisantes pour quiconque veut s'approprier la science de l'antiquité.

Ainsi le champ de la littérature médicale ancienne est à peine défriché; mais, pour qu'on ne m'accuse ni d'injustice, ni d'ou-

[1] La traduction d'Arétée par Renaud, Paris, 1834, in-8°, est faite sans beaucoup de critique. — Nous devons, au contraire, placer dans un rang distingué celle de Celse, par M. Des Étangs. — Il existe aussi des traductions anciennes de quelques parties des œuvres de Galien, d'Oribase, de Paul d'Égine, etc., mais elles sont très-imparfaites.

bli, je me hâte d'ajouter, à la gloire de notre pays, que c'est surtout par des Français qu'ont été poursuivis les travaux vraiment méthodiques et empreints d'une saine érudition. Nos éditions ont été souvent le type ou le modèle de celles qui ont été publiées en Allemagne et en Italie. Il me suffira de rappeler les noms célèbres d'Étienne, de Daleschamps, de Duret, de Foës[1], de Goupyl, de J. Dubois, de Chartier, de Dacier, de Houlier, de Gorris, de Petit, de Morel, enfin de Bosquillon[2].

Mais que nous sommes loin de cette époque, où les œuvres complètes de Galien comptaient, en grec, deux éditions à quelques années de distance (Venise, 1525; Bâle, 1538), et en latin, dix éditions chez les Junte, trois chez Froben, et plusieurs encore chez d'autres imprimeurs; où les éditions d'Hippocrate étaient multipliées à l'infini; où les anciens étaient lus et étudiés par les médecins comme les classiques par les érudits! Cet enthousiasme s'est bientôt refroidi; ces premières tentatives n'ont point été soutenues; l'œuvre commencée est restée incomplète, inachevée. Tandis que la littérature classique n'a cessé de marcher en France, de progrès en progrès, la littérature médicale n'a fait que quelques pas depuis le XVIIIe siècle. Recueillant l'héritage que nous semblions repousser, la docte Allemagne l'a fait valoir de son mieux, mais sans jamais essayer une publication vraiment digne de sa haute renommée de science et d'érudition[3]. Aussi n'a-t-elle produit qu'un petit nombre d'éditions séparées, dont l'influence a été presque nulle sur l'état général de notre littérature.

Cependant, je ne crains pas de l'affirmer, les amis des lettres

[1] Foës naquit à Metz, en 1528, et y demeura presque toute sa vie. Cette ville faisait alors partie de la Lorraine, mais nous pouvons à bon droit considérer ce pays, même à cette époque, comme une terre éminemment française.

[2] Qu'il me soit permis de joindre à tous ces noms celui de Coray. Ce Grec érudit mérite certes bien le droit de cité pour les travaux qu'il a faits en France, avec un esprit vraiment français. — Je réclame aussi le même privilége pour Vidus-Vidius, Italien d'origine, mais appelé de bonne heure en France par François Ier.

[3] Fickel avait eu l'idée, en 1833, de publier une *Bibliotheca medica græca* plus complète et plus critique que celle de Kühn; mais il s'est arrêté à l'annonce.

médicales anciennes se multiplieront, si on leur ouvre la voie; les lecteurs ne manqueront pas, si on présente à leur esprit un aliment à la fois substantiel et attrayant. Les médecins grecs et latins ne doivent pas avoir plus longtemps le triste privilége d'être repoussés à la fois par les médecins et par les philologues : par les premiers, parce qu'ils ne savent pas assez les langues anciennes; par les seconds, parce qu'ils ne connaissent pas la médecine. Érudits et médecins doivent réunir leurs efforts pour élever un véritable monument à la littérature médicale; car les uns et les autres, ainsi que je le montrerai plus loin, ont beaucoup à gagner à la publication d'une Collection des médecins anciens.

Ce fâcheux état de la littérature médicale, qu'on appréciera mieux encore quand il s'agira de chaque auteur en particulier, ne suffirait-il pas déjà pour justifier mon entreprise? Mais voici d'autres motifs tirés du fond même du sujet :

Depuis quelques années on observe en France un certain retour, au moins spéculatif, vers les études historiques; l'érudition médicale n'est plus aussi complétement dédaignée que par le passé; on s'accorde assez généralement à reconnaître que cette addition aux études purement pratiques peut élargir et fortifier l'esprit; on devrait ajouter que l'histoire préserve des erreurs déjà réfutées depuis longtemps, et des systèmes jugés par l'expérience des siècles. « L'art médical n'est pas nouveau, s'écrie avec juste raison M. Ermerins[1]; il n'est pas « inventé d'hier; il découle de la Grèce comme d'une source « féconde et intarissable; chaque jour il s'est agrandi par de « nouvelles acquisitions; la médecine est donc la *fille du temps*, « et il est impossible d'apprécier ces acquisitions successives, « et d'en profiter, si on ne remonte pas, par la tradition, « jusqu'aux plus anciens inventeurs de la science. » Autrefois les anciens étaient l'objet d'un culte presque superstitieux; au commencement de ce siècle on a brisé leurs autels; de nos

[1] *Oratio supra cit.* p. 4.

jours, on est plus juste et plus critique à la fois, et on semble se rappeler ce mot profond du médecin de Pergame[1] : « Je « ne crois ni Hippocrate, ni les autres anciens sur parole; je « contrôle ce qu'ils disent par l'expérience et par le raisonne-« ment. » Mais je n'ai point à m'occuper ici de l'utilité des études historiques[2] : ce que je veux aujourd'hui, c'est faire ressortir l'impossibilité où l'on est de traiter convenablement l'histoire de la médecine, si l'on ne possède, comme point de départ, comme base fondamentale, les textes des auteurs originaux, constitués à l'aide de toutes les ressources, dont on peut disposer, élucidés par des notes, des commentaires, et des études spéciales sur chaque auteur et sur chaque traité. Comment, en effet, avancer dans l'histoire de la médecine grecque, par exemple, quand on est incessamment arrêté par l'incertitude des textes, par la difficulté de l'interprétation[3], par la barbarie des traductions latines, ou par la difficulté de se procurer les manuscrits à défaut des imprimés? Ainsi, avant de constituer solidement les études historiques médicales en France, il convient d'en poser d'abord les premiers fondements par une réunion de textes critiques traduits, annotés, entourés en un mot de tous les éclaircissements que peuvent fournir la science et la philologie.

Il faut donc qu'une fois, enfin, ce premier, ce grand travail préparatoire soit achevé; il faut, avant de songer sérieusement à faire une véritable histoire de la médecine ancienne, que tous les trésors de l'antiquité médicale soient rassemblés pour reprendre le rang dont ils ont été si injustement dépossédés;

[1] *Comm.* II *in Epid.* VI, § 28, t. XVII^b, p. 951. — Ailleurs (*Quod. anim. mores corp. temp. seq.* 9, t. IV, p. 805) le même Galien dit : « Je ne crois pas à Hippo-« crate comme à un témoin, ainsi que le font beaucoup d'autres, mais parce « que je vois que ses démonstrations sont solides. »

[2] Voyez les deux premières leçons de mon Cours au Collége de France *sur l'Histoire des sciences médicales.* Paris, 1846 et 1851, in-8°.

[3] Fickel (*Bibl. græc. med.* p. XIII. Lipsiæ, 1833, in-8°) déclare que c'est après avoir travaillé plusieurs années à une histoire de la médecine ancienne qu'il comprit l'insuffisance des textes imprimés, et qu'il conçut le plan d'une *Bibliothèque* des médecins grecs. Son projet n'a pas eu de suite.

car, dans l'état actuel des choses, il serait impossible à un homme seul de rassembler les matériaux si dispersés, encore si bruts, et cependant indispensables pour l'étude synthétique des doctrines et des faits, qui nous ont été transmis par les médecins de la Grèce et de Rome.

Ce n'est pas seulement aux « médecins désireux d'apprendre « ce qu'ils ne savent pas, ou curieux de l'histoire de leur art, « mais à tout homme avide d'instruction philosophique, » que notre *Collection* serait utile; les naturalistes, les philosophes, les antiquaires, les philologues, les historiens eux-mêmes, y trouveront une source de connaissances aussi curieuses que nécessaires.

Les écrits des médecins abondent en notions d'histoire naturelle qui manquent complétement dans les ouvrages spéciaux sur la matière. Ces sources médicales, imprimées ou manuscrites, sont loin d'être épuisées, et les auteurs qui ont traité de l'histoire de la botanique et de la zoologie n'en ont pas assez profité.

La philosophie n'est-elle pas constamment unie à la médecine? La science du corps n'a-t-elle pas des connexions intimes avec la science de l'âme et de la pensée[1]? N'exercent-elles pas l'une sur l'autre une influence réciproque et qu'il importe beaucoup d'apprécier? Ainsi on trouve dans la Collection hippocratique de précieux documents pour servir à l'histoire des premières écoles philosophiques; certaines parties des œuvres de Platon, le *Timée* surtout, ne sauraient être bien comprises, si on ne les compare avec les écrits du médecin de Cos. La même remarque s'applique également à Aristote. Les écrits de Galien jettent aussi une vive lumière sur plusieurs ouvrages de ces deux écrivains. Pour Aristote, je ne parle que des livres

[1] Voy. la *Préface* de Gemusæus en tête de l'édition grecque de Galien publiée à Bâle, p. 5.

philosophiques, et non des traités relatifs à l'histoire naturelle, car la médecine et l'histoire naturelle ont, dans l'antiquité comme de nos jours, des relations intimes, et généralement appréciées; d'ailleurs, l'anatomie de Galien, comme celle d'Aristote, bien que le premier ait des prétentions plus élevées que le second, n'est, après tout, que l'anatomie des animaux.

Galien lui-même n'était-il pas philosophe éminent en même temps qu'illustre médecin? Dans son traité *des Dogmes d'Hippocrate et de Platon*, il discute avec une rare profondeur de vues divers systèmes de philosophie et en particulier celui des stoïciens. Il nous a conservé, dans ce volumineux ouvrage, des fragments d'anciens philosophes, qu'on chercherait vainement ailleurs; il a écrit aussi un commentaire sur le *Timée*, et un grand nombre d'opuscules sur la philosophie. Quelques-uns seulement sont arrivés jusqu'à nous, entre autres, un traité intitulé *Introduction dialectique*, récemment découvert au mont Athos et publié par M. Mynas (Paris, 1844, in-8°). Dans un *Essai sur Galien considéré comme philosophe*[1], j'ai montré de quelles ressources pouvait être, pour l'histoire de la philosophie, l'étude des œuvres du médecin de Pergame. J'établirai plus tard dans un travail spécial que certains ouvrages des *Pères grecs et latins* ne peuvent être compris que par l'étude comparative des médecins anciens.

L'histoire de l'humanité est liée à celle de la médecine : l'étude de la santé et de la maladie chez les divers peuples rend raison, dans l'état civil et dans les dispositions législatives, de particularités inexplicables sans cette considération. Ne voit-on pas aussi les fléaux épidémiques exercer une notable influence sur les événements de la vie d'un peuple? Toutes les circonstances relatives à la santé publique chez les anciens, circonstances qui font partie intégrante de l'histoire même de ces peuples, doivent être étudiées à la fois dans les médecins

[1] Paris, 1847, in-8°.

et dans les autres écrivains; car les liens qui rattachent les premiers aux seconds sont nombreux et importants[1].

Hippocrate peut être considéré comme un des fondateurs de la philosophie de l'histoire par son immortel traité *Des eaux, des airs et des lieux*. A propos de la comparaison que l'auteur fait de l'Asie et de l'Europe je disais ailleurs[2] : « Ces quelques pages placent le médecin de Cos au premier « rang des historiens philosophes; elles renferment, comme « en un germe fécond, toutes les idées de l'antiquité et des « temps modernes sur la philosophie de l'histoire; elles ont « été résumées en quelques lignes par Platon et par Aristote; « elles ont inspiré à Galien son beau traité *Que le carac-« tère de l'homme est lié à sa constitution;* dans des temps « plus rapprochés de nous elles ont fourni à Montesquieu « et à Herder le fond même de leurs systèmes politiques et « historiques. »

L'étude des médecins grecs et latins est une source abondante pour la connaissance des antiquités; nous trouvons dans Hippocrate, dans Galien, dans Oribase, dans Aëtius, et dans beaucoup d'autres auteurs, les documents les plus précieux pour l'histoire de l'hygiène, de l'art culinaire, de la gymnastique, de la cosmétique, de certains métiers, en un mot de la vie intérieure chez les Grecs et chez les Romains.

Les savants ont aussi beaucoup à glaner dans les écrits des médecins anciens. Hippocrate et Galien leur fournissent des

[1] Je me suis attaché à relever dans les auteurs classiques un grand nombre de passages se rapportant à la médecine; peut-être, si le temps me le permet, publierai-je un recueil de tous ces passages, en les accompagnant de notes explicatives. — Il me semble, d'un autre côté, qu'on rendrait un vrai service, si on publiait, à l'usage des classes, une *Chrestomathie médicale,* comprenant les opuscules ou fragments des médecins grecs propres à être mis entre les mains des élèves, qui auraient ainsi des modèles dans tous les genres.

[2] *Traduction des Œuvres choisies d'Hippocrate*, p. 187.

renseignements sur l'astronomie, sur la division des saisons et sur la météorologie. Les écrits hippocratiques, rapprochés des fragments qui nous restent des philosophes anté-socratiques, nous instruisent sur les premières origines de la chimie et de la physique. Nous devons à Galien de bonnes considérations sur l'optique; il avait étudié particulièrement les mathématiques. Enfin c'est surtout dans les ouvrages médicaux qu'on trouve des définitions exactes des saveurs, des odeurs, des couleurs, etc.

Il me reste à parler des avantages que les philologues peuvent retirer de l'étude des médecins anciens : ces avantages sont si nombreux, que je me contenterai d'en indiquer quelques-uns. L'histoire de la langue et de la littérature grecques serait tout à fait incomplète, si elle ne comprenait les écrits médicaux : comment, par exemple, faire connaître les dialectes sans comparer l'ionisme d'Hippocrate à celui d'Hérodote, et sans étudier en même temps l'ionisme d'Arétée, espèce de pastiche, à l'aide duquel cet auteur, s'inspirant d'Homère, d'Hérodote et d'Hippocrate, s'efforce de faire revivre une langue qu'on ne parlait plus depuis longtemps? Le style de Galien, mélange d'alexandrin et d'attique vulgaire, présente des idiotismes et une allure particulière qui intéressent le grammairien.

Mais ce qui intéresse surtout les érudits, c'est que les ouvrages médicaux, notamment ceux de Galien, contiennent des fragments appartenant à des poëtes et à des prosateurs, et qui n'existent point ailleurs; on y trouve, de plus, des citations multipliées de Platon, d'Aristote et de plusieurs autres écrivains, citations qui peuvent aider, par la collation et la comparaison des imprimés et des manuscrits médicaux, à corriger les mêmes passages, tels qu'ils sont donnés par les éditeurs ou les manuscrits des auteurs originaux. J'ai pu m'assurer de ce fait pour Platon et pour Aristote. Enfin c'est seulement à l'aide des textes médicaux qu'on arrive à se rendre compte de la signification de certains mots, de la valeur et de l'origine de certaines locutions; qu'on suit les transformations qu'une expression a subies en passant du langage vulgaire dans le langage technique, ou de celui-ci dans le domaine public. Les œuvres de Galien abondent en détails de ce genre[1].

On peut, au hasard, consulter les *lexiques* les plus volumineux et les plus estimés, on est à peu près sûr de n'y rencontrer aucune explication satisfaisante, soit sur les mots propres à la langue médicale, soit sur les mots qui sont pris par les médecins dans un sens spécial. Il est donc permis d'assurer, sans présomption, que, sous le rapport de la lexicologie, notre *Collection* rendra un véritable service.

Ce rapide aperçu, tout incomplet qu'il est, suffit, ce me semble, pour établir, je ne dis plus l'opportunité, mais la nécessité d'une *Collection des médecins grecs et latins*. Il s'agit maintenant d'en faire connaître le plan.

On admettra sans difficulté que c'est seulement à l'aide d'une collection qu'on peut arriver à l'unité de conception et de rédaction, éviter les redites, les doubles emplois, simplifier le travail en le divisant, rédiger les introductions, les notes, les commentaires et les tables dans des proportions égales, arriver enfin à un ensemble dont toutes les parties se tiennent, en même temps qu'elles ont chacune leur valeur et leur utilité propres. C'est, du reste, le seul moyen de concentrer les forces sur un même sujet, d'appeler vers le même but, de faire concourir à la même œuvre les efforts des savants de la France et de l'étranger.

Il importe particulièrement, dans la *Collection des médecins grecs et latins*, de s'attacher à la constitution des textes; c'est,

[1] Ainsi il nous fournit des renseignements très-curieux sur l'histoire de quelques lettres, l'*epsilon* (ε) et l'*êta* (η), par exemple, et de plusieurs mots, tels que πέμφιξ, χλωρόν, φαῦλον, ἀμφιδέξιος, δυσάνιος, κύβιτον, πέζαι, πολυγράω, γνώμη, εὐήθης, κρήγυον, etc., etc.

sans contredit, la partie du travail la plus longue, celle qui est en même temps entourée de plus de difficultés matérielles, puisqu'elle est presque tout entière à faire, et qu'elle repose exclusivement sur la collation des manuscrits dispersés dans les bibliothèques de l'Europe.

Connaître les ressources que présente notre Bibliothèque nationale devait être mon premier soin. En 1845, j'entrepris la rédaction d'un *Catalogue* complet et raisonné des manuscrits grecs et latins médicaux de cette Bibliothèque; ce travail, qui m'a donné les plus heureux résultats, et qui m'a conduit à des découvertes d'une grande valeur, est aujourd'hui achevé. J'espère être en mesure de publier bientôt ce *Catalogue*, en y réunissant ceux des bibliothèques d'Italie, d'Angleterre et d'Allemagne que j'ai explorées. J'ai également étudié les manuscrits de province qui me paraissaient avoir quelque intérêt pour la *Collection*.

Les bibliothèques d'Italie fournissent les plus précieux matériaux : il faut mettre au premier rang celles de Milan, de Florence, de Turin, de Venise, de Naples [1], et surtout le Vatican, où les débris de l'antiquité semblent s'être donné rendez-vous pour jouir, dans cette immense asile, de la protection merveilleuse qui s'attache à tout ce que renferme la ville éternelle.

Après l'Italie vient l'Allemagne, dont les bibliothèques sont encore plus nombreuses que les universités; après l'Allemagne, la Grande-Bretagne (Londres, Oxford, Middlehill, Cambridge et peut-être Dublin); enfin l'Espagne nous offre les trésors de Madrid et de l'Escurial; cette dernière bibliothèque est riche surtout en traductions arabes, dont le dépouillement enrichirait la *Collection* et augmenterait notablement les œuvres de Galien.

Il serait impossible, il serait, du moins, extrêmement dis-

[1] Si toutefois les manuscrits du *Museum Borbonicum* ne restent pas sous les scellés, comme je les ai trouvés pendant mon séjour à Naples, en 1850.

pendieux pour chaque collaborateur d'aller visiter ces diverses bibliothèques. On s'exposerait, en suivant une pareille méthode, à compromettre les résultats de cette grande et laborieuse moisson de textes et de variantes qui doit être faite d'après une direction uniforme et dans un but déterminé. La prudence ne permet pas de se fier aux catalogues généraux qui ont été publiés; j'en ai acquis la preuve par mes propres recherches dans nos bibliothèques, par celles que j'ai faites pendant mes voyages en Allemagne, en Angleterre et en Italie, et enfin par des renseignements qui m'ont été adressés récemment de Vienne, au sujet de quelques manuscrits, décrits en apparence avec le plus grand soin par le célèbre Lambécius. Ces inexactitudes tiennent sans doute à la multitude des objets qui doivent passer sous les yeux pour la rédaction d'un catalogue, et aussi à l'impossibilité d'acquérir les connaissances spéciales indispensables pour rendre parfaits ces sortes d'ouvrages; il faut donc, autant que possible, tout examiner par soi-même. J'ai déjà fait ce travail préliminaire pour beaucoup de bibliothèques, mais il en reste encore beaucoup à visiter, et j'ose à peine me flatter de pouvoir achever mon tour d'Europe.

Pour certaines bibliothèques on pourrait se contenter d'un voyage d'exploration; on trouverait sur les lieux des hommes très-capables, qui copieraient ou collationneraient volontiers les manuscrits jugés utiles pour la constitution d'un texte. Les universités d'Angleterre et d'Allemagne sont remplies de jeunes étudiants qui joignent à de vrais talents une consciencieuse patience, premier mérite du philologue; on pourrait se fier à peu près entièrement à eux pour copier ou pour collationner. En Italie, on serait peut-être obligé, dans plusieurs villes du moins, de se charger soi-même de ce double travail [1].

M. Miller, dans son Catalogue raisonné des manuscrits grecs de l'Escurial [2], n'a pas négligé les auteurs médicaux;

[1] A Rome j'ai trouvé, dans M. l'abbé Matranga, attaché à la bibliothèque du Vatican, un aide aussi habile que désintéressé.

[2] Paris, 1848, in-4°, Imprimerie nationale.

ce travail servira de base pour les recherches à faire dans cette bibliothèque; comme les manuscrits médicaux sont peu nombreux, il ne serait pas très-long de les copier ou de les collationner. Quant aux manuscrits arabes, on pourrait, avec pleine confiance, confier leur étude à M. Greenhill (d'Oxford), qui rendrait des services éminents à la littérature médicale arabe ou gréco-arabe [1].

Il me semble aussi qu'au moyen des relations diplomatiques il serait facile d'obtenir la communication de plusieurs manuscrits des bibliothèques de l'étranger; j'ai été assez heureux pour recevoir par cette voie quelques manuscrits de Bruxelles et d'Allemagne.

M. Mynas a rapporté de ses derniers voyages en Grèce, de bons manuscrits de Dioscoride et de quelques traités de Galien, entre autres le texte encore inédit d'un traité publié en latin sous le titre *De attenuanti victus ratione;* mais je n'ai pas été assez heureux pour obtenir la communication de ce précieux manuscrit. M. Mynas m'a souvent répété que les bibliothèques des couvents du mont Athos contiennent beaucoup de manuscrits médicaux; j'ai l'espérance que ces trésors ne resteront pas à tout jamais perdus.

D'ailleurs, en appelant l'attention des savants et des érudits sur la *Collection des médecins grecs et latins*, on recevra de toutes parts des communications importantes; l'Europe tout entière voudra concourir à l'érection de ce monument, et l'on peut être assuré d'avance qu'il ne sera pas très-difficile de réunir les matériaux essentiels.

On devra aussi étudier, avec un soin particulier, les traductions latines manuscrites les plus importantes; ce ne sera pas, il est vrai, la tâche la moins fastidieuse, mais ce ne sera pas la plus ingrate. Je répète ici ce que j'écrivais à propos d'un

[1] Il serait très-bien secondé par M. Dugat, orientaliste zélé, qui a bien voulu m'aider dans la traduction de trois livres inédits des *Administrations anatomiques* de Galien; ces livres se trouvent en arabe dans un ms. d'Oxford (voy. p. XXX-XXXII).

traité *Sur le pouls*[1] attribué à Rufus : « Ces vieilles traductions, « souvent incompréhensibles, si on les lit seules, rendent de « véritables services quand on les compare à l'original, et qu'on « en use avec discernement et discrétion; souvent elles repré- « sentent un texte fort ancien, et même elles le représentent « d'autant plus fidèlement, qu'elles sont l'œuvre d'écrivains peu « habiles, qui, s'attachant servilement à la lettre, la reproduisent « par un calque plutôt encore que par une véritable traduction; « j'ai eu souvent l'occasion de vérifier l'exactitude de ces re- « marques à propos des traductions latines de Galien, de « Moschion et d'Oribase. »

Ces traductions sont certainement très-nombreuses et plus éparses que les textes originaux; quelquefois il est difficile de reconnaître celles qui ont été faites sur le texte grec ou sur l'arabe, de distinguer celles qui représentent immédiatement un ancien manuscrit et qui sont primitives, de celles qui ne sont que des copies plus ou moins altérées et modifiées, ou qui ont été faites sur des manuscrits récents. Un peu d'habitude conduirait cependant à établir des catégories, dans lesquelles on tiendrait compte seulement des traductions les plus importantes.

Ce travail, tel que je le conçois, se présente, j'en conviens, avec des proportions gigantesques. Réduit à mes propres forces, j'oserais à peine me charger d'un seul des nombreux auteurs qui doivent composer la *Collection;* mais, assuré de l'appui qu'on ne refuse jamais aux entreprises qui peuvent servir la cause des sciences et des lettres; encouragé et généreusement aidé par les hommes les plus éminents dans la littérature médicale, je persévère avec confiance dans mon projet. Les médecins érudits qui ont bien voulu se joindre à moi sont encore peu nombreux, il est vrai; mais le nombre ne fait pas la force : moins le travail sera morcelé, plus il gagnera en unité de plan et d'exécution.

[1] Publié pour la première fois en grec, avec des notes, Paris, 1846, in-8°.

Au premier rang des collaborateurs se place M. Littré, dont je m'honore d'être le disciple et l'ami. M. le docteur Bussemaker, étranger par son origine, mais Français par ses habitudes d'esprit et par le long séjour qu'il a fait à Paris, veut bien se joindre à moi : médecin aussi érudit que modeste, il s'est fait une réputation méritée par une édition partielle d'*Oribase* (XLIVe livre des Συναγωγαί, Groningue, 1835), et par d'autres travaux sur la médecine ancienne, insérés dans la *Revue de philologie*, et dans le *Janus* dirigé par le docteur Henschel, de Breslau. M. le docteur Bell, sous-bibliothécaire de l'École de Médecine, publiera une partie des ouvrages concernant les maladies des femmes; M. Gillette, professeur agrégé à la faculté de médecine, se chargera d'Alexandre de Tralles, ou d'Actuarius; M. Falret fils nous communiquera le fruit de ses recherches sur Arétée, auquel il travaille depuis plusieurs années; MM. Malgaigne et Sichel nous aideront de leurs conseils pour ce qui regarde la chirurgie et l'ophthalmologie. M. Greenhill, d'Oxford, connu par une savante édition de Théophile Protospathaire (*De fabrica corporis humani*, texte, traduction et notes, Oxford, 1842, in-8°), par une nouvelle édition de Sydenham (Londres, 1844, in-8°), enfin par la traduction, sur le texte arabe, du traité de Rhazès, *De la variole* (Londres, 1847, in-8°); MM. Adams, de Banchory (traducteur d'Hippocrate et de Paul d'Égine); Ermerins, de Groningue, (à qui l'on doit, entre autres travaux, une excellente édition d'Arétée); Rosenbaum, de Halle; Hæser, d'Iéna (auteurs d'écrits remarquables sur l'histoire de la médecine); Marx, de Gœttingue (qui a publié de très-bonnes monographies médico-historiques); Thierfelder, de Meissen (critique distingué et érudit), m'ont également promis, à diverses reprises, leur active collaboration.

La collection comprendra, ainsi que je l'ai dit, les ouvrages des médecins grecs et latins réputés classiques, à commencer par Hippocrate, le prince, j'allais presque dire le dieu de la médecine, et à finir par Actuarius, le dernier écho des véritables traditions de la médecine grecque dans le Bas-Empire (XIIIe siècle après J. C.). Quant aux médecins latins, il convient de se borner actuellement à Celse, l'Hippocrate latin, à Scribonius Largus, à Cassius Félix, et à Cœlius Aurélianus, dont l'ouvrage, écrit dans un style barbare, n'en renferme pas moins les plus précieux documents pour la science et pour l'histoire.

HIPPOCRATE (vers 430 av. J. C.).

L'édition de M. Littré[1] fait tout naturellement partie de notre *Collection*. Personne ne sera tenté de reprendre cet immense travail, exécuté avec une conscience et une érudition que tous les critiques se sont plu à reconnaître et à admirer.

Nous demandons seulement avec instance à l'habile et patient éditeur de couronner le monument qu'il élève à la littérature médicale par des *index*, conformément au plan général de notre *Collection*.

ÉROTIEN (vers 60 ap. J. C.).

A la suite du médecin de Cos doit naturellement se trouver Érotien, auteur d'un *Glossaire* des mots obscurs de la Collection hippocratique. Une nouvelle édition de ce *Glossaire*, rétabli, autant que possible, dans son ordre primitif, sera un travail fort utile pour la critique et pour l'histoire des écrits d'Hippocrate. L'édition de Franz (Lips., 1780) est très-défectueuse.

NICANDRE (vers 140 av. J. C.), CRATEUAS (vers 70 av. J. C.), ÆLIUS PROMOTUS (vers 50 av. J. C. ?), DIOSCORIDE (vers 60 ap. J. C.).

Ces auteurs forment une catégorie à part; ils traitent de tout ou partie de la matière médicale. Crateuas et Ælius sont encore inédits[2]. Au rapport de Dioscoride lui-même et de Galien,

[1] *Œuvres complètes d'Hippocrate, etc.*, Paris, 1839-51, 7 vol. in-8°, chez J. B. Baillière.

[2] Les Ῥιζοτομικά de Crateuas et le Δυναμερόν d'Ælius Promotus se trouvent,

Crateuas était un *rhizotome* ou herboriste fameux, qui avait écrit sur les plantes avec soin ; on le connaît seulement par les citations des deux écrivains que je viens de nommer, par celles des scholiastes de Théocrite et de Nicandre, par Pline, par quelques mots d'Ansse de Villoison, enfin par Anguillara (*Dei semplici*, Venet., 1561, in-8°), qui le cite un assez grand nombre de fois. J'ai découvert quelques fragments de cet auteur dans deux manuscrits, l'un de notre Bibliothèque nationale, l'autre du Vatican.

Nicandre (*De alexipharmacis*, et *De theriacis*) a été bien traité par Schneider ; cependant le texte et surtout l'interprétation laissent à désirer[1]. On a de Dioscoride une édition critique publiée par Sprengel. Cet auteur a été l'objet de beaucoup de commentaires, dont quelques-uns sont encore fort utiles. Nous possédons un célèbre manuscrit du xᵉ siècle avec des figures; il y en a un autre à Vienne qui remonte jusqu'au vᵉ siècle; le premier n'a été collationné qu'imparfaitement, le deuxième ne l'a été que pour le premier livre de la *Matière médicale*. J'ajoute que M. Mynas a rapporté du mont Athos un manuscrit qui m'a paru très-bon; voilà donc des secours tout nouveaux à mettre à profit. Il reste ensuite à établir une synonymie aussi rigoureuse et aussi complète que possible pour les dénominations des substances décrites par Dioscoride. Son ouvrage *Sur la matière médicale* doit être considéré comme la source première de tout ce qui se trouve dans ses successeurs sur les médicaments simples; c'est donc pour ce traité qu'il faut réserver les commentaires les plus étendus, les notes les plus nombreuses, et ne donner, pour les traités analogues des autres auteurs, que la conférence des lieux parallèles.

dit-on, à Venise. Le traité *Περὶ ἰοβόλων καὶ δηλητηρίων φαρμάκων* d'Ælius existe à Venise et à Milan ; au Vatican, j'en ai retrouvé quelques fragments, probablement les mêmes que ceux que Mercuriali dit avoir vus dans cette bibliothèque.

[1] La nouvelle édition publiée par les frères Lehrs (*Collect.* Didot, Paris, 1846), n'a pas rendu inutile toute révision du texte. La collation de deux mss. de Venise, faite par Dietz, arrivée trop tard aux savants éditeurs, n'a pu figurer que dans la préface.

M. le docteur Bussemaker, très-versé dans l'étude de l'histoire naturelle ancienne, aidé, du reste, par les conseils de plusieurs savants naturalistes de France et de l'étranger, se charge des quatre auteurs dont j'ai donné les noms. Il a publié les *Scholies* sur Nicandre et la *Paraphrase* dans la *Collection* des classiques grecs de M. Didot (Paris, 1849). Le texte a subi de notables améliorations; les *Scholies* ont été augmentées; ce travail sera repris sous une autre forme dans notre *Collection*.

Il serait, je crois, fort utile de joindre à Dioscoride l'*Histoire des plantes* de Théophraste, ou du moins le neuvième livre. Ces deux auteurs se complètent l'un par l'autre. Je propose d'autant plus volontiers cette alliance, que la création d'une école française à Athènes permettra peut-être d'aller étudier sur les lieux la Flore de la Grèce[1]. On pourrait également mettre un pareil séjour à profit pour l'étude comparative du règne pathologique actuel du continent et des îles, avec le tableau nosologique que nous en ont tracé les anciens. Ce serait le commentaire le plus instructif sur les écrits hippocratiques.

RUFUS D'ÉPHÈSE (vers 100 ap. J. C.).

Ce que nous connaissons de Rufus d'Éphèse consiste en fragments, qui se trouvent dans divers autres médecins grecs et arabes, surtout dans Oribase, dans Aëtius, dans Paul d'Égine et dans Rhazès, et en véritables traités, malheureusement trop peu nombreux.

Des trois ouvrages de Rufus qui sont arrivés jusqu'à nous, l'un traite des *Maladies de la vessie et des reins*, l'autre du *Nom qu'ont reçu les diverses parties du corps*, le troisième *De la goutte*[2].

[1] Déjà M. Fraas, après un séjour de plusieurs années en Grèce, a publié une *Flora classica, d'après les auteurs grecs et romains* (Munich, 1845, in-8°); mais la détermination et la description des espèces réclament de nouvelles études, et l'auteur n'a pas tiré tout le parti désirable des travaux antérieurs sur la botanique des anciens.

[2] Il est fort douteux que le traité Περὶ σφυγμῶν attribué à Rufus, et que j'ai publié en 1846, soit réellement de cet auteur.

De Matthæi a publié le premier traité[1], avec plus de deux cents lacunes, d'après deux mss., l'un de Moscou, l'autre d'Augsbourg (Moscou, 1806 in-8°). Je suis parvenu à combler toutes ces lacunes, soit par la collation de sept autres manuscrits[2], soit par la comparaison du texte original avec les fragments qui font actuellement partie de la *Collection médicale* et de la *Synopsis* d'Oribase, des *Tétrabiblons* d'Aëtius et de l'*Encyclopédie* de Paul d'Égine. J'ai eu soin de collationner tous ces fragments sur les meilleurs manuscrits d'Oribase, d'Aëtius et de Paul.

Le texte du traité *Du nom des parties* a été publié d'abord par Goupyl (1554) et reproduit ensuite, avec toutes les fautes, par Clinch (1726). J'ai collationné ce texte sur plus de dix manuscrits. Le plus important est, sans contredit, celui de la *Collection* de Nicétas, qui se trouve à Florence. Je dois la collation du ms. de Turin à mon ami M. Maury, sous-bibliothécaire à l'Institut. Des gloses, en partie inédites, faites aux dépens d'un ouvrage de Soranus analogue à celui de Rufus, et que j'ai copiées dans un manuscrit du Vatican, ajouteront un nouvel intérêt au traité de Rufus.

Le traité *De Podagra* n'est connu qu'en latin; il a été publié, pour la première fois, par M. Littré, dans la *Revue de philologie* (t. I, p. 229 et suiv.). Il existe aussi dans Rhazès des fragments de ce traité qui pourront servir à corriger, pour quelques passages, le texte donné par M. Littré.

La collection des fragments de Rufus, déjà connus ou découverts par moi, est très-considérable. M. Munk l'enrichira de plusieurs morceaux tirés d'ouvrages arabes ou persans. — A Rufus je joindrai la partie anatomique de l'*Onomasticon* de Pollux, Hypatus, et d'autres opuscules sur le même sujet.

La publication des œuvres de Rufus suivra de près celle du premier volume d'Oribase.

[1] Le commencement seulement de ce traité avait été publié par Goupyl (Paris, 1554) et reproduit par Clinch (Londres, 1726).

[2] Deux de Paris, un du Vatican, un de la bibliothèque Barbérine à Rome, un d'Oxford, un de Middlehill (ces trois derniers étaient inconnus), enfin un de Leyde, dont je dois la collation à mon ami M. Ermerins, de Groningue.

SORANUS (vers 125 ap. J. C.), MÉTRODORE (?), MOSCHION (?), ETC.

Ces trois auteurs ont écrit sur *les Maladies des femmes;* le premier a été édité pour la première fois, sans traduction, par Dietz et Lobeck (Kœnigsberg, 1838, in-8°), d'après deux mauvais manuscrits de Paris et de la bibliothèque Barbérine, à Rome. M. le docteur Ermerins a publié, à la suite de son édition du Περὶ διαίτης ὀξέων d'Hippocrate (Leyde, 1841), des *Observationes criticæ*, sur Soranus, qu'on ne manquera pas de mettre à profit[1]. Au traité *Sur les maladies des femmes*, on joindra les opuscules *Sur les signes des fractures du crâne* et *Sur les bandages*, publiés déjà, l'un par Cocchi, l'autre par Chartier, enfin tous les Fragments déjà imprimés ou inédits. Pour ma part, j'en ai découvert plusieurs qui ne sont pas sans importance. M. le docteur Bell, sous-bibliothécaire à l'École de médecine, qui s'est déjà beaucoup occupé de Soranus, donnera, je l'espère, l'édition du traité des *Maladies des femmes*.

Une partie seulement du texte grec de Moschion a été publiée, d'abord par Wolph, en 1556, à Bâle, puis par Dewez, en 1793, à Vienne. J'ai trouvé dans la bibliothèque de Bourgogne à Bruxelles une vieille traduction latine (le manuscrit est du IXe siècle) qui contient le traité entier de Moschion, et qui comble les lacunes de la partie du texte déjà imprimée. Mais cette traduction offre elle-même des lacunes, par suite de la mutilation du manuscrit. J'ai été assez heureux pour rencontrer au collége de Saint-Jean, à Cambridge, un autre exemplaire du xe siècle, de cette même traduction, et qui ne présente aucune solution de continuité. Pour la partie du texte publiée par Dewez, le manuscrit 2152, de Paris, m'a fourni aussi un assez grand nombre de corrections.

J'ai copié à Florence le traité, encore inédit, de Métrodore,

[1] Dans la critique qu'il a faite de ce travail (*De Gids*, Amsterd. 1842, p. 463), M. Bussemaker a proposé de nouvelles conjectures qui aideront aussi à corriger le texte de Soranus, fort maltraité par les copistes.

intitulé Περὶ τῶν γυναικείων παθῶν. Il ne consiste guère qu'en recettes. — Je me propose de joindre à cette série la Pseudo-Cléopâtre (*De passionibus mulierum*), et les *Gynecia* de Théodorus Priscianus ou Octavius Horatianus.

ARÉTÉE (vers 90?).

Arétée, quoique à peine cité dans l'antiquité et au moyen âge, n'en est pas moins un auteur des plus précieux, par l'originalité, par la vivacité de ses descriptions et par la vérité de ses observations. C'est peut-être, de tous les médecins grecs, celui dont les ouvrages se rapprochent le plus des productions modernes. Le texte, très-fautif, présente des lacunes énormes et beaucoup de passages jusqu'à présent désespérés, puisque tous les manuscrits connus proviennent du même prototype, et qu'ils sont tous d'un âge très-récent. M. le professeur Ermerins, de Groningue, a collationné ou fait collationner un grand nombre de manuscrits de la France et de l'Italie, dans le but de donner un texte critique d'Arétée (Utrecht, 1847, in-4°). Ce travail important est rempli de corrections ingénieuses. M. Jules Falret, depuis longtemps occupé de recherches sur Arétée, unira ses efforts à ceux de M. Ermerins, pour en donner une nouvelle édition, qui sera, sans doute, définitive.

GALIEN (né 131 ap. J. C.).

A ce grand nom, qui domine toute la pathologie antique, qui rappelle un écrivain si fécond, un génie si universel, un auteur révéré, jusqu'au XVIIe siècle, comme *le maître* en médecine à l'égal d'Aristote en philosophie, à ce nom, dis-je, on ne saurait se défendre d'un mouvement d'hésitation. Comment, en effet, oser entreprendre de publier la vaste collection des œuvres du médecin de Pergame, où la médecine, la philosophie et la philologie sont toutes ensemble représentées par des écrits divers, dont plusieurs ont une étendue considérable et qui tous ont une inconstestable valeur?

Cependant on peut avancer hardiment qu'il n'existe aucune édition critique des œuvres de Galien. Celle des Alde (1525) est la reproduction servile de manuscrits très-défectueux. Le seul mérite du texte, publié à Bâle, en 1538, est d'avoir été revu sur plusieurs manuscrits par trois des érudits les plus distingués de l'époque, Gemusæus, Camerarius et Fuchsius. J. Ruellius fut l'intermédiaire entre les éditeurs et Guillaume de Bellay pour l'envoi de plusieurs manuscrits. Malgré toutes ces ressources et le concours de ces savants, le texte est resté encore si fautif, qu'on peut, presque à chaque page, le corriger par la collation de nos manuscrits de Paris, bien que ces mss. soient, pour la plupart, très-récents et très-peu corrects.

Chartier, dans sa grande édition des œuvres réunies d'Hippocrate et de Galien (1679), n'a fait subir que peu de changements au texte de Bâle; il a très-légèrement collationné les manuscrits de Paris; ses corrections, fort arbitraires, sont souvent assez malheureuses. Cette édition est, du moins, la preuve d'un dévouement aux lettres bien rare et bien méritoire. Chartier y perdit toute sa fortune, et ne put même pas achever sa publication[1].

L'édition donnée par Kuehn (Leipzig, 1822-1833, 22 vol. in-8°), qui a mis son nom à une entreprise purement mercantile, reproduit, en général, le texte de Chartier avec toutes ses fautes et avec d'autres encore. La collaboration de Dindorf et de Schæfer ne s'étend pas au delà des premiers volumes, et ne paraît pas avoir été très-sérieuse. D'ailleurs, cette édition, qui n'a guère d'autre avantage que la commodité du format, a le défaut capital de ne contenir ni tous les fragments, ni les traités qu'on ne possède qu'en latin, ni tous les livres réputés apocryphes. Il faut ajouter cependant, pour être juste, que Kuehn a publié pour la première fois le texte de quelques traités qui manquaient dans les éditions précédentes.

Ailleurs j'étudierai, avec plus de détail, chacune de ces édi-

[1] Voy. *Lettre* de M. de Villiers, sur cette édition, dans les *Mémoires littéraires et critiques* de Goulin, 2e partie, p. 211 et suiv.

tions; ce que j'en ai dit suffit pour les faire apprécier, et pour montrer la nécessité d'un nouveau texte et d'une nouvelle interprétation.

Le nombre des manuscrits grecs de Galien est, pour ainsi dire, incalculable. Ces manuscrits sont dispersés dans toutes les bibliothèques de l'Europe. J'ai surtout étudié ceux de Paris, d'Angleterre et d'Italie. En général, les manuscrits qui se trouvent à Paris sont très-récents; ceux d'Oxford m'ont paru, d'après la collation partielle que j'en ai faite, offrir de grandes ressources pour la constitution du texte de Galien; la même remarque s'applique à ceux de Rome et de Florence.

On a écrit de volumineux commentaires sur les œuvres de Galien, mais tous, on peut le dire, n'ont presque aucune valeur : ils délayent sans pénétrer, ni expliquer jamais la pensée de l'auteur. Les traductions manuscrites ou imprimées anciennes ou modernes sont très-multipliées; beaucoup fournissent, pour la constitution du texte, des données précieuses. Quelques traités ne sont publiés qu'en latin; quelques-uns, encore inédits, ne sont connus que dans des traductions arabes, et par là demeurent inaccessibles à la plupart des médecins. L'*histoire littéraire* de Galien, essayée par plusieurs critiques et entre autres par Ackermann[1], offre encore beaucoup de lacunes ou de questions mal présentées, surtout en ce qui regarde l'authenticité des ouvrages. Les notices sur les manuscrits sont tout à fait insuffisantes, et l'étude des traductions latines est à peine effleurée; j'essayerai plus tard d'élucider quelques-uns des points encore obscurs de cette histoire.

Ainsi, pour Galien, tout ou presque tout reste à faire; le terrain est à peine déblayé. On me trouvera sans doute bien téméraire d'avoir sérieusement formé le projet de publier les œuvres du médecin de Pergame. Je ne me serais pas chargé d'une pareille tâche, si je n'avais fait, depuis plusieurs années,

[1] Voy. Fabricius, *Biblioth. græca*, éd. Harles, vol. V, p. 377-500. Kuehn l'a reprise et augmentée çà et là en la plaçant en tête du premier volume de son édition de Galien. Le tome XX contient encore quelques additions.

une étude particulière des écrits du médecin de Pergame[1], et si je n'avais trouvé dans MM. Littré, Greenhill, Bussemaker et Ermerins des collaborateurs zélés, qui veulent bien partager avec moi le soin d'éditer cette grande encyclopédie de la médecine ancienne.

On ne doit pas craindre de trouver de contradicteurs sérieux, en affirmant que la publication des œuvres complètes de Galien serait l'entreprise à la fois la plus belle et la plus utile qu'on pût tenter. L'histoire de la médecine et de la philologie y sont le plus directement intéressées, mais beaucoup d'autres branches des connaissances humaines en retireront un très-grand avantage. Je n'aurais pas hésité un instant à commencer cette *Collection* par quelques volumes de Galien, si j'avais pu réunir, pour le temps voulu, les nombreux matériaux dont il faut s'entourer avant d'être en mesure d'imprimer même un ouvrage isolé.

Une exploration dans les bibliothèques d'Espagne, du midi de l'Allemagne et du nord de l'Italie, est encore indispensable, afin de compléter les recherches que j'ai déjà faites, si l'on veut acquérir une notion exacte de tous les manuscrits, et en donner une collation intégrale et rigoureuse. Pour atteindre ce premier but, il faut le concours d'hommes dévoués, mus par le seul amour de la science et travaillant d'après le même plan; il faut, de plus, l'appui des divers gouvernements, car il est presque impossible qu'un seul pays supporte les frais d'un travail préliminaire, immense et très-coûteux. Réparti avec intelligence entre des mains exercées, ce travail qui ne durera pas plus de quatre ou cinq ans, donnera les plus précieux

[1] Déjà, dans le *Rapport* sur ma mission en Allemagne (15 avril 1845), je montrais l'insuffisance des éditions de Galien et j'insistais sur la nécessité d'en publier une nouvelle. Dès lors mes travaux furent presque entièrement dirigés dans ce sens. L'utilité de cette publication était si universellement comprise, que je reçus de tous côtés des encouragements, et que mon ami le Dr Greenhill annonçait presque en même temps que moi le dessein de publier une édition complète de Galien (voy. Janus, *Zeitschrift für Geschichte der Medicin*, t. I, p. 439, 1847); il a bien voulu réunir ses efforts aux miens, et se concerter avec moi sur les meilleurs moyens de réaliser notre projet commun.

résultats et dédommagera amplement des fatigues et des dépenses.

J'ai la confiance que cet appel sera entendu et que nous pourrons bientôt nous mettre à l'œuvre.

Voici, du reste, un aperçu de la distribution d'une partie du travail :

M. Ermerins, qui m'a généreusement offert ses services pour la collation des manuscrits de Paris, se chargera spécialement d'une partie des livres de Galien relatifs à Hippocrate, auxquels on pourra rattacher les *Commentaires* d'Apollonius de Cittium, de Jean d'Alexandrie, de Palladius, de Théophile, d'Étienne, etc., sur le même auteur[1]. M. Bussemaker éditera les ouvrages *sur la Thérapeutique* et *sur les médicaments simples* ou *composés;* M. Greenhill constituera le texte du traité *Des administrations anatomiques*. Les huit premiers livres seulement et le commencement du neuvième sont imprimés en grec et traduits en latin; le reste passait généralement pour être perdu, cependant la fin du neuvième livre et les six derniers existent dans une traduction arabe. Quelques critiques l'avaient dit assez vaguement, M. Greenhill a le premier fixé l'attention du monde savant sur cette précieuse relique, dans une note communiquée à la *Gazette médicale* de Londres (décembre 1844, p. 329). En voici la traduction :

« On sait que le principal ouvrage d'anatomie de Galien est « intitulé : Περὶ ἐγχειρήσεων ἀνατομικῶν (*De administrationibus* « *anatomicis*), qu'il consistait originairement en quinze livres, « mais que huit seulement et une partie du neuvième sont ar- « rivés jusqu'à nous. Les sujets de chaque livre sont mention- « nés par Galien (*De libris propriis*, cap. III, t. XIX, p. 24-25,

[1] Ces *Commentaires* ont déjà été publiés, mais sans grande critique, par Dietz, sous ce titre : *Scholia in Hippocratem et Galenum*, Berolini, 1834, 2 vol. in-8°. Le *Commentaire* d'Étienne n'a été donné que par extrait; il sera publié intégralement dans notre *Collection* d'après le célèbre manuscrit de l'Escurial. On pourra y joindre aussi le *Commentaire* du pseudo-Oribase sur les *Aphorismes*.

« éd. Kuehn). Les six derniers livres traitent des *yeux*, de la « *langue*, de l'*œsophage*, du *larynx*, des *os hyoïdes*, des *nerfs* appartenant à ces parties, des *artères*, des *veines*, des *nerfs partant du cerveau*, de *ceux partant de la moelle épinière*, enfin des « *organes de la génération*. Ainsi la description des parties du « corps les plus importantes est contenue dans les derniers livres. « Ackermann (*Hist. lit. Gal.*, éd. Kuehn, t. I, p. LXXXIV) parle « bien de la copie de Golius, mais ni lui ni Kuehn ne savaient « rien de positif sur cette intéressante question de l'existence des « six derniers livres *Des administrations anatomiques*, tandis que « Weinrich (*De auctorum græcorum versionibus et commentariis* « *syriacis, arabicis, armeniacis persicisque*, Lips., 1842, in-8°), « mentionne les deux exemplaires de la traduction arabe (p. 245) « comme existant à la bibliothèque bodléienne d'Oxford, l'un « comprenant les quinze livres, et l'autre seulement les six « derniers.

« Par l'examen des deux manuscrits en question, nous voyons « que le moderne a été copié sur l'autre; car les pages de l'o- « riginal sont marquées à la marge de la copie. Le manuscrit « original est écrit sur papier oriental et par un scribe orien- « tal; il contient l'ouvrage complet de Galien en quinze livres; « il fut acheté à Constantinople pour 48 florins; mais le reste « de son histoire est tout à fait inconnu; on sait seulement qu'il « a appartenu, pendant quelque temps, à Narcisse Marsh, ar- « chevêque de Dublin. Golius, orientaliste célèbre à Leyde, « ayant eu le manuscrit complet à sa disposition, et sachant que « les exemplaires grecs ne contenaient que neuf livres, a copié « les six derniers, à l'effet de les publier, mais il a omis la « partie inédite du neuvième livre, qui est cependant deux fois « aussi longue que la portion jusqu'ici connue en Europe. Cette « copie fut d'abord léguée par Golius, en 1667, à Thomas « Bartholin l'aîné, professeur d'anatomie à Copenhague; elle « était encore en la possession de ce médecin, en 1672, quand « il écrivit son ouvrage *De libris legendis;* probablement après sa « mort, en 1680, elle tomba entre les mains de Narcisse Marsh,

« archevêque de Dublin; de là elle vint, soit par don, soit par « legs, dans la bibliothèque bodléienne.

« Jusqu'ici aucun exemplaire complet ou incomplet de cette « traduction arabe n'a été trouvé dans d'autres bibliothèques « européennes; on n'a pas non plus de vieille traduction latine « contenant les six derniers livres. »

M. Greenhill s'occupe depuis longtemps de la traduction de cette partie inédite. J'ai moi-même fait copier les trois derniers livres, et j'en donnerai un spécimen dans l'édition des *Œuvres choisies* de Galien, qui doit paraître prochainement [1].

MM. Littré et Adams n'ont point encore fixé leur choix; il est probable, toutefois, que le dernier prendra les traités *Sur le pouls* et *Sur les crises*. Le savant auteur de l'*Essai sur la métaphysique d'Aristote*, M. Ravaisson, veut bien accepter les traités purement philosophiques *De captionibus penes dictionem*, *Introductio logica* et *Quod qualitates incorporeæ*. J'ai aussi la confiance que mon ami M. Martin, doyen de la faculté des lettres de Rennes, publiera, du moins en partie, le beau traité *De dogmatibus Hippocratis et Platonis;* la science et l'érudition qu'il a déployées dans son édition du *Timée* de Platon nous répondent de la manière dont sera traduite et commentée la partie philosophique de l'ouvrage de Galien. Au traité *De dogmatibus* se rattachent des fragments du *Commentaire sur le Timée* de Platon, dont j'ai découvert et publié le texte grec, en y joignant une traduction et des notes (Paris, 1848, in-8°). M. Fr. Dubois, secrétaire perpétuel de l'Académie de médecine, s'occupera de quelques ouvrages pathologiques.

Je m'attacherai particulièrement aux livres appelés *Isagogiques ou Introductoires*, aux traités *Des lieux affectés*, *De l'usage des parties* [2], et aux autres ouvrages anatomiques.

Pour tout ce qui regarde l'anatomie, j'ai minutieusement répété les dissections de Galien, soit sur les singes, soit sur les autres animaux qu'il a eus à sa disposition.

[1] Chez J. B. Baillière, en 2 forts vol. in-8°.

[2] Pour ces deux traités j'ai trouvé de très-bons mss. à Oxford et à Rome.

ORIBASE (vers 360 ap. J. C.)[1].

L'auteur le plus important après Galien est sans contredit Oribase, médecin et ami de l'empereur Julien. Il avait, par ordre de son illustre patron, publié en LXX livres, et sous le titre de Ἰατρικαὶ Συναγωγαί (*Collectanea medicinalia*), une espèce d'Encyclopédie, comprenant, dans un ordre systématique, toutes les connaissances médicales d'alors. Le grand mérite de cette Encyclopédie, c'est d'être exclusivement formée d'extraits textuels de Galien et des autres médecins ou chirurgiens les plus renommés. Malheureusement, plus de la moitié de cet ouvrage, qui devait jeter une si vive lumière sur l'histoire de la médecine antique, est perdue. Cette perte est à jamais déplorable, car les livres qui nous manquent contiennent précisément la partie la plus étendue et la plus intéressante de la chirurgie et surtout de la médecine.

De Matthæi a publié à Moscou, en 1808, les XV premiers livres des Συναγωγαί; mais, omettant les chapitres extraits de Galien, de Dioscoride et de Rufus, il n'a imprimé que ceux qui étaient empruntés aux autres médecins grecs. Le texte est très-défectueux; cette édition, du reste, est d'une extrême rareté. Le XXIVe et le XXVe livre traitant de l'anatomie, et tirés en grande partie de Galien, ont été publiés pour la première fois à Paris en 1556, et réimprimés à Leyde, par Dundass, en 1735. Cocchi a édité à Florence, en 1754, les livres XLVI et XLVII (*De fracturis et luxatis*). Enfin, on trouve les XLIVe (*De abcessibus*), XLVe (*De tumoribus*), XLVIIIe (*De laqueis*), XLIXe (*De machinamentis*[2]), et quelques fragments des L^e^ et LIe (*De pudendorum morbis*), dans le IVe vol. des *Classici auctores* du cardinal Angelo Mai, qui a suivi, excepté pour Rufus, le système d'exclusion de De Matthæi. Toutes ces éditions sont difficiles à

[1] Afin de ne pas répéter ce qui se trouvera exposé avec détail dans l'*Introduction générale* que nous publierons avec le dernier volume d'Oribase, je donnerai ici un simple résumé de l'état des textes avant notre édition, et des ressources dont nous avons pu disposer.

[2] La première partie du XLVIIIe, tirée d'Héraclès, et le XLIXe livre, avaient

réunir; elles sont, en outre, très-imparfaites. De Matthæi et Mgr Angelo Mai, en négligeant tout ce qui appartient à Dioscoride et à Galien, ont laissé une lacune regrettable, surtout pour ce dernier; car, outre que les extraits de Galien sont assez souvent tirés des traités perdus, le texte d'Oribase représente pour nous des manuscrits fort anciens et dont les variantes doivent être d'un grand secours pour la correction du texte des auteurs originaux.

Oribase a rédigé lui-même un abrégé des Συναγωγαί, sous le nom de Σύνοψις (*Synopsis*), en neuf livres et adressé à son fils Eustathius. Ce traité n'a été publié qu'en latin.

Enfin, nous avons encore, mais également en latin, un autre extrait en quatre livres des Συναγωγαί, à l'usage des gens du monde, adressé par Oribase à son ami Eunape, et qu'on appelle vulgairement Εὐπόριστα (*De parabilibus remediis*), titre qui ne se rapporte qu'au second livre.

Dietz avait réuni beaucoup de matériaux pour Oribase. M. Bussemaker et moi avons été assez heureux pour les obtenir tous; en voici le détail :

1° Variantes (mais très-légèrement relevées) des manuscrits de Paris, nos 2189, 2190, pour les chapitres des quinze premiers livres des Συναγωγαί publiés par De Matthæi.

2° Copie sur les manuscrits 2189 et 2190 des parties omises dans l'édition de Moscou.

3° Copie d'une vingtaine de chapitres du 1er livre, d'après un manuscrit de Naples.

Ayant à notre disposition les manuscrits de Paris, nous nous sommes contentés de transcrire tout ce qui est tiré du manuscrit de Naples; mais nous avons relevé un assez grand nombre de conjectures consignées par Dietz à la marge des cahiers qui contiennent la copie ou collation de manuscrits de la Bibliothèque nationale. En arrivant à Paris, M. Busse-

été publiés en latin par Vidus Vidius, et la deuxième partie du XLVIIIe, celle qui appartient à Héliodore, l'avait été par Chartier en grec et en latin. Le texte de tous ces livres a été relu avec soin sur le ms. original du Vatican.

maker a copié intégralement le texte du manuscrit 2189, qu'il a ensuite collationné sur le manuscrit 2190, et, plus tard sur un ms. du Vatican, et sur celui de Cambridge.

4° Collation du manuscrit de Florence qui contient la *Collectio Nicetæ*, et d'un manuscrit de Paris (copie de celui de Florence) pour les livres XLVIII et XLIX, publiés par Mgr A. Mai d'après un codex du Vatican. Nous avons relevé toutes les variantes. J'ai moi-même revu le ms. de Florence.

5° Variantes tirées d'un manuscrit de Turin pour une partie des deux livres anatomiques.

6° Copie du texte de la Σύνοψις sur un excellent manuscrit de Vienne, avec les variantes de quatre manuscrits des bibliothèques Barbérine, du Vatican, de Florence, de Milan. J'avais emporté à Berlin la copie faite par M. Littré d'un manuscrit de Paris, très-mauvais, mais le seul qui existe à la Bibliothèque nationale. Nous avons relevé avec le plus grand soin les nombreuses variantes et les additions considérables fournies par le manuscrit de Vienne et par ceux d'Italie.

A toutes ces richesses, M. Bussemaker a ajouté la collation d'une précieuse traduction latine, dont le manuscrit remonte au VIe siècle (n° 621 du supplément de la Bibliothèque nationale). J'ai découvert un abrégé de cette traduction dans un manuscrit de Laon. Il existe aussi des mss. analogues à Cambridge et à Leipzig.

7° Copie des Εὐπόριστα, sur un excellent manuscrit de Munich, avec les variantes d'un manuscrit de Venise; nous avons transcrit ce traité intégralement.

8° Une pièce apocryphe en vers ïambes intitulée : Ἐκ τῶν τοῦ Ὀρειβασίου τοῦ ἰατροσοφιστοῦ ὑγιεινῶν παραγγελμάτων (*Salubria præcepta*) tirée d'un manuscrit du Vatican, avec les variantes d'un manuscrit de Florence[1].

[1] Depuis, j'ai trouvé à Rome deux manuscrits que j'ai collationnés, et dont j'ai remis les variantes à M. Bussemaker, qui a publié cette pièce dans un Recueil de poëmes médicaux faisant partie de la *Collection* Didot. Elle avait déjà été éditée sous le nom d'Asclépiade, par Welz (Wurzb. 1841), qui avait surtout suivi les leçons d'un ms. de Vienne.

9° Enfin Dietz avait découvert deux nouveaux livres des Συναγωγαί, inconnus aussi bien en latin qu'en grec, et qu'il croit être les XXIe et XXIIe : il y est traité du régime et en particulier de celui des femmes et des enfants. Les auteurs mis à contribution par Oribase dans ces deux livres sont Dioclès, Mnésithée, Athénée, Rufus, Soranus, Galien, Antyllus et Philumène. Nous avons copié soigneusement ces livres sur le manuscrit original.

De mon côté, j'ai trouvé dans un manuscrit du Vatican un livre sur les animaux vénéneux, que je crois être un démembrement de la *Collection médicale* d'Oribase; je l'ai copié en entier; il offre des citations nombreuses d'écrivains jusqu'ici peu connus.

Le ms. 446 suppl. de la Bibliothèque nationale contient un très-grand nombre d'extraits des livres perdus des Συναγωγαί. M. Littré avait le premier signalé ces précieux fragments dont il a publié quelques parties dans la *Revue de philologie* (IIe vol. Paris, 1846-7); M. Bussemaker et moi avons copié ce ms. intégralement.

J'ai aussi recueilli dans les médecins arabes, et particulièrement dans le *Continent* de Rhazès, les fragments d'Oribase qui s'y trouvent, et j'espère pouvoir confronter, à Oxford et à l'Escurial, la traduction latine avec le texte arabe de Rhazès.

L'immense manuscrit 1883, dont j'ai fait le premier une description minutieuse, nous a encore fourni plusieurs fragments qui appartiennent aux livres connus des Συναγωγαί, et une partie du traité de Galien, *De alimentorum facultatibus*, que M. Bussemaker a collationné.

Après avoir réuni et coordonné tous ces matériaux, auxquels il faut encore ajouter la collation du texte imprimé, soit de Galien, pour les extraits de cet auteur qui se trouvent dans Oribase, soit d'Aëtius et de Paul d'Égine, pour les passages parallèles, nous avons commencé l'impression. M. Bussemaker s'est spécialement chargé de la constitution d'une grande partie du texte. Les notes et la traduction sont une œuvre commune.

Les épreuves ont été relues au moins quatre fois par chacun de nous, tous les passages difficiles ont été l'objet d'un examen particulier; et, dans le cas de partage d'opinions, la difficulté a été soumise à M. Dübner, dont l'opinion a presque toujours eu pour nous force de loi.

Les variantes ont été discutées, ou, pour mieux dire, disputées une à une. Les luttes furent plus d'une fois acharnées; mais, loin de compromettre la bonne harmonie, de pareils débats ne font que resserrer les liens de l'amitié.

AËTIUS (vers 540).

Après Oribase vient Aëtius, dont les *Tétrabiblons* compensent un peu, pour la médecine du moins, la perte de la plus grande partie des *Συναγωγαί*. Le traité d'Aëtius est divisé en seize livres; huit seulement ont été publiés en grec par les Alde (1534); c'est assez dire combien le texte est fautif et insuffisant. Quant aux huit autres livres, ils n'ont paru qu'en latin, à quelques fragments près donnés en grec à diverses époques[1]. Feu le docteur Weigel avait collationné ou copié un grand nombre de manuscrits d'Aëtius; il a annoncé pendant plus de quarante ans une édition des œuvres de ce médecin; malheureusement il est mort sans avoir réalisé son projet. Je n'ai pu, pendant mon séjour à Dresde, avoir communication de ses papiers; mais je sais qu'ils sont actuellement en dépôt chez son neveu le libraire Weigel, à Leipzig, et qu'on pourrait les acheter ou du moins les consulter. Le catalogue a été publié par M. le docteur Rosenbaum.

On devait supposer *a priori* qu'Aëtius, qui a compilé son ouvrage dans les écrits de ses prédécesseurs, avait cru devoir, pour sacrifier à son époque, rajeunir certaines formes qui n'eussent peut-être pas été assez bien comprises par la généralité des lecteurs; par exemple, en comparant dans les manuscrits ordinaires d'Aëtius les passages tirés de Rufus et d'Arétée avec les textes originaux, on est souvent étonné d'une

[1] Voyez-en l'indication dans Choulant (*Handb. für die Bücherk. d. aelt. Med.*, p. 135).

très-grande différence; on devait en conclure, car on n'avait pas de raison suffisante pour s'y refuser, que ces différences venaient de la rédaction même d'Aëtius. Pour s'assurer du fait, il n'y avait qu'à constater l'uniformité de ces altérations dans les manuscrits connus. Mais je me suis convaincu, par la collation du plus ancien manuscrit connu d'Aëtius (il remonte au XIe siècle), que, dans un bon nombre de cas, les changements proviennent des copistes qui, renchérissant sur le médecin d'Amide, cherchaient un style plus à la portée de leurs modernes lecteurs : ainsi, dans le vieux manuscrit, les passages d'Arétée et de Rufus se rapprochent beaucoup plus des textes originaux que dans les autres manuscrits. Cette fois les différences sont bien le fait d'Aëtius, et l'on ne saurait supposer que les premiers copistes aient eu à leur disposition, ou, du moins, qu'ils aient consulté pour leurs copies, les textes originaux.

Ce qui achève encore la démonstration, c'est que, dans les manuscrits de Paris et de Florence, intermédiaires entre le plus ancien et les plus modernes, j'ai trouvé pour les mêmes passages des leçons également *intermédiaires*, et qui établissent, pour ainsi dire, une transition entre le texte d'Aëtius et celui des copistes récents.

Voilà donc un fait qui inspire une grande défiance contre les manuscrits modernes d'Aëtius, puisque les copistes ont fait systématiquement subir des modifications au texte primitif, et qui doit faire rechercher avec beaucoup de soin les anciens manuscrits.

Les mêmes remarques s'étendent aussi, à plusieurs égards, à Paul d'Égine, pour lequel nous avons de très-anciens mss. Ce moyen de confrontation nous manque pour Oribase.

PAUL D'ÉGINE (vers 680 ap. J. C.), ALEXANDRE DE TRALLES (vers 570), ACTUARIUS (vers 1300).

Pour achever la série des médecins grecs du premier ordre, il nous reste Paul d'Égine (Venise, 1528, et Bâle, 1538), abréviateur ou copiste d'Oribase, curieux à étudier, surtout pour ce qui regarde la chirurgie; Alexandre de Tralles (Paris, 1548, Bâle, 1556), qui paraît avoir écrit plutôt d'après sa pratique que d'après les écrits de ses prédécesseurs, et qui poussa l'indépendance jusqu'à blâmer Galien; enfin Jean, fils de Zacharie, surnommé *Actuarius*, dont les ouvrages ne sont pas encore tous publiés en grec [1], bien qu'ils présentent un intérêt réel.

NICOLAÜS MYREPSUS (vers 1240 ap. J. C.).

Je désire aussi donner à Nicolaüs Myrepsus une place dans la *Collection*. Son recueil de médicaments (Δυναμερόν) publié seulement en latin, est loin d'être inutile pour l'histoire de la matière médicale et de la pharmacie. Le texte est encore inédit; la Bibliothèque nationale possède plusieurs manuscrits, dont un, du XIVe siècle, est particulièrement remarquable. Je l'ai copié en grande partie.

PETITS MÉDECINS GRECS.

Il n'est pas nécessaire de publier immédiatement les auteurs du second ordre; je dois, avant tout, appeler l'attention des savants sur ceux dont j'ai parlé plus haut, notamment sur Rufus, Soranus, Galien, Oribase, Aëtius et Cœlius Aurélianus. On s'occupera donc plus tard des *médecins*, dont les ouvrages n'ont qu'une valeur relative, et qui seront réunis sous le titre général de *Petits médecins grecs et latins* (*Medici et Physici græci minores*) : tels sont Théophile, Mélétius, Némésius (anatomistes), Cassius (*Problemata*), Synésius, Palladius (*De Febribus*), Théophane Nonnus, Léon (*Abrégés de Médecine*), Pseudo-Mercurius Monachus (*De pulsibus*), enfin beaucoup de petits traités avec ou sans nom d'auteur, dont il serait trop long de donner la liste.

Plusieurs de ces auteurs ont été édités avec science et éru-

[1] Ideler (*Physici et med. græc. min.* Berol. 1841-42, in-8°) a publié en grec, d'après les papiers de Dietz, le traité *Sur le régime* (déjà édité par Fischer, Lips. 1774), les traités *Sur les urines*, et deux livres du *Traité de médecine* (Περὶ διαγνώσεως παθῶν).

dition par MM. Boissonade, Greenhill, Ermerins, Bussemaker, par De Matthæi, Bernard, Gruner, Cirillo, Dietz, Ideler, etc.; ces ouvrages ne réclameraient donc pas de grands travaux. Du reste, les notes consacrées aux auteurs du premier ordre rendront superflues celles qu'on pourrait faire à ces opuscules; mais il y aurait un grand intérêt à les posséder tous réunis et édités d'après un plan uniforme.

La *Collection* comprendra aussi un grand nombre d'Ἀνέκδοτα indiqués dans les catalogues de manuscrits, ou que j'ai découverts dans les diverses bibliothèques de l'Europe. Je signale particulièrement un *Traité de médecine* anonyme, dont le style rappelle la vivacité des descriptions d'Arétée, et qui est, en partie, composé de fragments inconnus, tirés des écrits de quelques médecins de l'école médicale d'Alexandrie ou de médecins antérieurs.

CELSE, CASSIUS FÉLIX (comm. du 1er siècle), CŒLIUS AURÉLIANUS (?), SCRIBONIUS LARGUS (vers 50 après J. C.).

Je dirai seulement quelques mots des quatre ouvrages latins qui trouveront place dans la Bibliothèque. Celse a été traduit avec fidélité et élégance par M. le docteur Des Étangs dans la *Collection* de M. Nisard (1846); il est probable que M. Des Étangs pourra reprendre son travail en notre faveur, en l'enrichissant des commentaires et des notes qu'il a dû sacrifier pour se conformer au plan de la collection des *Classiques latins.* M. le Dr Ravel (de Cavaillon), jeune médecin distingué, qui a déjà attaché son nom à des travaux d'une érudition sérieuse, se chargera du traité *Des médicaments* de Scribonius Largus.

Cassius Félix, contemporain de Celse, et très-estimé par lui, était classique au moyen âge; mais, depuis, son ouvrage semblait perdu. Je l'ai retrouvé à Cambridge; malheureusement le manuscrit qui le renferme est presque illisible à cause des mouillures; j'ai copié ce qui a survécu à ce désastre.

Je compte aussi publier Cœlius Aurélianus; le manuscrit ou les manuscrits qui ont servi à éditer pour la première fois cet auteur paraissent perdus, mais j'ai trouvé des ressources nouvelles pour la constitution du texte, si profondément altéré dans les éditions. Mes recherches m'ont conduit à constater : 1° que l'ouvrage de Gariopontus est en grande partie composé de deux autres ouvrages fort anciens (les manuscrits remontent presque au VIIe siècle), attribués l'un à Æsculapius, l'autre à Aurélius; 2° que l'ouvrage d'Aurélius (*De morbis acutis*), que j'ai publié à Breslau dans le *Janus*, en 1847, est presque exclusivement tiré de Cœlius Aurélianus[1]; 3° qu'Æsculapius a aussi une grande analogie avec le même Cœlius Aurélianus, d'où il résulte que la collation des manuscrits, soit de Gariopontus, soit des deux auteurs qu'il a réunis, servira à corriger le texte de Cœlius Aurélianus.

MÉDECINS VÉTÉRINAIRES.

La médecine vétérinaire a des relations trop étroites avec la médecine humaine pour que nous n'accordions pas une place, dans la *Collection*, aux auteurs anciens qui en ont traité. D'ailleurs, le volume publié à Bâle en 1537, par Sim. Grynæus, sous le titre Τῶν ἱππιατρικῶν βιβλία δύο, est devenu si rare, qu'on rendra un vrai service en en publiant une nouvelle édition. La collation d'un manuscrit de Cambridge dont le texte est excellent, et qui contient un grand nombre de chapitres qu'on ne trouve pas dans l'édition de Grynæus, entre autres un chapitre de Simon d'Athènes, auteur cité par Xénophon[2], ajoutera un grand intérêt à cette édition. La traduction latine du Recueil des vétérinaires anciens, publiée avant le texte grec, par Ruelle, à Paris, en 1530, n'est guère moins rare que l'édition grecque. Le texte de Pélagonius,

[1] Depuis que je suis arrivé à ce résultat, j'ai vu que Triller, dans sa *Clinotechnie*, avait aussi constaté, mais très-vaguement, et sans en savoir la cause, le rapport qui existe entre Gariopontus et Cœlius Aurélianus.

[2] J'ai aussi découvert, dans un ms. du Vatican, quelques chapitres inédits appartenant évidemment au même recueil.

donné à Florence, en 1826, et Végèce, figureront aussi dans le recueil des *Hippiatriques*.

En tête de chaque auteur on placera une *Introduction* comprenant la biographie et la bibliographie, les discussions sur l'authenticité, sur la transmission des ouvrages, l'appréciation des doctrines, du rôle de ces doctrines, de leur influence, en un mot de leur fortune. L'étude du style trouvera aussi une large place dans ces introductions. Chaque traité sera, s'il en est besoin, précédé d'un argument spécial. Il y aura deux ordres de notes, les unes philologiques, grammaticales et lexicographiques, les autres explicatives, historiques et scientifiques.

Nous donnerons à nos éditions un intérêt pratique et historique, par des rapprochements perpétuels, soit avec les ouvrages des médecins modernes, soit avec les écrits des médecins anciens, de ceux du moyen âge et de la renaissance.

Je m'attacherai surtout à éviter les redites et les doubles emplois dans une collection qui sera déjà si volumineuse par elle-même. Je fais particulièrement cette remarque pour les livres où il est traité des médicaments; ainsi, la *Matière médicale* de Dioscoride, et les livres analogues de Galien, publiés par la même personne, se présenteront avec un *apparatus* de notes et d'éclaircissements, qui rendront presque inutile tout travail d'annotation pour les livres semblables de Celse, de Scribonius, d'Oribase et d'Aëtius. Il en est de même à peu près pour l'hygiène et pour la chirurgie, mais non pour la médecine; là, chacun aime à jouir de son libre arbitre et veut exprimer ses propres idées sur un sujet qui, plus que tout autre, prête à la discussion et permet de déployer le talent d'interprétation.

Je me propose de donner un soin tout particulier aux *index*, indispensables pour toute espèce de recherches; c'est seulement à l'aide d'*index* bien faits qu'on peut apporter de la précision et de l'exactitude dans l'étude d'un point d'histoire ou de littérature, car il est impossible de lire ou de faire lire intégralement tous les ouvrages qu'on est obligé de consulter.

Chaque auteur sera suivi d'au moins cinq *index* : 1° *index* philologique, grammatical et lexicographique (*index verborum*); 2° et 3° *index* de tous les noms propres d'hommes et de lieux (*index nominum* et *index geographicus*); 4° *index* d'histoire naturelle, avec la synonymie moderne; 5° enfin, *index rerum*, comprenant l'indication de tous les faits et de toutes les idées; *index* pour lequel il est difficile de poser des limites fixes, de tracer des règles précises, tant on est exposé à dire trop ou trop peu.

La *Collection* sera terminée par un triple *index* universel, qui sera à la fois un lexique médical grec et latin, une sorte de dictionnaire biographique, enfin, un répertoire abrégé de tous les points saillants de la médecine antique. Ce travail donnera à notre *Collection* un avantage que nul recueil, si je ne me trompe, ne possède jusqu'à présent.

Nous établirons également une *concordance* de tous les passages parallèles dans les divers auteurs de la *Collection*.

De nombreuses planches seront ajoutées au texte; elles représenteront les instruments, d'après les manuscrits, et surtout d'après les originaux trouvés à Herculanum et à Pompéi, ou dans d'autres lieux, et déposés dans les musées publics ou particuliers[1], les procédés opératoires, les pièces de pansement, les machines de réduction, les détails anatomiques que

[1] A Naples, l'arsenal de chirurgie ancienne du *Museum borbonicum* étant sous les scellés comme les mss., je n'ai pu examiner les instruments qu'à travers les vitres. Heureusement mon ami M. Vulpes avait publié la plupart de ces instruments en 1847. J'ai trouvé une heureuse compensation dans la libéralité du prince San-Gorgio Spinelli, qui a mis sa collection à ma disposition. A Rome, Mgr Molza, conservateur de la bibliothèque du Vatican, m'a également laissé dessiner tous les instruments qui font partie de la Galerie des bronzes.

de simples commentaires ne pourraient pas toujours rendre compréhensibles, les bains, les exercices gymnastiques, etc. Cette heureuse innovation éclaircira plus d'un passage, et rendra de vrais services à la science.

Dans la *Collection*, les citations seront, autant que possible, uniformes; on aura soin de marquer les pages des éditions principales, et de numéroter les lignes; la division des chapitres généralement reçue sera scrupuleusement indiquée; mais, dans nos éditions, les alinéa ne correspondront pas toujours aux anciennes divisions, souvent très-défectueuses; on retrouvera, du moins, à la marge, ou entre deux crochets, l'indication des anciens chapitres; ces modifications seront aussi rares que possible afin d'éviter la confusion et l'embarras des recherches.

Pour l'ensemble des dispositions typographiques, j'ai pris comme modèle la belle édition de Théophile (*De corporis humani fabrica*, Oxford, 1842, in-8°), donnée par M. Greenhill, et sortie des presses si justement renommées de l'Université d'Oxford. Rivalisant de sévère élégance et de bon goût, notre Imprimerie nationale, qui n'a point d'égale dans le monde, a produit un vrai chef-d'œuvre de typographie.

Le lecteur trouvera réunis sur chaque page les renseignements les plus nécessaires : pour le texte, l'indication, quand il y a lieu, des sources auxquelles l'auteur a puisé [1]; sur les marges, la numération des lignes, ce qui facilite la confrontation des variantes et évite les chiffres de renvoi si fatigants pour l'œil; sur les blancs de fond, l'indication de l'*editio princeps;* pour la traduction, les *manchettes,* qui permettent de suivre rapidement l'auteur dans le développement de sa pensée et dans

[1] C'est Galien qui est presque exclusivement cité à la marge d'Oribase, puisque nous n'avons plus les autres auteurs auxquels il a emprunté ses extraits. Nous n'avons pas répété à chaque citation le tome de Galien, nous l'avons indiqué à chaque livre, la première fois qu'arrive la mention d'un traité nouveau.

l'exposition des faits; enfin, pour le texte et pour la traduction, un *titre courant* qui fait connaître l'objet général du livre, et une utile concordance au moyen de la numération des sentences ou phrases. Cette perpétuelle concordance fournit en même temps le moyen de donner une plus grande précision dans les citations, surtout quand les chapitres sont longs.

Toutes les variantes sont utiles : c'est là un principe généralement admis par les philologues; celles qui ne fournissent aucun élément essentiel à la constitution du texte sont utiles soit pour la paléographie, soit pour la grammaire, soit pour la lexicologie, soit enfin pour l'histoire comparative des manuscrits. D'ailleurs, ce qui est aujourd'hui *variante* pourra demain, par suite du progrès de la critique, par la collation d'autres manuscrits, remplacer la leçon qu'on avait d'abord adoptée. Nous avons recueilli *toutes* les variantes et nous n'avons ensuite éliminé que les fautes monstrueuses qui viennent évidemment et uniquement des copistes, et qui ne peuvent servir à rien qu'à impatienter le lecteur. Pour chaque auteur, nous rendrons compte du système que nous avons suivi pour l'arrangement des variantes. Ce système change nécessairement suivant les sources auxquelles nous avons dû puiser pour la constitution du texte.

Nous n'avons répété les mots du texte pour les variantes que dans trois circonstances : 1° lorsque ces mots sont omis par quelques manuscrits ou par les éditions; 2° lorsque la variante est si éloignée de la leçon adoptée, que le lecteur aurait de la difficulté à retrouver le mot auquel elle se rapporte; dans ce cas, la leçon du texte est suivie d'un crochet; 3° enfin, lorsque la correction nous est fournie par une source qui n'est pas habituellement représentée dans les variantes, et qui, par conséquent, ne peut ni ne doit pas être nécessairement sous-entendue. Il est à peine besoin d'ajouter que, dans tous les autres cas, la vraie leçon, celle, du moins, que nous regardons comme telle, est fournie par les manuscrits ou les éditions qui ne figurent pas dans les variantes; aussi est-il indispensable, pour chaque livre, et quelquefois pour chaque chapitre, d'indiquer les sources qui ont fourni les variantes.

Pour la constitution et l'interprétation du texte nous avons toujours eu présents à l'esprit les préceptes si justes donnés par Galien :

« La règle, dit-il[1], qui m'a paru préférable à suivre, a été « de conserver la leçon ancienne, et de m'efforcer de l'expli« quer; je n'ai essayé d'y introduire une correction plausible, « que lorsqu'il m'a été impossible d'en tirer un sens. Je pré« fère les leçons anciennes, même lorsqu'elles paraissent obs« cures et d'une explication difficile, car c'est une raison de « croire qu'elles sont véritables : les anciens commentateurs « les admettent; et, s'ils avaient osé les changer, ils n'auraient « pas manqué de leur donner un sens plus clair.

« Autre est l'enseignement, dit-il ailleurs[2], que l'on donne « directement sur un sujet; autre est celui qui a pour objet « l'explication d'un texte : dans le premier cas, il suffit d'ex« poser les choses telles qu'elles sont; dans le second, il faut « d'abord connaître l'opinion de l'auteur ancien. Ce n'est donc « qu'après une étude préliminaire qu'on peut écrire le com« mentaire : le sens du texte étant une fois déterminé, reste à « examiner s'il est conforme ou non à la vérité. »

On m'a fait, à l'étranger, des objections sérieuses contre une traduction française; on aurait préféré une traduction latine. A cela je dois d'abord opposer un argument sans réplique : ni les Académies auxquelles mon projet a été soumis, ni le Ministère de l'instruction publique n'ont approuvé une traduction latine, et mon honorable éditeur n'a consenti à publier la *Collection* qu'à la condition expresse d'une traduction française. S'il me faut dire ma pensée tout entière, je déclare que

[1] *Comm. II in Ep. VI*, § 49, t. XVII^a, p. 1003.
[2] *Comm. I in Ep. III*, § 4, t. XVII^a, p. 516.

je suis très-partisan des traductions en langues modernes, les seules qui permettent de ne faire aucune espèce de compromis avec le texte, les seules qui offrent un secours vraiment efficace pour les passages embarrassants[1]. D'ailleurs, tous les savants, entre les mains desquels arrivera notre *Collection*, lisent le français, et le texte est, après tout, ce qui leur importe le plus.

Comme garantie de nos soins scrupuleux, les épreuves sont relues par deux philologues distingués, M. Dübner, dont le monde savant connaît l'érudition et la rare sagacité, et M. Ermerins, que j'ai déjà cité plusieurs fois; nous leur devons, pour Oribase en particulier, des conseils judicieux et des corrections ingénieuses[2].

Que MM. Dübner et Ermerins reçoivent ici l'expression de toute notre gratitude.

Nous adressons encore des remercîments à M. le docteur Roulin, qui nous a aidés de ses conseils pour la détermination des espèces d'animaux dont il est question dans le chapitre emprunté par Oribase à Xénocrate.

Après avoir parcouru les pages qui précèdent, on restera, je pense, convaincu que la publication d'une collection conçue sur un plan aussi vaste, devant comprendre un grand nombre de volumes in-8°, de 700 à 800 pages chacun, entraînant des frais considérables, réclamant plusieurs années pour sa complète exécution, ne peut être entreprise et soutenue avec les ressources d'un simple particulier. Une haute

[1] C'est aussi le sentiment que Grimm a exprimé en tête de sa traduction allemande d'Hippocrate, et que M. Littré partage. (Voy. sa *Préface* en tête de l'éd. d'Hippocrate, p. x.)

[2] Voici quelques exemples, on en trouvera encore d'autres dans les notes: p. 172, l. 8, les mss. donnaient *Σκύθιον* ou *Κύθιον*, M. Dübner a lu *Κύθνιον*; — p. 515, l. 8, les mss. portaient *ἰδίᾳ* ou *ἴδια λέγονται*, M. Dübner a corrigé *ἰδίᾳ διαλέγονται*; — p. 385, l. 3, M. Ermerins nous a avertis que *οἰκήματι* était une glose, et il a corrigé le texte en conséquence; — p. 372, l. 8, le même critique a heureusement changé *ἐμβάλλεις* en *ἐμβαλεῖς*.

sanction, de puissants encouragements étaient indispensables pour assurer la réalisation de ce projet, digne, ce semble, de fixer l'attention. Les corps savants ont pris la *Collection* sous leur protection, le Gouvernement lui prête un secours efficace; ces témoignages de sympathie seront une garantie et une recommandation devant le public.

INSTITUT DE FRANCE.

ACADÉMIE DES INSCRIPTIONS ET BELLES-LETTRES.

RAPPORT

DE LA COMMISSION NOMMÉE POUR EXAMINER LE PROJET PRÉSENTÉ PAR M. LE DOCTEUR DAREMBERG À M. LE MINISTRE DE L'INSTRUCTION PUBLIQUE.

Le projet que M. le docteur Daremberg, connu déjà dans l'érudition médicale par d'intéressants travaux, a présenté à M. le Ministre de l'Instruction publique, et sur lequel l'Académie est consultée, est relatif à la publication d'une Bibliothèque des médecins grecs et latins.

Peu de mots suffiront pour faire comprendre que ce projet n'est pas une superfétation inutile, et qu'il est destiné à combler une véritable et grande lacune.

Galien, qui à lui seul forme une bibliothèque médicale, n'a pas eu encore une seule édition critique, et son texte est dans l'état le plus défectueux; Oribase n'est publié que par fragments; et, d'Aëtius, la moitié seulement a été imprimée; le reste est encore manuscrit, et n'existe, pour le public, que dans une traduction latine. Indiquer où en est l'érudition pour trois œuvres aussi considérables, c'est montrer quel est l'intérêt de l'entreprise proposée. Peut-être ici, où l'on est accoutumé à la prospérité et à l'éclat des lettres grecques et latines, s'étonnera-t-on que tel soit le délaissement où est demeurée la littérature médicale; mais on s'en rendra facilement compte en se rappelant que, pour traiter avec quelque sûreté de pareilles matières, il faut réunir à la connaissance des langues anciennes celle de la médecine. Or, depuis longtemps, ces deux conditions sont séparées, et cet état n'est pas particulier à notre pays; le nombre des médecins érudits n'est pas plus grand en Angleterre, en Italie, ou même en Hollande et en Allemagne, qu'il ne l'est chez nous. A la vérité, ce délaissement diminue, et la proposition de

M. Daremberg peut en être considérée comme un témoignage. Mais, aux yeux de votre commission, cela même est une raison qui favorise le projet. Entre un abandon prolongé et une faveur renaissante, il y a place pour un travail considérable et bien conduit.

Au sein de cette compagnie, on n'a point à faire ressortir l'utilité d'une pareille bibliothèque. Toute l'érudition y est directement intéressée. Non-seulement l'histoire scientifique y gagnera, mais encore l'étude des langues classiques et la connaissance des mœurs et des usages. Les médecins grecs et latins méritent plus qu'on ne croit d'être explorés, et l'exploration en sera grandement facilitée, s'ils sont jamais publiés avec le soin, la correction et les explications que tout livre ancien exige.

M. le docteur Daremberg demande que les manuscrits des principales bibliothèques d'Europe soient collationnés. La commission pense qu'une pareille condition est, pour ainsi dire, obligatoire, et que l'Académie doit surtout approuver ce qui aura pour but de réunir les éléments d'un texte définitif.

Une bibliothèque des médecins anciens, offrant les variantes des meilleurs manuscrits, donnant un texte amélioré, y joignant des traductions nouvelles, munie des annotations et des tables nécessaires, renfermée en un nombre raisonnable de volumes, disposée d'après un plan systématique; évitant par là des répétitions inutiles, et, par là aussi, servant mieux le besoin d'apprendre; une telle bibliothèque paraît véritablement digne d'encouragement. En conséquence, la commission est d'avis de recommander à M. le ministre de l'instruction publique le projet de M. le docteur Daremberg.

Signé à la minute : Boissonade, Letronne.
Littré, *rapporteur*.

Les conclusions de ce rapport sont adoptées par l'Académie.

Vendredi 11 décembre 1846.

CERTIFIÉ CONFORME :
Le secrétaire perpétuel,
Walckenaer.

ACADÉMIE DE MÉDECINE.

EXTRAIT DU RAPPORT

FAIT

AU NOM D'UNE COMMISSION COMPOSÉE DE MM. ANDRAL, BOUSQUET, ET FRÉDÉRIC DUBOIS, RAPPORTEUR,

LE MARDI 24 OCTOBRE 1847.

MESSIEURS,

Vous avez entendu, dans une de vos dernières séances, la lecture d'une lettre adressée à l'Académie par M. le ministre de l'instruction publique. Voici quel en était l'objet : M. Daremberg a formé le projet de publier une Bibliothèque des médecins grecs et latins, et, pour réaliser ce projet, il a dû solliciter l'appui du Gouvernement ; mais, avant de prendre une décision à ce sujet, M. le ministre a voulu consulter les corps savants ; et, comme il s'agit d'une œuvre qui est relative à l'antiquité, et à l'antiquité médicale, M. le ministre a demandé l'avis de l'Académie des inscriptions et belles-lettres, et l'avis de l'Académie royale de médecine.

L'Académie des inscriptions et belles-lettres s'est prononcée en faveur du projet de votre bibliothécaire ; nous avons eu sous les yeux le rapport de cette illustre compagnie. Le savant M. Littré, qui en était l'organe, s'est exprimé dans les termes les plus favorables sur le projet en question. Pour en faire sentir l'importance et l'opportunité, il a suffi à M. Littré d'indiquer où en est l'érudition pour les trois œuvres les plus importantes de l'antiquité médicale, à savoir, Galien, Oribase et Aëtius ; Galien, qui n'a pas encore eu d'édition critique ; Oribase, qui n'a été publié que par fragments, et Aëtius, dont la moitié seulement a été imprimée.

« Ici, disait M. Littré, en parlant dans le sein de l'Académie des « inscriptions et belles-lettres, ici où l'on est accoutumé à la pros- « périté et à l'éclat des lettres grecques et latines, peut-être s'éton- « nera-t-on que tel soit le délaissement où est demeurée la littérature « médicale. » Cette réflexion de M. Littré, bien que fâcheuse pour la médecine, nous a paru parfaitement juste; mais, si les anciens médecins sont ainsi abandonnés aujourd'hui, peut-être faut-il, en grande partie, l'attribuer à l'incorrection des textes, à l'infidélité ou à l'obscurité de la plupart des traductions. En effet, tandis que la littérature classique s'enrichit chaque jour des plus savantes recherches, le champ de la littérature médicale est à peine défriché; et cependant, comme le dit M. Daremberg, des savants français avaient, en d'autres temps, pris l'initiative de travaux vraiment méthodiques sur la littérature médicale ancienne; il suffit de rappeler les noms des Étienne, des Goupil, des J. Sylvius, des Chartier, des Dacier, des Bosquillon, des Coray, etc. Il y a donc là un grand exemple à suivre, une tradition à renouer.

La première chose à faire serait de poser les fondements d'études sérieuses, par une collection de textes traduits et enrichis de notes et de commentaires. Cette bibliothèque classique ne serait pas seulement utile à l'érudition médicale, elle serait encore d'une incontestable utilité, d'abord pour la philosophie, les princes de la médecine ayant été pour la plupart d'illustres philosophes, puis pour l'archéologie, pour la philologie, pour l'histoire naturelle et même pour l'histoire générale.

Mais, avant tout, il faudrait procéder à la reconstitution des textes d'après la collation des manuscrits disséminés dans les bibliothèques de l'Europe. Déjà, dans deux rapports adressés à M. le ministre de l'instruction publique, M. Daremberg a fait connaître les ressources que fourniront plusieurs bibliothèques d'Allemagne, d'Angleterre et de Belgique.

A l'étude des textes, il faudrait joindre celle des traductions latines manuscrites les plus importantes. Ces vieilles traductions sont fort nombreuses; il serait utile d'en donner d'abord l'énumération exacte.

Ce travail, tel qu'il vient d'être exposé, ne saurait être, il est vrai, l'œuvre d'un seul homme; mais, d'une part, la connaissance que M. Daremberg a des langues grecque et latine, l'érudition médicale dont il a déjà donné des preuves à l'Académie, les trésors qu'il a recueillis dans les bibliothèques de l'Allemagne et de l'Angleterre, prouvent qu'il pourra se montrer à la hauteur de cette mission; d'autre part, si nous sommes bien informés, il peut compter sur la collaboration d'un assez grand nombre de savants médecins.

Nommer ces collaborateurs, c'est dire tout ce que ce travail pourra présenter de neuf et de remarquable. En France, MM. Littré, Malgaigne, Bell, Gillette, Falret fils, etc.; à l'étranger, MM. Greenhill, d'Oxford; Adams, de Banchory; Ermerins, de Groningue; Bussemaker, d'Amsterdam; Rosenbaum, de Halle; Marx, de Gœttingue, etc.

La collection que se propose de faire M. Daremberg comprendrait les médecins grecs depuis Hippocrate jusqu'à Actuarius, et trois médecins latins, Scribonius Largus, Celse et Cœlius Aurélianus.

. . . . [1]

Une telle bibliothèque nous paraît devoir être encouragée par l'administration. La commission de l'Institut a été d'avis de recommander à M. le ministre de l'instruction publique le projet de M. Daremberg; tel est aussi le vœu que forme votre commission et qu'elle a l'honneur de soumettre à votre approbation.

M. Malgaigne. — J'appuie de tout mon pouvoir les conclusions que vous venez d'entendre. Il y a dans les études médicales en France, telles qu'elles sont constituées de nos jours, une lacune qui a été reconnue et signalée par tous les bons esprits; les grandes traditions de la médecine sont, je ne veux pas dire perdues, mais tout au moins interrompues; c'est tout au plus si, dans les chaires de nos facultés, en entretenant les élèves de la science du jour, on remonte à celle de la veille; quant à l'histoire, quant à la philosophie médicale à qui l'histoire prête une si large base, elles ont été complétement oubliées dans l'enseignement officiel; et, s'il faut le dire, dans la distribution des nombreuses sections de cette Académie, je regrette de trouver la même lacune que dans nos facultés.

Cependant on ne saurait alléguer que l'esprit de notre époque est contraire à ces graves études; les élèves s'y jettent avec une ardeur qui ne demande qu'à être dirigée; déjà même ils vont demander aux bibliothèques ce qu'ils ne trouvent pas aux cours de

[1] Nous avons cru pouvoir omettre la partie de ce *Rapport* qui consistait simplement en une analyse du premier Plan publié en 1847 par les soins de M. V. Masson, et qui a été depuis notablement modifié dans ses détails, d'après les observations qui m'ont été adressées par divers savants.

leurs maîtres ; mais là encore ils rencontrent des obstacles auxquels on pourrait à peine s'attendre. La bibliothèque de la Faculté de médecine de Paris, la plus riche assurément de toutes nos bibliothèques médicales, est d'une pauvreté désespérante pour ces trois grandes périodes : de la médecine grecque, de la médecine arabe et de la médecine du moyen âge. Et ce qui est plus fâcheux encore, c'est qu'on espérerait en vain trouver de plus amples ressources dans nos grandes bibliothèques publiques ; en les réunissant toutes ensemble, on n'arriverait pas encore à former une collection médicale complète. On voit donc, à ce premier point de vue, combien serait utile et précieuse la collection dont M. Daremberg a conçu le projet, puisqu'elle mettrait immédiatement entre les mains des hommes studieux, dans chacune de nos grandes bibliothèques, des ressources que toutes ensemble ne suffisent pas à nous procurer. Or ce n'est là que le moindre de ses avantages. Lorsque l'on veut rechercher dans les écrivains de l'antiquité la succession des idées médicales, on est arrêté presque à chaque pas par l'infidélité des versions, par la mauvaise constitution des textes, ou enfin par l'absence des textes mêmes. Galien n'est complet ni en grec ni en latin; le texte grec d'Aëtius n'a jamais été complétement publié; pour plusieurs autres auteurs, la plupart des éditions anciennes offrent des lacunes qui n'ont été comblées que par des découvertes toutes récentes. Il y a donc là un immense service à rendre, non-seulement à la médecine française, mais à l'Europe, mais à la république médicale tout entière. Il faut se réjouir que notre pays produise des hommes capables de concevoir un tel projet, capables surtout de le mettre à exécution; il faut les soutenir et les encourager. Je regretterais amèrement, pour mon compte, qu'une autre nation vînt enlever à la France la gloire d'élever un si beau monument à la littérature médicale antique, source commune et féconde où toutes les nations ont puisé, où elles auront éternellement à puiser.

M. Daremberg m'a fait l'honneur de me citer parmi les hommes distingués dont il peut espérer la collaboration; je déclare que je m'estimerai heureux de lui prêter tout mon concours. Et peut-être y a-t-il deux questions sur lesquelles l'Académie avertie pourrait lui prêter un utile appui près du Gouvernement. M. Daremberg se propose de faire fouiller la bibliothèque de l'Escurial par des orientalistes compétents, pour y reprendre les livres de Galien, dont le texte est perdu, mais qui se sont conservés dans des versions arabes. Il est bon que l'on sache que les principales richesses littéraires de l'Escurial ne furent point tirées de l'Espagne même; en 1611 les Espagnols capturèrent des navires marocains chargés, entre autres choses, de plus de trois mille volumes manuscrits appartenant à l'empereur. Il ne faut pas oublier que, quand les Maures quittèrent l'Espagne, le Maroc en reçut le plus grand nombre, et qu'ils y portèrent leurs livres arabes, dont l'Espagne alors ne se souciait pas. Des trois mille manuscrits pris à l'empereur, l'incendie de 1671 en a dévoré près de moitié; et cependant le reste contient encore des reliques de l'antiquité médicale qu'on n'a retrouvées jusqu'à présent dans aucune bibliothèque. Aujourd'hui que des relations amicales sont établies entre la France et le Maroc, ne pourrait-on rechercher à Fez ou à Méquinez, avec l'assentiment de l'empereur, si quelques manuscrits importants n'ont pas échappé à l'injure des siècles? Avant l'Espagne, la médecine arabe avait surtout fleuri en Perse; et l'on pourrait également, par l'intermédiaire de notre ambassade, se livrer à la recherche des manuscrits dans ce royaume, et demander aux bibliothèques d'Ispahan et de Téhéran ce qu'on ne trouverait pas dans celles du Maroc. Une telle entreprise ne saurait se passer du concours du Gouvernement; mais je suis convaincu qu'avec la recommandation de l'Académie, elle séduirait l'esprit élevé et généreux du ministre actuel de l'instruction publique.

M. Daremberg se propose aussi d'illustrer sa collection en reproduisant les figures fournies par les manuscrits. Peut-être un complément indispensable serait la reproduction exacte de tous les instruments de chirurgie trouvés dans les fouilles d'Herculanum et de Pompéi[1], en vérifiant leur mécanisme par la description des auteurs, et de même en éclairant la description des auteurs par l'examen des instruments mêmes. Je sais que l'on a tenté en Italie quelque chose de semblable; mais ce que j'en ai vu m'a paru singulièrement incomplet, et ne m'a guère laissé que le désir d'un inventaire plus sérieux.

En me résumant donc, j'appuie sans aucune réserve les con-

[1] J'avais exprimé cette intention dans mon premier *Plan* publié en 1847.
CH. D.

clusions du rapport; et j'émettrai même un autre vœu, c'est que l'Académie, pour montrer toute l'importance qu'elle attache à cette entreprise, s'inscrive pour deux exemplaires, au profit de sa bibliothèque, en tête de la liste des souscripteurs.

L'Académie adopte les conclusions du rapport et la proposition de M. Malgaigne.

INDICATION

DES MANUSCRITS ET DES IMPRIMÉS QUI ONT SERVI POUR LA CONSTITUTION DU TEXTE ET POUR LES NOTES DU PREMIER VOLUME D'ORIBASE.

MANUSCRITS.

A et A 2ª m. Ms. de Paris 2189 (fin du XVIᵉ siècle). Ce ms., qui contient les XV premiers livres de la *Collection médicale*, porte des corrections que nous avons indiquées par le sigle A 2ª m.

B. Ms. de Paris 2190 (XVᵉ siècle). Il contient les X premiers livres de la *Collection médicale*. La première feuille manquant et la seconde étant déchirée, le texte commence au milieu du 1ᵉʳ chapitre du livre I.

C et C 2ª m. Ms. A, 6, du collége de Saint-Jean à Cambridge (fin du XVᵉ siècle). Ce ms., qui contient les XV premiers livres de la *Collection médicale*, porte un grand nombre de corrections que nous avons indiquées par le sigle C 2ª m.

V et V 2ª m. Ms. 288 du Vatican (ancien fonds). Ce ms., de la fin du XVᵉ siècle, porte des corrections dues sans doute à Calvus; nous les avons indiquées par le sigle V 2ª m.

N. Ms. nº 53 du Muséum Borbonicum à Naples. Les variantes proviennent de la collation de Dietz, laquelle s'arrête, pour le livre I, au chapitre 11, et reprend seulement pour le chapitre de Xénocrate (58, liv. II)[1].

G et Gª. Ms. de Paris 1883 (du XIVᵉ siècle), contenant, outre plusieurs pièces dont nous ne nous sommes pas servis, 1º une partie du traité de Galien *De Al. fac.* (liv. I et II jusqu'au milieu du chap. 21); 2º Aëtius, avec des additions qui sont, pour la plupart, tirées de la *Collection* d'Oribase[2]. Le chapitre 65 du livre III se trouvant deux fois dans ce ms., nous avons employé, pour ce chapitre, les signes G et Gª.

[1] Nous avions l'espérance de collationner nous-même ce ms. à Naples, mais nous l'avons trouvé sous les scellés avec tous les autres mss.

[2] G se trouve partout dans le Iᵉʳ livre (à l'exception de la préface) jusqu'au chap. 49, du moins toutes les fois qu'il s'agit d'extraits faits aux dépens du traité *De Alim. facult.* Pour les livres II-VI, G apparaît dans un grand nombre de chapitres, qu'il contient soit en entier, soit partiellement.

O. Ms. de Paris 2510 (XIVe siècle). Ce ms. contient le chap. 5 du liv. I et les chapitres 15 et suiv. jusqu'à la fin du livre, les chapitres 1-53 du livre II presque sans lacune, les chapitres 21, 26-28, 31-34 du livre III. Le texte d'Oribase est fort abrégé dans ce ms.

D. Ms. 2291 de Paris (XVe siècle). Ce ms., ainsi que les suivants, se rapporte au chapitre de Xénocrate (II, 58). Il s'arrête vers le milieu du § 3, p. 141.

E. Ms. 2290 de Paris, du XVIe siècle.

H. Ms. de Hambourg, d'après la collation de Fabricius (*Bibl. græc.* vol. IX, p. 454-74, ed. vet.).

L. Ms. 22 de Leyde, d'après la collation de Stosch (*Museum philol.* I, 13). Ce ms. s'arrête vers la fin du § 1 (p. 134).

R. Ms. soi-disant de Paris, mais qui n'existe plus à la Bibliothèque nationale. Les variantes recueillies par un anonyme se trouvent dans les éditions de Franz et d'Ancora.

V*. Ms. soi-disant du Vatican. Mêmes remarques que pour le précédent.

Syn. ou *Synops.* *Synopsis* d'Oribase; texte d'après le ms. de Vienne. (Voy. *Plan de la Collection*, p. XXXV.)

Ad Eun. Traité d'Oribase adressé à Eunape; texte du ms. de Munich avec les variantes de celui de Venise. (Voy. *Plan de la Collection*, *ibid.*)

P. Dioscoride, ms. de Paris du Xe siècle, n° 2179.

IMPRIMÉS.

M. Édition des XV premiers livres de la *Collection* d'Oribase et des extraits de Rufus publiés d'après le ms. de Moscou, par De Matthæi (Moscou, 1806, in-8°, et 1808, in-4°).

Ras. Traduction latine d'Oribase par Rasarius[1], éd. d'Étienne, Paris, 1567.

[1] A partir du Ve livre, nous avons presque entièrement négligé la collation de cette traduction, ayant constaté que les différences qu'elle offre avec le texte tiennent soit à des emprunts faits à Galien surtout et quelquefois à Aëtius, soit à la latinité même du traducteur.

Gal.	*Œuvres* de Galien, éd. de Kühn, Leipzig, 1821-33, 22 vol. in-8°. Pour les traités qui ne se trouvent pas dans l'édition de Kühn, nous avons cité celle de Chartier (Chart.)
Gal.[a]	Ce signe n'est employé que pour le 37e chapitre, livre VI, ce chapitre existant deux fois dans Galien, une fois comme un traité à part (t. V, p. 911), une autre fois, chaque extrait fait par Oribase se trouvant à sa place naturelle dans les divers traités de Galien.
Diosc.	*Œuvres* de Dioscoride, éd. de Sprengel, Leipzig, 1829-30, 2 vol. in-8°.
Aët.	Aëtius, éd. des Alde, Venise, 1534, in-fol.
Paul.	Paul d'Égine, éd. de Bâle, 1538, in-fol.
Act.	Actuarius, *De spir. anim.*, éd. de Fischer, Leipzig, 1774, in-8°.
Sim. ou Sim. Seth.	Siméon Seth, *De alim. facult.*, éd. de Bogdanus, Paris, 1658, in-8°.
Anon.	Anonyme, Περὶ τροφῶν, éd. d'Ermerins (*Anecd. med. græca*, Ludg. Bat. 1840, in-8°, p. 225 sqq.).
Geop.	*Géoponiques*, éd. de Niclas, Leipzig, 1781, in-8°.
Gesn.	Xénocrate, éd. de Gesner, Tiguri, 1559, à la fin d'un traité *De piscibus* de Dubravius. Cette édition s'arrête au même point que le ms. de Leyde.
Fr.	Xénocrate, éd. de Franz, Leipzig, 1774, in-8°.
Anc.	Xénocrate, éd. d'Ancora, Naples, 1794, in-8°.
Cor.	Conjectures proposées par Coray, soit dans son édition de Xénocrate (Paris, 1814), soit dans celle d'Ancora.
Wott.	Wotton, *De differentiis animalium*, Paris, 1552, in-fol., ouvrage qui contient des extraits de Xénocrate traduits sur les mss., avant qu'aucune édition n'eût été publiée.
Ph.	Photii *Bibliotheca*.
Gr.	Gruner, *Fragments* des premiers livres d'Oribase publiés d'après le ms. de Moscou, Iéna, 1782, in-4°.

Les auteurs que nous avons le plus souvent cités dans les notes sont les suivants :

Œuvres d'Hippocrate, éd. de M. Littré, Paris, 1839-51, 7 vol. in-8°, ou de Foës, Genev. 1657, in-fol., pour les traités qui ne sont point encore publiés par M. Littré.

Aristote, éd. de Bekker, Berlin, 1831-1836, in-4°.

THÉOPHRASTE, éd. de Schneider, Leipzig, 1818-21, in-8°.

NICANDRE, *Thériaques* et *Alexipharmaques*, éd. de Schneider, Leipzig, 1792 et 1816.

ATHÉNÉE, texte de Dindorf, Leipzig, 1827, in-8°; pages de l'éd. de Casaubon.

PLATON, éd. d'Étienne, Paris, 1578, in-fol.

Géoponiques, éd. de Niclas, Leipzig, 1781, in-8°.

ARÉTÉE, éd. d'Ermerins, Utrecht, 1847, in-4°.

CŒLIUS AURÉLIANUS, éd. d'Almeloveen, Amsterdam, 1722, in-4°.

ALEXANDRE DE TRALLES, éd. d'Andernach, Bâle, 1556, in-8°.

CELSE, éd. de Targa, Leyde, 1785, in-4°, et Vérone, 1810, in-4°.

PLINE, texte d'Hardouin, éd. de Lemaire, Paris, 1827-1832, in-8°.

Quand il y avait lieu, nous avons suivi le texte de Sillig, Leipzig, 1831-36, in-8°. — Nous avons donné, toutes les fois qu'ils diffèrent, l'ancienne et la nouvelle numération des chapitres.

Auctores de re rustica, éd. de Schneider, Leipzig, 1794-1797, in-8°.

A cette liste nous ajouterons :

PSELLUS, *De victus ratione, libri duo*, Basil. 1529, in-8°.

ANONYME, *Περὶ χυμῶν, βρωμάτων, καὶ πομάτων*, éd. d'Ideler, dans *Medici et physici græci minores*, t. II, p. 275 sqq.

Nous avons cité ces auteurs dans la référence des lieux parallèles qui se trouve à la table des chapitres.

ΟΡΕΙΒΑΣΙΟΥ

ΙΑΤΡΙΚΩΝ ΣΥΝΑΓΩΓΩΝ

ΠΡΟΣ ΙΟΥΛΙΑΝΟΝ.

ΒΙΒΛΙΟΝ Α′.

Matth. 1.

1 Τὰς ϖροσταχθείσας ἐπιτομὰς ϖαρὰ τῆς σῆς Θειότητος, αὐ-
τόκρατορ Ἰουλιανὲ, ϖρότερον, ἡνίκα διετρίβομεν ἐν Γαλατίᾳ
τῇ ϖρὸς ἑσπέραν, εἰς τέλος ἤγαγον, καθὼς ἠβουλήθης, ἅστι-
2 νας ἐκ μόνων τῶν ὑπὸ Γαληνοῦ γραφέντων ἐποιησάμην. Ἐπεὶ
δὲ ἐπαινέσας ταύτας, δευτέραν ἐπέταξας ϖρᾶξιν, ϖάντων τῶν
ἀρίστων ἰατρῶν ἀναζητήσαντά με τὰ καιριώτατα συναγαγεῖν

ORIBASE.

COLLECTION MÉDICALE.

A JULIEN.

LIVRE PREMIER.

Occasion et plan de la Collection médicale.

1 Empereur Julien, j'ai achevé, suivant votre désir, pendant notre
séjour dans les Gaules occidentales, l'abrégé que Votre Divinité
m'avait commandé et que j'ai tiré uniquement des écrits de Ga-
2 lien. Après avoir loué cette collection, vous me commandâtes un
second travail, celui de rechercher et de rassembler ce qu'il y a de

PRÉF. Tit. Ὀρειβασίου ex emend.; Ὀριβασίου Codd.
Ib. ϖρὸς Ἰουλιανόν om. AMN.
3. τέλος] ϖέρας M.
4. γραφθέντων C 2ª m.
Ib. Ἐπεὶ] Ἐπειδή Ph.
6. ἰατρῶν] ἀνδρῶν Ph.
Ib. συναγωγή C.

1.

καὶ πάντα ὅσα χρησιμεύει πρὸς αὐτὸ τὸ τέλος τῆς ἰατρικῆς, καὶ
τοῦτο πράττειν, ὡς οἷός τέ εἰμι, προθύμως διέγνωκα, χρησι-
μωτάτην ὑπολαμβάνων ἔσεσθαι τὴν τοιαύτην συνα|γωγὴν, τῶν 2
ἐντυγχανόντων ἑτοίμως ἐξευρισκόντων τὸ ἑκάστοτε τοῖς δεομένοις ὠφέλιμον. Περιττὸν δὲ νομίσας εἶναι καὶ παντελῶς εὔηθες 3
τὸ ἐγγράφειν τὰ αὐτὰ πολλάκις καὶ τῶν ἄριστα συγγραψάντων καὶ τῶν μὴ ὁμοίως τὸ ἀκριβὲς ἐξεργασαμένων, μόνα τὰ
τῶν ἄμεινον εἰπόντων συνάξω, [τὰ] πάλαι Γαληνῷ μόνῳ ῥηθέντα,
μηδὲν παραλιπὼν, τάξας, καθότι τῶν συγγραψάντων ἁπάντων
εἰς τὰς αὐτὰς ὑποθέσεις αὐτὸς κρατεῖ, μεθόδοις καὶ διορισμοῖς
τοῖς ἀκριβεστάτοις χρώμενος, ἅτε ταῖς ἱπποκρατείοις ἀρχαῖς
καὶ δόξαις ἐξακολουθῶν. Χρήσομαι δὲ κἀνταῦθα τοιαύτῃ τινὶ 4
τάξει· καὶ πρῶτον μὲν οὖν συνάξω τὰ τοῦ ὑλικοῦ μέρους, εἶτα
ὅσα περὶ φύσεως καὶ κατασκευῆς εἴρηται τἀνθρώπου, μετὰ ἃ

plus important dans les meilleurs médecins et tout ce qui contribue à atteindre le but de la médecine; je me décidai volontiers
à faire ce travail autant que j'en étais capable, persuadé qu'une
pareille collection serait très-utile, puisque les lecteurs pourraient y
trouver rapidement ce qui, dans chaque cas, convient aux malades.
Jugeant qu'il est superflu et même tout à fait absurde de répéter 3
plusieurs fois la même chose, en puisant chez les auteurs qui ont le
mieux écrit, et chez ceux qui n'ont pas composé leurs ouvrages avec
le même soin, je prendrai uniquement dans les meilleurs écrivains,
n'omettant rien des matériaux qui m'étaient fournis autrefois par
Galien seul, coordonnant mon ouvrage d'après la considération
que cet auteur l'emporte sur tous ceux qui ont traité le même sujet,
parce qu'il se sert des méthodes et des définitions les plus exactes,
attendu qu'il suit les principes et les opinions hippocratiques. J'adop- 4
terai ici l'ordre suivant : je rassemblerai d'abord ce qui concerne
la matière de l'hygiène et de la thérapeutique, ensuite ce qui a

Ordre de la *Collection médicale.*

1. τὸ αὐτὸ τέλος Ph. — 2-5. χρησιμ... ὠφέλιμον om. Ph. — 3. ὑπολαμβάνειν AC. — 5. εἶναι om. Ph. — 8. τά e conject. — 8-9. πάλαι... μηδὲν] μηδὲν ὧν Γαληνὸς εἶπε Ph. — 8. ῥηθέντων C 2ª m. — 9. τάξαι M; τάξεως NV; om. Ph. — 11. ἅτε om. ABMNV. — 12. τοιαύτῃ τάξει· πρῶτον Ph.

Matth. 2.

τὰ τῆς ὑγιεινῆς καὶ ἀναληπτικῆς πραγματείας, καὶ μετὰ ταῦτα ὅσα τῆς διαγνωστικῆς καὶ προγνωστικῆς ἔχεται θεωρίας, ἐπὶ οἷς τὰ περὶ τῆς τῶν νοσημάτων καὶ συμπτωμάτων καὶ ὅλως τῆς τῶν παρὰ φύσιν ἐπανορθώσεως· ἄρξομαι δὲ ἀπὸ τῶν περὶ τῶν ἐν ταῖς τροφαῖς δυνάμεων.

DES ALIMENTS.

α′. Περὶ ἀρετῆς καὶ κακίας τῶν δημητριακῶν σπερμάτων, ἐκ τῶν Γαληνοῦ.

Al. succ. 5; p. 782-3.

1 Οὐ μόνον ὅταν εἰς ξένην ἀφικόμενος χώραν ἐσθίειν τι μέλλῃς ἄηθες, ἀλλὰ καὶ παρὰ ἡμῖν αὐτοῖς προπειρᾶσθαι δυνήσῃ τῆς ἑκάστου φύσεως ἐν τῷ διαβρέχειν ὕδατι μόνῳ χωρὶς ἑψήσεως ἢ σὺν ἑψήσει τε καὶ ὀπτήσει· τὰ μὲν γὰρ εἰς ὄγκον ἐξαιρόμενα τῶν σπερμάτων ἀποβάλλοντά τε ταχέως τὴν ἀρ-

été dit sur la nature et la structure de l'homme, puis ce qui regarde la conservation de la santé et le rétablissement des forces chez les malades, après cela ce qui tient à la doctrine du diagnostic et du pronostic; enfin je traiterai de la guérison des maladies et des symptômes, en un mot de ce qui est contre nature; je commencerai par les propriétés des aliments.

1. DES BONNES ET DES MAUVAISES QUALITÉS DES CÉRÉALES.

(Tiré de Galien.)

Manière d'éprouver les céréales.

1 Non-seulement quand on arrive en pays étranger et qu'on est obligé de manger quelque chose d'inaccoutumé, mais aussi dans son propre pays, il convient de s'assurer préalablement de la nature des aliments, soit en les humectant simplement avec de l'eau, sans recourir à la coction, soit en les faisant en même temps bouillir ou torréfier; car tous les grains qui se gonflent, perdent rapidement la dureté et

4. τῆς] τοῦ C. — Ib. τῆς τῶν om. Ph.
Ib. τῶν περί delet. C 2ª m.
5. ταῖς om. M.
CH. 1; l. 7. ἀήθη C.
8. ἑκάστου τῆς Gal.
Ib. ἐν ὕδατι C 2ª m.
Ib. μόνον C 2ª m.
10. σπερμάτων ἢ ὅλως τῶν καρπῶν Gal.
Ib. τε om. Gal.

χαίαν σκληρότητα καὶ ξηρότητα μεταβάλλοντά τε πρὸς τὸ
μαλακώτερον καὶ ὑγρότερον ἀμείνω πάντα ἐστὶ, τὰ δὲ φυλάττοντα τὸν ἔμπροσθεν ὄγκον ἅμα τῇ σκληρότητι χείρω· δύσπεπτα γὰρ καὶ γεώδη ταῖς οὐσίαις ἐστὶν, ὡς μόλις αἱματοῦσθαι.
Al. succ. 5; p. 784. Καὶ ἀμυγδάλας δὴ δοκιμάσεις οὕτως καὶ κάρυα τὰ μεγάλα καὶ 2
τὰ μικρὰ καὶ τὰ κάστανα· περὶ δὲ τῆς πτισάνης τί δεῖ καὶ
λέγειν; ἤδη γὰρ τοῦτο καὶ οἱ παῖδες ἴσασιν, ὡς ἡ μὲν ὀγκου-
μένη ταχέως ἀρίστη, μοχθηρὰ δὲ ἡ ἐν χρόνῳ πολλῷ βραχὺν
ὄγκον ἔχουσα. Τινὰ δὴ τῶν δημητριακῶν σπερμάτων οὐδὲ ὅλως 3
ὀγκοῦσθαι πέφυκεν ἑψόμενα, καὶ κεκλήκασιν ἀτέραμνα τὰ
Al. fac. I, 13; p. 520-1. τοιαῦτα τῶν παλαιῶν Ἑλλήνων ἔνιοι. Τὰ δὲ ἐν ὄγκῳ βραχεῖ 4

la sécheresse qu'ils avaient auparavant, et deviennent plus mous et
plus humides, sont les meilleurs; ceux, au contraire, qui conservent
leur volume et leur dureté primitifs, ne valent pas autant; car ils sont
difficiles à digérer, essentiellement terreux; par conséquent ils ont
Manière d'éprouver certains fruits et l'orge mondée. de la peine à se transformer en sang. On éprouvera de la même ma- 2
nière les amandes, les noix, les noisettes et les châtaignes; est-il
nécessaire de parler aussi de l'orge mondée? Mais les enfants eux-
mêmes le savent : celle qui se gonfle rapidement est la meilleure,
et celle qui pendant longtemps garde un petit volume est mauvaise.
Propriétés des céréales. Certaines céréales ne se gonflent pas du tout quand on les fait 3
bouillir; elles sont appelées *dures* par quelques anciens Grecs.
Toutes celles qui, sous un petit volume, ont le plus de substance, 4

1. ξηρότητα] γλισχρότητα CNV A 1ª m.; *lentorem* Ras.
Ib. μεταβάλλοντα] μεθιστάμενα Gal.
2. καὶ ὑγρότερον om. NVA 1ª m. Ras. — Ib. ἐστὶ] εἰτόν C.
2-3. τὰ δὲ φυλάττοντα om. CVA 1ª m.; τὰ δὲ τὸν ἔ. ὄ. φυλ. C 2ª m.
3. ἔμπροσθεν om. C 2ª m (HB).
Ib. σκληρότητι φυλάττουσι C.
3-4. δυσπέπτοκα γάρ A 1ª m.; δυσπέπτοκα C 1ª m.; καὶ γὰρ δύσπεπτα τὰ τοιαῦτα Gal.
4. τῆς οὐσίας V.
Ib. μόγις Gal.
5. δή] δέ C.
Ib. τά om. C.
Ib. μικρὰ τά τε κάστανα C 2ª m.; τά τε κ. om. Gal. qui a σμικρά.
7. γάρ] καί N.
8. ἐν om. Gal.
9. ἴσχουσα Gal.
Ib. Τινὰ δή] Ἔνια δέ Gal.
Ib. δημητρίων NV Gal.
10. κεκλήκασι δέ Gal.

πλείστην οὐσίαν ἔχοντα καὶ ταύτην παχεῖάν τε καὶ γλίσχραν
εὐχυμότερά τε καὶ τροφιμώτερα πάντα ἐστὶν, οὐ μὴν ὑποχω-
ρεῖται κάτω ῥᾳδίως· ὅσα δὲ ἔμπαλιν χαύνην μὲν ἔχει καὶ μαλακὴν οὐσίαν, μόρια δὲ αὐτῶν πολλὰ πιτυρώδη, διαχωρεῖται
μὲν ἄμεινον, ἧττον δὲ τρέφει· τούτων δὲ αὐτῶν ὅσα δυσώδη
τέ ἐστι, καὶ ἀηδίαν τινὰ ἔχοντα κατὰ τὴν γεῦσιν, εὔδηλον ὡς
5 κακόχυμά τε καὶ δύσπεπτα πάντα ἐστίν. Τοῦ δὲ ἐν ὄγκῳ μικρῷ
πλείστην οὐσίαν εἶναι τό τε βάρος, ἱσταμένων αὐτῶν ἐπὶ ζυ-
γοῦ, σημεῖον ἔστω σοι, καὶ τὸ τῶν ἀλεύρων πλῆθος· ἐξ ὀλίγου
γὰρ ὄγκου πολὺ γίνεται τοῖς πεπιλημένην ἔχουσι τὴν οὐσίαν
6 σπέρμασιν. Τῶν γοῦν πυρῶν ὅσοι μὲν πυκνὴν καὶ πεπιλημένην ἔχουσιν ὅλην ἑαυτῶν τὴν οὐσίαν, ὡς μόλις ὑπὸ τῶν ὀδόν-

Al. fac. I, 2; p. 481.

pourvu que cette substance soit épaisse et visqueuse, contiennent
les meilleurs sucs et nourrissent le mieux; mais elles ne traversent
pas facilement les intestins; celles, au contraire, qui ont une substance spongieuse, molle, et qui contiennent beaucoup de parties
analogues au son, passent plus facilement, mais nourrissent moins;
il est clair que, parmi ces dernières, toutes celles qui ont une
odeur désagréable et quelque mauvais goût, renferment toutes de
5 mauvaises humeurs et sont difficiles à digérer. Vous reconnaîtrez que
les céréales ont beaucoup de substance sous un petit volume, à leur
poids quand on les pèse à la balance, et à la quantité de farine
qu'elles fournissent; car les grains qui ont une substance compacte
6 donnent beaucoup de farine sous un petit volume. Ainsi les froments dont la substance est dense et compacte (ce qu'on reconnaît à

Propriétés du froment.

1. τε om. Gal.

2. εὐχυμότατά τε καὶ τροφιμώτατα ACNV Gal.; mais A a τροφιμώτατα et C 2ª m. πολυχυλώτατα.

Ib. πάντων G; ταῦτα Gal.

2-3. ὑποχωρεῖ γε ῥᾳδίως Gal.

3. ἔμπαλιν τοῖσδε G et Gal.

4. τὰ μόρια G et Gal.

Ib. πολλά om. G et Gal.

6. τινα om. ACNV.

7. πάντως A; πάντων NV.

Ib. Τοῦ] Τῶν C.

8. ἐσταμένων C; ἐσταθμημένων C 2ª m.

8-9. ζυγῷ C 2ª m.

10-12. τὴν οὐσίαν..... ἔχουσιν om. N.

11. πυκνοί G et Gal.

12. ἑαυτῶν om. G et Gal.

Ib. μόγις G et Gal.

των διαιρεῖσθαι, τῇ χρόᾳ δέ εἰσιν οὗτοι ξανθοὶ, πλείστην τροφὴν διδόασι τοῖς σώμασιν ἐξ ὄγκου βραχέος· ὅσοι δὲ ἐναντίοι
τούτοις ῥᾳδίως μὲν ὑπὸ τῶν ὀδόντων θραυόμενοι, μετὰ δὲ τὴν
θραῦσιν ἀραιοὶ καὶ χαῦνοι φαινόμενοι, βραχεῖαν παρέχουσι
Al. fac. I, 10; p. 504-5. τροφὴν ἐξ ὄγκου πολλοῦ. Τῶν δὲ κριθῶν κάλλισται τυγχά- 7
νουσιν αἱ λευκαὶ μετὰ τὸ πτισθῆναι φαινόμεναι καί τι πυκνό-
τητος ἔχουσαι καὶ βάρους, ὅσον οἷόν τε κριθὰς ἔχειν· ἀμείνους δὲ δηλονότι καὶ τῶν ἰσχνῶν τε καὶ ῥυσῶν αἱ πλήρεις
ὅλαι καὶ περιτεταμένην ἔξωθεν ἔχουσαι τὴν περιγραφήν. Οὐ 8
μόνον δὲ ταύτας, ἀλλὰ καὶ πάντα τὰ πλήρη καὶ περιτεταμένην ἔξωθεν ἔχοντα τὴν περιγραφὴν ἄριστα σπερμάτων εἶναι
συμβέβηκε, πλὴν εἰ πάνυ σφόδρα ποτὲ πλείονα τοῦ κατὰ φύ-

la difficulté de les broyer avec les dents) donnent plus de nourriture sous un petit volume; ils sont de couleur jaune; ceux, au contraire, qui sont facilement écrasés par les dents, et qui, après être écrasés, offrent une apparence rare et spongieuse, fournissent peu d'ali-

Des meilleures orges.

ment sous un grand volume. Les orges les plus belles sont blanches 7
après être mondées; elles ont de la densité et du poids autant que
l'orge peut en avoir; les orges exactement remplies et dont l'écorce
est tendue sont meilleures que celles qui sont maigres et ridées.

Des grains trop gonflés, mous et spongieux;

Cette remarque ne s'applique pas seulement aux orges, mais tous 8
les grains bien remplis et dont l'écorce est tendue sont les meilleurs, à moins qu'ils n'aient par hasard un volume excédant de beaucoup leur volume naturel, et qu'ils ne soient en même temps

1. τῇ χρόᾳ δέ εἰσιν αὐτοὶ ξανθοί C; om. G et Gal.; mais on retrouve ces mots un peu plus bas.
2. οἱ δὲ ἐναντίοι G; οἱ ἐναντ. Gal.
4. παρέχουσι] διδόασι G et Gal.
5-6. τυγχάνουσι] εἰσί G et Gal.
6. λευκαὶ καί CNVA 2ª m.
Ib. μετὰ τό om. A 1ª m.
6-7. πυκνότητι C.
7. βάρος N.
Ib. οἷον καί A 1ª m. C 1ª m. NV.
Ib. κριθήν Gal.
8. δὴ ὅτι A 1ª m. N.
Ib. ἰσχνῶν τε ῥυσσῶν N.
8-9. πλήρη ὅλην καὶ περιτ. A 2ª m. Gal.; πλήρεις καὶ περιτ. G.
9. τεταμένην ACNV Gal.
9-12. οὐ μόνον..... συμβέβηκε] ἀλλὰ τοῦτο μὲν ἁπάντων σπερμάτων κοινὸν ἔστω σοι γνώρισμα G et Gal.
12. εἰ μή τι πάνυ σφόδ. Gal.; εἰ μή τινα σφόδ. G.

σιν ὄγκον ἔχοι ἅμα τῷ μαλακώτερά τε καὶ χαυνότερα γενέσθαι· περιτlωματικὴν γὰρ ὑγρότητα ταῦτα ἔχειν ἴσθι καὶ χείρω τῶν προειρημένων εἶναι; καὶ διὰ τοῦτο μετὰ μὲν τὴν συγκομιδὴν οὐ προσῆκεν αὐτοῖς χρῆσθαι, καταθέμενον δὲ ἐν τόποις ξηροῖς ἐᾶσαι χρόνῳ πλείονι τὸ μέν τι διαπνεῦσαι τῆς περιττῆς ὑγρότητος, τὸ δέ τι πεφθῆναι μέχρι περ ἂν ξηραινόμενα
9 προσlαλῇ μετρίως. Τὰ δὲ ἐπὶ πλεῖσlον κείμενα χείρω γίνεται ταῖς δυνάμεσιν· ὅρος δὲ καὶ τούτων, ὅταν διαιρούμενα καθά-
10 περ λεπlήν τινα κόνιν ἐκπίπlουσαν ἔχῃ. Γίνονται δὲ πολλάκις ἐν μὲν τοῖς πυροῖς αἶραι πολλαί, κατὰ δὲ τὰς κριθὰς αὗται μὲν ὀλίγαι, πολὺς δὲ ὁ αἰγίλωψ· κἀν τοῖς φακοῖς δὲ ἐκ μεταβολῆς αὐτῶν ἄρακοι καὶ πελεκῖνοι, σκληρὰ καὶ σlρογγύλα καὶ ἄβρωτα σπερμάτια, καθάπερ ἡ ἀπαρίνη καὶ ἡ ὀροβάγχη κατὰ

Al. fac. I, 37; p. 551-3.

trop mous et trop spongieux; ces grains, sachez-le, contiennent une humeur excrémentitielle; ils sont inférieurs aux précédents; par conséquent il ne faut pas s'en servir [immédiatement] après les avoir récoltés; mais on les déposera dans des endroits secs et on les abandonnera longtemps à eux-mêmes, afin qu'une partie de l'humeur excrémentitielle se perde par l'évaporation, et une autre par la coction, jusqu'à ce qu'étant séchés, ils se resserrent dans une juste
9 mesure. Les grains qu'on conserve très-longtemps finissent par se détériorer; ils sont arrivés à cet état lorsqu'ils laissent échapper une
10 espèce de poussière fine quand on les divise. L'ivraie croît en abondance avec le froment; dans l'orge on en trouve peu, mais beaucoup d'égilope; dans les lentilles, il se forme par la transformation de la plante elle-même de la pisaille et des sécurigères, qui sont de petites graines dures, rondes et impropres à l'alimentation; de

- manière de les conserver.

Des mauvaises herbes : ivraie, égilope. Pisaille, sécurigères.

1. μαλακώτερον καὶ χαυνότερον G et Gal. — 3. μέν om. G et Gal.
4. καταθέμενον δυνῶν A 1ª m.; καταθέμενος δὲ ἐν C 1ª m.; καταθέμενα δὲ ἐν C 3ª m.
5. ἐν χρ. πλείονι Gal.
6. ξηρόμενα A; ξηραινόμενον G.; ξηραινόμενα ἕως C.
7. προσατάλῃ A 1ª m. C.
Ib. ἀποκείμενα G et Gal.
8. ταῖς κατὰ δυνάμ. G.
9. τινα κόνιν λεπlήν G et Gal.
Ib. γίνονται] εὑρίσκονται G et Gal.
11. δὲ αἰγίλωψ AB; δὲ ὁ καλούμενος αἰγίλωψ G et Gal.
13. καὶ ἡ ὀροβάκχη B; à ces mots commence ce ms.
11-13. κἀν . . . . σπερμάτια] εὗρεν

τοὺς ὀρόϐους. Ταῦτα μὲν οὖν πάνυ μοχθηρὰ σπέρματα, τὸ δὲ 11
μελάμπυρον καλούμενον ἐκ μεταϐολῆς μὲν γεννᾶται καὶ αὐτὸ
τῶν πυρῶν, ἀλλὰ ἀπολείπεται πάμπολυ τῆς ἐν ταῖς αἴραις
κακίας. Εὑρίσκονται δὲ καὶ κατὰ τἄλλα σπέρματα τοιαῦταί 12
τινες γινόμεναι μεταϐολαί· διόπερ ἀμελεῖν οὐ προσήκει τοῦ
καθαρὰ ποιεῖν ἅπαντα τὰ πρὸς ἐδωδὴν παρασκευαζόμενα σπέρματα, γινώσκοντας, ὡς εἰ καὶ τῆς κατὰ ἡμέραν βλάϐης οὐκ
αἰσθανόμεθα διὰ βραχύτητα, τὸ γοῦν ἀθροιζόμενον ἐξ αὐτῆς
Al. succ. 5; p. 785. χρόνῳ πλείονι Φανερὸν γενήσεταί ποτε. Τῶν καρπῶν δὲ εἰς 13
ἀπόθεσιν ἐπιτηδείους ὄντας ἴσθι τοὺς πρὶν σαπῆναι ξηραινο-
Al. fac. I, 13; p. 522. μένους. Πιθανῶς δὲ ἄν τις ὀνομάζοι μικρὸν πυρὸν τὴν τίφην, 14

Gaillet et orobanche. — Mélampyre. — Céréales propres à être emmagasinées.

même dans l'ers on trouve le gaillet et l'orobanche. Les graines 11
que je viens d'énumérer sont tout à fait mauvaises; quant à la
plante qu'on appelle mélampyre, il est vrai qu'elle prend aussi
naissance par la transformation du froment, mais elle n'est pas à
beaucoup près aussi mauvaise que l'ivraie. De semblables méta- 12
morphoses se font également pour les autres grains; aussi ne faut-
il pas négliger de purifier tous ceux qu'on destine à servir d'aliment; car, il faut le reconnaître, si nous ne sentons pas le dommage
qu'elles nous causent chaque jour, parce qu'il est peu marqué,
ce dommage, s'additionnant pendant un long espace de temps, finira
par devenir sensible. Sachez que les céréales propres à être em- 13
magasinées sont celles qui se dessèchent avant de pourrir. On ap- 14

(c'est-à-dire ὁ ἐμὸς πατήρ) καὶ τοῖς Φακοῖς ἐκ μεταϐολῆς αὐτῶν γινομένους ἀράκους τε τοὺς σκληρούς τε καὶ σ7ρογγύλους καὶ πελεκίνους ἄϐρωτα σπέρματα Gal.; G a κἂν ἐν τοῖς au lieu de καὶ τοῖς, et ὀρόϐους au lieu de σ7ρογγύλους· il om. τε après σκληρ.

1. τούς] τοῦ B.

Ib. μοχθηρὰ πάνυ Gal.

1-2. τὸ μελάμπυρον δέ Gal.

2. μὲν γάρ A 1ª m.; γὰρ μέν B; δέ G. — Ib. μὲν κ. αὐτὸ γεννᾶται G Gal.

3. ἀλλὰ ἀπολείπεται] ἀπολ. δέ G.

4. κατὰ ἄλλα A B C N V Gal.; εἰς τἄλλα C 2ª m. — Ib. ταῦται C 1ª m.

5. γενόμεναι C.

6. ἅπαντα om. Gal.

7. ὡς om. G et Gal.

Ib. κατὰ ἡμέρας AC; κ. ἑκάσ7ης ἡμέρας G; κ. ἑκάσ7ην ἡμέραν Gal.

8. αἰσθανόμενοι G.

Ib. γοῦν] γε G.

9. γίνεται G.

10-11. ξηραινομένη C.

11. Οὐκ ἀπιθάνως G et Gal.

Ib. ὀνομάζειν G.

Ib. πυρὸν μικρόν Gal.; πυρόν om. G.

DES ALIMENTS.

καὶ τῇ χρόᾳ καὶ τῇ πυκνότητι καὶ τῇ θερμότητι τῆς δυνάμεως ἐοικυῖαν αὐτῷ. Πολλὰ δὲ καὶ ἄλλα σπέρματα παραπλήσια μὲν, οὐκ ἀκριβῶς δὲ ταὐτὸν εἶδος ἔχοντα τοῖς εἰρημένοις ἐστιν· τὰ μὲν ἐν τῷ μεταξὺ κριθῆς τε καὶ τίφης, ἢ μεταξὺ πυροῦ τε καὶ τίφης, ἔνια δὲ ἐγγυτάτω τῆς φύσεως τὰ μὲν ὀλύρας ἐστὶ, τὰ δὲ κριθῆς ἢ τίφης ἢ πυροῦ, καθάπερ ἄλλα τὰ μὲν ἐλύμου, τὰ δὲ κέγχρου, προσηγορίας ἔχοντα, τινὰ μὲν ἁπλᾶς, ὥσπερ ἐν Ἰταλίᾳ τὸ σιτάνιον, ἔνια δὲ συνθέτους, ὥσπερ ἐν Καππαδοκίᾳ μὲν τὸ καλούμενον γυμνὴ κριθὴ, κατὰ δὲ Βιθυνίαν τὸ ζεόπυρον.

Al. fac. I, 13; p. 520.

pellerait avec raison petit froment le petit épeautre, car ce dernier ressemble au froment par sa couleur, sa densité et son degré de chaleur. Il y a plusieurs autres céréales semblables qui ne sont pas tout à fait de la même espèce que celles que nous venons d'énumérer; quelques-unes tiennent le milieu entre l'orge et le petit épeautre ou entre le froment et le petit épeautre; d'autres se rapprochent beaucoup du grand épeautre, de l'orge, du petit épeautre ou du froment; il y en a d'autres encore qui ressemblent au grand millet ou au petit millet; les uns portent des noms simples, comme la graine qu'on appelle en Italie *sitanium*, les autres des noms composés, comme celle qu'on nomme en Cappadoce *orge nue* et celle qui, en Bithynie, a reçu le nom d'*épeautre-froment*.

Du petit épeautre, et de quelques autres céréales.

Sitanium.

Orge nue. *Épeautre-froment.*

1. χροιᾷ G et Gal.
Ib. καὶ θερμότητι Gal.
Ib. τὴν δύναμιν ABCNV.
2. αὐτοῖς Gal.
3. δέ om. ABCNV.
Ib. ἔστω N.
4-5. ἢ μεταξὺ πυροῦ καὶ τίφης BNV; ἢ μεταξὺ πυροῦ τε καὶ τοῖς ὀλύροις G; τὰ δὲ ὀλύρας τε καὶ τίφης ἢ μεταξὺ πυροῦ τε καὶ ὀλύρας Gal.
5. ἐγγύτατα G.
Ib. ὀλύρης ABCV.
Ib. ἐστὶ τὰ μὲν ὀλύρας G et Gal.
6. τίφης πυροῦ N.
7. τινὰ μὲν ἁπλῶς ABC 2ª m. Gal.; τινὰ μὲν ἁπλᾶ C; τινὰς μὲν ἁπλᾶς GV.
8. τὸ σιτάνιον μὲν ἔνια ABC 1ª m. NV; ἐξ οὗ τὸν χόνδρον ποιοῦσιν, ἔνια G et Gal.
Ib. ἔνια δὲ συνδεσμούς C; ἔνια δὲ σύνθετα 2ª m. — Ib. ὡς Gal.
9. γυμνόκριθον C 2ª m. Gal.; *gymnocrithon, id est hordeum nudum* Ras.
Ib. τὴν Βιθυνίαν G et Gal.
Ib. καλούμενον ζεόπυρον G.

β'. Περὶ πυρῶν, ἐκ τῶν Ἀθηναίου, ἐκ τοῦ α' λόγου.

Τῶν σίτων κράτιστοι πρὸς εὐτροφίαν εἰσὶν οἱ πυροί· δια- 1
φέρουσι δὲ ἀλλήλων τῷ μᾶλλον καὶ ἧσσον θερμαίνειν τε καὶ
ὑγραίνειν παρὰ | τὰ γένη καὶ παρὰ τοὺς τόπους, ἐν οἷς φύον- 3
ται, καὶ παρὰ τὰς καταστάσεις τῶν ὡρῶν, καὶ τῶν ἀέρων, καὶ
παρὰ τὸν χρόνον. Παρὰ μὲν οὖν τὰ γένη διαφέρουσιν οἱ πυ- 2
ροὶ, ὅτι οἱ μὲν αὐτῶν σιτάνιοι καὶ ἀλευρῖται, οἱ δὲ σεμιδαλῖ-
ταί εἰσιν· οἱ μὲν οὖν σιτάνιοι κοῦφοί τέ εἰσι καὶ χαῦνοι τῇ
συστάσει καὶ λευκοί· κατειργασμένοι γάρ εἰσι, τῆς γεώδους
οὐσίας ἐν αὐτοῖς ἐπὶ πλέον κεχυμένης καὶ διαλελυμένης ὑπὸ
τῆς οἰκείας συμπέψεως· διόπερ ἑτοίμην καὶ εὔπεπτον καὶ
καθόλου εὐμετάβολον τὴν τροφὴν προσφέρονται, ἔτι δὲ εὐδιά-
πνευστον καὶ εὐεκποίητον, ἐλάσσονα δὲ καὶ οὐκ ἴσην τοῖς σε-

2. DU FROMENT.

(Tiré du Ier livre d'Athénée.)

Différences du froment,

Parmi les céréales, celles qui ont les propriétés nutritives les plus 1
prononcées sont les froments; ils diffèrent entre eux en ce qu'ils
réchauffent ou humectent plus ou moins suivant les espèces, le sol
qui les produit, la constitution des saisons et de l'air, enfin suivant la durée d'emmagasinage. On distingue les froments, selon 2
les espèces, en *sitaniques* et farineux, et en *sémidalites;* les sitaniques sont légers, d'une consistance spongieuse et blancs; car ils
sont bien élaborés, et la substance terreuse qu'ils contiennent est
suffisamment distribuée et dissoute par leur propre coction; aussi
donnent-ils une nourriture toute préparée, qui se digère bien, et qui,
en général, se transforme aisément; de plus cette nourriture s'assimile facilement et s'échappe promptement par la perspiration, mais
elle est moins abondante et de moindre qualité que celle fournie par

- d'après les espèces (*sitaniques*, *sémidalites*),

Ch. 2. Tit. ἐκ τοῦ α' λόγ. om. AMN. — 1. σιτίων C. — 2. ἐν τῷ C; delet. C 2ª m. — Ib. τε καί] δέ C 1ª m. — 4-5. καὶ παρὰ τῶν χρόνων AC 1ª m. M; καὶ τῶν χρόνων BNV. — 6-7. σεμυνδαλῖται C. — 8. τάς C.

DES ALIMENTS.

Matth. 3-4.

3 μιδαλίταις, καὶ πρὸς ὑγείαν μᾶλλον ἢ ῥώμην ἁρμόζουσαν. Οἱ δὲ σεμιδαλῖται βαρύτεροί τέ εἰσι καὶ πυκνοὶ καὶ ξανθοὶ καὶ διαφανεῖς, καὶ δύσπεπτοι μέν εἰσιν, ἀνάδοσιν δὲ ἔχουσι δαψιλῆ καὶ δυσδιάπνευστον καὶ καθόλου πρὸς ῥώμην μᾶλλον ἢ
4 πρὸς ὑγείαν εἰσὶν ἐπιτήδειοι. Παρὰ δὲ τοὺς τόπους διαφέρουσιν οἱ πυροὶ οἱ ἐν ξηραῖς καὶ ἀλιπέσι χώραις γινόμενοι τῶν ἐν εὐγείοις καὶ πιεραῖς φυομένων· οἱ μὲν γὰρ ἀπὸ ἐλάσσονος ὕλης καὶ κουφοτέρας καὶ λεπτοτέρας συνεστῶτες εὐκατέργαστοι μέν εἰσι καὶ εὐμετάβολοι, ἐλάσσονα δὲ τροφὴν προσφέρονται, ὃν τρόπον οἱ ἐν τοῖς καύσοις λεγομένοις ἐπισπειρόμενοι· τῆς γὰρ ἐν τοῖς τόποις ὕλης ἐμπρησθείσης, διὰ τὸ ἀλιπὲς καὶ ἄτρο-
5 φον τῆς τέφρας λευκοί τε γίνονται καὶ χαῦνοι καὶ σιτάνιοι. Οἱ
4 δὲ ἐν εὐγείοις καὶ λιπαροῖς τόποις φυόμενοι, ἀπὸ δαψι|λοῦς καὶ στερεᾶς ὕλης τρεφόμενοι, πυκνοί τέ εἰσι καὶ βαρεῖς καὶ πολύ-

les sémidalites, et elle est plus favorable au développement de la
3 santé qu'à celui de la force. Le froment sémidalite est plus lourd que le sitanique; il est compact, jaune, transparent et difficile à digérer; mais il distribue une matière nutritive abondante qui se perd difficilement par la perspiration; en général, il est plus favorable au
4 développement de la force qu'à celui de la santé. Considérés d'après les lieux où on les récolte, les froments produits par des terrains secs et maigres diffèrent de ceux qui poussent dans les terrains fertiles et gras; car les premiers, formés d'une matière moins abondante, plus légère et plus ténue, sont, il est vrai, facilement élaborés et transformés, mais ils donnent moins d'aliment; à cette espèce appartiennent les froments produits par les terrains qu'on appelle *brûlés;* car le froment, étant semé sur un sol où l'on a incendié des bois, devient blanc, spongieux et sitanique, à cause du peu de
5 substance grasse et d'aliment que contiennent les cendres. Les froments qui poussent dans les terrains fertiles et gras, y trouvant une nourriture abondante et ferme, sont compactes, pesants et très-nutri-

— d'après le sol.

4. δυσδιάπνευστοι MN.

7. ἐν εὐγείοις ex emendatione; ἐν εὐγέως C 2ª m.; εὐγείοις (omisso ἐν) AM; εὐγείαις BV; εὐγίαις C.

11. τοῖς] τοιούτοις C 2ª m.

13. δαψιλῶς C.

τροφοι· καὶ οἱ ἀναπεπlαμένοι δὲ τῶν τόπων καὶ εὔπνοοι καὶ
εὐήλιοι βελτίους πυροὺς φέρουσι καὶ πολὺ τροφιμωτέρους. Δια- 6
φέρουσι δὲ τοῖς τόποις καὶ οἱ ἐν ψυχροῖς ἄγαν καὶ χιονοβολουμένοις φυόμενοι τῶν ἐν θερμαῖς χώραις σπειρομένων· οἱ μὲν
γὰρ ἐν ψυχροῖς τόποις φυόμενοι κατειργασμένοι μᾶλλόν εἰσι
καὶ λεπlομερεῖς, οἷοιπέρ εἰσιν οἱ σιτάνιοι· μήποτε γὰρ οἷον
φωλευούσης ἐν αὐτοῖς τῆς δυνάμεως καὶ ὀλίγην μὲν τροφὴν ἀνα-
λαμβανούσης, ταύτην δὲ ἐκ τοῦ κατὰ ὀλίγον, ἐπὶ πολὺ δὲ
πεττούσης, πλείονα κατεργασίαν τε καὶ χύσιν ἐν αὐτοῖς τὸ
γεῶδες λαμβάνει· διὸ καὶ κοῦφοί τέ εἰσιν οἱ πυροὶ καὶ εἰς λεπlὸν
ἄλευρον ἀναλελυμένοι. Καὶ τοὺς τριμηνιαίους δὲ πυροὺς κουφο- 7
τέρους ὄντας, καὶ μάλισlα τοὺς ἐν τοῖς χιονοβολουμένοις τόποις
γινομένους ὁμοίους ὄντας παρειλήφαμεν. Οἱ δὲ ἐν θερμοῖς 8
τόποις γινόμενοι τῶν πυρῶν ἄφθονον μὲν τροφὴν παραλαμβά-

Différences du froment d'après les localités,

tifs; les plaines bien exposées aux vents et au soleil produisent aussi
des froments de bonne qualité et beaucoup plus nutritifs. Eu égard 6
aux localités, les froments semés dans un pays très-froid et exposé
à la neige diffèrent de ceux qui poussent dans un pays chaud; car
ceux que produisent les pays froids sont plus élaborés et composés de
particules ténues; tels sont les sitaniques : comme, chez eux, la force
[assimilatrice] se concentre, et qu'ils reçoivent une nourriture peu
abondante, que cette nourriture leur arrive peu à peu et qu'elle
subit une coction prolongée, peut-être la substance terreuse qu'ils
renferment est plus élaborée et plus divisée; voilà pourquoi ces
froments sont légers et se résolvent en farine fine. Nous avons 7
ouï dire aussi que les froments d'été sont également légers, et que
ceux produits par les pays exposés à la neige leur ressemblent. Les 8
froments semés dans les pays chauds reçoivent une nourriture abon-

1. ἀναπετωμένοι C 2ª m.
6. οἷοιπέρ] ὅσοι περ ABC 1ª m. MNV.
7. ἐπ' αὐτοῖς V.
9. πεμπlούσης AC; πεπlούσης B C 2ª m. MN. — Ib. ἐν] ἐπί NV.
11. ἄλευρον] ἄλφιτον N 1ª m.
Ib. τριμηναίους CV.
13. παραλήφαμεν B.
Ib. Οἱ μέν AMN.
14 et p. 13, 2. ἄφθονον .... πυρῶν om. V.

DES ALIMENTS.

Matth. 4-5.
νουσι καὶ πολλὴν πυκνοτέραν τε καὶ ἧσσον κεχυμένην τε καὶ
9 διακεκριμένην. Οἱ δὲ ἑλώδεις τῶν πυρῶν ἄτροφοί τέ εἰσι καὶ
κουφότεροι, καὶ τὸ αἷμα φαῦλον ποιοῦσι, καὶ ἧσσον θερμαί-
10 νουσι τὰ σώματα. Καὶ οἱ κάθυγροι δὲ τῶν τόπων ἀτροφωτέρους
φέρουσι καὶ ἀτονωτέρους τοὺς πυροὺς, δοκοῦσι δὲ καὶ τῷ ὅλῳ
11 γένει μεταβάλλειν εἰς αἶρας διὰ πλεονασμὸν ὑδάτων. Οἱ δὲ ἐν
σκιεροῖς καὶ συνδένδροις τόποις γεννώμενοι πλέον ἔχουσι τὸ
12 σκύβαλον τοῦ χρησίμου. Παρὰ δὲ τὰς καταστάσεις τῶν ὡρῶν |
5 καὶ τῶν ἀέρων οἱ πυροὶ διαφέρουσι· παρὰ μὲν τὰς ὥρας, ὅταν
τε εὔκρατος καὶ σύμμετρος αὐτῶν ἡ μεταβολὴ γίνηται ψύξει
καὶ θερμασίᾳ καὶ ὄμβροις καὶ πάλιν ἀνοχαῖς τῶν ὑδάτων·
συμβαίνει γὰρ εὐτροφεῖν τε καὶ πληροῦσθαι τοῖς ὄγκοις τοὺς
πυρούς· καὶ τοὐναντίον, ὅταν ἀκαίρως, ἀκρατῶς καὶ ἀσυμμέ-
τρως ἕκαστον τῶν εἰρημένων ἐπιτελῆται· ἰσχνοὶ γὰρ καὶ ἄτροφοι γίνονται· παρὰ δὲ τοὺς ἀέρας, ὅταν κατὰ τοὺς προση-

9 dante et compacte, mais moins divisée et moins élaborée. Les froments qui croissent dans les marais sont peu nourrissants et légers;
10 ils font un sang mauvais et réchauffent moins le corps. Les sols humides produisent également des froments peu nourrissants et faibles; il paraît que, par une transformation complète du genre,
11 ils se changent en ivraie par suite de la surabondance d'eau. Les froments récoltés dans des terrains ombragés et pleins d'arbres
12 fournissent plus d'excréments que de substance utile. Les froments diffèrent entre eux eu égard à la constitution des saisons et à celle de l'atmosphère; eu égard aux saisons, soit que leur succession se fasse d'une manière tempérée et égale, tant sous le rapport du froid et de la chaleur que sous celui des pluies et de la sécheresse, car alors le froment est bien nourri et d'un volume convenable; soit, au contraire, que les changements de saisons se fassent intempestivement, d'une manière démesurée et inégale; dans ce cas, en effet, le froment devient maigre et peu nourri; eu égard à l'atmosphère,

- d'après les saisons,

- d'après l'atmosphère.

2. διακεχριμένην C 1ª m.; διακεκρυμμένην 2ª m.
5. πυρούς] καρπούς BNV.
Ib. δέ] τε C.
10. γένηται ABMNV.
12. τε om. C.

Matth. 5.

κοντας καιροὺς εὐδίεινοι γένωνται καὶ εὐήλιοι καὶ εὐήνεμοι,
ἢ τοὐναντίον ἐπινεφεῖς καὶ δυσήλιοι, πολλάκις δὲ ψεκάδας
φέροντες, ἤδη θερμῆς τῆς ὥρας οὔσης καὶ πρὸς τελείωσιν
τῶν πυρῶν ὄντων· φθίνουσι γὰρ ἐρυσιϐούμενοι. Παραπλησίως 13
δὲ καὶ ὅταν βαρέα καὶ ξηρὰ καὶ θερμὰ γένηται πνεύματα τὰ
ὑπὸ τὸν καιρὸν τῆς τῶν σΊαχύων πληρώσεως, καὶ ἰσχυροὶ καὶ
πολὺν χρόνον φυσήσωσιν οἱ λεγόμενοι καύσωνες, ἐπικαίουσι
τοὺς σΊάχυας καὶ ξηραίνουσι, καὶ διὰ τοῦτο ἀτρόφους κατα-
σκευάζουσιν. Παρὰ δὲ τὸν χρόνον διαφέρουσιν οἵ τε νέοι καὶ 14
οἱ παλαιοὶ καὶ οἱ μεταξὺ τούτων· οἱ μὲν γὰρ πρόσφατοι πο-
λυχυλότεροί εἰσι καὶ πνευματώδεις καὶ πολύτροφοι· οἱ δὲ
παλαιοὶ τοὐναντίον ἀχυλότεροι καὶ ξηρότεροι καὶ ἀτροφώτεροι·
οἱ δὲ μεταξὺ τούτων κατὰ χρόνον τὰς μεσότητας ἔχουσι τῶν
εἰρημένων.

les froments ne se ressemblent pas si l'air est serein, bien éclairé par
le soleil, et bien rafraîchi par les vents dans le temps convenable, ou
si, au contraire, il est nébuleux, mal réchauffé par le soleil, et si, de
plus, il tombe souvent de petites pluies lorsque la saison est déjà
chaude et que le grain est presque arrivé à sa maturité; car alors il
périt par la rouille. De même, vers le temps où les épis se rem- 13
plissent, s'il souffle des vents lourds, secs et chauds, et que les vents
appelés brûlants soufflent avec force et longtemps, ces vents brûlent
et dessèchent les épis, d'où il résulte que le froment est peu nourri.
D'après la durée de l'emmagasinage, le froment nouveau diffère du 14
vieux et de celui qui tient le milieu entre les deux; car le froment
nouveau fournit beaucoup de suc crémeux par la coction, est flatulent et nutritif; le vieux, au contraire, fournit moins de cette espèce de suc; il est sec et peu nourrissant; mais celui qui tient le
milieu, eu égard à la durée de l'emmagasinage, le tient également
sous les autres rapports.

Différences du froment d'après la durée d'emmagasinage.

1. εὔδεινοι C 1ª m. NA text. et M text.; εὔδιοι A marg. C marg. M marg. V; εὐδίνειοι A marg. et C marg.

2. καὶ ψεκάδας BMNV.

5. βαρέα ex em.; βαρεῖα ACMV; βραχεῖα BN. — Ib. τά om. NV.

6. ἢ ἰσχυροὶ καί C; εἰ ἰσχ. καὶ εἰ C 2ª m.

7. καύσοντες C 1ª m.

11. τέ εἰσι B.

γʹ. Περὶ τῶν κατὰ τὰς ὥρας κρεῶν.

1 Σύες μὲν μετὰ τὴν ἐαρινὴν ὥραν εἰσὶ κάκισ7οι μέχρι ϖλειάδος
δύσεως Φθινοπωρινῆς, τὸ δὲ ἐντεῦθεν μέχρι ἦρος κάλλισ7οι.
2 6 Αἶγες δὲ τὸν μὲν | χειμῶνα κάκισ7αι, τοῦ δὲ ἦρος ἄρχονται
3 κρείσσους γίνεσθαι μέχρι ἀρκτούρου δύσεως. Πρόβατα δὲ, καὶ
ταῦτα τὸν μὲν χειμῶνα κάκισ7α, μετὰ δὲ ἰσημερίαν ϖιαίνεται
μέχρι τροπῶν θερινῶν· αἱ δὲ βόες, ὅταν ἡ ϖόα ἐκκαρπῇ ἦρός
4 τε ϖαυομένου καὶ τῷ θέρει ϖαντί. Τῶν δὲ ὀρνίθων οἱ μὲν
κατὰ χειμῶνα κάλλισ7α ἔχουσιν ὅσοι γε ἐπιφαίνονται χειμῶνος, ὁ κόσσυφός τε καὶ ἡ κίχλα καὶ φάσσα· οἱ δὲ ἀτ7αγῆνες
κατὰ τὸ Φθινόπωρον καὶ μελαγκόρυφοι, συκαλίς τε καὶ χλω-
5 ρὶς, καὶ ὄρτυγες τηνικαῦτα ϖιότατοι. Ἀλεκτορίδες τὸν μὲν
χειμῶνα οὐ ϖάνυ εὐσωματοῦσι καὶ μάλισ7α ἐν νοτίοις· ἡ δὲ

3. DE L'USAGE DES VIANDES D'APRÈS LES SAISONS.

Propriétés de la chair des quadrupèdes,

1 Le cochon est très-mauvais après le printemps jusqu'au coucher
automnal des Pléiades; depuis cette époque jusqu'au printemps il
2 est très-bon. La chèvre est mauvaise en hiver; au printemps elle
3 commence à devenir meilleure jusqu'au coucher d'Arcture. Le
mouton est également très-mauvais en hiver; il s'engraisse après l'équinoxe jusqu'au solstice d'été; quant au bœuf, il s'engraisse lorsque l'herbe monte en graine, vers la fin du printemps, et pen-
4 dant tout l'été. Parmi les oiseaux, les meilleurs en hiver sont ceux

- des oiseaux.

qui viennent [dans nos pays] pendant cette saison, par exemple le merle, la grive et le ramier; le coq de bruyère est bon en automne; il en est de même de la tête noire, de la rubiette et du bruant; c'est aussi dans ce temps que les cailles ont le plus de graisse.
5 Les poules ne se portent pas trop bien en hiver, surtout quand le

Ch. 3; l. 1. μὲν μετά ex em.; μετά seul C 2ª m; μέν seul ABCMNV.
Ib. εἰσί om. B.
Ib. ϖλειάδων C 2ª m.
2. τό] τόν NV.
3. κάκισ7α A.
5. τὴν ἰσημερίαν BNV.
6. ἡ ϖόα om. BNV.
7. θερέει B.
Ib. Τῶν τε ABCMN 1ª m.
8. γε] δέ ABC 1ª m. MN.
9. κίχλη Matth.
Ib. συκαλίς emend. Matth.; συκαλλίς C 2ª m.; σύκαιλος 1ª m.; σύκαλλος ABMNV.
10-11. χλωρός ABC 1ª m. MNV.

τρυγὼν ἐν φθινοπώρῳ καλλίστη. Τῶν δὲ ἰχθύων οἱ μὲν ἐν τῇ 6
κυήσει κάλλιστοι, καρὶς, κάραβος καὶ τὰ μαλάκια, τευθὶς,
σηπία, τὰ δὲ ὅταν ἄρχηται ἐπωάζεσθαι, ὥσπερ οἱ κέφαλοι,
ὑπερπλησθέντες δὲ οὗτοι τῶν κυημάτων λεπτοὶ καὶ ἄτροφοι καὶ
ἔτι μᾶλλον τεκόντες. Ὁ δὲ θύννος πιότατος μετὰ ἀρκτοῦρον, 7
θέρους δὲ χείρων.

δ'. Περὶ πυρῶν ἑφθῶν, ἐκ τῶν Γαληνοῦ.

Al. fac. I, 7; p. 499-500.

Ἑφθοὶ πυροὶ ἔδεσμα βαρὺ καὶ δύσπεπτόν ἐστιν· δύναμιν δὲ 1 ἔχουσι μεγάλην, εἰ πεφθεῖεν, οἱ οὕτω βρωθέντες πυροὶ, καὶ τρέφοντες ἰσχυρῶς τὸ σῶμα καὶ ῥώμην ἐπίσημον παρεχόμενοι τοῖς προσενεγκαμένοις αὐτούς.

ε'. Περὶ χόνδρου.

Ib. 6; p. 496.

Τοῦ γένους τῶν πυρῶν ἐστιν ὁ χόνδρος, ἱκανῶς τρόφιμόν 1

Propriétés de la chair des animaux aquatiques.

vent est au sud; la tourterelle est bonne en automne. Parmi les 6
poissons, quelques-uns doivent être préférés pendant le frai, comme
la salicoque, la langouste, et les mollusques, par exemple le calmar
et la seiche; d'autres quand ils commencent à couver leurs œufs,
comme les muges; mais quand ils ont une grande quantité d'œufs
ils sont maigres et peu nutritifs, et plus encore après le frai. C'est 7
après le coucher d'Arcture que le thon est le plus gras; en été il
est moins bon.

4. DU FROMENT BOUILLI.
(Tiré de Galien.)

Propriétés du froment bouilli.

Le froment bouilli est un mets lourd et difficile à digérer; mais, 1 si on le digère lorsqu'il est ainsi préparé, il a une grande puissance, il nourrit fortement et donne une force considérable à ceux qui le mangent.

5. DE L'ALICA.

Propriétés de l'*alica*.

L'*alica*, qui est une espèce de froment, est très-nourrissant et 1

2. τ' εὐθύς AM text.; τεῦθος C. Ib. χόνδρος τὸ λεγόμενον κουρκούτην O.
Ch. 4; l. 8. οἱ om. ABCNV.
Ch. 5; l. 11. Ἐκ τοῦ γένους C 2ª m. Ib. τρόφιμος BNV; τροφιμόσιν A.

DES ALIMENTS.

τε καὶ γλίσχρον ἔχων χυμὸν, ἐάν τε ἐν ὕδατι μόνῳ ἑψηθεὶς λαμβάνηται διὰ οἰνομέλιτος ἢ οἴνου γλυκέος ἢ σΊύφοντος, ἴδιος γὰρ ἑκάσΊου καιρὸς τῆς χρήσεως, ἐάν τε τορυνηθεὶς μετὰ ἐλαίου καὶ ἁλῶν· ἐμβάλλεται δέ ποτε καὶ ὄξους αὐτῷ, καὶ λέγουσιν οἱ ἰατροὶ τοῦ παρασκευασθέντος οὕτω χόνδρου πτισανισΊὶ γεγονέναι τὴν ἄρτυσιν.
2 Εἴσι δὲ καὶ οἱ ἄρτοι οἱ ἐκ τοῦ χόνδρου τροφιμώτατοι μὲν, διαχωροῦνται δὲ ἧτΊον.

ϛ'. Περὶ ἀμύλου.

1 Ἐκ πυρῶν σκευάζεται τοῦτο δύναμιν ἔχον ὁμαλυντικὴν τῶν

Al. fac. I, 8; p. 500.

et manière de le préparer.

contient des humeurs visqueuses, soit qu'on le mange après l'avoir fait bouillir dans de l'eau seule, avec du vin miellé, du vin d'un goût sucré ou du vin astringent (car chacun de ces liquides doit être employé suivant les circonstances), soit qu'on y mêle, en remuant, de l'huile et du sel; quelquefois on y ajoute aussi du vinaigre, et les médecins disent que l'*alica* ainsi assaisonné est de
2 l'*alica préparé à la ptisane.* Le pain fait d'*alica* est également très-nourrissant, mais il ne passe pas aussi facilement qu'un autre.

Du pain d'*alica*.

6. DE L'AMIDON.

1 L'amidon se fait avec du froment; il a la vertu d'effacer les as-

Propriétés de l'amidon.

1. ἐάν γε BN; ἐὰν δέ AC.
Ib. μόνον G et Gal.; *solum* Ras.
Ib. ἑψηθέν G et Gal.
2. λαβάνηται A.
Ib. ἢ καὶ σΊύφοντος G et Gal.
3. ἕκασΊος G et Gal.
Ib. τορυνηθέν G et Gal.; φρυχθεὶς, *vel* τηγανισθεὶς, *fortassis* τυρεισθεὶς, *Ras. frixus* C 2ª m.
4. ποτέ τι C 2ª m.—Ib. ὄξος G Gal.
Ib. καλοῦσιν ABC 1ª m. NG Gal.
5-6. τὸν παρασκευασθέντα οὕτω χόνδρον πΊισανις τι (τε V) ANV; τ. π. ο. χ. πΊισάνης C 1ª m.; τὸν κατασκ. τοῦτον χόνδρον πΊισάνης G et Gal.; τὸν παρασκευασθέντα οὕτω χόνδρον πΊισάνης C 2ª m. qui a en outre à la marge ἔνιοι δὲ χονδροπΊισάνην. Ces mots semblent être un reste de la phrase qui, dans Galien, suit immédiatement celle-ci, et qui est omise par les autres mss. d'Oribase : ἔνιοι δὲ ἐκ χόνδρου πτισάνης τεθράφθαι φασὶ τὸν κάμνοντα.
6. οἱ ἐκ CV; ἐκ ABN.
7. διαχωροῦνται B; διαχωροῦντες ACNV.
Ch. 6. Tit. Π. ἀμύλου τοῦ ἐκ πυροῦ G.
8. Καὶ τοῦτο ἐκ πυρῶν σκευάζεται G; Ἐ. π. τ. σ. Gal.
Ib. ὁμαλουντικήν A.

τετραχυσμένων· οὔτε γὰρ στύψιν τινὰ ἔχει, οὔτε δριμύτητα
περιφανῆ. Παραπλήσιον δέ ἐστι τῇ δυνάμει τοῖς πλυτοῖς ἄρ- 2
τοις τὸ ἄμυλον, ἐλάττονα δὲ τροφὴν διδὸν τῷ σώματι, καὶ μὴ
θερμαῖνον.

ζ'. Περὶ τῶν ἐξ ἀλεύρου πεμμάτων.

Al. fac. I, 3; p. 490-2.

Οἱ ταγηνῖται σκευάζονται διὰ ἐλαίου μόνου· βάλλεται δὲ τὸ 1
μὲν ἔλαιον εἰς τάγηνον ἐπικείμενον ἀκάπνῳ πυρὶ, καταχεῖται δὲ αὐτῷ θερμανθέντι τὸ τῶν πυρῶν ἄλευρον ὕδατι δεδευμένον πολλῷ· διὰ ταχέων οὖν ἐν τῷ ἐλαίῳ ἑψόμενον συνίσταται καὶ παχύνεται παραπλησίως ἁπαλῷ τυρῷ· τηνικαῦτα δὲ ἤδη καὶ στρέφουσιν αὐτὸ οἱ σκευάζοντες, τὴν μὲν ἄνωθεν ἐπιφάνειαν

pérités, car il n'a ni astringence, ni âcreté appréciables. Il est sem- 2
blable par ses qualités aux pains lavés, mais il donne moins de
nourriture, et il ne développe pas de chaleur.

7. DES GÂTEAUX FAITS AVEC LA FARINE.

Mode de préparation des gâteaux frits.

Les fritures se font uniquement avec l'huile; on verse l'huile 1
dans une poêle placée sur un feu qui ne fume pas; quand cette huile est chaude, on verse dedans la farine de froment délayée dans beaucoup d'eau; par la cuisson dans l'huile, cette farine se prend et s'épaissit promptement comme du fromage nouveau; alors les cuisiniers retournent le gâteau de façon que la partie supérieure

1. οὔτε .... οὔτε] μήτε .... μήτε G et Gal. — Ib. τινα om. G et Gal.

1-2. δριμύτητα μήτε ἄλλην τινὰ δύναμιν ἐπιφανῆ G et Gal.

2. τῇ om. Gal.

2-3. πλουτοῖς ἄρτοις A marg.; πλούτοις ἀρίστοις A text.

3. ὁ ἄμυλος G. — Ib. τροφὴν] πρός G.

Ib. δίδωσι BNVG et Gal.

Ib. σώματι τῶν ἄρτων τούτων G; σ. τ. ἀπλύτων ἄρ. τ. Gal.

4. θερμαίνουσαν G et Gal.

Ch. 7; l. 5. τηγανῖται C corr.; οἱ μὲν οὖν ταγηνῖται παρὰ τοῖς Ἀττικοῖς ὀνομαζόμενοι, παρὰ ἡμῖν δὲ τοῖς κατὰ τὴν Ἀσίαν Ἕλλησι τηγανῖται G et Gal. Dans les mss. d'Oribase on lit l. 6, τήγανον, et p. 19, l. 1, ταγήνῳ· G Gal. ont touj. τήγανον et τηγανίτης.

6. ἔλαιον μόνον G et Gal.

Ib. πυρί] περί C.

8. ἐν τῷ ἐλαίῳ ἑψόμενον ex emend.; ἐν τ. ἐ. ἑψομένων ABCNV; ἑψόμενον αὐτῷ τῷ (G om. τῷ) ἐλαίῳ G et Gal.

9. πυρῷ B.

10. αὐτὸ οἱ σκευάζοντες ex em.; οἱ σκ. αὐτό ABCNV; αὐτό οἱ σκ. αὐτῷ G; αὐτὸ οἱ σκ. αὐτοῦ Gal.

ἐργαζόμενοι κάτωθεν, ὡς ὁμιλεῖν τῷ ταγήνῳ, τὸ δὲ αὐτάρκως ἡψημένον, ὃ κάτωθεν ἦν πρότερον, εἰς ὕψος ἀνάγοντες, ὡς ἐπιπολῆς εἶναι· κἀπειδὰν ἤδη καὶ τὸ κάτω παγῇ, σΊρέφουσιν αὖθις αὐτὸ δίς που καὶ τρὶς, ἄχρι περ ἂν ὅλον ὁμαλῶς αὐτοῖς
2 ἡψῆσθαι δόξῃ. Εὔδηλον οὖν ὅτι παχύχυμόν τε τοῦτό ἐσΊι, καὶ σΊαλτικὸν γασΊρὸς, καὶ χυμῶν ὠμῶν γεννητικόν· διὸ καί τινες αὐτῷ μιγνύουσι μέλιτος, εἴσι δὲ οἱ καὶ τῶν θαλατΊίων ἁλῶν· εἴη δὲ ἂν ἤδη τοῦτό γε πλακοῦντός τι γένος, ὥσπερ γε καὶ ἄλλα τοιαῦτα πλακούντων εἴδη συντιθέασιν αὐτοσχεδίως οἵ τε
3 κατὰ ἀγρὸν ἄνθρωποι, καὶ τῶν κατὰ πόλιν οἱ πένητες. Καὶ γὰρ οὖν καὶ ὅσα διὰ κλιβάνου τῶν ἀζύμων πεμμάτων ὀπΊῶ-

devienne inférieure et touche à la poêle, et que la partie inférieure, qui est suffisamment cuite, soit ramenée à la surface de l'huile; quand la partie inférieure est prise, ils retournent de nouveau deux ou trois fois le gâteau jusqu'à ce qu'il leur semble cuit également
2 de tous les côtés. Il est évident que ce mets contient des humeurs épaisses, qu'il resserre le ventre, et qu'il engendre des humeurs crues; voilà pourquoi on y ajoute quelquefois tantôt du miel, tantôt du sel marin; ces fritures constitueraient déjà une espèce de *gâteau* au même titre que ces autres *gâteaux* improvisés que font les gens
3 de la campagne ou les pauvres de la ville. Certes les fritures sans ferment qu'on cuit dans un four entouré de feu, dont on les ôte

Propriétés de ces gâteaux.

Gâteaux au miel.

2. *ἡψημένον* ex. emend.; *ἑψόμενον* ABCNV; *ἑψημένον* G et Gal.; cette dernière leçon se retrouve à chaque instant dans tous nos mss. et nos imprimés.
3. *ἐπὶ πολύ* G.
Ib. *σΊελέφουσι* A.
4. *ὅλον* om. ABC 1ª m. NV.
5. *τε*] *γε* G.
6. *σΊατικόν* ABC 1ª m. NV; *σΊακτικόν* G.
7. *οἵ* om. AC 1ª m.
Ib. *θαλασσίων* G et Gal.
8. *γένος, ἢ εἶδος, ἢ ὅπως ἂν ὀνομάζειν ἐθέλοις ὥσπερ καί* G et Galien.
9. *τοιαῦτα*] *τινα* G et Gal.
Ib. *αὐτοσχεδία* NV; *εὐποσχέδια* A; *ἀποσχέδια* BC 1ª m.
10. *ἀγρόν*] *ἄρχον* C 1ª m.
Ib. *τῶν*] *τό* ABC 1ª m. NV.
Ib. *πενέσΊατοι* G et Gal.
10-11. *τοιγαροῦν* G et Gal.
11. *κλιβάνου* C 2ª m. G et Gal.; *κριβάνου* A B C N V; il en est de même chaque fois que le mot *κλίβανος* revient; en outre N a *κριβάνους*, CV *κριβάνου τῶν*, et C 2ª m. *κλιβάνου τι*.

σιν, εἶτα ἀφελόντες εἰσϐάλλουσιν εἰς μέλι θερμὸν εὐθέως, ὡς
δέξασθαι διὰ ὅλων ἑαυτῶν αὐτὸ, καὶ ταῦτα πλακοῦντός τι γένος ἐστὶ, καὶ τὰ διὰ τῶν ἰτρίων σκευαζόμενα μετὰ μέλιτος
πάντα· διττὸν δὲ τῶν ἰτρίων τὸ εἶδος· ἄμεινον μὲν ὃ καλοῦσι
ῥύμματα, φαυλότερον δὲ τὰ λάγανα. Πάντα γοῦν ὅσα διὰ τού- 4
των καὶ σεμιδάλεως συντίθεται παχύχυμά τέ ἐστι, καὶ βραδύπορα, καὶ τῶν κατὰ ἧπαρ διεξόδων τῆς τροφῆς ἐμφρακτικὰ, καὶ
σπληνὸς ἀσθενοῦς αὐξητικὰ, καὶ λίθων ἐν νεφροῖς γεννητικὰ,
τρόφιμα δὲ ἱκανῶς, εἰ πεφθείη τε καὶ καλῶς αἱματωθείη. Τὰ 5
δὲ σὺν μέλιτι σκευαζόμενα μικτῆς γίνεται δυνάμεως, ὡς ἂν
τοῦ μέλιτος αὐτοῦ τε λεπτὸν ἔχοντος χυμὸν, ὅσοις τε ἂν ὁμι-

Al. fac. I, 4; p. 492-3.

ensuite pour les jeter immédiatement dans du miel chaud afin
de les en imbiber complétement, sont également une espèce de
gâteau; il en est de même de toutes les fritures qu'on prépare au
moyen d'*itria*, avec du miel; il y a deux espèces d'*itria*, les meilleures sont appelées *rhymmata*, les plus mauvaises *lagana*. Par consé- 4
quent, tous les mets qu'on compose avec ces *itria*, ou avec de la
farine sémidalite, contiennent des humeurs épaisses, passent difficilement, obstruent les conduits de l'aliment qui sont dans le foie,
augmentent le volume de la rate, lorsqu'elle est affaiblie, enfin engendrent des calculs dans les reins; mais ils sont très-nourrissants
si on les digère bien, et s'ils se transforment exactement en sang.
Ceux qu'on prépare avec du miel ont des propriétés mixtes, puisque 5
le miel lui-même contient des humeurs ténues et atténue tout ce

Gâteaux d'*itria*, — leurs propriétés.

1. ἐμϐάλλουσιν C 2ª m. G Gal.

Ib. εὐθέως εἰς μέλι θερμόν G et Gal.

3. ἐστὶ δὲ καί ABC.

Ib. ἰτρίων C 2ª m. G et Gal.; ἰατρίων ABC 1ª m. NV; il en est de même un peu plus bas et dans le chap. suivant.

4. τό om. N.

Ib. ἀμείνω C 2ª m.

Ib. μέν] δέ BV; δέν N.

Ib. ὅ] ἃ C 2ª m.

5. ῥυήματα G et Gal.; γρ. ῥυήματα *hipsemata* C 2ª m. marg.; *rhyemata* Ras.

Ib. φαυλότερα C 2ª m. G et Gal.

Ib. λάχανα A 1ª m. G et Ras.; λαχανά V. — Ib. οὖν G Gal.

5-6. διὰ τούτων καὶ σεμιδάλεως] τὸ δὲ τούτων χωρὶς μέλιτος C 2ª m.

Ib. τούτων τε καί G et Gal.

6-7. οὐ βραδύπορα C 2ª m.

10. μικτικῆς ABC 1ª m. NV.

11. τοῦτο μέλιτι G.

Ib. τε om. G et Gal.

λήσῃ, καὶ ταῦτα λεπτύνοντος· εἰκότως οὖν ὅσα μέλιτός τε
πλεῖον ἐν τῇ σκευασίᾳ προσείληφε καὶ τὴν ἕψησιν ἔσχηκε
μακροτέραν, ἧττόν τέ ἐστι βραδύπορα, καὶ χυμὸν γεννᾷ μικτὸν
ἐκ λεπτοῦ τε καὶ παχέος, ἥπατι δὲ καὶ νεφροῖς καὶ σπληνὶ,
τοῖς μὲν ὑγιεινοῖς, ἀμείνω τῶν χωρὶς μέλιτος σκευασθέντων·
ἐμφράξεως δὲ ἀρχὴν ἔχουσιν, ἢ φλεγμαίνουσιν, ἢ σκιῤῥουμένοις,
οὐδὲν ἧττον ἐκείνων, ἀλλὰ ἔστιν ὅτε καὶ μᾶλλον βλαβερὰ, καὶ
πολὺ μάλιστα πάντων ὧν γλίσχρον ἱκανῶς ἐστι τὸ ἄλευρον·
θώρακά γε μὴν οὐδὲν οὐδὲ πνεύμονα βλάπτει τῶν οὕτω σκευα-
6 σθέντων. Ἑψόντων δὲ παρὰ ἡμῖν πολλῶν ἄλευρον πυροῦ μετὰ
γάλακτος, ἰστέον καὶ τοῦτο τὸ ἔδεσμα τῶν ἐμπλαττομένων
7 ὑπάρχειν. Ὥσπερ οὖν εὔχυμά τε καὶ τρόφιμα πάντα ἐστὶ τὰ

Al. fac. I, 5; p. 494-5.

qu'il touche; en conséquence, les gâteaux qui ont absorbé une plus
grande quantité de miel pendant leur préparation, et qui ont été
cuits pendant plus longtemps, passent naturellement plus vite, engendrent des humeurs qui participent au ténu et à l'épais, et sont
plus favorables au foie, aux reins et à la rate, que les gâteaux préparés sans miel, pourvu toutefois que ces organes soient sains;
si, au contraire, ils commencent à s'obstruer, ou s'ils sont affectés
soit d'inflammation, soit de squirrhe, les gâteaux avec du miel ne
sont pas moins nuisibles que les autres, quelquefois même ils le
sont plus encore, surtout ceux dont la farine est très-visqueuse; mais
les mets ainsi préparés ne causent aucun dommage à la poitrine et
6 au poumon. Comme il y a dans mon pays beaucoup de gens qui font
bouillir de la farine de froment avec du lait, il est bon de savoir
que ce mets est du genre de ceux qui se collent aux voies alimen-
7 taires. Tous les mets de ce genre, bien qu'ils contiennent de bonnes

Bouillie de froment au lait.

1. λεπτύνοντα G.
Ib. ἐοικότως B.
2. πλείονος ABCN; πλείω G.
Ib. ἕψησιν om. G.
3. βραδύτερα B.
Ib. χύμον γεννᾷ μικτικόν AC 1ª m.; μικτὸν χυμὸν γεννᾷ G et Gal.
4. τε om. V. — Ib. δέ] τε ABN.
Ib. σπληνός G.
5. ἀμείνω τῷ AC; ἀμείνων τῶν N.
6. φλεγμαίνεσιν A.
8. πολλῷ C 2ª m. G et Gal.
10. πολλῶν] ἐν τοῖς ἀγροῖς πολύ Gal.; ἐ. τ. ἀ. πολύν G.
11. τό om. ABCNV.
Ib. ἐμπλαττόντων G et Gal.
12. ὑπάρχον ABCNV; ὑπάρχων G.
Ib. οὖν] γάρ ABCN.

τοιαῦτα τῶν ἐδεσμάτων, οὔτω βλάπτει τοὺς διηνεκῶς αὐτοῖς χρωμένους, ἐμφράξεις τε ποιούμενα κατὰ ἧπαρ, καὶ λίθους ἐν νεφροῖς γεννῶντα.

η'. Περὶ ἄρτων πυρίνων.

Al. fac. I, 4; p. 494.

Ἄριστος ἄρτος εἰς ὑγείαν ἐστὶν ἀνθρώπῳ μήτε νέῳ, μήτε γυ- 1
μναζομένῳ ὁ πλεῖστον μὲν ζύμης ἔχων, πλεῖστον δὲ ἁλῶν, ἐπὶ
πλεῖον δὲ τετριμμένος καὶ κατειργασμένος, ὠπτημένος δὲ ἐν
κλιβάνῳ συμμέτρως θερμῷ. Κρίσις μὲν οὖν τοῦ πλείστου κατὰ 2
τὴν ζύμην καὶ τοὺς ἅλας ἡ γεῦσις ἔστω σοι· τὸ γὰρ ἤδη λυ-
Ib. 5; p. 494. ποῦν ἐν τῇ τούτων πλείονι μίξει μοχθηρόν. Ὅσοι δὲ τὸν πλυ- 3
τὸν ἄρτον ἐπενόησαν σκευάζειν ἀτροφώτερον μὲν εὗρον ἔδεσμα,

humeurs et qu'ils soient nourrissants, sont nuisibles à ceux qui en usent constamment, parce qu'ils causent des obstructions au foie, et qu'ils engendrent des calculs dans les reins.

8. DU PAIN DE FROMENT.

Du meilleur pain.

Le pain le plus favorable à la santé d'un homme qui n'est pas 1
jeune et qui ne se fatigue pas est celui qui contient beaucoup de
ferment, et aussi beaucoup de sel, qui a été longtemps trituré et
manipulé, et qu'on a cuit dans un four chauffé de tous côtés à une
chaleur modérée. Le goût vous servira à juger de l'excès du fer- 2
ment ou du sel; car il est mauvais que le goût soit désagréablement affecté par la trop grande proportion de ces ingrédients.
Du *pain lavé*. Ceux qui ont imaginé de préparer le *pain lavé* ont inventé un mets 3

2. χρωμένοις G.

Ib. ποιούμενοι G.

Ch. 8; l. 4. μήτε νέῳ μὴ γενναίῳ G; μὴ γενναίῳ ABC 1ª m. NV.

4-5. μηδὲ γυμναζομένῳ G.

5. ὁ πλεῖστος μὲν ζύμην G; πλείστης μὲν ζύμης AC 1ª m.; πλείστης ζύμης BNV.

Ib. πλείστων δὲ ἁλῶν ABC 1ª m. NVG.

5-6. ἐπὶ πλεῖστόν τε τετριμμένος καὶ C 2ª m.; ἐπὶ πλεῖστον δὲ ὑπὸ τοῦ τεχνίτου πρὶν πλάσασθαι καὶ ὀπτᾶσθαι G et Gal.

6. τε ἐν Gal.

7. μὲν οὖν τοῦ κατὰ G; δὲ τούτου πλείστου κατά AN 2ª m. V; δὲ τούτου πλείστη κατά BN.

8. ἔσται C.

Ib. γάρ] μέν C 1ª m.

DES ALIMENTS.

πεφευγὸς δὲ, ὡς οἷόν τε μάλιστα, τὴν ἐκ τῆς ἐμφράξεως βλάβην· ἥκιστα γὰρ ὁ ἄρτος οὗτος ἔχει τὸ παχὺ καὶ γλίσχρον, ἀερωδέστερος ἀντὶ γεωδεστέρου γεγονώς· ὁρᾶται δὲ ἡ κουφότης αὐτοῦ διά τε τοῦ σταθμοῦ κἀκ τοῦ μὴ δύεσθαι κατὰ ὕδατος, ἀλλὰ
4 ἐποχεῖσθαι τρόπον φελλοῦ. Κάλλιστοι δὴ τῶν ἄρτων εἰσὶν οἱ κλιβανῖται, ἐφεξῆς δὲ οἱ ἰπνῖται, τὴν αὐτὴν ἐσχηκότες δηλονότι παρασκευήν· ἐπεὶ γὰρ οὐχ ὁμοίως ὀπτῶνται τὰ διὰ βάθους
5 τοῖς κλιβανίταις, διὰ τοῦτο ἀπολείπονται αὐτῶν. Οἱ δὲ ἐπὶ τῆς ἐσχάρας ὀπτηθέντες ἢ κατὰ θερμὴν τέφραν μοχθηροὶ πάντες εἰσὶν, ἀνωμάλως διακείμενοι· τὰ μὲν γὰρ ἐκτὸς αὐτῶν ὑπερώπτηται, τὰ δὲ διὰ βάθους ἐστὶν ὠμά.
6 Μετὰ δὲ τοὺς πυρίνους ἄρ-

Al. fac. I, 2; p. 489.

Ib. 13; p. 518.

peu nourrissant, mais qui prévient, autant qu'il est possible, les dangers de l'obstruction; en effet, ce pain n'a rien d'épais, ni de visqueux; il est plutôt aérien que terreux; on reconnaît sa légèreté par le poids, et parce qu'il ne va pas au fond de l'eau, mais
4 qu'il surnage comme du liége. Les meilleurs pains sont ceux qu'on cuit dans un four chauffé de tous côtés; viennent ensuite les pains cuits dans un four chauffé par le bas seulement, pourvu qu'ils soient préparés de la même manière que les premiers; car ils leur sont inférieurs, parce qu'ils ne sont pas également cuits à l'in-
5 térieur. Les pains cuits sur le gril ou dans les cendres chaudes sont tous mauvais, parce qu'ils sont inégalement cuits; en effet, leur extérieur est rôti outre mesure, tandis que l'intérieur est cru.
6 Après le pain de froment, le meilleur est celui de grand épeautre,

Des divers modes de cuisson du pain.

Du pain d'épeautre.

2. ἔχειν G.
3. ὡς ἀερωδέστερος Gal.
4. δὲ αὐτοῦ N.
5. ἀποχεῖσθαι C 1ª m.
Ib. τρόπῳ G et Gal.
Ib. δή AN; δέ BV; γάρ C.
6. δὲ αὐτῶν οἱ G Gal.
Ib. ὀπτ. διὰ βάθους ABCN.
7. γάρ] δέ G Gal.
8. τοῦτο] ταῦτα C.
Ib. αὐτῶν ἀπολείπονται G et Gal.
8-9. Οἱ δὲ ἐπὶ τῇ ἐσχάρας A; Ὡς δὲ ἐπὶ τῆς ἐσχάρας B.
9. τέφραν ἢ τῷ τῆς ἑστίας ὀστράκῳ καθάπερ κλιβάνῳ κεχρημένοι (κεχρημένῳ G) G et Gal.
Ib. πάντως G et Gal.
10-11. ὑπερόπτηται A; ὑπεροπτᾶται Gal.; ὑπεροπτᾶσθαι G.
11. ὠμαλά A; ὤμαξα C.

τους οἱ ἀπὸ τῆς ὀλύρας εἰσὶ κάλλιστοι, ὅταν γε εὐγενεῖς ὦσιν αἱ ὄλυραι, δεύτεροι δὲ αὐτῶν εἰσιν οἱ τίφινοι.

θ'. Περὶ ἄρτων, ἐκ τῶν Ἀθηναίου, ἐκ τοῦ λ' λόγου.

Οἱ λεπτοὶ τῶν ἄρτων ἀχυλότεροί τέ εἰσι καὶ ἀτροφώτεροι, 1
τῆς ὀπτήσεως μᾶλλον καθικνουμένης καὶ ἐξατμιζούσης τὸ τροφῶδες· διὸ καὶ τὸ τῶν ἰτρίων, καὶ τὸ τῶν λαγάνων γένος ἐστὶν
ἀχυλότερον. Κατὰ δὲ τὸν αὐτὸν λόγον οἱ κάτοπτοι τῶν ἐγχύλων 2
ἧσσον τρέφουσι, καὶ|οἱ δίπυροι· ἐπὶ ποσὸν γὰρ ὀπτηθέντες ἀνα- 7
τρίβονται πάλιν, ἔπειτα δὲ ἐκ δευτέρου τῆς τρίψεως καὶ τῆς ὀπτήσεως τυγχάνουσιν· συμβαίνει γὰρ διατεθερμασμένους αὐτοὺς καὶ ἐπὶ ποσὸν κεχυμένους πολὺ μᾶλλον ὑπὸ τῆς τρίψεως χεῖσθαι καὶ διαλύεσθαι, τοιούτων δὲ γεγονότων, ὑπὸ τῆς δευτέρας ὀπτήσεως ἱκανὸν μὲν ἐξ αὐτῶν ἀπαναλῶσθαι, τὸ δὲ ὑπο-

si cet épeautre est de bonne qualité; après ces derniers le pain de petit épeautre occupe le second rang.

9. DU PAIN.

(Tiré du xxxe livre d'Athénée.)

Du pain léger.

Les pains légers sont peu propres à être réduits en crème et peu 1
nourrissants, parce que la cuisson attaque et évapore davantage la partie nutritive; c'est aussi pour cela que les mets appelés *itria* et
lagana sont peu propres à être réduits en crème. Par la même 2
raison, parmi les pains propres à être réduits en crème, ceux qui sont fortement cuits nourrissent moins que les autres; il en est de même du pain cuit deux fois; car, après l'avoir légèrement cuit, on le réduit de nouveau en farine par la trituration; ensuite il subit une seconde manipulation et une seconde cuisson; pénétré d'abord par la chaleur et rendu un peu diffluent, ce pain le devient beaucoup plus encore, et se dissout beaucoup plus par la seconde manipulation; une grande partie de sa substance se consume ensuite par la seconde

Du pain très-cuit.

Du pain cuit deux fois.

1. ἀπὸ τῆς ὀλύρης ABCNV; ὀλύρινοι G et Gal.
Ib. γε om. ABCNVG.
2. εἰσιν om. G.
Ch. 9. Tit. ἐκ τοῦ λ' λόγου om. ACM.
4-5. τροφῶνδες A.
7. δίπυρος A.

Matth. 7.

λειπόμενον κοῦφόν τε γίνεσθαι καὶ χαῦνον καὶ λεπτομερὲς καὶ
3 εὐδιοίκητον. Ὅτι δὲ οἱ θερμοὶ καὶ πρόσφατοι τροφιμώτεροι τῶν
ψυχρῶν εἰσι καὶ τῶν παλαιῶν, δῆλον· ἡ γὰρ θερμότης αὐτῶν συλλαμβάνεται τῇ πέψει.

ι'. Περὶ κριθῶν, ἐκ τῶν Γαληνοῦ.

1 Οἱ μὲν πυροὶ θερμαίνουσι φανερῶς, αἱ δὲ κριθαὶ ψυκτικὸν
ἔχουσί τι κατὰ πάντας τοὺς τρόπους τῆς χρήσεως, ἐάν τε ἄρτους τις τύχῃ ἐξ αὐτῶν σκευάσας, ἐάν τε πτισάνην ἑψήσας, ἐάν
2 τε ἄλφιτα ποιησάμενος, χυμὸν δὲ γεννῶσι ῥυπτικόν. Οἱ δὲ
ἄρτοι οἱ ἐξ αὐτῶν οὐ μόνον τῶν πυρίνων, ἀλλὰ καὶ τῶν ὀλυ-
ρίνων, καὶ πολὺ μᾶλλον τῶν τιφίνων ψαθυρώτεροι, μηδὲν ἐν
ἑαυτοῖς ἔχοντες γλίσχρον· εὔδηλον οὖν ὅτι τροφὴν ὀλίγην
παρέχουσι τοῖς σώμασιν.

Al. fac. I, 9; p. 501.

Ib. 10; p. 504.

cuisson; ce qui en reste devient léger, spongieux, ténu, et se dis-
3 tribue facilement dans le corps. Il est clair que le pain chaud et
frais est plus nourrissant que celui qui est froid et rassis, car sa
chaleur favorise la digestion.

Du pain frais et du pain rassis.

10. DE L'ORGE.

(Tiré de Galien.)

1 Le froment échauffe évidemment; l'orge, au contraire, a quelque
chose de refroidissant de quelque manière qu'on la prépare, soit
qu'on en fabrique des pains, soit qu'on la fasse bouillir après l'avoir
mondée, soit qu'on en prépare de l'*alphiton;* elle engendre aussi
2 une humeur détersive. Le pain d'orge, parce qu'il ne contient rien
de glutineux, est plus friable, non-seulement que le pain de froment, mais que celui de grand épeautre, et surtout que celui de
petit épeautre; il est clair, par conséquent, qu'il donne peu de nourriture au corps.

Propriétés et modes de préparation de l'orge.

Du pain d'orge.

3. παλαιῶν] καιρίων C.
Ch. 10; l. 6. τε om. C.
7. ἐξ αὐτῶν τύχῃ τις Gal.
8. λεπτὸν καὶ ῥυπτικὸν ἔχοντά τι γεννῶσι χυμόν G et Gal.
8-9. Ὁ δὲ ἄρτος A.
9. μόνων A.
10. μᾶλλον ἔτι Ras. G et Gal.
11. αὐτοῖς V G Gal.
12. τῷ σώματι G et Gal.

ια'. Περὶ κριθῶν, ἐκ τῶν Ἀθηναίου, ἐκ τοῦ λ' λόγου.

Τῶν κριθῶν αἱ μὲν γυμναὶ καὶ ἄφλοιοι πολύχυλοί τέ εἰσι, 1
καὶ πολύτροφοι, συνεγγίζουσαι τοῖς πυροῖς μᾶλλον τῶν ἄλλων.
Ἐχόμεναι δὲ τούτων εἰσὶν αἱ δίστοιχοι, ἔλαττον ἔχουσαι τῶν 2
πυῤῥῶν ἀποκάθαρμα τῶν μονοστοίχων.

ιβ'. Περὶ ἀλφίτων καὶ μάζης, ἐκ τῶν Γαληνοῦ.

Al. fac. I, 11; p. 507. Ib. 12; p. 509.

Τροφὴν μὲν ὀλίγην δίδωσι τοῖς σώμασι καὶ τοῖς γυμναζο- 1
μένοις ἐλάττονα, τοῖς δὲ ἀγυμνάστοις ἱκανήν. Ἡ δὲ μᾶζα το- 2
σοῦτον ἀπολείπεται εἰς τροφὴν σώματος ἄρτου κριθίνου, ὅσον
οὗτος πυρίνου· πέττεται δὲ καὶ ἧττον τῶν κριθίνων ἄρτων ἡ

11. DE L'ORGE.

(Tiré du xxxe livre d'Athénée.)

Propriétés de l'orge nue.

L'orge nue et sans écorce fournit beaucoup de suc crémeux et 1
de principe nutritif; elle se rapproche plus du froment que les autres
espèces. Après elle vient l'orge à deux rangées de grains, qui con- 2
tient moins de matières impures que les orges rougeâtres à une
seule rangée.

12. DE L'ALPHITON ET DE LA *MAZA*.

(Tiré de Galien.)

Propriétés de l'*alphiton*.

Ces mets fournissent une nourriture peu abondante, insuffisante 1
pour ceux qui prennent de l'exercice, suffisante pour ceux qui n'en
font pas. Sous le rapport des propriétés nutritives, la *maza* diffère 2
autant du pain d'orge que ce dernier diffère du pain de froment;

De la *maza*.

Ch. 11. Tit. ἐκ τοῦ λ' λόγου om. ACM.

3. δίστοιχοι ex emend.; δίστιχοι Codd.; il en est de même plus bas pour μονοστοίχων.

4. πυῤῥῶν ex em.; πυρῶν Codd.

Ib. ἀποκαθαρμάτων ABNV. Ici s'arrête la collation de N.

Ch. 12; l. 5. τροφὴν ABCV; τὰ ἄλφιτα τροφὴν C 2^a m. Ras. — Ib. τῷ σώματι G et Gal.

5-6. καὶ . . . . ἱκανήν] τοῖς μὲν ἰδιωτικῶς διακειμένοις καὶ ἀγυμνάστοις αὐτάρκη, τοῖς δὲ ὁπωσοῦν γυμναζομένοις ἐνδεῆ G et Gal.

7. ἄρτων κριθίνων G et Gal.

8. οὗτοι πυρίνων G et Gal.

Ib. ἄρτων] μᾶλλον ABCV.

*μᾶζα, καὶ φύσης μᾶλλον ἐμπίπλησι τὴν γαστέρα, καὶ, εἰ ἐπὶ
3 ϖλέον ἐν αὐτῇ μένοι, ταραχὴν ἐργάζεται. Μᾶλλον δὲ διαχωρεῖ
κάτω φυραθεῖσα καὶ τριφθεῖσα μέχρι ϖλείονος· εἰ δὲ καὶ μέλι
ϖροσλάβοι, θᾶττον ἔτι καὶ διὰ τοῦτο ϖαρορμήσει τὴν γαστέρα
ϖρὸς ἔκκρισιν.*

ιγ'. Περὶ τιφῶν καὶ ὀλυρῶν.

Al. fac. I, 13; p. 518-20.

1 Οἱ μὲν οὖν ὀλύρινοι κάλλιστοι μετὰ τοὺς ϖυρίνους εἰσὶν,
ὅταν γε εὐγενεῖς ὦσιν αἱ ὄλυραι, δεύτεροι δὲ αὐτῶν οἱ τίφινοι·
μοχθηρῶν δὲ οὐσῶν τῶν ὀλυρῶν, οὐδὲν ἐκείνων ἀπολείπονται.
2 Βελτίστων δὲ τῶν τιφῶν οὐσῶν, οἱ θερμοὶ τίφινοι ϖολὺ κρείττους
εἰσὶ τῶν ὀλυρίνων· ἑωλισθέντες δὲ χείρους αὐτῶν γίνονται,
ὥστε μετὰ μίαν ἡμέραν ἢ δύο καὶ ϖολὺ μᾶλλον ἐν ταῖς ἐφεξῆς,

elle se digère moins facilement que le pain d'orge et remplit davantage le ventre de flatuosités; si elle séjourne longtemps dans les
3 intestins, elle y cause du trouble. Si elle a été fortement triturée et
mélangée, elle passe plus facilement; si on y ajoute du miel, cela
fait qu'elle excite plus vite encore le ventre à rejeter les excréments.

13. DU PETIT ET DU GRAND ÉPEAUTRE.

Divers modes de préparation du pain d'épeautre; propriétés correspondantes.

1 Le pain fait de grand épeautre est le meilleur après celui de froment, du moins si le grand épeautre est de bonne qualité; après
lui les pains de petit épeautre tiennent le second rang; mais, si le
grand épeautre est de mauvaise qualité, les pains de petit épeautre
2 ne sont nullement inférieurs aux premiers. Si le petit épeautre est
très-bon, le pain qu'on fait avec lui, pourvu qu'il soit chaud, vaut
beaucoup mieux que celui de grand épeautre; rassis il devient tellement inférieur au pain de grand épeautre, que, si on le mange après

1. φύση Gal.
Ib. ἐπεμπίπλησι B.
1-2. ἐπὶ αὐτῇ ϖλέον μήνε G.
Ib. ϖλέονος G et Gal.
Ib. δέ] τε ABC.
Ch. 13; l. 7. ὅτ. εὐγενεῖς ὦσιν G; om. ABC 1ª m. V. — Ib. δεύτερα C.
Ib. αὐτῶν εἰσιν G.
9. ϖολλῷ βελτίους G.
10. ἑωλισθέντα G.
11. ἢ καὶ δύο G.
Ib. ϖολλῷ G.

ὁ φαγὼν ἄρτον τοιοῦτον οἴεται πηλὸν ἐγκεῖσθαι τῇ κοιλίᾳ·
θερμὸς δὲ ὢν ἔτι καὶ τοῖς ἐκ τῶν πόλεων σπουδάζεται μετὰ τυροῦ
τινος ἐπιχωρίου προσφερομένοις αὐτὸν, ὀνομάζουσι δὲ ὀξυγαλά-
κτινον. Ὁ μὲν οὖν θερμὸς ἐσθιόμενος οὐ μόνον τοῖς κατὰ ἀγρὸν, 3
ἀλλὰ καὶ τοῖς ἐν ταῖς πόλεσι περισπούδαστός ἐστιν. Ὁ δὲ τριῶν 4
ἢ τεττάρων ἡμερῶν καὶ τοῖς ἀγροίκοις αὐτοῖς ἀηδέστερος μὲν
ἤδη βρωθῆναι, δυσχερέστερος δὲ πεφθῆναι, βραδυπορώτερός τε
κατὰ γαστέρα, τοῦ θερμοῦ μηδὲ τοῦτο ἔχοντος τὸ σύμπτωμα·
καὶ μέντοι καὶ τρέφει τὸ σῶμα θερμὸς ὢν ἱκανῶς, ὡς ἀπολείπεσθαι μὴ πολὺ τοῦ πυρίνου συγκομιστοῦ. Τὸ δὲ σπέρμα τὸ 5
τῆς τίφης ἔχει μὲν ἔξωθεν λέμμα, καθάπερ ὄλυρά τε καὶ κριθὴ,
πτισθὲν δὲ ἀρτοποιεῖται καὶ ὅλως εἰς χρῆσιν ἄγεται· καὶ ἐξ

un ou deux jours, ou, à plus forte raison, après plusieurs jours de
cuisson, on croit avoir de la terre glaise dans l'estomac; quand il
est encore chaud, il est recherché même par les habitants des villes,
qui le mangent avec un certain fromage du pays appelé *fromage au
lait aigre*. Ce pain, dis-je, lorsqu'il est chaud, n'est pas seulement 3
recherché par les paysans, mais aussi par les habitants des villes.
Celui qui a déjà trois ou quatre jours, est, même pour les paysans, 4
plus désagréable à manger, plus difficile à digérer, et traverse plus
lentement le ventre, inconvénient dont le pain chaud est exempt; dans
ce cas, il nourrit suffisamment, en sorte qu'il n'est pas de beaucoup
inférieur au pain de ménage fait avec du froment. Le grain du petit 5
épeautre est revêtu d'une pellicule comme le grand épeautre et
l'orge; ce n'est qu'après l'avoir mondé qu'on en fait du pain ou

1. τὸν ἄρτον τοῦτον G et Gal.
2. πολέμων C.
Ib. σπουδάζ.] σκευάζεται ABCV.
Ib. πυροῦ B.
3. προσφερόμενος ἐπιχωρίως Gal.
Ib. ὀνομάζουσι δὲ αὐτόν G; δὲ ὀνομάζουσιν αὐτόν Gal.
4. ὁ μὲν οὖν θερμὸς ἐσθιόμενος] εἶναι δὲ χρὴ καὶ τοῦτον ἁπαλὸν καὶ τὸν ἄρτον ἔτι διαφυλάττοντα τὴν ἐκ τοῦ κλιβάνου θερμασίαν· ὁ μὲν οὖν οὕτω ὠπτημένος G et Gal. — 5. περισπούδαστον C.
6. ἀνηδέστερος AC.
7. τε ex emend.; δέ BVG et Gal.; δ' ἢ AC; om. C 2ª m.
8. μηδέ] δή G.
9-10. μὴ ἀπολείπεσθαι πολύ Gal.; ἀπολ. μὴ πολλῷ G.
10-11. τοῦτο τῆς G.
11. καὶ ὀλύρα καὶ κριθή Gal.
12. καὶ γὰρ ἐξ G et Gal.

ὕδατος ἑψηθὲν ἐσθίεται κατὰ τὸν ὑπὸ τῶν ἀγροίκων ὀνομαζόμενον ἀπόθερμον, ἐμβαλλομένου σιραίου· καί ποτε καὶ μετὰ
6 ἁλῶν ἐσθίεται. Τὴν δὲ εὐγενεστάτην ὄλυραν, ὅταν ὡς χρὴ πτί-
σσωσιν, τὸν ὀνομαζόμενον τράγον ποιοῦσιν, ᾧ πολλοὶ χρῶνται
διὰ ὕδατος ἕψοντες, εἶτα τὸ μὲν ὕδωρ ἀποχέοντες, ἐπιχέοντες
δὲ σίραιον ἢ οἶνον γλυκὺν ἢ οἰνόμελι· παρεμβάλλουσι δὲ καὶ
κώνους ἐν ὕδατι διαβεβρεγμένους, ὡς ἐπὶ πλεῖστον ἐξῳδηκέναι.

ιδ'. Περὶ βρόμου.

Al. fac. I, 14; p. 522-3.

1 Τοῦτο τὸ σπέρμα τροφὴ ὑποζυγίων ἐστὶν, οὐκ ἀνθρώπων, εἰ μή ποτε ἄρα λιμώττοντες ἀναγκασθεῖεν ἐκ τούτου τοῦ σπέρματος ἀρτοποιήσασθαι· χωρὶς δὲ λιμοῦ διὰ ὕδατος ἑψηθὲν ἐσθίεται μετὰ οἴνου γλυκέος, ἢ ἑψήματος, ἢ οἰνομέλιτος ὁμοίως

qu'on s'en sert à tout autre usage; après l'avoir fait bouillir dans
l'eau, on le mange aussi avec la sauce appelée par les paysans *apo-
thermon*, en y ajoutant du vin doux cuit; quelquefois aussi on le
6 mange avec du sel. Le grand épeautre de qualité supérieure, s'il
est bien mondé, fournit ce qu'on appelle le *tragos*, dont beaucoup
de gens font usage lorsqu'il a été bouilli avec de l'eau; ils jettent
ensuite l'eau et versent dessus du vin nouveau cuit, du vin d'un
goût sucré ou du vin miellé; on y ajoute aussi des pignons macérés
dans l'eau jusqu'à ce qu'ils se soient gonflés considérablement.

Du *tragos*.

14. DE L'AVOINE.

Manière de préparer l'avoine.

1 L'avoine sert à la nourriture du bétail et non à celle de l'homme, à moins qu'on ne soit forcé par la famine à en faire du pain; mais, lorsqu'il n'y a pas de famine, on la mange après l'avoir fait bouillir dans de l'eau, avec du vin d'un goût sucré, du vin nouveau cuit

2. ὑπόθερμον BV.
Ib. βαλλομένου ABC 2ª m. V.
3. ἁλὸς C 2ª m.; ὅλων ABV; ὅλον C.
Ib. ἐσθίεται ἑψόμενον C.
4. πολύ V.
5-6. ἐπιχέοντες σίραιον ACV; ἐπιχέουσι δὲ σ. B.
6. οἰνομέλιτι G.
7. ἐπὶ τὸ πλεῖστ. Gal.; πλεῖστον G.
Ch. 14; l. 8. τῶν ὑποζυγ. ABCV.
9. λιμώττοντες ἐσχάτως G et Gal.
Ib. ἀναγκασθῶσι ABCV.
10. ἀρτοποιεῖσθαι Gal.; ἀρτοποιῆσαι G.
10-11. εὐσθίεται A.
11. ἢ οἰνομέλιτος om. C.

τῇ τίφῃ. Θερμότητος δὲ ἱκανῆς μετέχει παραπλησίως ἐκείνῃ, 2
καίτοι γε οὐχ ὁμοίως αὐτῇ σκληρὸν ὑπάρχον· διὸ καὶ τροφὴν
ἐλάττονα παρέχει τῷ σώματι· ἄλλως δέ ἐστιν ἀηδὴς ὁ ἐξ αὐτοῦ γινόμενος ἄρτος, οὐ μὴν ἐπισχετικὸς γαστρὸς, ἢ προτρε-
πτικός.

ιε' Περὶ κέγχρου καὶ ἐλύμου, ὃν καὶ μελίνην ὀνομάζουσιν.

Al. fac. I, 15; p. 523-4.

Γίνεται μὲν ἄρτος ποτὲ καὶ ἐκ τούτων, ὅταν ἀπορία κατα- 1
λάβῃ τῶν προγεγραμμένων σιτηρῶν ἐδεσμάτων, ὀλιγότροφος
δέ ἐστι καὶ ψυχρὸς, καὶ δῆλον ὅτι κραῦρός τε καὶ ψαθυρός·
εἰκότως οὖν ὑγραινομένην γαστέρα ξηραίνει. Τὸ δὲ ἄλευρον 2
ἕψοντες αὐτῶν ἐν τοῖς ἀγροῖς, εἶτα πιμελὴν χοιρείαν ἢ ἔλαιον
ἀναμιγνύντες ἐσθίουσιν. Κρείττων δέ ἐστιν ἐλύμου κέγχρος εἰς 3

Propriétés de l'avoine.

ou du vin miellé, de la même manière que le petit épeautre. Ainsi 2
que ce dernier, l'avoine est pourvue d'unc chaleur assez considérable, quoiqu'elle ne soit pas dure comme le petit épeautre; aussi
donne-t-elle moins de nourriture; du reste, le pain d'avoine est
désagréable; mais il ne resserre ni ne relâche le ventre.

15. DU PETIT MILLET ET DU GRAND MILLET, QU'ON APPELLE AUSSI *MELINE*.

Du pain de millet.

Quelquefois on fait aussi du pain avec ces graines, quand il y a di- 1
sette des céréales dont nous venons de parler; mais ce pain est peu
nourrissant et froid; il est friable et cassant; aussi n'est-il pas éton-
nant qu'il dessèche le ventre relâché. Dans la campagne, on fait 2
bouillir la farine de millet, et on y mêle ensuite, pour la manger,

Propriétés du millet.

de la graisse de porc ou de l'huile. Le petit millet est, sous tous les 3

1. Θερμότητι G.
Ib. ἱκανῶς G et Gal.
2. γε om. Gal.
Ib. σκληρόν] ὀχληρόν AB.
Ib. ὑπάρχει G.
3. καὶ ἄλλως δέ G et Gal.
Ib. ἐξ om. C.
4. γενόμενος G et Gal.
Ib. ἐπεσχετικὸς γαστρός C; ἀπεσχετικὸς ἰαστρός A.
CH. 15. Tit. Π. κέγχρου .... ὀνομάζουσιν] Π. πίστου O. — Ib. μελίνην C.
6-7. Γίνεται .... ἐδεσμάτων] πίστος καὶ κέγχρος O.
7. σιτηρίων B.
8. ἐστὶ ψυχρὸς καὶ ξηρὸς δῆλον G.
Ib. καῦρός G; χαῦρός A 1ª m.
Ib. τε] ἐστὶ Gal.
11. ἀναμιγνύτες A.
Ib. ἐσθιόεισι B.

πάντα· καὶ γὰρ ἡδίων εἰς ἐδωδὴν, καὶ δύσπεπῖος ἧτῖόν ἐσῖι,
4 καὶ ἧτῖον ἐπέχει γασῖέρα καὶ μᾶλλον τρέφει. Καὶ μετὰ γάλακτος δὲ ἐνίοτε τὸ ἄλευρον αὐτῶν ἑψήσαντες ἐσθίουσιν, ὥσπερ τὸ τῶν πυρῶν, οἱ ἄγροικοι· καὶ δῆλον ὅτι τὸ ἔδεσμα τοῦτο τοσούτῳ κρεῖτῖόν ἐσῖιν ἐσθιόμενον, ὅσῳ καὶ τὸ γάλα εἰς εὐχυμίαν τε πολλὴν καὶ τἄλλα πάντα διενήνοχεν.

ιϛ'. Περὶ ὀρύζης.

1 Τούτῳ τῷ σπέρματι εἰς ἐπίσχεσιν γασῖρὸς χρῶνται, δυσπεπῖότερον δέ ἐσῖι χόνδρου καὶ τρέφον ἧτῖον.

Al. fac. I, 17; p. 525.

ιζ'. Περὶ φακῶν.

1 Στυπῖικὸν μὲν ἔχουσι τὸ λέμμα, τὴν δὲ οἷον σάρκα παχύ-

Ib. 18; p. 525-526.

rapports, meilleur que le grand, car il est plus agréable au goût, moins difficile à digérer, il resserre moins le ventre et il nourrit
4 davantage. Les paysans mangent aussi quelquefois la farine de millet après l'avoir fait bouillir avec du lait, de la même manière que la farine de froment; évidemment ce mets est d'autant meilleur à manger, que le lait est supérieur à ces grains, aussi bien sous le rapport de la grande bonté des sucs que sous tous les autres.

16. DU RIZ.

1 On emploie cette céréale pour resserrer le ventre, mais elle est plus difficile à digérer que l'*alica* et nourrit moins.

Propriétés du riz.

17. DES LENTILLES.

1 Leur écorce est astringente, mais ce qu'on appelle leur chair con-

Propriétés des lentilles.

1. γάρ om. Gal.
Ib. ἡδεῖον AC. — Ib. δύσπεπῖος ἧτῖόν ex emend.; δύσπεπῖον ἧτῖόν ABCVG; εὔπεπῖός Gal.
3. ἐνίοτε δέ G. — Ib. αὐτοῦ Gal.
4-5. τοῦτο τοσοῦτον C 2ª m. G; τούτων τοσοῦτον ABCV.
5. ἐσῖι καταμόνας αὐτό G et Gal.
Ib. ἐσθίειν G. — Ib. γάλα τῆς ἀμφοτέρων φύσεως G et Gal.
6. πολλήν om. G et Gal.
CH. 16; l. 7. Τοῦτο τὸ σπέρμα ABC 1ª m. V; Τῷ σπέρματι G et Gal.
7-8. δυσπεπῖότερον . . . . . ἧτῖον] δύσπεπῖον δέ ἐσῖιν ἔδεσμα Aët.
8. χόνδρῳ G.; χόνδρου ὃ λέγουσιν οἱ γρέκοι κουρκούτην O.
Ib. τρέφει Gal.
CH. 17. Tit. Π. φακῆς O.
9. μέν om. Gal.

DES ALIMENTS.

χυμόν τε καὶ γεώδη, καὶ βραχὺ μετέχουσαν αὐστηρᾶς ποιότητος, ἧς τὸ λέμμα πολλῆς μετέχει· χυλὸς δὲ ἐν αὐτοῖς ἐναντίος
τῷ στυπτικῷ· διὸ κἂν ἑψήσας τις αὐτοὺς ἐν ὕδατι προσενέγκηται τὸ ὕδωρ, ἡδύνας ἁλσὶν ἢ γάρῳ, καὶ μετὰ αὐτῶν ἐλαίῳ,
διαχωρητικὸν γίνεται τὸ πόμα. Δὶς δὲ ἑψηθέντων, ὡς εἴρηται, 2
τῶν φακῶν, ἡ ἐξ αὐτῶν σκευαζομένη φακῆ τὴν ἐναντίαν ἔχει
δύναμιν τῷ χυλῷ, ξηραίνουσα τὰ κατὰ γαστέρα ῥεύματα, καὶ
τόνον ἐντιθεῖσα τῷ στομάχῳ, καὶ τοῖς ἐντέροις καὶ συμπάσῃ τῇ
γαστρί. Ἡ δὲ ἀφῃρημένη τὸ λέμμα φακῆ τὸ μὲν ἰσχυρὸν τῆς 3
στύψεως ἀπόλλυσι, τροφιμωτέρα δὲ γίνεται τῆς ἀπτίστου, πα-
χύχυμός τε οὖσα καὶ βραδύπορος, οὐ μὴν ξηραντική γε τῶν

Différences de l'écorce et de la chair des lentilles.

tient des humeurs épaisses; elle est terreuse et possède des propriétés
un peu âpres, propriétés dont l'écorce jouit au suprême degré;
mais le suc que les lentilles contiennent est le contraire de l'astringent; voilà pourquoi on peut préparer avec elles une boisson qui
relâche le ventre, si on les fait bouillir dans de l'eau, et qu'on donne
cette eau à boire, en l'assaisonnant avec du sel ou du garon et en y
ajoutant de l'huile. Bouillies deux fois, comme nous l'avons déjà dit, 2
les lentilles ont des propriétés opposées à celles de la décoction,
car elles arrêtent les flux de ventre et donnent du ton à l'orifice
de l'estomac, aux intestins et à tout le ventre. Les lentilles privées 3
d'écorce perdent l'astringence prononcée qu'elles avaient et deviennent alors plus nourrissantes, puisqu'elles contiennent des humeurs épaisses et qu'elles passent lentement; mais elles ne tarissent

1. μετέχουσιν A; τι ἔχουσαν Gal.
2. πολύ G.
Ib. χυλός ex em.; χυμός Codd.
Ib. αὐτοῖς ἐστιν G et Gal.
3. κἄν] καί ABC.
Ib. αὐτούς om. B.
3-4. προενέγκηται C; πρενέγκηται A 1ª m.
4. μετά] ἐπί G.
5. τό om. Gal. — Ib. ἡψηθέντων ABC. — Ib. ὥσπερ Gal.
6. ἐξ αὐτῶν σκευαζομένη ἡ φακή AC; ἐξ α. σκ. φ. BV.
Ib. καὶ τήν Gal. — Ib. ἔχειν G.
7. γαστέραν V.
8. τὸν τόνον ABCV.
9. φακῆ Gal.; φακή ACVG et toujours; φακός B.
10. φύσεως ἤγουν τῆς στύψεως τροφιμ. G.
Ib. ἀπίστου AC; il en est de même un peu plus bas.
11. οὖσα καὶ κακόχυμος καὶ βραδύπορος Gal.

κατὰ αὐτὴν τὴν γαστέρα ῥευμάτων, ὥσπερ ἡ ἄπτιστος· ἔστι
δὲ καὶ κακόχυμον τοῦτο τὸ ἔδεσμα καὶ τὸν μελαγχολικὸν χυμὸν
4 ἐργαζόμενον. Τὴν δὲ ὄψιν ἀμβλύνει μὲν τὴν ὑγιεινῶς διακει-
μένην ὑπερξηραίνουσα, τὴν δὲ ἐναντίως ἔχουσαν ὀνίνησιν.

ιη'. Περὶ κυάμων.

Al. fac. I, 19; p. 529-31.

1 Σκευάζεται μὲν καὶ κατὰ ἑαυτὸ τὸ ἔτνος τῶν κυάμων, καὶ μετὰ
πτισάνης, ὅπερ σαρκοῖ τὴν ἕξιν οὐκ ἐσφιγμένῃ σαρκὶ, καθάπερ
τὸ χοίρειον κρέας, ἀλλὰ χαυνοτέρᾳ πως μᾶλλον· φυσῶδες δέ
2 ἐστιν ἔδεσμα, ὅπως ἂν σκευασθῇ. Τὴν δὲ οὐσίαν οὐ πυκνὴν καὶ
βαρεῖαν, ἀλλὰ χαύνην τε καὶ κούφην ἔχουσιν οἱ κύαμοι, καί
3 τι καὶ ῥυπτικὸν ἔχουσιν ὁμοίως πτισάνῃ. Ὄντος δὲ τοῦ τῶν

pas les fluxions vers les intestins, comme les lentilles non écorcées;
c'est, en outre, un mets qui contient de mauvaises humeurs et qui en-
4 gendre l'humeur atrabilaire. Les lentilles obscurcissent aussi la vue
quand l'œil est en bon état, en le desséchant outre mesure; mais
elles sont utiles quand l'œil est dans l'état contraire.

18. DES FÈVES.

De la purée de fèves à l'orge mondée.

1 On prépare la purée de fèves soit seule, soit avec de l'orge mondée; ce dernier mets donne un certain embonpoint, mais la chair
n'est pas ferme comme celle que donne le porc; elle est plutôt un
peu molle; la purée est flatulente, de quelque manière qu'on la
2 prépare. Les fèves n'ont pas une substance compacte et pesante, mais
spongieuse et légère, et elles ont quelque chose de détersif de même
3 que l'orge mondée. Quoique la purée de fèves soit déjà un mets

Propriétés des fèves en général.

1. κατὰ ....γαστέρα] κατὰ αὐτήν ABC 1ª m. V G; κατὰ τὴν γαστέρα Gal.
3. Τὴν μέν G.
4. ὑπερξηραίνουσαν G.
Ch. 18; l. 5-7. Σκευάζεται ..... μᾶλλον] κύαμος τὸ λεγόμενον φάβα αἵματος λεπτοτέρου γεννητικόν O.
5. μέν ABV; δέ C.
Ib. κυάμων BCV; κάμνων A.
6. ὅσπερ C.
Ibid. ἐσφιγμένῃ καὶ πεπυκνωμένῃ G; ἐσφ. τε καὶ πυκνῇ Gal.
7. χαυνότερον G.
8. ὅπως ἄν] κἂν ἐπὶ πλεῖστον ἑψηθῇ κἂν (Gal. καί) ὁπωσοῦν G et Gal.
9-10. καίτοι ABCV; *tamen* Ras.
10. ἔχουσαν G et Gal.
Ib. τῇ πτισάνῃ Gal.

κυάμων ἔτνους Φυσώδους, ἔτι καὶ μᾶλλον, ὅταν ὁλοκλήρους τις
αὐτοὺς ἑψήσας χρῆται, Φυσώδεις γίνονται. Φρυγέντες μέντοι 4
τὸ μὲν Φυσῶδες ἀποτίθενται, δυσπεπ7ότεροι δὲ καὶ βραδύποροι
γίνονται καὶ παχὺν χυμὸν εἰς τροφὴν ἀναδιδόασι τῷ σώματι.
Χλωροὶ δὲ ἐσθιόμενοι πρὶν πεπανθῆναί τε καὶ ξηρανθῆναι τὸ 5
κοινὸν ἁπάντων ἔχουσι τῶν καρπῶν, ὅσους πρὸ τοῦ τελειωθῆναι προσφερόμεθα, τροφὴν ὑγροτέραν διδόντες τῷ σώματι.

ιθ'. Περὶ πίσσων.

Al. fac. I, 21; p. 532.

Οἱ πίσσοι παραπλήσιόν τι κατὰ τὴν ὅλην οὐσίαν ἔχοντες 1
κυάμοις, ἐσθιόμενοί τε κατὰ τοὺς αὐτοὺς τρόπους, ἐν δύο τοῖσδε παραλλάτ7ουσιν, ὅτι τε Φυσώδεις ὁμοίως τοῖς κυάμοις οὐκ εἰσὶ, καὶ ὅτι τὴν ῥυπ7ικὴν δύναμιν οὐκ ἔχουσι, καὶ διὰ τοῦτο βραδυπορώτεροι κατὰ γασ7έρα τῶν κυάμων εἰσίν.

flatulent, les fèves bouillies et mangées entières donnent encore plus
de vents. Torréfiées, elles cessent d'être flatulentes, mais elles de- 4
viennent plus difficiles à digérer, ont de la peine à passer, et distribuent comme aliment une humeur épaisse. Si on les mange vertes, 5
avant qu'elles soient mûres et séchées, elles produisent le même effet que tous les autres fruits qu'on mange avant la maturité, c'est-à-dire qu'elles donnent au corps un aliment assez humide.

Des fèves vertes.

19. DES *POIS GRECS*.

Propriétés comparatives des *pois grecs* et des fèves.

Les *pois grecs* ressemblent un peu aux fèves, quant à leur subs- 1
tance considérée en général, et on les mange de la même manière; mais ils en diffèrent sous ces deux rapports : d'abord ils ne sont pas flatulents comme les fèves, et ensuite ils n'ont pas de propriété détersive; aussi traversent-ils plus difficilement le ventre que les fèves.

1. ὅτε ABCV.
2. αὐτούς om. G. — Ib. γένονται G.
3. δυσπεπ7ότατοι G et Gal.
4. εἰς τροφήν om. BV.
Ib. ἀνδιδόασι A.
5. τε om. G et Gal.
7. προσφερόμενοι G.
Ib. δίδονται G.
Ch. 19. Tit. Π. πίσσων ex emendatione; πισσῶν Codd. et ainsi touj.
8. Οἱ πισοὶ παραπλησίως G; παραπλήσιόν Gal. — Ib. ἔχουσι Gal.
9. τρόπους αὐτοῖς G et Gal.
Ib. δυσὶ τοῖσδε G; δυοῖν τοῖνδε Gal.
10. οὐκ εἰσὶ τοῖς κυάμοις G et Gal.
11. ὅτι τε Gal. — Ib. οὐκ om. C.
12. τῶν κυάμων κατὰ γασ7έρα Gal.
Ib. εἰσὶ μᾶλλον G.

κ'. Περὶ ἐρεβίνθων.

Al. fac. I, 22; p. 533-4.

1 Οὐχ ἧττον κυάμων ἐρέβινθοι φυσώδεις εἰσὶ, τρέφουσι δε οὐχ
ἧττον ἐκείνων, ἐπεγείρουσι δὲ καὶ τὰς πρὸς συνουσίας ὁρμὰς
2 ἅμα τῷ καὶ σπέρματος εἶναι γεννητικοί. Ὑπάρχει δὲ καὶ ῥυ-
πτικὴ δύναμις αὐτοῖς ἐπὶ πλέον ἢ τοῖς κυάμοις, ὥστε τινὲς ἐξ
αὐτῶν καὶ τοὺς ἐν νεφροῖς συνισταμένους λίθους ἐναργῶς θρύ-
πτουσιν· μέλανὲς δέ εἰσιν οὗτοι καὶ μικροὶ καὶ καλοῦνται κριοί·
3 βέλτιον δὲ τὸν χυλὸν αὐτῶν μόνον πίνειν ἕψοντας ἐν ὕδατι. Οἱ
δὲ χλωροὶ ὁμοίως πᾶσι περιττωματικοὶ τυγχάνουσι, καθάπερ
καὶ οἱ φρυγέντες τὸ μὲν φυσῶδες ἀποτίθενται, δυσπεπτότεροι
δὲ γίνονται καὶ σταλτικώτεροι, καὶ τροφὴν ἐλάττονα διδόασι
τοῖς σώμασιν.

20. DES POIS CHICHES.

Propriétés des pois chiches,

1 Les pois chiches ne sont ni moins flatulents ni moins nourrissants que les fèves, mais ils excitent les désirs vénériens en même
2 temps qu'ils engendrent du sperme. Ils possèdent une vertu détersive plus forte que les fèves; elle est si prononcée, qu'une certaine
espèce broie manifestement les calculs qui se forment dans les reins;
ce sont les pois chiches noirs et petits; on les appelle *béliers;* ce
qu'il y a de mieux dans ce cas, c'est d'en boire seulement la dé-
3 coction après les avoir fait bouillir dans de l'eau. Les pois chiches
verts contiennent une humeur excrémentielle comme toutes les
autres graines vertes; de même les pois chiches torréfiés cessent
d'être flatulents, mais ils deviennent moins digestibles et plus resserrants; ils fournissent moins d'aliment au corps.

– des pois chiches noirs,

– des pois chiches verts,

– des pois chiches torréfiés.

Ch. 20; l. 1. Οὐχ ἧττον] Ἰσχυρότερον G et Gal.

2. πρὸς τὰς συνουσίας ὁρμάς G; τὰς εἰς συνουσίαν ὁρ. AV; τὰς εἰ συνουσίαν ὁρ. B; τὰς συνουσίας ὁρ. C 1ª m.; εἰς τὰς μίξεις κινήσεις O.

3. πεπιστευμένος (car ils ont cette phrase au singulier) ἅμα τῷδε G et Gal.

3.4. θρυπτική O.

4. αὐταῖς B.

5. τούς] τοῦ B.

6. μέλανες] μαῦροι O.

Ib. καλούμενοι Gal.

7. τὸν χυμόν AB; τὸ ἀπόζεμα O.

Ib. ἑψῶντες C.

8. περιττωματικοί] ὑγρασίαν τοῖς σώμασι παρέχουσιν O.

9. φρυγόμενοι Gal.; φρυκτόμενοι G; ῥέβινθοι ὥσπερ καὶ οἱ κύαμοι O.

10. στασινώτεροι ABC 1ª m. V.

Ib. ἐλάττονα] παχυτέραν G et Gal.

κα'. Περὶ θέρμων.

Al. fac. I, 23; p. 535.

Θέρμος σκληρός ἐσῖι καὶ γεώδης τὴν οὐσίαν, ὥσῖε ἀνάγκη 1
δύσπεπῖον αὐτὸν εἶναι καὶ παχὺν γεννᾷν χυμὸν, ἐξ οὗ μὴ καλῶς ἐν ταῖς φλεψὶ κατεργασθέντος ὁ καλούμενος ἰδίως ὠμὸς
ἀθροίζεται χυμός. Ἔσῖι δὲ ὁ ἀπογλυκανθεὶς διὰ ἑψήσεως ἐδώ- 2
διμος τοῖς ἀποίοις ὁμοίως ὡς πρὸς αἴσθησιν, καὶ διὰ τοῦτο οὔτε
εἰς διαχώρησιν ἐπιτήδειος, οὔτε ἐφεκτικὸς τυγχάνων.

κϐ'. Περὶ τήλεως τῆς καὶ βουκέρως.

Ib. 24; p. 537-538.

Ὑπάγει γασῖέρα διὰ γάρου προεσθιομένη · ἐσθίεται δὲ καὶ 1
διὰ ὄξους καὶ γάρου, καὶ διὰ οἴνου δὲ καὶ γάρου καὶ ἐλαίου · καί

21. DES LUPINS.

Propriétés des lupins.

Le lupin est d'une substance dure et terreuse; il engendre donc 1
nécessairement une humeur épaisse; si cette humeur n'est pas bien
élaborée dans les veines, il y aura accumulation de l'humeur appelée proprement *crue*. Adouci par l'ébullition, le lupin devient 2
mangeable comme les substances sans qualité sensible, et cette ressemblance fait qu'il n'active ni ne retient les évacuations alvines.

Mode de préparation.

22. DU FENUGREC, QU'ON APPELLE AUSSI *CORNE DE BOEUF*.

Propriétés du fenugrec,

Il relâche le ventre, si on le mange au commencement du repas 1
avec du garon; on le mange également avec du vinaigre et du garon;

CH. 21. Tit. Π. θέρμων ἢ τῶν λουπηναρίων G; Π. λουπιναρίων O.

1. θέρμος ABV Ras.; om. C.

Ib. σκληρός] θερμὸς καὶ ξηρὸς, μᾶλλον δὲ καὶ σκληρός G.

Ib. τῇ οὐσίᾳ G.

3. φλὲψ κατεργασθέντος C 1ª m.; πέψεσι μὴ κατεργασθέντα καὶ ἐν ταῖς φλεψί G.

Ib. ὠμός om. AB.

4-5. ἀπογλυκανθεὶς ......ὡς C marg.; ἐσῖὶ δὲ ὁ ἐδώδιμος τῶν ἀποίων (B ἀποιήων) ABC 1ª m. V; ἐσῖὶ δὲ ὁ ἐσῖιν ἐδώδιμος τοῖς ἀποίοις ὁμοίως C 2ª m; ἐπὶ δὲ (G aj. κατά) τὴν σκευασίαν ἀποτιθέμενος (Gal. aj. ἅπαν) ὅσον εἶχε (G aj. φύσει) πικρὸν ὅμοιος γίνεται τοῖς ἀποίοις ὡς G et Gal.

5. οὔτε om. V.

5-6. οὔτε ....οὔτε] μήτε ..... μήτε Gal.; μηδὲ ....μηδέ G.

6. ἐφεκτικὸς τυγχάνων] εἰς ἐπίσχεσιν ῥεούσης γασῖρός G et Gal.

CH. 22. Tit. τῆς om. C.

Ib. βουκαίρων ABC 1ª m. V; βουκέρως καὶ μοσχοσιτάρου G.

7. ἀποϐραχῦσα καὶ ἀπογλυκανθῦσα καὶ τρυφωθεῖσα ἡ τῆλις ὑπάγει O.

7-8. ἐσθίεται δὲ διά BV; ἢ διά O.

8. γάῤῥι B.

Ib. καὶ δι' οἰνογάρου G; ἢ δι' οἴνου καὶ γάρρου O.

τινες σὺν ἄρτῳ λαμβάνουσιν αὐτὴν, οὔτε κεφαλαλγὴν γινο-
2 μένην, ὥσπερ ἡ διὰ γάρου. Ἐσθίεται δὲ τῆλις καὶ πρὶν ἐκκαρ-
πῆσαι διὰ ὄξους καὶ γάρου, ἔνιοι δὲ καὶ ἔλαιον βάλλουσι μετὰ
3 ἄρτου· κεφαλαλγὴς δέ ἐσΊιν ἡ τοιαύτη. Χυλὸς δὲ ἑψηθείσης τῆς
τήλεως καὶ μετὰ μέλιτος λαμβανόμενος ἐπιτήδειός ἐσΊιν ὑπάγειν ἅπαντας τοὺς ἐν τοῖς ἐντέροις μοχθηροὺς χυμούς· ὅτι δὲ
καὶ ῥυπΊικῆς μετέχει δυνάμεως, πρὸς τὴν ἔκκρισιν παρορμᾷ
τὸ ἔντερον.

κγ'. Περὶ Φασήλων καὶ ὤχρων.

1 Καὶ ταῦτα τὰ σπέρματα, καθάπερ καὶ τὴν τῆλιν, ὕδατι

Al. fac. I, 25; p. 538-40.

ou avec du vin, du garon et de l'huile; quelques-uns le mangent
aussi avec du pain; alors il ne cause pas de mal de tête, comme
2 celui qu'on prend avec du garon. On mange aussi le fenugrec
avant qu'il n'ait fructifié, avec du vinaigre et du garon; d'autres
versent dessus de l'huile et le mangent avec du pain; pris de cette
3 manière, il cause de la céphalalgie. La décoction de fenugrec bue
avec du miel peut faire évacuer toutes les humeurs nuisibles qui se
trouvent dans les intestins; comme le fenugrec jouit aussi d'une
vertu détersive, il provoque les déjections intestinales.

et mode de préparation.

23. DES *PHASÈLES* ET DES GESSES À FLEUR JAUNÂTRE.

1 On mange également ces légumes comme le fenugrec, avant

Mode de préparation

1. αὐτήν om. BV.

2. ὡς A 1ª m.; ὥσπερ γε Gal.; ὥσπερ καί G.

2-3. ἐκκαρπίσαι τὸ Φυτὸν αὐτῆς G et Gal.

3. εἰς ὄξους καὶ γάρου C 1ª m.; εἰς ὄξος καὶ γάρον ABV; ἀποβαπΊομένου αὐτοῦ εἰς ὄξος καὶ γάρος G; ἀποβαπΊομένων αὐτὴν εἰς ὄξος καὶ γάρον Gal.

Ib. τοὔλαιον G et Gal.

3-4. βάλλουσι μετὰ ἄρτου] ἐπιχέοντες ὄψῳ χρῶνται σὺν ἄρτῳ προσφερόμενοι G et Gal.

4. κεφαλαλγὴς δέ ἐσΊιν ἡ τοιαύτη] τινὲς δὲ καὶ μετὰ ὄξους καὶ γάρου, κεφαλῆς δὲ ἅπΊεται καὶ ἥδε G et Gal.

Ib. Χυλῷ G.

4-5. ἑψηθεὶς τήλεως ABC 2ª m. OV, *Syn.* et *ad Eunap.*

5. καί om. G et Gal.

Ib. ἀναλαμβανόμενος G.

6-8. ὅτι . . . . . . ἔντερον] ἐσΊι δὲ καὶ εὐκοίλιος O.

7. πρὸς τήν ex em.; καὶ πρὸς τ. C 2ª m.; καὶ τ. C; ἐπὶ τ. ABVG Gal.

Ch. 23. Tit. Φαλήρων BV; πασίλων G; Φασούλου O; et ainsi partout; *phaselis* Ras.; G aj. λεγομένων παρὰ τῶν παλαιῶν.

Ib. ὤχρων] αὔχου O.

9. ταῦτα γοῦν (om. Καί) G.

Ib. τῇ τήν B.

διαβρέχοντες οἱ ἄνθρωποι μέχρι τοῦ φῦσαι ῥίζαν ἐσθίουσι πρὸ
τῆς ἄλλης τροφῆς ὑπαγωγῆς ἕνεκα γαστρὸς, ἐναποβάπτοντες
γάρῳ· τρόφιμον δὲ ἔχει τὸν χυμὸν, ὅταν ἀναδοθῇ πεφθέντα,
μᾶλλον τήλεως. Ἔστι δέ πως ταῦτα μέσα τῶν εὐχύμων τε καὶ 2
κακοχύμων, εὐπέπτων τε καὶ δυσπέπτων, βραδυπόρων τε καὶ
ταχυπόρων, ἀφύσων τε καὶ φυσωδῶν, ὀλιγοτρόφων τε καὶ
πολυτρόφων · οὐδὲ γὰρ οὐδὲ ποιότητά τινα δραστήριον ἔχει.

κδ'. Περὶ λαθύρων.

Al. fac. I, 26; p. 540.

Ἐσθίονται καὶ τῇ φακοπτισάνῃ παραπλησίως. Χυμὸν δὲ 1-2

des phasèles et des gesses jaunes;

les autres mets, pour relâcher le ventre; dans ce cas, on les fait
macérer dans de l'eau jusqu'à ce qu'ils poussent des racines, après
quoi on les trempe dans du garon; ils ont une humeur plus nourrissante que celle du fenugrec, pourvu qu'ils ne soient pas distribués dans le corps avant d'être convenablement digérés. Ces légumes 2
tiennent en quelque sorte le milieu entre les aliments qui renferment une bonne humeur et ceux qui en contiennent une mauvaise, entre ceux qui se digèrent facilement et ceux qui se digèrent
difficilement, entre ceux qui passent vite et ceux qui passent lentement, entre les flatulents et ceux qui ne le sont pas, entre ceux
qui nourrissent peu et ceux qui nourrissent beaucoup, car ils n'ont
aucune propriété active.

- leurs propriétés.

24. DES GESSES.

Mode de préparation

On mange les gesses comme la purée de lentilles à l'orge mon- 1

1. προδιαβρέχοντες G et Gal.; *præmacerantes* Ras.

Ib. ἄνθρωποι] ἔνιοι C; après ἄνθρωποι G place les mots καθάπερ καὶ τὴν τῆλιν, qu'il omet plus haut.

2. ὑπαγωγῶν C.

Ib. ἀποβάπτοντες C.

3. τόν om. G. — 4. μᾶλλον δέ G.

Ib. Ἐστὶ δέ πως ταῦτα μετά C 1ª m.; μέσα πώς ἐστιν ἐδέσματα G; μέσα πώς ἐστιν ἐδέσμ. ταῦτα Gal.

Ib. τῶν om. G et Gal.

4-5. εὐχύμων καὶ κακοχύμων A 2ª m.; εὐχύμων τε καὶ κακοχ. ταῦτα G; εὐχύμων seul. ABC 1ª m. OV.

6. φυσωδῶν τε καὶ ἀφύσων Gal.

7. ποιότητί τινα δραστικόν G; ποιότητα δραστήριον Gal.

Ch. 24; l. 8. φακῇ πτισάνην G.

Ib. παραπλησίως σκευάζοντες C 2ª m.

Ib. χυμόν ex emend.; χυλόν Codd.

ἔχουσι τῇ μὲν δυνάμει παραπλήσιόν πως ὤχροις τε καὶ Φασήλοις, παχύτερον δὲ τῇ συστάσει, καὶ διὰ τοῦτό γε αὐτὸ τροφιμώτεροί πως ἐκείνων εἰσίν.

κε'. Περὶ ἀράκων.

Al. fac. I, 27; p. 541.

1 Παραπλήσιον τοῦτο τὸ σπέρμα λαθύροις ἐστίν· καὶ γὰρ ἡ
χρῆσις ἅπασα καὶ ἡ δύναμις αὐτοῦ παραπλησία τῇ τῶν λαθύρων
ἐστὶ, πλὴν ὅσον σκληρότεροί τε καὶ δυσεψητότεροι, καὶ διὰ
2 τοῦτο καὶ δυσπεπτότεροι τῶν λαθύρων εἰσὶν οἱ ἄρακοι. Παρὰ
ἡμῖν δὲ ἄγριόν τι καὶ σκληρὸν καὶ στρογγύλον, ὀρόβου μικρότερον ἐν τοῖς δημητριακοῖς καρποῖς εὑρισκόμενον ὀνομάζουσιν ἄραχον διὰ τοῦ χ, καὶ ῥίπτουσιν αὐτὸν ἐκλέγοντες, ὥσπερ γε καὶ τὸν πελεκῖνον.

des gesses, leurs propriétés.

2 dée. Elles contiennent une humeur qui a les mêmes propriétés, mais qui est d'une consistance plus épaisse que celle des gesses à fleurs jaunâtres et des *phasèles :* c'est pour cela même que les gesses ordinaires sont en quelque sorte plus nourrissantes que ces dernières.

25. DES GESSES CHICHES.

Propriétés des gesses chiches.

1 Les gesses chiches sont semblables aux gesses ordinaires; aussi les
emploie-t-on exactement de la même façon; elles ont les mêmes propriétés, à cette exception près que les gesses chiches sont plus dures
et plus difficiles à cuire, et par conséquent plus difficiles à digérer
2 que les gesses ordinaires. Dans mon pays, on trouve dans les céréales une graine sauvage, dure et ronde, plus petite que l'ers, et
qu'on appelle ἄραχος avec un χ (*arachos*), [pour la distinguer des
gesses chiches désignées sous le nom d'ἄρακος avec un κ (*aracos*);]
on jette l'*arachos* après l'avoir trié de même que la securigère.

Distinction de l'*arachos* et de l'*aracos*.

1. πως] τοῖς Gal.
2. τῇ om. Gal.
Ib. αὐτό γε ταὐτό G; τοῦτό γε οὗτοι ABC 1ª m. V.
Ch. 25; l. 4. λαθύρους C; τῷ τῶν λαθύρων G et Gal.
Ib. καὶ γὰρ καὶ ἡ C 2ª m. G et Gal.
6. ὅσων A; ὅσῳ G.
7. ἄρακες G.
8. τι] τε ABV; om. C 1ª m. — Ib. στρογγύλον καὶ σκληρόν G Gal.
8-9. μακρότερον ABV; *longius* Ras.
9. δημητριδιοῖς C 1ª m.
Ib. εὑρίσκομεν ὄν ABCV.
10. ῥίπτουσί γε B; ῥίπτ. δέ V.
Ib. γε om. BVG et Gal.

κϛ'. Περὶ δολίχων ἤτοι Φασηόλων.

Al. fac. I, 28; p. 542-3.

Τούτους ἔνιοι λοβοὺς ὀνομάζουσιν, ἔνιοι Φασηόλους. Διαχω- 1-2
ρητικοὶ δέ εἰσι μᾶλλον τῶν πίσσων καὶ ἧσσον Φυσώδεις, καὶ
τρόφιμοι.

κζ'. Περὶ ὀρόβων.

Ib. 29; p. 546-547.

Ἐν λιμῷ ποτε μεγάλῳ κατὰ ἀνάγκην ἐσθίονται· ἧτ7ον δέ 1
εἰσι Φαρμακώδεις ἐν αὐτοῖς οἱ λευκοὶ τῶν πρὸς τὸ ξανθὸν ἢ
ὠχρὸν ἀφισ7αμένων. Οἱ δὲ ἀφεψηθέντες δὶς, ἀπογλυκανθέντες 2
τε διὰ ὕδατος πολλάκις ἀποτίθενται μὲν τὴν ἀηδίαν, ἀποτίθενται δὲ σὺν αὐτῇ καὶ τὴν ῥυπ7ικήν τε καὶ τμητικὴν δύναμιν,
ὥσ7ε ὑπολείπεσθαι τὸ γεῶδες αὐτῶν τῆς οὐσίας, ὃ χωρὶς πικρότητος ἐπιφανοῦς ἔδεσμα ξηραντικὸν γίνεται.

26. DES HARICOTS OU *PHASÉOLES.*

Noms et propriétés des haricots.

Les haricots sont appelés par quelques-uns *gousses*, par d'autres 1
phaséoles. Ils relâchent plus le ventre que les pois grecs, mais ils 2
sont moins flatulents; ils sont nourrissants.

27. DE L'ERS.

Propriétés et mode de préparation de l'ers.

Dans les grandes famines, on mange quelquefois de l'ers par 1
nécessité; l'ers blanc est moins nauséabond que celui qui tient du
jaune ou du jaune pâle. Si on le fait bouillir deux fois et qu'on le 2
fasse tremper plusieurs fois dans l'eau, il perd ce qu'il a de désagréable, mais il dépose en même temps ses propriétés détersives et incisives; aussi ne reste-t-il plus que la partie terreuse de sa substance, qui constitue alors un aliment desséchant sans amertume appréciable.

Ch. 26; l. 1. λαβούς C; om. C 2ᵃ m. 3. τροφιμώτεροι Gal.

Ch. 27; l. 4. ἐξ ἀνάγκης βιαίας G et Gal.

6. ἀφηψηθέν A; ἀφεψηθέν B; ἀφεψήσαντες G. — Ib. ἀποκλυκανθέντες A; ἀποκανθέντες C 1ᵃ m.

7. τε] δέ ABC 1ᵃ m. V.

Ib. διά] δέ G.

8. τε om. G.

κη'. Περὶ σησάμου καὶ ἐρυσίμου.

Al. fac. I, 30; p. 547-8.

1 Λιπαρὸν ἐστι τὸ τῶν σησάμων σπέρμα· διὸ καὶ τάχιστα
κείμενον ἐλαιηρὸν γίνεται· διὰ τοῦτο οὖν ἐμπίπλησί τε τοὺς
ἐσθίοντας αὐτὸ ταχέως, ἀνατρέπει τε τὸν στόμαχον, καὶ βραδέως
πέττεται, καὶ τροφὴν δίδωσι τῷ σώματι λιπαράν· ἐπεὶ δὲ πα-
2 χύχυμόν ἐστιν, οὐδὲ διεξέρχεται ταχέως. Τὸ δὲ ἐρύσιμον ση-
σάμῳ κατὰ τὴν τοῦ σώματος οὐσίαν ὁμοιογενές πως ὂν ἀηδέ-
στερόν τέ ἐστι βρωθῆναι, καὶ τροφὴν ἧττονα δίδωσι τῷ σώματι,
καὶ πάντη χεῖρον ὑπάρχει· θερμὰ δέ ἐστι ταῖς κράσεσιν ἄμφω,
καὶ διὰ τοῦτο καὶ διψώδη.

28. DU SÉSAME ET DE L'*ÉRYSIMON*.

Propriétés du sésame,

1 La graine de sésame est grasse, aussi devient-elle bientôt huileuse lorsqu'on la conserve : c'est pourquoi elle rassasie vite ceux
qui la mangent, retourne l'orifice de l'estomac, se digère lentement
et donne un aliment gras au corps; comme elle contient une hu-
2 meur épaisse, elle ne passe pas rapidement non plus. Sous le rapport de la substance, l'*érysimon* est en quelque sorte de la même
espèce que le sésame, mais il est plus désagréable à manger, donne
moins d'aliment au corps, et il est plus mauvais sous tous les rapports; tous deux sont d'un tempérament chaud et donnent par conséquent de la soif.

- de l'*érysimon*.

Ch. 28. Tit. ἐρεσίμου B; ἐρυσίμου καρποῦ G.
1. Τὸ τῶν σησάμων σπέρμα λιπαρόν ἐστι G.
Ib. τάχιστον ACV.
2. κείμενον om. ABC 1ª m. V. Ras.
Ib. ἐλεκρόν A; ἐλεηρόν BV; ἐληρόν G; ἐλεκροῦ C 1ª m.
Ib. γοῦν G.
Ib. ἐμπίπλησί] χορτάζει O.
Ib. τε om. ABCV.
3. ἀνατρέπτει A.
Ib. τε] δέ Sim. Seth.
Ib. βραδέοες A.
4. πίπτεται A; πέπτεται C 2ª m. et Sim. Seth; πέπλεται C.
Ib. λιπαρόν A.
4-5. ἐπεὶ δὲ καὶ παχύχυμόν ἐστιν G; ἐστὶ δὲ παχύχυμον Gal.
5. οὐδέ] οὐκ G; καὶ διὰ τοῦτο οὐδέ Gal.
Ib. ἐξέρχεται G.
6. ὁμογενές G et Gal.
Ib. πως ὄν] ἦν G.
7. τέ] πώς G.
Ib. διδῶναι G.
8. παντί ABV.
Ib. τοῖς κράσεσι G; ταῖς κράσασι C.

κθ'. Περὶ μήκωνος σπέρματος.

Al. fac. I, 31; p. 548.

Τῆς ἡμέρου μήκωνος χρήσιμόν ἐσʼ͂ι τὸ σπέρμα ἐπιπατʼ͂όμενον ἄρʼ͂οις ὡς ἥδυσμα· βέλτιον δέ ἐσʼ͂ι τὸ λευκότερον σπέρμα τοῦ μελαντέρου, δύναμιν δὲ ἔχει ψυκτικήν· διὰ τοῦτο καὶ ὑπνωτικόν ἐσʼ͂ιν· εἰ δὲ πλέον ληφθείη, καὶ καταφορικὸν καὶ δύσπεπʼ͂ον· ἔτι τε τῶν ἐκ πνεύμονός τε καὶ θώρακος ἀναβηττομένων ἐπισχετικόν. 1
Ὠφελεῖ μέντοι τοὺς ἐκ κεφαλῆς καταρροϊζομένους λεπʼ͂ῷ ῥεύματι· τροφὴν δὲ οὐκ ἀξιόλογον παρέχει τῷ σώματι. 2

λ'. Περὶ λινοσπέρμου.

Ib. 32; p. 549.

Κακοσʼ͂όμαχόν ἐσʼ͂ι καὶ δύσπεπʼ͂ον τὸ λινόσπερμον, καὶ τρο- 1

29. DE LA GRAINE DE PAVOT.

Propriétés de la graine de pavot.

La graine du pavot cultivé est bonne comme assaisonnement, si on en saupoudre le pain; mais la graine blanchâtre est meilleure que la noirâtre; elle jouit d'une propriété refroidissante : c'est pourquoi elle fait dormir; et même, si on en prend trop, elle fait tomber dans la cataphora, et elle se digère difficilement; elle arrête encore l'expectoration des matières que la toux fait ordinairement rejeter de la poitrine et du poumon. 1
De plus elle convient à ceux qui ont une descente d'humeurs ténues de la tête, mais elle donne au corps un aliment peu abondant. 2

30. DE LA GRAINE DE LIN.

Propriétés de la graine de lin.

La graine de lin est mauvaise pour l'orifice de l'estomac et diffi- 1

Ch. 29. Tit. ἤτοι λεγομένου παπάβαρην σπέρματος G.
1. Τὸ τῆς G.
Ib. σπέρμα χρήσιμόν ἐσʼ͂ιν G Gal.
2. ἥδυμα G.
3. μελανοτέρου A; μελανωτέρ. BV; μελαινωκοτέρου C 1ᵃ m.; μέλανος G.
Ib. καὶ διὰ τοῦτο καὶ G et Gal.
4. δέ καὶ πλέον Gal.; δὲ καὶ πλεῖον G.
5. ἔτι δέ ABCV; ἐσʼ͂ι δὲ ὅτε G.
Ib. θώρακος καὶ πνεύμονος Gal.
Ib. ἀναματʼ͂ομένων G.
6. μέντοι] μέν G.
Ib. ἐκ τῆς κεφαλῆς C; ἐν τῇ κεφ. G.
Ib. καταροιζομένους BV; καταρραϊζομένους AC 1ᵃ m.
7. σώματι] σπέρματι C 2ᵃ m.
Ch. 30. Tit. Περὶ λίνου σπέρματος ὃ καὶ συνθέτως ὀνομάζουσι λινόσπερμον Gal.; περὶ λινοσπέρματος ὃ οἱ ἰδιῶται λινόσπορον λέγουσιν G.

φὴν ὀλίγην παρέχει τῷ σώματι, τῆς γασΊρὸς δὲ οὔτε τι κινητικὸν ἔχει, βραχὺ δέ τι τῆς οὐρητικῆς δυνάμεως μετέχει, καὶ μάλισΊα φρυχθέν.

λα'. Περὶ ὁρμίνου.

1 Χρῶνται μὲν αὐτῷ φρύγοντες καὶ λειοῦντες, ὡς ἄλευρον γενέσθαι, καὶ μιγνύντες μέλιτος, ὀλίγον δὲ ἔχει τρόφιμον.

Al. fac. I, 33; p. 549.

λϐ'. Περὶ καννάϐεως.

1 Τῆς καννάϐεως τὸ σπέρμα δύσπεπΊόν ἐσΊι καὶ κακοσΊόμαχον, καὶ κεφαλαλγὲς, καὶ κακόχυμον· θερμαίνει δὲ ἱκανῶς.

Ib. 34; p. 550.

λγ'. Περὶ ἄγνου σπέρματος.

1 Ἀφροδισίας ὁρμὰς ἐπέχειν πεπίσΊευται τὸ τοῦ ἄγνου σπέρμα·

Ib. 35; p. 550.

cile à digérer; elle donne peu d'aliment au corps, n'a rien qui relâche le ventre, mais elle possède une légère vertu diurétique, surtout si elle est torréfiée.

31. DE L'ORMIN.

1 On l'emploie après l'avoir torréfié, réduit en farine par la trituration et mélangé avec du miel; mais il contient peu de matière nutritive.

Mode de préparation de l'ormin.

32. DU CHANVRE.

1 La graine de chanvre est difficile à digérer et mauvaise pour l'orifice de l'estomac; elle cause de la céphalalgie, contient de mauvaises humeurs, mais elle échauffe fortement.

Propriétés du chanvre.

33. DE LA GRAINE DU GATILIER.

1 La graine du gatilier passe pour réprimer les désirs vénériens;

Propriété anaphrodisiaque du gatilier.

3. φρυγέν Gal.

Ch. 31; l. 4. καί] εἶτα G et Gal.

4-5. ὡς ἄλευρον γενέσθαι om. AB C 1ª m. V.

5. μιγνύντες (om. καί) ABV; μιγνύουσι δ' αὐτῷ Gal.; μιγνύου δ' αὐτῷ G.

Ib. μέλιτι G.

Ib. τὸ τρόφιμον Gal.

Ch. 32. Tit. Π. καναϐωκόκκου O.

6-7. κακοσΊόμαχον (O aj. ἐσΊι) κεφαλαλγές τε καὶ κακόχυμον ABCOV.

7. θερμαίνει ἱκανῶς καὶ ξηραίνει G.

Ch. 33; l. 8. Ἀφροδισίους ABV; Τὰς ἐπὶ ἀφροδισίοις G et Gal.

τροφὴν δὲ ὀλίγην δίδωσι τῷ σώματι, καὶ ταύτην ξηραίνουσαν μὲν καὶ ψύχουσαν, ἄφυσον δὲ ἱκανῶς· κατὰ πάντα οὖν ταῦτα τοῖς ἁγνεύειν ἀφροδισίων βουλομένοις ἐπιτήδειόν ἐστιν.

λδ'. Περὶ ἀφάκης καὶ βικίου.

Al. fac. I, 36; p. 550-1.

Τὸ σχῆμα τούτων ἔοικε τοῖς φακοῖς· ἐν λιμῷ δὲ ἐσθίουσιν 1
αὐτοὺς οἱ ἄνθρωποι, καὶ μάλιστα τοῦ ἦρος, ἔτι χλωρῶν ὄντων,
ὥσπερ ἐρέβινθόν τε καὶ κύαμον. Ἔστι δὲ οὐκ ἀηδῆ μόνον, ἀλλὰ 2
καὶ δύσπεπτα, καὶ σταλτικὰ γαστρὸς, καὶ κακόχυμα τυγχάνοντα, καὶ τοῦ μελαγχολικοῦ χυμοῦ γεννητικά.

λε'. Περὶ κολοκύνθης.

Ibid. II, 3; p. 561-3.

Ἑψηθεῖσα καλῶς ἡ κολοκύνθη σαφῆ ποιότητα χυμῶν οὐδε- 1

elle donne peu de nourriture au corps; celle qu'elle donne dessèche, refroidit et est presque complétement exempte de flatuosités; pour toutes ces causes, la graine du gatilier convient à ceux qui veulent vivre chastement.

34. DU JARSEAU ET DE LA VESCE.

Propriétés et mode de préparation du jarseau et de la vesce.

Ces graines ressemblent, par leur forme, aux lentilles; on en 1
mange en cas de famine, et surtout dans le printemps, quand elles
sont encore vertes, comme les pois chiches et les fèves. Elles ne sont 2
pas seulement désagréables au goût, mais encore difficiles à digérer; elles resserrent le ventre, contiennent de mauvaises humeurs, et engendrent l'humeur atrabilaire.

35. DE LA COURGE.

Propriétés

La courge bien bouillie n'a aucune qualité appréciable au goût; 1

1. καί om. Gal.
2. ψύχουσαν] θερμαίνουσαν Aët.
Ib. γοῦν G.
3. ἐπιτήδειον C.
Ch. 34. Tit. Π. ἀφάκης καὶ βικύρου G; Π. βίκου ABV; Π. βήχου C 1ª m.
4. τῶν σπερμάτων τούτων G et Gal.
Ib. φακοῖς] *fabis* Ras.
5. τοῦ ἦρος] ἐν οὔροις C.
6. ἐρεβίνθων τε καὶ κυάμων BCV G; ἐρεβίντων τ. κ. κυάμων A.
7. σΊατικά ABC 1ª m. V.
Ch. 35; l. 9. καλῶς om. CG et Gal.
Ib. κολοκύντη AV, et ainsi dans tout le chapitre.
Ib. ποιότητι G.

μίαν ἔχει, καὶ εἰκότως πολλοὺς ἐπιδέχεται τρόπους σκευασίας,
ὡς ἂν ἐν τῷ μέσῳ καθεστῶσα πασῶν τῶν ὑπερβολῶν· αὕτη μὲν
οὖν, ὅσον ἐπὶ ἑαυτῇ, τροφὴν τῷ σώματι δίδωσιν ὑγρὰν καὶ ψυχρὰν,
καὶ διὰ τοῦτο καὶ βραχεῖαν· ῥᾳδίως δὲ ὑπέρχεται κατὰ γαστέρα
τῷ τῆς οὐσίας ὀλισθηρῷ, πέττεται δὲ οὐ κακῶς, ὅταν γε μὴ
2 φθάσῃ διαφθαρῆναι. Ἡ δὲ ὀπτηθεῖσα καὶ ταγηνισθεῖσα τῆς μὲν
ἰδίας ὑγρότητος ἀποτίθεται πάμπολυ, τὸ δὲ ὑπόλοιπον αὐτῆς οὐδεμίαν ἰσχυρὰν ἐπικτᾶται δύναμιν, ὥσπερ οὐδὲ ὅταν ἁπλῷ ζωμῷ
σκευασθῇ· χαίρει δὲ εἰκότως ὀριγάνῳ διὰ τὴν ὑδατώδη ποιότητα.
3 Ἔνιοι δὲ κενοῦντες αὐτῆς τὸ σπέρμα κἄπειτα τὴν οἷον σάρκα
ξηραίνοντες ἀποτίθενται μὲν εἰς τὸν χειμῶνα, χρῶνται δὲ

Al. fac. II, 2; p. 559.

et mode de préparation des courges.

elle admet naturellement plusieurs modes de préparations, parce
qu'elle tient le milieu entre les extrêmes; ainsi, considérée en elle-
même, la courge donne au corps une nourriture humide et froide,
par conséquent peu abondante; elle traverse facilement le ventre,
parce que sa substance est glissante; elle ne se digère pas trop
mal, lorsqu'elle ne se corrompt pas dans l'estomac avant [la diges-
2 tion]. Torréfiée ou frite dans la poêle, elle perd une grande partie
de son humidité propre; mais ce qui reste de sa substance n'acquiert
aucune propriété active; il en est de même, si on la prépare avec
la sauce simple; on se trouve très-bien de l'accommoder avec l'ori-
3 gan, à cause de sa qualité aqueuse. Quelques personnes conservent
la courge pour l'hiver, après en avoir ôté les graines, et fait sécher
ce qu'on peut appeler sa chair; mais, ainsi préparée, elle ressemble

Des courges desséchées.

1. σκευασίαν C.
2. καθεστῶτα A.
3. οὖν om. ACG. — Ib. αὐτῇ V, et ainsi presque toujours.
4-5. ψυχρὰν, διά A.
Ib. τοῦτο βραχέα G.
Ib. ῥᾳδίως.....γαστέρα] καὶ εὐκοίλιον O; des substitutions analogues se rencontrent encore plusieurs fois dans ce manuscrit.
Ib. δέ om. G.
Ib. τὴν γαστέρα G et Gal.
5. πέττεσθαι G.
Ib. οὐ κακῶς] οὐκ ἀγεννῶς G.
6. ἑψηθεῖσα ABCV.
7. ἰδίας] οἰκείας BVG et Gal.
8. ἐν ἁπλῷ G et Gal.
9. ὀργάνῳ AC 1ª m. V; ὀργάγῳ B.
11. ξηράναντες ACVG.
Ib. τὴν χειμῶνα B.

πάντων μᾶλλον, ἢ ὡς κολοκύνθαις αὐταῖς· ἄχυλοί τε γὰρ γίνονται καὶ ξηραὶ, καττύμασι παραπλήσιαι.

λς'. Περὶ πεπόνων.

Al. fac. II, 4; p. 564-5.

Ἡ μὲν ὅλη φύσις αὐτῶν ψυχροτέρα ἐστὶ σὺν ὑγρότητι δαψι- 1
λεῖ, ῥυπτικὸν δὲ ἔχουσί τι· διὸ καὶ κινοῦσιν οὖρα καὶ διεξέρχονται κάτω τῶν κολοκυνθῶν καὶ τῶν μηλοπεπόνων μᾶλλον.
Τῆς δὲ οἷον σαρκὸς αὐτῶν τὸ σπέρμα ῥύπτει μᾶλλον, μοχθηρὸν 2
δὲ ἐργάζεται χυμὸν ἐν τῷ σώματι, καὶ μᾶλλον ὅταν μὴ καλῶς
πεφθῇ· τηνικαῦτα δὲ καὶ χολερικοὺς ἀποτελεῖν εἴωθεν· καὶ γὰρ

plutôt à tout autre chose qu'à de la courge; car elle n'a plus de suc et devient sèche comme de vieux souliers.

36. DES PASTÈQUES.

Propriétés des pastèques.

Par nature les pastèques sont un peu froides et pourvues d'une 1
humidité abondante, mais elles ont quelque chose de détersif; voilà
pourquoi elles poussent aux urines et passent plus facilement par le
bas que les courges et les melons. Leurs graines sont plus détersives 2
encore que ce qu'on peut appeler leur chair, mais elles engendrent
des humeurs nuisibles dans le corps, surtout si elles ne sont pas
bien digérées; dans ce cas, elles causent habituellement le *choléra;*
car la pastèque peut produire le vomissement, même avant qu'elle

Différences de la graine et de la chair.

Propriétés vomitives

1. παντί C 2ª m.; πάντα ABCV; αὐτῷ πάντες Gal. et le ms. cité à la marge de l'édition Junt. VII; *ipso* et *quo omnes* les deux anciennes versions citées au même endroit.

1-2. ὡς..... παραπλήσιαι] τινι τῶν ἐδωδίμων Gal.

Ib. ἄχυλα γὰρ γίνονται ταῦτα καὶ ξηρά G.

2. καττύμασι] ἤγουν δέρμασι C 2ª m.; *conditaris* vers. Junt.; *salgamariis vasculis* l'autre vers.

Ib. παραπλήσιον μᾶλλον G; παραπλήσιαι μᾶλλον ἤ τινες τῶν ἐδωδίμων Junt. marg.

CH. 36. Tit. Π. πεπόνων κηπευτῶν δυνάμεως G.

3. αὐτῶν] τῶν πεπόνων τοιγαροῦν G.

Ib. ἐστὶ ψυχροτέρα G. et Gal.

4. ῥυπτικόν] καθαρτικόν O.

4-5. ἐξέρχονται κάτω ABCV; διεξέρχεται κ. Gal.; ὑγραίνουσι τὴν κοιλίαν O.

5. τῶν τε κολοκυνθῶν G et Gal.; τῆς κολοκύνθης O.

Ib. καὶ μηλοπεπόνων Gal.

6. Τῆς δέ om. ABCV.

Ib. ῥύπτει] οὔρησιν κινεῖ O.

8. δὲ χολερικούς ABCV.

DES ALIMENTS.

καὶ πρὶν διαφθαρῆναι πρὸς ἔμετον ἐπιτήδειός ἐστι, καὶ πλείων γε βρωθεὶς, ἐὰν μή τις αὐτῷ τι τῶν εὐχύμων ἐδεσμάτων ἐπιφάγῃ, κινήσει πάντως ἔμετον.

λζ'. Περὶ μηλοπεπόνων.

Al. fac. II, 5; p. 566.

1 Οἱ μηλοπέπονες ἧττον τῶν πεπόνων εἰσὶν ὑγροὶ, καὶ ἧττον
κακόχυμοι, καὶ ἧττον οὐρητικοὶ καὶ ἧττον ὑπέρχονται κάτω, τὸ
2 δὲ εἰς ἔμετον ἐξορμᾷν ὁμοίως τοῖς πέποσιν οὐκ ἔχουσι. Πολὺ δὲ
ἀπολειπόμενοι τῶν εὐστομάχων ὀπωρῶν οὐκ ἔχουσι τῶν πεπόνων τὸ κακοστόμαχον.

λη'. Περὶ σικύων.

Ib. 6; p. 567.

1 Οὐρητικὸν μὲν ἔχουσί τι καὶ αὐτοὶ, καθάπερ καὶ οἱ πέπονες,

de la pastèque.

ne se soit corrompue [dans l'estomac], et, si on en mange abondamment, elle excitera à coup sûr des vomissements, à moins qu'on ne prenne après elle quelque mets qui contienne de bonnes humeurs.

37. DES MELONS.

Propriétés comparatives des melons et des pastèques.

1 Les melons sont moins humides que les pastèques, ils ont
moins de mauvaises humeurs, poussent moins aux urines, passent
moins facilement par le bas, et n'ont pas, comme elles, la faculté
2 d'exciter le vomissement. Quoiqu'ils soient de beaucoup inférieurs
aux fruits d'arrière-saison favorables à l'orifice de l'estomac, ils ne
sont pas aussi nuisibles à cette partie que les pastèques.

38. DES CONCOMBRES.

Propriétés

1 Ils ont quelque chose de diurétique aussi bien que les pas-

1. διαφθαρῆναι] ἀπεπτηθῶσιν O.
Ib. ἐπιτήδειον ABC 1a m. V.
Ib. καὶ πλείω γε ABC 1a m. V; καὶ πλέον γε Gal.; ἐπὶ πλεῖον οὖν G.
2. ἐάν om. A.
Ib. ἐπιφάγῃ ἐδεσμάτων Gal.
Ch. 37; l. 4. ἧττον μέν G; ἧττόν τε Gal.
5. ἧττον διουρητικοί G; οὐρητικοί (om. ἧττον) C 1a m.
6-7. πολλὰ δὲ ἀπολειπόμενα G.
7. ἀστομάχων C.
Ib. ὀπωρῶν τῶν ἄλλων O.
Ib. οὐκ om. A.
7-8. ἔχουσι τῶν πεπόνων τὸ κακοστόμαχον O; ἔχ. τὸ τῶν πεπ. κακ. A BCVG Gal.
Ch. 38. Tit. Π. σικύων ἤτοι ἀγγουρίων λεγομένων G; Π. ἀγγουρίων καὶ τετραγγουρίων O.
9. Οὐρητικὸν μέν] αἱ σικύαι δὲ οὐρητικόν G.
Ib. τι om. ABCV.
Ib. καί om. G et Gal.

Al. fac. II, 6; p. 569.

ἀλλὰ ἧτῖον ἐκείνων. Τοῖς δὲ καλῶς ϖέτῖουσιν αὐτοὺς, ὅταν 2
αὐτῶν ἄδην ἐμφορηθῶσι, χρόνῳ ϖολλῷ ψυχρὸν καὶ ἀμέτρως
ϖαχὺν χυμὸν ἀθροίζουσιν, οὐκ εὐπετῶς ἐπιδέξασθαι δυνάμενον
τὴν εἰς αἷμα χρησῖὸν ἀλλοίωσιν ἐν τῇ κατὰ τὰς φλέβας ϖέψει.

λθ′. Περὶ σύκων.

Ib. 8; p. 570-573.

Τὸ μὲν κοινὸν οὐ μόνον ὀπώραις ϖάσαις, ἀλλὰ καὶ τοῖς 1
ὡραίοις ὀνομαζομένοις καρποῖς ἔχει καὶ τὰ σῦκα, φυγεῖν οὐ
δυνηθέντα τὴν κακοχυμίαν οὐδὲ αὐτὰ, καίτοι τῶν ἄλλων ἁπάντων ὡραίων ἧτῖον αὐτῆς μετέχοντα. Πρόσεσῖι δὲ αὐτοῖς ἀγαθὰ 2
τὸ κατὰ γασῖέρα ϖορίμοις εἶναι καὶ τὸ διεξέρχεσθαι ῥᾳδίως

des concombres.

tèques, mais moins qu'eux. Pour ceux qui les digèrent bien, les 2
concombres engendrent, quand on en mange beaucoup à la fois
et longtemps de suite, une humeur froide et démesurément épaisse,
laquelle ne saurait subir facilement, pendant la coction qui se fait
dans les veines, la transformation en sang de bonne qualité.

39. DES FIGUES.

Propriétés des figues fraîches.

Les figues possèdent les propriétés communes non-seulement 1
à tous les fruits de l'arrière-saison, mais à tous ceux qu'on appelle fruits d'été; elles ne sauraient échapper non plus à l'inconvénient d'engendrer des humeurs de mauvaise nature, quoiqu'elles participent moins à cette propriété que tous les autres fruits
d'été. Elles ont l'avantage de traverser rapidement les intestins et 2
de parcourir facilement tout le corps, car elles ont une faculté dé-

1. δέ] μέντοι C 2ª m.
Ib. ϖέπῖουσι C.
1-2. ὅταν .... ἄδην] ὅτ. αὐτ. ἄρδην A B C 1ª m. V; θαρσήσαντες C marg.; ὅταν αὐτῷ τούτῳ θαρσήσαντες ἀδ. Gal.; ὅτ. αὐτὸ τοῦτο θ. ἀδ. G; ὅτ. αὐτὸ τοῦτο θαῤῥήσ. ἀδεῶς αὐτῶν Aët.
2. ἐμφορήσωνται G et Gal.
Ib. ψυχρόν om. C.
Ib. ἀμέτρως] μετρίως G et Gal.
3. χυμὸν ἀθροίζουσι] ἀθροίζεσθαι συμβαίνει κατὰ τὰς φλέβας χυμόν G et Gal. — Ib. εὐπέπῖως G.
Ib. ἔτι δέξασθαι Gal.
4. αἷμα] ἅμα B text.
Ch. 39; l. 5. ἁπάσαις G et Gal.
6. καὶ τά] κατά B.
Ib. φαγεῖν A B V.
8. ἧτῖον αὐτῶν C; ἧτῖονα αὐτῶν A B V.
9. τό τε κατά C 2ª m. G et Gal.
Ib. ϖορίμους C.

DES ALIMENTS

3 ὅλον τὸ σῶμα· καὶ γάρ τι καὶ ῥυπτικὸν ἀξιόλογον ἔχει. Τροφὴν
δὲ ἁπασῶν τῶν ὀπωρῶν ὀλίγην τῷ σώματι διδουσῶν, ἧττον
ἁπασῶν τοῦτο τὰ σῦκα πέπονθεν, οὐ μὴν ἐσφιγμένην γε καὶ
ἰσχυρὰν ἐργάζεται τὴν σάρκα, ἀλλὰ ὑπόσομφον, ὥσπερ ὁ κύα-
μος· ἐμπίπλησί γε μὴν φύσης καὶ αὐτὰ τὴν γαστέρα, τῷ τάχει
4 δὲ τῆς διεξόδου τὴν φῦσαν ὀλιγοχρόνιον ἐργάζεται. Τὸ δὲ ἀκριβῶς πέπειρον σῦκον ἐγγὺς τοῦ μηδὲ ὅλως βλάπτειν ἥκει παραπλησίως ταῖς ἰσχάσι, πολλὰ μὲν ἐχούσαις τὰ χρήσιμα,
μοχθηρὸν δέ τι τοῖς πλεονάζουσιν ἐν αὐταῖς· οὐ πάνυ γὰρ
αἷμα γεννῶσι χρηστόν, ὅθεν αὐταῖς καὶ τὸ τῶν φθειρῶν πλῆ-
5 θος ἕπεται. Δύναμιν δὲ ἔχουσι λεπτυντικήν τε καὶ τμητικήν,
διὰ ἣν καὶ τὴν γαστέρα πρὸς ἔκκρισιν ἐξορμῶσι καὶ νεφροὺς
ἐκκαθαίρουσιν, ἥπατι δὲ καὶ σπληνὶ φλεγμαίνουσι μέν εἰσι

3 tersive assez notable. Tous les fruits d'arrière-saison donnent peu
d'aliment au corps, mais les figues ont cet inconvénient moins que
tous les autres; cependant les figues, comme les fèves, ne produisent
pas une chair compacte et ferme, mais tant soit peu spongieuse;
il est vrai qu'elles remplissent aussi le ventre de flatuosités, mais
la rapidité de leur passage fait que ces flatuosités ne persistent pas
4 longtemps. Les figues parfaitement mûres causent à peine quelque
dommage; il en est de même pour les figues sèches qui ont beaucoup d'avantages, quoiqu'elles aient quelque inconvénient pour
ceux qui en usent abondamment, car elles forment un sang qui
n'est pas tout à fait de bonne qualité; voilà pourquoi elles entraînent
5 à leur suite une multitude de pous. Elles jouissent d'une faculté
atténuante et incisive qui excite le ventre à évacuer les excréments, et qui purge les reins; elles sont nuisibles au foie et à la

Propriétés des figues sèches.

Action des figues fraîches et sèches sur les viscères.

1. τι] τοι Gal.
3. τούτων G.
Ib. γε] τε G; τε ται C.
4. ὁ om. Gal.
5. ταῦτα Gal.
Ib. τὸ τάχος G.
6. φύσιν C. — Ib. ἐργάζονται Gal.
6-7. πέπειρον ἀκριβῶς G et Gal.; πάνυ ὥριμον O.
7. τοῦ] τῶν A 1ª m.
7-8. παραπλησίους A; παραπλήσιον ἤδη G et Gal.
9. δέ τι ex em.; δ' ἐστὶ C 2ª m. Gal.; δέ τινα G; δ' ἐχούσαις τι ABCV.
10. ἐν αὐτοῖς G.
11. ἔχει Gal.
13. σπληνός G.
Ib. μέν εἰσι δέ ACG.

βλαβεραὶ, καθάπερ καὶ τὰ σῦκα, τῷ κοινῷ λόγῳ τῶν γλυκέων
ἁπάντων ἐδεσμάτων τε καὶ πομάτων, οὐ κατὰ ἰδίαν τινὰ δύναμιν ἐξαίρετον· ἐμπεφραγμένοις δὲ καὶ σκιῤῥουμένοις αὐταὶ
μὲν κατὰ ἑαυτὰς οὐδὲν οὔτε εἰς ὠφέλειαν οὔτε εἰς βλάβην ἐργάζονται, μιγνύμεναι δὲ τοῖς τέμνουσί τε καὶ ῥύπτουσι φαρμάκοις οὐ μικρὸν ὄφελός εἰσιν. Ὅσοι δὲ μετά τινος τῶν παχυ- 6
νόντων ἐδεσμάτων ἐσθίουσι τά τε σῦκα καὶ τὰς ἰσχάδας, οὐ
μικρὰ βλάπτονται.

μ'. Περὶ σύκων, ἐκ τῶν Ῥούφου.

Σῦκα τῆς μὲν ἄλλης ὀπώρας ἐσΊὶ κρείσσω, βλάβην δὲ καὶ 1

rate, quand ces organes sont enflammés; il en est de même des
figues fraîches, non qu'elles possèdent une faculté particulière, mais
parce qu'elles rentrent dans la règle commune à tous les aliments
et à toutes les boissons d'un goût sucré; mais, quand les organes
susdits sont affectés d'obstruction ou de squirrhe, les figues sèches
prises toutes seules ne leur font ni bien ni mal; elles leur font, au
contraire, un bien notable, si on les mêle aux médicaments incisifs
et détersifs. Ceux qui mangent les figues fraîches ou sèches avec des 6
aliments incrassants se font un mal considérable.

40. DES FIGUES.
(Tiré de Rufus.)

Des figues

Les figues sont meilleures que les autres fruits d'arrière-saison, 1

1. τῶν καὶ γλ. G.
2. τε om. Gal.
Ib. οὐ] ἐν A; ὂν 2ª m.
2-3. δύναμιν ἐροῦμεν G.
3. ἐμπεφραγμένους δὲ καὶ σκιῤῥουμένους C; ἐκπεφραγμένοις δὲ καὶ σκιῤῥουμένοις B; ἐκπεφραγμένους δὲ καὶ σκιρουμένους A; ἐμπεφραγμένοις δὲ καὶ σκληρουμένοις O; ἐμπεφραγμένοις δὲ ἐσκληρυμένοις G; σκιῤῥουμένοις Aët.
Ib. αὗται G et Gal.
4. καὶ κατά G.
Ib. ὄφελος Gal.
4-5. ἐργάζονται μέγα G.
5-6. μιγνύμεναι . . . . . φαρμάκοις] μετὰ ὑσσώπου ἢ βλησκουνίου ἐσθιώμενα O.
5. μεμιγμέναι Gal.
Ib. τε] καὶ λεπΊύνουσι G et Gal.
6. σμικρόν G et Gal.
Ib. ἐσΊίν Gal.
6-7. τινος . . . . ἐδεσμάτων] ἄλλων βρωμάτων O.
Ib. παχυνόντων om. ABC 1ª m. V.
7. τε om. Gal.
Ib. ἐσχάδας C.
8. σμικρά G et Gal.

Matth. 165.

DES ALIMENTS.

2 ταῦτα ἔχει τινά. Αἱ δὲ ἰσχάδες ἱκανῶς τρέφειν σῶμα δύνανται·
3 οἱ γοῦν παλαιοὶ τοῖς ἀθληταῖς ἰσχάδας ἐσθίειν παρεῖχον. Πυθαγόρας δὲ πρῶτος ὑπήλλαξε τὴν προσφορὰν, κρέα δοὺς Εὐρυμένῃ τῷ Σαμίῳ· καὶ οὕτως μετέπεσεν ἡ δίαιτα.

μα'. Περὶ σ7αφυλῆς, ἐκ τῶν Γαληνοῦ.

Al. fac. II, 9; p. 573.

1 Σῦκα καὶ σ7αφυλαὶ τῆς ὀπώρας ὥσπερ κεφάλαιόν εἰσιν· καὶ γὰρ τρέφει μᾶλλον ἁπάντων τῶν ὡραίων ταῦτα καὶ ἥκισ7ά ἐσ7ι κακόχυμα, καὶ μάλισ7α ὅταν ἀκριϐῶς ᾖ πέπειρα· οὐ μὴν ἰσχυρά γε καὶ πυκνὴ σάρξ ἐσ7ιν ἡ ἐξ αὐτῶν γεννωμένη, ἀλλὰ
2 χαύνη καὶ πλαδαρά· διὸ καὶ ταχέως προσ7έλλεται. Ἧτ7ον δὲ

2 cependant elles ont aussi quelque inconvénient. Les figues sèches peuvent nourrir suffisamment le corps; aussi les anciens les don-
3 naient-ils à manger aux athlètes. Pythagore fut le premier qui changea cette alimentation, en faisant manger de la viande à Eurymène de Samos; c'est ainsi que ce régime a été modifié.

comme aliment des athlètes.

Pythagore.

41. DU RAISIN.
(Tiré de Galien).

Propriétés comparatives des figues et des raisins.

1 Les figues et les raisins sont, pour ainsi dire, à la tête des fruits d'arrière-saison; car ils nourrissent plus que tous les fruits d'été et ne sont guère capables d'engendrer des humeurs viciées, surtout quand ils sont bien mûrs; seulement la chair qu'ils forment n'est pas ferme et dense, mais spongieuse et humide; voilà pourquoi
2 l'embonpoint qu'ils produisent disparaît rapidement. Les raisins

Ch. 40; l. 2-3. Πυθαγόρας ex emend.; γόρα Codd.
3. κρέα δούς ex emend. Matth.; κρεαδοῦς Codd.
3-4. Εὐρυμένῃ ex emend.; Εὐραμένῃ Codd.; Εὐρασμένει Gr.
Ch. 41. Tit. σ7αφυλῆς] σ7αφυλῶν καὶ ὄμφακος G Gal.; σύκου καὶ σ7αφυλῆς O.
5. Αἱ σύκειαι G.
5. τῆς ὀπώρας] πασῶν ὀπωρῶν G.
Ib. ὅτι περ ABC 1ª m. V; om. G.
5-6. τρέφει γάρ (om. καί) G; καὶ τρέφουσι Gal.
7. ἐσ7ὶ καί ABC; εἰσί G; omittit Gal.
8. ἡ σάρξ Gal.
Ib. γινομένη G et Gal.
9. καὶ χαύνη Gal.
Ib. περισ7έλλεται G.

τῶν σύκων αἱ σταφυλαὶ τρέφουσι, μέγιστον δὲ αὐταῖς ἀγαθὸν
ὑπάρχει τὸ ταχέως ὑπέρχεσθαι· διὸ κἂν ἐπισχεθῶσί ποτε,
βλάπτουσιν ἱκανῶς, οὐκ ἐχόντων τοῦτο τῶν πεπείρων σύκων·
εἰ γὰρ καὶ μὴ διαχωρήσαιεν ἀξιολόγως, πεφθείη δὲ ἐν γαστρὶ
καλῶς, ἀβλαβῆ τροφὴν δίδωσι τῷ σώματι. Ταῖς σταφυλαῖς δὲ 3
οὐδέτερον ὑπάρχει τούτων· οὔτε γὰρ πέττονται καλῶς ὅταν
ἐπισχεθῶσι, καὶ κατὰ τὴν εἰς ἧπάρ τε καὶ φλέβας ἀνάδοσιν
ὠμὸν γεννῶσι χυμὸν, οὐ ῥᾳδίως εἰς αἷμα μεταβαλλόμενον.
Al. fac. II, 9; p. 575. Μᾶλλον δὲ ὑπέρχεται διὰ γαστρὸς, εἰ ἄνευ τῶν γιγάρτων αἱ 4
ῥᾶγες καταπίνονται· τὰ γὰρ γίγαρτα στύφει, ἄπεπτα καὶ ἀμε-
Ib. p. 577. τάβλητα τυγχάνοντα. Τῶν δὲ ἀποτιθεμένων τονωτικὴ μὲν ἐκλύ- 5
του γαστρός ἐστιν ἡ ἐν τοῖς στεμφύλοις συντιθεμένη, καὶ τοὺς

nourrissent moins que les figues; leur plus grand avantage c'est de passer vite; pour cette raison ils font beaucoup de mal, si par hasard ils sont retenus, inconvénient que n'ont pas les figues mûres; car, lors même qu'il n'en passe pas beaucoup et qu'elles sont bien digérées dans l'estomac, elles fournissent au corps un aliment irréprochable. Les raisins ne possèdent ni l'un ni l'autre de ces avan- 3
tages, car, ils ne se digèrent pas facilement, s'ils sont retenus; et, pendant la distribution qui se fait dans le foie et dans les veines, ils engendrent une humeur crue qui ne se change pas facilement
en sang. Le raisin passe plus vite encore, si on avale les grains 4
sans pepins, car les pepins sont astringents, se digèrent mal et ne
Divers modes de conservation s'assimilent pas. Parmi les raisins mis en réserve, celui qu'on con- 5
serve dans le marc de raisins renforce l'estomac affaibli et ex-

1. καὶ μέγιστον ἀγαθὸν αὐταῖς G et Gal.
2. ὑπέρχεται C 1ª m.
3. πεπείρων om. ABC 1ª m. V Ras.
4. διαχωρήσαιεν ex emend.; διαχωρήσειεν G; διαχωρήσωσι ABCV; διαχωροῦσιν Gal.
4-5. πεφθείη δὲ ἐν τῇ γαστρὶ καλῶς G et Gal.; om. ABC 1ª m. V.
5. δίδωσι τροφήν G et Gal.
6. πέττονται] χωνεύονται O.
7. τὰς φλέβας ABCV.
9. ὑπάρχεται C.
Ib. τοῦ γιγάρτου G.
10-11. ἄπεπτα . . . . . τυγχάνοντα] καὶ ἀχώνευτα μένει O.
11. τονωτικά A.
11-12. ἔκλυτος γαστρός G; om. ABC 1ª m. V.
12. τοῖς] ταῖς ABC 1ª m.

ἀνορέκτους ἐπεγείρει πρὸς ἐδωδήν· οὐ μὴν ὑπέρχεταί γε κατὰ γαστέρα, καί, εἰ πλείων βρωθείη, κεφαλῆς ἅπτεται· ἡ δὲ ἐν τῷ γλεύκει συντιθεμένη ταύτης ἐστὶ μᾶλλον κεφαλαλγής· ἡ δὲ κρεμαστὴ οὔτε κεφαλὴν πλήττει, οὔτε ἐπέχει γαστέρα, οὔτε προτρέπει, εὐπεπτοτέρα δέ ἐστι τῶν ἄλλων τῶν συντεθέντων.

Al. fac. II, 9, p. 578.

6 Αἱ μὲν οὖν γλυκεῖαι τῶν σταφυλῶν θερμότερον ἔχουσι τὸν χυμόν· διὸ καὶ διψώδεις εἰσίν· αἱ δὲ αὐστηραὶ καὶ ὀξεῖαι ψυχρότερον· αἱ δὲ οἰνώδεις μέσαι ψυχροῦ τε καὶ θερμοῦ· τὴν γαστέρα δὲ ὑπάγουσιν αἱ γλυκεῖαι, καὶ μάλιστα ὅταν ὦσιν ὑγραί· μοχθηραὶ δὲ οὐκ εἰς ταῦτα μόνον, ἀλλὰ καὶ πρὸς τὴν

des raisins; propriétés correspondantes.

cite à manger ceux qui n'ont point d'appétit; mais il ne passe pas et porte à la tête, si on en mange beaucoup; celui qu'on conserve dans du vin nouveau cause encore plus facilement de la céphalalgie que le premier; celui qu'on conserve par la suspension ne porte pas à la tête, et ne resserre ni ne relâche le ventre; il est

Des raisins sucrés, âpres et acides, vineux.

6 plus facile à digérer que les autres raisins mis en réserve. Les raisins sucrés contiennent une humeur un peu chaude; aussi causent-ils de la soif; les raisins âpres et acides ont un suc froid; les raisins vineux tiennent le milieu entre le chaud et le froid; les raisins sucrés relâchent le ventre, surtout quand ils sont aqueux; les raisins acides et âpres ne sont pas seulement mauvais sous ce rapport [c'est-à-dire parce qu'ils resserrent le ventre], mais aussi

1. τε ABV; om. CG.

Ib. κατά] διά A 1ª m.

2. πλεῖον ABC; πλειόνων V.

2-3. κατὰ τοῦ γλεύκους Gal.; ἐκ τοῦ γλεύκους G.

3. ταύτης ἐστὶ μᾶλλον ex emend.; ταυτί ἐστι μᾶλλον A; ταύτη ἐστὶ μᾶλλον BV; καὶ αὐτῆς ἐστι μᾶλλον C; ταύτης ἔτι μᾶλλόν ἐστι G et Gal.; Dietz propose aussi ἔτι au lieu de ἐστί.

4. μέντοι κρεμασθεῖσα G et Gal.

Ib. κεφαλὴν οὐδόλως βλάπτει G et Gal.

4-5. γαστέρα δὲ οὔτε ἐπέχειν οὐδὲ προτρέπειν εἰς διαχώρησιν πέφυκεν G; γαστέρα δὲ οὔτε ἐπέχειν οὔτε ἐπιτρέπειν εἰς διαχ. πέφ. Gal.

7. χυμόν ex emend.; χυλόν Codd.

Ib. αὐστηραί τε καί ABCV.

7-8. ψυχρότεραι G.

8. οἰνώδεις] ἤγουν μηδεμίαν ἔχουσαι σφοδρὰν ποιότητα C 2ª m.

Ib. ἐν τῷ μέσῳ G et Gal.

Ib. τε om. Gal.

Ib. τήν om. G et Gal.

10. ὑγραί, μετὰ ταύτας δὲ οἰνώδεις ὑγραί· μοχθηραί G.

Ib. εἰς τοῦτο Gal.

ἐν γαστρὶ πέψιν αἵ τε ὀξεῖαι καὶ αὐστηραὶ σταφυλαί. Πασῶν 7
δὲ ἀσφαλεστάτη χρῆσίς ἐστιν, ὅταν σαρκώδεις τε ὦσιν αἱ σταφυλαὶ φύσει, πεπειροτάτων τε αὐτῶν τις ἐσθίῃ συμμέτρως,
εἴτε οὖν ἐπὶ τῶν ἀμπέλων ἐπὶ πλεῖστον πεπανθεισῶν, εἴτε καὶ
τὸ λεῖπον ἐκ τοῦ κρεμασθῆναι προσλαβουσῶν· ἐφεξῆς δὲ τῶν
ὑγρῶν ἄνευ ποιότητος ὀξείας ἢ αὐστηρᾶς, ἃς ἕνεκεν ὑπαγωγῆς
γαστρὸς ἐγχωρεῖ δαψιλῶς ἐσθίειν. Ἔνιοι δὲ καὶ γλεῦκος πίνουσι 8
τῆς αὐτῆς χρείας ἕνεκεν, καὶ μάλιστα τὸ γλυκύτατον· ὑπακτι-
κώτατον γὰρ τοῦτο· τὸ δὲ ἐξ αὐστηρῶν ἢ ὀξειῶν σταφυλῶν
Al. fac. II, 9; p. 581. φαυλότατον εἰς πάντα. Τὸ δὲ ἀπόβρεγμα τῶν στεμφύλων οὐ- 9
ρητικόν ἐστι καὶ κεφαλῆς ἅπτεται.

sous celui de la coction qui se fait dans l'estomac. La manière la 7
Des circonstances favorables pour manger les raisins. plus exempte d'inconvénients de manger les raisins, c'est de les
choisir quand ils sont naturellement charnus et qu'ils sont très-mûrs,
et d'en user modérément, soit qu'il aient acquis cette maturité sur
le cep, soit que la suspension leur ait donné ce qui leur manquait
sous ce rapport; la seconde manière est de prendre des raisins
aqueux sans qualité acide ou âpre, qu'on peut manger en grande
Des diverses espèces de vin nouveau. quantité pour relâcher le ventre. Quelques-uns boivent aussi du vin 8
nouveau dans le même but, surtout celui qui a un goût très-sucré,
car il relâche très-fortement le ventre; celui, au contraire, qu'on tire
des raisins âpres ou acides est le plus mauvais sous tous les rap-
De la piquette. ports. La liqueur provenant de la macération du marc de raisins est 9
diurétique et porte à la tête.

1. πέψιν ἀνάδοσίν τε καὶ θρέψιν G et Gal.
1-2. Πασῶν μὲν οὖν ἀσφ. G et Gal.
2. τε om. Gal.
3. πέπειραί τε τῶν τ' αὐτῶν C; πέπειραι δὲ, τῶν δὲ αὐτῶν Gal.
Ib. ἔσθιεν C.
5. κρεμαθῆναι B; κρέμασθαι Gal.
6. ὑγρῶν] κρεμασθεισῶν τάς Gal.; après le mot ποιότητος il manque une feuille dans B.
6. αὐστηρᾶς ἢ ὀξείας Gal.
Ib. ἃς om. G et Gal.
Ib. ἕνεκα G et Gal.
6-8. ὑπαγωγῆς... ἕνεκεν om. V.
8-9. γλυκύτατον ...τοῦτο] γλυκὺ τῶν ὑπακτικωτέρων (— ότερον C) ACV. — 9. ἢ ὀξέων G.
10. σταφυλῶν A C; *uvarum* Ras.; στεμφύλων ὃ δευτερίαν καλοῦσι C 2ª m.
11. καὶ κεφαλῆς ἅπτεται om. A.

μϐ'. Περὶ ἀσταφίδων.

Al. fac. II, 10; p. 581-2.

1 Αἱ μὲν αὐστηραὶ τῶν ἀσταφίδων ψυχρότεραι τὴν κρᾶσίν
2 εἰσιν, ὥσπερ αἱ γλυκεῖαι θερμότεραι. Καὶ τὸν μὲν στόμαχον
ῥωννύουσι, καὶ τὴν γαστέρα στεγνοῦσιν αἱ αὐστηραὶ, καὶ δῆλον
3 ὅτι μᾶλλον αὐτῶν αἱ στρυφναί. Μέσην δέ πως κατάστασιν αἱ
γλυκεῖαι ποιοῦσι, μήτε ἐκλύουσαι σαφῶς τὸν στόμαχον, μήτε
ὑπάγουσαι τὴν γαστέρα· τό γε μὴν ἐπικρατικὸν ὑπάρχει ταῖς
γλυκείαις ἀεὶ, καθάπερ γε καὶ τὸ μετρίως ῥυπτικὸν, ὥστε ἐξ
ἀμφοτέρων τῶν δυνάμεων τὰς μικρὰς κατὰ τὸ στόμα τῆς κοιλίας ἀμϐλύνουσι δήξεις, ὡς αἵ γε μείζους τῶν δήξεων εὔδηλον
4 ὅτι γενναιοτέρων χρήζουσι βοηθημάτων. Ἀμείνους δὲ ἐν ταῖς
σταφίσιν εἰσὶν αἱ λιπαρώτεραί τε καὶ τὸν οἷον φλοιὸν ἔχουσαι

42. DES RAISINS SECS.

Propriétés des raisins secs sucrés et âpres.

1 Les raisins secs âpres sont d'un tempérament plutôt froid; de
2 même, les raisins secs sucrés sont plutôt chauds. Ceux qui sont
âpres renforcent l'orifice de l'estomac et resserrent le ventre : il est
clair que les raisins fortement âpres ont ces mêmes propriétés à un
3 degré plus fort. Les raisins secs sucrés procurent une constitution
en quelque sorte moyenne, car ils n'affaiblissent pas l'orifice de
l'estomac et ne relâchent pas non plus le ventre d'une manière
appréciable; ils sont toujours doués d'une faculté tempérante et
modérément détersive, en sorte que, par ces deux qualités, ils
émoussent les pincements légers à l'orifice de l'estomac; mais quant
aux pincements plus forts, il est clair qu'ils ont besoin de remèdes
4 plus efficaces. Parmi les raisins secs, les meilleurs sont ceux qui
sont un peu gras et ont la partie qu'on peut appeler écorce, mince.

Des meilleurs raisins secs.

Ch. 42. Tit. Π. σταφ. λιπαρῶν G.
4. κατάστασιν ἐν αὐταῖς G et Gal.
5. ἐγκλύουσαι A. — Ib. μήτε] μετά C.
5-6. μήτε ὑγραίνουσαι τὴν γαστέρα C 2ª m.; μ. ὑπάγουσαι μήτε ὑγραίνουσαι τ. γ. G.; καὶ δυσκοίλιοι O.
6. μὴν] μέν C.
6. ἐπικεραστικόν Gal.; ἐπικρατητικόν C 2ª m.; om. G; ἐκφραντικόν Aët.
7. καθάπερ καί Gal.
8. μακράς C.
11. εἰσίν om. Gal.
Ib. λιπαρώτερα καί A; λιπαραί τε κ. G Gal.; λιπαρώταται Aët.
Ib. ἔχουσι G.

λεπτόν. Ἔνιοι δὲ καλῶς ποιοῦντες ἐκ τῶν γλυκειῶν τῶν μεγά- 5
λων, οἷαίπέρ εἰσιν αἱ σκυβελίτιδες, καὶ πρὶν ἐσθίειν ἐξαι-
ροῦσι τὰ γίγαρτα· χρονισθεῖσαι δὲ οὖν καὶ αὗται σκληρὸν
ἔχουσι καὶ παχὺ τὸ δέρμα, καὶ χρὴ προδιαβρέχειν αὐτὰς ἐν
ὕδατι· καὶ γὰρ τὸ γίγαρτον ἑτοιμότερον οὕτως ἐξαιρεῖται.
Ἔμπαλιν δὲ ταύταις ἕτεραί τινές εἰσιν ἀσταφίδες αὐστηραὶ καὶ 6
βραχεῖαι, γίγαρτον δὲ ὅλως οὐδὲν ἔχουσαι. Τροφὴ δὲ ἐκ τῶν 7
ἀσταφίδων ἀναδίδοται τῷ σώματι παραπλησία κατὰ τὴν ποιότητα ταῖς σταφυλαῖς αὐταῖς· κατὰ δὲ τὴν ποσότητα πλείων
μὲν ἐκ τῶν λιπαρῶν τε καὶ γλυκειῶν, ἐλάττων δὲ ἐκ τῶν

Al. fac. II, 10; p. 583.

Des raisins *scybélitiques.*

Quelques personnes, et elles ont raison, ôtent les pepins des grands 5
raisins secs et sucrés, par exemple des *scybélitiques,* avant de les manger; cette espèce de raisins secs a aussi la peau épaisse et dure, si on les conserve longtemps, et il faut les macérer dans l'eau avant de les manger; les pepins s'enlèvent aussi plus facilement par ce
procédé. Il y a d'autres raisins secs qui ont les propriétés contraires 6
de ceux dont nous venons de parler, puisqu'ils sont âpres et petits
et n'ont pas du tout de pepins. L'aliment que les raisins secs dis- 7
tribuent au corps est, sous le rapport de la qualité, semblable à celui que lui donneraient les raisins frais eux-mêmes; mais, pour la quantité, celui qu'on tire des raisins secs, gras et doux, est plus abondant que l'aliment fourni par les raisins âpres et qui ne sont

Des raisins secs sans pepins.

Propriétés des raisins secs en général.

2. σκυβελιτικαί C 2ª m.; σκυβελετικαί ACV.
Ib. καί om. Gal.
2-3. ἐξαίρουσι G; ἐπαίρουσι ACV.
3. τά] δέ C.
Ib. δὲ οὖν] γοῦν G et Gal.
4. ἴσχουσι ACV.
5. καὶ γὰρ καί G; κ. γάρ τοι κ. Gal.
Ib. ἑτοίμως G.
6-7. τινές εἰσι στερεαὶ καὶ παχεῖαι Gal.; τινὲς στερεαὶ καὶ παχεῖαί εἰσιν G; γρ. παχεῖαι C marg.
7. γίγαρτον ὅλως G et Gal.
Ib. οὐδὲν οὐκ G.
8. παραπλησίως C; παραπλησίων G.
9. σταφυλαῖς] ἀσταφίσιν Gal., qui ajoute après αὐταῖς γλυκεῖα μὲν οὖν ἐκ τῶν γλυκειῶν, αὐστηρὰ δὲ ἐκ τῶν αὐστηρῶν, μικτὴ δὲ ἐκ τῶν ἀμφοτέρας ἐχουσῶν τὰς ποιότητας· G a la même chose, mais il transporte ταῖς ἀσταφίσιν avant παραπλησία, lit γλυκεῖαι au lieu de γλυκεῖα et omet οὖν· *quales passæ fuerint* Ras.
Ib. τῇ δὲ ποσότητι G et Gal.
Ib. πλεῖον ACVG.
10. ἢ ἐκ AC.
Ib. τε om. ACV.
Ib. ἔλαττον C.
Ib. ἢ ἐκ V.

8 αὐσ7ηρῶν τε καὶ ἀλιπῶν. Εἴσι δὲ καὶ εὐσ7ομαχώτεραι τῶν ἰσχάδων. *Al. fac. II, 10; p. 584.*

μγʹ. Περὶ συκαμίνων, ἃ δὴ καὶ μόρα καλεῖται.

1 Τὰ συκάμινα καθαρᾷ μὲν ἐμπεσόντα γασ7ρὶ καὶ πρῶτα ληφθέντα διεξέρχεται τάχισ7α, καὶ τοῖς ἄλλοις σιτίοις ὑφηγεῖται· δεύτερα δὲ ἐπὶ ἑτέροις, ἢ καὶ χυμὸν εὑρόντα μοχθηρὸν ἐν αὐτῇ διαφθείρεται τάχισ7α, διαφθορὰν ἀλλόκοτόν τινα καὶ οὐ ῥητὴν ἔχοντα ταῖς κολοκύνθαις ὁμοίως· ἀβλαβέσ7ατα γὰρ ὄντα τῶν ὡραίων ἐδεσμάτων, ὅταν μὴ διὰ ταχέων ὑποχωρήσῃ, μοχθηρὰν ἔχει διαφθορὰν ὁμοίως τοῖς πέποσι, καίτοι κἀκεῖνοι
2 ταχέως ὑπελθόντες οὐδὲν μέγα βλάπ7ουσιν. Καιρὸς δὲ τῆς χρή- *Ib. 11; p. 586-587.*

8 pas gras. Les raisins secs sont aussi meilleurs pour l'orifice de l'estomac que les figues sèches. *et comparés aux figues sèches.*

43. DES *SYCAMINS*, QU'ON APPELLE AUSSI MÛRES.

1 Si les mûres arrivent dans un estomac pur, et si on les prend avant les autres mets, elles passent très-rapidement et frayent la route aux autres aliments; si, au contraire, on les prend après d'autres mets ou si elles trouvent une humeur viciée dans l'estomac, elles se corrompent très-rapidement, et leur corruption est d'une espèce toute particulière et inexprimable, de même que celle des courges; car, bien que ce soient les fruits d'été les plus innocents, toutes deux ont, si elles ne passent pas vite, une corruption de mauvaise nature de même que les pastèques; toutefois, ces dernières ne font pas non
2 plus grand mal quand elles passent vite. Le temps opportun pour *Mauvaises qualités des mûres.* *Des conditions*

1. ἀλιπῶν] λιπαρῶν G.

Ch. 43; l. 3. τῇ γασ7ρί G et Gal.

3-4. πρῶτον ληφθέντι G.

4. καὶ τοῖς ἄλλοις σιτίοις C 2ª m. Gal.; item Or. *Coll. med.* III, 29; *Syn.* IV, 27, et Aët.; om. AC 1ª m. VG.

6. συνδιαφθείρεται τάχισ7α καὶ τοῖς ἄλλοις σιτίοις Gal.

7. οὐ ῥητήν] ἀρητικήν A; οὐρητικ. V.

7. ἴσχοντα AGV.

Ib. ἀβλαβέσ7ερα G et Gal.

8. ὄντα ταῦτα G; πάντα ταῦτα Gal.

Ib. διὰ ταχέων ex em.; διὰ ταχέως ACV; διαφθαρέντα ταχέως G Gal.

Ib. προχωρήσῃ G; ὑποχωρήσῃ· ἢν δὲ μή Gal.

9. ἴσχει Gal.; δὲ ἴσχ. A 2ª m. CV.

10. ὑπερθόντες C.

σεως, ὥσπερ τοῖς πέποσιν, οὕτω καὶ τοῖς μόροις, ὅταν αὐχμηρὸν
καὶ θερμὸν γένηται τὸ τῆς γαστρὸς σῶμα· τοιοῦτο γάρ πως
Al. fac. II, 11; p. 588. ἀναγκαῖόν ἐστι τηνικαῦτα καὶ τὸ ἧπαρ εἶναι. Πρόσεστι δὲ τοῖς 3
συκαμίνοις καὶ στύψεώς τι, καὶ ὑγραίνει μὲν πάντως, ψύχει
δὲ οὐ πάντως, εἰ μὴ ψυχρὰ ληφθείη· τροφὴν δὲ ἐλαχίστην
δίδωσι τοῖς σώμασι παραπλησίως τοῖς πέποσιν.

μδ'. Περὶ τοῦ τῆς βάτου καρποῦ.

Ib. 13; p. 589. Τὰ βάτινα στυπτικώτερα τῶν μόρων ἐστὶ, κἂν πολλάκις 1
αὐτὰ προσενέγκηταί τις, κεφαλαλγεῖ, τινὲς δὲ καὶ τὸν στόμαχον ἀνιῶνται· διὸ χρὴ καλῶς ἐκπλύνειν πρὶν ἐπιχειρεῖν
προσφέρεσθαι τὸν καρπὸν τοῦτον, ὅπερ οὐχ ἥκιστα κἀπὶ τῶν
συκαμίνων ἐστὶ ποιητέον· οὐ μὴν ὑπάγει τὰ βάτινα τὴν κοιλίαν, ἀλλὰ καὶ μᾶλλον ἐπέχει.

Favorables pour manger les mûres. manger les mûres ainsi que les pastèques, c'est quand le corps de
l'estomac est sec et chaud, car alors le foie a nécessairement les
Propriétés des mûres. mêmes qualités. Les mûres sont aussi douées d'une légère astrin- 3
gence; elles humectent toujours, mais ne refroidissent pas dans
toutes les circonstances, à moins qu'on ne les prenne froides; elles
donnent très-peu d'aliment au corps, ainsi que les pastèques.

44. DES FRUITS DE LA RONCE.

Propriétés comparatives des mourons et des mûres. Les mourons sont plus astringents que les mûres, et, si on en 1
mange souvent, ils donnent de la céphalalgie; chez quelques indi-
vidus l'orifice de l'estomac en est aussi affecté; voilà pourquoi il
faut bien laver ce fruit avant de se hasarder à le manger, précaution
qu'il ne faut pas du tout négliger non plus pour les mûres; les
mourons ne relâchent pas le ventre, ils le resserrent plutôt.

1. *ὥσπερ καί* ACV.—Ib. *ἀχμηρ.* G.
2. *στόμα καὶ σῶμα* G.
Ib. *τοιοῦτον* G et Gal.
3. *καὶ τὸ ἧπαρ εἶναι*] *καίτοι παρ-εῖναι* AV.
4. *πάντα* G.
6. *τῷ σώματι* G et Gal.
Ch. 44. Tit. Π. *τῆς τοῦ β. καρποῦ* V; Π. *τῶν τοῦ β. καρπῶν* G et Gal.
7. *εἰσί* V.
7-8. *πολλά τις αὐτὰ προσενέγκηται* Gal.; *πολλά τις προσενέγκηται αὐτά* G.
8. *κεφαλαλγήσει* G et Gal.
Ib. *τόν* om. Gal.
11. *ὑπάγει γε* Gal.
Ib. *βάντανα* (sic) A; *κατά* Gal.
12. *καί* om. G et Gal.

με'. Περὶ τοῦ τῶν κυνοσϐάτων καρποῦ.

1 Ὁ τῶν κυνοσϐάτων καρπὸς μικρῷ στυπτικώτερός ἐστι τοῦ τῶν βάτων, καὶ διὰ τοῦτο καὶ τῆς γαστρὸς ἐφεκτικώτερος, ὀλίγην δὲ τροφὴν δίδωσι τῷ σώματι.

Al. fac. II, 14; p. 589-90.

μϛ'. Περὶ τοῦ τῶν ἀρκεύθων καρποῦ.

1 Ἀρκευθίδες βραχεῖαν ἔχουσι γλυκύτητα καὶ ἔτι βραχυτέραν στύψιν, ἀρωματίζουσι δὲ, καὶ δῆλον ὅτι θερμαίνουσι διὰ ἣν
2 ἔχουσι δριμύτητα. Τροφὴν δὲ ὀλίγην διδόασι τῷ σώματι, καὶ, εἴ τις πολλὰς προσενέγκαιτο, δάκνουσί τε τὸν στόμαχον, καὶ τὴν κεφαλὴν θερμαίνουσι καὶ ὀδυνῶσιν· οὖρα δὲ μετρίως κινοῦσιν.

Ib. 15; p. 590.

45. DU FRUIT DE L'ÉGLANTIER.

1 Le fruit de l'églantier est un peu plus astringent que celui de la ronce; aussi resserre-t-il plus fortement le ventre, mais il donne peu de nourriture au corps.

Propriétés du fruit de l'églantier.

46. DES BAIES DE GENÉVRIER.

1 Les baies de genévrier sont légèrement sucrées et encore plus légèrement astringentes, mais elles sont aromatiques, et il est clair qu'elles échauffent à cause de l'âcreté dont elles sont douées.
2 Elles donnent peu de nourriture au corps, et, si on en mange beaucoup, elles causent des pincements à l'orifice de l'estomac, échauffent la tête et y causent de la douleur; elles poussent modérément aux urines.

Propriétés des baies de genévrier.

Ch. 45. Tit. Π. *τῶν κυνὸς τοῦ βάτου καρπῶν* G; Π. *τῶν τοῦ κυνοσϐάτου καρπῶν* V Gal. — 1. Ὁ] *Οἱ* G.
Ib. *μικρὸν* V; *μακρῷ* Gal.; *μακρὰ* G.
2. *γαστρὸς ἐφεκτικώτερός ἐστιν* G; *γ. ἐσ. ἐφ.* Gal.
Ch. 46. Tit. Π. *τοῦ τῶν μαρκεύθων καρποῦ* ACV; Π. *τῶν τῆς ἀρκεύθου καρπῶν* Gal.; Π. *τῶν τῆς ἀρκεύθου καρπῶν ὅπερ φυτὸν καὶ κάτζαρις καλεῖται* G.
4. *Μαρκευθίδες* ACV.
Ib. *ἔτι*] *ἐπί* ACV.
5. *Καὶ δῆλον*] *Εὔδηλον οὖν* G et Gal.
7. *προσενέγκατο* AC; *προσενέγκοιτο* G.
Ib. *τε*] *γε* G.
8. *δέ*] *μέντοι* Gal.; *δὲ μέντοι* G.
8-9. *κινοῦσι μετρίως* Gal.; *κενοῦσι μετρίως* G.

μζ'. Περὶ περσικῶν.

Al. fac. II, 19; p. 592-3.

Καὶ τούτων ὁ χυλός τε καὶ ἡ οἷον σάρξ εὔφθαρτός ἐστι καὶ 1
πάντῃ μοχθηρὰ, ὥστε οὐ χρὴ, καθάπερ ἔνιοι, τελευταῖα τῆς
ἄλλης τροφῆς αὐτὰ προσφέρεσθαι· διαφθείρεται γὰρ ἐπιπο-
λάζοντα, καὶ τἄλλα συνδιαφθείρει.

μη'. Περὶ ἀρμενιακῶν καὶ πραικοκκίων.

Ib. 20; p. 593-594.

Ἐν τῷ τῶν περσικῶν γένει καὶ ταῦτά ἐστι, διαφορὰν τινα 1
αὐτῶν ἔχοντα πρὸς τὸ βέλτιον· οὔτε γὰρ ὁμοίως τούτῳ διαφθείρεται κατὰ τὴν κοιλίαν, οὔτε ὀξύνεται· φαίνεται δὲ τοῖς πολλοῖς ἡδίω, καὶ διὰ τοῦτο εὐστομαχώτερα. Τροφὴ δὲ ὅτι βραχεῖα 2

47. DES PÊCHES.

Mauvaises qualités de la pêche.

Le suc de ces fruits et ce qu'on peut appeler leur chair se cor- 1
rompent facilement et sont tout à fait mauvais; par conséquent il ne faut pas en manger après les autres mets, comme quelques-uns ont la coutume de le faire, car elles se corrompent en surnageant [dans l'estomac], et corrompent en même temps les autres aliments.

48. DES ABRICOTS ET DES ABRICOTINS.

Propriétés comparatives des abricots et des abricotins avec les pêches.

Ces fruits appartiennent aussi au genre des pêches, mais ils en 1
diffèrent un peu en ce qu'ils sont meilleurs, car ils ne se corrompent ni ne s'aigrissent comme elles dans l'estomac; ils paraissent en général plus agréables au goût; c'est pourquoi ils sont aussi plus favorables à l'orifice de l'estomac. Nous avons déjà dit auparavant que 2

Ch. 47. Tit. Π. περσικῶν ἤτοι ῥοδακινῶν G.
1. χυμὸς καὶ ACV.
Ib. ἡ om. Gal.
Ib. εὔθαρτός A 1ª m.; εὔφθαρτός τε V Gal.; δύσφθαρτός G.
2. μοχθηρός ACV.
Ib. καθά A.
3. τροφῆς εἰώθασι ACV.

Ch. 48. Tit. ἀρμενικῶν V.—Ib. πρεκοκκίων Gal.; βρεκοκκίων G, et de même dans le corps du chapitre.
5. τῶν om. Gal.
6. τούτῳ ex emend.; τοῦτο ACV; om. G et Gal.
8. ἡδείω C 2ª m.; ἡλείω AC.
Ib. καὶ τοῦτο AC.
Ib. βραχεῖαν V.

3 τοῖς τοιούτοις καρποῖς ὑπάρχει, λέλεκται πρόσθεν. Ἔστι δὲ ἀμείνω τὰ πραικόκκια τῶν ἀρμενιακῶν.

μθʹ. Περὶ μήλων.

1 Ὅσα μὲν σΊύφει τῶν μήλων ψυχρὸν ἔχει καὶ γεώδη χυμὸν, ὅσα δὲ ὀξέα φαίνεται ψυχρὸν μὲν, ἀλλὰ λεπΊομερῆ· μέσης δὲ ὑπάρχει κράσεως τὰ γλυκέα πρὸς τὸ θερμότερον ῥέποντα, καθάπερ τὰ τελέως ἄποια καὶ οἷον ὑδατώδη πρὸς τὸ ψυχρότερον κεκλιμένα.

Al. fac. II, 21; p. 595.

2 Δῆλον δὲ, ὡς τὰ μὲν σΊύφοντα τὰς κάτω διαχωρήσεις ἐπέχει, τὰ δὲ ὀξέα, παχὺν εὑρόντα χυμὸν ἐν τῇ γασΊρὶ, τέμνοντα τοῦτον ὑπάγει τε κάτω καὶ διὰ τοῦτο ὑγραίνει

Ib. p. 596-8.

3 ces fruits nourrissent peu. Les abricotins sont meilleurs que les abricots.

49. DES POMMES.

Différences des pommes d'après le goût.

1 Les pommes astringentes ont une humeur froide et terreuse, tandis que les pommes aigres en ont une froide mais ténue; les pommes sucrées ont un tempérament moyen qui se rapproche du chaud; de même les pommes tout à fait fades, et pour ainsi dire aqueuses, se rapprochent plutôt du froid.

Des pommes astringentes et aigres.

2 Les pommes astringentes retiennent évidemment les évacuations alvines; les pommes aigres, si elles trouvent une humeur épaisse dans le ventre, la divisent et la font descendre;

1. τοῖς τοιούτοις καρποῖς] ταῖς ὀπώραις ἁπάσαις C 2ª m. Gal.
Ib. δέδεικται G.
Ib. πρόθεν C.
Ib. δέ] μὲν οὖν G et Gal.
2. πραικόκκια καλούμενα G et Gal.
Ch. 49. Tit. II. μήλων κηπευτῶν G.
3. Ὅσα] Ἃ G.
Ib. τῶν μηλῶν] μῆλα G et Gal.
Ib. ἔχει O; ἴσχει ACV; ἴσθι ἔχειν Gal.; ἔχειν ἴσΊει G.
3-4. γεώδη χυμὸν τουτέσΊι παχύν O.
4. ὀξέα] ὄξυνα O et ainsi toujours.
4. ψυχρά G.
5. ῥέποντα] ἀποκλίνοντα O.
6-7. τελέως.....κεκλιμένα] δὲ ἄποια ψυχρὰ καὶ ὑδατώδη καὶ οἷα τούτων O.
7. ἐγκεκλιμένα C 2ª m. Gal.; ἐγκλιμένα G.
Ib. Εὔδηλον G et Gal.
Ib. σΊύφοντα] σΊυφαία O et ainsi toujours. — Ib. κατά G.
8. χυμὸν μὲν εὑρόντα παχύν G et Gal.
9. τέμνει τε τοῦτον C Gal.; καὶ τοῦτ. τέμνοντα O.

τὰ διαχωρήματα, καθαρὰν δὲ εὑρόντα τὴν κοιλίαν ἐπέχει μᾶλλον αὐτήν· τὰ δὲ γλυκέα ἀναδίδοται μᾶλλον. Τὰ δὲ ἄποια, 3
μήτε ἡδέα τυγχάνοντα, μήτε ῥώμην ἐντιθέντα τῇ γασ7ρὶ, μήτε
ἴσχοντα αὐτὴν εἰκότως ἀτιμάζεται, καὶ τοῖς ὑσὶ βάλλεται. Ὅσα
δὲ καλῶς πεπανθέντα ἐπὶ τῶν δένδρων φυλάτ7ουσιν, ὠφελιμώ- 4
τατα γίνεται πολλάκις ἐν νόσοις, ἤτοι περιπλασθέντα σ7αιτὶ,
καὶ κατὰ θερμὴν σποδιὰν ὀπ7ηθέντα συμμέτρως, ἢ ἐν ὕδατος ζέοντος ἀτμῷ καλῶς ἑψηθέντα. Διδόναι δὲ αὐτὰ χρὴ μετὰ 5
τὴν τροφὴν εὐθέως, ἐνίοτε δὲ καὶ μετὰ ἄρτου, ῥώμης τε γασ7ρὸς
ἕνεκα καὶ σ7ομάχου τοῖς ἀνορέκτοις τε καὶ βραδυπεπ7οῦσιν,
ἐμετικοῖς τε καὶ διαῤῥοϊζομένοις καὶ δυσεντερικοῖς. Ἐπιτήδεια 6

Propriétés des pommes sucrées,

– fades.

Utilité des pommes dans certaines maladies,

– surtout des pommes âpres.

de cette manière elles rendent les excréments humides, mais, si elles
trouvent le ventre pur, elles le resserrent plutôt; les pommes sucrées
sont mieux absorbées. Quant aux pommes fades, qui ne sont pas 3
agréables au goût, qui ne donnent pas de force au ventre et ne le
resserrent pas non plus, on a raison de les estimer peu, et on les
jette aux cochons. Celles qu'on met de côté après les avoir laissées 4
bien mûrir sur l'arbre deviennent souvent très-utiles dans les maladies, soit qu'on les enduise de pâte pour les cuire modérément
dans les cendres chaudes, soit qu'on les fasse bien bouillir dans la
vapeur d'eau chaude. Il faut les donner immédiatement après le 5
repas, quelquefois avec du pain pour renforcer le ventre et l'orifice
de l'estomac à ceux qui manquent d'appétit, qui digèrent lentement, qui sont sujets aux vomissements, à la diarrhée et à la
dyssenterie. Les pommes fortement âpres se prêtent bien à cet 6

2. τὰ δὲ γλυκέα] ὁ δὲ γλυκὺς ἄνευ δριμύτητός τε καὶ πάχους, τουτέσ7ιν ἐὰν ἀκριβῶς ᾖ μόνος Gal.; ὁ δὲ γλυκὺς χυμὸς, ἐὰν μὲν ἀκριβῶς ᾖ μόνος ἄνευ δριμύτητός τε καὶ πάχους G.

Ib. μᾶλλουν C.

3-4. μήτε ἡδέα......ἀτιμάζεται] τουτέσ7ιν μήτε γλυκέα μήτε ὄξυνα μήτε σ7υφαία χείρισ7α O.

3. ἐντιθέντα γασ7έρι G et Gal.

4. αὐτήν] ῥεομένην G et Gal.

5. φυλάτ7ουσι] εἴς τε τὸν χειμῶνα καὶ τὸ μετὰ αὐτὸν (καὶ μετὰ αὐτό G) ἔαρ G et Gal.

6. γίνονται Gal.

Ib. νούσοις C 1ª m.

Ib. σ7αιτί] τι V.

7. καί] ἤ C 2ª m.; ἢ καί Gal.; om. CV.

Ib. κατὰ θερμήν] καθάπερ μήν AC.

Ib. ὀπ7ησθέντα A.

8. ἀτμῷ καλῷ V; καλῶς ἀτμῷ G.

Ib. αὐτὰ χρή] αὐταρχή AC.

10. ἀνορέκτοις καί ACG.

δὲ εἰς τοιάνδε χρείαν ἐστὶ τὰ στρυφνά· συμμετρίαν γὰρ ἔχει τῆς στύψεως, ὡς εἶπον ἄρτι παρασκευασθέντα, τῶν μετρίως αὐστηρῶν ἅπασαν ἀποτιθεμένων τὴν στύψιν ἐν τῇ τοιαύτῃ παρασκευῇ, καὶ διὰ τοῦτο παραπλησίων γινομένων τοῖς ἐξ ἀρχῆς ὑδατώδεσιν.

ν'. Περὶ κυδωνίων καὶ στρουθομήλων.

Al. fac. II, 23; p. 602-3.

1 Ἐξαίρετόν τι παρὰ τἄλλα μῆλα τούτοις ὑπάρχει στύψιν τε πλείονα κεκτημένοις, καὶ τὸν χυλὸν ἔχουσι μόνιμον, εἴ τις ἑψήσας αὐτὸν σὺν μέλιτι φυλάττειν ἐθέλοι· τῶν δὲ ἄλλων μήλων ὁ χυλὸς ὀξύνεται κείμενος, ὑγρότητα πολλὴν ἔχων ψυχράν.
2 Ὁ δὲ ἀπὸ τῶν στρουθίων χυλὸς μονιμώτερος γίνεται, ὥστε καὶ εἰς πλείονας διαμένειν ἐνιαυτούς, ὅταν κατὰ τὸ στόμα τοῦ ἀγγείου σχῇ πυκνὸν ἐπίπαγον, ὃς καὶ μέλιτι πολλάκις ἐπιπήγνυται καὶ ἄλλοις τισίν· καὶ χρὴ φυλάττειν αὐτὸν ἐπικείμενον,

usage, car elles gardent une astringence modérée, si on les prépare comme je viens de le dire, tandis que les pommes faiblement âpres perdent toute leur astringence par cette préparation et deviennent semblables par là aux pommes naturellement aqueuses.

50. DES COINGS ET DES POIRES À COING.

Propriétés comparatives des coings et des pommes.

1 Ces fruits ont cela de particulier, si on les compare aux autres
pommes, qu'ils sont doués d'une astringence plus forte et que leur
gelée peut se conserver, si on veut la mettre en réserve après l'avoir
fait bouillir avec du miel, tandis que la gelée des autres pommes
s'aigrit si on la conserve, parce qu'elle contient beaucoup d'hu-
2 meur froide. La gelée des poires à coing se conserve mieux;
et même elle dure plusieurs années; dans ce cas, elle présente à
l'ouverture du vase une croûte épaisse, comme il s'en forme souvent aussi une sur le miel et sur quelques autres substances; il ne

De la gelée de coings longs.

1. ἴσχει Gal. — Le ms. G s'arrête à ce chapitre.

Ch. 50. Tit. στρουθομήλων O; στρουθιομ. CG Gal.; στρουθίων μήλ. AV.

9. χυμός A.

10. στρουθομήλων Gal.

12. ὃς] οἷον Gal.

12-13. ἐπιμίγνυται ACV.

ὅταν ἐθέλῃς ἀμετάϐλητον ἐπὶ πλεῖστον διαμεῖναι τὸ φυλαττό-
μενον. Ὁ δὲ τῶν κυδωνίων χυλὸς ἧττον ἡδὺς ὑπάρχει καὶ μᾶλ- 3
λον στύφων, ὥστε εἴη ἂν ποτε καὶ τοῦδε χρεία πρὸς ῥῶσιν
ἱκανῶς ἐκλύτου γαστρός.

να'. Περὶ ἀπίων καὶ ῥοιῶν.

Al. fac. II, 24; p. 603.

Περὶ μήλων ἃ εἶπον ἅπαντα μεταφέρων ἐπὶ τὰς ἀπίους τε 1
καὶ ῥοιὰς, οὐδενὸς ἔτι νεωτέρου περὶ αὐτῶν ἑτέρου δεήσῃ λό-
Ib. p. 605. γου. Τροφὴν δὲ τῷ σώματι παρέχουσιν αἱ μὲν ῥοιαὶ παντά- 2
πασιν ἐλαχίστην, αἱ δὲ ἄπιοι, καὶ μάλιστα αἱ μεγάλαι, καλοῦσι δὲ αὐτὰς μενάτας οἱ παρὰ ἡμῖν, ἔχουσί τι καὶ τρόφιμον.

νϐ'. Περὶ μεσπίλων καὶ οὔων.

Ib. 25; p. 606. Στύφει μὲν ἄμφω, πολὺ δὲ μᾶλλον οὔων τὰ μέσπιλα· διὸ 1

faut pas toucher à cette croûte, si on veut que la gelée mise en
réserve se conserve longtemps sans subir de changement. La gelée 3
de coings ronds est moins agréable et plus fortement astringente,
en sorte qu'elle peut aussi quelquefois être utile pour renforcer le
ventre affaibli à un degré très-prononcé.

51. DES POIRES ET DES GRENADES.

Propriétés des poires et des grenades.

Si l'on applique aux poires et aux grenades tout ce que j'ai dit 1
des pommes, on n'aura plus besoin d'un nouveau chapitre particulier sur ce sujet. Les grenades donnent très-peu de nourriture 2
au corps, tandis que les poires, et surtout les grandes, qu'on appelle chez nous *menates*, ont quelque chose de nutritif.

52. DES NÈFLES ET DES SORBES.

Propriétés comparatives

Ces fruits sont tous deux astringents, mais les nèfles le sont 1

1-2. φυλαττόμενον] φάρμακον ἢ τὸ μέλι Gal.
2-3. μάλιστα Gal.
3. τοῦδε] τούτου Gal.
Ch. 51. Tit. Περὶ ἀπίων καὶ ῥόων A 2ª m.; Περὶ ἀπιδίων καὶ ῥοϊδίων O.
5. Ἃ περὶ μήλων Gal.
6. ἔτι] ἐστι A.
9. μενάτας] μναίας AC 1ª m. V.
Ib. οἱ] ὁ A.
Ch. 52. Tit. οὔων] σούρϐων O.

καὶ ῥεούσῃ γαστρὶ συμφορώτατον ἔδεσμά ἐστιν· ἡδίω δὲ αὐτῶν
2 εἰς ἐδωδὴν τὰ οὖα. Πρόδηλον δὲ ὅτι τῶν τοιούτων ἁπάντων ὀλίγον ἐσθίειν προσήκει, οὐχ ὡς σύκων ἢ σταφυλῶν δαψιλῶς.

νγʹ. Περὶ τοῦ τῶν φοινίκων καρποῦ.

Al. fac. II, 26; p. 607-608.

1 Τῶν φοινίκων τινὲς μὲν ξηροί τέ εἰσι καὶ στύφοντες, ὥσπερ οἱ Αἰγύπτιοι, τινὲς δὲ μαλακοὶ καὶ ὑγροὶ καὶ γλυκεῖς, ὥσπερ οἱ καλούμενοι καρυωτοί· κάλλιστοι δὲ οὗτοι γεννῶνται
2 κατὰ τὴν Παλαιστίνην Συρίαν ἐν Ἱεριχοῦντι. Μεταξὺ δὲ ἀμφοτέρων τῶν εἰρημένων γενῶν οἱ ἄλλοι πάντες εἰσὶ φοίνικες, οἱ μὲν μᾶλλον, οἱ δὲ ἧττον ὑγροί τε καὶ ξηροὶ καὶ γλυκεῖς καὶ στύφοντες· ἀλλά, τῶν ἄκρων ἀφορισθέντων, εὐφωρατότατον

des nèfles et des sorbes.

beaucoup plus que les sorbes; voilà pourquoi les nèfles constituent un mets très-utile quand le ventre est relâché; mais les sorbes
2 sont plus agréables à manger. Il est clair qu'il faut user de tous ces fruits en petite quantité, et non en abondance, comme des figues et des raisins.

53. DES DATTES.

Patrie, propriétés et mode de préparation de diverses espèces de dattes.

1 Certaines dattes sont sèches et astringentes, comme les dattes d'Égypte; certaines autres sont molles, humides et sucrées, comme celles qu'on appelle *caryotes* (dattes-noix); les meilleures de cette dernière espèce croissent à Jéricho dans la partie de la Syrie ap-
2 pelée Palestine. Entre ces deux espèces toutes les autres tiennent le milieu, et sont plus ou moins humides ou sèches, sucrées ou astringentes; quand les extrêmes seront trouvés, il vous sera très-facile de déterminer toutes les espèces intermédiaires; nous avons,

1. συμφορώτατον ἔδεσμά ἐστι ῥεούσῃ γαστρί Gal.; ἔδεσμα om. Codd.
2. εἰς] ἐξ C; ἐς 2ª m.; πρός Gal.
3. προσῆκεν ACV.
Ch. 53; l. 6. καλούμενοι καρυωτοί] ἐν Βάκτροις Siméon Seth. — Ib. δέ] τε C.
9-10. ἢ στύφοντες ACV.
10. εὐφωρατότατον ex emend.; εὐφορώτατον ACV Gal.

ἤδη σοι τὸ μέσον ἔσῖαι πᾶν· ὁ μὲν γὰρ γλυκὺς χυμὸς ἐδείχθη
τρόφιμος, ὁ δὲ αὐσῖηρὸς εὐσῖόμαχός τε καὶ γασῖρὸς ἐφεκτι-
κός. Ἅπαντες δὲ οἱ φοίνικες δύσπεπῖοί τέ εἰσι καὶ κεφαλαλγεῖς 3
πλείονες βρωθέντες· ἔνιοι δὲ καὶ δήξεως τινὸς αἴσθησιν ἐμποιοῦσι τῷ σῖόματι τῆς κοιλίας. Ὁ δὲ ἀπὸ αὐτῶν ἀναδιδόμενος 4
τῷ σώματι χυμὸς παχὺς μὲν πάντως ἐσῖίν· ἔχει δέ τι καὶ γλίσχρον, ὅταν ὁ φοῖνιξ λιπαρός· ὅταν δὲ τῷ τοιούτῳ χυμῷ
γλυκύτης μιχθῇ, τάχισῖα μὲν ὑπὸ αὐτοῦ τὸ ἧπαρ ἐμφράτῖεται·
καὶ βλάπῖεται δὲ καὶ φλεγμαῖνον καὶ σκιῤῥούμενον ἐσχάτως
ὑπὸ τῆς ἐδωδῆς αὐτῶν· ἐφεξῆς δὲ τῷ ἥπατι καὶ ὁ σπλὴν ἐμ-
φράτῖεται καὶ βλάπῖεται.

νδ'. Περὶ ἐλαιῶν.

Al. fac. II, 27; p. 608-609.

Ὀλίγην μὲν πάνυ καὶ αὗται τροφὴν διδόασι τῷ σώματι, 1

en effet, montré que les humeurs sucrées sont nourrissantes, et que
les humeurs âpres sont favorables à l'orifice de l'estomac et resserrent le ventre. Toutes les dattes sont difficiles à digérer et causent 3
de la céphalalgie, si on en mange beaucoup; quelques-unes déter-
minent en outre une sensation de pincement à l'orifice de l'estomac.
L'humeur qu'elles distribuent dans le corps est toujours épaisse, 4
et, de plus, elle présente quelque chose de visqueux, si les dattes sont
grasses; lorsqu'il y a quelque principe sucré mêlé à cette humeur,
elle obstrue en peu de temps le foie; quand cet organe est enflammé
ou affecté de squirrhe, il éprouve un grand dommage, si on mange
de cette espèce de dattes; après le foie c'est la rate qui est atteinte
et obstruée.

Qualités nuisibles des dattes.

54. DES OLIVES.

Propriétés

Ces fruits donnent très peu de nourriture au corps, surtout ceux 1

1. ἔσῖω AV. — Ib. χυλὸς ACV.
2. τε om. C.
3. Ἅπαντες om. C.
Ib. δέ] διά A; om. C 1ª m.
Ib. κεφαλαλγεῖς] τὴν κοιλίαν κρατοῦντες O.
4. ἔσῖισιν C; ἐσθίειν V.
4-5. ποιοῦσι C.
5-6. εἰς τὸ σῶμα ἀναδιδόμενος Gal.
7. ὅταν ᾖ ὁ φ. C 2ª m. Gal.
8. γλυκύ τι AC 1ª m. V; γλυκὺς Sim. Seth.
8-9. ἐμφράτῖεται· βλάπῖεται Gal.
Ch. 54. Tit. ἐλαῶν V.

DES ALIMENTS.

καὶ μάλιστα αἱ δρυπεπεῖς, καὶ ὥσπερ αὗται τὸν λιπαρὸν, οὕτως
αἱ ἁλμάδες καὶ κολυμβάδες καλούμεναι τὸν στύφοντα χυμὸν
ἔχουσιν· διὸ καὶ ῥωννύουσί τε τὸν στόμαχον ἐπεγείρουσί τε
2 τὴν ὄρεξιν. Ἐπιτηδειόταται δὲ αὐτῶν εἰσιν αἱ διὰ ὄξους συντιθέμεναι.

νε'. Περὶ καρύων.

Al. fac. II, 28; p. 609-611.

1 Κάρυα τά τε μεγάλα καὶ τὰ λεπτοκάρυα οὐ πολλὴν τροφὴν
δίδωσι τῷ σώματι, πλείων δὲ ὅμως ἐστὶν ἡ ἐν τῷ λεπτοκαρύῳ·
ἀμφότερα δὲ μετέχει καὶ τῆς στυφούσης μετρίως ποιότητος,
2 ἥτις χρονιζόντων μεταπίπτει ἐπὶ τὸ ἐλαιῶδες. Τὸ δὲ χλωρὸν
κάρυον οὔτε τῆς στυφούσης σαφῶς μετέχει ποιότητος, οὔτε τῆς

et mode de préparation des olives.

qui ont mûri sur l'arbre; tandis que ces derniers contiennent une
humeur grasse, les olives appelées *halmades* ou *colymbades* renferment une humeur astringente; voilà pourquoi elles renforcent aussi
2 l'orifice de l'estomac et excitent l'appétit. Parmi ces dernières, les
plus propres à cet effet sont celles qu'on conserve dans du vinaigre.

55. DES NOIX ET DES NOISETTES.

Propriétés comparatives des noix et des noisettes, — des noix fraîches et des noix sèches.

1 Les noix aussi bien que les noisettes ne donnent pas beaucoup
de nourriture au corps, cependant la noisette en contient davantage; toutes les deux sont douées d'une faculté modérément astrin-
2 gente, qui fait place avec le temps à une propriété huileuse. La
noix verte n'a pas de qualité astringente ni huileuse bien appré-

1. δρυπετεῖς A; δρυοπετεῖς Gal.; μαῦραι O.

Ib. τόν] πλεῖστον Gal.

2. αἱ om. AC.

Ib. ἁλμάδες... καλούμεναι] ἅσπραι αἵτινες γίνονται κολυμβάδες O.

3. ῥωννύουσι τόν ACV.

4. Ἐπιτήδειοι Gal.

Ib. ἐπιτηδειότ. δέ εἰσιν εἰς τοῦτο αἱ Gal.

Ib. διά] μετά Gal.

Ch. 55; l. 6. κάρυά τε τά A; κ. τε C.

7. πλεῖον AC 1ª m.

Ib. ἡ om. Gal.

Ib. λεπτοκαρύῳ] ποντικῷ λεγομένῳ τῆς ἐν τῷ βασιλικῷ καρύῳ Gal.

8. μετέχει δὲ τὸ κάρυον (om. ἀμφότερα) Gal.

Ib. στυφούσης ποιότητος οὐκ ὀλίγον Gal.

9-10. χλωρὸν ἔτι καὶ ὑγρὸν οὔτε Gal.

ἐλαιώδους, ἀλλά ἐσΊιν ἄποιά πως καὶ ὑδατώδη. Πέτlεται δὲ 3
τὸ κάρυον μᾶλλον τοῦ λεπΊοκαρύου καὶ μᾶλλον εὐσΊόμαχόν
ἐσΊι, καὶ πολὺ μᾶλλον σὺν ἰσχάσι ἐσθιόμενον. Εὔδηλον δὲ ὅτι 4
ὑγρὸν μὲν ὂν πρὸς διαχώρησιν ἐπιτηδειότερον, τὸ δὲ ξηρὸν
ἧτlον · ἐμβρεχόμενον δὲ καὶ τοῦτο εἰς ὕδωρ καὶ λεπιζόμενον
παραπλήσιον γίνεται τῷ χλωρῷ τῇ δυνάμει.

νϛ'. Περὶ ἀμυγδάλων.

Al. fac. II, 29; p. 611.

Ἐν τούτοις ἐπικρατεῖ ἡ λεπΊυντική τε καὶ ῥυπΊικὴ δύναμις· 1
τινὰ δὲ οὕτως ἔχει τὴν τμητικὴν τῶν παχέων καὶ γλίσχρων,
ὡς μηδὲ βρωθῆναι δύνασθαι διὰ πικρότητα. Τῆς γε μὴν ἐλαιώ- 2

ciable, mais elle est en quelque sorte fade et aqueuse. La noix se 3
digère plus facilement que la noisette; elle est plus favorable à l'orifice de l'estomac, surtout si on la mange avec des figues sèches. La 4
noix fraîche est évidemment plus propre à relâcher le ventre que
ne l'est la noix sèche; cependant, si on trempe une noix sèche dans
l'eau et qu'on la pèle, elle devient semblable à la noix verte quant
aux propriétés.

56. DES AMANDES.

Propriétés des amandes.

Dans ces fruits c'est la faculté atténuante et détersive qui domine; 1
quelques-unes possèdent à un tel degré la propriété de diviser les
humeurs épaisses et visqueuses, qu'on ne saurait les manger à cause
de leur amertume. Les amandes sont aussi douées d'une propriété 2

1. *ἄποιον* C Gal.

Ib. *καὶ ὑδατῶδες* C; *μᾶλλον, ὅπερ ὑδατῶδες καλεῖν, ὡς ἔφην, εἰθίσμεθα* Gal.

1-2. *πέτlεταί γε μὴν μᾶλλον τὸ κάρυον* Gal.

2-3. *μᾶλλον εὐσΊομαχώτερόν ἐσΊι* Gal.

3. *ὅταν σὺν ἰσχάσιν ἐσθίηται* Gal., Aët.; *μετὰ σύκων ἐσθιόμενα* Act.

Ib. *δέ* om. AC 1ª m. V.

3-4. *ὅτι καὶ τὸ μὲν ὑγρὸν πρός* Gal.

4. *ἔτι ἐπιτήδειόν ἐσΊιν* Gal.

4-5. *τὸ δὲ ξηρὸν ἧτlον ἐπιτήδειον* Gal.

5. *ἀλλὰ καὶ τῶν ἤδη ξηρῶν προαποβρεχομένων ἐν ὕδατι* Gal.

Ib. *καὶ λεπιζόμενον* om. Gal.

6. *ἡ δύναμις παραπλησία τοῖς χλωροῖς ἐσΊιν* Gal.

Ch. 56; l. 7. *ῥυπΊικὴ μόνη* Gal.

8. *οὕτως ἐπικρατοῦσαν* Gal.

Ib. *παχέων τε καί* Gal.

Ib. *γλίσχρων ὑγρῶν* Gal.

δους τε καὶ λιπαρᾶς μετέχει ϖοιότητος, ὥσπερ καὶ τὰ κάρυα· τροφὴν δὲ ὀλίγην δίδωσι τῷ σώματι.

νζ'. Περὶ ϖιστακίων.

1 Τροφὴν μὲν ὀλιγοστὴν ϖαρέχει, χρήσιμα δέ ἐστιν εἰς εὐρωστίαν ἥπατος· μετέχει γὰρ ὑποπίκρου καὶ ὑποστυφούσης ϖοιότητος.

Al. fac. II, 30; p. 612.

νη'. Περὶ κοκκυμήλων.

1 Τροφὴν μὲν ἐλαχίστην ϖαρέχει τοῖς σώμασι, χρήσιμα δέ εἰσι τοῖς ὑγρᾶναί τε καὶ ψύξαι μετρίως τὴν γαστέρα ϖροαιρουμένοις· ὑπάρχει δὲ αὐτοῖς καὶ ξηρανθεῖσιν εἶναι χρησίμοις.
2 Κάλλιστα δὲ αὐτῶν ἐστι τὰ ἐν Δαμασκῷ γινόμενα.

Ib. 31; p. 613.

huileuse et grasse comme les noix; elles donnent peu de nourriture au corps.

57. DES PISTACHES.

1 Ces fruits nourrissent très-peu, mais ils sont propres à renforcer le foie, car ils sont doués de propriétés légèrement amères et astringentes.

Propriétés des pistaches.

58. DES PRUNES.

1 Les prunes donnent très-peu de nourriture au corps, mais elles conviennent quand on se propose d'humecter et de refroidir modé-
2 rément le ventre; elles sont également utiles après être séchées. Les meilleures sont celles qui croissent à Damas.

Propriétés des prunes.

Des prunes de Damas.

2. τῷ σώματι δίδωσιν ὀλίγην Gal.
Ch. 57; l. 3. ὀλίγην Gal.
3-4. ἥπατος εὐρωστίαν Gal.
4. ὑποστύφου AC 1ª m. V.
Ch. 58; l. 6. ϖαρέχει τοῖς σώμασι] ἐκ τοῦ καρποῦ τούτου τὸ σῶμα λαμβάνει Gal.
6-7. χρήσιμος δέ ἐστι Gal.
7. ὑγραίνειν C 2ª m.
Ib. τὰ μέτρια Gal.
Ib. τὴν γαστέρα om. V.
9. Κάλλιστα] Ἄριστα Gal.
Ib. ἐν Δαμασκηνῷ C 2ª m.; κατὰ Συρίαν ἐν Δαμασκῷ Gal.

νθ'. Περὶ σηρικῶν.

Al. fac. II, 32; p. 614.

Ἐδεσμά ἐστι ταῦτα γυναικῶν τε καὶ παιδίων ἀθυρόντων, 1
ὀλιγότροφά τε καὶ δύσπεπτα τυγχάνοντα μετὰ τοῦ μηδὲ εὐστόμαχα εἶναι. Τροφὴν δὲ δῆλον ὅτι δίδωσι ὀλιγοστὴν τῷ σώματι. 2

ξ'. Περὶ κερατίων.

Ib. 33; p. 615.

Κακόχυμά ἐστι καὶ χολώδη καὶ δύσπεπτα, ἀλλὰ οὐδὲ διαχωρεῖται ταχέως. 1

ξα'. Περὶ καππάρεως.

Ib. 34; p. 615-616.

Λεπτομερής ἐστιν ἡ δύναμις αὐτῶν, καὶ διὰ τοῦτο τροφὴν 1

59. DES JUJUBES.

Propriétés des jujubes.

Ces fruits sont mangés par les femmes ou par les enfants en 1
jouant, mais ils sont peu nourrissants et difficiles à digérer; ils ne
sont pas non plus favorables à l'orifice de l'estomac. Il est clair 2
qu'ils donnent très-peu de nourriture au corps.

60. DES CAROUBES.

Propriétés des caroubes.

Les caroubes contiennent un mauvais suc; elles sont bilieuses, 1 difficiles à digérer et ne passent même pas rapidement.

61. DES CÂPRES.

Propriétés

Les câpres ont des propriétés pénétrantes, et, pour cette raison, 1

Ch. 59. Tit. τῶν καλουμένων σηρικῶν Gal.; ζιυζύφων O.

1. γυναικῶν καὶ παίδων ACV.

Ib. ἀθυρόντων] ἀκρατούντων Gal.; *effrenatorum* Ras.; ἤγουν παιζόντων gl. C 2ª m.

2. ὀλιγότροφόν τε καὶ δύσπεπτον ὑπάρχον Gal.

2. μετὰ τοῦ] ἅμα τῷ Gal.

2-3. εὐστόμαχον Gal.

3. δέ om. Gal.

Ib. ὅτι καὶ αὐτά Gal.

Ib. ὀλιγίστην V; ὀλίγην Gal.

Ch. 60. Tit. ξυλοκεράτων O.

4. Κακόχυμα] κακοστόμαχα V.

Ib. καὶ κολώδει A; τε καὶ ξυλώδη Gal. et Sim. Seth; *lignosae* Ras.

4-5. ἀλλὰ ... ταχέως] καὶ κρατυντικὰ τῆς κοιλίας O.

Ch. 61; l. 6. Λεπτομερὴς ἱκανῶς Gal. — Ib. αὐτῆς Gal.

Ib. διὰ αὐτοῦ AC 1ª m. V.

2 ὀλιγοστὴν δίδωσι τῷ σώματι. Ταριχευθεῖσα δὲ καὶ διαβραχεῖσα μέχρι τοῦ τελέως ἀποθέσθαι τὴν ἐκ τῶν ἁλῶν δύναμιν, ὀλιγότροφον μὲν γίνεται, ἀποῤῥύπτει δὲ τὸ ἐν τῇ γαστρὶ φλέγμα καὶ ἐκφράττει τὰ σπλάγχνα πρὸ τῶν ἄλλων σιτίων διὰ ὀξυμέλιτος ἢ ὀξελαίου.

ξϐ'. Περὶ συκομόρων.

Al. fac. II, 35; p. 616.

1 Ἐν Ἀλεξανδρείᾳ γίνεται τοῦτο τὸ φυτόν· παραπλήσιον δὲ καρπὸν φέρει σύκῳ, δριμύτητα δὲ οὐδεμίαν ἔχει, βραχείας μετέχων γλυκύτητος, ὑγρότερός πως καὶ ψυκτικώτερος ὤν.

2 elles donnent très-peu de nourriture au corps. Salées et trempées dans l'eau assez longtemps pour qu'elles perdent toutes les propriétés qu'elles tenaient du sel, les câpres donnent peu de nourriture, il est vrai, mais enlèvent le phlegme contenu dans le ventre et résolvent l'obstruction des viscères, quand on les mange avant les autres mets avec du vinaigre miellé, ou de l'huile et du vinaigre.

Et mode de préparation des câpres.

62. DES SYCOMORES.

Patrie et propriétés des sycomores.

1 On trouve cette plante à Alexandrie; elle porte un fruit semblable à la figue; ce fruit n'a aucune âcreté, il est, au contraire, doué d'un goût légèrement sucré; il est, en quelque sorte, un peu refroidissant et humide.

1. ἐλαχίστην Gal.

Ib. ἀναδίδωσιν εἰς τὸ τῶν ἐσθιόντων αὐτὴν σῶμα, καθάπερ καὶ τἄλλα πάντα ὅσα λεπτομερῆ Gal.

Ib. Ταριχευθεῖσα δὲ καὶ βραχεῖσα A; ἀποπλυθεῖσα δὲ καὶ διαβραχεῖσα Gal.

2. τὴν ἐκ τῶν ἁλῶν· c'est avec ces mots que recommence B.

2-3. ὡς ἔδεσμα μὲν ὀλιγοτροφώτατόν ἐστιν Gal.

3. ἀποῤῥύπτει δέ] ἀποῤῥύψαι τε καὶ ὑπαγαγεῖν ἐπιτήδειον Gal.

Ib. κατὰ τὴν γαστέρα Gal.

4. ἐμηφράττει A 1ª m.; ἐμφράττει B text. V; ἐκκαθᾶραι ἐπιτήδειον Gal.

Ib. τὰ σπλάγχνα] τὰς κατὰ σπλῆνα καὶ ἧπαρ ἐμφράξεις Gal.

Ib. σιτίων ἁπάντων Gal.

5. ἢ ὀξελαίου om. C 1ª m.

Ch. 62; l. 7. σύκῳ μικρῷ λευκῷ Gal.

Ib. οὐδεμίαν ὁ καρπὸς οὗτος ἔχει Gal.

8. ὑγρός ABC 1ª m. V; *humidae* Ras.

ξγʹ. Περὶ περσέας καρποῦ.

Al. fac. II, 36; p. 617.

Καὶ τοῦτο τὸ φυτόν ἐστιν ἐν Ἀλεξανδρείᾳ· ἱστοροῦσι δὲ τὸν 1
καρπὸν αὐτοῦ οὕτω μοχθηρὸν ὑπάρχειν ἐν Πέρσαις, ὡς ἀναιρεῖν τοὺς φαγόντας, εἰς Αἴγυπτον δὲ κομισθέντα ἐδώδιμον γενέσθαι, παραπλησίως ἐσθιόμενον ἀπίοις τε καὶ μήλοις.

ξδʹ. Περὶ κιτρίου.

Ib. 37; p. 618-619.

Τρία μόριά ἐστι τούτου τοῦ καρποῦ, τό τε ὀξὺ κατὰ μέσον 1
αὐτοῦ, καὶ τὸ περὶ τοῦτο οἷον ἡ σὰρξ αὐτοῦ, καὶ τρίτον τὸ περικείμενον ἔξωθεν σκέπασμα. Τοῦτο μὲν οὖν εὐῶδές ἐστι καὶ 2
ἀρωματίζον, δύσπεπτον δέ· συνεργεῖ δὲ εἰς πέψιν, εἴ τις ὡς φαρμάκῳ χρῷτο αὐτῷ, καὶ ῥώννυσι στόμαχον ὀλίγον ληφθέν.

63. DU FRUIT DE LA PERSÉE.

Origine fabuleuse et propriétés de la persée.

La persée se rencontre également à Alexandrie, et on raconte 1
que son fruit est si pernicieux en Perse qu'il tue ceux qui en usent, mais qu'il est devenu bon à manger après avoir été transporté en Égypte, où on le mange comme les poires et les pommes.

64. DU CITRON.

Des diverses parties du citron; Propriétés du zeste,

Ce fruit est composé de trois parties : la partie acide qui est au 1
milieu, la partie qui entoure celle-là et qu'on peut appeler sa chair,
enfin l'enveloppe qui le recouvre à l'extérieur. Cette dernière partie 2
est parfumée et aromatique, mais elle est difficile à digérer; cependant elle favorise la digestion, si on en use comme médicament,

Ch. 63. Tit. περσίου (om. καρποῦ) Gal.; *persio* Ras.
2. μοχθηρόν οὕτως Gal.
3. ἐδώδιμόν τε Gal.
Ch. 64. Tit. κίτρου O.
5. τοῦ καρποῦ τούτου Gal.
Ib. ὀξῶδες O.
Ib. κατὰ τό Gal.
6. πέριξ τούτου Gal.
Ib. τρίτον ἐπὶ αὐτοῖς Gal.
6-7. τὸ περικ. σκέπασμα ἔξωθεν Gal.; ὁ φλοῦς O.
Ib. Τοῦτο μὲν εὐῶδές τέ ἐστι Gal.
8. συνεργεῖ δὲ ἐς B; συνεργεῖ δέ κε C; συντελεῖ δέ τι πρός Gal.
9. στόμαχον ῥώννυσι Gal.

DES ALIMENTS

3 Τῷ δὲ ὀξεῖ καὶ ἀβρώτῳ μέρει χρῶνται εἰς ὄξος ἐμβάλλοντες
4 χάριν τοῦ ϖοιεῖν ὀξύτερον αὐτό. Τὸ μέσον δὲ ἀμφοῖν, ὃ δὴ
καὶ τροφὴν τῷ σώματι δίδωσι, δύσπεπτόν ἐστιν.

ξε'. Περὶ τῶν ἀγρίων φυτῶν.

1 Πρὸς τῷ βραχεῖαν διδόναι τροφὴν κακόχυμα ϖάντα ἐστὶ, καί τινά γε αὐτῶν κακοστόμαχα ϖλὴν τῶν ἀκανθωδῶν ἄρτι τῆς γῆς ἀνισχόντων.

Al. fac. II, 39; p. 623.

3 et, prise en petite quantité, elle renforce l'orifice de l'estomac. On
emploie la partie aigre et impropre à l'alimentation pour la jeter
4 dans le vinaigre afin de le rendre plus aigre encore. La partie
moyenne qui donne de la nourriture au corps est difficile à digérer.

– de la partie acide,

– de la chair.

65. DES PLANTES SAUVAGES.

1 Outre qu'elles donnent peu de nourriture au corps, ces plantes contiennent toutes de mauvaises humeurs, et quelques-unes d'entre elles nuisent à l'orifice de l'estomac; il faut en excepter les plantes épineuses, au moment où elles sortent de terre.

Propriétés des plantes sauvages.

1. *μέρει*] *τοῦ καρποῦ* Gal.

1-2. *χρῶνται . . . . . . αὐτό*] *ἄχρηστον* O.

2. *χάριν τοῦ ϖοιεῖν ὀξύτερον αὐτό*] *ἀμβλὺ χάριν τοῦ δριμύτερον ἐργάσασθαι* Gal.

Ch. 65. *Περὶ ἀγρίων λαχάνων* O.

4. *τροφὴν διδόναι* Gal.

Ib. *ἐσχάτως εἰσὶ κακόχυμα* O; *κακόχ. ϖάντα ἐστὶ ταῦτα* Gal.

5. *αὐτῶν ἐστι* Gal.

Ib. *ἀκανθῶν* Gal.

5-6. *τῶν ἄρτι τῆς γῆς* V; *τῶν ἀρι γῆς* A 1ª m.; *τῶν ἀρίστης γῆς* A 2ª m. BC; *in terra optima* Ras.

6. *ἀνισχουσῶν* Gal.

ΒΙΒΛΙΟΝ Β'.

α'. Περὶ θριδακίνης, [ἐκ τῶν Γαληνοῦ].

Al. fac. II, 40; p. 625-28.

Πάντων τῶν λαχάνων ὀλιγοστόν τε καὶ κακόχυμον αἷμα 1
γεννώντων, ἡ θριδακίνη οὐ πολὺ μὲν οὐ μὴν οὐδὲ κακόχυμόν γε τελέως αἷμα γεννᾷ· ὑγρὸν μὲν οὖν ἔχει καὶ ψυχρὸν χυμὸν, οὐ μὴν κακόχυμός γέ ἐστιν, ὡς ἔφην.

β'. Περὶ ἰντύβων.

Ib. 41; p. 628.

Οἱ ἴντυβοι ταῖς θρίδαξι παραπλησίαν ἔχουσι δύναμιν, ἀπο- 1
λειπόμενοι καὶ κατὰ ἡδονὴν αὐτῶν, καὶ τἄλλα τὰ πρόσθεν εἰρημένα περὶ θριδάκων.

LIVRE II.

1. DE LA LAITUE.

[Tiré de Galien].

Propriétés de la laitue.

Toutes les herbes potagères produisant du sang en petite quan- 1
tité et composé d'humeurs mauvaises, la laitue n'en produit pas beaucoup non plus; mais celui qu'elle donne n'est pas entièrement formé d'humeurs mauvaises; ainsi elle contient une humeur humide et froide, mais elle ne produit pas d'humeurs mauvaises, comme je viens de le dire.

2. DES ENDIVES.

Propriétés des endives.

Les endives ont des propriétés semblables à celles de la laitue; 1
mais elles lui sont inférieures, tant sous les rapports du goût, que sous celui des autres qualités dont nous avons parlé à propos de la laitue.

Ch. 1. Tit. Περὶ μαρουλίων O.
1. ὀλίγιστόν O Gal.
2. ἡ θριδακίνη] τὸ μαρούλην O.
2-3. οὐ πολὺ μὲν οὐ μὲν οὐδὲ κακόχυμον AC; οὐ πολὺ μὲν, οὐδὲ κακόχυμον, οὐ μὴν εὔχυμον Gal.
4. οὐ μέν A; οὐ μήν γε καί Gal.
Ib. γε ex em.; τε Codd.; om. Gal.
Ch. 2; l. 5. τὴν δύναμιν Gal.
6. καί om. Gal.
Ib. καὶ κατὰ ἄλλα ABCV.
7. θριδακίνης Gal.

γ'. Περὶ μαλάχης.

Al. fac. II, 42; p. 628-29.

1 Ἔχει τι γλίσχρον ἡ μαλάχη, τῆς θρίδακος μὴ ἐχούσης, ἀπο-
2 κεχώρηκέ τε σαφῶς τοῦ ψύχειν. Ὑπέρχεται δὲ τὸ λάχανον τοῦτο ῥᾳδίως, καὶ μάλισλα ὅταν μετὰ ἐλαίου καὶ γάρου δαψιλῶς τις αὐτὸ συγκαταπίῃ· μετρίως δὲ ἔχει κατὰ τὴν πέψιν.

δ'. Περὶ τεύτλου.

Ib. 43; p. 630.

1 Χυλὸς ἐν τοῖς τεύτλοις εἶναι φαίνεται ῥυπλικὸς, ὃς καὶ τὴν γασλέρα πρὸς ἔκκρισιν ἐπεγείρει, καὶ τὸν σλόμαχον ἐνίοτε δάκνει· καὶ διὰ τοῦτο κακοσλόμαχόν ἐσλιν ἔδεσμα πλεῖον βρω-
2 θέν. Ἡ τροφὴ δὲ ἀπὸ αὐτοῦ βραχεῖα, καθάπερ ἀπὸ τῶν ἄλλων λαχάνων, χρήσιμον δὲ εἰς τὰς τοῦ ἥπατος ἐμφράξεις ἐσλὶ, καὶ

3. DE LA MAUVE.

Propriétés de la mauve.

1 La mauve a quelque chose de visqueux, qualité dont la laitue est privée; il est évident qu'elle ne saurait être rangée parmi les mets
2 refroidissants. Ce légume traverse facilement le ventre, surtout si on en mange abondamment avec de l'huile et du garon; il jouit d'une propriété digestible moyenne.

4. DE LA BETTE.

Propriétés de la bette.

1 Il existe certainement dans la bette un suc détersif, qui excite aussi les excrétions alvines et cause quelquefois des pincements à l'orifice de l'estomac; aussi est-ce un mets nuisible pour cette par-
2 tie, si on en mange beaucoup. Elle fournit peu de nourriture ainsi que les autres herbes potagères, mais elle convient dans les obs-

Ch. 3; l. 1. Ἔχει δὲ γλίσχρον C. — Ib. οὐκ ἐχούσης Gal. — 2. δέ] καί B text.; δέ marg. — 3. ῥᾳδίως τοῦτο Gal. — Ib. μετά Aët.; om. ABCV Gal. — Ib. ἐλαίου τε καὶ γάρου Gal. — 4. μετρίως δὲ ἔχει καὶ κατὰ τὴν θρέψιν Gal.; καί ἐσλιν εὔπεπλος O. — Ch. 4. Tit. σεύτλου O. — 5. χυμός ABCV. — 8. ἐπὶ αὐτοῦ B; ἡ ἀπὸ αὐτ. Gal. — Ib. καθάπερ ἡ ἀπό Gal. — 9. ἐπιτηδειότερον δ' αὖ ἐσλι μαλάχης εἰς Gal. — Ib. κατὰ τὸ ἧπαρ Gal.

μάλισῖα ὅταν μετὰ νάπυος ἢ ὄξους ἐσθίηται· καὶ τοῖς ὑποσπλήνοις δὲ ἀγαθὸν γίνεται.

ε΄. Περὶ κράμϐης.

Al. fac. II, 44; p. 631-33.

Ὁ μὲν χυλὸς αὐτῆς ἔχει τι καθαρτικόν· αὐτὸ δὲ τὸ σῶμα κατὰ τὸν τοῦ ξηραίνειν λόγον ἐπέχει μᾶλλον ἢ προτρέπει πρὸς ὑποχώρησιν. 1 Ξηραίνει μὲν οὖν ἡ κράμϐη παραπλησίως φακῇ, καὶ διὰ τοῦτο τὴν ὄψιν ἀμϐλύνει, πλὴν εἰ τύχοι ποτὲ ὑγρότερος ὢν παρὰ φύσιν ὁ σύμπας ὀφθαλμός. 2 Οὐ μὴν εὔχυμόν ἐσῖιν ἔδεσμα κράμϐη, καθάπερ ἡ θρίδαξ, ἀλλὰ καὶ μοχθηρὸν ἔχει καὶ δυσώδη τὸν χυλόν. 3

ϛ΄. Περὶ βλίτου καὶ ἀτραφάξυος.

Ib. 45; p. 633-634.

Ὑδατωδέσῖατα λαχάνων ἐσῖὶ ταῦτα καί, ὡς ἂν εἴποι τις, 1

tructions du foie, surtout si on la prend avec de la moutarde ou du vinaigre; elle est bonne aussi pour ceux qui ont la rate légèrement enflée.

5. DU CHOU.

Propriétés du chou.

Le jus du chou a quelque chose de purgatif; mais sa substance elle-même, parce qu'elle dessèche, resserre plutôt le ventre qu'elle ne l'excite aux déjections. 1 Or le chou dessèche de la même manière que les lentilles cuites : c'est pourquoi il obscurcit la vue, à moins que tout l'œil ne soit par hasard plus humide que dans l'état naturel. 2 Cependant le chou n'est pas un mets qui possède une humeur de bonne qualité comme la laitue; mais il fournit un jus mauvais et d'odeur désagréable. 3

6. DE LA BLITE ET DE L'ARROCHE.

Propriétés de la blite

La blite et l'arroche sont, parmi les herbes potagères, les plus 1

1. ἔτι δὲ μᾶλλον Gal.

Ib. ἢ πάντως γε μετὰ ὄξους Gal.

1-2. ὑποσπλήνοις τε ἀγαθόν ABV; ὑποσ. δὲ τὸν αὐτὸν τρόπον ἐσθιόμενον ἀγ. Gal. — 2. γίνεται φάρμακον Gal.

Ch. 5; l. 3. χυμός ABC 1ª m. V.

4. ξηραίνοντος Gal.

6. πλὴν om. ABC 1ª m. V.

7. σύμπας ὁ Gal.

8. θριδακίνη Gal.

9. χυμόν A 2ª m. B en interl. C 1ª m. V.

Ch. 6. Tit. βλίτων καὶ ἀνδραφάξυος CV; βλίτων καὶ ἀνδραφάξεως A; βλίτων κ. ἀνδραφάξεος B.

10. ὑδατωδέσῖερα Gal.

DES ALIMENTS.

2 ἀποιότατα. Λέλεκται δὲ ὡς τὰ τοιαῦτα λάχανα ῥέπει μέν πως ἐπὶ τὸ ῥαδίως ὑπιέναι, καὶ μάλιστα ὅταν ἔχῃ τι μετὰ τῆς ὑγρότητος ὀλισθηρόν· οὐ μὴν ἰσχυράν γε τὴν κάτω ῥοπὴν ἔχει διὰ τὸ μηδεμίαν ὑπάρχειν αὐτοῖς δριμεῖαν καὶ νιτρώδη ποιό-
3 τητα. Πρόδηλον δὲ ὅτι καὶ τὴν τροφὴν ἐλαχίστην δίδωσι τῷ σώματι.

ζ'. Περὶ ἀνδράχνης.

Al. fac. II, 46; p. 634.

1 Ὡς ἔδεσμα μὲν ὀλίγην τε τροφὴν ἔχει καὶ ταύτην ὑγρὰν καὶ ψυχρὰν καὶ γλίσχραν· ὡς φάρμακον δὲ αἱμωδίαν ἰᾶται διὰ τὴν ἄδηκτον γλισχρότητα.

η'. Περὶ λαπάθου.

Ib. 47; p. 634.

1 Παραπλήσιον οὐ τῇ γεύσει μόνον τὸ λάπαθον ὑπάρχει, ἀλλὰ

aqueuses et les plus dépourvues, pour ainsi dire, de toute qualité.

et de l'arroche.

2 Il a déjà été dit que de semblables herbes ont une certaine tendance à passer facilement, surtout si elles joignent à l'humidité quelque chose qui facilite leur glissement; cependant cette tendance vers le bas n'est pas bien forte, parce qu'elles ne sont douées d'aucune
3 propriété âcre et nitreuse. Il est évident qu'elles donnent très-peu de nourriture au corps.

7. DU POURPIER.

Propriétés du pourpier.

1 Comme aliment, le pourpier nourrit peu et la nourriture qu'il donne est humide, froide et visqueuse; comme médicament, il guérit l'agacement des dents, parce qu'il est visqueux sans être mordant.

8. DE LA PATIENCE.

Propriétés de la patience.

1 La patience est semblable à la bette cultivée, tant sous le rap-

1. ἄποια Gal.
2. μάλ. ἂν ἔχῃ Gal.
Ib. τι om. Gal.
3. ῥοπὴν ἀλλὰ βραχεῖαν Gal.
4. ἢ δριμεῖαν ἢ νιτρώδη Gal.
5. τὴν ἀφ' ἑαυτῶν τροφήν Gal.
Ch. 7; l. 8. γλίσχρον AC.
Ib. αἱμωδίας A; αἱμοῤῥαγίαν C 1ª m.
9. ἄδηλον A.
Ch. 8; l. 10. οὐ τῇ] ἐν τῇ B; αὐτῇ C.

καὶ τῇ δυνάμει τῷ κηπευομένῳ τεύτλῳ· ἐπεὶ δὲ τὸ τεῦτλον ἥδιόν ἐστι τοῦ λαπάθου, διὰ τοῦτο μᾶλλον ἐσθίουσιν αὐτὸ πάντες ἄνθρωποι.

θʹ. Περὶ ὀξυλαπάθου.

Al. fac. II, 48; p. 635.

Τὸ μὲν λάπαθον οὐκ ἄν τις ὠμὸν φάγοι, καθάπερ οὐδὲ τὸ 1
τεῦτλον· ὀξυλάπαθον δὲ ἐσθίουσιν ὠμὸν ἐπὶ τῆς ἀγροικίας· ἄτροφον δέ ἐστι πολὺ μᾶλλον ἢ τὸ λάπαθον.

ιʹ. Περὶ στρύχνου.

Ib. 49; p. 635.

Τῶν ἐσθιομένων λαχάνων οὐδὲν οἶδα τοσαύτην στύψιν ἔχον, 1
ὅσην ὁ στρύχνος· εἰκότως οὖν ὡς τροφῇ μὲν αὐτῷ σπανίως, ὡς φαρμάκῳ δὲ συνεχῶς χρώμεθα· δραστήριον γάρ ἐστιν, ἵνα ψύξεως στυφούσης ἐστὶ χρεία.

port du goût que sous celui des propriétés; mais, comme la bette est plus agréable que la patience, en général on mange plutôt la première.

9. DE LA PATIENCE SAUVAGE.

Propriétés de la patience sauvage.

Personne ne mangera la patience ordinaire crue pas plus que 1
la bette; mais, à la campagne, on mange crue la patience sauvage; elle est beaucoup moins nourrissante encore que la patience ordinaire.

10. DE LA MORELLE.

Propriétés de la morelle.

Parmi les herbes qu'on mange, je n'en connais aucune qui soit 1
douée d'une astringence aussi forte que la morelle; ce n'est donc pas à tort que nous l'employons rarement comme aliment, mais habituellement comme médicament; car elle agit efficacement quand on a besoin d'un refroidissement qui resserre.

3. *οἱ ἄνθρωποι* Gal.
Ch. 9; l. 4. *τι* ABCV.
5. *ἀγροικίας αἱ κιττῶσαι γυναῖκες, ἐνίοτε δὲ καί τινα τῶν περιέργων παιδίων* Gal.
Ch. 10. Tit. Π. *ὀξυλαπάθου* A 1ª m.
7. *ἔχοντα στύψιν* Gal.
8. *τὸ στροῖχνον* ABCV.
Ib. *σπανιάκις* Gal.
9. *δραστήριον μὲν γὰρ* Gal.
Ib. *ἵνα*] *εἰς ὅσα* Gal.
10. *ψύξεως*] *στύψεως* ABC 1ª m. V.

ια'. Περὶ ἀκανθωδῶν φυτῶν.

1 Ἄρτι τῆς γῆς ἀνίσχοντα τὰ τοιαῦτα φυτὰ πολλοὶ τῶν ἀγροί-
2 κων ἐσθίουσιν. Ἐλαχίστην μὲν οὖν ἔχει τροφὴν, ὡς ἅπαντα
τὰ λάχανα, καὶ ταύτην ὑδατώδη καὶ λεπτήν· τὰ δὲ οὖν ἀκαν-
3 θώδη μετρίως ἐστὶν εὐστόμαχα. Τούτων τῶν φυτῶν σκόλυμός
ἐστι, καὶ ἀτρακτυλὶς, καὶ λευκάκανθα, δίψακός τε καὶ κνῆκος, καὶ
τραγάκανθα, καὶ ἀτραγὶς ἥ τε τιμωμένη μειζόνως ἢ προσήκει κι-
4 νάρα. Κακόχυμον δέ ἐστιν ἔδεσμα, καὶ μάλιστα ὅταν ἤδη σκληροτέρα γένηται· καὶ γὰρ τὸν χολώδη χυμὸν ἐν ἑαυτῇ πλείονα
τηνικαῦτα ἴσχει, καὶ τὴν ὅλην οὐσίαν ξυλωδεστέραν, ὥστε ἐκ μὲν
ταύτης μελαγχολικὸν γεννᾶσθαι χυμὸν, ἐκ δὲ τοῦ χυλοῦ τοῦ

Al. fac. II, 50; p. 635-36.

Ib. 51; p. 636.

11. DES PLANTES ÉPINEUSES.

1 Beaucoup de paysans mangent les plantes épineuses quand elles
2 viennent de sortir de terre. Ainsi que toutes les herbes, elles sont
très-peu nourrissantes, et la nourriture qu'elles fournissent est ténue
et aqueuse; les plantes épineuses sont donc modérément favorables
3 à l'orifice de l'estomac. Du nombre de ces plantes sont: la cardousse,
le carthame laineux, l'*épine blanche*, le chardon à foulon, le carthame, l'astragale, l'*atragis* et l'artichaut, qu'on estime plus qu'il
4 ne le mérite. Ce dernier aliment fournit des humeurs mauvaises,
surtout quand il a déjà commencé à se durcir; car alors il contient
une assez grande quantité d'humeur bilieuse, et toute sa substance
est plus ou moins ligneuse, de sorte qu'elle engendre des humeurs
atrabilaires; mais le jus que contient l'artichaut fournit une hu-

Propriétés des plantes épineuses.

Énumération de ces plantes.

Propriétés de l'artichaut.

CH. 11; l. 1. Ἀνίσχοντα τῆς γῆς ἄρτι Gal.

Ib. φυτά] πρὶν εἰς ἀκάνθας αὐτῶν τελευτῆσαι τὰ φύλλα C 2ª m. (Γαλ.) et Gal.

2. τροφὴν ἔχει πάντα Gal.

3. ταῦτα C 1ª m.

Ib. τε καὶ λεπτήν BV.

4. καὶ σκόλυμός Gal.

5. ἀτρακτυλλίς ABCV.

Ib. ἡ καλουμένη λευκάκανθα Gal.

6. τραγάκανθαι B.

Ib. ἀτρακτίς BCV; ἀκτρακτίς A.

Ib. ἥ τε τετιμωμένη C; ἥ τε τετιμημένη Gal.

7. Κακόχυμα C 1ª m.; Κακοχύμου A.

Ib. ἤδη om. BV.

9. σκληρωδεστέραν Gal.

κατὰ αὐτὴν λεπτὸν καὶ πικρόχολον· ἄμεινον οὖν ἀφέψοντας αὐτὴν οὕτως ἐσθίειν.

ιβ'. Περὶ ἱπποσελίνων καὶ σίων καὶ σμυρνίων καὶ σελίνων.

Al. fac. II, 52; p. 637-38.

Πάντα ταῦτά ἐστιν οὐρητικά· συνηθέστατα δὲ αὐτῶν, ὅτι 1
καὶ ἡδίω καὶ εὐστομαχώτερα, τὰ σέλινα. Τὸ δὲ σμύρνιον δρι- 2
μύτερόν τέ ἐστι καὶ θερμότερον πολλῷ τοῦ σελίνου καὶ ἱπποσελίνου καὶ σίου. Τὰ μὲν οὖν ἄλλα καὶ ὠμὰ ἐσθίεται, τὸ δὲ 3
ἱπποσέλινόν τε καὶ σίον ἕψοντες ἐσθίουσιν· ὠμὸν γὰρ ἑκάτερον αὐτῶν ἀηδὲς φαίνεται. Τά γε μὴν σέλινα καὶ τὰ σμύρνια 4
καὶ τοῖς τῆς θρίδακος φύλλοις μιγνύντες προσφέρονταί τινες·
ἀποιότερον γὰρ οὖσα λάχανον ἡ θρίδαξ ἔτι τε ψυχρὸν ἔχουσα
χυμὸν ἡδίων τε ἅμα καὶ ὠφελιμωτέρα γίνεται, τῶν δριμέων τι
προσλαμβάνουσα.

meur ténue de la nature de la bile amère; il est donc préférable de l'adoucir par la coction avant de le manger.

12. DU MACERON, DE LA BERLE, DU SMYRNIUM ET DU CÉLERI.

Propriétés générales et spéciales du maceron, de la berle, du smyrnium et du céleri.

Toutes ces plantes sont diurétiques; celle qu'on mange le plus 1
habituellement est le céleri, parce qu'il est plus agréable et plus
favorable à l'orifice de l'estomac que les autres. Le smyrnium est 2
beaucoup plus âcre et plus chaud que le céleri, le maceron et la
berle. Les autres plantes [c'est-à-dire le smyrnium et le céleri] se 3
mangent aussi bien crues que cuites; mais on ne mange le maceron et la berle que cuits, car ces légumes se montrent désagréables quand ils sont crus. Quelques-uns mangent aussi le céleri 4
et le smyrnium en les mêlant aux feuilles de laitue; car la laitue,
étant une herbe assez fade et qui contient en outre une humeur
froide, devient à la fois plus agréable et plus profitable quand on
y ajoute quelque chose d'âcre.

1. καθ' αὐτὴν ABCV.
Ch. 12; l. 3. ὅτι] ἔτι Gal.
5. τοῦ σελίνου καί τι καὶ ἀρωματῶδες ἔχει· μᾶλλόν τε οὖν οὐρητικόν ἐστι σελίνου καὶ ἱπποσελίνου Gal.
9. τοῖς om. Gal.
10. ἄποιον Gal.
Ib. ἔτι] ὅτι C.

ιγ'. Περὶ εὐζώμου.

1 Θερμαίνει σαφῶς τοῦτο τὸ λάχανον, ὥστε οὐδὲ μόνον ἐσθίειν — *Al. fac.* II, 53; p. 639.
2 αὐτὸ ῥᾴδιον ἄνευ μίξεως τοῖς φύλλοις τῆς θριδακίνης. Ἀλλὰ
καὶ σπέρμα γεννᾷν πεπίστευται καὶ τὰς πρὸς συνουσίαν ὁρμὰς
3 ἐπεγείρειν. Κεφαλαλγὲς δέ ἐστι, καὶ μᾶλλον ἐάν τις αὐτὸ μόνον ἐσθίῃ.

ιδ'. Περὶ ἀκαλήφης ἤτοι κνίδης.

1 Λεπτομερῆ δύναμιν ἔχει, καὶ εἰκότως ὡς τροφῇ μὲν οὐδεὶς αὐτῇ χρῆται, ὡς ὄψον δὲ καὶ φάρμακον χρήσιμόν ἐστιν, ὑπάγον γαστέρα. — *Ib.* 54; p. 639.

ιε'. Περὶ γιγγιδίου καὶ σκάνδικος.

1 Τὸ γιγγίδιον παραπλήσιόν ἐστι τῷ σκάνδικι, εὐστόμαχον — *Ib.* 55; p. 640.

13. DE LA ROQUETTE.

Propriétés de la roquette.

1 Ce légume échauffe manifestement, aussi n'est-il pas facile de le
2 manger seul sans le mêler aux feuilles de laitue. On admet encore
3 qu'il engendre du sperme et qu'il excite les désirs vénériens. Il
cause aussi de la céphalalgie, surtout si on le mange tout seul.

14. DE L'ORTIE.

Propriétés de l'ortie.

1 L'ortie a les propriétés des substances dont les molécules sont ténues; aussi n'est-ce pas sans cause que personne ne l'emploie comme aliment, tandis qu'elle est utile comme mets accessoire et comme médicament, puisqu'elle relâche le ventre.

15. DU GINGIDIUM ET DE L'AIGUILLETTE.

Propriétés du gingidium

1 Le gingidium est semblable à l'aiguillette et il est éminemment

Ch. 13; l. 1. σαφῶς πάνυ Gal.
2. τοῦ μίξαι Gal.
Ib. τοῖς τῆς θριδακίνης φύλλοις ABCV.
3. τὴν συνουσίαν Gal.
4. κεφαλαλγικόν O.
Ib. ἑαυτό C.
Ch. 14. Tit. Π. ἀλφίτης ἤτ. κν. C.
7. αὐτῷ A Gal., qui a avant : τῶν ἀγρίων βοτανῶν ἕν τι καὶ τοῦτό ἐστιν.
Ib. ὄψον δέ ex emend.; ὀψῶδες δέ C 2ª m.; ὀψῶδες ABCV; ὄψον τε Gal.
Ib. χρήσιμον δέ ἐστιν Gal., en transportant ces mots avant ὡς.
7-8. ὑπακτικὸν γαστρός Gal.
Ch. 15. Tit. κάνδικος AC 1ª m.; de même dans le reste du chap.

ϖάνυ, ἄν τε ὠμὸν, ἄν τε ἑφθὸν ἐσθίηται· μακροτέρας δὲ ἑψήσεως οὐκ ἀνέχεται· μετέχει δὲ σΊύψεως καὶ ϖικρότητος οὐκ ἀσαφοῦς.

ιϛ'. Περὶ ὠκίμου.

Al. fac. II, 56; p. 640-41.

Κακοχυμότατόν ἐσΊι, καὶ διὰ τοῦτο ϖροσεπικαταψεύδονταί 1
τινες αὐτοῦ, φάσκοντες, εἰ τριφθὲν ἐμβληθείη χύτρᾳ καινῇ, τάχισΊα γεννᾶν ὀλίγαις ἡμέραις σκορπίους· ἔσΊι δὲ καὶ κακοσΊόμαχον.

ιζ'. Περὶ ἀσπαράγων.

Ib. 58; p. 642.

Ὁ μὲν τῆς κράμβης ἀσπάραγος ἧτΊον ξηραίνει τῆς κράμβης 1
αὐτῆς· τῶν δὲ ἄλλων λαχάνων ὁ καυλὸς μᾶλλον ξηραίνει τῶν

et de l'aiguillette.

favorable à l'orifice de l'estomac, qu'on le mange cru ou cuit; mais il ne supporte pas une cuisson prolongée et il est doué d'une astringence et d'une amertume assez manifeste.

16. DU BASILIC.

Propriété merveilleuse du basilic.

Le basilic renferme de très-mauvaises humeurs; aussi, renché- 1
rissant sur la vérité, on raconte que, si, après l'avoir broyé, on le jette dans un pot nouveau, il engendre très-rapidement en peu de jours des scorpions; il est encore nuisible à l'orifice de l'estomac.

17. DES TIGES COMESTIBLES.

Prop. comp. de la tige du chou et de celle

La tige du chou dessèche moins fortement que le chou lui-même, 1
tandis que, pour les autres herbes potagères, la tige dessèche plus

1. ἐάν τε ὠμὸν, ἐάν τε καὶ ζέσας αὐτό Gal.

Ib. ἐσθίηται] βούλῃ ϖροσφέρεσθαι Gal.

2. ἀνίσχονται Gal.; ἐνδέχεται B; ἀνέχεται corr.

2-3. ϖικρότητος σαφοῦς οὐκ ὀλίγης Gal.

Ch. 16; l. 4. Κακοχυμότερον Gal.

Ib. ϖροσεπιψεύδονται Gal.; C a la scholie suivante : Ὡς δὲ (lisez ὥς γε) Γαληνὸς εἶπε, ἀλλὰ μηδαμῶς ψεύδονται· ἐγὼ τοῦτο ϖολλάκις ϖειραθεὶς ἑώρακα.

6. γεννᾷ ABCV.

Ib. ἐν ὀλίγαις Gal.

Ch. 17. Tit. ἀσϖαράγγων O.

8-9. τῆς κράμβης αὐτῆς ἧτΊον ξηραίνει Gal.

9 et 83, 1. καίτοι τῶν ἄλλων λαχάνων ξηρότερος τὴν κρᾶσιν ὁ καυλὸς τῶν φύλλων ἐσΊὶν, ὡς ἐπὶ τὸ ϖολὺ Gal.

Al. fac. II, 59; p. 643.

2 φύλλων. Ἕτερον δὲ ἔσῖι γένος ἀσπαράγων ἐπὶ τοῖς θαμνώδεσι φυτοῖς γινόμενον, ὀξυμυρσίνῃ τε καὶ χαμαιδάφνῃ καὶ ὀξυακάνθῃ, καὶ τούτων ἕτεροί τινες, ὁ μὲν βασιλικὸς, ὁ δὲ ἕλειος
3 ὀνομαζόμενος, ὥσπερ γε καὶ ὁ τῆς βρυωνίας ἕτερος. Πάντες δέ εἰσιν εὐσῖόμαχοί τε καὶ οὐρητικοὶ καὶ βραχὺ τὸ τρόφιμον ἔχοντες.

ιη'. Περὶ γογγυλίδος ἤτοι βουνιάδος.

Ib. 61; p. 648-649.

1 Θαυμάσαιμι ἂν εἴ τινος τῶν ὁμογενῶν φυτῶν ἔλατῖον τρέφοι ἡ γογγυλίς· χυμὸν δὲ ἀναδίδωσιν εἰς τὸ σῶμα παχύτερον τοῦ συμμέτρου, διὰ ὃ, κἂν πλεονάσῃ τις ἐπὶ τῆς ἐδωδῆς αὐτῆς,
2 ἀθροίσει τὸν ὠμὸν χυμόν. Καλλίσῖη δὲ γίνεται δὶς ἑψηθεῖσα· εἰ δὲ ὠμοτέρα ληφθείη, δύσπεπῖός τε γίνεται καὶ φυσώδης καὶ

des autres légumes. Propriétés de la tige du houx frêlon, du fragon, du buisson ardent, des asperges, de la couleuvrée.

2 fortement que les feuilles. Il existe un autre genre de tiges comestibles, lesquelles appartiennent à des plantes frutescentes, comme le houx frêlon, le fragon racémeux et le buisson ardent; il y en a encore d'autres différentes de ces dernières, dont une espèce est appelée asperge royale, une autre, asperge des marais; de même
3 la tige de couleuvrée en constitue une autre espèce. Toutes sont favorables à l'orifice de l'estomac, poussent aux urines et contiennent peu de matière nutritive.

18. DU NAVET OU *BUNIAS*.

Propriétés du navet.

1 Je serais étonné que le navet nourrît moins qu'aucune des plantes du même genre; mais il distribue dans le corps une humeur plus épaisse qu'il ne faut; si donc on en mange en grande quantité, il
2 y aura accumulation d'humeur crue. Bouilli deux fois, il devient très-bon; si on le prend moins cuit, il devient difficile à digérer,

1. ἔσῖι om. Gal.

2-3. ὀξυακάνθῃ ex em.; ὀξυακάνθᾳ ABCV; ὀξυακάνθη Gal. qui a les autres mots au nomin.

4. γε] δέ ABCV.

Ib. ἕτερος τῶνδε Gal.

5. διουρητικοί O Gal.

Ch. 18; l. 7. Θαυμάσαιμεν (om. ἄν) ABV; θαυμάζαιμι ἄν C 2ª m.; θαυμάζαιμεν C.

9. κἂν καί Gal. — Ib. αὐτοῦ Gal.

10. τὸν καλούμενον ὠμόν Gal.

Ib. δέ om. C.

11. ληφθείη] ἐν τῇ ἑψήσει γίνοιτο Aët. — Ib. δυσπεπῖότερος Gal. — Ib. τε om. C Gal. — Ib. γίνεται] ἐσῖί Gal.

κακοστόμαχος· ἐνίοτε δὲ καὶ δήξεις ἐργάζεται κατὰ τὴν γαστέρα.

ιθ'. Περὶ ἄρου.

Al. fac. II, 63; p. 649-50.

Ἡ ῥίζα τοῦ ἄρου παραπλησίως μὲν ἐσθίεται τῇ τῆς γογγυ- 1
λίδος· ἐν χώραις δέ τισι δριμυτέρα γίνεται, ὡς ἐγγὺς εἶναι τῇ
τοῦ δρακοντίου, καὶ χρὴ δεύτερον ἕψοντας αὐτὴν ἐσθίειν· κατὰ
δὲ Κυρήνην ἥκιστά ἐστι φαρμακώδης καὶ δριμεῖα, ὡς καὶ τῆς
γογγυλίδος εἶναι χρησιμωτέρα. Πρόδηλον δὲ ὅτι πρὸς μὲν τρο- 2
φὴν ἡ τοιαύτη κρείττων ἐστὶ, πρὸς δὲ τὰς ἀναγωγὰς τὰς ἐκ
θώρακος καὶ πνεύμονος ἡ δριμυτέρα. Ἐσθίεται δὲ, ἑψηθεῖσα 3

flatulent et nuisible à l'orifice de l'estomac; quelquefois aussi il cause des pincements dans cette partie.

19. DU GOUET.

Propriétés de la racine de gouet, suivant les pays.

Gouet de Cyrène.

On mange la racine du gouet comme le navet; mais, dans quel- 1
ques pays, elle devient plus âcre [que de coutume], de manière à
se rapprocher de la racine de serpentaire; dans ce cas, il faut la
faire bouillir deux fois avant de la manger; à Cyrène, au contraire, elle est très-peu médicamenteuse et très-peu âcre, de telle
sorte qu'elle est même préférable au navet. Il est évident que cette 2
dernière espèce convient mieux quand il s'agit de nourrir, tandis
que l'espèce âcre est meilleure pour expulser les crachats de la poitrine et du poumon. On mange la racine du gouet bouillie, avec 3
de la moutarde ou du vinaigre, en l'assaisonnant d'huile et de

Mode de préparation de la racine de gouet;

1. κακόχυμος ABV.
Ib. δῆξιν Gal.
Ch. 19; l. 3. ἐστὶν ἐσθιομένη Gal.
Ib. τῇ om. ABC 1ª m. V.
4. δριμυτέρα πως Gal.
6. ἔχει φαρμακῶδές τι καὶ δριμὺ τὸ ἄρον Gal. — Ib. ὡς om. C.
6-7. τῶν γογγυλίδων εἶναι χρησιμώτερον Gal.
8. ἐστὶ] δέ A.
8-9. πρὸς . . . . δριμυτέρα] εἰ δέ τις ἀναβήττειν ἐκ θώρακός τε καὶ πνεύμονος βούλοιτό τι τῶν ἀθροιζομένων ἐν αὐτοῖς παχέων ἢ γλίσχρων χυμῶν, ἡ δριμυτέρα καὶ φαρμακωδεστέρα βελτίων Gal.
9. δριμύτεραι V.
Ib. διὰ ὕδατος ἑψηθεῖσα Gal.

4 μετὰ νάπυος ἢ μετὰ ὄξους, σὺν ἐλαίῳ καὶ γάρῳ. Δῆλον δὲ ὡς ἡ ὑπὸ αὐτῆς ἀναδιδομένη τροφὴ ϖαχυτέρα ϖώς ἐσ7ιν ὡς τῆς γογγυλίδος.

κ'. Περὶ δρακοντίου.

Al. fac. II, 64; p. 651.

1 Καὶ τούτου τὴν ῥίζαν ἕψοντες δὶς ἢ τρὶς, ὡς ἀποθέσθαι τὸ φαρμακῶδες, ἐσθίειν ἐνίοτε δίδομεν, ὅταν ἰσχυροτέρας χρεία δυνάμεως ϖρὸς τὰς ἀναγωγὰς τῶν ἐκ θώρακος καὶ ϖνεύμονος.

κα'. Περὶ ἀσφοδέλου.

Ib. 65; p. 652.

1 Ἡ ῥίζα τούτου, σκευαζομένη καθάπερ οἱ θέρμοι, τὸ ϖλεῖσ7ον τῆς ϖικρότητος ἀποτίθεται, καὶ διὰ λιμὸν οἶδα ἑψήσεσι ϖλείοσι καὶ ἀποβρέξεσιν ἐν ὕδατι γλυκεῖ μόλις αὐτὴν ἐδώδιμον γινο-

— ses propriétés générales.

4 garon. Il est clair que la nourriture qu'elle distribue au corps est assez épaisse, comme celle que fournit le navet.

20. DE LA SERPENTAIRE.

Propriétés de la serpentaire.

1 Après avoir fait bouillir deux ou trois fois la racine de serpentaire, afin qu'elle perde ce qu'elle a de médicamenteux, nous la donnons quelquefois à manger, quand nous avons besoin d'un agent qui provoque fortement l'expulsion des crachats de la poitrine et du poumon.

21. DE L'ASPHODÈLE.

Mode de préparation de l'asphodèle ;

1 Quand on prépare cette racine, comme les lupins, elle perd la plus grande partie de son amertume; je sais toutefois que, dans des cas de famine, on est à peine parvenu à la rendre mangeable

1. μετὸ ὄξους AV.
Ib. Οὐκ ἄδηλον δὲ ὅτι καί Gal.
2. ἡ .... τροφή] ὁ ἐξ αὐτῆς ἀναδιδόμενος εἰς ἧπάρ τε καὶ ὅλον τὸ σῶμα χυμός Gal.
2-3. ὡς ἐπὶ τῶν γογγυλίδων εἴρηται Gal.
Ch. 20; l. 4. δίς ϖου καὶ τρίς Gal.
5. διδόμενον A.
Ib. χρεία] δέηται Gal.
6. ϖρὸς .... ϖνεύμονος] τὰ κατὰ θώρακα καὶ ϖνεύμονα ϖεριεχόμενα γλίσχρα καὶ ϖαχέα Gal.
Ch. 21; l. 7. τοῦτο A.
8. ϖικρότητα C.
Ib. ϖλέοσι ABV; τε ϖλείοσι Gal.

μένην. Ἡ δὲ δύναμις αὐτῆς ἐκφρακτική τέ ἐστι καὶ τμητικὴ, 2
καθάπερ καὶ ἡ τοῦ δρακοντίου.

κβʹ. Περὶ βολϐῶν.

Al. fac. II, 66; p. 652-53.

Καὶ τούτων αἱ ῥίζαι βιϐρώσκονται, ποτὲ δὲ καὶ οἱ ἀσπά- 1
ραγοι αὐτῶν κατὰ τὸ ἔαρ· πικρὰν δὲ ἔχουσι καὶ αὐστηρὰν
δύναμιν, διὰ ἃς καὶ τὸν στόμαχον ἔκλυτον ἐπεγείρουσιν εἰς
ὄρεξιν. Οὐκ ἐναντιοῦνται δὲ τοῖς ἀναπτύειν τι βουλομένοις ἐκ 2
θώρακος καὶ πνεύμονος, καίτοι τὴν οὐσίαν τοῦ σώματος παχυτέραν τε καὶ γλισχροτέραν ἔχοντες, ἀλλὰ ἡ πικρότης ἀντι-
πράττει τῷ πάχει, τέμνειν τὰ γλίσχρα καὶ παχέα πεφυκυῖα·
ἐσθίειν δὲ αὐτοὺς ἄμεινον τηνικαῦτα διὰ ὄξους ἅμα ἐλαίῳ καὶ

— ses propriétés.

par des coctions et des macérations réitérées dans l'eau douce. Ses 2
propriétés sont désobstruantes et incisives, comme celles de la serpentaire.

22. DU VACCET.

Propriétés des oignons et des tiges du vaccet.

On mange les racines du vaccet, et quelquefois aussi, au prin- 1
temps, ses tiges; elles ont des propriétés amères et âpres qui leur
donnent la faculté d'exciter l'appétit quand l'orifice de l'estomac est
affaibli. Les racines ne sont pas contraires à ceux qui veulent ex- 2
pulser quelques crachats de la poitrine ou du poumon, bien que
leur substance soit plus ou moins épaisse et visqueuse; mais cette
épaisseur est contrebalancée par leur amertume, qui exerce naturellement une action incisive sur les humeurs visqueuses et épaisses:
dans ce cas, il est préférable de les manger dans du vinaigre, avec

Propriétés expectorantes,

1. Ἥ γε μὴν δύναμις ταύτης τῆς ῥίζης Gal.
Ib. ἐστὶν ἐκφρακτική τε Gal.
Ib. τμητική] λεπτυντική Gal.
2. ἡ om. ABCV.
Ch. 22; l. 3. ἐσθίεται ἡ ῥίζα Gal.
Ib. τότε ABC 1ª m. V.
3-4. ὁ ἀσπάραγος Gal.
4. ἔχει δὲ ἐν αὐτῷ πικράν τε καί Gal.
4-5. αὐστηρὰν δύναμιν ἐπιφανῆ· διὸ καί Gal.
5. ἐκλελυμένον ἐπεγείρει πως Gal.
6. δέ] δή C; δὲ οὐδέ Gal.
Ib. τι om. B.
Ib. βουλομένοις] δεομένοις Gal.
6-7. ἐκ θώρακός τε καὶ πνεύμονος Gal.; om. BV.
8. ἔχοιεν Gal.
Ib. πικροτέρα C.

DES ALIMENTS.

γάρῳ· ἡδίους γὰρ οὕτω καὶ ἀφυσότεροι καὶ τροφιμώτεροι καὶ
3 πεφθῆναι ῥᾴους γίνονται. Πλεονάσαντες δὲ κατὰ τὴν ἐδωδὴν
αὐτῶν ἔνιοι προδήλως ᾔσθοντο καὶ σπέρμα πλεῖον ἴσχοντες,
καὶ προθυμότεροι γινόμενοι πρὸς ἀφροδίσια.

κγ'. Περὶ σΊαφυλίνου καὶ δαύκου καὶ καροῦς.

Al. fac. II, 67; p. 654-55.

1 Αἱ ῥίζαι καὶ τούτων ἐσθίονται, τροφὴν μὲν ἧτΊονα γογγυλῶν
ἔχουσαι, καθάπερ καὶ τῶν Κυρηναίων ἄρων· θερμαίνουσι δὲ
2 σαφῶς, καί τι ἀρωματίζον ἐμφαίνουσιν. Τὸ μὲν οὖν δύσπεπΊον
αὐταῖς ὁμοίως ὑπάρχει ταῖς ἄλλαις ῥίζαις· οὐρητικαὶ δέ εἰσι,
καὶ, εἰ πλεονάζοι τις αὐτῶν ἐν τῇ χρήσει, κακοχυμότεραι με-
3 τρίως· εὐχυμοτέρα γε μήν ἐσΊιν ἡ καρὼ τοῦ σΊαφυλίνου. Τινὲς

de l'huile et du garon; car elles deviennent ainsi plus agréables,
3 moins flatulentes, plus nutritives et plus faciles à digérer. Quelques
personnes qui avaient mangé beaucoup d'oignons de vaccet s'aperçurent clairement qu'elles avaient plus de sperme [qu'auparavant] et qu'elles devenaient plus disposées à l'acte générateur.

- aphrodisiaques.

23. DE LA CAROTTE, DU DAUCUS ET DU CARVI.

Propriétés de la carotte, du daucus, du carvi,

1 On mange également les racines de ces plantes; elles sont, il est vrai, moins nutritives que les navets et les gouets de Cyrène, mais elles échauffent manifestement et trahissent quelque chose d'aro-
2 matique. Comme les autres racines, elles sont difficiles à digérer; mais elles poussent aux urines, et, si on en use avec excès, elles engendrent des humeurs assez mauvaises; cependant le carvi donne
3 de meilleures humeurs que la carotte. Quelques-uns appellent *dau-*

- de la carotte sauvage.

1. ἡδίους γάρ ex em.; ἥδους γάρ C 2ª m.; καὶ ἡδίους Gal.; ἠδυνθεὶς A BCV; ἥδισΊοι Paul.
Ib. οὕτω γε καί Gal.
Ib. τροφιμώτεροι καὶ ἀφυσότεροι Gal.; ἄφυσοι καὶ τρόφιμοι Paul.
3. πλέον V.
4. ἀφροδισίαν ABC 1ª m. V.
Ch. 23. Tit. δαυκίου O.
Ib. καρώου ABCV.
5. μέν] δέ Gal.
Ib. γογΓυλίδων Gal.
6. ἔχουσι Gal.
Ib. καθάπερ γε καί Gal.
7. καί τι καί Gal.
Ib. ἐμφαίνουσαι AC 1ª m.
8. διουρητικαί O.
9 κακοχυμώτεροι C; κακόχυμα Gal.
10. εὐχυμότερος Gal.
Ib. ἐσΊιν om. V.
Ib. κάρους C 2ª m. Gal.
Ib. τῆς τοῦ σΊαφυλίνου C 2ª m.

δὲ τὸν ἄγριον σταφυλῖνον ὀνομάζουσι δαῦκον, οὐρητικώτερον μὲν ὄντα, φαρμακωδέστερον δὲ, καὶ πολλῆς ἑψήσεως δεόμενον, εἰ μέλλοι τις ἐσθίειν αὐτόν.

κδ'. Περὶ ὕδνων.

Al. fac. II, 68; p. 655.

Οὐδεμίαν ἔχει σαφῆ ποιότητα· χρῶνται τοιγαροῦν αὐτοῖς 1
πρὸς ὑποδοχὴν ἀρτυμάτων, ὥσπερ καὶ τοῖς ἄλλοις ὅσα καλοῦσιν ἄποια καὶ ὑδατώδη κατὰ τὴν γεῦσιν. Ἔστι δὲ ἁπάντων αὐ- 2
τῶν κοινὸν, ὡς μηδὲ τὴν ἀναδιδομένην τροφὴν εἰς τὸ σῶμα θερμαίνειν, ἀλλὰ ὑπόψυχρον μὲν εἶναι, τῷ πάχει δὲ ὁποῖον ἄν τι καὶ τὸ ἐδηδεσμένον ᾖ, παχύτερον μὲν τὸ ἐξ ὕδνου, ὑγρότερον δὲ καὶ λεπτότερον ἐκ τῶν ἄλλων ἀνάλογον.

cus la carotte sauvage, laquelle pousse plus fortement aux urines [que l'autre], a un goût plus médicamenteux et nécessite une coction prolongée, si on veut la manger.

24. DES TRUFFES.

Propriétés des truffes.

Les truffes n'ont aucune qualité appréciable; on les emploie donc 1
comme excipient d'assaisonnements, ainsi que les autres mets qu'on appelle mets sans qualité et d'une saveur aqueuse. Toutes ces 2
substances ont cela de commun qu'elles distribuent dans le corps une nourriture qui n'échauffe point, mais qui est légèrement froide; quant à l'épaisseur, cette nourriture est conforme à celle du mets qu'on a pris; la nourriture que fournit la truffe est plutôt épaisse, tandis que celle des autres mets est plutôt humide et subtile dans la même proportion que les mets eux-mêmes.

2. *δὲ ἤδη* Gal.
Ch. 24; l. 4. *Μηδεμίαν* Gal.
Ib. *αὐτοῖς οἱ χρώμενοι* Gal.
6. *ἄποια καὶ ἀβλαβῆ καὶ ὑδατώδη* Gal.
8. *θερμαίνειν*] *ἐξαίρετόν τινα δύναμιν ἔχειν* Gal. C 2ª m. (Γα).
9. *καὶ αὐτὸ τό* Gal.
Ib. *ᾖ* om. ABC 1ª m. V.
Ib. *τό* om. ABC 1ª m. V.
Ib. *ὕδνων* Gal.
10. *ἐκ κολοκύνθης ἐπί τε τῶν* Gal. C 2ª m. (Γα).
Ib. *ἀναλόγως* C 2ª m.

κε'. Περὶ μυκήτων.

Al. fac. II, 69; p. 655-56.

1 Καὶ τῶν μυκήτων οἱ βωλῖται, καλῶς ἑψηθέντες ἐν ὕδατι,
2 πλησίον ἥκουσι τῶν ἀποίων ἐδεσμάτων. Φλεγματώδης δέ ἐσῖιν
ἡ ἐξ αὐτῶν τροφὴ καὶ ψυχρὰ, κἂν πλεονάζῃ τις ἐν αὐτοῖς,
3 κακόχυμος. Ἀϐλαϐέσῖατοι μὲν οὖν εἰσι τῶν ἄλλων μυκήτων
οὗτοι, δεύτεροι δὲ ἐν αὐτοῖς οἱ ἀμανῖται· τῶν δὲ ἄλλων ἀσφαλέσῖερόν ἐσῖι μηδὲ ὅλως ἅπῖεσθαι· πολλοὶ γὰρ ἐξ αὐτῶν ἀπέθανον.

κϛ'. Περὶ ῥαφανίδος.

Ib. 70; p. 657.

1 Λεπῖυντικῆς ἐσῖι δυνάμεως μετὰ τοῦ θερμαίνειν σαφῶς· ἐπικρατεῖ γὰρ ἡ δριμεῖα ποιότης ἐν αὐτῇ.

κζ'. Περὶ κρομμύων, καὶ πράσων, καὶ σκορόδων, καὶ ἀμπελοπράσων.

Ib. 71; p. 658-659.

1 Δριμεῖαν ἱκανῶς ἔχει ταῦτα δύναμιν καὶ ἀνάλογον αὐτῇ

25. DES CHAMPIGNONS.

Propriétés des bolets,

1 Parmi les champignons, les *bolets*, quand ils sont bien cuits dans
2 l'eau, se rapprochent des mets sans qualité apparente. La nourriture qu'ils fournissent est pituiteuse et froide, et, si on en mange
3 abondamment, elle produit des humeurs mauvaises. Ce sont là les
champignons les plus innocents, les *amanites* occupent le second rang; quant aux autres, il est plus prudent de ne pas y toucher du tout; car beaucoup de gens en sont morts.

— des amanites.

26. DU RADIS.

Propriétés des radis.

1 Le radis a des vertus atténuantes; en même temps, il échauffe manifestement; car les qualités âcres y prédominent.

27. DES OIGNONS, DES POIREAUX, DE L'AIL ET DU *POIREAU DE VIGNES*.

Propriétés communes

1 Ces plantes ont une propriété très-âcre, et, conformément à cette

Ch. 25; l. 1. τῶν om. Gal.
Ib. βωλῖται] ἀμανῖται O.
3. καὶ πλεονάζει ABCV.
4. κακόχυμοι C; κακὸς χυμός BV.
5. ἐν αὐτοῖς] μετὰ αὐτούς Gal.

Ch. 26. Tit. ῥαφάνων O.
9. ἡ om. C.
Ch. 27; l. 10. καί om. Gal.
Ib. αὐταῖς Gal., c'est-à-dire ὁ καυλὸς καὶ τὰ φύλλα ἀνάλογον ταῖς ῥίζαις.

θερμαίνει τὰ σώματα, καὶ λεπ7ύνει τοὺς ἐν αὐτοῖς παχεῖς χυμοὺς,
καὶ τέμνει τοὺς γλίσχρους. Ἑψηθέντα μέντοι δὶς ἢ τρὶς ἀποτί- 2
θεται μὲν τὴν δριμύτητα, λεπ7ύνει δὲ ὅμως ἔτι καὶ τροφὴν δίδωσι βραχυτάτην τῷ σώματι· τέως δὲ οὐδὲ ὅλως ἐδίδου πρὶν
ἑψηθῆναι. Τὰ δὲ ἀμπελόπρασα τοσοῦτον διαφέρει τῶν πράσων, 3
ὅσον ἐν τοῖς ἄλλοις ἅπασι τοῖς ὁμογενέσι τὰ ἄγρια τῶν ἡμέρων. Φείδεσθαι δὲ χρὴ τῆς συνεχοῦς ἐδωδῆς ἁπάντων τῶν δρι- 4
μέων, καὶ μάλισ7α ὅταν ὁ προσφερόμενος αὐτὰ χολωδέσ7ερος
ᾖ· μόνοις γὰρ τοῖς ἤτοι τὸν φλεγματώδη χυμὸν, ἢ τὸν ὠμὸν καὶ
παχὺν καὶ γλίσχρον ἠθροικόσιν ἐπιτήδεια τὰ τοιαῦτα τῶν ἐδεσμάτων ἐσ7ίν.

κη'. Περὶ τῆς ἀπὸ τῶν ζώων τροφῆς.

Al. fac. III, 2; p. 660-66.

Οὐ τὴν αὐτὴν ἅπαντα δύναμιν ἔχει τὰ μόρια τῶν ζώων, 1

des oignons, des poireaux, de l'ail et du *poireau de vignes.*

propriété, elles échauffent le corps, atténuent les humeurs épaisses
qu'il contient et divisent les humeurs visqueuses. Bouillies deux ou 2
trois fois, elles perdent leur âcreté; mais elles n'en continuent pas
moins d'atténuer et donnent très-peu de nourriture au corps, tandis que, avant la cuisson, elles n'en donnaient pas du tout. Les 3
poireaux de vigne diffèrent autant des poireaux ordinaires que, parmi
les autres plantes du même genre, les plantes sauvages diffèrent
des espèces cultivées. Il faut éviter de manger habituellement des 4
substances âcres, quelles qu'elles soient, surtout quand la personne
qui en use est plutôt bilieuse qu'autrement; car de semblables aliments conviennent uniquement à ceux qui ont une accumulation
d'humeur pituiteuse ou d'humeur crue, épaisse et visqueuse.

Propriétés particulières des *poireaux de vigne.*

Mauvaises qualités des substances âcres.

28. DE LA NOURRITURE TIRÉE DES ANIMAUX.

Propriétés

Toutes les parties des animaux ne possèdent pas les mêmes pro- 1

1. θερμαίνει δέ Gal.
Ib. τὸ σῶμα Gal. — Ib. αὐτῷ Gal.
2. ἢ καὶ τρίς Gal.
3. ἔτι om. BV.
3-4. βραχυτάτην δίδωσι Gal.
4. δέ om. AC 1ª m.
5-6. διαφ. τ. πρ. τοσοῦτον ὅσον Gal.
6. κἂν τοῖς Gal.
7. χρή om. Gal.
8. πρωφερόμενος A.
Ib. αὐτῶν Gal.
9. ᾖ φύσει Gal.
10. ἐπιτηδειότατα ταῦτα Aët.
Ch. 28. Tit. πεζῶν ζώων Gal.

ἀλλὰ αἱ μὲν σάρκες, ὅταν καλῶς πεφθῶσιν, αἵματός εἰσιν ἀρί-
σ7ου γεννητικαὶ, καὶ μάλισ7α τῶν εὐχύμων ζώων, ὁποῖόν ἐσ7ι
2 τὸ γένος τῶν ὑῶν· φλεγματικωτέρου δὲ τὰ νευρώδη μόρια. Πάντων μὲν οὖν ἐδεσμάτων ἡ σὰρξ τῶν ὑῶν ἐσ7ὶ τροφιμωτάτη.
3 Τὰ δὲ βόεια κρέα τροφὴν μὲν καὶ αὐτὰ δίδωσιν οὔτε ὀλίγην, οὔτε
εὐδιαφόρητον· αἷμα μέντοι παχύτερον ἢ προσήκει γεννᾷ·
καὶ, εἰ φύσει τις εἴη μελαγχολικώτερος τὴν κρᾶσιν, ἁλώσεταί
τινι παθήματι τῶν μελαγχολικῶν, ἐν τῇ τούτων ἐδωδῇ πλεο-
4 νάσας. Ὅσον δὲ τῷ πάχει τῆς ὅλης οὐσίας ἑαυτῶν τὰ βόεια κρέα
τῶν ὑείων πλεονεκτεῖ, τοσοῦτον τῇ γλισχρότητι ταῦτα τῶν
5 βοείων· εἰς πέψιν δὲ πολὺ βελτίω τὰ τῶν ὑῶν ἐσ7ιν. Οἱ μόσχοι
δὲ τῶν τελείων βοῶν ἀμείνους εἰσὶν εἰς πέψιν, ὥσπερ καὶ οἱ

générales de la chair des animaux.

priétés; mais leur chair, quand elle est bien digérée, engendre un
sang excellent, surtout celle des animaux doués d'humeurs de bonne
nature, des cochons, par exemple, tandis que les parties nerveuses
2 produisent plutôt du sang pituiteux. La viande de porc est, parmi
3 tous les mets, ce qu'il y a de plus nutritif. Le bœuf, il est vrai,
donne aussi une nourriture assez abondante et qui ne se perd pas
aisément par la perspiration; mais il produit du sang plus épais qu'il
ne convient; et quelqu'un qui a, par nature, un tempérament atrabilaire, sera pris de quelque maladie dépendant de la bile noire,
4 s'il en mange beaucoup. Autant le bœuf surpasse le porc par l'épaisseur de toute sa substance, autant le porc l'emporte sur le bœuf par
la viscosité de sa chair; mais le porc est d'une digestion beaucoup
5 plus facile. Le veau est d'une plus facile digestion que le bœuf;

Prééminence du porc. Propriétés du bœuf.

Propriétés comparatives du bœuf et du porc.

Propriétés du veau,

2. *καί* om. ABCV. — Ib. *ἐπὶ τῶν* Gal.
3. *ὑῶν*] *χοιρίδων* O.
Ib. *φλεγματικώτερα* Gal.; *φλεγματικωτέρου αἵματος γεννητικά* O.
Ib. *δέ*] *γάρ* Gal.
3-4. **Πάντων**..... *τροφιμωτάτη*] *Πάντων οὖν ἐδεσμάτων κρεῖτ7ον αἱ σάρκες τῶν χοίρων* O.
5. *οὐκ* Gal.; *non* Ras.
7. *εἰ δὲ καί* Gal.; *ac si* Ras.
9. *δέ*] *δ' ἐν* Gal.; *enim* Ras.
10. *ὑῶν* ABCV.
Ib. *τοσούτῳ* (*τοσοῦτο*) Gal.
Ib. *ταῦτα*] *τὰ ὕεια* Gal.; *suillæ* Ras.
11. *ἐσ7ί, τοῖς μὲν ἀκμάζουσι καὶ ἰσχυροῖς καὶ διαπονουμένοις τὰ τῶν ἀκμαζόντων, τοῖς δὲ ἄλλοις τὰ τῶν ἔτι αὐξανομένων* Gal.
11-12. *Οὐ μόνον οὖν οἱ μόσχοι τῶν* Gal.
12. *ἀμείνους εἰς πέψιν ἔχουσι τὰς σάρκας* Gal. — Ib. *ἀλλὰ καί* Gal.

ἔριφοι τῶν αἰγῶν· ἧττον μὲν γὰρ βοὸς ἡ αἲξ ξηρὰ τὴν κρᾶσίν
ἐστιν, ἀλλὰ ὑῒ παραβαλλομένη πολὺ διαλλάττει. Περιττωματι- 6
κωτέραν δὲ ἡμῖν οἱ χοῖροι παρέχουσιν εἰς τοσοῦτο τὴν τροφὴν,
εἰς ὅσον τῶν μεγάλων ὑῶν εἰσιν ὑγρότεροι· εἰκότως δὲ καὶ ἧττον
τρέφουσιν. Ὑγροτάτην δὲ ἔχουσι καὶ φλεγματώδη σάρκα καὶ οἱ 7
ἄρνες, ἀλλὰ καὶ τῶν προβάτων ἡ σὰρξ περιττωματικωτέρα τέ
ἐστι καὶ κακοχυμοτέρα· κακόχυμος δὲ καὶ ἡ τῶν αἰγῶν μετὰ
δριμύτητος. Ἡ δὲ τῶν τράγων χειρίστη καὶ πρὸς εὐχυμίαν καὶ 8
πρὸς πέψιν, ἐφεξῆς δὲ ἡ τῶν κριῶν, εἶτα ἡ τῶν ταύρων. Ἐν 9
ἅπασι δὲ τούτοις τὰ τῶν εὐνουχισθέντων ἀμείνω, τὰ δὲ πρεσβυτικὰ χείριστα πρὸς πέψιν ἐστὶ καὶ πρὸς εὐχυμίαν καὶ πρὸς

il en est de même des jeunes boucs comparés aux chèvres; car,
bien qu'elle soit d'un tempérament moins sec que le bœuf, la chèvre,
– des petits porcs,
si on la compare au porc, en diffère très-notablement. Les petits 6
porcs nous fournissent une nourriture d'autant plus imprégnée d'humeurs excrémentitielles, qu'ils ont plus d'humidité que les grands
porcs; il s'ensuit naturellement qu'ils sont également moins nour-
– des agneaux,
rissants. Les agneaux ont aussi la chair pituiteuse et très-humide; 7
mais celle du mouton est également plus ou moins imprégnée d'humeurs excrémentitielles et mauvaises; celle de la chèvre contient
– du bouc,
aussi de mauvaises humeurs, et de plus elle est âcre. La chair de 8
– du bélier et du taureau.
bouc est la plus mauvaise, tant sous le rapport de la bonté des humeurs, que sous celui de la facilité de la digestion; après elle vient
Propriétés de la chair des animaux châtrés
la chair de bélier et ensuite celle de taureau. Chez tous ces animaux, 9
la chair des individus châtrés est préférable; mais celle des animaux
âgés est ce qu'il y a de plus mauvais, tant sous le rapport de la

1. ἡ σὰρξ ἡ αἲξ B.

2. ἀνθρώπῳ καὶ ὑῒ Gal.

Ib. πολὺ διαφέρει Gal.; *multum superat* Ras.

3. παρέχουσιν εἰς τοσοῦτον ABV; εἰς τοσοῦτον παρέχουσιν Gal.

6. ἡ τῶν προβάτων σὰρξ Gal.

Ib. καὶ περιττωματικωτέρα Gal.

7. κακόχυμος δὲ καὶ ἡ τῶν αἰγῶν] καὶ ἡ τῶν αἰγῶν A B C V; καὶ ἡ τῶν αἰγῶν κακόχυμος C 2ª m.

7-8. μετὰ δριμύτητος χειρίστη Aët.

9. δὲ ἡ] δέ ABCV.

Ib. εἶτα] μετ' ἐκεῖνα O.

10. πᾶσι ABCOV.

Ib. ἀμείνων A; κρείττω O.

10-11. παλαιά O.

11. ἐστί om. O Gal.

11 et 93, 1. πρὸς εὐχυμίαν καὶ θρέψιν ABCOV.

DES ALIMENTS.

θρέψιν, ὥστε καὶ τῶν ὑῶν αὐτῶν, καίτοι γε ὑγρῶν ὄντων τὴν
κρᾶσιν, οἱ γηράσαντες ἰνώδη καὶ ξηρὰν καὶ διὰ τοῦτο δύσπε-
10 πτον ἔχουσι τὴν σάρκα. Καὶ ἡ τοῦ λαγωοῦ δὲ σὰρξ αἵματος
μέν ἐστι παχυτέρου γεννητικὴ, βελτίων δὲ εἰς εὐχυμίαν ἢ κατὰ
11 βοῦν καὶ πρόβατον. Κακόχυμος δὲ τούτων οὐδὲν ἧττόν ἐστι καὶ
12 ἡ τῶν ἐλάφων καὶ σκληρὰ καὶ δύσπεπτος. Ἡ δὲ τῶν ἀγρίων
ὄνων, ὅσοι γε εὐέκται καὶ νέοι, πλησίον ἥκει τῆσδε, καίτοι
καὶ τῶν ἡμέρων ὄνων γηρασάντων ἔνιοι τὰ κρέα προσφέρονται,
κακοχυμότατα καὶ δύσπεπτα καὶ κακοστόμαχα, καὶ προσέτι
καὶ ἀηδῆ ὄντα, καθάπερ καὶ τὰ τῶν ἵππων τε καὶ καμήλων,

et des animaux âgés.

facilité de la digestion, que sous celui de la bonté des humeurs et
de l'abondance de la nourriture; de sorte que, chez les cochons eux-
mêmes, bien que ces animaux aient un tempérament humide, la
chair des individus âgés est fibreuse, sèche et, par suite, difficile à
10 digérer. La viande de lièvre produit également du sang plus ou
moins épais; mais, pour la bonté des humeurs, elle est préférable
11 à celle du bœuf et du mouton. La viande de cerf n'est ni moins imprégnée de mauvaises humeurs, ni moins dure, ni moins difficile
12 à digérer. La chair des ânes sauvages, du moins celle des individus de bonne complexion et jeunes, se rapproche de celle des cerfs;
quelques personnes mangent aussi la chair des ânes domestiques,
quand ils sont devenus vieux, ce qui constitue un mets fortement
imprégné d'humeurs mauvaises, difficile à digérer, nuisible à l'orifice de l'estomac, et, en outre, désagréable ainsi que la chair des chevaux et des chameaux; ceux qui mangent de ces viandes ressemblent

Propriétés du lièvre,

– du cerf,

– des ânes sauvages,

1. ὥσπερ Gal.
Ib. γε om. Gal.
2. ἰνώδη] ἔνια δή Gal.
Ib. διὰ τοῦτο om. Gal.
3. ἴσχουσι ABCV.
Ib. τῶν λαγωῶν Gal.
Ib. δέ om. O.
4. μέν om. O.
Ib. ἐστι om. A.
Ib. βελτίονος ABC 1ª m. V; κρεῖττον O.
Ib. ἡ om. ABC 1ª m. V.
4-5. κατὰ βοῦς καὶ πρόβατα Gal.; βοὸς καὶ προβάτου O; *boum et pecudum* Ras.
5. τούτων οὐχ ἧττόν ἐστι καί Gal.; om. O.
6. καὶ σκληρά om. Gal.
7. εὔεκτοι Gal.
Ib. τοῖσδε Gal.
9. δυσπεπτότατα Gal.
10. ἀηδῆ κατὰ ἐδωδήν Gal.

ὧν αὐτῶν ἐσθίουσιν οἱ ὀνώδεις τε τὴν ψυχὴν καὶ τὸ σῶμα. Καὶ 13
τὰ τῶν ἄρκτων δὲ ἔνιοι προσφέρονται, καὶ τὰ τούτων ἔτι χείρω λεόντων τε καὶ παρδάλεων. Περὶ δὲ κυνῶν τί δεῖ καὶ λέγειν, 14
ὡς τοὺς νέους τε καὶ λιπαροὺς αὐτῶν, καὶ μάλισΊα ὅταν εὐνουχισθῶσι, κατὰ ἔνια τῶν ἐθνῶν ἐσθίουσι, πρὸς τούτοις δὲ καὶ τὰ τῶν πανθήρων; Τὰ δὲ τῶν ἀλωπέκων ἐν φθινοπώρῳ καὶ οἱ 15
παρὰ ἡμῖν κυνηγέται προσφέρονται. Γινώσκειν δὲ δεῖ, ὅτι τὰ 16
μὲν τὴν βαθεῖαν πόαν νέμεσθαι δεόμενα ζῶα λεπΊὰ καὶ κακόχυμα γίνεται κατά τε τὸν χειμῶνα καὶ τὰ πρῶτα τοῦ ἦρος, ὥσπερ οἱ βόες, εὐχυμότεροί τε καὶ παχύτεροι σαφῶς φαινόμενοι τοῦ χρόνου προϊόντος, ὅταν αὐξάνηταί τε καὶ παχύνηται καὶ εἰς ἐκκάρπησιν ἡ πόα προέρχηται· τὰ δὲ ἀπὸ τῆς μικρᾶς

- des ours, des lions, des léopards, des chiens,

eux-mêmes aux ânes, tant par le corps que par l'âme. Quelques-uns 13
mangent également la chair des ours, et, ce qui est encore pis, celle des lions et des léopards. Quant aux chiens, est-il nécessaire 14
de dire que, chez quelques peuples, on mange les sujets jeunes et gras, surtout quand ils sont châtrés, et qu'il en est de même pour les *panthères?*

- du renard.

Dans mon pays, les chasseurs mangent également en 15
automne la chair de renard.

Influence des saisons sur les propriétés des animaux suivant leur mode d'alimentation.

Il faut savoir que les animaux, qui ont 16
besoin de paître l'herbe haute, comme les bœufs, deviennent maigres et s'imprègnent d'humeurs mauvaises en hiver et au commencement du printemps, tandis qu'ils se montrent évidemment plus gras et imprégnés d'humeurs meilleures dans une saison plus avancée, quand l'herbe devient grande, épaisse et monte en graine; ceux, au contraire, qui peuvent se nourrir d'herbe courte, comme les

1. ὧν αὐτῶν] καὶ αὐτῶν ABCV.
Ib. ἐσθίονται BV.
Ib. τε, mot superflu provenant sans doute du texte de Gal. : οἱ ὀνώδεις τε καὶ καμηλώδεις ἄνθρωποι τὴν ψ.; Aët. a ὀνώδ. τήν τε ψ.
2. τά om. Gal.
Ib. ἄρκων BV.
Ib. δέ] κρέα Aët.
3. παρδάλων C 2ª m.
Ib. τῶν κυνῶν Gal.
Ib. καί om. AC.
5. ἔνια τῶν] ἐνιαυτῶν AC 1ª m.; ἐνιαυτὸν τῶν BV.
5-6. ἐσθίουσι πάμπολλοι· καὶ πρὸς τούτοις τά τε τῶν Gal.
6. δὲ τῶν] δὴ τῶν C.
9. τὰ πρῶτα καὶ μέσα Gal.
10-11. γινόμενοι Gal.
11. τε om. Gal.
12. εὐκάρπησιν Gal.
Ib. ὑπό Gal.

τρέφεσθαι δυνάμενα βελτίω κατά τε τὰ πρῶτα καὶ μέσα τοῦ ἦρός ἐσΊιν, ὥσπερ τὰ πρόϐατα· κατὰ δὲ τὴν ἀρχὴν καὶ τὰ μέσα τοῦ θέρους αἱ αἶγες, ἡνίκα πλεῖσΊαι βλάσΊαι θάμνων εἴσιν, ἃς ἔθος αὐταῖς ἐσθίειν.

κθʹ. Περὶ κοχλιῶν.

Al. fac. III, 3; p. 669.

1 Σκληρὰν μὲν ἔχουσι τὴν σάρκα καὶ διὰ τοῦτο δύσπεπΊον· εἴ
2 γε μὴν πεφθείη, τροφιμωτάτην. Ὑπάρχει δὲ αὐτοῖς, ὥσπερ καὶ
τοῖς ὀσΊρακοδέρμοις, χυλὸς ὑπακτικὸς γασΊρὸς, καὶ διὰ τοῦτό
τινες ἀρτύοντες αὐτοὺς διὰ ἐλαίου καὶ γάρου καὶ οἴνου τῷ γενο-
3 μένῳ ζωμῷ χρῶνται πρὸς διαχώρησιν τῶν κατὰ τὴν κοιλίαν. Εἰ
δὲ θελήσαις ὡς τροφίμῳ μόνον ἐδέσματι χρῆσθαι τῇ σαρκὶ τοῦ
ζῴου τούτου, προαφεψήσας ἐν ὕδατι μεταθήσεις εἰς ἕτερον ὕδωρ,

moutons, sont meilleurs au commencement et au milieu du printemps; les chèvres, enfin, sont préférables au commencement et au milieu de l'été, quand les jeunes pousses des arbrisseaux sont le plus abondantes, car c'est là leur nourriture habituelle.

29. DES ESCARGOTS.

Propriétés des escargots suivant le mode de préparation.

1 Les escargots ont la chair dure et, par conséquent, difficile à di-
2 gérer; mais, si on la digère, elle nourrit fortement. Ils ont, ainsi
que les testacés, un suc qui relâche le ventre : aussi, se sert-on du
bouillon qu'on obtient en les assaisonnant avec de l'huile, du garon
et du vin, pour faciliter l'évacuation de ce qui est contenu dans
3 les intestins. Si, au contraire, on veut seulement employer la chair
de cet animal comme un mets nourrissant, on la fera bouillir d'a-
bord avec de l'eau, on la mettra ensuite dans de l'autre eau, dans

1. τὰ μέσα Gal.; μετά B.
Ch. 29; l. 5-6. εἴ γε ἐν πεφθείη C 2ª m.; εἰ δὲ π. Gal.
6. καί om. Gal.
7. χυμός ABCV.
8. γάρον A.
10. θελήσεις Gal.
Ib. μόνῳ Gal.
Ib. χρήσασθαι Gal.
10-11. τοῦ ζῴου om. ABC 1° m. V.

εἶτα ἐν ἐκείνῳ πάλιν ἑψήσας, οὕτως ἀρτύσεις τε καὶ τὸ τρίτον ἑψήσεις ἄχρι τοῦ τακερὰν ἀκριβῶς γενέσθαι τὴν σάρκα · σκευασθεῖσα γὰρ οὕτως ἐφέξει μὲν τὴν γασῖέρα, τροφὴν δὲ ἱκανὴν παρέξει τῷ σώματι.

λ'. Περὶ τῶν ἐν τοῖς πεζοῖς ζώοις ἀκρέων μορίων.

Al. fac. III, 4; p. 670-71.

Οἱ πόδες τῶν χοίρων ἐπιτηδειότατοί εἰσιν ἐμϐληθέντες ἑψο- 1
μένῃ πλισάνῃ. Πάντα δὲ τὰ ἄκρεα μόρια τοῦ σώματος ἥκισῖα 2
μὲν ἔχει πιμελὴν, ἥκισῖα δὲ καὶ τὴν σαρκώδη φύσιν· ἐπικρατεῖ δὲ ἐν αὐτοῖς τό τε νευρῶδες καὶ τὸ δερματῶδες, οὐ τοῦ τοιούτου νεύρου καὶ δέρματος, οἷον τὸ κατὰ ὅλον τὸ σῶμα · γεγύμνασῖαι γὰρ ἐν τοῖς ἀκρέοις μᾶλλον· ἔσῖι δὲ καὶ διὰ τοῦτο γλισχρότερα·

laquelle on la fera de nouveau bouillir; après cela, on l'assaisonnera et on la fera bouillir pour la troisième fois, jusqu'à ce qu'elle devienne complétement tremblante; ainsi préparée, elle resserrera le ventre, mais elle fournira une nourriture abondante au corps.

30. DES EXTRÉMITÉS DES QUADRUPÈDES.

Propriétés des pieds des petits porcs. Propriétés générales des extrémités.

Les pieds des petits porcs sont un mets très-convenable, quand 1
on les jette dans de l'orge mondée en ébullition. Toutes les extré- 2
mités du corps ont très-peu de graisse et très-peu de substance charnue, tandis que le genre nerveux et cutané y prédomine; cependant ces nerfs et cette peau ne sont pas identiques avec les substances analogues qui se trouvent dans le reste du corps, car la peau et les nerfs sont plus exercés dans les extrémités [qu'ailleurs]. Il résulte de cette prédominance de peau et de nerfs que les

1-2. τε καὶ .... ἑψήσεις om. AB C 1ª m. V Ras.

2. ἄχρι ...... γενέσθαι ex em.; ἄχρι τοῦ κατατάκερον ἀκριϐῶς γεν. Gal.; ἄχρι τοῦ τακερὸν γεν. C 2ª m.; ἕως ἀκριϐῶς γεν. ABCV; *donec caro diligenter flaccida reddatur* Ras.; μέχρι τακερὰν ἀκριϐῶς γεν. Aët.

Ch. 30; l. 5. τῶν χοίρων ἐπιτηδειότατοι O; ἐπιτ. τ. χ. ABCV Gal.

5-6. ἑψημένῃ Gal.

8. τε om. ABCV.

8-9. τοῦ τοιούτου νεύρου καὶ δέρματος (om. οὐ) C 2ª m.; *cujus modi etiam cutis et nervi sunt* Ras.; om. ABCV.

9. ὅλον σῶμα Gal.

10. καὶ διὰ τοῦτο καί Gal.

καὶ γὰρ καὶ νεῦρον καὶ δέρμα πᾶν ἑψόμενον εἰς τοιαύτην ἀφικνεῖται φύσιν· εἰκότως οὖν ἐλάτῖονα μὲν τροφὴν δίδωσι τῷ σώματι, ῥᾷον δὲ ὑπέρχεται κατὰ γασῖέρα διὰ τὴν γλισχρότητα.

3 Βελτίους δὲ οἱ πόδες τῶν ὑῶν εἰσι τοῦ ῥύγχους, ὥσπερ καὶ τοῦτο τῶν ὤτων· ἐκεῖνα γὰρ ἐκ μόνου χόνδρου καὶ δέρματος, ἐσῖὶ δὲ ὁ χόνδρος ἐν μὲν τοῖς τελείοις ζῴοις ἄπεπῖος παντάπασιν, ἐν δὲ τοῖς ἔτι αὐξομένοις, ὅταν καλῶς ἐν τῷ σῖόματι λειωθῇ, πετῖόμενός τε καὶ τροφὴν ὀλίγην διδοὺς τῷ σώματι.

4 Κατὰ δὲ τὴν αὐτὴν ἀναλογίαν ἐπὶ τῶν ἄλλων ζῴων ἄκουε τοῦ νῦν εἰρημένου λόγου· κατὰ ὅσον γὰρ αὐτῶν αἱ σάρκες εἰς ἀρετὴν τροφῆς ἀπολείπονται τῶν ὑείων, κατὰ τοσοῦτον καὶ τῶν ἀκρέων ἐν ὑσὶ μορίων ἐσῖὶ χείρω τὰ κατὰ ἐκεῖνα τὰ ζῷα.

extrémités sont plus visqueuses [que les autres parties]; car tout nerf et toute peau se transforment en une substance visqueuse par la coction; il est donc naturel qu'elles donnent moins de nourriture au corps tandis qu'elles traversent plus aisément les intestins à cause

3 de leur viscosité. Les pieds de cochon sont meilleurs que le museau, et celui-ci est préférable aux oreilles; car ces dernières sont uniquement composées de peau et de cartilage; or le cartilage est complétement indigestible chez les animaux adultes, tandis que, chez ceux qui sont encore dans la période de croissance, il se digère, pourvu qu'on le broie bien dans la bouche, et donne peu de nourri-

4 ture au corps. Appliquez ce qu'on vient de dire, dans la même proportion, aux autres animaux; car, autant leur chair le cède à celle des cochons, sous le rapport de la bonté de la nourriture, autant, chez eux, les extrémités sont inférieures à celles des cochons.

Propriétés comparatives des diverses extrémités chez les cochons,

– et chez les autres animaux.

1. καὶ γὰρ νεῦρον ABC.
3. κατὰ γασῖέρα Aët.; καὶ κατὰ γ. ABCV; κατὰ τὴν γ. Gal.
4. ῥύγχους] μυτίου O.
5. ὠτίων O.
Ib. μόνου συνέσῖηκε Gal.
6. τοῖς om. Gal.
7. αὐξανομένοις Gal.
8. πεπεμμένος Gal.
Ib. δίδωσι Gal.
10. εἰρημένου ἡμῖν Gal.
11. ὑείων ex em.; ὑῶν Codd.
Ib. καί] γάρ AC 1ª m.
12. ὑσί Gal.

λα'. Περὶ τῆς ἐν τοῖς πεζοῖς ζώοις γλώτlης.

Al. fac. III, 5; p. 672.

Ἰδιότης τις οὐσίας ἐσlὶν ἐν τῷδε τῷ μορίῳ χαυνοτέρας τε καὶ 1 ἀναιμοτέρας σαρκός· αἱ γὰρ ἀκριβεῖς σάρκες οἱ μύες εἰσὶ καὶ τούτων τὰ μέσα μάλισlα.

λβ'. Περὶ ἀδένων.

Ib. 6; p. 673-675.

Τοσοῦτον ἀποκεχώρηκεν ἡ τῶν ἀδένων οὐσία τῆς κατὰ τὴν 1 γλῶτlαν, ὅσον ἐκείνη τῶν σαρκῶν. Πάντων οὖν τῶν ἀδένων 2
κοινὸν ἡδεῖς τε καὶ ψαθυροὺς φαίνεσθαι κατὰ τὴν ἐδωδήν· οἱ δὲ ἐν τοῖς τιτθοῖς, ὅταν ἔχωσι γάλα, καὶ τῆς ἐκείνου τι γλυκύτητος ἐμφαίνουσι, καὶ διὰ τοῦτο περισπούδασlόν ἐσlι τοῖς λίχνοις ἔδεσμα πλήρεις γάλακτος οἱ ἀδένες οὗτοι γευόμενοι, καὶ μάλισlα

31. DE LA LANGUE DES QUADRUPÈDES.

Propriétés de la langue.

Cette partie a une substance particulière plus spongieuse et plus 1 exsangue que la chair; car la chair proprement dite est formée par les muscles, surtout par leur partie moyenne.

32. DES GLANDES.

Propriétés communes des glandes.

Les glandes, par leur nature, s'éloignent autant de la langue que 1
celle-ci s'éloigne des chairs. C'est une propriété commune à toutes 2
les glandes d'être agréables et de se morceler quand elles sont préparées pour le repas; mais celles des mamelles offrent en outre, quand elles contiennent du lait, quelque chose de la douceur de ce liquide; et c'est précisément pour cela que ces glandes, lorsqu'elles sont pleines de lait, surtout celles des truies, constituent

Propriétés spéciales des mamelles.

Ch. 31. Tit. Περὶ γλώσσης O.
1. τε om. ABCV.
2. ἐναιμοτέρας Gal.; *sanguineam* Ras.; ὀλιγαίμου O.
3. τούτων αὐτῶν Gal.
Ch. 32; l. 4. μετὰ τήν C 1^a m.
6. κοινόν om. AC 1^a m.
6-7. οἱ δὲ ἐν τοῖς τιτθοῖς] τὰ μαστάρια O.
7. τι om. ABC 1^a m. V Ras.
9. ἔδεσμα πλῆρες B corr. C 2^a m.; ἐδέσμασι πλήρεις AB text. V.
Ib. οἱ ἀδένες.....μάλισlα om. ABC 1^a m. V.

3 ἐπὶ τῶν ὑῶν. Ἡ δὲ ἐξ αὐτῶν τροφὴ καλῶς μὲν πεφθέντων ἐγγύς τι τῇ κατὰ τὰς σάρκας ἐστίν· ἐλλιπέστερον δὲ κατεργασθέντων,
4 τὸν ὠμὸν ἢ τὸν φλεγματώδη χυμὸν γεννᾷ. Ὄντες δὲ ἐκ τοῦ γένους τῶν ἀδένων οἱ ὄρχεις οὐχ ὁμοίως εἰσὶν εὔχυμοι τοῖς κατὰ τοὺς τιτθοὺς, ἀλλά τι καὶ βρωμῶδες ἔχουσιν, ἐνδεικνύμενοι τὴν τοῦ σπέρματος οὗ γεννῶσι φύσιν, ὥσπερ οἱ νεφροὶ τὴν τοῦ οὔρου· καὶ μέντοι καὶ πεφθῆναι πολὺ χείρους εἰσὶν οἵ γε τῶν πεζῶν ζώων· οἱ γὰρ τῶν σιτευθέντων ἀλεκτρυόνων ἡδεῖς τε ὑπάρχουσι, καὶ τροφὴν χρηστὴν τῷ σώματι διδόασιν.

λγ'. Περὶ νεφρῶν.

1 Οἱ νεφροὶ δὲ κακόχυμοί τέ εἰσι φανερῶς καὶ δύσπεπτοι.

Al. fac. III, 6; p. 675.

3 un mets très-recherché des gourmets. La nourriture que donnent les glandes, quand elles sont bien digérées, se rapproche de celle que fournissent les chairs; mais, quand elles sont moins complétement assimilées, elles produisent des humeurs crues ou pituiteuses.

Qualités de la nourriture fournie par les glandes.

4 Quoique les testicules appartiennent au genre des glandes, ils ne contiennent pas des humeurs aussi bonnes que les glandes des mamelles; ils ont, au contraire, une certaine odeur repoussante, car ils trahissent la nature du sperme qu'ils fabriquent, comme les reins trahissent celle de l'urine; ils sont aussi beaucoup plus difficiles à digérer [que les autres glandes], du moins les testicules des animaux qui marchent; car ceux des coqs engraissés sont agréables et donnent une bonne nourriture au corps.

Propriétés des testicules.

33. DES REINS.

1 Les reins sont évidemment imprégnés de mauvaises humeurs et difficiles à digérer.

Propriétés des reins.

1. ἐπί] οἱ ἀπό Gal.; om. ABC 1ª m. V. — Ib. τῶν χοίρων Paul.; om. ABC 1ª m. V. — Ib. πεφθέντων ἐν γαστρί Gal.

2. τί] μέν C 2ª m. Gal. Ib. τῆς σάρκας A; τῆς σαρκός C.

3. ἢ τόν] καί O.

6. οὗ] ὅ C 2ª m. Gal.

8. ἥδιστοί Gal.

9. τὴν τροφήν Gal.

Ch. 33; l. 10. φανερῶς] ἱκανῶς Gal.; *admodum* Ras.

λδ'. Περὶ ὄρχεων.

Al. fac. III, 7; p. 676.

Πάντων τῶν τετραπόδων ζώων οἱ ὄρχεις δύσπεπτοί τέ εἰσι 1
καὶ κακόχυμοι, πεφθέντες δὲ καλῶς τρόφιμοι· μόνοι δὲ οἱ τῶν
ἀλεκτρυόνων ἡδεῖς τε ὑπάρχουσι καὶ ἄριστοι κατὰ πάντα, καὶ
μάλιστα τῶν σιτευθέντων.

λε'. Περὶ ἐγκεφάλου.

Ib. 8; p. 676-677.

Φλεγματικώτερόν ἐστι καὶ κακόχυμον ἔδεσμα, καὶ βραδύ- 1
πορον, καὶ δύσπεπτον, οὐχ ἥκιστα δὲ καὶ κακοστόμαχον ἅπας
ἐγκέφαλος. Ἐξαπατώμενοι δὲ ὑπὸ τῆς μαλακότητος αὐτοῦ δι- 2
δόασιν ἔνιοι τοῖς κάμνουσιν, ὄντα πρὸς τοῖς ἄλλοις καὶ ναυ-
τιώδη. Παχύχυμος δὲ ὢν καὶ περιττωματικὸς ἀμείνων γίνεται, 3

34. DES TESTICULES.

Propriétés des testicules.

Les testicules de tous les quadrupèdes sont difficiles à digérer et 1
imprégnés d'humeurs mauvaises; mais, quand ils sont bien digérés, ils nourrissent bien; il n'y a que les testicules des coqs qui
soient agréables et excellents sous tous les rapports, surtout ceux
des coqs engraissés.

35. DE LA CERVELLE.

Propriétés générales de la cervelle;

Toute cervelle est un mets plus ou moins pituiteux, imprégné 1
d'humeurs mauvaises, passant lentement, difficile à digérer et assez
fortement nuisible à l'orifice de l'estomac. Induits en erreur par sa 2
mollesse, quelques-uns la donnent aux malades, bien qu'à ses autres
qualités elle ajoute celle d'exciter du dégoût. Comme elle contient des 3

- ses propriétés

Ch. 34; l. 1. Ἅπαντες τῶν Gal. — Ib. τε om. Gal. — 3. ἡδεῖς τε ὑπάρχουσι καί om. AB C Gal. — Ib. ἄριστοι πάντων καί A BC 1ª m. V.

Ch. 35; l. 5. παχύχυμον ἔδεσμα Gal., Aët.; παχύχυμος καὶ κακόχυμος Paul.

6. οὐχ ἥνίκα C 1ª m. — Ib. κακοστόμαχος BCV; κακοστόμαχοι A. — Ib. πᾶς ABCV.

8. ἔνιοι αὐτοῖς τοῖς ἀσθενοῦσιν ὄντα Aët.; om. ABC 1ª m. V.

9. δέ om. C.

Ib. ἀμείνων ἐμεῖν Gal., qui a plus haut : μᾶλλον οὖν ὅταν ἐμέσαι τινὰ βουληθῇς ἀπὸ τροφῆς, καὶ τούτου μόριον αὐτῷ δίδου λιπαρῶς ἠρτυμένον.

Ib. γίνεται τὰ πάντα Gal. et *Coll. méd.*, IV, 1.

τοῖς τέμνουσι καὶ θερμαίνουσιν ἀρτυόμενος· εἰ μέντοι καλῶς πεφθείη, τροφὴν ἀξιόλογον δίδωσι τῷ σώματι.

λϛʹ· Περὶ τοῦ ἐν τοῖς ὀσΊοῖς μυελοῦ.

Al. fac. III, 9; p. 677.

1 Γλυκύτερος δὲ καὶ ἡδίων ἐσΊὶ καὶ λιπαρώτερος ὁ ἐν τοῖς ὀσΊοῖς εὑρισκόμενος μυελὸς τοῦ ἐγκεφάλου, ὥσΊε, εἴ τις ἐκ παραβολῆς αὐτῶν γεύοιτο, δόξει τι καὶ αὐσΊηρὸν ἔχειν τὸν
2 ἐγκέφαλον. ἜσΊι δὲ καὶ ναυτιῶδες ἔδεσμα πλείων προσενεχθεὶς ὁ μυελὸς, ὥσπερ ὁ ἐγκέφαλος· εἴ γε μὴν καλῶς πεφθείη, τρόφιμός ἐσΊι καὶ αὐτός.

λζʹ. Περὶ νωτιαίου μυελοῦ.

Ib. 10; p. 678.

1 Λιπαρότητος ἥκισΊα μετέχει, καὶ διὰ τοῦτο καὶ τὸ ναυτιῶδες

particulières suivant le mode de préparation.

humeurs épaisses et excrémentitielles, elle devient meilleure quand on l'assaisonne avec des ingrédients incisifs et échauffants; cependant, quand elle est bien digérée, elle donne au corps une nourriture abondante.

36. DE LA MOELLE DES OS.

Propriétés comparatives de la moelle des os et de la cervelle.

1 La moelle des os est plus douce, plus agréable et plus grasse que la cervelle; si donc on les goûte comparativement, on croira
2 même que la cervelle a quelque chose d'âpre. Ainsi que la cervelle, la moelle est un aliment qui excite le dégoût, quand on en mange beaucoup; cependant, si elle est bien digérée, elle donne également une nourriture suffisante.

37. DE LA MOELLE ÉPINIÈRE.

Propriétés

1 La moelle épinière contient très-peu de graisse; aussi échappe-

1. μετὰ τῶν τεμνόντων καὶ θερμαινόντων Gal. et *Coll. méd.*, IV, 1.
Ib. ἀρτυόμενοι ABC 1ª m. V; σκευασθεὶς Gal., Aët., et *Coll. méd.*, IV, 1.
Ch. 36; l. 3. δέ om. Gal.
Ib. ἡδονικώτερος O.
4. ὀσΊέοις ABCV.
5. γένοιτο ABC 1ª m. V.
6. ναυτιῶδες ἤγουν εἰς ἔμετον ὁρμῶν O. — Ib. πλείω ABCV.
7. καὶ ὁ ἐγκέφαλος Gal.
Ch. 37; l. 9. μετέχει· διά B.

ἐκπέφευγε, καὶ, εἰ πεφθείη καλῶς, τροφὴν οὐκ ὀλίγην δίδωσι τῷ σώματι.

λη'. Περὶ πιμελῆς καὶ στέατος.

Al. fac. III, 11; p. 679.

Ὀλιγότροφά ἐστιν ἄμφω, καὶ μᾶλλον ἡδύσματα τῶν τρε- 1
φουσῶν ἡμᾶς σαρκῶν.

λθ'. Περὶ τῶν ἐν τοῖς πεζοῖς ζῴοις σπλάγχνων.

Ib. 12; p. 679-680.

Τὸ μὲν ἧπαρ ἁπάντων τῶν ζῴων παχύχυμόν ἐστι, καὶ δύσ- 1
πεπτον, καὶ βραδύπορον ὑπάρχον. Ἄμεινον δὲ ἐν αὐτοῖς οὐκ 2
εἰς ἡδονὴν μόνον, ἀλλὰ καὶ εἰς τἄλλα, τὸ συκωτὸν ὀνομαζό-
μενόν ἐστι, τῆς προσηγορίας ταύτης τυχὸν, ἐπειδὴ σύκων πολλῶν ξηρῶν ἐδωδῇ τοῦ μέλλοντος σφάττεσθαι ζῴου τοιοῦτο
παρασκευάζουσιν αὐτό. Καὶ πράττουσι τοῦτο ἐπὶ τῶν ὑῶν μά- 3
λιστα διὰ τὸ τούτου τοῦ ζῴου τὰ σπλάγχνα πολὺ τῶν ἐν τοῖς

de la moelle épinière.

t-elle à l'inconvénient de causer du dégoût, et, si elle est bien digérée, elle donne une nourriture assez abondante au corps.

38. DE LA GRAISSE MOLLE ET DE LA GRAISSE COMPACTE.

Propriétés de la graisse.

Ces deux substances sont peu nourrissantes; elles servent plutôt 1
d'assaisonnement [naturel] pour les viandes qui nous nourrissent.

39. DES VISCÈRES DES QUADRUPÈDES.

Propriétés du foie. Du foie *sycoton*, et manière de le préparer.

Le foie de tous les animaux contient des humeurs épaisses, se 1
digère difficilement et passe lentement. Le meilleur foie, non-seule- 2
ment quant au goût, mais aussi sous les autres rapports, est celui
qu'on appelle *sycoton;* il a reçu ce nom, parce qu'il doit ses qualités distinctives à cette circonstance qu'on donne beaucoup de figues
sèches à l'animal destiné à être tué. On applique surtout ce procédé 3
aux porcs, parce que les viscères de cet animal sont beaucoup plus

1. κἂν πεφθῇ Gal.
CH. 39; l. 5. παχύχυμόν τε Gal.
6. Κάλλιον δὲ ἐν πᾶσιν O.
7-8. οὐνομαζόμενον A; ἐπινομαζόμενον B. — 8. αὐτῆς ABCV.
9. τοιοῦτον Gal.
10. αὐτὸ ὃ πράττουσιν οὕτως ἐπὶ Gal.
11. τὸ φύσει τὰ τούτου τοῦ ζῴου σπλάγχνα Gal. — Ib. τοῖς om. BV.

4 ἄλλοις ὑπάρχειν ἡδίω. Τῶν δὲ ἄλλων σπλάγχνων ὁ μὲν σπλὴν οὐδὲ πρὸς τὴν γεῦσιν ἡδύς ἐστιν· ἔχει γάρ τι στρυφνὸν ἐμφαινόμενον· εἰκότως δὲ καὶ κακόχυμος εἶναι πεπίστευται, μελαγ-
5 χολικοῦ γεννητικὸς αἵματος ὑπάρχων. Ἀμφοῖν δὲ εὐπεπτότερος, ὅσῳ καὶ μανώτερος, ὁ πνεύμων ἐστὶ, παμπόλλῳ γε μὴν ἥπατος εἰς θρέψιν ἥττων· ἣν δὲ δίδωσι τροφὴν τῷ σώματι καὶ φλεγμα-
6 τικωτέρα μᾶλλόν ἐστιν. Ἡ δὲ καρδία κατὰ μὲν τὴν οὐσίαν ἰνώδης σάρξ ἐστι καὶ σκληρὰ, καὶ διὰ τοῦτο δύσπεπτος καὶ βραδύπορος· εἰ δὲ πεφθείη καλῶς, τροφὴν οὐκ ὀλίγην οὐδὲ κακόχυμον δίδωσι τῷ σώματι.

μ'. Περὶ κοιλίας καὶ μήτρας καὶ ἐντέρων τῶν ἐν τοῖς τετράποσι ζώοις.

1 Σκληρότερα τὰ μόρια ταῦτά ἐστι τῶν σαρκῶν· διὸ κἂν καλῶς πεφθῇ, τὸν χυμὸν οὐκ ἀκριβὲς αἷμα, ἀλλὰ ψυχρότερόν τε καὶ

Al. fac. III, 13; p. 680.

4 agréables que ceux des autres animaux. Parmi les autres viscères, la rate n'est pas même agréable au goût; car elle offre une âpreté fortement prononcée, et on a raison de la regarder comme imprégnée d'humeurs mauvaises, puisqu'elle produit du sang atrabilaire.
5 Le poumon, étant moins dense que les deux viscères susdits, est d'autant plus facile à digérer; il est de beaucoup inférieur au foie, quant à la faculté nutritive, et la nourriture qu'il donne au corps
6 est plus pituiteuse. Le cœur est une chair fibreuse et dure, quant à sa substance; aussi se digère-t-il difficilement et passe-t-il lentement; mais, si le cœur est bien digéré, il donne au corps une nourriture assez abondante et non imprégnée d'humeurs mauvaises.

Propriétés de la rate, — du poumon, — du cœur.

40. DE L'ESTOMAC, DE LA MATRICE ET DES INTESTINS DES QUADRUPÈDES.

1 Ces parties sont plus dures que les chairs; il s'ensuit que, même lorsqu'elles sont bien digérées, l'humeur qu'elles produisent n'est

Propriétés de l'estomac, de la matrice

1. σπλήν om. C 1ª m.
2. ἀκριβῶς ἡδύς Gal.
3. εἰκότως τε καί ABCV.
5. μανώτερος] ἀραιότερος Gal.; χαῦνος Paul.
6. ἥττονα V. — Ib. ἥν om. ABC 1ª m. V. — Ib. καί om. Gal.
8. δύσπεπτός ἐστι Gal.
9-10. οὐδέ.....σώματι] δίδωσι τῷ σώματι, κακόχυμον δέ Aët.
Ch. 40; l. 12. τὸν χυμόν om. O, Aët.
Ib. ἀκριβὲς αἷμα καὶ ἄμεμπτον Aët.; ἀκριβῶς αἱματικὸν καὶ ἄμεμπτον Gal.

ὠμότερον ἐργάζεται, καὶ χρόνου πλείονος δεῖται πρὸς τὸ καλῶς κατεργασθεὶς αἷμα χρηστὸν γενέσθαι.

μα'. Περὶ τῆς τῶν ἡμέρων καὶ ἀγρίων ζώων διαφορᾶς.

Al. fac. III, 14; t. 680-81.

Τῶν ἡμέρων ζώων ἡ κρᾶσις ὑγροτέρα τῆς τῶν ἀγρίων, ἡ 1
δὲ τῶν ἀγρίων σκληροτέρα τε καὶ πιμελῆς οὐδὲ ὅλως ἢ ὀλιγοστόν τι μετέχει· ταύτῃ τοι καὶ ἀσηπτοτέρα πλείοσιν ἡμέραις διαμένει τῶν ἡμέρων τε καὶ ἀργῶς διῃτημένων ζώων. Πρόδηλον 2
δὲ ὅτι καὶ ἀπέριττος ἡ ἐξ αὐτῶν ἐστι τροφὴ μᾶλλον, ὥσπερ ἡ ἐκ τῶν ἡμέρων τε καὶ ἀργῶν περιττωματική.

et des intestins.

pas du sang proprement dit, mais quelque chose de plus froid et de plus cru; elle a besoin d'un temps plus prolongé pour se transformer en bon sang, après avoir été bien assimilée.

41. DE LA DIFFÉRENCE ENTRE LES ANIMAUX SAUVAGES ET LES ANIMAUX DOMESTIQUES.

Propriétés comparatives de la chair des animaux sauvages et des animaux domestiques.

Le tempérament des animaux domestiques est plus humide que 1
celui des animaux sauvages; [la chair] des animaux sauvages est plus ou moins dure et contient ou très-peu, ou point du tout de graisse; aussi elle résiste à la putréfaction pendant un plus grand nombre de jours que celle des animaux à l'état domestique, ou qui ont mené une vie paresseuse. Il est clair que la nourriture tirée 2
des animaux sauvages est à peu près destituée de matières excrémentitielles, tandis que celle fournie par les animaux domestiques et paresseux en est imprégnée.

1. ἐργάζεται· πρότερον οὖν χρόνου Gal.

Ib. πλέονος Gal.

2. κατεργασθεῖσα V; κατεργασθῆναι καί C 2ª m. Gal.

Ch. 41; l. 3. ἀγρίων ἐστὶν Gal.

3-4. ἡ . . . . . . σκληροτέρα] σκληροτέρα τε γὰρ ἡ τῶν ἀγρίων BV ἥ τε σὰρξ αὐτῶν (τῶν ἐν τοῖς ὄρεσι) ἐστι σκλ. Gal.

Ib. τε om. B Gal.

Ib. πιμελῆς] γρ. αἵματος C 2ª m.

Ib. ἢ οὐδέ Gal.

4-5. ὀλίγιστόν AB Gal.

6. διαιτωμένων Gal.

8. ἀπὸ τῶν Gal.

μβ'. Περὶ τῆς ἀπὸ τῶν ϖτηνῶν ζώων τροφῆς.

Al. fac. III, 19; p. 700-701.

1 Τὸ γένος ἁπάντων τῶν ϖτηνῶν ὀρνίθων ἐστὶν ὀλιγοτροφώ-
τερον, εἰ ϖαραβάλλοιτο τῷ γένει τῶν ϖεζῶν, καὶ μάλιστα τῷ
τῶν ὑῶν· εὐπεπτοτέρα γε μὴν ἐστιν ἡ σὰρξ τῶν ϖτηνῶν ζώων,
καὶ μάλιστα ϖέρδικος, ἀτταγῆνός τε καὶ ϖεριστερᾶς καὶ ἀλεκ-
2 τρυόνος. Ἡ δὲ τῶν κιχλῶν, καὶ κοττύφων, καὶ τῶν μικρῶν στρουθίων, ἐν οἷς εἰσι καὶ οἱ ϖυργῖται καλούμενοι, σκληροτέρα τούτων ἐστὶ, καὶ μᾶλλον ἔτι καὶ τούτων αὐτῶν ἥ τε τῆς τρυγόνος
3 καὶ ἡ τῆς φάττης καὶ ἡ τῆς νήττης. Ὁμοία δὲ τῇ τῶν ἀλεκτορίδων ἐστὶν ἡ τῶν φασιανῶν εἰς ϖέψιν καὶ τροφὴν, ὑπερέχουσα
4 τῇ κατὰ τὴν ἐδωδὴν ἡδονῇ. Σκληροτέρα δὲ καὶ δυσπεπτοτέρα

42. DE LA NOURRITURE TIRÉE DES OISEAUX.

1 Les oiseaux sont tous peu nourrissants, si on les compare aux
quadrupèdes et surtout aux cochons; mais la chair des oiseaux
est plus facile à digérer, surtout celle de la perdrix, du coq de
2 bruyère, du pigeon et du coq. La chair des grives, des merles et
des petits oiseaux, parmi lesquels il faut ranger les moineaux domestiques, est plus dure que celle des oiseaux que nous venons d'énumérer; la chair de la tourterelle, du ramier et du canard, est encore
3 plus dure que celle de ces derniers. La chair de faisan est semblable à celle des poules, tant sous le rapport de la digestion, que
sous celui de la nutrition; mais elle lui est supérieure, par le plaisir
4 qu'elle donne quand on la mange. La chair de paon est plus dure,

Propriétés générales des oiseaux.

Propriétés des grives, des merles, des moineaux domestiques, — de la tourterelle, du ramier, du canard, du faisan, — du paon.

Ch. 42; l. 1-2. ὀρνίθων ὀλιγοτροφώτατον Gal.
2. ϖαραβάλλει τι BV.
Ib. ϖεζῶν] μέτρων C, 1ª m.; τετραπόδων O.
3. ὑῶν τῆς σαρκός ABC 1ª m. V; ὑῶν, ὧν τῆς σαρκὸς οὐδὲν ἂν ἄλλο τροφιμώτερον ἔχοις εὑρεῖν Gal.
Ib. ἡ σάρξ ἐστι Gal.
Ib. ζώων om. Gal.
4. ἀτταγῆνός] τηγαναρίου O.
4-5. ϖεριστερᾶς ἀλεκτορίδος τε καὶ ἀλεκτρυόνος Gal.; ϖεριστεράσιν καὶ ὀρνιθίου O.
5-6. στρουθῶν Gal.
6. ἐν οἷς . . . . . . καλούμενοι] καὶ τῶν ϖυργίδων Aët. — Ib. ξηροτέρα O.
7. ἐστί om. ABC 1ª m. V.
Ib. μᾶλλόν ἐστι B; μάλιστα δὲ ἔτι Gal.
8. τῇ om. Gal.
9. φασιανικῶν ABC 1ª m. V.

καὶ ἰνωδεσΊέρα τούτων ἢ τοῦ ταώ. Κοινὸν δὲ ἐπὶ πᾶσι τοῖς πΊηνοῖς ζώοις, ὥσπερ καὶ τοῖς τετράποσι, γινώσκειν χρὴ, τῶν ἔτι αὐξανομένων τὴν σάρκα πολὺ βελτίονα τῆς τῶν παρακμαζόντων εἶναι, μοχθηρὰν δὲ καὶ τὴν τῶν πάνυ νηπίων, ἀλλὰ ὑπεναντίως τῇ τῶν γεγηρακότων· ἡ μὲν γὰρ τούτων σκληρὰ καὶ νευρώδης ἐσΊὶ, καὶ διὰ τοῦτο καὶ πεφθῆναι μοχθηρὰ, καὶ τροφὴν ὀλίγην δίδωσι τῷ σώματι· τῶν δὲ παντάπασι νέων ζώων τὰ σώματα βλεννώδη τέ ἐσΊι καὶ ὑγρὰ, καὶ διὰ τοῦτο περιτΊωματικὰ, ῥᾷον δὲ ὑπέρχεται κατὰ γασΊέρα.

μγ'. Περὶ χηνῶν καὶ σΊρουθοκαμήλων.

Al. fac. III, 20; p. 703.

ΠεριτΊωματικὴ τούτων ἐσΊὶν ἡ σὰρξ καὶ πολὺ δυσπεπΊοτέρα

Propriétés comparatives des animaux âgés et des animaux jeunes.

plus difficile à digérer et plus fibreuse que celles dont nous avons déjà parlé. En général, il faut savoir que, chez tous les oiseaux, aussi bien que chez les quadrupèdes, la chair des animaux qui sont encore en croissance est beaucoup meilleure que celle des individus sur le déclin de l'âge, que celle des animaux tout à fait jeunes est également mauvaise, mais d'une manière opposée à celle des animaux âgés; car la chair des animaux âgés est dure, nerveuse, par cela même difficile à digérer, et donne peu de nourriture au corps, tandis que celle des individus tout à fait jeunes est muqueuse et humide, et, pour cette raison, imprégnée de matières excrémentitielles; mais elle traverse plus facilement les intestins.

43. DES OIES ET DES AUTRUCHES.

Propriétés

La chair de ces animaux est imprégnée de matières excrémenti-

1. οἰνωδεσΊέρα C 1ª m. — Ib. τῶν ταῶν V; τῶν ταόνων O; τοῦ ταῶνος Gal.

2-3. τῶν ἔτι αὐξανομένων τὴν Aët.; τὴν τῶν ἔτι αὐξομένων AC; τὴν τῶν ἔτι αὐξανόντων BV; τὴν τῶν αὐξανομένων Gal. — 3. βελτίω BV.

4. εἶναι om. ABCV; εἶναι, μέσην δὲ ἀμφοῖν τὴν τῶν ἀκμαζόντων Gal., Aët.

Ib. μοχθηρὰν δὲ τὴν BCV; μοχθηρὸν δὲ τὴν A.

Ib. πάνυ νηπίων] νεογενῶν O.

4-5. ἐπεναντίως τὴν BV.

5. σκληρὰ καὶ ξηρὰ καὶ Gal.

7. τὰ δὲ τῶν παντάπασι νέων ζώων σώματα ABCV. — 8. εἰσι Gal.

Ib. αὐτό γε τοῦτο Gal.

9. ῥᾷον] ὅλως AV; ὅλον BC; *omnino* Ras., leçons qui représentent le texte de Galien : γαστέρα· ταῦτά μοι μέμνησο περὶ πάντων ζώων κοινῇ· Aëtius a καθόλου au lieu de κοινῇ.

Ch. 43; l. 10 et 107, 1. δυσπεπΊότερον τῶν ABC 1ª m. V.

τῆς τῶν προειρημένων πτηνῶν ζώων, οὐ μὴν τά γε πτερὰ χείρω
τῶν ἄλλων ἔχει· πολλοῖς γὰρ τῶν πτηνῶν ζώων, καὶ μάλιστα
ὅσα μικρὰ καὶ σκληρόσαρκα, ἡ τῶν πτερῶν φύσις ἰνώδης ἐστὶ
καὶ σκληρά, τινῶν δὲ καὶ ἡ σὰρξ ὅλη τοιαύτη, καθάπερ καὶ ἡ
τῶν γεράνων, ἃς καὶ αὐτὰς ἐσθίουσιν, ἑωλίσαντες πρότερον
2 ἡμέραις πλείοσιν. Μεταξὺ δέ πως τῆς τῶν γεράνων τε καὶ χηνῶν ἡ τῶν καλουμένων ὠτίδων ἐστίν.

μδ'. Περὶ τῶν σπλάγχνων τῶν πτηνῶν ζώων.

Al. fac. III, 21; p. 704-705.

1 Αἱ γαστέρες τούτων ἐδώδιμοί τέ εἰσι καὶ τρόφιμοι, καί τινων
καὶ ἡδεῖαι, καθάπερ αἱ τῶν χηνῶν· ἐφεξῆς δὲ αἱ τῶν σιτευτῶν
2 ἀλεκτορίδων. Ὥσπερ δὲ ἐπὶ τῶν ὑῶν τὸ συκωτὸν ἧπαρ ἐν τοῖς

Des oies et des autruches. — Propriétés des ailes en général.

tielles, et elle est beaucoup plus difficile à digérer que celle des oiseaux dont nous venons de parler; mais leurs ailes ne sont pas plus
mauvaises que celles des autres; en effet, chez plusieurs oiseaux,
et surtout chez ceux qui sont petits et ont la chair dure, la substance des ailes est fibreuse et dure; chez quelques-uns même, toute
la chair possède ces qualités, par exemple celle des grues; car on
mange aussi ces oiseaux, après les avoir conservés pendant quel-
2 ques jours. Les oiseaux appelés outardes tiennent, en quelque sorte,
par leur chair, le milieu entre les grues et les oies.

Propriétés des outardes.

44. DES VISCÈRES DES OISEAUX.

Propriétés de l'estomac des oiseaux, — du foie gras,

1 Les estomacs des oiseaux sont mangeables et nutritifs, et ceux de
quelques-uns, par exemple des oies, sont agréables; en second lieu
2 viennent ceux des poules engraissées. De même que, chez les co-

1. τῶν προειρ.] πάντων τῶν O. — 1-2. πτηνῶν .... πτηνῶν om. ABC 1ª m. V. — 3. σμικρά Codd. — Ib. καὶ ἡ Gal. — 3-4. ἐστὶν ἰνώδης τε καί Gal. — 4. καθάπερ γε καί Gal. — 6-7. τῶν χηνῶν Gal. — 7. οὐτίδων ἡ ὠτίδων Gal. — Ch. 44. Tit. Περὶ τῆς κατὰ τὰ μόρια τῶν πτηνῶν ζώων διαφορᾶς Gal. — 8. κοιλίαι O. — Ib. καί τινων] τινὲς δ' αὐτῶν Gal. — 9. καθάπερ καὶ τῶν V; καθ. καὶ ἡ τῶν Gal. — Ib. δὲ αἱ ex emend.; δέ ABCV; δ' ἡ Gal. Aët. — 9-10. τῶν ἀλεκτρυόνων Aët.; τῶν σιτευθέντων ὀρνίθων O. — 11. δὲ καί Gal.

ζῶσι ζώοις προπαρασκευάζουσιν ἡδὺ διὰ τῆς τῶν ἰσχάδων ἐδωδῆς, οὕτως ἐπὶ τῶν χηνῶν ὀρῷ γάλακτος ἀναδεύοντες τὰς τροφὰς, ὡς γίνεσθαι μὴ μόνον ἥδιστον, ἀλλὰ καὶ τροφιμώτατον
εὐχυμότατόν τε καὶ διαχωροῦν οὐ χαλεπῶς· ὡσαύτως δὲ καὶ
πρὸς τὴν ἐν τῇ γαστρὶ πέψιν ἔχει. Καὶ τὰ πτερὰ δὲ τῶν χη- 3
νῶν ἐπιτήδεια πεφθῆναί τε καὶ θρέψαι, μᾶλλον δὲ αὐτῶν τὰ
τῶν ἀλεκτορίδων· χείριστα μὲν οὖν ἐστι τὰ τῶν ἰσχνῶν καὶ
γεγηρακότων, κάλλιστα δὲ τὰ τῶν νέων καὶ εὐτρόφων. Καὶ οἱ 4
ὄρχεις τῶν ἀλεκτρυόνων ἄριστοι, καὶ μάλιστα οἱ τῶν σιτευτῶν,
ἔτι δὲ καὶ μᾶλλον ὅσοι διὰ γάλακτος ὀροῦ τὰς τροφὰς προση-
νέγκαντο· καὶ γὰρ εὔχυμοι, καὶ τρόφιμοι, καὶ πεφθῆναι ῥᾷστοι.
Ἐπαινοῦσι δὲ ἔνιοι ψευδῶς τὴν τῆς στρουθοκαμήλου κοιλίαν, 5

chons, le foie *sycoton* est rendu d'avance agréable, pendant la vie,
par l'usage alimentaire des figues sèches, de même on obtient ce
résultat chez les oies, en humectant de petit lait leurs aliments, de
manière à rendre leur foie, non-seulement très-agréable, mais aussi
très-nutritif, à l'imprégner d'excellentes humeurs et à lui faire traverser assez facilement les intestins; il se comporte alors de la
même manière, par rapport à la digestion stomacale. Les ailes des 3
oies sont également aptes à être bien digérées et à nourrir; mais
celles des poules le sont encore plus, cependant celles des animaux
vieux et maigres sont les plus mauvaises et celles des individus
jeunes et bien nourris les meilleures. Les testicules des coqs sont 4
également excellents, surtout ceux des coqs engraissés et encore
plus ceux des individus pour lesquels on a mêlé les aliments avec
du petit lait; car ceux-là contiennent de bons sucs, sont nutritifs et
se digèrent très-facilement. Quelques-uns louent à tort l'estomac de 5
l'autruche comme un médicament digestif; d'autres louent encore

— des ailes d'oies,

— de poules,

— des testicules de coqs.

Opinion fausse sur la propriété

1. ζῶσι om. ABC 1ª m. V.
2. χηνῶν om. ABC 1ª m. V.
Ib. ὀρῷ AB Gal.; ὀῤῥῷ C.
Ib. ἀναδεύοντας Gal.
3. πίνεσθαι A.
5. ἔχει] ἐπιτήδειον Gal.
6. αὐτῶν τά] αὐτά ABC 1ª m. V.
7. ἰσχνῶν καί om. ABC 1ª m. V.
8. εὐτρόφων τε καὶ νέων Gal.
9. μάλιστα τῶν Gal.
10. καί om. Gal.
Ib. ὅσοι ἄν Gal.; ὅσα C 2ª m.
Ib. ὀῤῥώδους C 2ª m. Gal.
10-11. προσενέγκαντο C; προσενέγκωνται Gal.
12. ψευδαῖς C 1ª m.

ὥς τι φάρμακον ϖεπΊικὸν, ἔνιοι δὲ ϖολὺ μᾶλλον τὴν τῆς αἰθυίας, ἀλλὰ οὔτε αὐταὶ ϖέτΊονται ῥᾳδίως, οὔτε τῶν ἄλλων σιτίων εἰσὶ ϖεπΊικὸν φάρμακον.

με'. Περὶ ᾠῶν.

Al. fac. III, 22; p. 706-707.

1 Ἀμείνω μὲν τὰ τῶν ἀλεκτορίδων ἐσΊὶ, καὶ τὰ τῶν φασιανῶν·
2 φαυλότερα δὲ τὰ τῶν χηνῶν τε καὶ σΊρουθοκαμήλων. Ἀμείνω δὲ
καὶ τὰ νέα τῶν ϖαλαιῶν, καὶ τὰ ἐπὶ ἔλατΊον ἑψηθέντα τῶν ἐπὶ
3 ϖλέον. Κάλλισ͂α μὲν οὖν εἰς τροφήν ἐσΊι τοῦ σώματος τὰ τρομητά· τὰ ῥοφητὰ δὲ ἧτΊον μὲν τρέφει, ῥᾷον δὲ ὑποχωρεῖ· τὰ
δὲ ἑφθὰ καὶ δύσπεπΊα καὶ βραδύπορα, καὶ τροφὴν ϖαχεῖαν ἀνα-
4 δίδωσι τῷ σώματι. Τούτων δὲ ἔτι μᾶλλόν ἐσΊι βραδυπορώτερά

digestive de l'estomac de l'autruche et du labbe.

beaucoup plus celui du labbe; mais ces organes ne se digèrent pas facilement eux-mêmes et ils ne constituent pas non plus un médicament propre à faciliter la digestion des autres aliments.

45. DES OEUFS.

Propriétés comparatives des diverses espèces d'œufs, — des œufs à demi-durs, mous, durs, — des œufs cuits sous la cendre,

1 Ceux des poules et des faisans sont les meilleurs, ceux des oies
2 et des autruches sont moins bons. Les œufs frais sont également
meilleurs que les vieux, et ceux qui sont peu cuits sont préférables
3 à ceux qui le sont beaucoup. Les meilleurs donc, pour nourrir le
corps, sont les œufs à demi-durs; les œufs mous nourrissent moins,
mais ils descendent plus facilement; les œufs durs sont difficiles à
digérer, traversent lentement les intestins et distribuent dans le
4 corps une nourriture épaisse. Les œufs cuits sous la cendre chaude

1. ϖεπΊικὸν ἔχουσαν Aët.
Ib. μᾶλλον τῆσδε Gal.
1-2. αἰθ. γασΊέρα θαυμάζουσιν Aët.
2. οὔτε αὐταί ex em.; οὔτε αὖται Aët.; οὔτε αὐτά C Gal.; οὐ ταὐτά A; οὐ ταῦτα BV.
2-3. σιτίων om. Gal.
3. ἐσΊί Gal.
Ch. 45; l. 4. μὲν τά] μετά B; τά C 2ª m.; τά τε Aët.; om. AC.
Ib. τὰ ἀλεκτ. Gal. — Ib. καὶ τῶν A BC 1ª m. V. — Ib. φασιανικῶν ACV.
5. τε om. ABCV.
6. ἐλάτΊονα B.
7. μέν om. ABCV.
Ib. οὖν τροφήν ἐσΊι τοῦ σώματος τά AC 1ª m.; οὖν ἐσΊιν εἰς τροφὴν τά Gal.
7-8. τρομητὰ καλούμενα Aët.
8. τὰ δὲ ῥοφητά Gal.
Ib. ὑπερεχεῖ C 1ª m.
9. ἑφθὰ καὶ ὀπΊὰ καὶ δύσπεπΊα A BC 1ª m. V.
9-10. δίδωσι BV; ἐμποιεῖ Sim.

τε καὶ παχυχυμότερα τὰ κατὰ θερμὴν σποδιὰν ὀπτηθέντα. Τὰ 5
δὲ ἐπὶ τῶν ταγήνων παχυνθέντα, καὶ καλούμενα διὰ αὐτὸ τοῦτο
ταγηνιστά, χειρίστην ἔχει τροφὴν εἰς ἅπαντα. Καὶ τὰ καλούμενα 6
δὲ πνικτὰ τῶν ἑφθῶν τε καὶ ὀπτῶν ἐστιν ἀμείνω· σκευάζουσι
δὲ αὐτά, ἀναδεύσαντες μετὰ ἐλαίου καὶ γάρου καὶ οἴνου βραχέος,
εἶτα ἐντιθέασι τὸ ἀγγεῖον ὕδωρ ἐχούσῃ κακκάβῃ θερμόν, καὶ πωμάσαντες αὐτὴν ὅλην, ὑποκαίουσι μέχρι συστάσεως μετρίας· τὰ
γὰρ ἐπὶ πλέον παχυνθέντα παραπλήσια τοῖς ἑψηθεῖσί τε καὶ
ὀπτηθεῖσι γίνεται. Τῆς αὐτῆς οὖν συμμετρίας κατὰ τὴν σύστασιν 7
χρὴ στοχάζεσθαι κἀπὶ τῶν ἐπιχεομένων ἄνωθεν ταῖς λοπάσιν
ᾠῶν, οὐκ ἐπιτρέποντας οὐδὲ ταῦτα παχυνθῆναι τελέως, ἀλλὰ
ἔτι ἐγχύλων ὄντων, ἀπὸ τοῦ πυρὸς αἴροντας τὸ ἀγγεῖον.

passent encore plus lentement que ces derniers et contiennent des
humeurs encore plus épaisses. Ceux qu'on laisse épaissir dans une 5
poêle, et qu'on appelle, pour cela même, *œufs à la poêle*, donnent
une nourriture très-mauvaise sous tous les rapports. Ceux qu'on 6
appelle *pochés* sont meilleurs que les œufs durs et les œufs cuits
sous la cendre; on les prépare en les humectant avec de l'huile,
du garon et un peu de vin, ensuite on met le vase [qui les con-
tient] dans un pot renfermant de l'eau chaude, on ferme exactement
ce pot avec un couvercle et on met du feu dessous, jusqu'à ce qu'ils
soient parvenus à une consistance moyenne, car ceux qui se sont
trop épaissis deviennent semblables aux œufs durs et aux œufs
cuits sous la cendre. Il faut tâcher de saisir la même consistance 7
moyenne pour les œufs qu'on verse d'en haut sur un plat et ne pas
leur permettre de s'épaissir complétement, mais ôter le plat du feu
pendant qu'ils sont encore en gelée.

– des œufs à la poêle,

– des œufs pochés; manière de les préparer.

Mode de préparation des œufs sur le plat.

1. τε om. ABCV.
Ib. κακοχυμότερα Gal.
Ib. τά om. ABC 1ª m. V.
Ib. κατά om. C 1ª m.
Ib. ὑπεροπτηθέντα Sim.
3-4. Καὶ . . . . . ἀμείνω] ἀμείνω δὲ τῶν ἑφθ. τ. κ. ὀπτ. ἐστι τὰ καλ. πνικτά (πηκτά Aët.) Gal., Aët.
4. σκευάζεται Gal.
5. αὐτά] τὸν τρόπον τοῦτον Gal.
Ib. δεύσαντες ABC 1ª m. V.
6. εἶτα] ἔτι ABC; del. C 2ª m.; om. Gal.
6-7. θερμόν, εἶτα, πωμάσαντες Gal.
7. ἄνωθεν ὅλην αὐτήν Gal.
Ib. μέχρις ἂν ᾖ Gal.
12. αἴροντες τὴν λοπάδα Aët.

μς'. Περὶ κεφάλου.

Al. fac. III, 25; p. 709-10.

1 Περιττωματικὴ μὲν ἡ σάρξ ἐστι τῶν κεφάλων καὶ βλεν-
νώδης ἱκανῶς τῶν ἐν ἰλυώδει καὶ ῥυπαρῷ διαιτωμένων ὕδατι·
καλλίστη δὲ τῶν ἐν καθαρᾷ θαλάττῃ· φαῦλοι δὲ καὶ οἱ ἐν ταῖς
λίμναις, καὶ μάλιστα οἱ ἐν ταῖς μικραῖς γινόμενοι, καὶ μᾶλλον
2 ὅταν μή τι ἀποῤῥέῃ τοῦ ὕδατος, ἀλλὰ εἴη στάσιμον. Τῶν δὲ
ἐν τοῖς ποταμοῖς γεννωμένων ἀμείνους οἱ κατὰ τοὺς τοιούτους, ἐν οἷς ὀξὺ καὶ πολὺ τὸ ῥεῦμα· κατὰ δὲ τοὺς λιμνάζοντας
3 οὐκ ἀγαθοί. Καὶ ἡ γεῦσις δὲ ἐσθίοντί σοι γνωρίσει τὸν ἀμείνω
κέφαλον· δριμυτέρα γὰρ αὐτῶν ἐστι καὶ ἡδίων, καὶ ἀλιπὴς ἡ
σάρξ· οἱ δὲ λιπαροὶ καὶ κατὰ τὴν γεῦσιν ἔκλυτοι χείρους μὲν
εἰσι καὶ εἰς αὐτὴν τὴν ἐδωδὴν, χείρους δὲ καὶ πεφθῆναι, καὶ
κακοστόμαχοι, καὶ κακόχυμοι· διὸ καὶ σὺν ὀριγάνῳ σκευάζουσιν
αὐτούς.

Ib. p. 712-13.

46. DU MUGE.

Propriétés comparatives des muges suivant qu'ils vivent dans l'eau sale, la mer, les lacs, ou les rivières.

1 La chair des muges qui vivent dans l'eau bourbeuse et sale est
imprégnée de matières excrémentitielles et très-muqueuse; mais
celle des muges vivant dans la mer pure est excellente; ceux qui
vivent dans les lacs, et surtout dans les petits lacs, sont mauvais,
et ils le sont encore davantage, quand l'eau est stagnante et n'a
2 pas d'écoulement. Parmi les muges qui naissent dans les rivières,
ceux des rivières à courant fort et rapide sont les meilleurs; mais
3 ceux des rivières qui forment des lacs ne sont pas bons. Le goût
pourra vous servir aussi à reconnaître la meilleure espèce de muge,
car la chair de cette espèce est plus ou moins piquante et agréable
et n'a pas de graisse, tandis que les muges gras et d'un goût peu
prononcé sont moins bons à manger, se digèrent moins bien, nuisent
à l'orifice de l'estomac et contiennent de mauvaises humeurs; voilà
pourquoi on les assaisonne aussi avec de l'origan.

Différence de qualité des muges maigres ou gras.

CH. 46. Tit. II. ἰχθύων O.
2. ἱκανῶς ὡς C 2ª m.
Ib. ἐν ἰλ. κ. ῥυπαρῷ] ἐκ πηλοῦ O.
Ib. ὕδατι διαιτωμένων O.
3. καθαρῇ θαλάττῃ V; πελάγει O.
Ib. φαῦλοι...οἱ] ἔτι δὲ χεῖρόν εἰσιν O.
5. ὅταν μὴ ἀποῤῥέῃ ABC 1ª m. V; εἰ καὶ μηδὲν ὅλως ἀποῤῥέοιτό τι Gal.
Ib. στάσιμον ἱκανῶς Gal.
6. ὅσοι Gal.
9. ἐστὶν αὐτοῦ Gal.

μζ'. Περὶ λάβρακος.

Al. fac. III, 26; p. 714.

Πελάγιός ἐστιν ὁ ἰχθὺς οὗτος· ἡ μὲν οὖν τροφὴ κἀκ τοῦδε 1
καὶ τῶν ἄλλων ἰχθύων αἵματός ἐστι γεννητικὴ λεπτοτέρου τῇ
συστάσει μᾶλλον τῆς ἐκ τῶν πεζῶν ζώων, ὡς μήτε τρέφειν
δαψιλῶς καὶ διαφορεῖσθαι θᾶττον.

μη'. Περὶ τρίγλης.

Ib. 27; p. 715. — Ib. p. 717.

Καὶ ἥδε τῶν πελαγίων ἐστὶ, σκληροτέραν δὲ πάντων σχεδὸν 1
ἔχει τὴν σάρκα καὶ ψαθυρὰν ἱκανῶς· τρέφει τοιγαροῦν, ὅταν
πεφθῇ καλῶς, τῶν ἄλλων μᾶλλον ἰχθύων. Γίνονται δὲ ἄρισται 2
τρίγλαι κατὰ τὴν καθαρὰν θάλατταν, ὥσπερ καὶ οἱ ἄλλοι πάντες

47. DU BAR.

Propriétés du bar.

Le bar est un poisson de haute mer; or l'aliment que nous 1
donne ce poisson, ainsi que celui fourni par les autres poissons,
se prête plutôt à engendrer un sang d'une consistance assez ténue
que celui que nous devons aux quadrupèdes; il ne nourrit donc
pas très-fortement et se dissipe rapidement par la perspiration.

48. DU ROUGET.

Propriétés de la chair des rougets. — Influence du milieu dans lequel ils vivent

Le rouget est aussi un poisson de haute mer; mais il a une chair 1
plus dure peut-être que celle de tous les poissons de même nature,
et elle est sans cohésion; si donc on la digère bien, elle nourrit plus
que celle des autres poissons. Les rougets deviennent excellents, 2
d'abord par leur séjour dans la mer pure, ainsi que tous les autres

Ch. 47; l. 1. ἥ γε μὴν τροφὴ Gal.
1-2. ἐκ τούτου κἀκ Gal.
2. ἄλλων πελαγίων ἰχθύων Aët.
Ib. γεννητικὴ om. ABCV.
Ib. λεπτοῦ Sim.; λεπτομερεστέρου Paul.; λεπτομεροῦς ABCV.
3. μᾶλλον om. Gal.
Ib. τῆς] τοῦ Gal.; τάς A.
3-4. ὡς .... θᾶττον] οὐδὲν ἕτερον φαῦλον ἔχει O.

Ch. 48; l. 5. ἐστι μὲν καὶ ἥ γε τῶν πελαγ. ἰχθ. Gal.
Ib. σχεδὸν ἁπάντων αὐτῶν Gal.; μᾶλλον ἁπάντων τῶν ὁμογενῶν Aët.
6. ψαφαράν Paul.; εὔθρυπτον O.
7. τῶν ἄλλων ἁπάντων ἰχθύων μᾶλλον Gal.
8. κατὰ τὴν καθαρὰν θάλασσαν Gal.; ἐν καθαρᾷ θαλάσσῃ, ἔνθα οὐκ ἔστι βοτάνη O.

3 ἰχθύες, οὐχ ἥκισΊα δὲ καὶ διὰ τὰς τροφάς. Αἱ γοῦν τὰς καρ-
κινάδας ἐσθίουσαι καὶ δυσώδεις εἰσὶ καὶ ἀηδεῖς καὶ δύσπεπΊοι
καὶ κακόχυμοι· διάγνωσις δὲ αὐτῶν πρὶν μὲν ἐσθίειν ἀναπΊύ-
ξαντι τὴν κοιλίαν, ἐσθίοντι δὲ κατὰ τὴν πρώτην εὐθέως ὀδμήν
τε καὶ γεῦσιν.

μθ'. Περὶ πετραίων ἰχθύων.

Al. fac. III, 28; p. 718.

1 Ἄρισ7ος εἶναι πεπίσ7ευται τούτων ὁ σκάρος ἡδονῆς ἕνεκα,
μετὰ αὐτὸν δὲ κότΊυφοί τε καὶ κίχλαι, καὶ μετὰ τούτους ἰου-
2 λίδες τε καὶ φυκίδες, καὶ πέρκαι. Τροφὴ δὲ ἐξ αὐτῶν οὐ μόνον
εὔπεπΊος, ἀλλὰ καὶ ὑγιεινοτάτη τοῖς τῶν ἀνθρώπων σώμασίν
ἐσΊιν, αἷμα γεννώντων μέσον τῇ συσΊάσει.

et de leur nourriture sur les qualités des rougets.

3 poissons, et au moins autant par leur nourriture. Ceux donc qui mangent de petites crabes ont l'odeur et le goût mauvais, se digèrent difficilement et contiennent des humeurs mauvaises ; on les reconnaîtra avant de les manger, en leur ouvrant le ventre, et pendant qu'on les mange, dès le premier abord, par leur odeur et leur goût.

49. DES POISSONS ROCHEUX.

Énumération et propriétés des poissons rocheux.

1 On regarde le scare comme le meilleur de ces poissons, sous le
rapport du goût; viennent ensuite les tourdes et les merles, et après
2 eux les girelles, les boulereaux et les perches. La nourriture qu'ils
fournissent est non-seulement facile à digérer, mais aussi très-favorable à la santé du corps de l'homme, parce qu'ils produisent du sang de consistance moyenne.

2. καὶ ἀηδεῖς om. AC.
Ib. δύσπεπΊαι C.
4. ὀσμήν Gal.
Ch. 49; l. 7. τε om. ABCV.
8. φοκίδες AC; φοικίδες BV; φωκίδες Aët.
9. εὐπεπΊοτάτη O.
Ib. ὑγινοτάτη A.

ν'. Περὶ κωβιῶν.

Al. fac. III, 29; p. 718-20.

Αἰγιάλειος ἰχθύς ἐστι τῶν μικρῶν ἀεὶ διαμενόντων εἷς τις 1
ὢν καὶ οὗτος· ἄριστος δὲ εἰς ἡδονὴν καὶ πέψιν ἀνάδοσίν τε
καὶ εὐχυμίαν ἐστὶν ὁ κατὰ τοὺς ψαμμώδεις αἰγιαλούς, ἢ τὰς
πετρώδεις ἀκτάς· ὁ δὲ ἐν τοῖς στόμασι τῶν ποταμῶν ἢ λιμνοθαλάτταις οὔτε εὔπεπτος, οὔτε εὔχυμος. Εἰ δὲ καὶ ἰλυῶδες ὑπάρ- 2
χει τὸ ὕδωρ, ἢ πόλιν ἐκκαθαίρων ποταμός, οὕτω μὲν ἂν εἴη
χείριστος ὁ κατὰ αὐτὸν κωβιός, ὥσπερ καὶ οἱ ἄλλοι πάντες
ἰχθύες οἱ ἐν τοῖς τοιούτοις ὕδασι διατρίβοντες. Ἥ γε μὴν σάρξ 3
τῶν κωβιῶν, ὥσπερ σκληροτέρα τῆς τῶν πετραίων ἐστίν, οὕτω
μαλακωτέρα τῆς τῶν τριγλῶν· ἀνάλογον οὖν αὐτῇ καὶ τὸ τῶν
ἐσθιόντων σῶμα τρέφεται.

50. DES LOCHES DE MER.

Propriétés des loches de mer suivant le lieu qu'elles habitent,

La loche est un poisson des côtes, du nombre de ceux qui 1
restent toujours petits; celle qui habite les côtes sablonneuses ou
les falaises rocheuses est excellente, sous le rapport du goût, de la
digestion, et aussi bien pour la bonté que pour la facile distribution
des humeurs; mais celle qu'on prend à l'embouchure des rivières
ou dans l'eau de mer stagnante n'est ni facile à digérer, ni imprégnée d'humeurs de bonne qualité. Si l'eau est en outre bour- 2
beuse, ou si c'est une rivière qui entraîne les immondices d'une
ville, la loche qui s'y tient sera très-mauvaise; il en est de même de
tous les autres poissons qui habitent de pareilles eaux. La chair des 3
loches, bien qu'elle soit plus dure que celle des poissons rocheux,
est plus molle que celle des rougets; aussi le corps de ceux qui
en usent reçoit une nourriture qui est en raison de ses propriétés.

- suivant la nature de l'eau.

Propriétés comparatives des loches et des rougets.

Ch. 50; l. 1. *αἰγιάλιος* C; *αἰγιάλος* ABV; *αἰγιάλειος δέ* Gal.

Ib. *ἐστιν οὗτος* Gal.

Ib. *σμικρῶν* Gal.

2. *αὐτός* ABCV.

Ib. *πέψιν ἅμα* Gal.

4. *πέτρας καὶ ἀκτάς* Aët.

4-5. *λιμνοθαλάτταις* ex emend.; *λιμνοθαλάττης* ABCV; *stagnis maritimis* Ras.; *λίμναις ἢ λιμνοθαλάσσαις* Gal.; *λίμναις* Aët.; *ταῖς λίμναις* Sim.; ensuite Gal. aj. *οὔτε ἡδὺς ὁμοίως*, Aët. *οὐδὲ ἡδὺς ὁμοίως ἐστίν*.

5. *οὔτε εὔχ. οὔτε εὔπεπτ.* Gal.

5-7. *εἰ .....κωβιός*] *καὶ μάλιστα ἐὰν κάραβοι ἐκεῖ βάλλωσιν* O.

5. *ἰλυώδεις* AC 1ª m.

5-6. *ὑπάρχῃ* AC.

6. *ὁ ποταμός* Gal.

7. *αὐτῶν* Gal.

8. *τοιούτοις* om. Gal.

Ib. *διαιτώμενοι* O.

να'. Περὶ τῶν ἁπαλοσάρκων, ἐν ᾧ καὶ ἡ τοῦ λευκοῦ ζωμοῦ σκευασία.

1 Οἱ μὲν ὀνίσκοι τροφῇ χρησΊῇ χρώμενοι καὶ θαλάτΊῃ καθαρᾷ
τοῖς πετραίοις ἐνάμιλλον ἔχουσι τὴν σάρκα· μοχθηρᾷ δὲ τροφῇ
χρησάμενοι καὶ κατά τι τῶν ἐπιμίκτων ὑδάτων διατρίψαντες
οὐκ ἀποϐάλλουσι μὲν τὴν μαλακότητα τῆς σαρκὸς, ἐπικτῶνται
δὲ λιπαρότητα, κατὰ ἣν οὐχ ἡδεῖς ὁμοίως ἔτι διαμένουσι, περιτ-
2 Ίωματικωτέραν τε τὴν ἐξ αὐτῶν τροφὴν ἀναδιδόασιν. Ἐπὶ πάντων δὲ, ὡς ἔφην, ἰχθύων κοινὸν τοῦτο μεμνῆσθαι προσήκει,
ὡς χείρισΊοι γίνονται κατὰ τὰς ἐμϐολὰς τῶν ποταμῶν, ὅσοι
κοπρῶνας ἐκκαθαίρουσιν ἢ βαλανεῖα καὶ μαγειρεῖα καὶ τὸν τῆς
3 ἐσθῆτός τε καὶ τὸν τῶν ὀθονῶν ῥύπον. Μοχθηροτάτη δὲ εὑρί-

Al. fac. III, 30; p. 721.

Ib. p. 722.

51. DES POISSONS À CHAIR MOLLE, À PROPOS DE QUOI ON TROUVE AUSSI LA PRÉPARATION DE LA SAUCE BLANCHE.

Propriétés des motelles suivant la nourriture qu'elles prennent.

1 Si les motelles prennent une bonne nourriture et vivent dans la mer pure, elles ont une chair tout aussi bonne que les poissons rocheux; si, au contraire, elles prennent de mauvais aliments et vivent dans quelque eau mélangée, elles ne perdent pas, il est vrai, la mollesse de leur chair, mais elles prennent de la graisse, ce qui fait qu'elles ne restent plus aussi agréables [qu'auparavant] et qu'elles distribuent dans le corps une nourriture plus chargée de matières
2 excrémentitielles. Ainsi que je viens de le dire, il faut se rappeler, comme une règle commune à tous les poissons, qu'ils deviennent très-mauvais à l'embouchure des rivières qui servent de déversoir aux latrines, aux bains, aux cuisines et à la lessive des vêtements ou
3 du linge. On trouvera aussi très-mauvaise la chair d'une murène qui

Mauvaises qualités des poissons vivant au milieu des immondices.

Ch. 51. Tit. Π. *τῶν μαλακοσάρκων ἰχθύων· πῶς ὁ λευκὸς ζωμὸς παρασκευάζεται*; Gal.
1. *ἀγαθῇ* Gal.
2. *τοῖς πετρ.*; om. AC 1[a] m.
3. *τι τῶν* om. ABCV. — Ib. *ὑδ. καὶ μάλισΊα ὅσα μοχθηρά* Gal.
5. *λιπ. καὶ γλισχρότητα* Gal.
Ib. *οὔτε* Gal.
5-6. *περιτΊωματικωτέρα τε* A; *περιτΊωματικὴν δέ* Gal.
6. *ἀναδιδόασι τροφήν* Gal.
7. *ἰχθύων, ὡς ἔφην* Gal.
Ib. *προσῆκεν* ABCV.
8. *χείρισΊον* A.
Ib. *γεννῶνται* Gal.
9. *καθαίρουσι* C 2[a] m. Gal.; *οὐ καθαίρουσι* C. — Ib. *ἢ βαλανεῖα ἢ μαγειρεῖα* C 2[a] m.; *ἢ μαγ. καὶ βαλ.* Gal.
Ib. *ἢ τὸν τῆς* C 2[a] m.; *ἢ τόν* Gal.
10. *τόν*] *τῶν* B; om. C 2[a] m. Gal.
Ib. *ὀθονωῖν* C; *ὀθονίων* Gal.

σκεται καὶ τῆς σμυραίνης ἡ σὰρξ ἐν ὕδατι τοιούτῳ διατριβούσης.
Al. fac. III, 30; p. 724. Τὸ δὲ βούγλωτΊον μαλακώτερόν τέ ἐσΊι καὶ ἥδιον καὶ πάντη 4
βέλτιον τῆς ψήτΊης. Οἱ δὲ σαῦροι μέσοι πώς εἰσι τῶν ἁπαλο- 5
Ib. p. 725. σάρκων τε καὶ σκληροσάρκων. Σκευασία δὲ τούτων τῶν εἰρη- 6
μένων ἰχθύων εἰς πέψιν ἐσΊὶ καλλίσΊη ἡ διὰ τοῦ λευκοῦ ζωμοῦ·
γίνεται δὲ οὕτως· ὅταν, ὕδατος δαψιλοῦς ἐμβληθέντος, ἐλαίου
τις αὔταρκες ἐπιχέας ἀνήθου τε καὶ πράσου μικρὸν, εἶτα ἡμιέφθους ποιήσας ἐπεμβάλλῃ τοσοῦτον ἁλῶν, ὡς μηδέπω φαίνεσθαι
τὸν ὅλον ζωμὸν ἁλμυρόν· αὕτη καὶ τοῖς ἐκνοσηλευομένοις ἐπι-
Ib. p. 726. τήδειος ἡ σκευασία. Ἁπάντων δὲ τῶν εἰρημένων ἰχθύων ἡ τροφὴ 7
τοῖς τε μὴ γυμναζομένοις ἐσΊὶν ἁρμοδία καὶ ἀργοῦσι καὶ ἀσθενέσι καὶ τοῖς ἐκνοσηλευομένοις· οἱ γυμναζόμενοι δὲ τροφιμω-

Propriétés comparatives de la sole et du flet, et des *lézards marins*. Mode de préparation de la *sauce blanche*.

vit dans de l'eau semblable. La sole est plus molle, plus agréable 4
et meilleure, sous tous les rapports, que le flet. Les *lézards ma-* 5
rins tiennent en quelque sorte le milieu entre les poissons à chair
molle et ceux à chair dure. Le meilleur assaisonnement de tous 6
ces poissons, pour en faciliter la digestion, est la *sauce blanche*,
qui se prépare de la manière suivante : après avoir jeté sur le poisson de l'eau en abondance, on y verse de l'huile en quantité suffisante avec un peu d'aneth et de poireau ; ensuite on cuit les poissons à demi et on ajoute du sel ce qu'il en faut pour que la sauce
n'ait pas un goût trop salé ; cet assaisonnement est bon aussi pour
les gens maladifs. La nourriture retirée de tous les poissons susdits 7
convient à ceux qui ne prennent point d'exercice, qui mènent une
vie oisive, aux gens faibles et maladifs ; mais ceux qui prennent de

Cas dans lesquels les poissons susdits conviennent.

1. ἡ τῆς σμυραίνης AC; ἡ τῆς μυραίνης BC 2ª m. V. — Ib. διατρίβουσα ABCV. — 2. ἥδιον εἰς ἐδωδὴν Gal. — Ib. παντί Gal. — 3. Ἀλλὰ καὶ οἱ σαῦροι Gal. — 4. Σκευασίαι Gal. — 5. κάλλισΊαί εἰσιν Gal. — Ib. ἡ] οὐ C; αἱ Gal.; om. C 2ª m. — 6. γίνονται A. — Ib. οὕτως] ici AC 1ª m. insèrent le titre suiv. : Λευκοῦ ζωμοῦ σκευασία. — Ib. ψιλοῦς V. — 7. εἶτα om. ABC 1ª m. V. — 8. ἐπεμβάλῃ B; ἐπιβάλλῃ Gal. — 9. νοσηλευομένοις C 2ª m. Gal., comme plus bas. — 11. τοῖς τε μὴν γυμναζομένοις ἐσΊὶν ἁρμοδία C 2ª m.; καλλίσΊη τοῖς τε μὴ γυμνασαμένοις ἐσΊὶν Gal. — Ib. ἀργοῦσι] γέρουσι Gal.; C 2ª m. a également la glose γρ. γέρουσι.

8 τέρων ἐδεσμάτων δέονται. Λέλεκται δὲ πολλάκις ἡ μαλακὴ καὶ
ψαθυρὰ τροφὴ πρὸς ὑγείαν ἀρίσῃ ὑπάρχειν, διότι καὶ εὐχυμοτάτη πάντων ἐσῖίν· οὐδὲν δὲ εὐχυμίας εἰς ὑγείαν ἀσφαλὲς
μᾶλλον ἐφόδιον.

νϐ'. Περὶ τῶν σκληροσάρκων ἰχθύων.

Al. fac. III, 31; p. 727-30.

1 Οἱ μὲν δράκοντες καὶ οἱ κόκκυγες ἐναργῶς ἅπασι φαίνονται
2 τοῖς προσενεγκαμένοις αὐτοὺς σκληρὰν ἔχοντες τὴν σάρκα. Καὶ
οἱ γαλεώνυμοι δὲ ὁμοίως σκληρὰν ἔχουσι τὴν σάρκα, πλὴν τοῦ
παρὰ Ῥωμαίοις καλουμένου γαλαξίου ἐνδοξοτάτου τε καὶ ἁπα-
λοῦ τυγχάνοντος· ἔσῖι γὰρ καὶ οὗτος τοῦ τῶν γαλεῶν γένους.
3 Σκορπίοι τε καὶ τράχουροι ὀρφοί τε καὶ τρίγλαι τῶν σκληρο-
4 σάρκων εἰσίν. Ὅτι μὲν οὖν οἱ σκληρόσαρκοι δυσκατεργασῖότεροι

Excellence des aliments mous et sans cohésion.

8 l'exercice ont besoin d'aliments plus nutritifs. Il a été souvent répété que les aliments mous et sans cohésion sont les meilleurs pour la
santé, parce que, entre tous, ils contiennent les humeurs les meilleures; or il n'y a pas de moyen plus sûr pour arriver à la santé
que la bonté des humeurs.

52. DES POISSONS À CHAIR DURE.

Énumération et propriétés de quelques poissons à chair dure.

1 Tout le monde s'aperçoit facilement, en mangeant les vives
2 et les grondins, qu'ils ont la chair dure. Les gades ont également
la chair dure, excepté celui que les Romains appellent *galaxias* et
qui est un poisson très-estimé et tendre, quoiqu'il appartienne au
3 genre des gades. Les scorpènes, les maqueraux bâtards, les *orphes*
4 et les rougets appartiennent aussi aux poissons à chair dure. Les
poissons à chair dure constituent un mets dont il est plus difficile

Propriétés comparatives des poissons à chair dure

1. δέονται, περὶ ὧν ἔμπροσθεν εἴρηται Gal.
Ib. δὲ ἤδη πολλάκις Gal.
2. ἀρίσῃ ὑπάρχειν ex emend.; ἀρίσῃ ὑπάρχει ACV; ἀρίσῃν ὑπάρχει B; ὑπάρχειν ἀρίσῃ Gal.
Ib. διό ABCV.
3. πασῶν Gal. — 3-4. ἀσφαλὲς μεῖζον C 2ª m.; ἀσφαλῆ μεῖζον Gal.

Ch. 52; l. 5. φαίνεται A.
7. καλλιώνυμοι AC 1ª m. V; καλλιώμενοι B.
8. γαλεξίου C 2ª m. Gal.; γαλαβυίου C. — Ib. ἐνδόξου Gal.
10. τραγοῦροι C 2ª m. — Ib. τράχουροί τε καὶ τρίγλαι C 1ª m.; τράχ. τρίγλαι ὀρφοί τε καὶ γλαῦκοι Gal.
11. δυσκατεργασῖότατοι B.

τῶν μαλακοσάρκων εἰσὶ, πρόδηλον· ἥ τε γὰρ ἐν τῇ γασΊρὶ πέψις ἥ τε ἐν ἥπατι καὶ Φλεψὶν αἱμάτωσις ἥ τε κατὰ ἕκασΊον τῶν τρεφομένων μορίων ἐξομοίωσις ἐπὶ μὲν τοῖς μαλακωτέροις ῥᾴων ἐσΊὶν, ἐπὶ δὲ τοῖς σκληροτέροις χαλεπωτέρα. Γίνεται δὲ 5
καὶ παχὺς χυμὸς ὁ ἐκ τῶν σκληροσάρκων ἰχθύων, ὥσπερ ὁ ἐκ τῶν μαλακοσάρκων λεπτότερος.

νγ'. Περὶ τῶν ὀσΊρακοδέρμων ζῴων.

Al. fac. III, 33; p. 734-35.

Κήρυκας καὶ πορφύρας ὄσΊρεά τε καὶ χήμας ὅσα τε ἄλλα 1
τοιαῦτα ὀσΊρακόδερμα καλοῦσιν, ἐπειδὴ ὀσΊράκῳ παραπλήσιον ἔχει τὸ ἔξωθεν περικείμενον σκέπασμα. Κοινὸν δὲ ἁπάντων 2
τούτων ἁλυκὸν ἔχειν χυλὸν ἐν τῇ σαρκὶ λαπακτικὸν τῆς γασΊρὸς ἡμῶν· ἴδιον δὲ ἑκάσΊῳ τὸ μᾶλλόν τε καὶ ἧτΊον ἐν τούτῳ κατὰ

et de ceux à chair molle.

de triompher que des poissons à chair molle, cela est évident; en effet, la digestion qui a lieu dans l'estomac, la sanguification qui se fait dans le foie et dans les veines, et l'assimilation qui s'opère dans chacune des parties, pendant la nutrition, sont faciles pour les substances molles, et difficiles pour les substances dures. L'humeur 5
produite par les poissons à chair dure est épaisse, tandis que celle qu'on doit aux poissons à chair molle est plutôt ténue.

53. DES TESTACÉS.

Étymologie du mot testacé.

On appelle *testacés* les buccins, les pourpres, les huîtres, les 1
cames et tous les autres animaux semblables, parce que leur tégument extérieur ressemble à une tuile. Tous ces animaux ont cela de 2
commun que leur chair contient un liquide salé qui relâche le ventre; ce qu'il y a de propre à chaque espèce consiste dans les di-

Propriétés communes des testacés.

Propriétés

2. ἥ τε ἐν . . . αἱμάτ. om. Gal. — 5. παχὺ χυμός V; παχύχυμος AC 1ª m. — 6. λεπΊός C 2ª m.; om. 1ª m. — Ch. 53. Tit. ζῴων om. BV. — 7. Τοὺς κήρ. κ. τὰς πορφύρας Gal. — 8. παραπλήσιον ἢ λίθῳ Gal. — 9. ἔξωθεν αὐτοῖς Gal. — Ib. σκέπασμα om. ABC 1ª m. V. — 10. τῶν τοιούτων Gal. — Ib. ἔχει ACV. — Ib. χυλόν ex em.; χυμόν Codd., Gal., ainsi que plus bas, et chapitres 54 et 55. — Ib. ὑπακτικόν O. — 11. ἡμετέρας Aët.; om. O Gal.

τε ποιότητα καὶ ποσότητα· τὰ μὲν γὰρ ὄστρεα μαλακωτάτην
ἔχει τῶν ἄλλων ὀστρακοδέρμων ἁπάντων τὴν σάρκα, τὰ δὲ
μικρὰ χημία, καὶ αἱ πορφύραι, καὶ οἱ κήρυκες ὅσα τε ἄλλα
τοιαῦτα σκληράν· εἰκότως οὖν ὑπάγει μὲν ἐκεῖνα μᾶλλον, ἥττονα τροφὴν διδόντα τῷ σώματι· τὰ δὲ σκληρόσαρκα δυσπε-
3 πτότερα μέν ἐστι, τρέφει δὲ μᾶλλον. Ὥσπερ δὲ δύσπεπτον ἔχει
τὴν σάρκα τὰ σκληρόσαρκα τῶν ὀστρακοδέρμων ζώων, οὕτω
καὶ δυσδιάφθαρτον· αἱρούμεθά τε καὶ διὰ τοῦτο διδόναι πολλάκις αὐτὰ τοῖς διαφθείρουσιν ἐν τῇ κοιλίᾳ τὴν τροφὴν ὑπὸ
κακοχυμίας, ἤτοι ἐξ ἥπατος εἰς αὐτὴν καταῤῥεούσης, ἢ περιε-
4 χομένης ἐν τοῖς χιτῶσιν αὐτῆς. Γεννᾶται δὲ ἐξ αὐτῶν ὁ καλού-

comparatives des testacés à chair molle et de ceux à chair dure.

vers degrés de cette propriété, tant sous le rapport de la qualité
que sous celui de la quantité; ainsi, de tous les testacés, les huîtres
ont la chair la plus molle, tandis que les petites cames, les pourpres,
les buccins, et les autres animaux semblables, ont la chair dure; il
est donc naturel que les premiers relâchent davantage le ventre
en donnant moins de nourriture au corps, tandis que les testacés
à chair dure sont plus difficiles à digérer, mais nourrissent davan-
3 tage. Comme la chair des testacés à chair dure est difficile à digérer, et qu'aussi elle se corrompt difficilement, nous jugeons souvent à propos de les donner à ceux dont les aliments se corrompent
dans l'estomac à cause des humeurs mauvaises, que ces humeurs
affluent vers l'estomac, en venant du foie, ou qu'elles soient con-
4 tenues dans les tuniques de l'estomac même. Les testacés pro-

1. τε om. ABCV.
Ib. ὀστρύδια μαλακωτέραν O.
2. ἁπάντων om. Gal.
3. σμικρά Gal.; μακρά B corr.
Ib. χημία καὶ οἱ σφόνδυλοι καὶ οἱ σωλῆνες καὶ αἱ πορφύραι Gal.; οἷον αἵ τε χῆμαι καὶ αἱ π. BV.
4. τοιαῦτά ἐστι Gal.
Ib. ὑπάρχει C; ὑπέρχει 2[a] m.; ὑπέρχεται Aët., Paul.
Ib. ἐκεῖνα τὴν γαστέρα Gal.; ἐκ. κατὰ κοιλίαν Aët.
5. διδόναι AC 1[a] m.
Ib. σκληρότερα Gal.
7. τὰ σκληρόσαρκα om. Gal.
8. δύσφθαρτα O Aët.; om. C.
Ib. καί om. ABCV.
9. τῇ om. ABCV.
Ib. γαστρί O.
10. γε ἐξ Gal.
Ib. ἥπατος] ὕδατος C 1[a] m.
10-11. ἢ ἐν αὐτῇ τικτομένης O.
11. Γίνεται Gal.
Ib. αὐτῷ A; αὐτῆς BCV.

μενος ὠμὸς χυμὸς σάμπολυς· ἐκ δὲ τῶν μαλακοσαρκοτέρων καὶ τὸ Φλέγμα. Καθάπερ γοῦν, ἀποθεμένων αὐτῶν τὸν ἁλυκὸν χυλὸν, ἡ σὰρξ, ὥσπερ δύσφθαρτος, οὕτω καὶ σΙαλτικὴ γίνεται τῆς γασΙρὸς, ὡσαύτως, εἴ τις ἐκπίνοι τὸν γενόμενον ζωμὸν, ὑπαχθήσεται μὲν ἡ γασΙὴρ ἱκανῶς, οὐδεμίαν δὲ ἐξ αὐτοῦ τροφὴν τὸ σῶμα τοῦ ἀνθρώπου λήψεται.

νδʹ. Περὶ τῶν μαλακοσΙράκων.

Al. fac. III, 34; p. 735-36.

ἈσΙακοὶ καὶ σάγουροι, καρκίνοι τε καὶ κάραβοι καὶ καρίδες καὶ ὅσα τε ἄλλα λεπΙὸν μὲν τὸ σεριέχον ὄσΙρακον, ὅμοιον δὲ τῇ σκληρότητι τοῖς ὀσΙρακοδέρμοις ἔχει, ἧτΙονα μὲν ἐκείνων,

duisent, en grande quantité, l'humeur appelée *crue*, mais ceux qui ont plutôt la chair molle engendrent en outre du flegme. De même donc que la chair de ces animaux, quand elle a déposé son liquide salé, a non-seulement la propriété de se corrompre difficilement, mais aussi celle de resserrer le ventre; de même on relâchera fortement le ventre, si on boit le liquide qu'elles ont déposé; mais, dans ce dernier cas, le corps n'en retirera aucune nourriture.

54. DES CRUSTACÉS.

Énumération des crustacés; leur caractère distinctif.

Les homards, les pouparts, les crabes, les langoustes, les salicoques et tous les autres animaux qui sont couverts d'une coquille mince, mais semblable, pour la dureté, à celle des testacés, contiennent une quantité assez notable de liquide salé, quoiqu'ils en

1. μαλακοσάρκων Gal.
Ib. καί om. Gal.
2. Καθά A 1ª m.
Ib. οὖν Gal.
3. ὥσπερ ἡ σάρξ C 2ª m. Gal.
3-4. οὕτω καὶ σΙατικὴ γίνεται τῆς γασΙρός C 1ª m. V; οὕτ. σΙατικὴ γίν. τ. γασΙρός AB; κρατεῖ δὲ καὶ τὴν κοιλίαν O.
4. εἰ ἀρτύσας δι' ἁλῶν ἢ γάρου, καθάπερ εἰώθασι τὰς χήμας Gal.
Ib. τις ἐκπίοι BOV; ἐκπίοι τις Gal.
Ib. χυλόν Gal.
5-6. οὐδεμ. δὲ τροφ. ἐξ αὐτοῦ τ. σ. τ. ἀνθ. λήψ. Gal.; εἰσὶ δὲ ταῦτα ὀσΙρύδια, μύδια, κοχλίδια, κογχύλια O.
Ch. 54; l. 7. καὶ καρκίνοι Gal.
Ib. καρίδες καὶ κάραβοι BV; κάραβοι καὶ καρίδες καὶ κάμμαροι C 2ª m.; κάραβ. κ. καρίδ. καὶ καμμαρίδες Gal.
8. μέν] ἔχει Gal.; μὲν ἔχουσι Aët.
Ib. ὅμοια C 2ª m. Gal.
9. ὀσΙρακ. ἧτΙον Gal.

2 ἔχει δὲ οὖν ὅμως τὸν ἁλυκὸν χυλὸν οὐκ ὀλίγον. Ἔστι δὲ σκληρόσαρκα πάντα, καὶ διὰ τοῦτο δύσπεπτά τε καὶ τρόφιμα, προε-
3 ψηθέντα δηλονότι κατὰ τὸ πότιμον ὕδωρ. Ἔστι δὲ καὶ τούτων
ἡ σάρξ, ὥσπερ καὶ τῶν ὀστρέων, ἐπισχετικὴ τῶν κατὰ τὴν
κοιλίαν, ὅταν ἐναπόθηται τῷ ὕδατι τὸν ἁλυκὸν χυλόν, ὥσπερ
4 εἴρηται, προεψηθέντα. Καὶ τοίνυν καὶ ταῦτα δύσφθαρτα τοῖς
σκληροῖς τῶν ὀστρακοδέρμων ὡσαύτως ἐστίν.

νε'. Περὶ μαλακίων.

Al. fac. III, 35; p. 736.

1 Μαλάκια καλεῖται τὰ μήτε λεπίδας ἔχοντα, μήτε τραχύ, μήτε
ὀστρακῶδες τὸ δέρμα, μαλακὸν δὲ οὕτως, ὡς ἄνθρωπος· ἔστι
δὲ ταῦτα πολύποδές τε καὶ σηπίαι, καὶ ὅσα τε ἄλλα τούτοις
2 ἔοικεν. Μαλακὰ μὲν οὖν ἐστιν ἁπτομένοις, σκληρόσαρκα δὲ καὶ

Propriétés générales de la chair et du liquide des crustacés.

2 contiennent moins que les testacés. Tous les crustacés ont la chair
dure, et, par cela même, ils sont difficiles à digérer, mais ils sont
nourrissants, dans le cas où on les a fait bouillir préalablement dans
3 de l'eau potable. Leur chair resserre le ventre comme celle des huîtres, quand elle a déposé, par une coction préalable, son liquide
4 salé dans l'eau, comme je viens de le dire. Enfin, leur chair se
corrompt difficilement, comme celle des testacés à chair dure.

55. DES MOLLUSQUES.

Définition des mollusques; — propriétés de leur chair.

1 On appelle mollusques les animaux qui n'ont point d'écailles et
dont la peau n'est ni rugueuse, ni semblable à une tuile, mais molle
comme celle de l'homme : cette classe est formée par les poulpes,
2 les seiches et tous les autres animaux qui leur ressemblent. Ces
animaux sont, il est vrai, mous au toucher, mais leur chair est

1. ἔχει τὸν ἁλυκὸν χυμόν, ἔχει δὲ οὖν ὅμως οὐκ ὀλίγον C 2ª m. Gal.
2. κατὰ πάντα Gal.
5. γαστέρα Gal. — Ib. ὡς Gal.
6. καί om. C.
Ch. 55; l. 8. τὰ μηδὲ λεπ. ABCV.
9. ἀνθρώποις Gal.
10. καὶ σηπίαι καὶ τευθίδες ὅσα Gal.
Ib. ταύταις ABC; ταῦτα V.
11. Ἁπτομένῳ μὲν οὖν μαλακὸν φαίνεται διὰ τὸ μήτε λεπιδωτὸν ἔχειν μήτε τραχύ, μήτε ὀστρακῶδες τὸ σκέπασμα Gal.
Ib. σκληρόσαρκα δ' ἐστὶν Gal.

δύσπεπ7α, καὶ βραχὺν ἐν ἑαυτοῖς ἔχοντα τὸν ἁλυκὸν χυλόν· εἰ μέντοι πεφθείη, τροφὴν οὐκ ὀλίγην δίδωσι τῷ σώματι· πλεῖσ7ον οὖν καὶ ταῦτα τὸν ὠμὸν ἐργάζεται χυμόν.

νς'. Περὶ σελαχίων.

Al. fac. III, 36; p. 737.

Τραχὺ καὶ λάμπον ἐν τῇ νυκτὶ τὸ δέρμα τῶν τοιούτων ἐσ7ὶ 1
ζώων· διὸ καί τινες ἀπὸ τοῦ σέλας ἔχειν ὠνομάσθαι φασὶν
αὐτὰ σελάχια. Μαλακὴν δὲ ἐν αὐτοῖς ἔχει τὴν σάρκα νάρκη τε 2
καὶ τρυγὼν, ὥσπερ οὖν καὶ ἡδεῖαν ὑπιοῦσάν τε κατὰ γασ7έρα
μετρίως, καὶ πετ7ομένην οὐ χαλεπῶς, ἀλλὰ καὶ τρέφει μετρίως,
ὥσπερ καὶ τἄλλα πάντα τὰ μαλακόσαρκα. Κοινὸν δὲ ἐν αὐτοῖς 3
σχεδὸν ἅπασίν ἐσ7ι πολυσαρκότερα τῶν μέσων μορίων τὰ κατὰ

dure, ils se digèrent difficilement et contiennent dans leur intérieur du liquide salé en petite quantité; cependant, si on les digère, ils donnent une nourriture assez abondante au corps; ils produisent donc aussi l'humeur crue en grande quantité.

56. DES SÉLACIENS.

Étymologie du mot *sélacien*.

La peau de ces animaux est rugueuse et luisante pendant la nuit : 1
voilà pourquoi quelques-uns font dériver leur nom des mots grecs
σέλας « lueur » et *ἔχειν* « avoir. » Parmi eux, la torpille et la paste- 2
nague ont la chair molle et en même temps agréable, relâchant
modérément le ventre, se digérant assez facilement et nourrissant
modérément comme tous les autres animaux à chair molle. C'est 3
une propriété commune à presque tous ces animaux, que les parties
voisines de la queue sont plus charnues que celles du milieu; ceci

Pr. particul. de la torpille et de la pastenague.

Propriétés générales des sélaciens.

1. *περιέχοντα* Gal.
3. *δ' οὖν* AC Gal.; *αὖ* V.
Ib. *ἐργάζονται* BV.
Ch. 56; l. 4. *λαμπρόν* Gal.
8. *καὶ πετ7ομένην . . . μετρίως* om. B.
Ib. *πεπ7ομένην* Gal.
Ib. *ἀλλὰ . . . μετρίως*] *τρέφει δ' οὐ μετρίως* Aët.
9. *ὥσπερ γε καὶ τὰ ἄλλα* Gal.
Ib. *μαλακόσ7ρακα* AC 1ª m. Gal.; *quae molli testa sunt intecta* Ras.
10. *σχεδόν* om. Gal.
Ib. *πολὺ σκληρότερα* ABCV.

τὰς οὐρὰς εἶναι· μάλισῖα δὲ τοῦτο ὑπάρχει ταῖς νάρκαις· ἔοικε γάρ τοι τὰ μέσα τῶν ζῴων τούτων οἷά περ χόνδρον τακερὸν ἐν
4 αὐτοῖς ἔχειν. Βάτοι δὲ καὶ λειόϐατοι καὶ ῥῖναι καὶ ϖάντα ὅσα τοιαῦτα σκληρότερα καὶ δυσπεπῖότερα καὶ τροφὴν ϖλείονα τῷ σώματι ϖαρέχοντα νάρκης τε καὶ τρυγόνος ἐσῖίν.

νζ'. Περὶ τῶν κητωδῶν ζῴων.

Al. fac. III, 37; p. 737-38.

1 Φῶκαι, φάλαιναι, δελφῖνές τε καὶ ζύγαιναι, καὶ τῶν θύννων οἱ μεγάλοι, καὶ ϖρὸς τούτοις οἱ κύνες, ὅσα τε ἄλλα τοιαῦτα, τῶν κητωδῶν ἐσῖι, σκληράν τε καὶ κακόχυμον ἔχοντα καὶ ϖεριτῖωματικὴν τὴν σάρκα· διὰ τοῦτο ϖροταριχεύοντες αὐτὰ εἰς χρῆσιν ἄγουσιν.

s'applique surtout aux torpilles; car les parties moyennes de ces animaux semblent contenir une espèce de cartilage tremblotant.
4 Les raies, les raies lisses, les anges et tous les animaux semblables sont plus durs, plus difficiles à digérer, et donnent plus de nourriture au corps que la torpille et la pastenague.

Propriétés comparatives de quelques espèces.

57. DES GRANDS ANIMAUX MARINS.

Énumération et propriétés des grands animaux marins.

1 Les phoques, les baleines, les dauphins, les marteaux, les grands thons, de plus, les chiens de mer, et tous les autres animaux semblables, appartiennent à cette classe; ils ont la chair dure et imprégnée d'humeurs mauvaises et de matières excrémentitielles; voilà pourquoi on s'en sert après les avoir salés.

2. τοι μέσα B; τοῖς μέσα V.
Ib. οἷόν περ Gal.
4. σκληρότερα καί] σκληρότερα δέ C 1ª m.
Ib. δύσπεπῖα ABC 1ª m. V.
Ch. 57; l. 6. καὶ φάλαιναι Gal.
7. αἱ μεγάλαι ABC 1ª m. V.
Ib. αὐτοῖς Gal.
8. τ. κητ. ἐσῖι] καὶ νῦν δὲ [ϖερὶ] αὐτῶν ἐν κεφαλαίῳ λεκτέον, ὡς ἅπαντα τὰ τοιαῦτα καί Gal. — Ib. τε om. Gal.
8-9. κακόχυμον καὶ ϖεριτῖωματικὴν τὴν σάρκα ἔχουσιν Gal.
9. καὶ διὰ τοῦτο Gal.
Ib. ϖροταριχεύοντα C 1ª m.
Ib. αὐτὰ τοὐπίπαν Gal.

νη'. Περὶ τῆς ἀπὸ ἐνύδρων τροφῆς, Ξενοκράτους.

Πεποίηται μὲν ἡ νηχαλέα φύσις σιτίων ἄθυρμα ταῖς εὐτρα- 1
πέζοις ἀπολαύσεσι, μέγα δὲ ὄφελος κἂν ταῖς κατὰ ὑγείαν | διαί- 8
ταις. Ἐξαλλάσσονται δὲ παρὰ συγκρίσεις ἰχθύες, ἐπεὶ οἱ μέν 2
εἰσι σκληρόσαρκοι, οἱ δὲ ἁπαλόσαρκοι· καὶ σκληρόσαρκοι μὲν
φάγροι, σινόδοντες, βούγλωσσοι, καὶ οἱ πλατεῖς, ὡς ψῆτλαι,
ῥόμβοι· ἁπαλόσαρκοι δὲ κίχλαι, κόσσυφοι, φυκίδες καὶ οἱ
ὅμοιοι, εὐδιαφόρητοι καθεσΊῶτες· μέσοι δὲ ὀνίσκοι, βάκχοι,
σκιαδεῖς. Ἔτι οἱ μὲν πετραῖοι, οἱ δὲ πελάγιοι· τροφιμώτεροι δὲ 3

58. DES ALIMENTS FOURNIS PAR LES ANIMAUX AQUATIQUES.

[Tiré de Xénocrate].

Détermination de l'excellence des poissons eu égard à leur composition élémentaire,

On a approprié la classe des animaux nageurs, comme un jouet 1
alimentaire, aux jouissances de la bonne chère; mais elle est aussi
d'une grande utilité pour le régime de santé. Les poissons diffèrent 2
selon leur composition élémentaire; car les uns ont la chair dure
et les autres l'ont molle; aux poissons à chair dure appartiennent
les pagels, les dentés, les soles et les poissons larges, comme les
flets et les barbues; aux poissons à chair molle, les tourdes, les
merles, les boulereaux et les espèces semblables, dont la chair se
dissipe facilement par la perspiration; les motelles, les merlans (?)
et les corbs tiennent le milieu entre ces deux groupes. On dis- 3
tingue encore les poissons en poissons rocheux et en poissons de

— au lieu qu'ils habitent,

Ch. 58; l. 1. ἡ om. L. — Ib. νηχαλέων DH. — Ib. ἄθροισμα B; ἄθυρμα corr.; ἤγουν παίγνιον C 2ª m. en glose. — 1-2. ἐντραπέζοις DH; ἐν τραπέζαις L. — 2. ὄφελος] ὅλως E Gesn.; ὅλης L. — Ib. κ' ἐν L. — Ib. ὑγίειαν L. — 3. ἰχθύας L. — Ib. οἱ om. C 2ª m. — 4. οἱ δὲ... σκληρόσαρκοι om. BNV. — Ib. καί om. DH. — 5. σινόδοντες ex em.; κυνόδοντες EL Gesn.; les autres ont συνόδ. — Ib. ψῆτλαι E Gesn.; ψῆτα L; φῆς αἱ A; les autres ont φῆσαι. — 6. φοικίδες ABC 2ª m. DHMNV; φοίνικες C. — Ib. οἱ om. ABCDHMNV. — 7. εὐδιαφορώτατοι E Gesn.; εὐδιαφωρότατοι L; εὐδιαφόρηται B text. — 8. σκιαδεῖς ex emend. Gesn.; σκιάδες Codd. — Ib. πέλαγοι C 1ª m. — Ib. τροφιμώτεροι μέν C 2ª m.

Matth. 8.

οἱ [ϖελάγιοι· οἱ δὲ] ϖαρὰ αἰγιαλῶν ὄχθαις, ἢ ὑδροχοῶν ἐκροαῖς,
4 κακόχυμοι καὶ ἄσΊομοι. Καὶ τὰ ϖελάγη δὲ διαφέρει· μέτριοι
μὲν γὰρ οἱ κατὰ τὸν Ἀδρίαν· οἱ δὲ κατὰ τὸ Τυῤῥηνικὸν ἡδύτατοι.
5 Καὶ ἔτι ἔαρος μὲν οἱ ϖλεῖσΊοι διὰ τὸ ᾠοτοκεῖν ἀμείνους, ὡς τρί-
γλαι· θέρους δὲ φάγροι τε καὶ σινόδοντες· φθινοπώρου δὲ ἥπατοι
ϖαραιτητέοι, κακόχυμοι ὄντες· κεσΊρεῖς δὲ καὶ λάβρακες τρυ-
6 φερώτεροι. Παρὰ δὲ ἡλικίας, οἱ μὲν βραχεῖς καὶ νέοι εὔφθαρ-
τοι· οἱ δὲ κητώδεις δύσχυμοι, καὶ σκληροὶ, καὶ κακοσΊόμαχοι·
7 οἱ δὲ μέσοι μέσως ϖως εὐδιοίκητοι. Παρὰ δὲ τὰ μέρη διαλ-

haute mer; les derniers sont plus nourrissants; mais ceux qu'on
trouve près des bords du rivage, ou de l'embouchure des canaux,
4 sont imprégnés d'humeurs mauvaises et désagréables au goût. Les
mers elles-mêmes sont aussi une cause de différence, puisque les
poissons de la mer Adriatique ont des qualités moyennes, tandis
5 que ceux de la mer Tyrrhénienne ont un goût exquis. Au printemps, la plupart des poissons sont aussi meilleurs que dans les
autres saisons, à cause du frai, par exemple, les rougets; mais les
pagels et les dentés sont meilleurs pendant l'été; en automne, il faut
rejeter les merlus noirs, comme étant imprégnés d'humeurs mauvaises, tandis que, dans cette saison, les muges et les bars sont plus
6 délicats qu'en tout autre temps. Quant à la taille, les poissons petits
et jeunes se corrompent facilement, mais ceux d'une grandeur démesurée sont imprégnés d'humeurs mauvaises, durs et nuisibles
à l'orifice de l'estomac; ceux de taille moyenne possèdent, pour
7 ainsi dire, une faculté moyenne de se distribuer dans le corps. Les

– à la saison dans laquelle on les mange,

– à leur taille,

– à leurs diverses parties,

1. οἱ οἱ D. — Ib. ϖελάγιοι· οἱ δέ ex emend. Cor.; om. Codd.

2. κακόχυλοι ABCDHMNV.

Ib. ϖελάγια C 2ª m. L.

3. Τυρηνικόν BDHLNV; Τυρηνικόν AM; ΤυρησΊικόν C.

4. ἔτι om EL.

5. γράφοι A. — Ib. κυνόδοντες E en interlig.; συνόδοντες ABCDHMNV. — Ib. δέ om. DHV.

Ib. ὕπατος A; ἥπατος BCDEHMNV.

6. ϖαραιτηταῖοι E; ϖαραιτητέος BDHNV; ϖαραιτηταῖος ACM.

Ib. κακόχυμος BDHV; κακόχυλος ACMN. — Ib. ὧν M; ὠν ABCDHNV. — Ib. κεσΊρεῖς δὲ] καὶ σΊρίδαι A; κεσΊρίδαι BCEHLMNV.

7. ἡλικίαν L; ἡλιακάς BNV.

8. δύσχυλοι LM; δύσχοι E text. Gesn.; γλύσχροι E marg.

9. μέσοι om. LV text.

Ib. μέσως om. DHV corr.

Ib. ϖως om. ABCELMN Gesn.

λάττουσιν, ἐπεὶ τοῖς οὐραίοις, οἷς κινοῦνται, γεγυμνασμένοι,
εὔτροφοι, τρυφεροί· κατὰ δὲ τὴν νηδὺν, ἅτε λιπώδεις, ἐπιπολαστικοὶ καὶ πρὸς ἐκκρίσεις εὔθετοι· κατὰ δὲ τὰ νῶτα σκλη-
ρόσαρκοι· κεφαλαὶ δὲ πάντων, | διὰ τὸ ἁλμυρὸν καὶ λιπῶδες, 9
ἄτροφοι καὶ δυσδιοίκητοι· πάνυ δὲ εὐέκκριτοι σμυρίδος τε καὶ
φάγρου, καὶ μάλιστα τριγλῶν. Παρὰ δὲ σκευασίας, ὀπτοὶ μὲν 8
τροφιμώτεροι, δυσδιαχώρητοι δέ· ἑφθοὶ δὲ ὀλιγότροφοι, ῥᾷστα
διαχωροῦντες. Καὶ θαλάσσιοι μὲν εὔστομοι, εὐκάρδιοι, πρὸς 9
ἀναδόσεις ῥᾷστοι, πλαδαρᾶς καὶ μαλθακῆς σαρκὸς ποιητικοί,

poissons diffèrent aussi eu égard à leurs parties; la queue, qui est leur organe de mouvement, est bien exercée, bien nourrissante et délicate; leur ventre, qui est graisseux, surnage dans l'estomac, et active les excrétions; la chair de leur dos est dure; la tête de tous les poissons, étant salée et graisseuse, nourrit mal et se distribue difficilement dans le corps; mais celle du myre, du pagel et surtout
du rouget, est très-facilement rejetée par les excrétions. Quant à la 8
préparation, les poissons grillés sont plus nourrissants que les
autres, mais ils passent difficilement; les poissons bouillis, au contraire, sont peu nourrissants, mais passent très-facilement. Les pois- 9
sons de mer sont agréables au goût, favorables à l'orifice de l'estomac, et se distribuent très-facilement dans le corps; ils produisent une chair molle et pétrie d'humidité; ils donnent une belle cou-

– au mode de préparation,

– à certaines localités.

1. ἐπεί Gesn.; ἐπί Codd.

Ib. οὐρίοις C; ὡραίοις 2ª m.

Ib. οἷς ex emend. Cor.; om. Codd.

2. δέ ex emend. Anc.; τε Codd.

Ib. νηδύν] ἤγουν γαστέρα C 2ª m. en glose. — 2-3. ἐπιπολαστικόν L.

3. ἔκκρισιν A.

4. πάντως B C D E H L M N V Gesn.

5. ἐνανάκριτοι L.

Ib. σμυρίδος emend.; σμυρίδες H marg.; μαραίνας L; μαραγείας E Gesn.; μαραυγείας ABCNV; μαραυγείαι H text. M; μαραυγεῖαι D.

Ib. τε] δέ L.

6. φάγρου emend. Cor.; πάγερος L; πάγουρος E Gesn.; παγούρου C 2ª m.; πάγουροι ABCDHMNV.

Ib. σκευασίαν L.

7. δυσδιαχώρηται B text.; δυσχώρητοι L.

Ib. ἑφθοὶ ὀλιγότροφοι DH.

8. διαφοροῦντες L Gesn.

Ib. θαλάσσιαι E 1ª m.

Ib. εὐκάρδιος A 2ª m.

9. ἀνάδοσιν A.

Ib. πλαδαραί E; πλαδαροί L Gesn.

Ib. ποιητικαί E 1ª m.

Matth. 9-10.

ποιοῦσί τε εὐχρόους, αἵματος γόνιμοι, λαπακτικοὶ γαστρός·
ποτάμιοι δὲ καὶ λιμναῖοι κακοστόμαχοι, παχυμεροῦς ὕλης
δραστικοὶ, δυσδιάκριτοι, ὧν τινες οὐκ ἀποδέουσι τῆς θαλαττίας
ὕλης, καθάπερ ὁ Νειλαῖος κορακῖνος, καὶ ἐν Ῥήνῳ πέρκη, καὶ
10 ἐν Τίβερι λάβραξ, ὅς ἐστιν ἐπεστιγμένος. Καὶ ὁ Ἀνίων λίμνη
τε κατὰ Φαλερνοὺς ὁμοφυοῦς ἰχθύος· εὔχυλον γὰρ καὶ εὐπρόσ-
11 φορον ἡ ἐκεῖ δίδωσι δίαιτα. Πάντων δὲ προκριτέον ἰχθύων τούς
10 τε | ἀβρώμους, καὶ [μὴ] περιπιμέλους, εὐχύλους τε καὶ συμμέ-
12 τρους. Τῶν δὲ ἰχθύων ἃ μέν ἐστι νηχαλέα, ἃ δὲ σελάχη, τὰ δὲ
13 μαλάκια, τὰ δὲ ὀστράκια, ὧν αἱ ποιότητες. Ἀφύα βραχύτατόν

leur, parce qu'ils produisent du sang et qu'ils relâchent le ventre;
tandis que les poissons de rivières et de lacs nuisent à l'orifice
de l'estomac, produisent des éléments grossiers, et sont difficilement rejetés par les excrétions; quelques-uns ne sont pas inférieurs
aux poissons de mer, par exemple le bolty du Nil, la perche du
10 Rhin et le bar du Tibre, lequel est pointillé. L'Anion et un lac
dans le pays de Falerne produisent également un poisson de la
même espèce; car le séjour dans ces eaux le rend succulent et
11 agréable au goût. Il faut préférer à tous les autres poissons ceux
qui n'ont point de mauvaise odeur, qui [ne] sont [pas] très-gras,
12 qui sont succulents et de taille moyenne. Les poissons se divisent
en poissons nageurs, en poissons cartilagineux, en mollusques
13 et en testacés, dont les propriétés sont les suivantes. Le nonnat

Quels sont les meilleurs poissons.

Classification des poissons.

Du nonnat.

1. τε L; γάρ les autres. — Ib. γονίμους E L Gesn.; γονίμου A B C H M N 2ª m. V; γονίμου γεννητικοί C 2ª m.

3. ὧν τινες ex emend. Cor.; ὥτινες M; ὥς τινες les autres.

4. καθάπερ om. E M text. Gesn.

Ib. ὁ Νειλῷος D H V; ὁ Νειδαῖος B C N 1ª m. Gesn.; ὁ Νηδαῖος N 2ª m.; ὀνηδᾶϊυς V; ὀνειδαῖος E M.

Ib. Ῥίνῳ A B C E L M N V Gesn.

Ib. καί om. V text.

5. Τίβερι emend. editt.; Τίβουρι A 2ª m.; Τύβουρι D H; Τήβουρι C M; Τηβοῦρι B N V; τῇ βουρι E L Gesn.; τῇ βουρῇ A 1ª m. — Ib. ὅ ἐστιν A; ὅτι C. — Ib. ἀπιστιγμένος L. — Ib. Ἀνίων ex emend.; Ἀννίων A B C D H M N V; Ἀννιόων E Gesn.; Ἀνιόω L.

8. μή conj. Cor.; om. Codd.

Ib. περιπιμένους E.

9. ἐστι νηχαλέα ex em. Cor.; ἐστι νηχάλεα B E M 2ª m. N Gesn.; ἐστιν ἡχάλεα A; ἐστιν ἡχόλεα M 1ª m.; ἐστι ἡχάλεα C; ἐστι νηχαλαία H V; ἐστι νηχαλαῖα D.

9-10. τὰ δὲ μαλάκια om. C.

10. ποιότητες] λείπει τι δοκεῖ L marg.; N a aussi le signe d'une lac.

Ib. Ἄφυα A B C D H L M N V; ἀφρός V*R.

Matth. 10.

ἐστι, συναγελαστικὸν, λοπάσι σκευαζόμενον. Ἀλώπεκες, ἵπ- 14
πουροι, θρίσσαι, οἵδε ἐκ πελάγους φεύγουσιν εἰς ποταμὸν,
σίλουρος δύσχυλα, οὐκ εὐστόμαχα, δύσπεπτα, ὀλιγότροφα.
Ἀχάρνης σκληροφυὴς, δύσφθαρτος, οὔτε εὐστόμαχος, οὔτε εὔχυ- 15
λος. Βελόναι [τὸ] ῥάμφος κερατώδεις οὐκ εὐστόμαχοι, κακόχυλοι, 16
ἄτροφοι, εὔφθαρτοι. Βῶκες, ἰουλίδες, τράχουροι, πρὸς ἐνίων 17
σαῦροι καλούμενοι, χάνναι καὶ πᾶν τὸ τηγάνῳ ἁρμόζον εὔστομον, οὐκ εὐστόμαχον, εὔφθαρτον, ἐπιπολαστικὸν κοιλίας, ἄτρο-

Car. et prop. du squale-renard, de la dorade, de l'alose, du silure, — de l'acarne, — de l'orphie, — du bogue, de la girelle, du maquereau bâtard, du serran écriture,

est un poisson très-petit, qui vit par bandes, et qu'on prépare
dans le plat. Les squales-renards, les dorades, les aloses (ces der- 14
nières se retirent de la haute mer dans les rivières) et le silure
ne sont ni succulents, ni favorables à l'orifice de l'estomac; ils se
digèrent difficilement et nourrissent peu. L'acarne a le corps dur, 15
se corrompt difficilement, n'est ni favorable à l'orifice de l'estomac, ni succulent. Les orphies, au museau cornu, sont nuisibles 16
à l'orifice de l'estomac, ne sont pas succulentes, nourrissent mal
et se corrompent facilement. Les bogues, les girelles, les maque- 17
reaux bâtards, que quelques-uns appellent [en grec] *lézards*, les
serrans écriture et tous ceux qui sont propres à être frits dans la
poêle, sont agréables au goût, mais non favorables à l'orifice de
l'estomac, se corrompent facilement, surnagent dans l'estomac et

1. *καὶ λοπάσι* L.
Ib. *σκευαζόμενον* om. C.
Ib. *Ἀλωπεκίαι* V.
2-3. *θρίσσαι οἵδε ἐκ π. φ. εἰς π., σίλουρος* ex emend.; *θρ. σίλ.* (*λέρος*) *οἵδε* (*οἱ δὲ*) *ἐκ. π. φ. εἰς π.* Codd.
2. *οἵδε* ex emend.; *οἱ δέ* E L Gesn.; om. ABCDHMNV.
Ib. *φεύγοντες* L.
Ib. *ἐς* DHV.
3. *σίλουρος* ex emend.; *σύλουρος* H marg.; les autres ont *λέρος*.
Ib. *δύσχυλοι, οὐκ εὐστόμαχοι, δύσπεπτοι, ὀλιγότροφοι* EL Gesn.; *δύσχολα, οὐκ εὐστόμαχα, δύσπεπτα, ὀλιγότροφα* A 1ª m.
4. *οὐκ* L.
5. *τό* conj.; om. Codd.
Ib. *κερατώδεις* L; les autres ont *κερατῶδες*.
6. *ἄτρομοι* L.
Ib. *εὔφθαρτοι* om. DHV.
Ib. *Φῶκες* C 2ª m.
Ib. *τραχοῦροι* DHV; *τραγοῦροι* B.
Ib. *παρ' ἐνίων* DH marg.
7. *σαῦροι* ex emend.; *σαυρά* A; les autres ont *σαυροί*.
Ib. *χάννοι* ABCEH text. LMN V Gesn.
7-8. *εὐστόμαχον οὐκ εὐστόμαχον* B text.; *εὐστόμαχον* (om. *οὐκ* et *εὔστομον*) DH.
8. *εὔφθαρθον* C 1ª m.; om. L.
8 et 129, 1. *ἀτρόφου* L.

Matth. 10-11.

18 φον. Ἐρυθρῖνος εὔστομος, σταλτικὸς κοιλίας, σκληροπαγὴς, τρόφιμος, ἐντατικὸς ϖρὸς συνουσίας, εἴ τις αὐτὸν ἐν οἴνῳ ϖνίξας

11

19 ϖίοι. Θρανὶς ἢ ξι|φίας κητώδης ἐστὶ καὶ τεμαχίζεται· ἄστομος δέ ἐστι, ψαφαρὸς, δυσκατέργαστος, ϖολύτροφος, βρωμώδης, διὰ ὃ μετὰ σινάπεως ἐσθίεται καὶ λοπάσι· κρεῖττον δὲ τὸ ὑπογά-

20 στριον. Θύννος καὶ Θυννὶς, κολίας, ὄρκυνος, ϖηλαμὺς, σκόμβρος οὐκ εὐστόμαχοι, κακόχυμοι, φυσώδεις, ψαφαροὶ, δυσέκκριτοι, τρόφιμοι, ὧν τρυφερωτέρα ἡ ϖηλαμὺς, ἄστομος δὲ καὶ ἄχυλος

18 nourrissent mal. Le serran commun est agréable au goût, resserre le ventre; il est d'une structure compacte et nourrit bien; il excite aux plaisirs vénériens, en provoquant des érections, si on boit du

19 vin dans lequel il a été étouffé. Le *thranis* ou espadon est énorme; on le coupe par morceaux; il est d'un goût désagréable, sans cohésion, difficile à assimiler, nourrit fortement et a une mauvaise odeur; voilà pourquoi on le mange avec de la moutarde, ou sur

20 le plat; le meilleur morceau est le bas-ventre. Le thon et la thonine, le cogniol, le grand thon, le thon d'une année et le maquereau ne sont pas favorables à l'orifice de l'estomac, ils sont imprégnés d'humeurs mauvaises, engendrent des flatuosités, sont sans cohésion, sont difficilement rejetés par les excrétions et nourrissent bien; le plus tendre est le thon d'une année, tandis que le cogniol a un goût désagréable et n'est pas succulent; après lui vient la

- du serran commun,

- de l'espadon,

- des diverses espèces de thons; - du cogniol, du maquereau.

1. *σταλτικός* C; les autres ont *στατικός*.

2. *συνουσίαν* L Gesn.

3. *κητῶδες* DH.

Ib. *καὶ τεμαχίζεται* M marg.; *τεμαχίζεται* C 2ª m.; *τεμαχίζεσαι* AC; *τεμαχίσθαι* E Gesn.; *τεμαχίστεσθαι* L; *τεμαχίζεσθαι* A 2ª m. BDHM text. NV.

4. *ψωφαρός* L 1ª m; *ψαωφαρός* 2ª m.; *ψωφορᾶς* 3ª m.; *φορᾶς* E Gesn.

Ib. *ϖαμίτροφος* L.

5. *σινάπεος* ABCNV; *σινήπεως* DH; *σινάπυος* E Gesn.

Ib. *ἐν λοπάσι* C 2ª m.

Ib. *τό*] *καί* L.

6. *καὶ Θυννίς* ex emend.; *καὶ Θύννις* DHMNV; *καὶ Θύννης* B; *καὶ Θύννος* A; *καὶ Θύννου* EL Gesn.; om. C. — Ib. *κοιλία* EL Gesn.

Ib. *ὄρκυνος* ex emend.; *ὄρκυνος* D; *ὀρύνινος* L; les autres ont *ὀρκύϊνος*.

7. *κακόχυμοι* Gesn.; om. L; les autres ont *κακόχυλοι*.

Ib. *φυσσώδεις* C 2ª m.; *σφυγμώδεις* E 1ª m.; *φυσμώδεις* ABCMNV; om. Wott. (p. 164 e, 165 b, 167 a).

8. *τρυφερωτέρα*] *τροφιμωτέρα* DC 1ª m.

Ib. *ϖαλαμύς* AV; *ϖαρακίς* B text.; *ϖαραμίς* en interlig.

Ib. *ἄχυμος* L 1ª m.

ὁ κολίας· ἡ δὲ Θυννὶς ὑποτέτακται, δύσπεπτος δὲ ὁ Θύννος.
Ζῆνες βραχυκέφαλοι, ἠλακατῆνες, χελιδόνες, οὐρανοσκόποι, 21
γαλεοὶ, κύνες, καὶ οἱ ὅμοιοι κακόχυμοι, βρωμώδεις, ἀργῆς
καὶ ὀλκίμου ὕλης γόνιμοι, εὐτράπεζοι δέ. Σαργοὶ, μελάνουροι, 22
κάνθαροι εὐστόμαχοι, εὔχυλοι, εὐδιοίκητοι, τροφώδεις δὲ καὶ
πρὸς τὰς ἐκκρίσεις εὖ ἔχουσιν. Σάλπαι αἱ πελάγιαι δριμεῖαι, 23
εὔστομοι, δύσφθαρτοι, εὔχυλοι, δυσδιαχώρητοι, τροφώδεις,
εὐέκκριτοι· αἱ δὲ ἀπὸ αἰγιαλῶν σκληρόσαρκοι καὶ κακόχυλοι,
ἄστομοι. Βούγλωσσοι, ψῆτται σκληρόσαρκοι, δύσφθαρτοι, εὔ- 24

thonine; mais le thon est difficile à digérer. Les dorées à pe- 21
tite tête, les *élacatènes*, les poissons volants, les uranoscopes, les
chiens de mer, les requins et les poissons qui leur ressemblent
sont imprégnés d'humeurs mauvaises, ont une odeur désagréable,
et produisent des matières inutiles et filantes; mais ils sont re-
cherchés par les amateurs de bonne chère. Les sarguets, les 22
oblades, les sars sont favorables à l'orifice de l'estomac, succulents, se distribuent facilement dans le corps, nourrissent bien et
s'échappent facilement par les excrétions. Les saupes de la haute 23
mer sont piquantes, agréables au goût, et se corrompent difficilement; elles sont succulentes, passent difficilement, nourrissent
bien et s'échappent facilement par les excrétions; celles des côtes,
au contraire, ont la chair dure, fournissent du jus de mauvaise
qualité et sont désagréables au goût. Les soles et les flets ont la 24
chair dure et se corrompent difficilement: ils sont succulents et

Caractères et propriétés de la dorée et d'autres poissons semblables; — du sarguet, de l'oblade et du sar, — de la saupe, — de la sole, du flet,

2. Ζῆνες ex emend.; ζειῶνες D; les autres ont σειῶνες.

Ib. ἠλακατῆνες ex emend. Cor.; κτένες Codd.

3. καὶ οἱ om. L.

Ib. κακόχυμοι D 1ª m. L; les autres ont κακόχυλοι.

Ib. ἀργεῖς NV; ἀργῶς B.

4. καὶ ὀλκίμου ex emend. Cor.; καὶ ὑλκίμης M marg.; les autres ont ὅλκιμοι (om. καί).

Ib. εὐτράπελοι L.

Ib. Σαργός L.

5. εὐστόμαχοι] *grati saporis*. Wott. p. 154 a.

Ib. εὔχυλοι om. L.

6-7. δριμεῖαι, εὔστομοι] *sapore jucundo, subacri* Wott. p. 160 f.

7. εὔχυλοι om. ABCEL text. M text. N Gesn.

8. καί om. L Gesn.

Ib. κακόχυμοι E 1ª m. L Gesn.

9. ψῆται E; ψῆσσαι ABCMNV corr.; ψῆσαι HV text.

DES ALIMENTS.

12 Matth. 11-12.
25 χυλοι, εὐέκκριτοι. | Γλαῦκος μετὰ λάβρακος, ἔοικε γὰρ πάντα
26 αὐτῷ, ἧτ7ον, προφέρει δὲ σπάρου. Ἔλλοψ εὐσ7όμαχος, γλυκύ-
27 χυλος, τρόφιμος, εὐέκκριτος. Ἥπατος ἢ μαζέας τρυφερὸς μέσως,
εὔθρυπ7ος, λελυμένος, εὔσ7ομος, δύσπεπ7ος δὲ καὶ τρόφιμος
28 καὶ εὐέκκριτος. Κεσ7ρεὺς πελάγιος ἄρισ7ος, εὔσ7ομος, δριμὺς,
οὐκ ἀπολείπων λάβρακος, εὐδιαχώρητος· καὶ οὗτος πρὸς τὸ
τρυφερὸν, ποταμοῖς διαυγέσι καὶ καθαροῖς νηξάμενος, ἀναχαλᾷ
τὴν θαλάτ7ιον σκληρότητα ἀπὸ τῆς τοῦ γλυκέος ἐπικράσεως·
ὁ δὲ ἐν θολεραῖς καὶ σ7άσιμον ἐχούσαις ὕδωρ λίμναις βρωμω-
δέσ7ερος, δυσδιοικητότατος, πρὸς τῆς ἰλύος πιαινόμενος πάνυ

25 s'échappent aisément par les excrétions. Le *hibou marin*, de même
que le bar (car ces deux poissons se ressemblent sous tous les
rapports) possèdent ces propriétés à un moindre degré, mais ils
26 sont préférables au spare. L'esturgeon est favorable à l'orifice de
l'estomac, donne un jus sucré, nourrit bien et s'échappe facilement
27 par les excrétions. Le merlus noir ou *mazéas* est assez délicat; il est
sans cohésion, peu compacte, agréable au goût, mais il se digère difficilement; il nourrit bien et s'échappe aisément par les excrétions.
28 Le muge de la haute mer est excellent, d'un goût agréable et
piquant; il ne le cède pas au bar et traverse facilement les intestins; quand ce poisson a nagé dans des fleuves limpides et purs, il
perd sa dureté marine pour devenir délicat par l'effet du mélange
de l'eau douce; celui qu'on trouve dans les lacs troubles et dont
l'eau est stagnante a une odeur assez mauvaise, et se distribue très-
difficilement dans le corps, puisqu'il s'engraisse par l'action de la

- du *hibou marin*, du bar,

- de l'esturgeon,

- du merlus noir,

- du muge ou *poisson flottant.*

1. Γλαῦκος C 2ª m.; Γλαυκός D H; Γλᾶκος A B C V; Γλάκος M N; Γλάνος E L Gesn.

Ib. λάβραξος V* R; λάβρακα A B C D H M N V.

Ib. γάρ] τά L.

2. προσφέρει D H.

Ib. σκάρου E Gesn.

3. ἡ μαζέας E Gesn.; ὁ μαζέας E 2ª m.; ἡμαζέας A B C; ἥμαζέας M N V.

Ib. τρυφερὸς μέσος E L Gesn.; τροφερῶς μέσως C M; τρεφερῶς μέσως C 2ª m.

4. καὶ τρόφιμος om. L Gesn.

5. δέκκριτος C.

Ib. δριμός E 2ª m.; *subacri* Wott. p. 159 g.

6. ἀπολιπών A.

7. τηξόμενος L.

10. δυσδιοικητότατος ex em. Cor.; δυσδιοικότατος L Gesn.; δυσδιοικήτατος les autres mss.

Ib. πάνυ γάρ E L Gesn.

ἀργὴν ἔχων τὴν σάρκα· μεγεθούμενος δὲ σκληροῦται. Καλοῦσι 29
δέ τινες καὶ ϖλῶτα τὸν κεσῖρέα. Κίθαρος καὶ ῥόμβος ϖλατεῖς 30
εἰσιν· ὁ ῥόμβος σῖερεὸς, δύσφθαρτος· χρὴ δὲ τὸν μέγαν ϖροεω-
λίσαντα ἡμέραν ἕψειν δυσκατέργασῖον ὄντα καὶ εὔτροφον· ὁ δὲ
κίθαρος κακόχυλος καὶ οὐκ εὐσῖόμαχος, δύσφθαρτος, εὐέκκριτος. Κίχλαι, κόσῖυφοι, φυκίδες ἁπαλόσαρκοι, εὔχυλοι, εὐ- 31 13
δια|φόρητοι, ἄτροφοι, ϖρὸς διαχώρησιν ἐπιτήδειοι. Κόραξος 32
σκληρόσαρκος, καὶ μᾶλλον αὐξόμενος, βρωμώδης, δυσδιοίκητος, εὔσῖομος, ἀποδέων φαύλης γονίμου ὕλης, ὧν ὁ μείων
ἡδύτερος. Λάβραξ ἐξαλλάσσεται, ὅσον αὔξεται σκληρότερος γι- 33

vase, qui prive sa chair de tout mouvement; quand il grandit, il durcit. Quelques-uns appellent aussi le muge, *poisson flottant*. Le flétan 29-30
macrolépidote et la barbue sont des poissons larges; la barbue est
ferme et se corrompt difficilement; si elle est grande, il faut la conserver pendant un jour avant de la faire bouillir, parce qu'elle s'assimile difficilement et qu'elle nourrit fortement; le flétan macrolépidote donne un mauvais jus, n'est pas favorable à l'orifice de
l'estomac, se corrompt difficilement et s'échappe aisément par les
excrétions. Les tourdes, les *merles* et les bouleureaux ont la chair 31
molle, sont succulents, se dissipent facilement par la perspiration,
nourrissent mal et provoquent les excrétions alvines. Le *coraxus* a 32
la chair dure, surtout quand il est devenu grand; il a une mauvaise
odeur, se distribue difficilement dans le corps, est agréable au goût;
il est loin de fournir de mauvais matériaux [pour la nutrition]; les
petits sont les plus agréables. Le bar subit des changements, car 33
il devient d'autant plus dur qu'il grandit davantage; le meilleur est

Caractères et propriétés du flétan macrolépidote et de la barbue, — des tourdes, des *merles*, des boulereaux, — du *coraxus*, — du bar de la haute mer,

2. ϖρῶτα C 1ª m. — 2-3. Κίθαρος .... δύσφθαρτος om. L Gesn. — 3 εἴη C; om. E. — 3-4. ϖροεωλίσαντας D; ϖροεωλίσαντες H; ϖροεωλίσαντες α (sic) V. — 4. δέ om. L Gesn. — 5. κακόχυμος L Gesn. — 6. Φοικίδες BC 1ª m. DEHMN V; φοωκίδες A. — 7. Κόρακος Gesn. — 9. εὐσῖόμαχος L. — Ib. ὧν ὁμείων M; ὠνομείων A; ὧν ὁμοίων C 2ª m.; ὧν ὁμοίων DH. — 10. Λάβαρ E. — Ib. ἐξαλλώσσεται E; ἐξ ἀλλάσσεως C; ἐκ θαλάσσης 2ª m. — Ib. αὔξυται A. — 10, et 133, 1. γενόμενος BDHV.

Math. 13.

νόμενος· ἄρισ7ος ὁ μηνῶν δυεῖν, εὐσ7όμαχος, εὔχυλος, τρυφερό-
34 σαρκος, γλυκύχυλος, τρόφιμος, εὐδιοίκητος, εὐέκκριτος. Τάδε
μὲν περὶ πελαγίου· ὁ δὲ ἐν δεξαμεναῖς ἐναντίον τούτοις, ὡς
καὶ ἐπὶ τῶν ἄλλων ἰχθύων συμβαίνει· ἄσ7ομοι γὰρ οἱ σύγκλει-
35 σ7οι. Ὁ δὲ ποτάμιος καταψύχροις ὕδασιν ὑποδύνων ἐκ τῆς θα-
λάτ7ης εὔσ7ομος, τρυφερός· ὁ δὲ εἰς λίμνας μεθισ7άμενος ἰλυώ-
36 δεις καὶ τεναγουμένας πιαινόμενος ἄσ7ομος. Ὀνίσκος οὐ δριμύς,
37 εὔχυμος, δυσδιοίκητος, εὐδιαχώρητος, τρόφιμος. Σκόρπαιναι

celui de deux mois; il est favorable à l'orifice de l'estomac, succulent, a la chair délicate, donne un jus sucré, nourrit bien, se distribue facilement dans le corps et s'échappe facilement par les ex-
34 crétions. Nous avons parlé jusqu'ici du bar de haute mer; mais
celui qu'on élève dans les viviers a des propriétés contraires; il en
est de même pour les autres poissons; car ceux qui sont enfermés
35 ont le goût désagréable. Le bar de rivière, qui s'engage dans des
eaux très-froides, en quittant la mer, est agréable au goût et délicat;
mais celui qui se transporte dans des lacs bourbeux et peu pro-
36 fonds prend un goût désagréable en s'engraissant. La motelle n'est
pas piquante, contient de bonnes humeurs, se distribue difficilement dans le corps, traverse aisément les intestins et nourrit bien.
37 Les scorpènes ont la chair dure et contiennent de mauvaises hu-

- du bar des viviers,

- du bar de rivière,

- de la motelle,

- des scorpènes,

1. *ὁ μίνων* AV; *ομινων* BN; *ὁ σμήνων* C; *ὁ μείων* EL 1ª m. Gesn.; *tenellus* Wott. p. 155 e.

Ib. *εὔτροφος, εὔχολος* E.

1-2. *τρυφερόσαρκος* conj. Wott. et Cor.; *τρυφερός· ἄρκος* Codd.; *ἄρκτος ἴσως* M marg.

2. *γλυκύχυμος* L.

Ib. *Τὰ δέ* H; *τὸ δέ* M.

3. *πελαγίων* EL Gesn.; *τοῦ πελαγίου* D.

Ib. *ὁ δὲ ἐν*] *οὐδέν* EL Gesn.

Ib. *δεξαμέναις* ABCH; *δεξαμένων* EL 2ª m.

Ib. *ἐναντίοις* C; *ἐναντίως* 2ª m.; *ἐναντίος* ABDHMNV.

Ib. *τόποις* L; *τοῖς τόποις* 2ª m.

5. *κατὰ ψυχροῖς* Codd. excepté V.

5-6. *θαλάσσης* ABMNV.

6. *τρυφερός* om. C.

Ib. *λίμνην* BDHNV; *portus* Ras.

6-7. *ἰλυώδεις* conj. Cor.; *ἐλοώδης* L; les autres ont *ἰλυώδης*.

7. *τεναγουμένας* conj. Cor.; *σ7ενοχούμενος* B; les autres ont *σ7εναγούμενος*. — Ib. *Ὀνίσκος δέ* DHV.

8. *εὔχυλος* BMN; *ἄχυμος* E 2ª m. L Gesn.

σκληρόσαρκοι, δύσχυμοι· διὸ χαίρουσι σκευαῖς· ἕτοιμοι πρὸς
ἐκκρίσεις. Σκιαδεὺς εὔστομος, εὔχυλος, εὐδιοίκητος, οὐκ ἄγαν 38
τρόφιμος, εὐέκκριτος. Σκάρος εὔστομος, δυσδιαφόρητος, εὔφθαρ- 39
τος, διαχωρητι|κός· ὁ δὲ ἀρτιάλωτος, καὶ μὴ ζωγρείοις ἐγκε- 14
κλεισμένος πολὺς ἐγκάτοις, εὔστομος, ἐπιπολαστικός, εὔφθαρτος. Σινόδους σκληρόσαρκος μὲν, οὐκ ἀτρύφερος δὲ, εὔχυμος, 40
εὐδιοίκητος, τροφώδης μέσως, καὶ εὐέκκριτος. Τρίγλα ἐπιφα- 41
νεστάτη ὄψων, εὐστόμαχος, εὔχυμος, εὔστομος, πλακώδης

meurs, aussi ont-elles besoin d'assaisonnements; elles activent les
Caractères et propriétés du corb, — excrétions. Le corb est agréable au goût, succulent, se distribue 38
facilement dans le corps, ne nourrit pas très-fortement et s'échappe
— du scare, — aisément par les excrétions. Le scare est agréable au goût, se dis- 39
sipe difficilement par la perspiration, se corrompt aisément et relâche
le ventre; mais celui qu'on a pris récemment et qui n'a pas été en-
fermé dans les réservoirs a beaucoup de viscères, est agréable au
— du denté, — goût, surnage dans l'estomac et se corrompt facilement. Le denté, 40
quoiqu'il ait la chair dure, ne manque pas de délicatesse; il contient de bonnes humeurs, se distribue facilement dans le corps, est
doué de propriétés nutritives moyennes et s'échappe aisément par
— du rouget, — les excrétions. Le rouget est le plus célèbre des poissons; il est fa- 41
vorable à l'orifice de l'estomac, imprégné de bonnes humeurs,
agréable au goût, formé de chair lamelleuse; il se corrompt diffici-

1. *δύσχυμοι* ex emend.; *διὰ χυμῶν* ABCDHMNV; om. EL Gesn.
Ib. *διαναιροῦσι* EL Gesn.
Ib. *σκευῆς* C.
Ib. *ἕτοιμοι* ex emend.; *εὔστομοι* Codd.
2. *Σκιαδῆς* E Gesn.
Ib. *ἄγογον* E 2ª m.; *ἄγωγος* EL; *ἀγωγός* Gesn.
3. *Σκάρφος* D.
3-4. *σκάρος . . . . διαχωρητικός* om. H.
3. *δυσδιαφόρητος, δυσδιοίκητος* V*; *δυσδιοίκητος* D.
4. *διαχωρητικός*] *εὐέκκριτος* D.
Ib. *ἄρτι ἁλωτός* AB; *ἀρτιαλωτος* C.
Ib. *μὴ ζωγρίοις* AC; *μὴ ζωτρίοις* BDH; *μειζοτρίοις* V; *μειζοφίοις* N.
5. *πολύς* ex em.; *οὖν πολλοῖς* C 2ª m.; les autres ont *πολλοῖς*.
6. *Συνόδους* ABCDHMNV.
Ib. *ἀτρόφερος* C; *ἀτροφερός* M.
Ib. *εὔχυλος* ABCDEHMNV.
7. *τρυφώδης* A.
Ib. *οὐκ εὐέκκριτος* L Gesn.
7-8. *ἐπιφανεστάτε* C.
8. *εὔχυμος* ex emend.; *εὔχυλος* Codd.; il en est de même l. 5, p. 135.

Matth. 14.

42 σάρξ, δύσφθαρτος, μετρία πρὸς ἐκκρίσεις. Διαφέρει δὲ ἡ πελάγιος τῆς πετραίας, διάπυρος οὖσα κινναβάρει καὶ χρυσωπή·
πωγωνοφόρος δέ ἐστιν· λείπονται δὲ τούτων αἱ παραιγίαλοι.
43-44 Φάγρος σκληρόσαρκος, δύσφθαρτος, οὐκ εὐέκκριτος. Χρύσο-
φρυς λευκόσαρκος, στερεὸς, σύγκριτος, εὔχυμος, εὐδιοίκητος,
45 τρόφιμος, οὐ δυσέκκριτος. Γόγγρος οὐκ εὔστομος, οὐδὲ κακόχυμος, μετρίως δὲ εὔπεπτος, τροφώδης, πρὸς ἐκκρίσεις δὲ
ἄμεμπτος.

Περὶ κνιδῶν.

46 Κνίδαι ἢ ἀκαλῆφαι εὔστομοι, κακοστόμαχοι δὲ οὐ μετρίως·

lement et est doué de propriétés moyennes eu égard aux excrétions.
42 Le rouget de la haute mer diffère du rouget rocheux par l'éclat de
feu que jette sa couleur de cinnabre et d'or; de plus, il porte une
43 barbe; les rougets des côtes sont inférieurs aux précédents. Le pagel a la chair dure, se corrompt difficilement et ne s'échappe pas
44 aisément par les excrétions. La dorade a la chair blanche, solide,
compacte, imprégnée de bonnes humeurs, se distribue facilement
dans le corps, nourrit bien et s'échappe assez promptement par les
45 excrétions. Le congre n'est ni agréable au goût, ni imprégné d'humeurs mauvaises; il se digère assez bien, nourrit bien et est irréprochable, sous le rapport des excrétions.

- du pagel,

- de la dorade,

- du congre.

DES ORTIES.

46 Les orties ou acalèphes sont agréables au goût, mais elles font
beaucoup de mal à l'orifice de l'estomac; les orties grillées con-

Propriétés de l'ortie

1-2. πελαγία Franz, Anc.
2. διάπυῤῥος AC 2ª m. EMN.
Ib. κινναβαρίζει C 2ª m.
3. αἱ] καί C.
Ib. παραιγιάλιοι ABCEHNV.
5. εὐδιοικήτοις E.
6-7. κακόχυλος MN.
7-8. δὲ ἄμεμπτος] διάμεμπτος AB CMNV; διαμ... πτος E. Après ἄμεμπτος on lit dans E notre chap. 57, qui ne se rencontre pas dans les autres mss. de Xénocrate.

Tit. κνιδῶν E; les autres ont κνίδης.

9. ἀκαλύφαι M; ἀσκαλίφαι A; ἀναλῆφαι H. — Ib. καὶ κακοστόμαχοι E.

Matth. 14-15.

ὀπ7αὶ δὲ τῶν ἑφθῶν ἐπιτηδειότεραι, λυτικαὶ κοιλίας. Οὐρητι- 47
κώτεραι δὲ μετὰ τὴν κάθαρσιν αἱ φύουσαι πρὸς ταῖς ψήφοις,
πιληθεῖσαι καὶ συσ7ραφεῖσαι πάνυ ὀλίγοις ἁλσὶ πασθεῖσαι
τέως ὡς μετρίως εἶναι σιτηραί. Τῇ δὲ ὀπ7ήσει παγεῖσαι | διὰ 48 15
ὀβελῶν ἢ καρφῶν ἐπὶ ἀνθράκων μαλάχης ἢ κληματίνων, ὥσ7ε
ἐναργῶς ἄρασθαι, μετὰ γλυκέος δὲ ἢ οἰνομέλιτος ποιὰν ἀφιεῖσαι γεῦσιν εὔπεπ7οι καὶ εὐέκκριτοι. Αἱ δὲ ἐν γλυκεῖ καὶ ἐλαίῳ 49
ἑψόμεναι μετὰ τῆς ἄλλης ἀρτύσεως τὸ μὲν ὀλισθηρὸν καὶ ὁλκι-
μον φυλάτ7ουσι, πλήσμιοι δὲ οὖσαι καὶ δύσπεπ7οι τὴν κοιλίαν
ἀναχαλῶσι μᾶλλον.

suivant le mode de préparation.

viennent mieux que les orties bouillies; elles relâchent le ventre.
Celles qui s'attachent aux cailloux du rivage sont plus diurétiques, 47
après avoir été nettoyées, resserrées et contractées en les saupoudrant
d'une quantité de sel si petite, qu'elles sont encore assez bonnes à
manger. Coagulées en les faisant rôtir à une broche ou à un petit 48
bâton sur des charbons de mauve ou de sarments, de façon à ce
qu'elles soient manifestement renflées, assaisonnées avec du vin
d'un goût sucré, ou du vin miellé, pour relever en quelque sorte
leur goût, elles se digèrent facilement et s'échappent aisément par
les excrétions. Celles qu'on fait bouillir dans du vin d'un goût sucré 49
et de l'huile, en les assaisonnant d'une manière convenable, restent
glissantes et filantes; mais, parce qu'elles causent de la plénitude,
et se digèrent mal, elles relâchent davantage le ventre.

1. ἀκτικαί E.
2. δὲ μετά ex em.; δὲ αἱ μ. Codd.
Ib. φύουσι E 1ª m.
3. πληθεῖσαι DH; πελασθεῖσαι C 2ª m.; ἑψηθεῖσαι N 1ª m.
Ib. συσ7ραφθαῖσαι E 1ª m.
3. πεσθεῖσαι C.
4. τέως ὡς μετρ. ex em.; τε ὅπως ὀλίγον (-ως B) μετρ. Codd.
Ib. σιτῆαι E; σιτῖσαι 2ª m.
5. ὀβολῶν AB.
Ib. μαλάκης V; μαλακῆς AC; μαλαχῶς E 2ª m.
6. ἐνεργῶς ACEM 1ª m.
Ib. ποιὰν ἀφιεῖσαι ex em.; ποιαναποιῆσαι BDHV; ἀναποιῆσαι (om. ποιάν) ACEM.
7. ἐλαίων B.
9. πλήσμισι V; πλίσμιοι BN; πλισμίσι ACEM.

Περὶ ὀσ7ρακίων.

50 Βαλάνων μὲν ἄρισ7αι αἱ Θερείας λαμβανόμεναι· ἐπιτήδειοι
πρὸς βρῶσιν αἳ γίνονται ὅπου ἐπιμίγνυται γλυκὺ ὕδωρ· τρόφιμοι δέ εἰσι καὶ γλυκεῖαι· πλέον δέ εἰσιν [αἱ] ἐντρεφόμεναι
πέτραις· ἥδισ7αι γὰρ καὶ τροφώδεις, εὐλέαντοι, πολύχυλοι,
πρὸς κοιλίας μάλαξιν ἐπιτήδειοι, σ7ομάχῳ προσηνεῖς, εὔσ7ο-
μοι, ἁπαλαὶ, κινητικαὶ οὔρων· ὁ χυλὸς αὐτῶν ἁπλοῦς ἀμετα-
51 ποίητος, τὸ δὲ ἀφέψημα αὐτῶν ἐσ7ὶ διαχωρητικόν. Αἱ δὲ μὴ ἐν
πέτραις δριμεῖαι καὶ φαρμακώδεις, δρασ7ικαὶ κοιλίας πλέον,
52 ἔλατ7ον δὲ τῶν οὔρων. Γλυκυμαρίδες προφέρουσι τῶν τρα-

DES TESTACÉS.

50 Les meilleurs *glands* sont ceux qu'on prend dans l'été; les *glands*
qui naissent dans les endroits où il y a un mélange d'eau douce
sont bons à manger; ils sont aussi nourrissants et sucrés; mais
ceux qui vivent sur les rochers le sont encore plus que les autres;
car ils sont très-agréables, nourrissent bien, s'écrasent facilement,
sont très-succulents, servent à relâcher le ventre, sont favorables à
l'orifice de l'estomac, ont un bon goût, sont délicats et poussent aux
urines; le jus des *glands*, si on le prend tel qu'il est, résiste à toute
51 altération, mais leur bouillon relâche le ventre. Les *glands* qui ne
vivent pas sur les rochers sont âcres, ont un goût de drogues et
52 poussent plus fortement aux excrétions alvines qu'aux urines. Les
glycymarides sont préférables aux *cames* rugueuses, mais elles sont

Caractères et propriétés des *glands*.

Propriétés comparatives des *cames*,

1. μέν om. DH.

Ib. αἱ Θερείας ex emend.; αἱ Θε-ρίας EMV; αἰθερίας ADHN; αἰθρίας B; αἱ Θερία C; Θέρους M marg.

Ib. λαμβανόμενοι ABCHV.

3. γλυκεῖαι emend. Cor.; γλυκεῖς Codd. — Ib. πλέων C.

Ib. αἱ ex emend. Cor.; om. Codd.

Ib. εὐτρεφόμεναι CD.

4. καί em. Cor.; αἱ Codd.

Ib. εὐλέακτοι A 1ª m.; εὐλείαντοι C 2ª m.; ἀλέαντοι E.

Ib. πολύχυλος AC 1ª m.

5-6. εὔσ7ομαι C.

6. Ὁ χυλὸς αὐτῶν ἁπλοῦς C 2ª m.; les autres ont τὸν χυλὸν αὐτῶν ἁπλοῦν.

6-7. ἀμεταποίητος C 2ª m.; ἀμετα-πόνητον E 2ª m.; les autres ont ἀμε-ταποίητον.

7. ἐσ7ὶ om. E.

9. ἔλατ7ον E; les autres ont ἐλάτ7ω.

Ib. προφέρονται C.

9 et 138, 1. τραχειῶν emend. Cor.; τραχέων Codd.

χειῶν, μειονεκτοῦσι δὲ τῶν πελωρίδων· εἰσὶ δὲ διακριτικαὶ στομάχου· σκληρὸν δέ ἐστιν αὐτῶν τὸ σαρκῶδες, οὐ μὴν ἄτροφον· οὐρητικώτεραι δέ εἰσι | μᾶλλον τῶν πελωρίδων. Ὀπταὶ 16 53
δὲ καὶ ἑφθαὶ σκληροποιοῦνται· ἑψηθεῖσαι δὲ καὶ ἀρτυθεῖσαι εὔστομοί εἰσιν. Γίνεται δὲ καὶ γένη πελωρίδων τε καὶ χημῶν· 54
διάφοροι δὲ αἱ ποικίλαι καὶ στρογγύλαι, ὡς αἱ ἐν Δικαιαρχείᾳ ἐν τῷ Λουκρίνῳ λάκκῳ, καὶ αἱ ἐν τῷ ἐν Ἀλεξανδρείᾳ λιμένι· γλυκεῖαι γὰρ καὶ εὔχυλοι. Αἱ δὲ ὑπὲρ Φάρον καὶ τὸν Δίολκον 55
τήν τε γέφυραν [τὴν] κατὰ τὴν νῆσον ἐπιμήκεις, τραχεῖαι, βαλάνοις ἐοικυῖαι δρυΐναις, ἐμφερῶς φηγοῖς τὸν ἐχῖνον φερό-

Des glycymarides et des pélorides.

inférieures aux *pélorides;* elles causent des tiraillements à l'orifice de l'estomac; leur partie charnue est dure, mais non dépourvue de propriétés nutritives; les *glycymarides* sont plus diurétiques que les *pélorides.* Grillées ou bouillies les *glycymarides* deviennent 53
dures; mais, si on les fait bouillir et qu'on les assaisonne, elles ont un goût agréable. Il y a aussi diverses espèces de *pélorides* et de 54
cames; ainsi celles qui sont rondes et de couleur variée, par exemple celles qu'on trouve à Dicéarchie dans le lac Lucrin et dans le port d'Alexandrie sont excellentes, car elles ont un goût sucré et sont succulentes. Celles qui vivent au-dessus de Pharos, du Diol- 55
cos et de la jetée qui joint l'île [au continent] sont oblongues, âpres, et ressemblent à des glands de chêne, puisqu'elles portent un calice

Différence des cames et des pélorides, selon le lieu qu'elles habitent.

1. μειονεκτοῦσι emend. Cor.; μειονεκτοί DHV; μειονεκτεῖ ABCEMN.
Ib. τῶν MN; les autres l'om.
3. οὐρητικώτεροι A.
Ib. πελλωρίδων E 1ª m.; πετωρίδων C 1ª m.
3-4. Οἶμαι δὲ καὶ ABMNV; οἶμαι δὲ ὅτι E; οἶμαι δὲ αἱ C; χῆμαι δὲ αἱ 2ª m.
4. δὲ αἱ καὶ C.
5. ἄσ7ομοι E.
Ib. Γίνονται ABCDHMNV.
Ib. γένους C 2ª m.
Ib. χάμαι C 2ª m.; χηνῶν ABC 1ª m. DHMN.
6. διάφοραι AB; διάφορα E.
Ib. δὲ αἱ ποικίλαι ex em.; ποικίλαι γάρ E; les autres ont δὲ ποικίλαι.
Ib. ὡς om. DEH.
7. Λουκρίννῳ ABEV.
Ib. αἱ . . . . . λιμένι HV; ἐν τῷ ἐν Ἀλεξανδρείᾳ λιμνί B; αἱ ἐν τῷ Ἀλεξανδρείᾳ λιμένι D; ἐν Ἀλεξανδρείας λιμένι E; ἐν Ἀλεξανδρείᾳ αἱ ἐν τῷ λιμένι M marg.; ἐν Ἀλεξανδρείᾳ τῷ λιμένι AC M text. N; *circa Alexandriam in paludibus* Wott. p. 215 d.
8. καὶ αἱ εὐχ. A.
9. τὴν κατὰ τὴν ex emend.; καὶ τὴν Codd.
10. ἐμφερεῖς DHM marg.
Ib. et 139, 1. φερόμενον ABC 1ª m. EMNV.

Matth. 16-17.

56 μεναι· λευκαὶ δέ εἰσι καὶ σκληραὶ καὶ δριμεῖαι. Κτένες κράτιστοι οἱ εὐμεγέθεις, κοῖλοι, τὴν χρόαν μελάντεροι· ἀκμάζουσι δὲ ἦρος καὶ θέρους· τότε γὰρ αὔξονται, μάλιστα πρὸς
57 σελήνην. Διάφοροι δὲ οἱ ἐν Μυτιλήνῃ πάντων μεγέθει, φύ-
58 σει, εὐχυλίᾳ. Φέρει δὲ ὁμοίους τούτοις ὁ Ἰόνιος κόλπος κατὰ
59 Ἰλλυρίδα καὶ Σαλώνας, καὶ Λάτιον. Φέρει δὲ καὶ Χίος, καὶ
60 συχναὶ τῶν νήσων, καὶ Ἀλεξάνδρεια. Ὁ δὲ Πόντος φέρει μὲν
61 πολλοὺς, βραχεῖς δὲ καὶ δυσαυξεῖς. Γλυκεῖς δέ εἰσι καὶ εὐ-
πεπτότεροι τῶν ὀστρέων· διαχωρητικοὶ δέ εἰσι μετὰ ὄξους
καὶ ὀποῦ διὰ τὸ ποσῆς γλυκύτητος μετέχειν, ἣν ἀποβάλ-
62 λουσιν εὑόμενοι. Ὁμοίως δὲ καὶ [οἱ] πέλιοι λύουσι κοιλίαν,
17
63 καὶ ἂν παλαιοὶ ὦσι, [καὶ] ἢν νεαροί. | Ὀλίγον δέ εἰσι κινη-

épineux comme les fruits du chêne grec; ces dernières sont blan-
56 ches, dures et âcres. Les peignes les plus estimés sont ceux qui sont
grands, excavés et de couleur noirâtre; leurs meilleures saisons
sont le printemps et l'été; car alors ils grandissent, surtout en même
57 temps que la lune. Ceux de Mytilène surpassent tous les autres par
58 leur grandeur, leur nature et la bonté de leur jus. Le golfe d'Ionie,
du côté de l'Illyrie et de Salone, ainsi que le Latium, en produisent
59 de semblables. Il en est de même pour Chios, pour un grand
60 nombre des îles, et pour Alexandrie. Le Pont en produit aussi beau-
61 coup; mais ceux-là sont petits et ont de la peine à grandir. Les
peignes noirs sont sucrés et plus faciles à digérer que les huîtres;
quand on les mange avec du vinaigre et du silphium, ils relâchent le
ventre, parce qu'ils sont doués d'un goût légèrement sucré, qu'ils
62 perdent quand on les flambe. De la même manière, les peignes gris
relâchent le ventre, qu'ils soient vieux [c'est-à-dire salés] ou frais.
63 Les peignes de couleur de buis poussent légèrement aux urines, et

Caractères et propriétés des peignes noirs.

Différence des peignes suivant les lieux qu'ils habitent.

Variétés de peignes d'après la couleur; propriétés correspondantes et différence de propriétés suivant le mode de préparation.

1. σκληροί C 2ª m.
2-3. ἀκράζουσι C 1ª m.
5. ὁμοίως ABCEMNV.
6. Ἰλλυρίδα καὶ Τυριννίδα ABV; Ἰλλ. καὶ Τυρηννίδα C; Ἰλλ. καὶ Τυῤῥηνίδα EMN.
7. Πόντος] πάντος E.
8. πολλάς C. — 10. πάσῃα E.
11. εὑόμενοι V'R; les autres ont ὀπτώμενοι. — Ib. οἱ conj. Cor.; om. Codd. — Ib. πέλιοι conj.; πλεῖοι E; λεῖοι ABCMNV; λῦοι DH.
12. καί ante ἢν conj.; om. Codd. Ib. ἢν νεαροί C 2ª m.; ἢν νηροί C; ἡ νηροί BDEHMNV; συνηροί A.
Ib. Ὀλίγῳ BCEMN; ὁ ὀλίγῳ A.

Matth. 17.

τικοὶ τῶν οὔρων, οὐκ εὔφθαρτοι οἱ πυξίζοντες, καθάπερ τὰ
ὄσΊρεα. Κρείτῖους δὲ οἱ ἑφθοὶ τῶν ὀπῖῶν πρὸς τὸ ὑπακτικὸν 64
τῆς γασΊρός· οἱ δὲ ὀπῖώμενοι ἀχυλότεροι, δυσέκκριτοί τε.
Ὑποληπῖέον δὲ ἔλατῖον ἔχειν τὸ ἄτοπον τούτους ἐν τοῖς ἑαυ- 65
τῶν ὀσΊράκοις ὀπῖωμένους, εὐτροφωτέρους καὶ ταρακτικοὺς
ἧτῖον. ΕὐσΊομώτεροι δὲ οἱ ὀπῖοὶ καταῤῥανθέντες ἀκράτῳ, 66
εὔσΊομοι, εὔπεπῖοι, προκριτέοι τῶν ὀσΊρακηρῶν. Καὶ ταρι- 67
χευόμενοι δὲ κοιλίαν οὐ ταράσσουσι, τηροῦσι δὲ τὴν φυσικὴν
γλυκύτητα ἐν ἅλμῃ μένοντες· οὐρητικοὶ δέ εἰσιν. Εἰσὶ δὲ οἱ 68
λευκοὶ καὶ πλατεῖς γλυκύτεροι, σκληροὶ δέ. Οἱ δὲ πυῤῥοὶ βρω- 69

ils ne se corrompent point facilement comme les huîtres. Bouillis 64
ils valent mieux pour relâcher le ventre que grillés; mais, grillés,
ils ont moins de jus et s'échappent difficilement par les excrétions.
Il faut admettre que ces peignes ont moins d'inconvénient quand 65
on les fait griller dans leurs coquilles; alors, ils nourrissent mieux
et relâchent moins le ventre. Grillés, ces peignes prennent un meil- 66
leur goût, si on les arrose de vin pur; ils sont alors agréables à
manger, faciles à digérer et préférables à ceux qu'on cuit dans leur
coquille. Salés, ils ne relâchent pas le ventre et conservent leur goût 67
sucré naturel, malgré leur séjour dans l'eau salée; mais ils poussent
aux urines. Les peignes blancs et larges ont un goût assez sucré, 68
mais ils sont durs. Les peignes roux ont une mauvaise odeur et 69

2. Κρείτῖους emend. Cor.; κρείτῖω Codd.

3. ὀπῖότεροι ABCEMNV.

Ib. ἀχυλότεροι ex emend.; ἀχυμότεροι Codd.

Ib. τε ex emend. Cor.; δέ Codd.

4. ἔλατῖον ex emend. Matt. et Cor.; ἐλάτῖους Codd.

Ib. ἄτοπος C 1ª m.

Ib. τούτους ex emend.; τούτοις Codd., mais E corr. τούς.

6. ἧτῖον emend. Matt. et Cor.; ἧτῖω Codd.

Ib. Εὐτονώτεροι ACEM text.

Ib. καταῤῥανθέντες ἀκράτῳ ex em. Matt. et Cor.; καταρανθέντες ἀκράτως ABCMNV; καταραθέντες ἀκράτως DEH.

7. ὀσΊρακηρῶν conj.; ὀσΊρακίων Codd.

7-8. Καὶ ταριχευόμενοι ex em.; καὶ οἱ ταρ. Codd.

8. κοιλίαν] καὶ λίαν AM text. V.

10. καὶ πλατεῖς . . . . . σκληροὶ δέ om. E.

Ib. σκληροὶ δέ ex em.; σκληροὶ δὲ οἱ λευκοί Codd.

10 et 141, 1. βρωμώδεις ex emend. Cor.; βρωματώδεις D; les autres ont βρωματώδεις.

Matth. 17-18.

70 μώδεις καὶ οὐρητικοί. Οἱ δὲ ποικίλοι μέσοι, καὶ ὁπόσοι δὲ
αὐτῶν ἐμφερεῖς φυκίοις, ἰδίᾳ δοθέντες δύσπεπτοι μέν, οὔρων
71 δὲ κινητικοί. Ἐσθιόμενοι δὲ οἱ κτένες ἐπαρκοῦσι τοῖς ῥυπαρὰ
καὶ ἐσχαρωμένα περὶ κύστιν ἔχουσιν ἕλκη, ἀποκαθαίροντες.
72 Κήρυκες σκληρότεροι μέν εἰσι πορφύρας· παρὰ μεγέθη δὲ
καὶ τόπους διαφέρουσιν· τρισσὰς δὲ ἔχουσι δυνάμεις, τοῦ τε
ὀστράκου καὶ τραχήλου καὶ μήκωνος· ἥδε γὰρ ψαφαρά ἐστιν,
ἰχθυώδης, σταλτικὴ κοιλίας, καὶ πλέον, εἰ ὀπτηθείη· ἀντι-
18
73 πρακτικωτέρα δὲ ἡ | ἑφθή. Οἱ δὲ τράχηλοι αὐτῶν λύουσι κοι-
λίαν, δύσπεπτοι δέ εἰσιν· χρὴ δὲ διὰ νάπυος, ἢ ὄξους, ἢ ὀποῦ,

70 poussent aux urines. Les peignes de couleur variée tiennent le milieu [entre les autres espèces], et ceux qui ont la couleur du fard, si on les donne tels qu'ils sont, sont difficiles à digérer, mais
71 poussent aux urines. L'usage alimentaire des peignes convient à ceux qui ont dans la vessie des ulcères sordides et recouverts d'es-
72 carres, parce qu'ils les nettoient. Les buccins sont plus durs que la *pourpre;* ils sont différents d'après leur grandeur et d'après leurs parties; ils ont trois ordres de propriétés, celles de la coquille, celles du cou et celles du *mécon* (c'est-à-dire du foie); cette dernière partie est cassante et rappelle la chair de poisson; elle resserre le ventre, surtout si elle est grillée; bouillie, elle a plutôt des propriétés
73 contraires. Le cou des buccins relâche le ventre, mais il est difficile à digérer et il faut le corriger avec de la moutarde, du vinaigre,

Caractères et propriétés, suivant les parties et le mode de préparation, des buccins,

1-2. ὁπόσοι δὲ αὐτῶν conj.; ποσὰ δὲ αὐτῶν DH; τὰς ἀδεαυτῶν CE; τὰς αδ' ἑαυτῶν A 2ª m. M; τοὶ ταδ M marg.; τασὰ δ' ἑαυτῶν ABC 2ª m. V; τὰ σὰ δ' ἑαυτῶν N.

2. ἐμφερεῖς conj.; ἐμφέρει Codd.

Ib. φυκίοις] φύσεις δέ M marg., mais ces mots ont été ensuite effacés.

Ib. ἰδίᾳ ex em.; ἰδίᾳ δέ Codd.

2-3. δοθέντες δύσπεπτοι.... κινητικοί conj.; δοθέντα δύσπεπτα.... κινητικά Codd.

3-4. δὲ οἱ κτένες.........ἀποκαθαίροντες] ἐπαρκοῦσι τοῖς ἐν ἀσθενείᾳ E.

5. μέγεθος M.

6. τοῦ τε] τοῦδε ὅτε B.

7. ἡ δέ ACHMN.

7-8. ψαφαρά ἐστιν, ἰχθυώδης] *mollius est* Wott. p. 212 g.

8. ἰχυώδης H; ἰλυώδης D.

Ib. σταλτική C 2ª m.; les autres ont στατική · il en est de même page 142, l. 4, et p. 143, l. 8.

Ib. πνέων C; πλέων 2ª m.

9-10. κοιλίας C.

Matth. 18.

ἢ πεπέρεως ἐπανορθοῦσθαι αὐτοὺς ἐσθιομένους. Τὸ δὲ ἀπὸ αὐ- 74
τῶν ὕδωρ διαχωρητικὸν κοιλίας, θερμὸν γευόμενον· σὺν δὲ τῇ
μήκωνι ἑψόμενον κιῤῥότερον καὶ ἰλυῶδες. Ὅλοι δὲ καθεψηθέντες 75
σταλτικώτεροι καὶ διψώδεις γίνονται. Ἔνιοι δὲ ἑψήσαντες αὐ- 76
τοὺς λεαίνουσιν, ἐμφερῶς ἀκαλήφαις ἀρτύοντες, γίνονταί [τε]
εὔστομοι. Ἀνατολικῆς δὲ σελήνης πλήρεις, λεπτοὶ δὲ θέρους 77
εἰσίν. Πορφύραι δὲ αἱ μείζους σκληρότεραι, καὶ τοῖς ἑαυτῶν μέρε- 78
σιν οὐ μετρίαν διαφορὰν ἔχουσαι· τράχηλοι μὲν γὰρ δυσκατέργαστοι, δυσδιαχώρητοί τε καὶ δύσφθαρτοι, εὐστόμαχοι, ὀλιγόχυλοι, μόλις διαλυόμενοι τῇ μασήσει· οἱ δὲ πυθμένες ἢ μήκωνες
μαλακοί, εὐκατέργαστοι, διαχωρητικοί, ἰχθυωδέστεροι, διου-

du silphium ou du poivre, quand on le mange. Leur eau relâche 74
le ventre, si on la prend chaude; lorsqu'on la fait bouillir avec le
mécon, elle prend une couleur rougeâtre et devient bourbeuse. Les 75
buccins bouillis tout entiers resserrent plutôt le ventre et excitent
la soif. Quelques personnes les écrasent après les avoir fait bouillir, 76
et les assaisonnent de la même manière que les orties; alors ils
prennent un goût agréable. Quand [le croissant de] la lune est 77
tourné vers l'Orient, ils sont remplis, tandis qu'ils sont maigres en
été. Les grandes *pourpres* sont plus ou moins dures, et leurs parties 78
présentent des différences assez notables; car leur cou est difficile à
s'assimiler, à passer par les selles et à se corrompre; il est favorable
à l'orifice de l'estomac, est peu succulent, et on a de la peine à
le diviser par la mastication; leur *fond* ou *mécon* est mou, s'assimile facilement, excite les excrétions alvines, a un goût de poisson assez prononcé, pousse aux urines, provoque les sueurs et fait

– des grandes *pourpres*,

1. πεπέρεος DH.

2. γευόμενον ex emend.; γενόμενον Codd.

3. Sic. ἰλυῶδες] ἰχυῶδες H; ἰχθυῶδες ABCMNV; ἰσχυῶδες C 2ª m.

Ib. Ὅλαι DH.

5. ἀκαλύφαις BV; ἀκαλύφοις DH.

Ib. τε emend. Cor.; om. Codd.

7-8. μέρεσιν οὐ emend. Cor.; δέρμασι Codd.

8. διαφθοράν M marg.

9. δυσδιαχώρητοί τε om. C.

9-10. ὀλιγόχυλοι ex emend.; ὀλιγόχυμοι Codd.

10. ἢ μήκωνες] *et quæ* μήκωνες *id est quæ papavera vocantur* Wott. p. 212 d.

11. εὐκατέργαστοι, διαχωρητικοί om. BDHV.

Ib. εὐκατέργαστοι. . . . ἰχθυωδέστεροι] *facilius quam colla conficiuntur, alvum movent* Wott. l. l.

DES ALIMENTS.

ρητικοί, ἱδρωτικοί, σιελοποιοί· πλεονάσαντες δὲ χολερώδεις,
79 ναυτιώδεις, μελάνων ἐπιπολαστικοί. Τὰ δὲ κολούλια ἢ κορύφια
τῶν ὁμογενῶν, ὁπόσα στρομβοειδῆ, πάντων ἐστὶν ἐπιτηδειοτάτη
ἡ προσφορὰ αὐτῶν, ὠμῶν τε καὶ σκευαστῶν ἑψήσει καὶ ὀπτήσει.
80 Χυλὸν ἀνίησιν εὔστομον, εὐστόμαχον, κοιλίας ὑπαγωγὸν, γλυ-
19
81 κὺν, κινητικὸν οὔρων μικροσάρκοις ἀνάλογον κο|χλίαις. Ἀπερ-
γάζεται δὲ καὶ στόματος εὐωδίαν· πρὸς οἰνοποσίαν δὲ ἄθετα.
82 Ζεσθέντα τρόφιμα, ὀπτὰ δὲ σκληρά· ἡ δὲ μήκων αὐτῶν σταλ-
83 τικωτέρα τρόπον κηρύκων. Κοχλίαι σκληροὶ, δυσκατέργαστοι·
τὰ δὲ τούτων εἴδη, τὸ μὲν ἐπίμηκες, ὅτῳ καὶ σάλπιγγος δίκην

couler la salive; si on en prend beaucoup, il produit le *choléra*,
ainsi que des nausées, et fait surnager des humeurs noires dans
79 l'estomac. Les *colulies* ou *coryphies* sont de tous les animaux de leur
genre, c'est-à-dire des turbinés, ceux dont l'usage alimentaire est
le plus convenable, qu'elles soient crues ou préparées, c'est-à-dire
80 bouillies ou grillées. Elles laissent échapper un jus d'un goût
agréable, favorable à l'orifice de l'estomac, relâchant le ventre,
d'une saveur sucrée et poussant aux urines comme celui des *li-*
81 *maçons* peu charnus. Elles donnent aussi une bonne odeur à la
bouche, mais elles ne conviennent pas à ceux qui veulent boire du
82 vin. Bouillies elles sont nourrissantes; mais grillées elles sont dures;
leur *mécon* resserre plus ou moins le ventre, comme celui des buc-
83 cins. Les *limaçons* sont durs et s'assimilent difficilement; il en
existe diverses espèces : une de forme allongée, dans laquelle on
souffle comme dans une trompette, et une autre de forme ronde,

— des *colulies*.

Caractères des *limaçons* suivant les espèces;

2. ἐπιπολαστικοί M marg.; les autres ont ἀπολαυστικοί. — Ib. δέ] τε Anc. — Ib. καλούλια (om. ἢ) C; καλούμενα 2ª m. — Ib. κολύκια V*R, et en glose κορύχια.

3. στρομβοειδᾶ M en interlig.

4. ὠμῶν καὶ σκευαστῶν N; om. A 2ª m. CM text.

5. Χυλόν ex emend.; χυμόν Codd.

Ib. εὔστομον] εὔστοχον C 1ª m. M 1ª m.

Ib. ὑπαγωγόν emend. Matt. et Cor.; ἐπαγωγόν Codd.

5-6. γλυκύων M 1ª m.; γλυκίων C 1ª m.

6. μικροσάρκοις emend.; μικρόσαρκος ABCV; μικρόσαρκοι H; μικρόσαρκον C 2ª m. D.

Ib. ἀναλογῶν AC 1ª m.

8. ἡ] ὁ H.

9. τρόπων A; ἐν τρόπῳ Anc.

10. ὅτῳ] οὕτω DHV.

ἐμφυσῶσι, τὸ δὲ στρογγύλον, ᾧ τοὔλαιον ἀναχέουσιν. Τούτων 84
δὲ οἱ μὲν ὑπερμεγέθεις ἄβρωτοι διὰ τὸ βρωμῶδες καὶ σκληρὸν
καὶ χολερικὸν, πολύσαρκόν τε καὶ κητῶδες· τῶν δὲ βραχέων
ἐνίους προσφορὰ πείθει μετὰ ὀξυμέλιτος ἢ χλωρῶν, πηγάνου
τε μετὰ ὀξυπεπέρεως. Οἱ δὲ πενταδάκτυλοι ὀξυπυθμενώτεροι 85
τῶν ἄλλων, κληζόμενοι ἕλικες ἢ ἀκτινοφόροι, ἀσαρκότεροι μέν
εἰσι παρὰ τοὺς ἄλλους κοχλίας, πλήσμιοι δὲ καὶ ἐπιπολαστικοί·
προβρεχόμενοι δὲ ὀπῷ καὶ ὄξει πρὸς βρῶσιν ἐπιτηδειότεροι,
ἐκταράξαι κοιλίαν εὔθετοι. Κοχλίαι πάντες θαλάττιοι τοὺς τρα- 86
χήλους γλυκυτέρους ἔχουσιν· εἰσὶ δὲ ψαφαροὶ, εὔχυλοι, δύσ-

– leurs propriétés suivant le mode de préparation,

qu'on emploie pour transvaser l'huile. Parmi ces *limaçons*, ceux 84
d'une grandeur démesurée ne peuvent pas se manger, à cause de
leur mauvaise odeur, de leur dureté, de la propriété qu'ils ont
de produire le *choléra*, de l'abondance de leur chair et de leur ressemblance avec les grands animaux marins; quant aux petits, ils
séduisent quelques personnes, assaisonnés avec de l'oxymel ou des
légumes verts, ou de la rue et du vinaigre poivré. Les *limaçons* de 85

– suivant les espèces.

cinq doigts qui ont le *fond* plus pointu que les autres et qu'on
appelle *hélices* ou *porte-rayons* sont moins charnus que les autres;
mais ils causent de la plénitude et surnagent dans l'estomac; cependant, si on les humecte préalablement avec du silphium et du
vinagre, ils deviennent meilleurs à manger et conviennent pour
relâcher le ventre. Tous les *limaçons* marins ont le cou d'un goût 86
assez sucré; ils sont sans cohésion et succulents, se corrompent dif-

1. ἐμφυσώσει A.

2. οἱ] ἢ H.

3. παλύσαρκον C 1ª m.; πολύσαρτον M.

4. πείθει ἐνίους B.

Ib. τηγάνου BC 1ª m. HMNV; τήγανον A.

4-5. ἢ χλωρῶν πηγάνου τε] *rutaque viridi* Wott. p. 210 f.

5. ὀξυπεπέρεος DH; *pipere* Wott., Ras.

5-6. Οἱ δέ . . . ἀκτινοφόροι] *At vero qui eclinophori aut echinophori dicuntur pentadactylique et quibus in acumen clavicula intorquetur* Wott. l. l.

5. ὀξυπυθμενώτεροι conj.; ὀξυπύθμενοί τε Codd.

6. ἢ] οἱ C.

7. εἰσι] εἷς A.

8. ὀπῷ ex emend. Cor.; ὀπτοί Codd. — Ib. ἐπιτελειότεροι C 1ª m.

9. εὔθετοι ex emend. Cor.; ἄνευθοι HV; les autres ont ἄνεφθοι.

10. γλυκεροτέρους B.

Matth. 19-20.

φθαρτοι, κοῦφοι παρὰ τοὺς χερσαίους· ἰσχυρότεροι γὰρ καὶ μαλακώτεροι πρὸς ἔκκρισιν, εὐωδέστεροι, εὐστόμαχοι κατὰ
87 τοὺς πυθμένας. Κοχλίαι δύσπεπτοι, παρεκφρακτικοὶ ὄξει καὶ
20
88 ὀπῷ, ἢ νά|πυϊ ἐσθιόμενοι, ἔτι δὲ ἐν ζωμῷ. Λεπάδες βραχεῖαί εἰσιν, ἔν τισι μείζους, ὡς ὀστρέων δοκεῖν μὴ ἐναλλάττειν·
89 μέγισται δὲ ἐν Ἰνδικῇ, ὡς καὶ τὰ ἄλλα πάντα. Σκληροὶ δὲ ἄλλως καὶ ὀλιγόχυλοι, δυσκατέργαστοί τε καὶ δυσέκκριτοι·
90 ἑφθαὶ δὲ [καὶ] συναρτυόμεναι εὔστομοι. Μύακες ἁλμυροὶ, βρωμώδεις, βοηθοῦνται δὲ ὀπῷ Κυρηναϊκῷ, πηγάνῳ τε καὶ ὄξει· ταρακτικοὶ δὲ κοιλίας καὶ διουρητικοὶ, οὐκ εὔστομοι, δύσπεπτοι, ἐμφρακτικοὶ, παχέος αἵματος φλέγματός τε γόνιμοι, καὶ μᾶλ-

ficilement et sont légers, en comparaison des limaçons terrestres; car ils agissent plus fortement sur les excrétions et les amollissent davantage; ils ont une meilleure odeur et leur *fond* est favorable
87 à l'orifice de l'estomac. Les *limaçons* se digèrent difficilement et désobstruent, quand on les mange avec du vinaigre et du silphium,
88 ou avec de la moutarde, ou enfin dans leur bouillon. Les bernicles sont petites; dans quelques cas, elles sont assez grandes pour ne pas paraître très-différentes des huîtres; les plus grandes se trouvent dans l'Inde, pays où toutes les autres choses sont également grandes.
89 Du reste, les bernicles sont dures et peu succulentes; elles s'assimilent difficilement et ne passent pas aisément par les excrétions;
90 bouillies et assaisonnées elles prennent un goût agréable. Les *grandes moules* sont salées et de mauvaise odeur; on les corrige avec du silphium, de la rue et du vinaigre; elles relâchent le ventre, sont diurétiques, n'ont pas le goût agréable, se digèrent difficilement, causent des obstructions, produisent du sang épais et de la pituite, surtout les moules fraîches; aussi, faut-il triompher de ces

Caractères et propriétés des bernicles,

– des *grandes moules*.

2. εὐωδέσθεραι M.

3. παρεκφρακτικοί C 2ª m.; les autres ont παραφρακτικοί.

4. ἢ νάπυϊ ex emend. Cor.; ποιῇ ἵνα H; les autres ont ἵνα ποιῇ · del. C 2ª m.

Ib. δὲ εὐζώμῳ C 2ª m. DHMNV.

5. ἀναλλάττειν DH.

6. τἆλλα B.

Ib. Σκληρόσαρκοι V*R.

7. ὀλιγόχυλοι ex emend.; ὀλιγόχυμοι Codd.—Ib. τε ex em.; δέ Codd.

8. καί ex em.; om. Codd.

9. βοηθοῦνται ex emend. Cor.; βοηθοῦντες Codd.

11. τε ex emend. Cor.; δέ Codd.

λον οἱ πρόσφατοι· διὸ κατεργαστέον αὐτοὺς τοῖς δριμέσι, νάπυϊ,
εὐζώμῳ, κάρδάμῳ. Ὀπτοὶ δυσδιαχώρητοι, πολύδιψοι, βαρεῖς· 91
οἱ δὲ ἑψηθέντες καὶ τριβέντες καὶ ἀρτυθέντες ἧττον τοῦ βρω-
μώδους [ἔχοντες], τὰ ἴσα ποιοῦσι τοῖς στρομβώδεσιν. Μυΐσκαι 92
στρογγυλώτεραι μέν εἰσι μυάκων, μικρότεραι δὲ καὶ δασεῖαι,
ὄστρακά τε λεπτὰ φέρουσαι, τὰς σάρκας τε ἁπαλώτεραι καὶ
γλυκύτεραι, τοὺς χυμοὺς διαφορώτεραι. Οἱ αὐτοὶ ἀτροφώτεροι, 93
δηκτικοὶ στόματος καὶ φάρυγγος, ἀναδάκνοντες τὴν κατάποσιν,
καὶ τὴν φωνὴν δασύνοντες ἢ ἀποκόπτοντες τῶν πολλοὺς φα-
γόντων, ξηρᾶς τε | κινητικοὶ βηχὸς καὶ βράγχης. Οὐκ ἀγαθοὶ 21 94

mauvaises qualités avec des assaisonnements âcres, comme la moutarde, la roquette et le cresson. Grillées, elles traversent difficilement 91
les intestins, causent beaucoup de soif et sont lourdes; bouillies,
écrasées et assaisonnées, elles ont une odeur moins mauvaise et
Caractères et propriétés des petites moules,
produisent le même effet que les coquillages turbinés. Les *petites* 92
moules sont plus rondes que les grandes, mais elles sont plus petites
et rugueuses; elles ont une coquille mince, des chairs plus molles,
dont le goût est plus sucré; elles excellent par leurs humeurs. Ces 93
mêmes coquillages nourrissent moins que les grandes moules,
causent des picotements à la bouche et à la gorge, rongent les organes de la déglutition, rendent la voix rugueuse, ou l'éteignent,
quand on en mange beaucoup, et causent de la toux sèche et de
— des moules qui vivent sur le rivage,
l'enrouement. Les moules qu'on trouve dans le sable ou dans les 94

2. καρδάμῳ V*; om. Codd.

3. ἧττον τούς BHM marg. V; ἥττους τούς ACM text.

4. ἔχοντες conj.; om. Codd.

Ib. στρομβώδεσιν C 2ª m.; τρομβώδεσιν M marg.; τρομώδεσιν D; les autres ont τρομμώδεσιν.

Ib. Μυΐσκαι ex emend. Cor.; μύες καί M; μυκαί B; μῶς καί A 1ª m.; les autres ont μῦς καί.

5. μυαῶν B; μυῶν AC 1ª m. H MNV.

6. ὄστρακα .....φέρουσαι AC 2ª m.; BDHV ont la même chose, mais ils transportent ces mots après γλυκύτεραι · ὄστρακά τε καὶ λεπτὰ φέρουσαι CMN. — Ib. ἁπαλώτερα A.

7. διαφορώτεροι AMN; διαφερώτεροι C.

Ib. Ἡ αὐτοὶ ἀτροφώτεροι A; del. 2ª m.; om. CM text.

9. δασύναντες C.

10. κινητικαί B.

Ib. βροχῆς DH.

DES ALIMENTS.

Matth. 21.

δὲ οἱ ἀμμώδεις ἢ ἐν ὀστράκοισι κεραμίων, οἵ τε ἀπὸ τῶν πε-
95 τρῶν ἢ φυκίων· δριμεῖς γὰρ οἵδε. Ὄστρεα τὰ πελάγια σπάνια
καὶ ἀχρεῖα διὰ τὸ μὴ θεωρεῖσθαι ὑπὸ τοῦ ἡλίου· γίνεται δὲ καὶ
μικρομεγέθη, πικρὰ δέ εἰσι καὶ οὐκ ἐδώδιμα διὰ τὸ δηκτικὸν τῆς
κοιλίας· χαίρει γὰρ ἐπικιρνάμενον γλυκέσι κράσει, γλυκυχύλους
προσαῦξον σάρκας· διὸ κάλλιστα κατὰ τὰς ἐκβολὰς τοῦ Νείλου
96 ἐν Αἰγύπτῳ. Καὶ ἐν Ἐφέσῳ κατὰ τὴν εἰσβολὴν τοῦ Καΰστρου εἰς
καταβόλους τίθεται ὡς σπέρματα, καὶ αὔξεται, ἔαρι δὲ ἐμπίπλαται παχυνόμενα λευκῷ χυμῷ γαλακτώδει· πάλιν κατὰ
Βρεντέσιον, Ταρακῶνα, Ναρβῶνα, Δικαιαρχείαν ἐν Λουκρίνῳ

fragments de poteries, ainsi que celles qu'on prend sur les rochers
ou entre les algues ne sont pas bonnes, parce qu'elles sont âcres.
95 Les huîtres de haute mer sont rares et sans valeur, parce que le
soleil ne jette pas ses regards sur elles; elles ont en outre une petite
taille; elles sont amères et ne sauraient être mangées, parce qu'elles
causent des picotements à l'estomac; car l'huître aime à habiter dans
les eaux mélangées d'eau douce qui font croître ses chairs, lesquelles donnent alors un jus sucré; aussi les meilleures se trou-
96 vent-elles en Égypte, à l'embouchure du Nil. A Éphèse, à l'entrée du
Caystre, on les met aussi dans des réservoirs comme des semences,
et elles y grandissent; pendant le printemps elles se remplissent
en grossissant d'une humeur blanche et laiteuse; il en est de
même à Brindise, à Tarragone, à Narbonne, à Dicéarchie dans
le lac Lucrin, dans les îles des Hirondelles, dans l'île de Leucas,

- des huîtres de haute mer.

Énumération des localités où se trouvent les meilleures huîtres.

1. ἐν C 2ª m.; les autres l'om.

Ib. κεραμίων ex em. Cor.; κεραμέων Codd.

Ib. οἵ τε ex emend. Cor.; τούς τε Codd.; *iis quæ* Wott. p. 215 h.

1-2. πέτρων ABC 2ª m. MN; τρέφων C.

2. οἱ δέ M; οἶδε H; οἶδεν D.

3. τοῦ D; les autres om.

Ib. καί om. CMN.

5. χαίρουσι B.—Ib. γλυκείᾳ C 2ª m.

6. προσαῦξον conj. Cor.; προσαέξων B; προσαύξων les autres.

Ib. ἐνβολάς B; ἐμβολάς C.

7. τοῦ Καΰστρίου A 2ª m. C 2ª m. M marg. V; τοὺς Καΰστρίου AB; τοὺς Καΰστρίους CM text. N.

8. καταβάλους A 1ª m.

Ib. τίθεται ex emend. Cor.; τιθέντα C 2ª m.; les autres ont τιθέντες.

Ib. δή C.

8-9. ἐμπίπλαται D text.; ἐμπίπλανται D corr., ainsi que tous les autres mss.

9. κατά C 2ª m.; les autres om.

10. Βρεντίσιον A.—Ib. Ταράκωνα BDHV.— Ib. ἐν C 2ª m.; les autres om. — Ib. Λοκρίνῳ DH.

λάκκῳ, Χελιδονίας, Λευκάδα, Ἄκτιον, Λιβυκοὺς κόλπους. Πε- 97
λωρίδες ἢ μελαινίδες κάλλισται αἱ ἐμφερεῖς ὀστρέοις ἐν τέλμασιν ἰλύϊ τε βορβορώδει ὅπου μίγνυται ὕδωρ γλυκύ· αἱ δὲ ἐν
βυθῷ σπάνιαι καὶ ἀηδέστεραι· ταύταις χρῶ καὶ ἐζωμοποιημέναις
ϖρὸς λύσιν κοιλίας χρησίμως· ϖεπτικαὶ δέ εἰσι, διαχωρητικαὶ
μετρίως. Αἱ δὲ ϖίνναι τόπων μὲν ἕνεκεν ἐπιτήδειοι αἱ ἁπαλαί, εὔ- 98
τροφοι, ἐκ τῶν τεναγω|δῶν λαμβανόμεναι, καὶ ἐκ τῶν ἐπικιρ- 22
ναμένων γλυκεῖ ὕδατι καὶ ἀκύμονι, τῷ μὴ βλάπτεσθαι ϖρὸς
τῶν κυμάτων ἁπαλαὶ μένουσαι, οἵ τε ϖιννοφύλακες κοινωνοῦν-
τες τῆς τροφῆς ἐν τοῖς γαληνιζομένοις εὐαγροῦσι τῇ ϖίννῃ,
καὶ μᾶλλον ὑπὸ τοῖς ϖετρώδεσι καὶ ϖηλώδεσιν ὑπεπτήκασιν.
Μεγέθους δὲ ἕνεκεν αἱ μικραὶ τῶν μειζόνων ἁπαλώτεραι. Ὥρας 99

Lieux d'élection des *pélorides*.

à Actium et dans les golfes de Libye. Pour les *pélorides* ou *mélénides*, 97
comme pour les huîtres, les meilleures se rencontrent dans les endroits marécageux et dans la vase bourbeuse où il y a un mélange
d'eau douce; celles du fond de la mer sont, au contraire, rares et
d'un goût assez désagréable; on peut les manger dans leur bouillon,
pour relâcher le ventre; elles se digèrent bien et agissent modérément sur les évacuations alvines. Les jambonneaux convenables, 98
sous le rapport des localités, sont les jambonneaux tendres et nourrissants qu'on prend dans les bas-fonds et dans les endroits où il
y a un mélange d'eau douce et non remuée par les flots; ils restent
mous, parce qu'ils ne sont point battus par les flots et que leurs
gardiens, qui vivent en communauté d'aliments avec eux, font, en
leur faveur, une bonne chasse dans les eaux tranquilles et se cachent
surtout dans les endroits rocheux et vaseux. Eu égard à la grandeur, 99
les petits jambonneaux sont plus tendres que les grands. Ceux qu'on 100

– des jambonneaux.

Différence des jambonneaux

1. Ἄκτι B. — Ib. Λιβυκοὺς κόλπους om. BDHV; καὶ κόλπῳ λιβυκῷ κατὰ τοῦτον τὸν τρόπον V*R.

2. μελαινίδες M; les autres ont μελαίνιδες. — 5. ϖροσλύειν A.

7. τεγανωδῶν AB.

Ib. ἐκ τῶν] ὀπτῶν DH.

9. μένουσαι conj.; μένουσι Codd.

Ib. ϖινοφύλακες A 2ᵃ m.; ϖεινοφύλακες ABC 2ᵃ m. V; ϖεινοφύλακοι C; ϖεινοφύλακος MN. — 10. γαληνομένοις A; ληνιζομένοις DH; ληνομένοις V. — Ib. εὐαργοῦσι CM text. N.

11. τῆς C; ταῖς 2ᵃ m. — Ib. ϖηλώδεσιν ex emend. Matt.; ϖιννώδεσιν Codd. — Ib. ὑπεπτήκασιν ex em.; ὑφεστήκασιν D; ὑπεστήκασιν H; les autres ont ὑπεστάκασιν.

Matth. 22.

δὲ ἐαρινῆς καὶ θέρει ληφθεῖσαι τῶν κατὰ τὰς ἄλλας παρὰ μέγα διάφερουσιν· πρὸς γὰρ τῇ εὐτροφίᾳ καὶ γλυκεῖαί εἰσιν· τηνι-
101 καῦτα γὰρ γίνονται. Μεγέθους δὲ ἕνεκεν αἱ μὴ μεγάλαι κρείττους·
102 αἱ δὲ μέσαι μαλακὴν, λευκὴν, γλυκεῖαν ἔχουσι σάρκα. Τράχηλοι μὲν γὰρ αὐτῶν σκληροὶ, δύσπεπτοι, δυσδιαίρετοι, δύσφθαρτοι·
103 τὸ δὲ σῶμα τῶν τραχήλων εὐφθαρτότερον ἔχουσιν. Ἕψονται δὲ γλυκεῖ, ἐλαίῳ, μέλιτι καὶ οἴνῳ ὁμοίως· καὶ τῶν ἐξ ὕδατος ἀνεζεσμένων μετὰ νάπυος ἔξω τῶν κογχυλιωδῶν φύσεως ἡ χρῆσις· ὀπταὶ δὲ σκληρότεραι τῶν ἑφθῶν, καὶ μᾶλλον αἱ τῷ οἴνῳ ἐῤῥα-
104 μέναι· ἄμεινον δὲ διὰ ὀποῦ καὶ ὄξους ἢ νάπυος. Τῶν δὲ ἐν οἴνῳ
105 καὶ ὄξει βραχεισῶν ἁπαλωτέρα ἡ σὰρξ, φυσώδης δέ. Στρόμβοι δὲ σκληροὶ, δυσκατέργαστοι, μᾶλλον δὲ [οἱ] τῶν ὠτίων μείζους·

prend dans le printemps et dans l'été sont de beaucoup préférables à ceux qu'on prend dans les autres saisons; car, outre qu'ils nourrissent bien, ils ont un goût sucré; c'est, en effet, le moment où ils
101 viennent de naître. Pour ce qui regarde la taille, ceux qui ne sont pas trop grands sont les meilleurs; ceux de grandeur moyenne ont
102 la chair tendre, blanche et sucrée. Leur cou est dur, difficile à digérer et à dépecer, et ne se corrompt pas aisément; mais leur corps
103 se corrompt plus facilement que leur cou. On les fait bouillir avec du vin d'un goût sucré, de l'huile, du miel et aussi avec du vin; on les mange encore bouillis dans de l'eau avec de la moutarde, après qu'ils ont été détachés de leurs parties testacées; grillés, ils sont plus durs que bouillis, surtout ceux qu'on a arrosés de vin; il vaut mieux
104 les préparer avec du silphium et du vinaigre, ou de la moutarde. La chair de ceux qu'on a fait macérer dans du vin ou dans du vinaigre
105 est plus tendre, mais elle produit des flatuosités. Les strombes sont durs et s'assimilent difficilement, surtout ceux qui sont plus grands

d'après la saison,

— la taille,

— les diverses parties,

— le mode de préparation.

Propriétés suivant le mode

2. γλυκναί C.

5. δυσδιαίρετοι om. Wott. p. 216 e.

6. τὸ δέ ex em. Cor.; τό τε Codd.

Ib. Ἕψονται ex emend.; ἑψῶνται A CMN; ἑψῶντες BDHV.

7. γλυκεῖ, ἐλαίῳ ex emend. Cor.; γλυκελαίῳ Codd.

9-10. ἐῤῥαμμέναι D.

10. δέ B; les autres om.

Ib. διά om. C.

Ib. οἴνῳ] οἴων A.

11. Σκόμβροι Fr. et Anc.

12. δὲ οἱ ex emend. Cor.; δέ Codd.

Ib. ὠτίων] αὐτῶν C 2ª m.; *et quo majores eo duriores evadunt* Wott. p. 211 f.

μετὰ νάπυος δὲ καὶ ὀποῦ πρόσφοροι, λειοτριβηθέντες ἐν ὄξει.
Σωλῆνες ἢ | αὐλοὶ ἢ δόνακες ἄῤῥενές εἰσι καὶ θήλειαι αἳ κα- 23 106
λοῦνται ὄνυχες· διαφορὰν δὲ ἔχουσιν· καθάριοι γάρ εἰσιν αἱ
θήλειαι, οὔρων κινητικαὶ, ὑγραίνουσιν· σκευάζονται δὲ ἀνοιγό-
μεναι. Οἱ δὲ πρόφρακτοι καὶ μεγάλοι, μελανοῤῥάβδωτοι κατὰ 107
τὴν ἑτερόχροιαν ἄῤῥενες, ταρακτικοὶ οὔρων. Ἀλυπότατοι δὲ 108
μετὰ ἁλῶν καὶ ὄξους, μοχθηροὶ δὲ καὶ ἐπιπολαστικοί· μετὰ
ἐλαίου καὶ ἁλῶν ληφθέντες ἐμφερῶς τευθίσι πρὸς πότον παρα-
σκευάζονται. Κράτιστοι δὲ οἱ μείζους καὶ παχύτεροι ὀπτοί· οἱ 109
δὲ ἐλάχιστοι γλυκεῖς· γλυκύτεραι δὲ [αἱ] θήλειαί εἰσι, μονό-

de préparation, des strombes, — des diverses espèces de solens.

que les haliotides; cependant, ils sont avantageux, si on les prend
avec de la moutarde ou du silphium, après les avoir écrasés dans
du vinaigre. Les solens, nommés aussi *flûtes* ou *roseaux*, se distinguent 106
en mâles (manches de couteau) et femelles, lesquelles sont appelées
ongles (dails); ils présentent des différences [eu égard au sexe]; en
effet, les femelles sont excellentes, poussent aux urines et humectent; on les prépare après les avoir ouvertes. Les solens pourvus 107
de dents à la partie antérieure [de la coquille], de grande taille et
munis de stries noires sur un fond de couleur différente, sont les
mâles et ils causent un flux abondant d'urine. Ceux qu'on mange 108
avec du sel et du vinaigre causent le moins d'inconvénients; néanmoins, ils sont mauvais et surnagent dans l'estomac; on prend les
solens préparés avec de l'huile et du sel, pour exciter à boire, de la
même manière que les calmars. Les solens très-grands et très-épais 109
sont très-bons lorsqu'ils sont rôtis; les individus très-petits ont
un goût sucré; mais les femelles sont encore plus sucrées et

1. μετὰ . . . . ὄξει] *cum sinapi eduntur et ex aceto* Wott. l. l.

2. ἢ] οἱ C.

Ib. αἳ ex emend. Cor.; οἱ Codd.

2-3. καοῦνται B; καλοῦντες DH.

3. καθάριοι ex emend.; καθαραί C 2ª m.; καθάριαι les autres.

4. κινηταί ABV; κινητιταί A 2ª m.

4-5. ἀνοιγόμενοι ABCD 2ª m. H.

5. πρόφρακτοι ex emend.; πρόσφατοι Codd.

5-6. μελανοῤῥάβδωτοι κ. τ. ἑτερόχροιαν] *lividas quasdam ceu virgas in testa continent coloremque habent cœlestem* Wott. p. 217 c.

8. ἀλλῶν A; ἀλλ' ἁλῶν B.

Ib. πότον ex emend. Cor.; ποτόν ABCMNV; ποταμόν DH.

10. δὲ αἱ ex emend. Cor.; δέ Codd.

Ib. δέ εἰσι DH.

Ib. et 151, 1. μονόχροοι ex emend. Cor.; μονόχροιαι Codd.

DES ALIMENTS.

Matth. 23-24.

110 χροοι· ἀκμάζουσι δὲ θέρους· ταριχηροὶ δὲ ἀηδεῖς. Τήθεα γίνονται ἐν βορϐόρῳ καὶ φυκιοφόροις ἀκταῖς, εὑρίσκεταί τε ἐν
βρύοις, καὶ πράσοις, καὶ φυκίοις· ἔοικε φυτῷ, θαλαττίῳ μύ-
1-112 κητι. Δυσέκρυπτον δὲ ταῖς χερσὶν ἐναπολείπει ποιότητα. Μά-
113 λιστα δὲ αὖ τὰ δερματώδη ἀκατέργαστά ἐστιν. Ἐπαρκεῖ δὲ τοῖς
νεφροὺς ἢ στόμαχον κακουργουμένοις, καὶ τεινεσμώδεσι, καὶ
114 ἰσχιαδικοῖς, τῇ τε ἄνω κοιλίᾳ μετὰ πηγάνου διδόμενα. Τέμνεται
δὲ καὶ πλύνεται, ὀπῷ τε Κυρηναϊκῷ καὶ πηγάνῳ, ἅλμῃ τε καὶ
24 ὄξει συν|αρτύεται, ἢ μετὰ ὄξους καὶ προτρόπου σὺν ἡδυόσμῳ
115 χλωρῷ. Κάλλιστα δὲ τὰ ἐν Σμύρνῃ τῆς Ἀσίας· Αἴγυπτος δὲ οὐδὲ

elles ont une couleur uniforme; leur meilleure saison est l'été;
110 à l'état de salaison, les solens sont désagréables. Les ascidies se
forment dans la vase et sur les côtes couvertes d'algues; on les
trouve parmi les algues, les mousses et les lichens; elles ressemblent
111 à une plante, à un champignon de mer. Elles communiquent aux
mains un état qui ne disparaît que difficilement en les nettoyant.
112 Ce sont surtout les ascidies coriaces qui sont difficiles à digérer.
113 Si on les donne avec de la rue, elles sont utiles à ceux qui ont les
reins et l'orifice de l'estomac malades, qui sont affectés de ténesme
ou de sciatique, ainsi qu'à ceux qui souffrent du ventre supérieur.
114 On les coupe par morceaux, on les lave et on les assaisonne avec
du silphium, de la rue, de l'eau salée et du vinaigre, ou avec du
vinaigre, du vin qui coule de soi-même du pressoir, et de la menthe
115 verte. Les meilleures se trouvent à Smyrne en Asie; mais l'Égypte

- des ascidies.

Localités où se trouven

1. ἀηθεῖς M.

Ib. Τήθεα ex emend. Matt. et Cor.; τηθέα CDHM marg.; τήθυα R Wott. p. 217 g; τῇ θέᾳ A 2ᵃ m. BM text. NV; τῇ θᾷ A; en outre A a la glose γρ. τηθέα et D ὁ σϐούρδουκλας.

2. ἀκταῖς] αὐταῖς C 2ᵃ m.

Ib. τε C; les autres ont δέ.

4. Δυσέκριπτον ABHV; δυσέκκρυπτον D; δυσέκνιπτον V*R.

5. αὖ τά ex emend.; αὐτά Codd.

6. νεφρούς ex emend. Cor.; νεφροῖς Codd.

7. τῇ τε ἄνω ex emend. Cor. et Schn. (ad Arist. H. A. t. III, p. 220); τε τῆς ἄνω Codd.

Ib. διδόμενα ex emend. Matt. Schn. et Cor.; διδόμενος Codd.

Ib. Τέμνεται] πλύνεται BDHV.

8. πλύνεται] δίδοται B D H M marg. N text. V.

Ib. ἅλμα A; ἁλίμῃ 2ᵃ m.

Ib. τε om. M.

9. πρὸ τρόπου DHMN.

10. Κάλλιστα δὲ τά ex emend. Schn. et Cor.; κάλλιστοι δὲ οἱ Codd.

ὅλως φέρει. Τελλῖναι ἢ ξιφύδρια διαχωρητικὰ κοιλίας· γίνονται 116
δὲ ἐν ἀμμώδεσι χωρίοις [καὶ] κυμαίνουσιν αἰγιαλοῖς. Αἱ δὲ ποτά- 117
μιαι μείζους, καὶ πολυχυλότεραι, ὡς αἱ ἐν Αἰγύπτῳ. Αἱ δὲ ἑψη- 118
θεῖσαι γλυκεῖαι, ὧν ὁ ζωμὸς λύει κοιλίαν. Μεμυκυῖαι δὲ ἁλὶ 119
πάσσονται καὶ διὰ τῶν ὀστράκων ἕλκουσιν ἰκμάδα, πλύνονται
ψυχρῷ, καὶ μετὰ ὀξελαίου, καὶ ἡδυόσμου, ἢ καὶ πηγάνου ἐσθίονται. Τοῖς δὲ βουλομένοις λύειν κοιλίαν μετὰ λαχάνων λιτῇ 120
ἀρτύσει σκευάζονται. Ἀκμαῖαι δὲ βρωθεῖσαι ἔαρος κάλλισται. 121
Τῶν δὲ χημῶν τὰς τραχείας γλυκυμαρίδας ἔνιοι καλοῦσιν, 122
οἱ δὲ κόγχας, αἳ καὶ μῆκος ἔχουσιν, ἔλαττον δὲ τῶν κατὰ Αἴγυπτον γινομένων, αἱ κατὰ μὲν τὴν τμῆσιν τραχύτητας ἔχουσαι
προσεοικυίας [ταῖς] τῶν δρυΐνων βαλάνων πτελέαις, κατὰ μῆκος

les meilleures ascidies.

Propriétés suivant le mode de préparation, des diverses espèces de *tellines*.

n'en produit pas du tout. Les *tellines* ou *doloires* relâchent le ventre; 116
elles naissent dans les endroits sablonneux et sur les côtes battues
par les flots. Les *tellines* des rivières, par exemple celles de l'Égypte, 117
sont plus grandes et plus succulentes que les autres. Bouillies, elles 118
sont douces, et le bouillon qu'on en fait relâche le ventre. On les 119
saupoudre de sel quand elles sont fermées, et elles attirent l'humidité à travers la coquille; on les lave avec de l'eau froide, et on
les mange avec de l'huile, du vinaigre et de la menthe, ou de la
rue. Pour ceux qui veulent se relâcher le ventre, on les prépare 120
avec des légumes verts assaisonnés simplement. La meilleure sai- 121
son pour les manger est le printemps. Parmi les *cames*, quelques- 122
uns appellent *glycymarides*, et d'autres *conques*, les espèces rugueuses qui ont une forme allongée, mais moins que celles d'Égypte,
qui, de plus, ont à leur ouverture des aspérités semblables au calice
des glands de chêne, et qui portent des stries longitudinales formées

Des diverses espèces de *cames* (lisses et rugueuses).

1. *δέ* om. ACMN.
2. *ἀρμώδεσι* C 1ª m.
Ib. *καί* ex emend. Cor.; om. Codd.
3. *πολυχυλότεραι* ex emend.; *πολυχυμότεραι* Codd.
4. *λύοι* A.
6. *καὶ ἡδυόσμου* ex emend. Cor.; *ἢ ἡδυόσμου* CMN; *ἡδυόσμου* ABDHV.
7. *κοιλίας* CMN.
Ib. *λυτῇ* A 2ª m. B text. MN text.; *αὐτῇ* A.
10. *κόχλας* DH.
Ib. *καί* ex em. Cor.; *κατά* Codd.
Ib. *ἔλαττον* ex emend. Cor.; *ἐλάττω* Codd.
11. *αἱ* DHMN.
12. *προσεοικυίαις* C 1ª m.
Ib. *ταῖς* ex em.; om. Codd.

Matth. 24-25.
τέ εἰσι ῥαβδωταὶ, ἐπαναστάσεις διαφόρους τῶν ἄλλων ἔχουσαι.
123 Αἱ θαλαττίζουσαι δὲ τὴν γεῦσιν, σκληρόσαρκοι καθεστῶσαι,
25
124 δίδονται τοῖς ἀσθενέσιν. Τὸ δὲ ἀπλύτων ὕδωρ ἐπι|τήδειον στο-
125 μάχῳ, κοιλίας τε ὑποβιβασμῷ καὶ πρὸς οὖρα. Αὗται ταριχευ-
θεῖσαι ἐφελκύσαι δύνανται στόμα κατὰ τὴν βρῶσιν, καὶ μᾶλλον
126 μετὰ νάπυος, ἢ ὄξους καὶ πηγάνου. Αἱ δὲ λεῖαι χῆμαι παρὰ
μέγα διαφέρουσι τῶν τραχειῶν, αὗται δέ εἰσιν αἱ πλατὺ ὄστρακον ἔχουσαι καὶ διαυγὲς, εὔπεπτοι, εὔτροφοι, εὔχυμοι, γλυκεῖαι,
127 οὐκ ἀπηνεῖς στομάχῳ. Ὀπῷ δὲ καὶ νάπυϊ ἐσθίονται, καὶ λοπάδι,
128 καὶ ὀπταί· ἑφθῶν δὲ ὁ ζωμὸς λύει κοιλίαν. Αἱ δὲ γλυκυμαρίδες
χαριέστεραι τῶν λειοστράκων κογχῶν, ἧττους δὲ πελωρίδων.
129 Διαλλάττουσι δὲ κατὰ τόπους τοῖς εἴδεσιν, ὡς πελωρίδες, καὶ

123 par des éminences d'une autre couleur que les autres parties. Celles
qui ont un goût de mer, ayant la chair dure, sont données aux gens
124 faibles. L'eau qu'elles fournissent avant d'être lavées est favorable à
l'orifice de l'estomac, et peut servir à relâcher le ventre et à pousser
125 aux urines. A l'état de salaison, ces coquillages peuvent affriander
pendant qu'on les mange, surtout si on les prend avec de la mou-
126 tarde, ou du vinaigre et de la rue. Les *cames* lisses sont très-différentes des *cames* rugueuses; ce sont les espèces qui ont une
coquille large et transparente; elles se digèrent facilement, nourrissent bien, contiennent de bonnes humeurs, sont sucrées et ne
127 sont pas trop réfractaires pour l'orifice de l'estomac. On les mange
aussi bien avec du silphium ou de la moutarde, que cuites sur le
plat ou grillées; le bouillon qu'on obtient, en les faisant cuire, re-
128 lâche le ventre. Les *glycymarides* sont plus agréables que les *cames*
129 lisses, mais elles sont inférieures aux *pélorides*. Les *cames* comme
les *pélorides* présentent des différences d'espèce d'après les loca-

Localités où les *cames* sont les meilleures.

1. διαφόρως C 2ª m.
2. Αἱ θαλ.] ἐθαλαττίτουσαι A'; ἐθαλαττίζουσαι 2ª m.
3. δίδονται D; les autres ont δίδονται δέ.
Ib. ἀπλύτων] ἀπ' αὐτῶν A 1ª m. D HM marg. V.
4. τε ex emend. Cor.; δέ Codd.
6. ἢ] ὁ H.
7. τραχειῶν ex emend. Cor.; τραχέων Codd.
8. εὔχυλοι ACM.
10. ὁ om. ABCMV.
11. λειοστράκων κογχῶν ex em. Cor.; λείων ὀστρακίων κόγχων Codd.
12. Διαφέρουσιν V'.

χῆμαι, ποικιλίᾳ καὶ σχηματισμῷ· αἱ μὲν γὰρ ἐν τῷ ἐν Ἀλεξανδρείᾳ λιμένι ἄρισΊαι, αἱ δὲ περὶ τὸν Δίολκον, καὶ Φάρον, καὶ γέφυραν ἐπιμήκεις καὶ τραχεῖαι. Τὰ δὲ καλούμενα ὠτία γί- 130
νονται πρὸς πέτραις, σκληρὰ δέ ἐσῖι, δύσπεπῖα, ἄσῖομα, κακοσῖόμαχα, διαχωρητικά. Ἀπὸ τηγάνου δὲ προσφέρονται· οὐ 131
γὰρ ἄλλως ἡδύνονται. Γίνονται δὲ μεγάλα ἐν Ἰλλυρίᾳ κατὰ τὸν 132
Ἰόνιον κόλπον· ἐσθίονται δὲ ὀπῷ, ὄξει, πηγάνῳ.

Περὶ ἰχθύων ταριχηρῶν κητωδῶν.

Οἱ δὲ τάριχοι κοινῶς μέν εἰσιν εὔσῖομοι, κακόχυμοι δὲ καὶ 133
κακοσῖόμαχοι, λεπῖυντικοί τε καὶ ταρακτικοὶ κοιλίας. Ταρίχων 134
δὲ οἱ μὲν σκληρόσαρκοι, οἱ δὲ φύσει ὑγροπαγεῖς καὶ ἁπαλοὶ, οἱ δὲ μέσως· καὶ οἱ μὲν | σαρκώδεις, οἱ δὲ ἐμπίμελοι· καὶ οἱ μὲν 26

lités, les nuances de leur couleur et leur forme; car celles du port d'Alexandrie sont les meilleures, tandis que celles des environs du Diolcos, de Pharos et de la jetée, sont rugueuses et allongées.

Habitudes et propriétés des *oreilles*.

Les animaux qu'on appelle *oreilles* (haliotides) naissent sur les ro- 130
chers; ils sont durs, difficiles à digérer, ont un goût désagréable, sont nuisibles à l'orifice de l'estomac et relâchent le ventre. On 131
les mange frits dans la poêle, car on ne saurait les rendre agréables d'une autre manière. Il y en a de grandes en Illyrie, dans le golfe 132
d'Ionie; on les mange avec du silphium, du vinaigre, de la rue.

DES POISSONS SALÉS RESSEMBLANT AUX GRANDS ANIMAUX MARINS.

Propriétés des diverses espèces de salaisons en général;

En général, les salaisons sont agréables au goût, mais imprégnées 133
d'humeurs mauvaises; elles nuisent à l'orifice de l'estomac, atténuent les humeurs et troublent fortement le ventre. Parmi les salai- 134
sons, les unes sont composées de viande dure, d'autres sont molles, et de la nature d'un liquide coagulé, d'autres sont d'une consistance moyenne; celles-ci sont charnues, celles-là graisseuses; il y en a

2. λιμένι] *in paludibus* Wott. p. 215 d.
3. εἰσὶ μήκεις DH.
4. πέτρας B text.
5. διαφορητικά DH.
Ib. πηγάνου D.
6. ἄλλου V.
Ib. μεγάλα ex emend. Cor.; μεγάλοι A; les autres ont μεγάλαι.
7. πηγάνα C 1ª m.
8. κακόχυμοι A; κακόχυλοι les aut.
10. ἁπαλοί ex emend. Cor.; οἱ μὲν ἁπαλοί D; les autres ont οἱ ἁπαλοί.
11. ἐμπίμελοι, οἱ δὲ ἰσχνοί C 2ª m.

Matth. 26.

παλαιοὶ, οἱ δὲ μέσοι, οἱ δὲ πρόσφατοι· ὧν οἱ παλαιοὶ ἐπιτεταμένοι, οἱ δὲ νεαλεῖς ὑποβεβηκότες, οἱ δὲ μεσοχρόνιοι σύμμετροι· καὶ οἱ μὲν ἄγαν πίονες ἐπιπολαστικοὶ, οἱ δὲ ἧττον ἐκείνων θρεπτικώτεροι· τῶν δὲ ἄλλων οἱ σκληρόσαρκοι δύσ-
135 φθαρτοι, οἱ ἁπαλώτεροι φθείρονται ῥᾳδίως. Κολίαι εὔστομοι,
136 κινητικοὶ κοιλίας· κράτιστοι δὲ οἱ Ἰβηρικοί. Πηλαμὺς μικρὰ γί-
137 νεται ἐν Μαιώταις, εὔστομος, εὔφθαρτος, εὐέκκριτος. Κύβιον
πηλαμὺς μετὰ [τὰς] τεσσαράκοντα ἡμέρας ἀπὸ Πόντου ἐπὶ
138 Μαιῶτιν λίμνην ὑποστρέφουσα εὔστομος, εὔχυμος. Τὸ δὲ ὡραῖον

de vieilles, d'âge moyen, de nouvelles; les vieilles ont des propriétés prononcées et les nouvelles des propriétés faibles; celles d'un âge moyen tiennent le milieu entre les deux; les salaisons extrêmement grasses surnagent dans l'estomac; celles qui le sont moins nourrissent davantage; quant aux autres salaisons, celles dont la chair est dure se corrompent difficilement, celles qui sont
135 plutôt molles se corrompent facilement. Les cogniols ont un goût
agréable et relâchent le ventre; les meilleurs sont ceux d'Espagne.
136 Le petit thon naît chez les Scythes [c'est-à-dire dans le Palus-Mæotis];
il est agréable au goût, se corrompt vite et passe facilement par les
137 excrétions. Le *cybion* est le jeune thon qui, revenant du Pont au
Palus-Mæotis, après [les] quarante jours, a le goût agréable et con-
138 tient de bonnes humeurs. Ce qu'on appelle *salaison d'été* est agréable,

— des salaisons de cognols en particulier. Des diverses espèces de salaisons de thons: *cybion*.

salaison d'été.

1. παλαιοί C 2ª m.; les autres ont πελάγιοι.

2. μεσοχρόνιοι C 2ª m.; les autres ont μέσοι χρόνιοι.

3-4. οἱ δὲ ἧττον ἐκείνων ex emend. Cor.; ἧττονες ἐκεῖνοι Codd.

5. ἁπαλώτεραι A.

Ib. Κολίαι V*R; Κωλιοί les autres.

6. Πηλαμίς D; πυλαμύς M.

7. Μαιώταις ex emend. Matt.; μεσόταις ACM; μεσοταῖς BV; μεσογαίαις DH; ἕλεσι τῆς Μαιώτιδος *Strabo*, IV 7 C 2ª m. marg.

Ib. εὐέκκριτος] *meliusculum procreat succum* Wott. p. 164 e.

7-8. Κύβιον πηλαμύς M marg.; Κύβινον πηλαμύς ACM text.; Κυβινοπηλαμύς H; Κυβινοπηλαμίς BDV.

8. μετὰ τὰς τεσσάρακοντα ἡμέρας ex emend.; μετὰ μὲν ἡμ. AC; μετὰ μ' ἡμ. les autres.

Ib. ἀπὸ Πόντου om. BDHV.

9. Μαιῶτιν λίμνην ex emend. Cor.; μετιλίμνην ABMV; μετιλίνην C; μετὰ λίμνην DH; Μαιώτη *Plin.* C 2ª m.

Ib. εὔχυμος ex emend.; εὔχυλος ABCMNV; εὔχηλος DH.

Ib. δὲ ὡραῖον ex emend. Cor.; λεώριον C; ὡραῖον V*R; les autres ont λεωραῖον.

Matth. 26-27.

καλούμενον ἡδὺ, εὔτροφον, ἄδιψον. Τρίτομον κύβιον δύσφθαρ- 139
τον, στερεώτερον τοῦ κυβίου, τἆλλα δὲ ἐμφερές. Ὄρκυνος πη- 140
λαμύς ἐστι μεγάλη, ὑποστρέφουσα ὑπὸ τὴν λίμνην ὑγιὴς, ὁμοία
δὲ τῷ τριτόμῳ πλὴν δυσφθαρτότερος· διὸ ὑπομένει παλαίωσιν.
Ἀπόλεκτον ψαφαρώτερόν ἐστι τοῦ τριτόμου, εὐστομίᾳ λειπό- 141
μενον, εὐδιοίκητον, πεπτικόν. Σάρδα ἡ πηλαμὺς ἐπιμήκης, 142
ὠκεάνιος, εὔστομος, δριμύτητι κυβίου | προφέρουσα, κινητικὴ 27
ὀρέξεως, πρὸς ἐκκρίσεις εὐόλισθος. Σκόμβρος εὔστομος, δύσ- 143
φθαρτος, δίψους ποιητικός· κράτιστος δὲ ἐν Παρίῳ. Τὰ δὲ ἐκ 144
θύννων γινόμενα ταρίχη συχνὴν πρὸς ἄλληλα διαφορὰν ἐνδεί-

tritomon cybion.

orcyn,

apolecton,

sarde.

Salaison de maquereaux.

Différence des salaisons de thon

nourrit bien et n'excite pas de soif. Le *tritomon cybion* se corrompt 139
difficilement et il est plus ferme que le *cybion*, tandis qu'il lui ressemble sous les autres rapports. L'*orcyn* est un grand thon retour- 140
nant vers le lac en bonne santé; il est semblable au *tritomon*, si
ce n'est qu'il se corrompt encore plus difficilement; voilà pourquoi
on peut le laisser vieillir. L'*apolecton* a moins de cohésion que le 141
tritomon, mais il lui est inférieur sous le rapport du goût; il se distribue aisément dans le corps et favorise la digestion. Le *sarde* est 142
le thon allongé de l'Océan; il a un goût agréable et plus piquant
que le *cybion*; il excite l'appétit et coule facilement par les voies
excrétoires. Le maquereau est d'un goût agréable, se corrompt 143
difficilement et donne de la soif; les meilleurs sont ceux de Parium.
Les salaisons provenant des thons présentent une grande différence 144
entre elles; car les unes se distribuent aisément dans le corps, et

1. Τριτών N marg.; *Tricon inquit Plinius præclari de generis vagi* C 2ª m. à la marge.

2. σκηρότερον V*.

Ib. τὰ δὲ ἄλλα ABCM.

Ib. ἐμφερὲς καὶ οὐ ῥᾳδίως φθαρτὸν V*.

Ib. Ὄρκυνος C 2ª m.; Ὀρκύαλος A CM; Ὀρκίαλος BDHV.

3. ὁμοία ex emend.; ὁμοίη DH; les autres om.

4. δὲ τῷ V* R; τὸ δέ ABCMV; δὲ τῷ τὸ δέ H; δὲ τῷ τῷ δέ D.

5. Ἀπόλεκτος DH; ὑπόλεκτον B text.

Ib. εὐστομίας DH.

6. παλαμύς B.

9. ποιητικῆς V; ποιητικὴ ACMB interl. V 2ª m.

Ib. κράτιστος ex emend. Cor.; κρατίστη Codd.

10. δύννων V* et à la marge τοῦ δ ἀντὶ τοῦ θ παλαιῶς.

Ib. τράχη AC; ταρίχια C 2ª m.

Ib. et 157, 1. ἐνδείκνυνται DH; ἐνδείκνικται B.

Matth. 27.

κνυται· ἃ μὲν γὰρ αὐτῶν ἐσΊιν εὐδιοίκητα, ἃ δὲ δυσδιοικονόμητα·
αὐχὴν μὲν γὰρ αὐτῶν γίνεται ὠμοτάριχος, ἐσΊὶ δὲ εὔσΊομος,
145 δύσφθαρτος διὰ τὸ ἀπίμελον· κράτισΊος δὲ ὁ Κυμαῖος. Κοιλία
δὲ τοῦ Θύννου πρόσφατος μὲν ἐδώδιμος, οὐχ ὑπομένει γὰρ
προσπαλαίωσιν, εὐσΊόμαχος ὡς ἐν ταρίχει, εὔχυμος, εὐδιά-
146 φθορος, ἐπιπολασΊικὴ δὲ διὰ τὸ πιμελῶδες. Τὰ δὲ λοιπὰ μέρη,
μελάνδρυα διὰ τὴν ἐμφέρειαν πρὸς τὰς μελαινούσας τῆς δρυὸς
ῥίζας, παρορμητικὰ ὀρέξεως νάπυος παραπλοκῇ, τοῦ δὲ ὑπο-
147 γασΊρίου δυσφθαρτότερα τῷ πιμελῆς ἀπηλλάχθαι. Τάδε μὲν
κυρίως καὶ συνήθως κλῄζεται ταρίχη, καίτοι συχνῶν καὶ πολυ-
τελῶν ἰχθύων κατὰ τὰς νήσους ἁλιζομένων· τρίγλαι δὲ καὶ φά-

d'autres difficilement; ainsi leur cou constitue une salaison incomplète; il est agréable au goût et se corrompt difficilement, à
145 cause de son défaut de graisse; le meilleur est celui de Cumes. La
panse des thons peut se manger quand elle est récemment salée,
car elle ne supporte pas une longue conservation; elle est favorable à l'orifice de l'estomac, autant qu'une salaison peut l'être,
contient de bonnes humeurs, se corrompt facilement et surnage
146 dans l'estomac, parce qu'elle est graisseuse. Les autres parties,
qu'on appelle *melandryes*, à cause de leur ressemblance avec les
racines noires du chêne, excitent l'appétit, si on y ajoute de la
moutarde, mais elles se corrompent plus difficilement que la *panse*,
147 à cause de leur défaut de graisse. On a l'habitude de réserver exclusivement le nom de *salaisons* pour celles dont nous venons de
parler, quoique, dans les îles, on sale un grand nombre de poissons,
parmi lesquels il y en a d'un prix élevé; quant aux rougets et aux
pagels, ils sont durs; les salaisons qu'on apporte de la Sintic sont,

suivant les parties de l'animal.

De ce qu'on appelle *salaisons* proprement dites.

1. δυσοικονόμητα CDHMN.
3. ἐπίμελον B.
Ib. Κυμαῖος] κλείδιον C 2ª m..
4. προσφάτη ABCM.
Ib. μὲν γάρ AC.
5. πρὸς παλαίωσιν BDHMV.
Ib. εὔχυμος ex emend.; εὔχυλος ABCMNV; εὔχηλος DH.
5-6. εὐδιάφθαρτος B.
7. μελάνδρια B text.; κοσΊαί R marg.
8. παροῤῥητικά C; παροξυντικά 2ª m.
Ib. ὀρέξεων A 1ª m. CDHMV.
9. δυσφθαρτότερος A.
Ib. ἐν τῷ C.
11. δέ ex emend.; γάρ Codd.
Ib. καί om. A.

γροι σκληροί· [οἱ δὲ] ἐκ τῆς Σιντικῆς κομιζόμενοί εἰσι μὲν κητώδεις, οὐκ ἐνάριθμοι δὲ τοῖς καθαριωτέροις θαλαττίοις.

Περὶ τῶν ποταμίων καὶ λιμναίων ταρίχων.

Τῶν δὲ ποταμίων καὶ λιμναίων ταρίχων φέρει μὲν ὁ Νεῖ- 148
λος κητώδεις σίμους τε καὶ φάγρους, οἳ | διὰ τὸ καταπιμελέσ7α- 28
τον ζεσθέντες ἐσθίονται διὰ νάπυος· πλείονες δὲ ληφθέντες
ἐπιπολάζουσιν. Τῆς δὲ μέσης ὕλης ἐκ μὲν τοῦ κεσ7ρέως ταρι- 149
χεύονται οἱ μὲν κατὰ ῥάχιν ἀνατμηθέντες καλούμενοι μενδήσιοι, οἱ δὲ ὑγιεῖς ἀλυκάτοι, οἱ δὲ ἐν κεράμοις ταριχευόμενοι
βωρεῖς, οἳ καὶ ὠμοὶ ἐσθίονται, ἀποδαρέντος τοῦ δέρματος καὶ
κατατιλθέντος. Εἰσὶ δὲ τῶν κεσ7ρέων καὶ [οἱ] ἀκρόπασ7οι καλού- 150

il est vrai, faites avec de grands poissons, mais elles ne peuvent pas être rangées parmi les salaisons marines faites avec quelque recherche.

DES SALAISONS TIRÉES DES POISSONS DE RIVIÈRES ET DE LACS.

Salaisons de *simes*, de pagels,

Quant aux poissons de rivières et de lacs susceptibles d'être salés, 148
le Nil produit, en fait de poissons analogues aux grands animaux
marins, les *simes* et les pagels; à cause de leur excès de graisse, on
mange ces salaisons bouillies, avec de la moutarde; si on en prend

— de muges:

trop, elles surnagent dans l'estomac. Comme exemple de salaisons 149
douées de propriétés moyennes, on a les muges; salées, après leur

mendésiennes, *halycates*, *borées*,

avoir fendu le dos avec un couteau, elles sont appelées *mendésiennes;*
celles qu'on laisse intactes, *halycates;* et celles qu'on sale dans des
pots de terre, *borées;* on mange aussi les dernières crues, après en
avoir détaché et arraché la peau. Il y a aussi des salaisons fournies 150

1. οἱ δέ ex emend. Cor.; om. Codd. — Ib. Σιντικῆς ex emend.; Ἰνδικῆς Codd. — Ib. εἰσι] εἰ A 1ª m. — Tit. λιμνώων CMV; λιμνίων AB. — 3. ταρίχων om. ABCMV. — 4. κητώδεις σίμους ex emend. Cor.; κητωδεσίμους Codd. — 4-5. κατεπιμελέσ7ατον D. — 5. ζεσθένται B text.; τεθέντες A 1ª m. — Ib. πλείονες δὲ ληφθέντες ex em. Cor.; πλείονος δὲ ληφθέντος Codd. — 8. εὐγιεῖς CM. — Ib. ἀλυκά· τοῖοι AC; ἀλυκὰ τοῖ· οἱ M; ἀλυκοί· τοῖοι C 2ª m. — 10. κατατιλθέντες M marg.; καταλισθέντες H; καθαλεασθέντες D; ἀποτιλθέντες M text.; ἀποπλθέντες C; ἀποπλυνθέντες 2ª m. — Ib. οἱ ex emend. Cor.; om. Codd.

μενοι, ἡδεῖς, καὶ ὀπτοὶ ἐσθίονται, καθάπερ καὶ οἱ ἀλυκάτοι τε
151 καὶ μενδήσιοι. Καὶ τῶν κορακίνων δὲ οἱ ταριχευόμενοι καλοῦνται ἡμίνηροι καὶ αὐτοὶ ὀπτανοὶ ἐσθιόμενοι· ὀπώρας τινὸς δίκην
φέρουσιν, οὐκ ἀεὶ ὄντες, ἀλλὰ πρὸς τὸν χειμῶνα γινόμενοι.
152 Καὶ ἄλλα δέ τινα ἐλάχιστα γίνεται ταρίχια ὠμόφαγα, οὐ σπου-
δαῖα μὲν, ἰδίαν δέ τινα κνῖσαν ἐπάγοντα, ἅπερ μετὰ λαχάνων
δριμέων ἐσθίονται, ὧν πρὸς τὸ ἐντελὲς τῆς πραγματείας χρὴ
μνησθῆναι· καλεῖται δὲ ἃ μὲν κορακίδια, ἃ δὲ βωρίδια, ἃ δὲ
29 κολίδια, ἃ δὲ τυφλινίδια, ἃ δὲ ἀβραμί|δια, ἅπερ πάντα κακο-
στόμαχά που εἴη, καὶ δύσφθαρτα, καὶ κοιλίας ὑπαγωγά.

νθʹ. Περὶ γάλακτος καὶ τυροῦ, ἐκ τῶν Γαληνοῦ.

1 Γάλα δὲ τὸ μὲν τῶν βοῶν παχύτατόν ἐστι καὶ λιπαρώτατον· *Al. fac.* III, 15; p. 681-82.

par les muges et appelées *acropastes;* elles sont agréables, et on les
151 mange grillées comme les *halycates* et les *mendésiennes.* De même,
les bolty du Nil salés sont appelés *héminères;* ces poissons, qu'on — de bolty,
mange aussi grillés, forment une espèce de *fruit de saison,* parce
qu'on ne les trouve pas toujours, mais qu'ils viennent aux ap-
152 proches de l'hiver. On sale encore quelques autres poissons très- — et d'autres petits poissons :
petits qu'on mange crus; ces salaisons ne sont pas bonnes, mais
produisent une espèce spéciale d'éructation nidoreuse; on les mange
avec des herbes potagères âcres, et il faut bien en parler, pour que
notre traité soit complet; on appelle les unes *coracidies,* les autres — *coracidies, boridies, colidies, typhlinidies* et *abramidies.*
boridies, celles-ci *colidies,* celles-là *typhlinidies,* d'autres, enfin, *abra-
midies;* toutes ces salaisons peuvent être nuisibles à l'orifice de
l'estomac, se corrompent difficilement et relâchent le ventre.

59. DU LAIT ET DU FROMAGE.

[Tiré de Galien].

1 Le lait de vache est le plus épais et le plus gras; celui du cha- — Propriétés

3. οἱ μίνηροι B. — 5. ὠμοφάγα D. — Ib. οὗς M text.; οὓς M marg. V*R. 6. κνίσσαν D; κνῆσαν A. 8. βορίδια B. 9. κόλλια ACM Wott. p. 161 h. Ib. ἃ δὲ ἀβρομίδια DHV; ἃ δὲ ἀβρωμίδια A; om. C et Wott. l. l. 10. που εἴη conj.; ποιεῖ Codd. Ib. ὑπαγωγά ex emend. Cor.; ἐπαγωγά Codd.

ὑγρότατον δὲ καὶ ἥκιστα λιπαρὸν τὸ τῆς καμήλου, καὶ μετὰ
αὐτὴν ἵππου, μετὰ αὐτὴν ὄνου· σύμμετρον δὲ τῇ συστάσει τὸ
τῆς αἰγός ἐστι γάλα· τὸ δὲ τοῦ ϖροβάτου ϖαχύτερον τούτου.
Κατὰ δὲ τὰς ὥρας τοῦ ἔτους ὑγρότατον μέν ἐστι τὸ μετὰ τὴν 2
ἀποκύησιν· ἀεὶ δὲ καὶ μᾶλλον ἐν τῷ ϖροϊέναι ϖαχύνεται· κατὰ
δὲ μέσον τὸ θέρος ἐν τῷ μέσῳ καὶ αὐτὸ τῆς ἑαυτοῦ φύσεως
καθίσταται· μετὰ δὲ τὸν καιρὸν τοῦτον ἤδη ϖαχύνεται κατὰ
βραχὺ, μέχρις ἂν ϖαύσηται τελέως· ἔστι δὲ, ὥσπερ ὑγρότατον,
Al. fac. III, 15; p. 683. οὕτω καὶ ϖλεῖστον, ἦρος. Μικτὸν δὲ ἐξ ἐναντίων οὐσιῶν ὑπάρχει 3
τὸ γάλα ὀροῦ τε καὶ τυροῦ, μετέχει δὲ ϖρὸς τούτοις καὶ τρί-
του τοῦ λιπαροῦ χυμοῦ, ϖλείστου μὲν, ὡς εἴρηται, τὸ τῶν
βοῶν· διὸ καὶ σκευάζουσιν ἐξ αὐτοῦ τὸ καλούμενον βούτυρον.
Ib. p. 684. Ἔχει δέ τι καὶ τὸ τῶν ϖροβάτων καὶ τὸ τῶν αἰγῶν λίπος, ἀλλὰ 4

comparatives du lait suivant les animaux, — les saisons.

meau est le plus liquide et le moins gras; après lui vient le lait de
jument, et ensuite celui d'ânesse; le lait de chèvre est de consistance
moyenne; celui de brebis est plus épais que ce dernier. Quant aux 2
saisons de l'année, le lait le plus liquide est celui qu'on trait
après que les animaux ont mis bas; il s'épaissit toujours de plus
en plus à mesure que la saison avance; au milieu de l'été, il atteint la moyenne de sa consistance naturelle; après cette époque,
il s'épaissit encore peu à peu, jusqu'à ce qu'il se tarisse tout à fait;
au printemps, le lait est non-seulement le plus aqueux, mais aussi
Nature du lait. le plus abondant. Le lait est un mélange de substances contraires, 3
de petit lait et de fromage; il contient, en outre, une troisième substance, l'humeur grasse, plus abondante, comme je viens de le dire,
dans le lait de vache [que dans tout autre]; voilà pourquoi ce lait
Proportion de la substance grasse sert à fabriquer ce qu'on appelle *beurre*. Le lait de brebis et celui de 4
chèvre contiennent également une certaine proportion de substance

CH. 59; l. 2. ταῦτα Gal.
Ib. μετὰ δὲ ταῦτα Gal.
5. ἀνακύησιν BV; κύησιν Aët.; ἀπότεξιν Paul. — Ib. καί om. Gal.
5-6. κατὰ δέ] καὶ κατά Gal.
6. καὶ αὐτό del. C 2ª m.
Ib. αὐτοῦ Gal. — 7. δέ om. C.
8. ὑγρότερον BV.
9. ἦρος, οὕτω καὶ ϖλεῖστον Gal.
10. τε om. ABCV.
Ib. τοῖσδε Gal.
10-11. τρίτου λιπαροῦ ABCV.
11. ϖλεῖστον ABC 1ª m. V.
Ib. τό om. Gal.
13. λίπους Gal.; *pinguedinis* Ras.
Ib. ἀλλά] καί V 1ª m.

ἧτἶον πολύ· τὸ δὲ τῶν ὄνων ἥκισἶα μετέχει τοῦ τοιούτου χυ-
μοῦ· διὸ καὶ σπανίως ἐτυρώθη τινὶ κατὰ τὴν γασἶέρα, πινόμενον αὐτίκα θερμὸν ἅμα τῷ τῶν τιτθῶν ἐκπεσεῖν· εἰ δὲ ἅλῶν
λάβοι ἢ μέλιτος, ἀδύνατον αὐτῷ παγῆναί τε καὶ τυρωθῆναι κατὰ
5 τὴν γασἶέρα. Μεγάλως δὲ εἰς ἀρετὴν γάλακτος συντελεῖ καὶ ἡ
νομὴ τῶν ζῴων· ἐναργῶς γοῦν θεώμεθα τὰ νεμηθέντα σκαμμωνίας ἢ τῶν τιθυμάλλων τινὸς καθαρτικὸν ἴσχοντα τὸ γάλα·
δῆλον οὖν ὡς καὶ δριμὺ καὶ ὀξὺ καὶ αὐσἶηρὸν ἐπὶ ταῖς μοχθη-
ραῖς ἔσἶαι νομαῖς, ἐξομοιούμενον ἀεὶ τῇ φύσει τῆς πόας· οὔτε
δριμείας οὖν, οὔτε ὀξείας, οὔτε αὐσἶηρὰς εἶναι πάνυ χρὴ τὰς
τροφὰς τῶν ζῴων, ὧν τῷ γάλακτι μέλλομεν ὡς εὐχυμοτάτῳ
6 χρῆσθαι. Καὶ μὴν καὶ ὅτι κατὰ τὴν ἡλικίαν ἀκμάζον εἶναι χρή,

San. tu. V, 7, t. VI; p. 345-346.

grasse, mais en beaucoup moins grande quantité; celui d'ânesse est
le moins abondamment pourvu de cette substance; aussi, arrive-t-il
rarement que ce lait se transforme en fromage dans l'estomac, quand
on le boit chaud aussitôt qu'il est sorti du pis; lorsqu'on y ajoute
du sel ou du miel, il ne peut pas se coaguler et se transformer en
5 fromage dans l'estomac. Les pâturages des animaux influent aussi
beaucoup sur la bonté du lait; car nous voyons clairement que
les animaux qui paissent de la scammonée ou quelque espèce de
tithymalle donnent un lait purgatif; le lait sera donc certainement âcre, acide ou âpre, après de mauvais pâturages, parce qu'il
acquiert toujours la nature de l'herbe; par conséquent, la nourriture des animaux, dont nous voulons employer le lait comme
aliment contenant les humeurs les plus excellentes, ne doit être
6 en aucune manière ni âcre, ni acide, ni âpre. Certes, il n'est pas

suivant les animaux.

Influence des pâturages sur les qualités du lait.

1-2. πολύ . . . . . χυμοῦ om. ABC 1ª m. V Ras.

1. τοῦ om. Gal.

2. τινες A 1ª m.

4. ἢ] καί A 1ª m. BV Gal.; τε καί Sim. Seth; C 2ª m. a la glose γρ. καί.

Ib. παγῆναί τε αὐτό Gal.; C 2ª m. a la glose γρ. αὐτό.

5. Μεγάλως] Οὐ βραχέα Gal.

6-7. σκαμμωνίαν Gal.

7. τῶν om. ABCV.

9. ὁμοιούμενον ABCV.

10-11. πάνυ χρὴ τὰς τροφὰς εἶναι Gal.

11. ὧν om. ABC 1ª m. V.

Ib. γάλακτι ᾧ AB; γάλακτι ὡς C 1ª m.

καὶ κατὰ τὴν ἕξιν τοῦ σώματος ἄμεμπτον τὸ ζῷον, πρόδηλον
δήπου, κἂν ἐγὼ μὴ λέγω. Βλάπτει δὲ μεγάλα τοὺς ὀδόντας, εἰ 7
συνεχῶς τις αὐτῷ χρῷτο, καὶ τὰ οὖλα· ταῦτα μὲν γὰρ πλαδαρὰ,
τοὺς δὲ ὀδόντας εὐσήπτους τε καὶ ῥαδίως διαβιβρωσκομένους ἐρ-
γάζεται· χρὴ τοίνυν ἐπὶ τῇ προσφορᾷ τοῦ γάλακτος οἴνῳ κεκρα-
μένῳ διακλύζεσθαι· βέλτιον δὲ, εἰ καὶ μέλιτος ἐπεμβάλλοις
αὐτῷ. Διακρίνεται δὲ τὸ γάλα θερμαινόμενον, ἢ διὰ πυτίας 8
πηγνύμενον, ἢ ὁπωσοῦν ἄλλως· καὶ γὰρ καὶ ἡ σχίσις καλουμένη ταὐτὸν ἐργάζεται χωρὶς τῆς πυτίας, ὅταν ἱκανῶς προθερμάναντες τὸ γάλα καταῤῥαίνωμεν ὀξυμέλιτι ψυχρῷ. Ταὐτὸ 9
δὲ ἐργαζόμεθα καὶ διὰ οἰνομέλιτος· ἐνίοτε δὲ καὶ χωρὶς τοῦ κα-
ταῤῥᾶναι, τὴν οὐσίαν αὐτοῦ καθιέντες εἰς ἀγγεῖον ὕδωρ ἔχον

Al. fac. III, 15; p. 688.

Ib. 16; p. 694.

moins évident, lors même que je ne le dirais pas, que l'animal
doit être à la fleur de l'âge et irréprochable, quant à la complexion. Le lait nuit beaucoup aux dents et aux gencives, si 7
on en prend habituellement; car il produit dans les gencives un
excès d'humidité et il rend les dents susceptibles de se gâter et de
se ronger facilement; il faut donc, après avoir pris du lait, se laver
la bouche avec du vin coupé d'eau; il est encore préférable d'y
ajouter aussi du miel. On décompose le lait en le chauffant, en le 8
coagulant avec de la présure ou de quelque autre manière que ce
soit; car, par l'opération appelée *schisis*, on produit également le
même effet sans présure; elle consiste à verser de l'oxymel froid
sur le lait, après l'avoir fortement chauffé. On décompose encore 9
le lait au moyen du vin miellé; quelquefois aussi on le coagule sans
rien y verser, en le plaçant dans un vase contenant de l'eau très-

Propriétés nuisibles du lait pour les dents et les gencives.

Manières de décomposer le lait.

1. καί om. A. — Ib. εὔδηλον Gal.

2. καὶ ἐγώ A. — Ib. λέξω V.

2-3. μεγάλα......οὖλα] ἡ συνεχὴς χρῆσις αὐτοῦ τοὺς ὀδόντας ἅμα ταῖς περικειμέναις σαρξὶν, ἃς ὀνομάζουσιν οὖλα Gal.

2-4. εἰ.....ὀδόντας om. V.

3. ταύτας.....πλαδαράς Gal.

4. βιβρωσκομένους ABCV.

6. ἐπεμβάλοις ABC Gal.

7. πυτίας Gal.; πιτύας BV et ainsi toujours; AC ont ici πιτύας, et lig. 9 et p. 163, 1. πυτίας.

8. καὶ γὰρ ἡ Gal.

9. τοῦτο Gal.

9-10. προθερμαίναντες C; θερμήναντες Gal.; *excalfacto* Ras.

10. καταῤῥάνωμεν ABCV.

Ib. Ταὐτόν AC.

12. εἰς om. ABCV.

10 ψυχρότατον, ἐργαζόμεθα τὴν σχίσιν. Ἄνευ δὲ πυτίας καὶ τὸ
μετὰ τὴν ἀποκύησιν ἀμελχθὲν αὐτίκα πήγνυται, πυρωθὲν ἐπὶ
θερμοσποδιᾶς ὀλίγῳ χρόνῳ· καλεῖται δὲ πυριάτης καὶ πυρίε-
11 φθος τὸ οὕτω σκευασθέν. Τῶν δὲ τυρῶν ὁ μὲν μαλακώτερος τοῦ
σκληροτέρου βελτίων, ὁ δὲ ἀραιότερος καὶ χαῦνος τοῦ πυκνο-
12 τέρου καὶ πεπιλημένου. Μοχθηρῶν δὲ ὄντων τοῦ τε κολλώ-
δους ἱκανῶς καὶ τοῦ ψαθυροῦ μέχρι τραχύτητος, ὁ μέσος ἐσῖιν
13 αὐτῶν βελτίων. Κατὰ δὲ τὴν ἐν τῇ γεύσει γνῶσιν ἀπάντων
μὲν ἄρισῖος ὁ μηδεμίαν ἔχων ἰσχυρὰν ποιότητα, βραχὺ δέ τι
καὶ τῶν ἄλλων ὑπερέχουσαν τὴν γλυκύτητα· βελτίων δὲ καὶ ὁ
ἡδίων τοῦ ἀηδοῦς, καὶ ὁ σύμμετρον ἁλῶν ἔχων τοῦ παμπόλλους

Al. fac. III, 17; p. 698-99.

10 froide. On coagule aussi sans présure le lait qu'on trait immédiatement après que les animaux ont mis bas, en le chauffant
quelques instants sur de la cendre chaude; on appelle *pyriate* ou
11 *pyriephthe* celui qu'on a ainsi préparé. De tous les fromages, celui
qui est un peu mou est préférable à celui qui est plutôt dur;
celui qui est légèrement rare et spongieux vaut mieux que celui qui
12 est plutôt dense et compact. Comme le fromage tout à fait glutineux et le fromage qui se casse en morceaux, de façon à paraître
rugueux, sont tous deux mauvais, celui qui tient le milieu entre
13 eux leur est préférable. Quant à la manière de distinguer les fromages au goût, le meilleur de tous est celui qui n'a aucune qualité
prononcée, mais chez lequel le goût sucré prédomine un peu sur
les autres qualités; celui dont la saveur est assez agréable est meilleur que celui dont le goût est désagréable, et celui qui contient
une quantité modérée de sel vaut mieux que celui qui en contient

Propriétés comparatives des diverses espèces de fromage.

Manière de distinguer les fromages au goût.

2. πήγνυνται A. — 3. θερμῆς σποδιᾶς Gal.; θερμοσποδιᾷ V. Ib. πυριώτης A; γρ. πυριάσῖης C 2ª m.; *pyriastes* Ras.; πυριασῖόν Gal. 4. πυρῶν B text. — Ib. ὁ μέν om. AB. — 5. ἀραιός Gal., Aët. 5-6. πάνυ πυκνοῦ C 2ª m. Gal., Aët. 6. δέ om. ABCV Ras. 7. καὶ ψαθυροῦ Gal. 7-8. ὁ δὲ μέσος ἐσῖὶν αὐτῶν βελτίων C 2ª m.; om. ABC 1ª m. Ras. 8. διάγνωσιν Gal. 9. ἰσχυρὰν ἔχων ποιότητα Gal. 9-10. τι τῶν Gal. 10-11. καὶ ἡδίων ABCV Ras. 11. τοῦ ἀηδοῦς om. ABC 1ª m. V Ras. — Ib. καί om. A. — Ib. συμμέτρων ABCV; συμμέτρως Sim. Seth. — Ib. μετέχων Sim. Seth. — Ib. παμπόλλων ABCV.

ἢ μηδὲ ὅλως ἔχοντος. Μετά γε μὴν τὸ προσενέγκασθαι τὸν οὕτω 14
κριθέντα καὶ διὰ τῆς ἐρυγῆς ἔνεσΊι γνωρίζειν, ὁποῖός ἐσΊιν
ἀμείνων αὐτῶν· ὁ μὲν γὰρ κατὰ βραχὺ μαραινομένην ἴσχων
τὴν ποιότητα βελτίων· ὁ δὲ παραμένουσαν οὐκ ἀγαθός· δῆλος
γὰρ οὗτός ἐσΊι δυσμετάβλητος ὤν τε καὶ δυσαλλοίωτος.

ξ'. Περὶ ὀξυγάλακτος.

Al. fac. III, 16; p. 689-90.

Τοὺς ψυχρὰν ἔχοντας περὶ τοὺς ὀδόντας κρᾶσιν βλάπΊει, τὴν 1
καλουμένην αἱμωδίαν ποιοῦν. Πρόδηλον δὲ ὅτι καὶ ἡ γασΊὴρ 2
ἡ μὲν ψυχροτέρα βλάπΊεται καὶ οὐδὲ πέτΊει καλῶς τὸ ὀξύγαλα·
συμμέτρως δὲ ἔχουσα κράσεως μόλις μὲν αὐτὸ πέτΊει, οὐ μὴν
τελείως ἀμετάβλητον ἴσχει· θερμοτέρα δὲ οὖσα τοῦ προσήκον-

beaucoup, ou qui n'en contient pas du tout. Après avoir mangé le 14
fromage, dont on a apprécié les qualités comme il vient d'être
dit, on peut encore reconnaître aux éructations lequel d'entre eux
est le meilleur; en effet, le fromage qui produit des éructations
qui disparaissent peu à peu est le meilleur; mais celui qui engendre
des éructations persistantes n'est pas bon; car il est évident que ce
dernier se transforme et s'assimile difficilement.

60. DU LAIT AIGRE.

Propriétés du lait aigre suivant l'état des dents et de l'estomac.

Le lait aigre nuit à ceux dont les dents sont d'un tempérament 1
froid, en produisant ce qu'on appelle *agacement*. L'estomac, s'il est un 2
peu froid, sera évidemment fatigué aussi par le lait aigre et ne le digérera pas bien non plus; mais, s'il est d'un tempérament moyen, c'est à peine s'il le digère; cependant il ne le laisse pas sans lui faire subir aucune espèce de transformation; si enfin l'estomac est plus chaud qu'il ne convient, non-seulement il n'éprouve aucun incon-

1. ἢ] *καί* Gal.
2. ἐρύπης ABV.
2-3. *αὐτῶν ἐσΊιν ἀμείνων τε καὶ χείρων* Gal.
4. *εὔδηλος* Gal.
5. *ὤν* om. Gal.
Ib. *τε* om. ABCV.
Ch. 60; l. 7. *ἡ* om. ABCV.
8. *πέτΊεται* A 2ª m.; *πέπΊεται* C.
Ib. *τό* om. Gal.
10. *ὅσαι θερμότεραι* et les autres mots au plur. Gal.

Math. 166.

τος γαστὴρ πρὸς τῷ μηδὲν βλάπτεσθαι καὶ χρηστοῦ τινος ἀπο-
3 λαύει. Ψυχρὸν οὖν ἐστι τὸ ὀξύγαλα τὴν κρᾶσιν καὶ παχύχυμον.

Al. fac. III, 16; p. 692.

ξα'. Περὶ γαλακτοποσίας, ἐκ τῶν Ῥούφου· κεῖται ἐν τῷ λόγῳ τῷ Περὶ διαίτης πέμπτῳ, ἐν τοῖς μέσοις τοῦ λόγου.

1 Τῷ δὲ βουλομένῳ γαλακτοποτεῖν τῶν ἄλλων καὶ σιτίων καὶ ποτῶν ἀφεκτέον ἐστὶν, ἔστε ἂν πεφθῇ τε καὶ διαχωρήσῃ κάτω· καὶ γὰρ εἰ σμικρὸν οὑτινοσοῦν μίσγοιτο αὐτῷ, πολλὴ ἀνάγκη
2 αὐτό τε διαφθαρῆναι, καὶ τὸ προσαρθέν. Ἄμεινον οὖν ἕωθεν πί-
νειν νεόβδαλτον, καὶ ἀσιτεῖν ἐπὶ αὐτῷ, καὶ τῶν πόνων τῶν

vénient de l'usage du lait aigre, mais il en retire même quelque
3 profit. Donc le lait aigre est d'un tempérament froid et contient
des humeurs épaisses.

61. DE LA MANIÈRE DE BOIRE LE LAIT.

(Tiré de Rufus.)

[Se trouve dans le Ve livre *du Régime*, au milieu.]

1 Celui qui veut boire du lait doit s'abstenir des autres aliments et boissons, jusqu'à ce que le lait soit digéré et qu'il ait passé par le bas; car, s'il s'y mêlait même une parcelle d'une substance quelconque, non-seulement ce lait, mais aussi ce qu'on aurait pris par-
2 dessus, se corromprait de toute nécessité. Le mieux donc est de
le prendre le matin, immédiatement après qu'il est trait, de s'abs-

Des conditions dans lesquelles doit se trouver celui qui veut boire du lait, suivant

Ch. 61. Tit. Τῷ περὶ διαίτης ex em.; τῷ (τό B; om. M) περὶ γάλακτος Codd.
Ib. πέμπτῳ] ἐστί A 1ª m. BV.
Ib. ἐν om. ACM.
3. δέ *Syn.*; om. Codd.
4. ἔστε] ἕως C 2ª m.; om. 1ª m.
Ib. πεφθείη B.
Ib. διαχωρηθῇ Aët.; διαχωρῆσαι *Syn.*
5. εἰς μικρόν ABV.
Ib. μίσγυτο M text.; μίγνυτο marg.; ἐμίγνυτο C 2ª m.; μίγνυντο 1ª m.
Ib. αὐτῶν A.
5-6. ἀνάγκη . . . . . Ἄμεινον om. A 1ª m.
6. διαφθαρῆναι συνδιαφθαρῆναί τε καὶ τό Aët. — Ib. προσαχθέν Aët.; γρ. προσαχθέν C 2ª m.
7 et 166, 1. πόνων τῶν ἄγαν] πλειόνων πόνων Aët.

ἄγαν ἀφαιρεῖν τηνικαῦτα, ὅτι πονοῦσιν ἀνάγκη ὀξύνεσθαι·
ἀλλὰ ἡσυχῇ περιπατῆσαι ἄμει|νον, καὶ μεταξὺ ἀγρύπνως ἀνα- 16
παύεσθαι· οὕτω γὰρ ποιοῦντι τὰ πρῶτα διαχωρεῖ· διαχωρή-
σαντος δὲ, ἄλλο πίνειν, καὶ, εἰ τοῦτο διαχωρήσαι, ἄλλο. Κατ- 3
αρχὰς μὲν οὖν καθαίρει χρησΊῶς, οὐδὲ μὲν πολὺ τοῦ ἄλλου
ὄγκου, ὅσα δὲ ἐν τῇ κοιλίᾳ ἔνεσΊι, καὶ ὅσα τούτοις ὑποχωροῦσι
συναπέλθοι ἂν τῶν πλησίον· μετὰ δὲ ταῦτα ἤδη εἰσέρχεται
εἰς τὰς φλέβας, καὶ τρέφει καὶ κάλλισΊα, καὶ οὐκέτι διαχωρεῖ,
ἀλλά γε καὶ ἵσΊησι τὴν γασΊέρα. Εἰς μὲν οὖν διαχώρησιν πί- 4
νοντι οὐκ ἂν εἴη καὶ τὸ πλεῖον ἄκαιρον· εἰς δὲ θρέψιν ἔτι

Les diverses indications à remplir.

tenir ensuite d'aliments et de diminuer alors les exercices trop violents, parce qu'il s'aigrit nécessairement, lorsqu'on fait des efforts; il est préférable de se promener doucement et, par intervalles, de se reposer sans dormir; car, c'est le moyen de le faire passer par le bas aussi vite que possible; quand la première portion a passé, il faut en prendre une seconde, et, quand cette dernière a également passé, encore une autre. Au commencement donc, le lait 3
nous purge avec avantage; en effet, les selles qu'il produit ne contiennent pas beaucoup de matériaux empruntés au reste du corps, mais elles se composent des matières renfermées auparavant dans les intestins et de ce qui, en même temps que ces matières descendent, se détache des parties voisines; mais, plus tard, le lait entre dans les veines, il nourrit même très-bien et ne passe plus par le bas; il resserre même le ventre. Celui donc qui boit du lait, 4
en vue d'obtenir des évacuations alvines, ne fera pas mal d'en prendre une quantité assez considérable; mais celui qui en boit

1. ἀφερεῖν C; ἀποφέρειν 2ᵃ m.
2. ἀλλά] καί V.—Ib. βαδίζειν Aët.
3. τὰ πρῶτα] τὸ ποθέν Aët.
5. καθαιρεῖ A *Synops.*
Ib. οὐδέ AC 1ᵃ m.; οὐκ Aët.; οὐδέν les autres.—Ib. μὲν πολύ] ἐκ Aët.
Ib. ὅλου Aët.
6. ὄγκου ἢ σώματος C 2ᵃ m.
Ib. κοιλίας A; κοιλίᾳ καὶ ἐντέροις Aët.
Ib. ἐσΊί Aët.; ἔσω ἐστί *Syn.*, Paul.
7. πλησίων AM.
Ib. τοῦτο Paul.; αὐτό ABC 1ᵃ m. V.
Ib. ἤδη εἰσέρχεται *Synops.*, Paul.; ἀναφέρεται ἤδη Aët.; ἡ δεῦσις ἔρχεται AC 1ᵃ m.; ἡ δῆσις ἔρχεται A 2ᵃ m.; ἤδησις ἔρχεται M; οἴδησις ἔρχεται BV.
9. γε ex em.; τε ABCMV; del. C 2ᵃ m.; om. Aët.
9-10. πίνουσι C 2ᵃ m.

Matth. 167-169.

προθυμούμενον ἀπέχεσθαι, ὅτι τὰ μὲν πολλὰ ἔργον σκέψαι, δέχεται δὲ καὶ ὠμὰ κενωθὲν τὸ σῶμα· τῷ γὰρ κενῷ ἑτοιμότατον
5 πληροῦσθαι. Διὰ ταῦτα ἐπὶ ταῖς κενώσεσι μετριάζειν συμφέρει,
168 |τυχόντα δὲ οὗ δὴ καὶ ὥρμησέ τις ἕνεκεν πίνειν τοῦ γάλακτος, πρὸς τὴν ἄλλην τρέπεσθαι δίαιταν· μάλισΊα δὲ τοῖς κατὰ θώρακα νοσήμασι τοῖς χρονίοις καὶ βηχώδεσιν, ἠδὲ ἐπὶ πΊύσεσι πυωδῶν ἡ μακροτέρα προσφορὰ τοῦ γάλακτος προσφέρει· δια-
6 λείποντα δὲ ἕνα ἐνιαυτὸν πάλιν προσφέρεσθαι. Πρὸς δὲ τοὺς δάκνοντας χυμοὺς καὶ τὰ ἐκχυμώματα πίνειν, μέλιτος μίσγοντα·
169 |καὶ γὰρ διαχωρητικώτερον καὶ χρησΊότερον· μίσγειν δὲ καὶ σι-

pour se nourrir doit s'arrêter quand il a encore envie d'en prendre, parce que c'est une œuvre difficile d'en conserver une grande quantité, et que le corps, quand il est évacué, admet aussi les matières
5 crues; car le vide est très-prompt à se remplir. Il convient donc de se modérer après les évacuations, de passer au régime habituel, quand on a atteint le but en vue duquel on a commencé à boire du lait (or c'est surtout dans les maladies chroniques de la poitrine, accompagnées de toux, ainsi que dans les expectorations de matières purulentes, qu'un usage assez prolongé du lait est utile),
6 et de ne revenir au lait qu'après une année. Contre les humeurs corrosives et contre les extravasations d'humeurs, il faut boire le lait mêlé avec du miel; car, de cette manière, il relâche plus fortement le ventre, et il est plus avantageux; on peut égale-

Mode d'emploi du lait, contre les humeurs corrosives et les extravasations;

2. δέχεται om. C.
Ib. πολλὰ καὶ ὠμά C 2ª m.
3. μετριάζει C 1ª m.
4. τυχόντες A 1ª m.
Ib. δὲ οὗ δή ex emend.; δι' οὗ δή A; διούδη BCMV.
Ib. ὥρμησέ τις ex emend.; ὁρμῆς ἐσΊῆς A; ὁρμῆς ἐσΊής M; ὁρμης ἐσΊης BV; ορμηεσΊης C.
6. βληχώδεσι M.
6-7. ἠδὲ ἐπὶ πΊύσεσι πυωδῶν conj.; οἱ δ' ἐπίπΊυσε πΊυωδῶν A; οἱ δὲ πιπΊυσε πΊυωδῶν B marg.; οἱ δὲ πιπΊυσαι πΊυωδῶν B text.; οἱ δὲ πίπΊυσε πΊυωδῶν C; οἱ δὲ ἐπιπΊυσε πΊυωδῶν V; οιδεπιπΊυσε πΊυωδῶν M.
7-8. διαλείποντα ἕνα C 1ª m.
8. ἐνιαυτόν conj.; χρόνον Codd.
9. τὰ ἐκχυμώματα] μάλισΊα τοὺς ἐμπεπλασμένους C 2ª m., Aët.
Ib. πίνειν συμφέρει C 2ª m. Aët.
Ib. μέλιτος μίγοντα A; μέλ. σμίγοντα CM; μετ' ὀλίγου μέλιτος Aët.
10. διαχωρητικώτερα καὶ χρησΊότερον A 1ª m.; διαχωρητικώτερον καὶ ῥυπΊικώτερον C 2ª m.; χρησιμώτερον καὶ ῥυπΊικώτερον καὶ διαχωρητικώτερον Aët. — Ib. σμιγέν ABC 1ª m. MV.

ραίου καὶ οἴνου γλυκέος· διαχωρητικὸν δὲ καί, εἰ ἁλῶν μίσγοις,
ἀλλὰ ἀτερπέστερον. Ταῖς δὲ δυσεντερίαις, καὶ τοῖς χολώδεσι 7
ῥεύμασι, καὶ ὅλως τοῖς κατὰ νῆστιν πονηρευομένοις, καὶ ὅσαι
συντήξεις ἐπὶ γαστέρα συννεύουσιν, ἕψοντα διδόναι τοῦ γάλακτος. Ἕψειν δὲ τὸ μὲν πρῶτον ἡσυχῇ καὶ ἐπὶ ὀλίγον, ὡς 8
μέρος μέν τι διαχωρῆσαι, μέρος δέ τι ἐπισχεθῆναι· μετὰ δὲ ἔτι
μᾶλλον καὶ μᾶλλον ἕψειν, φυλασσόμενον μήτε κατακαίειν, μήτε
τυρὸν ἢ ὀρὸν ἐξ αὐτοῦ ποιεῖν. Φυλακὴ δὲ ἀρίστη, μαλακῶς τε 9
ἕψειν, καὶ συνεχεῖ τῇ κινήσει χρῆσθαι, καὶ πτερῷ τὸ ἐφιστάμενον ἀποξύειν πάντοθεν· κινεῖν δὲ νάρθηκι λείῳ καὶ λεπτῷ,
καί, ἤν τι ἐφίζῃ τοῖς χείλεσι | τοῦ ἐχίνου, καὶ τοῦτο σπόγγῳ 170

ment y mêler du vin nouveau cuit et du vin d'un goût sucré;
il agit également sur les évacuations alvines quand on y mêle du
- dans la dyssenterie. sel, mais alors il est plus désagréable à boire. Contre les dyssen- 7
teries, les flux bilieux et, en général, contre toutes les affections
du jejunum, ainsi que contre les fontes du corps qui se rassemblent
Procédé pour faire bouillir le lait. dans le tube intestinal, il convient de donner du lait bouilli. Il faut 8
d'abord le faire bouillir peu et doucement, de façon qu'une partie
passe par les selles et que l'autre soit retenue; plus tard, on le fera
bouillir de plus en plus, en évitant de le faire brûler, d'en faire du
fromage ou du petit lait. La meilleure manière d'éviter ces incon- 9
vénients est de le cuire doucement, de le remuer constamment
avec un rameau de férule lisse et mince, et d'enlever, en raclant de
tout côté, avec une plume, les grumeaux qui se forment à la surface, et d'ôter avec une éponge ce qui pourrait s'attacher au pour-

1. *γλυκέος· εὐστομαχώτερον γὰρ τοῦτο γίνεται* Aët. — Ib. *διαχωρητικώτερον* C 2ª m. Aët. — Ib. *εἰ*] *ἢν* ACM.

4. *συννένουσιν* A; *συνέουσιν* C; *συῤῥέουσιν* 2ª m.

6. *σχεθῆναι* *Synops.*; *ταχῆναι* Paul.

Ib. *ἔτι* *Synops.*, Paul.; *ἐπί* Codd.

6-7. *μᾶλλον τοῦ ὀροῦ καὶ μᾶλλον* C 2ª m. — 8. *ἢ ὀρόν* om. *Synops.*, Paul.

9. *συνεχεῖ* C 2ª m.; les autres om.

Ib. *χρῆσαι* (*χρῆσθαι* ex emend.) *καὶ πτερῷ* C 2ª m.; les autres om.

9-10. *ἐφιστάμενον* *Synops.*; *ὑφιστάμενον* ABCMV; *ἀφιστάμενον* Paul.

11. *τι ἀφίζῃ* B text.; *τι ἐφίξῃ* M; *τι ἐφίξει* C; *τι ἐφιζήσῃ* Aët.; *τι ζέσῃ* *Synops.*; *τῇ ζέσει* Paul.

Ib. *τοῖς χείλεσι τοῦ ἐχίνου*] *τῷ στόματι τῆς χύτρας* Aët.; *τοῖς χ. τ. ἐχείνου* B int. lin. C; *τ. χ. τ. εἰχείνου* A; *τ. χείλεσι* (om. *τοῦ ἐχίνου*) Paul.; *τ. χ. τ. ἐχ. ἢ λέβητος* C 2ª m.

Matth. 170.

καθαίρειν· πολλάκις γὰρ ἐνθένδε καὶ τὸ ὅλον διεφθάρη. Ἕψε οὖν, ὡς εἴρηται, τὸ γάλα, μέχρι παχύ τε ὁμαλῶς καὶ γλυκύτερον τοῦ ὠμοῦ γένηται.

ξβʹ. Περὶ ἀρίστου μέλιτος, ἐκ τῶν Γαληνοῦ.

1 Μέλι δὲ ἄριστόν ἐστι τὸ γλυκύτατόν τε καὶ δριμύτατον, καὶ τῇ χρόᾳ μὲν ὠχρὸν, τῇ συστάσει δὲ μήτε παχὺ καὶ θρομβῶδες, μήτε ἔνυγρον, ἡνωμένον τε διὰ ὅλου καὶ γλίσχρον, ὥστε, ἂν βαστάσας ἀπὸ αὐτοῦ τῷ δακτύλῳ ῥεῖν ἐπιτρέψῃς, κατατείνεσθαι συνεχὲς ἑαυτῷ, καθάπερ ἰξὸν, οὐ διασπώμενον, οὐδὲ ἀπορρηγνύμενον· τοιοῦτον δέ ἐστι τό τε Ὑμήττιον, καὶ Θάσιον,

Antid. I, 2, t. XIV; p. 11-12.

Ib. 4; p. 22.

tour de la casserole; car c'est là souvent le point de départ d'une corruption totale du lait. Faites donc bouillir le lait, comme je viens de le dire, jusqu'à ce qu'il ait acquis une épaisseur uniforme et qu'il soit plus sucré que le lait cru.

62. DU MEILLEUR MIEL.
(Tiré de Galien.)

1 Le meilleur miel est celui qui est très-sucré et très-piquant, de couleur jaune pâle, de consistance ni épaisse, ni grumeleuse, ni liquide, mais visqueuse, et formant un tout continu, de façon que, si vous en enlevez une partie avec le doigt et que vous le laissiez tomber, il coule vers le bas comme de la glu, sans se rompre, ou sans se détacher du doigt; tel est le miel de l'Hymette et de Tha-

Caractères du meilleur miel; localités où il se trouve.

1. καθαίρειν] καθαρῷ ἀφαιρεῖν Aët. Ib. ἄλλο *Synops.*, Paul. Ib. διεφθάρα C; διέφθαρται 2ª m.; διέφθειρε Aët. 2. παχύτερον (om. τε) Paul.; παχύτερόν τε *Synops.*; παχύτητος C 2ª m. Ib. ὁμαλοῦ C 2ª m. Ch. 62; l. 4. τε om. AB. Ib. δριμύτατον καὶ εὐῶδες C 2ª m. 5. χροᾷ AC; χροιᾷ Gal. Ib. ὠχρόν] ξανθόν C 2ª m. et Sim. Seth. 5-6. οὔτε .... οὔτε Gal. 6. λίαν ὑγρόν Gal. 7. ἐάν γε Gal. 8. συνεχεῖς ABCV; συνεχῶς C 2ª m. Ib. αὐτό Gal. 9. Ὑμήτιον C; Ὑμνήτιον A. Ib. ἢ Θάσιον Gal.; καὶ Θιάσιον ABC 1ª m. V; *Thasium* Ras.

καὶ ὅλως τὸ Ἀττικόν, μετὰ δ' τὸ ἀπὸ τῶν νήσων τῶν Κυκλάδων·
γίνεται δὲ καὶ μεταξὺ Περγάμου καὶ Ἐλαίας μέλι κάλλιστον.
Al. fac. III, 39; p. 740.
Εἰς ἀρετὴν δὲ καὶ κακίαν φαίνεται τῷ μέλιτι προσέρχεσθαί τι 2
παρὰ τῶν φυτῶν, ἐπὶ ὧν τοῖς φύλλοις ἀθροίζεται, καὶ διὰ τοῦτο
γίνεται κάλλιστον, ἔνθα θύμα τὰ πλεῖστα, καί τινες ἄλλαι
Antid. I, 4, t. XIV; p. 26-27.
θερμαὶ καὶ ξηραὶ τῇ κράσει βοτάναι τε καὶ θάμνοι. Πανουρ- 3
γοῦντες δὲ ἐμβάλλουσιν ἔνιοι θύμον· ὄζον σαφῶς πεπανουρ-
γῆσθαι τεκμαίρου· τὸ γὰρ ἄριστον μέλι τὴν μὲν δριμύτητα τῶν
θύμων ἐπισπᾶται, τὴν ὀδμὴν δὲ οὐκ ἐκμάττεται, καθάπερ οὐδὲ
Al. fac. III, 39; p. 741.
τὸ τῆς γεύσεως σφοδρόν. Εἰ δέ τις ἐκλείχοι τοῦ μέλιτος, ἧττον 4
μὲν τραφήσεται, μᾶλλον δὲ ὑπαχθήσεται τὴν γαστέρα· πλέον

sos, et, en général, le miel de l'Attique; après lui vient celui des îles
Cyclades; entre Pergame et Élée il se fait aussi du miel excellent.
Influence des plantes sur les qualités du miel.
Il paraît que les plantes sur les feuilles desquelles le miel se ras- 2
semble contribuent en quelque chose à ses bonnes ou mauvaises
qualités : aussi acquiert-il les meilleures qualités là où il y a beaucoup de thym et de certaines autres herbes et arbrisseaux d'un tem-
Manière de reconnaître le miel sophistiqué.
pérament chaud et sec. Pour sophistiquer le miel, quelques-uns y 3
ajoutent du thym; soupçonnez d'être falsifié le miel qui a une odeur
apparente, car le meilleur miel attire, il est vrai, l'âcreté du thym,
mais il ne s'imprègne ni de son odeur, ni de ce que son goût a d'exa-
Propriétés du miel suivant la quantité qu'on en prend.
géré. Si on lèche du miel, on en retirera peu de nourriture, mais 4
on se relâchera plutôt le ventre; si on en prend davantage, il pro-

1. καὶ ὅλως τό]. ἢ πάντως γε Gal.

Ib. τοῦ ἐν ταῖς Κυκλάσι νήσοις γινομένου ὅ τί περ ἂν ὁμοιότατον ᾖ τούτῳ Gal.; *quod ex insulis Cycladibus advehitur* Ras.

2. καὶ Ὀλαίας ABCV; καὶ Ἐλαίαν C 2ª m.; τῆς ἐπὶ θαλάττῃ πόλεως Ἐλαίας Gal.; *Elaeam urbem* Ras.

3. τι προσέρχεσθαι Gal.

5. θύματα πλεῖστα BV; πλεῖστοι θύμοι Gal.

7. ὄξον A 1ª m. C.

8. τεκμαίρου] θερμαίνου C.

9. ὀσμὴν Gal.

10. Εἰ δὲ χωρὶς ὕδατος μίξεως ἐκλείχοι τις Gal.

Ib. τὸ μέλι μόνον Gal.

11. τρέφει Gal.

Ib. ὑπάγει Gal.

5 δὲ εἴ τις αὐτοῦ προσενέγκαιτο, πρὸς ἔμετον εἴωθεν ὁρμᾷν. Ἑψηθὲν δὲ χωρὶς ὕδατος οὔτε ἐμετικὸν ὁμοίως ἐστὶν, οὔτε ὑπακτικὸν τῶν κατὰ τὴν κοιλίαν, ἀλλὰ ἀναδίδοται καὶ τρέφει· οὖρα
δὲ ἧττον κινεῖ τοῦτο τοῦ μετὰ ὕδατος ἑψηθέντος, οὐ μὴν οὐδὲ,
6 ὁπότε τρέφει, τροφὴν ἀξιόλογον δίδωσιν. Γέρουσι μὲν οὖν ἐπιτήδειόν ἐστι τὸ μέλι, καὶ τοῖς ἄλλοις τοῖς ψυχρᾶς κράσεως·
7 τοῖς δὲ ἀκμάζουσι καὶ θερμοῖς ἐκχολοῦται. Τροφὴν δὲ ὀλίγην
ἡμῖν ἐξ αὐτοῦ γίνεσθαι μὴ φθάσαντος εἰς χολὴν μεταβαλεῖν,
ἰστέον, ὡς, εἴ γε αὐτῷ συμβαίη τοῦτο, τρέφειν οὐδὲ ὅλως τηνικαῦτα δύνασθαι.

Al. fac. III, 39; p. 742.

5 voque ordinairement des vomissements. Bouilli sans eau, il n'est
plus vomitif, comme avant, et ne pousse plus au dehors les matières
contenues dans les intestins; il est, au contraire, distribué dans le
corps et donne de la nourriture; mais il active moins le cours des
urines que le miel cuit avec de l'eau; toutefois, même quand il
6 nourrit, il ne fournit pas un aliment bien abondant. Le miel convient aux vieillards et aux autres personnes qui ont un tempérament froid; mais, chez les individus d'un tempérament chaud, et
7 à la fleur de l'âge, il se transforme en bile. Sachez-le : quand le
miel ne se change pas d'abord en bile, nous en recueillons peu de
matériaux nutritifs; en sorte que, si cela lui arrive, il ne saurait
nourrir en aucune façon.

Propriétés du miel bouilli.

Tempéraments auxquels le miel convient.

1. προσενέγκοι Gal.

Ib. τὴν ἄνω κοιλίαν εἴωθεν εἰς ἔμετον ἐξορμᾷν Gal.

2. ἐστὶν ὁμοίως Gal.

3. τὰ κατὰ τὴν Gal.

3-4. οὖρα δέ del. C 2ª m.

4. ἧττον.... οὐ μήν om. ABCV; *atque id urinas minus quam id quod cum aqua coctum est movet : verum* Ras.

Ib. οὐδέ om. ABC 1ª m. V.

5. δίδωσι τῷ σώματι Gal., Ras.

6. τοῖς ἄλλοις τῆς ψυχρᾶς κράσεως BV; ὅλως ψυχραῖς τοῦ σώματος κράσεσι Gal.; ὅλως ταῖς ψυχραῖς κράσεσι Sim. Seth.

8. γίνεται B inter lin.

9. συμβάλλῃ τοῦτο V 1ª m.; τοῦτο συμβαίη Gal.

ξγ'. Περὶ τοῦ ἀρίστου μέλιτος, ἐκ τῶν Ῥούφου· κεῖται ἐν τῷ β' λόγῳ τοῦ Περὶ διαίτης, ἤτοι Περὶ πομάτων, πρὸς τῷ τέλει.

Ἐπαινεῖται δὲ μέλι τὸ ἐκ τῆς Ἀττικῆς, καί ἐστιν ἐνδοξότα- 1
τον· δοκεῖ δὲ οὖν τἆλλα πάντα μηδὲν εἶναι πρὸς τοῦτο· ἐγὼ δὲ
οὔτε τὸ ἐνθένδε ἅπαν ἐπαινῶ, ἡγοῦμαι δὲ καὶ ἑτέρωθι εἶναι δια-
φέρον ἀρεταῖς· αὐτίκα τὸ ἐκ Μαραθῶνος κάκιστον, οὐχ ὥστε 171
τῷ Ὑμηττίῳ παραβάλλεσθαι, τοῦτο γάρ ἐστι τὸ κάλλιστον,
ἀλλὰ ὥστε καὶ ἑτέρου λείπεσθαι. Κακὸν δὲ καὶ τὸ Μιλήσιον, 2
καὶ τὸ Ἀφίδνηθεν, καὶ τὸ ἐκ Σικελίας. Ἀγαθὸν δὲ ἔξω τῆς 3
Ἀττικῆς τό τε Χῖον, καὶ τὸ Σύριον, καὶ τὸ Κύθνιον, καὶ τὸ
Σίφνιον, καὶ πολλαχόθεν ἄλλοθεν τῶν Κυκλάδων νήσων, καὶ

63. DU MEILLEUR MIEL.

(Tiré de Rufus.)

[Ce chapitre se trouve vers la fin du IIe livre du traité intitulé *Du régime*, c'est-à-dire dans le livre *des Boissons*.]

Qualités comparatives du miel des différents pays.

On loue le miel de l'Attique, et il jouit de la plus grande re- 1
nommée; toutes les autres espèces de miel ne semblent donc rien en
comparaison de lui; moi je ne loue pas tout le miel qui vient de
ce pays; je suis même d'avis qu'ailleurs il y en a aussi qui est doué
de qualités éminentes; par exemple, le miel de Marathon est très-
mauvais, non-seulement quand on le compare à celui du mont
Hymette, car celui-là est le meilleur, mais il en existe encore
d'autres espèces auxquelles il est inférieur. Le miel de Milet, 2
d'Aphidne et de la Sicile est mauvais aussi. En dehors de l'Attique, 3
le miel est bon à Chios, à Syros, à Cythnos, à Siphnos, dans plu-

Ch. 63. Tit. τῷ om. BCV.
3. τὸν ἐνθένδε A.
5. Ὑμνητίῳ AC; Ὑμητίῳ C 2[a] m.
6. ἄλλως τε V.
Ib. παντὸς ἑτέρου C 2[a] m.
Ib. καὶ τὸ Μιλήσιον om. V.
7. Ἀφιδνῆθεν M; Ἀφιδνηθέν AC; Ἐφίδνηθεν V.
8. τ' ἔχιον A.
Ib. καὶ τὸ Σύριον om. BV.
Ib. Κύθνιον ex em.; Κύθιον BV. Σκύθιον ACM.

Matth. 171.

Σικελὸν τὸ Ὑϐλαῖον, καὶ Κρητικὸν, καὶ τοῦ Βοιωτίου τὸ πρὸς τῇ Οἰχαλίᾳ.

ξδʹ. Περὶ τῶν μέσων ἐδεσμάτων, τοῦ Γαληνοῦ.

Al. fac. III, 42; p. 747-748.

1 Κατὰ ἑκάστην διαφορὰν ὧν εἶπον ὑπάρχειν ταῖς τροφαῖς ἔστι τινὰ μέσα· καὶ γὰρ τῶν σκληροσάρκων καὶ μαλακοσάρκων εὕροις ἄν τι μέσον, ὡς μήτε σκληρόσαρκον, μήτε ἁπαλόσαρκον εἶναι, καὶ τῶν λεπτυνόντων τε καὶ παχυνόντων, ἢ θερμαινόντων τε καὶ ψυχόντων, ἢ ξηραινόντων τε καὶ ὑγραινόντων.
2 Ἐπιτήδεια δὲ ἐσθίεσθαι τοῖς μὲν ἀμεμπτον διαφυλάττουσι τὴν φυσικὴν κρᾶσιν ζώοις ὅσα ταῖς φύσεσιν αὐτῶν ἐστιν ὅμοια· τοῖς μοχθηρὰν δὲ ἢ ἐξ ἀρχῆς ἔχουσιν, ἢ ὕστερον ἐπικτησαμένοις οὐχ ἡ τῶν ὁμοίων αὐτοῖς, ἀλλὰ ἡ τῶν ἐναντίων ἐδωδὴ χρήσιμος·

sieurs autres endroits des îles Cyclades, en Sicile sur le mont Hyblée, en Crète, et en Béotie près d'OEchalie.

64. DES METS QUI ONT DES QUALITÉS MOYENNES.
(Tiré de Galien.)

Des substances ayant des qualités moyennes.

1 On rencontre certaines substances ayant des qualités moyennes entre chaque espèce de différences que j'ai dit exister dans les aliments; ainsi, entre les mets à chair dure et ceux à chair molle, on en trouvera qui tiennent le milieu, de sorte qu'ils ne sont ni durs, ni mous; il en est de même pour les atténuants et les incrassants, pour les échauffants et les refroidissants, pour les desséchants et les humectants.
2 Aux individus qui ont conservé sans altération leur bon tempérament naturel il convient d'user des substances qui ont une nature semblable à la leur, tandis que ce n'est pas l'usage alimentaire des semblables, mais celui des contraires, qui est utile aux gens d'un tempérament mauvais, qu'il soit primitif ou

A qui conviennent les semblables, et à qui les contraires.

1. Κικελόν A text.; Σικελικόν M. Ib. Λιλυϐαῖον A text. BV. Ch. 64; l. 3. ἐν ταῖς Gal. 5. μητε ἁπαλόσαρκον ἔτι μήτε σκληρόσαρκον G. — 7. ἢ ψυχόντων Gal. Ib. ξηρ. καὶ ὑγραινόντων ABV; ξηρ. ἢ ὑγραινόντων Gal. 8. φυλάττουσι Gal. 10. δέ om. ABC 1ª m. V. 11. οὐχὶ τῶν G; οὐ χρὴ τῶν C. Ib. ἑαυτοῖς Gal. — Ib. ἄλλοι τῶν G. Ib. ἐκ τῶν ἐναντίων C 2ª m. Ib. et p. 174, 2. ἐδωδὴ..... ἐναντίων om. ABCGV.

ὑπὸ μὲν γὰρ τῶν ὁμοίων φυλάτ7εται τὸ κατὰ φύσιν ἀμέμπ7ως ἔχον, ὑπὸ δὲ τῶν ἐναντίων εἰς τὴν οἰκείαν κρᾶσιν ἄγεται τὰ μοχθηρῶς κεκραμένα.

ξε'. Περὶ τῶν ὑγρῶν καὶ σκληρῶν τῇ συσ7άσει.

Al. fac. I, 13; p. 536.

Τὰ μὲν ὑγρότερα ταῖς συσ7άσεσιν ἅπαντα βραχεῖαν τροφὴν 1 δίδωσι τῷ σώματι, καὶ ταχέως ἐξατμιζομένην τε καὶ διαφορουμένην, ὡς ἑτέρας αὖθις οὐ διὰ μακροῦ δεῖσθαι· τὰ δὲ σκληρὰ καὶ γεώδη μόνιμόν τε καὶ πολλήν, καὶ δυσδιαφόρητον· εἰ δὲ καὶ κολλῶδες ἔχοι τι, πολὺ δὴ μᾶλλον ἅπαντα ταῦτα ἐναργῶς ἀποτελεῖ. Πρόδηλον δὲ, ὅτι καὶ πεφθῆναι τοῖς τοιούτοις οὐκ 2

acquis après coup; car les semblables conservent ce qui est naturellement irréprochable, tandis que les contraires ramènent à leur tempérament propre les parties mal tempérées.

65. DES ALIMENTS D'UNE CONSISTANCE LIQUIDE OU SOLIDE.

Propriétés comparatives des aliments solides et des aliments liquides.

Tous les aliments d'une consistance un peu liquide donnent au 1 corps une nourriture peu abondante, qui s'évapore et s'échappe rapidement par la perspiration, de sorte que, bientôt après, on a de nouveau besoin d'une nouvelle nourriture; les aliments durs et terreux, au contraire, fournissent une nourriture persistante et abondante qui ne s'échappe pas facilement par la perspiration; si, en outre, ces aliments ont quelque chose de glutineux, ils produisent tous ces effets d'une manière encore beaucoup plus apparente. Évidemment, il n'est pas facile pour de semblables aliments 2

Ch. 65. Tit. κράσει B.
4. σύσ7ασιν G.
5-6. ἐξατμιζόμενόν τε καὶ διαφορούμενον G^a.
6. ἕτερα CG; ἑτέρους AB.
Ib. δεῖ A 1^a m. G.
7. μονίμην Gal.
Ib. τε] δέ C.
Ib. πολλά G^a; πολλῷ G.
7-8. εἰ δὲ κολλῶδες ABG.
8. ἔχει G^a Gal.
Ib. πολὺ δέ C 1^a m. B; πολλοὶ δή A; πολλῷ δή G; πολλά δή G^a.
Ib. ἐνεργῶς AG.

εὐπετὲς, ὥσπερ γε οὐδὲ εἰς αἷμα μεταβαλεῖν, οὐδὲ ἐξομοιωθῆναι τοῖς στερεοῖς τοῦ ζώου μορίοις· εἰ δὲ τοῦτο, μηδὲ θρέψαι ταχέως· ἀλλὰ, ὅταν γε κρατηθῇ καὶ κατεργασθῇ, τροφὴν πολλὴν δίδωσι τῷ σώματι.

ξϛʹ. Κατὰ τίνα λόγον ἐνίοις ἡ τῶν στυφόντων μήλων, ἢ ἀπίων ἐδωδὴ λαπάττει τὴν γαστέρα.

1 Τινῶν ἐπὶ τῇ τῶν στυφόντων μήλων ἐδωδῇ λαπάττεσθαι τὴν γαστέρα συμβέβηκεν, ὅταν προφαγόντες τῆλιν, καὶ ῥαφανίδας, καὶ μαλάχας διὰ ἐλαίου καὶ γάρου, καὶ ὅλως τὰ τὴν γαστέρα ὑπάγειν πεφυκότα, τῶν αὐστηρῶν τι ἀπίων ἢ μήλων ἢ ῥοιῶν ἐπιφάγωσιν· λαπάττεται ἡ γαστὴρ καὶ μάλιστα, ὅταν ἄτονος

Al. fac. II, 22; p. 598-601.

de se digérer, ni, à plus forte raison, de se changer en sang ou de s'assimiler aux parties solides de l'économie; s'il en est ainsi, ils ne peuvent pas non plus nourrir rapidement; mais, quand ils ont été domptés par l'estomac et élaborés, ils donnent une nourriture abondante au corps.

66. DE QUELLE MANIÈRE L'USAGE DES POMMES OU DES POIRES ASTRINGENTES RELÂCHE LE VENTRE CHEZ QUELQUES PERSONNES.

1 Il arrive à certaines gens d'avoir le ventre relâché, quand ils ont mangé des pommes astringentes, lorsque, après avoir pris d'abord du fenugrec, des radis, ou de la mauve, avec de l'huile et du garon, ou, en général, des choses qui ont la propriété de relâcher le ventre, ils mangent ensuite une certaine quantité de pommes, de poires, ou de grenades âpres; le ventre est même fortement relâché, quand il est dans l'atonie, par l'usage des astringents qui, dans ce

Diversité d'action des fruits astringents suivant qu'on les prend tout d'abord ou après d'autres aliments;

1. γε om. ABCGV.
Ib. καταβαίνειν ABCV.
2. στεροῖς G. — Ib. μέρεσιν G[2]. — Ib. εἰ δὲ μὴ τοῦτο G. — Ib. μήθε A 1[a] m.; μή G. — Ib. θρέψει Gal.
3. ὅταν ἐγκρατηθῇ G.
Ib. πολλὴν τροφὴν G.
Ch. 66. Tit. στρεφόντων A 1[a] m.
5. τῇ om. ABCV.
Ib. μήλων om. BV.
6. κοιλίαν Gal.
Ib. προσφαγόντες B.
Ib. τῆλίν τε καί Gal.
Ib. ῥαφανίδα Gal.
7. καὶ γάρου μικρὸν ἐχούσας οἴνου Gal.
9 et p. 176 1. ὅταν ἄτονος ᾖ] τοῖς ἀτόνοις τὸν στόμαχον Gal.

ᾗ, ὑπὸ τῶν στυφόντων ῥωννυμένη καὶ πρὸς ἔκκρισιν ὁρμῶσα.
Ἐὰν δέ τις τὸ ἀνάπαλιν πράξῃ, καὶ προλάβῃ μὲν τῶν αὐστηρῶν, 2
ἐπιλάβῃ δὲ τῶν λαπαττόντων, τοὐναντίον ἐπισχεθήσεται δηλονότι κατὰ τὴν γαστέρα· διὸ, κἂν ἄλλος τις χυμὸς ἀνατρέψῃ τὴν
κοιλίαν, καθάπερ εἴωθεν ἐνίοις ὠχρὰ χολὴ πλείων ἀθροισθεῖσα,
γευσάμενός τις τῶν στυφόντων οὕτω διακείμενος εὐθὺς ἐκκρινεῖ
κάτωθεν τὸν ἀνιῶντα χυμόν. Λαβόντος οὖν τινος σκαμμωνίας 3
ποτὲ νεανίσκου ἐπὶ τῷ καθαρθῆναι, καὶ ἤδη γεγονυιῶν ὡρῶν
πέντε, καὶ μηδεμιᾶς ἐκκρίσεως ἐπηκολουθηκυίας, θλίβεσθαι
μὲν λέγοντος τὸν στόμαχον, πεπιέσθαι δὲ καὶ βαρύνεσθαι τὴν
γαστέρα, καὶ διὰ τοῦτο ὠχριᾶν τε καὶ ἀπορεῖσθαι, προσέταξα

cas, lui rendent de la force et l'excitent à l'excrétion. Mais, si on 2
suit la méthode opposée, c'est-à-dire si on prend d'abord des mets
âpres, et ensuite des mets laxatifs, il est évident que ces mets
seront, au contraire, retenus dans les intestins; pour la même raison,
si quelque autre humeur retourne l'estomac, comme la bile pâle le
fait habituellement chez certaines gens, lorsqu'elle est accumulée en
grande quantité, et si, dans cet état, on goûte des mets astringents,
on rejettera immédiatement par le bas l'humeur qui incommodait.
Certain jeune homme donc ayant pris un jour de la scammonée pour 3
se purger, et, après cinq heures écoulées sans aucune évacuation,
accusant de la gêne à l'orifice de l'estomac, de la pression et de
la pesanteur à cet organe lui-même, devenant pâle et éprouvant
des angoisses à la suite de ces accidents, je lui ordonnai de manger

- observation relative à ce sujet.

1. ἀπό C.

Ib. πρὸς ἔκκρισιν] διωθεῖσθαι κάτω τὰ περιεχόμενα κατὰ αὐτήν Gal.

3-4. τοὐναντίον.... διό om. A 1ª m.

4. ἀνατρέψει A; ἀνατρεβει (sic) C; ἀνατρίβει 2ª m.

5. πλεῖον C Gal.; πλεῖος A.

Ib. ἀθροισθεῖσα τοῦτο ποιεῖν Gal.

6. τινος Gal.—Ib. ὁ οὕτως Gal.—Ib. εὐθέως Gal.—Ib. ἐκκρίνει A B C V.

7. κάτω Gal.

Ib. ἀνιόντα A 2ª m. B V C 1ª m.; ἀνιάντα A.

Ib. σκαμμωνίας ὀπόν Gal.

8. νεανίσκον C; νεανίσκος 2ª m.; τῶν νεανίσκων Gal.

Ib. ἐπὶ τῷ] ἕνεκα τοῦ Gal.

Ib. καὶ ἤδη] ἤδη δέ Gal.

9. ἐπὶ τῇ προσφορᾷ πέντε Gal.

Ib. ἐπακολουθηκυίας V; ἠκολουθηκυίας Gal.

Ib. πεπιέσθαι ex em.; πεπεῖσθαι ABC 1ª m. V.; ἐπάρθαι C 2ª m. Gal.

11. ἠπορεῖσθαι A B text. C V; ἠπορῆσθαι B inter lin.

Ib. ἐκέλευσα Gal.

DES ALIMENTS.

Matth. 29.

μήλου σλύφοντος, ἢ ῥοιᾶς, ἢ ἀπίου βραχύ τι Φαγεῖν αὐτόν· ὁ δὲ ἅμα τῷ καταπιεῖν ἀπηλλάγη τῶν ὀχληρῶν, ἐκκρινάσης ἀθρόως
4 αὐτοῦ τὰ πάμπολλα τῆς γασῖρός. Ἱκανὰ ταῦτα πρὸς ἀπόδειξιν τοῦ λαπάτῖεσθαι τὴν γασῖέρα τοῖς ἄτονον ἔχουσι τὸν σῖόμαχον, ὅταν ἐπιΦάγωσί τι τῶν σῖυΦόντων.

ξζ'. Περὶ τροΦῶν δυνάμεων, ἐκ τῶν Μνησιθέου τοῦ Ἀθηναίου.

1 Ἅπασιν ὑπάρχει τοῖς σπέρμασι κοινή τις διάθεσις, ὑπὲρ ἧς ἀναγκαῖόν ἐσῖιν εἰπεῖν· ὅταν μὲν γὰρ ᾖ περυσινὰ, βελτίω γίνεται πρὸς εὐεξίαν ἢ καὶ μᾶλλόν γε πρὸς εὐπεψίαν· τὰ δὲ τούτων παλαιότερα κοῦφα μέν ἐσῖιν, ἀτροΦώτερα δέ· τὰ δὲ νεώτερα τῶν ἑξαμήνων βαρεῖαν καὶ βλεννώδη καὶ δυσκατέρ-

un petit morceau de pomme, de grenade ou de poire astringente, et il n'en eut pas plutôt avalé qu'il fut délivré de ses incommodités
4 par une déjection alvine, abondante et subite. Ceci démontre suffisamment que, chez ceux qui ont l'orifice de l'estomac faible, le ventre se relâche quand ils prennent par-dessus les premiers aliments quelque substance astringente.

67. DES PROPRIÉTÉS DES ALIMENTS.

(Tiré de Mnésithée d'Athènes.)

Propriétés générales des semences.

1 Toutes les semences sont douées d'une propriété commune dont il est nécessaire de parler : quand elles sont de l'année précédente, elles valent mieux pour donner de l'embonpoint, ou du moins se digèrent mieux ; tandis que les graines plus vieilles sont légères, il est vrai, mais nourrissent moins ; celles qui ont moins de six mois fournissent une nourriture lourde, muqueuse et dif-

1. ῥοᾶς Gal.
2. εὐθέως ἀπηλλάγη Gal.
3. τά om. Gal.
Ib. εἰς γνῶσιν Gal.
Ch. 67. Tit. τοῦ om. G.
7. εἰπεῖν] ἡμῖν G.
Ib. περυσινά C 2[a] m[a] M marge; περισύνια C; περσυνιά ABM text. V; περίνεα C 2[a] m[b]; περίσβυα G.
Ib. βελτίων V.
8. εὐεξίαν ἢ καὶ μᾶλλόν γε πρός G; les autres om.
Ib. εὐπεψίαν] εὐεξίαν G.
9. μέν ἐσῖιν] μέν τι C; μέντοι 2[a] m. — 9-10. τὰ νεώτερα C.
10. βλεννώδη conj.; μενώδη Codd.

Matth. 29.

γαστον ἔχει τὴν τροφήν. Συνέπεται δὲ τοῖς φυομένοις καὶ τὸ 2
τοιοῦτο σχεδὸν, ὡς εἰπεῖν, ἅπασιν· ὅσων μὲν αἱ ῥίζαι μάλιστα
ἐσθίονται, τούτων ἥκιστα τὸ σπέρμα γίνεται βρώσιμον· ἀνάπαλιν δὲ καὶ τῶν σπερμάτων ὅσα δίδωσιν ἡμῖν ἀπὸ τῶν καρπῶν
τροφὴν, ταῦτα τὰς ῥίζας πρὸς τὸ φαγεῖν ἀχρείους ἔχει.

ξη'. Περὶ μωνύχων.

Τῶν μὲν οὖν μωνύχων ἐστὶν ἀνδραποδώδης ἡ βρῶσις κομιδῆ· 1
βέλτιστα μέντοι καὶ πάντων ἐλαφρότατά ἐστι τὰ τῶν ὄνων,
ὡς μὲν οἱ τὴν Ἀσίαν πεπλανημένοι φασὶ, τὰ τῶν ἀγρίων, ὡς
δὲ ἡμεῖς ἴσμεν ἐνθάδε, τὰ τῶν ἄριστα τεθραμμένων, δεύτερα δὲ
ἵππου, χείριστα δὲ ἡμιόνου, τὰ δὲ τῶν ἀγρίων ἵππων πάντα
πονηρότατα. Πανταχοῦ δὲ ἐν τούτοις [τὰ τῶν] γαλαθηνῶν 2

Opposition de la racine et de la semence eu égard aux propriétés alimentaires.

ficile à assimiler. Presque tous les végétaux participent, pour ainsi 2
dire, à la propriété suivante : tous ceux dont on mange surtout les
racines produisent une semence très-peu comestible; mais, par opposition, tous les végétaux dont les semences nous fournissent de
la nourriture ont des racines incapables de servir à l'alimentation.

68. DES SOLIPÈDES.

Mauvaises qualités de la chair des solipèdes.

Manger des solipèdes, c'est agir tout à fait comme les esclaves; 1
toutefois, les solipèdes qui fournissent la chair la meilleure et la
plus légère sont, d'après l'avis des gens qui rôdent dans l'Asie, les
ânes sauvages, et, d'après ce que nous en savons ici, les ânes les
mieux nourris; vient ensuite la chair du cheval; celle de la mule
est la plus détestable; la chair de tous les chevaux sauvages est
très-mauvaise. Partout, lorsqu'il s'agit des solipèdes, la chair des 2

1. δέ τι φυομένοις G.
2. ὅσῳ AC; ὅσαι G.
4. διδόασιν G.
5. ταύτας G.
Ib. ἀρχείους C 1ª m.; ἀγρίους G.
Ib. ἔχων G.
Ch. 68. Tit. μωνύχων G (en aj. ici καὶ περὶ διαίτης ἑνὸς ἑκάστου); μονονύχων ABCMV, et ainsi touj.
Ib. ξη' om. B.
7. ἐλαφρότατον G.
8. πεπλανόμενοι BC.
9. τετραμμένων C; τεθραυσμένων G. — Ib. δεύτερον G.
10. ἀγρίων om. C.
11. τὰ τῶν emend. Matth.; om. Codd.
Ib. γαλακτινῶν C 2ª m. et touj.

Math. 29-30.

3 ἄριστα, | δεύτερα δὲ τὰ τῶν νεωτάτων ἐστίν. Τῶν δὲ διχήλων
30 ἀναθρέψαι μὲν τὴν τοῦ σώματος ἕξιν ἀσθενῶς ἔχουσαν μάλιστα
δύναται, μετά γε τοὺς ἰχθῦς, τὰ τῶν ἐρίφων τε καὶ τὰ τῶν
ἀρνῶν κρέα τῶν γαλαθηνῶν· ἔστι γὰρ εὔπεπτα καὶ τρόφιμα καὶ
4 τῆς κοιλίας ὑγραντικά. Δεῖ δὲ ζητεῖν μάλιστα τούτων τὰ πλεῖστον μὲν χρόνον ἀπὸ τῆς γεννήσεως ἐν αὐτῷ τῷ γάλακτι δαψιλῶς τεθραμμένα, μὴ πολλαῖς δὲ βοτάναις ἐκ τοῦ νέμεσθαι χρώ-
μενα· τῶν γὰρ τοιούτων ἁπαλαὶ μὲν αἱ σάρκες διὰ τὴν ἡλικίαν,
5 εὔπεπτοι δὲ διὰ τὴν ἀπὸ τοῦ γάλακτος τροφήν. Τὰ δὲ τῶν μο-
σχίων καὶ χοιριδίων τῶν γαλαθηνῶν, πρὸς μὲν εὐωδίαν καὶ τὴν
μετὰ ἡδονῆς ἀπόλαυσιν, οὐθενός ἐστι χεῖρω, τοῖς δὲ ἀρρωστοῦ-
σιν ἢ τοῖς ἀναλαμβάνουσιν οὐδαμῶς ἐπιτήδεια· τὰ μὲν γὰρ
μόσχεια βαρύτερά ἐστι, τὰ δὲ τῶν χοιριδίων λίαν ὑγρὰ καὶ τῆς

individus à la mamelle est la meilleure; le second rang appartient
3 à celle des animaux très-jeunes. Les jeunes chèvres et les agneaux
à la mamelle sont, parmi les animaux à sabots fendus, ceux dont
la chair est, après celle des poissons, la plus propre à rétablir un
embonpoint perdu par suite de maladie, car elle est facile à di-
4 gérer, nourrissante, et elle humecte le ventre. Il faut surtout rechercher, parmi ces animaux, ceux qui ont été le plus longtemps,
après leur naissance, nourris avec un lait abondant, et qui n'ont
pas brouté beaucoup de plantes dans les pâturages; car les chairs
de ces animaux sont tendres, à cause de leur âge, et faciles à di-
5 gérer, à cause du lait dont ils ont été nourris. La chair des veaux
et des petits porcs à la mamelle ne le cède à aucune autre, sous le
rapport de la bonne odeur et du plaisir qu'elle donne, quand on
la mange; mais elle ne convient en aucune façon aux malades ou
aux convalescents, car le veau est assez lourd, et la chair des petits

Propriétés analeptiques des chèvres et des agneaux;

conditions que doivent remplir ces animaux.

Excellence du veau et des petits porcs, non pour les malades mais pour les gens bien portants.

1. διαχήλων A.
2. τήν om. C 1ª m.
2-3. ἕξιν . . . . τούς om. A 1ª m.
3. δύνανται M.
Ib. μετάγειν τούς G.
4. κρεάθων C; κρεάδων M; κρέατα C 2ª m.; om. A 1ª m.
Ib. γαλαθηνῶν om. A 1ª m.
6-7. δαψιλῶς om. G.
7-8. μή . . . . χρώμενα om. A 1ª m.
7. πολλοῖς A 2ª m. C.
Ib. δέ om. G.
10. εὐοδίαν ABC; εὐηδίαν C 2ª m.
11. οὐδενός G. — Ib. χεῖρον G.

κοιλίας ταρακτικά. Τὰ δὲ ἀπὸ μὲν τοῦ γάλακτος πεπαυμένα 6
τῶν ἱερείων, μήπω δὲ ἐφικνούμενα τῆς ὀχείας, βελτίονα μέν
ἐσ7ι τὰ τῶν ὑῶν, ὅταν ἔχῃ ταύτην τὴν ἡλικίαν· τὸ μὲν γὰρ
ὑγραῖνον ἀπὸ τοῦ γάλακτος οὐκ ἔνεσ7ιν αὐτοῖς, τὸ δὲ λίπος τὸ
φυσικὸν καὶ τὸ τῆς ἡλικίας ἁπαλὸν σύμμετρον ἐξ ἀμφοτέρων
ποιεῖται τὴν ἐδωδήν. Τὰ δὲ ἄλλα γένη τῶν ἱερείων, ὅταν εἰς 7
ταύτην ἀφίκηται τὴν τάξιν, τῶν μὲν γαλαθηνῶν ἐσ7ι σκληρότερα καὶ δυσπεπ7ότερα, τροφὴν δὲ ξηροτέραν δίδωσιν, ἐὰν κατεργασθῇ. Τὰ δὲ τούτων ἐχόμενα καὶ ταῖς ὀχείαις ἤδη προσχρώ- 8
μενα, καὶ δοκοῦντα μάλισ7α ἑαυτῶν ἀκμάζειν ἐσ7ὶ μὲν χρήσιμα
τοῖς πέτ7ειν δυναμένοις, πονεῖν δὲ εἰωθόσιν, ἅμα δὲ καὶ τοῖς
ζητοῦσι τὴν ἀπὸ τῶν κρεῶν ἰσχύν. Τῶν δὲ παλαιῶν ἱερείων 9

Propriétés comparatives des animaux suivant leur âge.

porcs est extrêmement humide et trouble le ventre. Parmi les ani- 6
maux qui ont cessé de prendre du lait pour nourriture et qui ne se livrent pas encore à l'accouplement, les porcs qui sont parvenus à cette période de leur vie fournissent la meilleure chair : car ils n'ont pas les qualités humectantes que donne le lait, mais leur graisse naturelle et la tendreté qu'ils doivent à leur âge en fait un
mets qui tient le milieu entre les deux extrêmes. Les autres ani- 7
maux parvenus à l'âge où ils peuvent être rangés dans cette classe sont plus durs et plus difficiles à digérer que ceux à la mamelle; mais ils fournissent une nourriture plus sèche, quand leur chair
est assimilée. Les animaux entrés dans la période suivante, qui 8
font déjà usage de l'accouplement et qui semblent être tout à fait parvenus à la fleur de l'âge, conviennent aux individus qui peuvent les digérer, et qui sont habitués à la fatigue, ainsi qu'à ceux qui
recherchent la force que donne la viande. Les animaux âgés four- 9

2. ὀρείας A 2ª m.
3. ἔτι ἔχῃ B, mais ἔτι a été effacé après coup. — Ib. γάρ om. G.
7-8. σκληρότερον καὶ δυσπεπ7ότερον G.
8. ξηροτέραν G; σκληροτέραν ABCMV.
9-10. προσχροώμενα A; προσχόωνα C 1ª m.; προσχώων ἅ G.
10. ἐσ7ὶ δὲ χρήσιμον G.
11. πέπ7ειν G.
11-12. δὲ εἰωθόσιν.....ἀπό om. A 1ª m.
11. εἰωθόσιν G; εἰώθασιν A 2ª m. BCMV. — Ib. ἅμα καί G.
12. ἀπὸ κρεῶν AB.

Matth. 30-31.

31 ἀνάγκη | Φλαυροτέρας εἶναι τὰς ἐδωδὰς διὰ τὸ πρὸς τὸ χεῖρον
ὑπὸ τῆς ἡλικίας ἀεὶ καταφέρεσθαι· διόπερ αὐτῶν ἑκόντας μὲν οὐ
10 ληπτέον· ἐὰν δέ ποτε ἀναγκαῖον ᾖ, μᾶλλον ἑφθοῖς χρηστέον. Τὰ
δὲ σκυλάκεια κρέα τῆς κοιλίας ἐστὶν ὑπακτικά· τὴν μέντοι κουφότητα τὴν παρὰ τοῖς πολλοῖς ὑπειλημμένην οὐκ ἔχει παντά-
πασιν· καὶ γὰρ μυξῶδές ἐστι καὶ γλίσχρον τὸ κρέας· βέλτιστα
11 μέντοι γίνεται τὰ τῶν ἁπαλωτάτων σκυλάκων. Τὰ δὲ τῶν ἀλωπέκων καὶ τῶν ἄρκτων ἐστὶ μυξώδη· κατὰ χρόνον δέ τινα τοῦ
12 Φθινοπώρου παχύτερα γίνεται καὶ βέλτιστα ἑαυτῶν. Τῶν δὲ
ὠμοφαγούντων θηρίων, οἷον λύκων, καὶ λεόντων, καὶ παντὸς
τοῦ τοιούτου γένους οἱ βεβρωκότες φασὶ δύσπεπτα εἶναι καὶ
13 βαρέα καὶ στροφώδη τὰ κρέα. Μύας δὲ τοὺς ἀπὸ τῶν δένδρων

nissent nécessairement un mets assez mauvais, parce que les progrès de l'âge les font tomber dans une condition toujours de plus en plus mauvaise; il ne faut donc pas les manger à dessein, et, si on y est obligé quelquefois, il faut les prendre plutôt bouillis.
10 La chair des petits chiens relâche le ventre, mais elle n'a pas du tout la légèreté que lui attribue le vulgaire, car elle est muqueuse et glutineuse; toutefois, la meilleure est celle des individus très-
11 jeunes. La chair des renards et des ours est muqueuse; mais, à une certaine époque de l'automne, elle devient plus grasse et se
12 surpasse elle-même. Les personnes qui ont mangé de la chair d'animaux carnassiers, par exemple celle des loups, des lions, et de toutes ces espèces d'animaux-là, disent qu'elle est lourde, difficile
13 à digérer et qu'elle donne des coliques. Les souris des arbres ont

Propriétés de la chair des petits chiens,

– du renard, des ours,

– des carnassiers,

des diverses espèces de souris;

1. φαυλοτέρας ABM 2ª m. V; φαυλότεραι C 2ª m.
Ib. διὰ τόν A; ὑπὸ τό M text.
2. ἑκόντι C.
Ib. μέν CM; del. A 2ª m.
3. ληπτόν A 1ª m. GM text.
Ib. ἑφθεῖς A; εὐθύς G.
6. τό] τε G.
7. μέν G.—Ib. ἁπαλῶν τὰ τῶν A.
8. ἄρκων ABM 1ª m. V. — Ib. κατὰ χρόνων δέ A; κατὰ δὲ χρόνον G.
9. παχύτερον G.
Ib. τὰ ἑαυτῶν BV.
9-10. δὲ ὠμοφαγούντων ex em.; ὠμοφαγούντων (om. δέ) BV; ὁμοφαγούντων C 2ª m.; δεσμοφαγούντων ACG; δεσμοφαγοῦντων M; θεσμοφαγούντων C 2ª m.
10. λύκου G.
11. δύσπεπτά εἰσι G.
12. τροφώδη C.
Ib. Μύας δὲ τάς A et ainsi plus bas.

κοιλίας μὲν ὑπακτικοὺς, ἀτρόφους δὲ συμβέβηκεν εἶναι· τοὺς δὲ κατὰ οἰκίαν μύας, καὶ τὰς ὀρείας χελώνας, καὶ σαύρους ἀγρίους, καὶ τοὺς ἐλεοὺς, καὶ τὰ τοιαῦτα θηρία τοὺς ἐσθίοντας λίαν τις εὐχερεῖς φήσειεν εἶναι.

ξθʹ. Περὶ τροφῶν δυνάμεως, ἐκ τῶν Φιλοτίμου.

Τὸ μὲν οὖν ὅλον τὰ ῥοφήματά ἐσʼῖι τῆς κατεργασίας τῆς ἐν 1
κοιλίᾳ γινομέ|νης οὐ πολλῆς προσδεόμενα· καὶ γὰρ μέμικται 32
τοῖς ὑγροῖς, καὶ τέτηκε, καὶ τεθέρμανται, καὶ συνήψηται, καὶ
πολλὴν ἔσχηκε τὴν ἀλλοίωσιν τῶν οἰκείων ὄγκων. Τὰ δὲ κυ- 2
ρήβια σʼῖρυφνόν τε τὸν χυμὸν ἀναδίδωσι καὶ σʼῖροφώδη καὶ
φυσώδη σφοδρῶς· ἔν τε γὰρ τῷ σʼῖόματι τὴν σʼῖρυφνὴν ἔχοντα
φαίνεται δύναμιν, καὶ τὰς εἰρημένας δυσχερείας εὐθέως μετὰ

– des tortues, des lézards, des loirs, etc.

la propriété de relâcher le ventre et de nourrir peu; quant aux souris de maison, aux tortues de montagne, aux lézards sauvages, aux loirs et aux animaux semblables, on pourrait dire que ceux qui les mangent ne sont pas très-difficiles.

69. DES PROPRIÉTÉS DES ALIMENTS.

(Tiré de Philotime.)

Propriétés des bouillies,

En général, les bouillies n'ont pas besoin d'une élaboration très- 1
forte dans l'estomac; car les parties solides ont été mêlées aux liquides, elles se sont fondues, elles ont été réchauffées, le tout a été cuit ensemble et a subi une grande altération de ses propres
molécules. Les enveloppes des graines distribuent dans le corps une 2
humeur très-âpre qui produit beaucoup de coliques et de flatuosités; car on s'aperçoit, en les mettant dans la bouche, qu'elles ont une propriété très-âpre, et, immédiatement après qu'on les a mangées, on

– des enveloppes de graines,

2. οἰκίας C; ἰδίαν 2ª m.
3. ἐλεοὺς ex emend.; ἐλαίους A; ἐλίους BCGMV.
4. εὐχαρεῖς CM; εὐχαρίς G.
Ch. 69. Tit. ξηʹ B.
5. τὸ ῥόφημά τέ ἐσʼῖι AC 1ª m. M; τὸ ῥόφ. ἐσʼῖι BV. — 5-6. ἐγκοιλίας G.
6. προσδεύμενοι G.
8-9. κυρήβια ἤγουν πίτυρα μετὰ τῶν κριθῶν ἢ πυρῶν C 2ª m.
9. σʼῖρυφνὸν μὲν τόν G.
11. φαίνονται A 1ª m.

3 τὴν ϖροσφορὰν ὁρῶμεν γινομένας αὐτῶν. Τῶν κρεῶν, κατὰ μὲν τὰς ἰδίας διαθέσεις τῶν ζώων, ἐστὶ βελτίω τά τε νεώτερα τῶν ϖαλαιοτέρων, καὶ τὰ σαρκωδέστερα τῶν λεπτοτέρων, καὶ τὰ ταῖς τροφαῖς εὐκατεργάστοις χρώμενα τῶν μὴ τοιούτων, καὶ τὰ ϖιότερα τῶν λεπτοτέρων, καὶ τούτων τὰ σαρκώδη λαμβανόμενα, καὶ ϖάλιν τὰ ἐκτετμημένα τῶν ἀνεκτόμων, καὶ τὰ θήλεα τῶν ἀῤῥένων, ϖαραπλησίοις ταῖς ῥώμαις κεχρημένα.
4 Κατὰ δὲ τὰ μέρη τῶν ζώων, τὰ κατὰ ὄπισθεν σκέλη τῶν ἔμπροσθεν, καὶ τὰ δεξιὰ τῶν ἀριστερῶν, καὶ τὰ ϖερὶ τοὺς ϖόδας, μάλιστα τὰ κάτω, καὶ τὰ ἐντὸς μέρη τῶν σκελῶν τῶν ἐκτὸς, καὶ τὸ νῶτον τῶν ϖερὶ τὴν κοιλίαν καὶ τὸ στῆθος σκληρότερα καὶ δυσκατεργαστότερά ἐστιν· ὅμοιον δέ τι τούτοις

3 voit arriver les incommodités dont il vient d'être question. Les viandes présentent les différences suivantes d'après l'état des animaux eux-mêmes : les animaux voisins de la jeunesse sont préférables à ceux qui approchent de la vieillesse, ceux qui sont plutôt charnus à ceux qui sont plutôt maigres, ceux qui ont pris des aliments bien élaborés à ceux qui ne sont pas dans ce cas; ceux qui sont un peu gras à ceux qui sont plutôt maigres, et, chez ces derniers, il vaut mieux prendre les parties charnues; ensuite, les animaux châtrés sont préférables à ceux qui ne le sont pas, et les femelles aux
4 mâles, si l'état des forces est le même. Quant aux différentes parties du corps des animaux, les jambes de derrière sont plus dures et plus difficiles à assimiler que celles de devant, les droites plus que les gauches, et les pieds, surtout leur partie inférieure [plus que les autres parties], le côté intérieur des jambes plus que le côté extérieur, et le dos plus que le ventre et la poitrine; il

— des diverses espèces de viandes,

— des différentes parties des animaux.

1. Κρεῶν (om. τῶν) A.
2. τε om. G.
4. εὐκατέργαστα G.
6. ἀνεκτόμων ex em.; ἀνεμίκτων ABCM text. V; ἀνεμήτων M marg.
7. θῆλυα G. — Ib. ϖαραπλησίως C 2ª m.; ϖαραπλησίαις M. — Ib. κεκρημένα B; κεχρομένων G.
8. κατόπισθεν M.
8-9. σκέλη τῶν ἔμπροσθεν G; les autres om. — 9-10. καὶ ϖεριττοὺς ϖόδας C 2ª m.; καὶ ϖερὶ τοὺς ϖ. C.
10-11. τῶν ἐκτός om. BV.
11. τὸν νῶτον G.
Ib. ϖερὶ τὴν κοιλίαν G; ϖερὶ κοιλίαν ABV; ϖερὶ κοιλίας CM.
11-12. σκληρότερον C 2ª m. G.
12. δυσκατεργαστότερον C 2ª m.

ϖοιεῖ καὶ τὰ ἐντὸς τῆς ῥάχεως καὶ τῶν ϖλευρῶν ϖρὸς τὰ ἐκτὸς
αὐτῶν. Πράσα μὲν ἑφθὰ δυσκατέργαστα· γίνεται γὰρ ἱμαν- 5
τώδη καὶ χα|λεπῶς ὑπὸ τοῦ στόματος λεαίνεται· τὴν δὲ λοιπὴν 33
τροφὴν οὐ βλάπτει· οὐδεμίαν γοῦν αὐτοῖς ὁρῶμεν ἀπεψίαν γινομένην. Τὰ δὲ ὠμά ἐστιν εὐπεπτότερα, διότι μᾶλλόν ἀπαλώ- 6
τερα καὶ κατεργαζόμενα ὑπὸ τοῦ στόματος. Ἡ κολόκυνθα μετὰ 7
ζωμοῦ κρεῶν ἑψομένη τάχιστα καὶ μάλιστα ϖέττεται· ἡ δὲ
κατὰ μικρὰ διαιρουμένη καὶ συνεψομένη, καθάπερ εἰώθασιν
ἕψειν οἱ ϖλεῖστοι, δυσκατεργαστοτέρα ταύτης ἐστίν. Τῶν δὲ 8
ἐλαῶν αἱ μὲν μέλαιναι λιπαρώταται ϖάντων, καὶ δυσκατεργαστότεραι, καὶ χολερώδεις μάλιστα ϖάντων, καὶ τὰς ναυτίας ἐπὶ ϖλείονα χρόνον ϖοιοῦσι, καὶ ταῖς ὑποχωρήσεσι κατὰ μικρὰ

existe la même relation entre les parties intérieures et extérieures
Propriétés des poireaux cuits, du dos et des côtés. Les poireaux bouillis sont difficiles à assimiler; 5
car ils deviennent semblables à des courroies et sont difficilement broyés dans la bouche; mais ils ne nuisent point à l'élaboration ultérieure de la nourriture; car nous ne voyons pas qu'ils causent
– crus, aucune indigestion. Les poireaux crus sont plus faciles à digérer, 6
parce qu'ils sont plus mous et qu'ils sont broyés dans la bouche.
– de la courge, La courge bouillie avec du jus de viande se digère très-vite et par- 7
faitement bien; celle qu'on coupe par petits morceaux pour les faire bouillir ensuite ensemble, ce qui est la manière la plus usitée
– des diverses espèces d'olives. de les préparer, est plus difficile à assimiler que la première. De 8
toutes les olives, les noires sont les plus grasses, les plus difficiles à assimiler et les plus susceptibles d'engendrer le *choléra;* elles donnent lieu à des nausées persistantes, et produisent des selles

1. ϖοιεῖν G.
2. γίνονται G.
2-3. οἱ μαντίδαι G.
4. οὐδεμίαν γοῦν αὐτοῖς ex em.; οὐδεμίαν οὖν αὐτοῖς G; οὐδεμίαν γοῦν αὐτῆς CM; οὐδεμίαν γοῦν αὐτῆς A 2ª m.; οὐδεμίαν γοῦν ἐκ τῆς A; οὐδεμία γὰρ αὐτοῖς BV.
5. ἀπεπτότερα G.
6. κατεργαζομένη B. — Ib. κολοκύνθη BCG.
9. οἱ] οὓς G.
10. ἐλαῶν BMV; ἐλάων A; ἐλαιῶν G; il en est de même p. 185, l. 5, 7 et 10; C a une fois ἐλάων, une fois ἐλαίων et deux fois 1ª m. ἐλάων et 2ª m. ἐλαίων.
11. μάλιστα τῶν, καί C 1ª m.

Matth. 33.
9 καὶ ϖλείω χρῶνται. Αἱ δὲ καλούμεναι ϖυραλλίδες τὰ μὲν ἄλλα
τὰ αὐτὰ ταῖς μελαίναις ποιοῦσιν, ἧττον δὲ διὰ τὸ λίπος ἔχειν
ἔλαττον τῶν μελαινῶν· χυμὸν δὲ ἀμφότεραι ἀναδιδοῦσι λιπαρὸν καὶ κολλώδη, στρυφνότητά ἔχοντά τινα· λεκιθώδης οὖν ἐξ
10 αὐτῶν γένοιτο ἂν ὁ χυμός. Αἱ δὲ ἐν ὄξει συγκείμεναι τῶν ἐλαῶν
εὐκατέργαστοι μέν εἰσι, χυμὸν δὲ ὀξὺν εἰς τὸ σῶμα ἀναδιδοῦ-
11 σιν. Αἱ δὲ λευκαὶ τῶν ἐλαῶν ἐξ ἅλμης οὖσαι δυσκατεργαστότεραι μὲν ἧττόν εἰσι τῶν ϖροειρημένων, δυνάμεις δὲ ἀναδιδοῦσι
τὰς ἁλυκὰς, καὶ ϖικρὰς, καὶ στρυφνὰς, ἐξ ὧν γίνονται χυμοὶ
12 λεκιθώδεις. Αἱ δὲ θλασταὶ τῶν ἐλαῶν μᾶλλον μὲν κατεργά-
ζονται τῶν λευκῶν, χυμὸν δὲ ἁλυκὸν εἰς τὸ σῶμα ἀναδιδοῦσιν.

9 nombreuses et peu abondantes. Celles qu'on appelle *pyrallides* produisent du reste le même effet que les noires, mais à un moindre
degré, parce qu'elles contiennent moins de graisse; cependant,
ces deux espèces distribuent dans le corps une humeur grasse,
glutineuse et de beaucoup d'âpreté; par conséquent, elles produi-
10 ront l'humeur semblable à du jaune d'œuf. Les olives conservées
dans du vinaigre sont, il est vrai, faciles à assimiler, mais elles
11 distribuent dans le corps une humeur acide. Les olives blanches
sont moins difficiles à assimiler que les précédentes, parce qu'on
les conserve dans de l'eau salée, mais elles distribuent dans le corps
des [humeurs douées de] propriétés salées, amères et très-âpres,
lesquelles engendrent à leur tour l'humeur semblable au jaune
12 d'œuf. Les olives écrasées s'assimilent, à la vérité, mieux que les
blanches, mais elles distribuent dans le corps une humeur salée.

1. ϖυραλίδες G.
2. μελάναις G.
3. ἀμφότεραι G; ἀμφότερα ταῦτα C; ἐναμφότερα ταῦτα A; ἐν ἀμφότερα ταῦτα MV; ἐν ἀνφότερα ταῦτα B.
Ib. ἀναδιδοῦσι ex em.; ἀναδίδωσι Codd.
3-4. λιπαρὸν κολλώδη BV.
4. λεκιθώδης emend. Matt.; λευκιθώδης Codd.
5. αὐτῶν G; αὐτῆς ABCMV.
Ib. ἂν ὠμὸς χυμός G.
6-7. ἀναδίδουσιν BV; ἀναδίδωσιν G.
7. λευκότεραι G.
8. ἧττον del. C 2ª m.
10. λευκιθώδεις ABC 1ª m. GV.
Ib. Αἱ δὲ ϖλεῖσται C.
11. χυμοὺς δὲ ἁλυκούς C.
Ib. ἀναδίδουσιν V; ἀναδίδωσιν G.

ΒΙΒΛΙΟΝ Γ'.

α'. Περὶ λεπΊυνούσης καὶ παχυνούσης διαίτης, ἐκ τῶν Γαληνοῦ.

Al. succ. 2, t.VI; p.760.

Ἡ μὲν λεπΊύνουσα δίαιτα τὰς σΊενὰς ἐκΦράτΊει διεξόδους, 1 ἀποῤῥύπΊει τε τὸ προσπλατΊόμενον γλίσχρον τῶν χυμῶν, τέμνει δὲ καὶ λεπΊύνει τὰ παχέα τῶν ὑγρῶν· ἀλλὰ, ἐὰν πλεονάσῃ τις ἐν αὐτῇ, ὀρῶδες, ἢ πικρόχολον, ἢ τῷ χρόνῳ μελαγχολικὸν ἐργάσεται τὸ αἷμα· πέφυκε γὰρ ἅπαντα τὰ τοιαῦτα θερμαίνειν ἰσχυρῶς καὶ ξηραίνειν, διὰ τοῦτό τε οἱ κατὰ τοὺς

LIVRE III.

1. DU RÉGIME ATTÉNUANT ET DU RÉGIME INCRASSANT.

(Tiré de Galien.)

Action du régime atténuant.

Le régime atténuant désobstrue les canaux étroits, enlève la partie visqueuse des humeurs qui s'y était attachée, divise et atténue 1 les humeurs épaisses; mais, si on en fait un usage excessif, il rendra le sang séreux, ou l'imprégnera de bile amère ou, à la longue, de bile noire; car toutes les substances atténuantes ont naturellement la propriété de réchauffer fortement et de dessécher : c'est là

Ch. 1; l. 1. σΊενάς om. Paul.

Ib. ἐμΦράτΊει ABV; ἐκΦράτΊει τε ad Eun., Paul.; ἐμΦράτΊει τε Aët.

2. ἀποῤῥύπΊει δέ Gal.; καὶ ἀποῤῥύπΊει ad Eun., Aët., Paul.

Ib. τὸ προσπλατΊόμενον γλίσχρον ἐκ τῶν χυμῶν τοῖς ἀγγείοις Gal.; τὰ προσπλατΊόμενα γλίσχρα ad Eun., Aët., Paul.; en outre B a προσπρατΊόμενον.

3. δέ] τε ad Eun., Aët., Paul.

Ib. καὶ παχύνει ad Eun.; om. Aët.

Ib. τῶν ὑγρῶν om. ad Eun., Aët., Paul.

3-5. ἀλλὰ . . . . . αἷμα] συνάγει δὲ τοῖς χρονίσασι κατὰ τὴν ἐδωδὴν αὐτῶν (Paul. om. αὐτῶν) ὀῤῥώδη (Aët. aj. τε) καὶ χολώδη περιτΊώματα, κἂν ἔτι μᾶλλον πλεονάσῃ τις, μελαγχολικὸν τὸ αἷμα καθίσΊαται ad Eun., Aët., Paul.

4. τι ABCV.

Ib. αὐτοῖς ABC 1ª m. V Gal.; chez Gal. αὐτοῖς se rapporte à τὰ ὑγιεινὰ Φάρμακα. — Ib. ὀῤῥῶδες Gal.

4-5. ἐν τῷ χρόνῳ ἢ μελαγχ. Gal.

5. ἐργάζεται B Gal.

Ib. ὀλίγου δεῖν ἅπαντα Gal.

Ib. τοιαῦτα Φάρμακα Gal.

6. θερμαίνειν ἀμετρότερον Gal.

Ib. καὶ διὰ τοῦτο οἱ Gal.

6-187, 1. κατὰ τοὺς νεΦροὺς οἱ Gal.

2 νεφροὺς πωρώδεις λίθοι συνίστανται. Φείδεσθαι οὖν χρὴ τῆς
συνεχοῦς ἐδωδῆς ἁπάντων τῶν δριμέων, καὶ μάλιστα ὅταν ὁ
προσφερόμενος αὐτὰ χολωδέστερος ᾖ φύσει· μόνοις γὰρ τοῖς
ἤδη τὸν φλεγματώδη χυμὸν, ἢ τὸν ὠμὸν καὶ παχὺν καὶ γλί-
3 σχρον ἠθροικόσιν ἐπιτήδεια τὰ τοιαῦτα τῶν ἐδεσμάτων. Καὶ τὰ
πλεῖστα δὲ τῶν χρονίων ἀῤῥωστημάτων λεπτυνούσης χρήζει
διαίτης, ὡς πολλάκις ἐπὶ μόνῃ ταύτῃ καθίστασθαι· καὶ ἄμεινόν γε ἐν οἷς ἐγχωρεῖ διαίτῃ μόνῃ χρησάμενον ἐπιτυχεῖν τοῦ
τέλους, ἐν τούτοις ἀφίστασθαι τῶν φαρμάκων, ὡς πολλάς γε
καὶ νεφρίτιδας οἶδα καὶ ἀρθρίτιδας οὐκ ὀλίγας, ὅσαι γε μετὰ
πώρων ἀπέφηναν τὰ ἄρθρα, τὰς μὲν καὶ παντελῶς παυσαμένας

Al. fac. II, 71; *Ib.* p. 659.

Att. vict. rat. 1; Chart. t. VI, p. 411, a-c.

ce qui donne lieu à la formation des calculs tophacés dans les reins.
2 Il faut donc éviter de manger habituellement des choses âcres
quelles qu'elles soient, surtout quand celui qui les mange est naturellement un peu bilieux; en effet, de semblables aliments ne conviennent qu'à ceux chez qui il y a déjà accumulation d'humeur pi-
3 tuiteuse ou d'humeur crue, épaisse et visqueuse. Les maladies
chroniques exigent si impérieusement, pour la plupart, l'usage du
régime atténuant, qu'elles guérissent souvent par cet unique moyen;
et, dans les cas où on peut atteindre son but en se servant du régime
seul, il vaut mieux se passer des médicaments : ainsi j'ai observé
beaucoup de maladies des reins et un assez grand nombre de cas
de goutte avec formation de tophi aux articulations, qui furent soit

Qu'il faut éviter les substances âcres.

Efficacité du régime atténuant dans les maladies chroniques.

Observations particulières.

1. Ἀπέχεσθαι *ad Eun.*, Aët., Paul. Ib. οὖν χρή] δέ Gal.

2. ἐδωδῆς...... δριμέων] αὐτῶν χρήσεως *ad Eun.*, Aët., Paul.

2-3. ὅταν.... φύσει] τοὺς χολώδεις τὴν κρᾶσιν *ad Eun.*, Paul.; τῶν χολωδῶν τῇ κράσει Aët. — 3. αὐτῶν Gal.

4-5. ἤδη.... γλίσχρον] τὸ (Paul. om. τό) φλέγμα καὶ τὸν ὠμὸν καὶ γλίσχρον καὶ παχὺν χυμόν *ad Eun.*, Aët., Paul.

5. ἐπιτήδεια..... ἐδεσμάτων] ἁρμόζει *ad Eun.*, Aët., Paul.

Ib. ἐδεσμάτων ἐστίν Gal.

7. ἐπὶ μόνης AB; corr. dans B.

Ib. ταύτης A; Gal. aj. *sine ullo alio medicamento.*

Ib. καθίσταται V.

7-9. καὶ.... φαρμάκων] *sunt enim quos praestiterit sola victus ratione sine medicamentis persanare* Gal.

8. μόνῃ ex em.; μόνον Codd.

10. καὶ νεφρίτιδας om. Gal.; B om. καί.

10-11. ὅσαι γὰρ μετὰ πώρων ἀπέφ. τὰ ἄρθρα C; *quae jam articulorum ossa nudarant* Gal.; *quae etiam cum tophis articulos nudaverant* Ras.

ἐπὶ τῇ τοιαύτῃ διαίτῃ, τὰς δὲ καὶ μετριωτέρας ἀποδειχθείσας.
Οἶδα δὲ καὶ τῶν δυσπνοίᾳ συνεχῶς ἁλισκομένων οὐκ ὀλίγους 4
εἰς τοσοῦτον ὠφεληθέντας, ὡς ἤτοι κατασῆναι τελέως, ἢ διὰ
μακρῶν χρόνων ἐνοχλεῖσθαι μικρά. Τήκει δὲ καὶ σπλῆνας με- 5
γάλους ἡ λεπτύνουσα δίαιτα καὶ ἧπαρ σκιρρούμενον, ἐπιληψίας
τε τὰς μὲν μικρὰς ἔτι καὶ ἀρχομένας ἰᾶται· ὅσαι δὲ ἤδη χρόνιαί
τε καὶ ὕπουλοι, καὶ ταύτας ὀνίνησιν οὐ σμικρά. Τὰ μὲν οὖν 6
ἐρεθίζοντα καὶ δάκνοντα τὴν ὀσμὴν καὶ τὴν γεῦσιν δριμέα τέ
ἐστι καὶ λεπτύνει· ἔχει δέ τι τμητικὸν καὶ ὅσα λιτρώδη καὶ
Att. vict. rat. 3; Chart. t. VI, p. 412, d. ὅσα πικρά. Οὐ σμικρὸν δὲ δήπου διαφέρει καὶ τὸ διὰ ὀξυμέ- 7
λιτος, ἢ ὄξους, ἢ ἁλῶν, ἢ ἐλαίου προσενέγκασθαί τι τῶν τοιού-

complétement guéries par un semblable régime, soit notablement
amendées. J'ai connu également un nombre assez considérable de 4
gens qui étaient habituellement éprouvés par la dyspnée, et qui re-
tirèrent un tel avantage de ce traitement, qu'ils furent complétement
guéris, ou que leur maladie ne les tourmentait plus que légèrement
et à de longs intervalles. Le régime atténuant fond aussi les grosses 5
rates et le foie affecté de squirrhe; il guérit les épilepsies qui sont
encore légères et à leur début, et amende notablement celles qui
Caractères physiques des atténuants. sont déjà chroniques et enracinées. Or les substances qui irritent et 6
piquent douloureusement l'odorat et le goût sont âcres et atté-
nuantes; toutes les substances nitreuses et toutes les substances
amères ont aussi quelque chose d'incisif. Cependant ces substances 7
exercent aussi une action très-différente selon qu'on les mange avec
de l'oxymel, du vinaigre, du sel ou de l'huile; car leurs propriétés se

2. δυσπνοίαις C.
Ib. συνεχῶς] *saepe* Gal.; om. Ras.
Ib. οὐκ ὀλίγους] *plerosque* Gal.
4. ἐποχεῖσθαι A 1ª m.
5. ἡ δὲ λεπτ. C 1ª om. — Ib. σκιῤῥούμενον Gal.; σκηρούμενον A; σκληρούμενον BCV; *induratum* Ras.
6. ἰᾶται] Gal. aj. *penitus*.
Ib. ἤδη om. Gal.
8. τὴν ὀσμὴν καὶ τὴν γεῦσιν] *sensus nostros* Gal. qui ajoute *ea omnia*.
9. ἔχει δέ τι τμητικόν] *incidunt praeterea* Gal.
Ib. ὅσα νιτρώδη C 2ª m.; ὅσα λιπαρώδη BV; *quae saporem quemdam habent nitrosum aut salsum, quorum et plurima alvum dejiciunt* Gal.
10. πικρόν AC.
11-189, 1. τι τῶν τοιούτων] *aut aliud id genus* Gal.

των· ἐπιτείνεται γὰρ ἡ δύναμις αὐτῶν ὄξει τε καὶ ὀξυμέλιτι,
8 καθαιρεῖται δὲ ἐλαίῳ. Τῶν μὲν οὖν λεπτυνόντων ἐδεσμάτων τὰ
πλεῖστα φάρμακα μᾶλλον ἄν τις ἢ τροφὰς εἴποι· τὰ δὲ τοὺς
παχεῖς καὶ γλίσχρους γεννῶντα χυμοὺς τροφιμώτατά τέ ἐστι,
κἂν πεφθῇ καλῶς ἔν τε τῇ γαστρὶ καὶ τῷ ἥπατι, χρηστὸν αἷμα
γεννᾷν πέφυκεν· ἐμφρακτικὰ δέ ἐστιν ἥπατός τε καὶ σπληνός·
εἰ δὲ καὶ βραχεῖά τις ἀρχὴ φλεγμονῆς εἴη κατὰ τὰ σπλάγχνα,
ταύτην αὐξάνουσιν ἱκανῶς, ὥσπερ γε καὶ τὰς ἐμπνευματώσεις
καὶ τὰς σκιῤῥώδεις διαθέσεις παροξύνουσι, καὶ δῆλον ὅτι καὶ
9 τὰς τῶν ἀποστημάτων γενέσεις. Τινὰ μὲν οὖν παχύχυμα μόνον
ἐστὶν, ὥσπερ ἡ φακῆ, γλίσχρα δὲ ἄλλα, καθάπερ ἡ μαλάχη,

Al. succ. 2, p. 762.

Ib. 4; p. 780-781.

fortifient par le vinaigre et l'oxymel, tandis qu'elles s'affaiblissent par
8 l'huile. Presque tous les mets atténuants sont peut-être plus dignes
du nom de médicaments que de celui d'aliments, tandis que les mets
qui engendrent des humeurs épaisses et visqueuses sont très-nourrissants et produisent du bon sang, quand ils sont bien élaborés
dans l'estomac et dans le foie, mais ils produisent des obstructions
au foie et à la rate, et, s'il existe en outre un petit commencement d'inflammation aux viscères, ils l'augmentent considérablement; ils augmentent aussi les pneumatoses, les affections squirrheuses, et, cela est également évident, ils accélèrent la formation
9 des abcès. Or il y a certaines substances qui ont uniquement la
propriété de contenir des humeurs épaisses, comme la lentille cuite,
d'autres qui sont [uniquement] visqueuses, comme la mauve, d'au-

Propriétés des aliments incrassants.

Propriétés spéciales de quelques aliments incrassants.

1. ὀξυμέλιτι] *melle* Gal.

2. καθαιρεῖται ex em.; καθαίρεται Codd.; *minuitur* Gal.; *diminuit* Ras.

3. τροφήν Gal.

3-4. τοὺς παχ. κ. γλίσ. χυμοὺς γεννῶντα V; τοὺς παχ. κ. γλίσ. γενν. χυμοὺς ἐδέσματα Gal.; τῆς παχυνούσης *ad Eun.*, Aët., Paul.

4. τροφιμώτατά ἐστι ABV; τροφιμώτατά τε πάντ' ἐστί Gal.; τρόφιμα μὲν ἱκανῶς ἐστι *ad Eun.*, Aët., Paul.

5. καλῶς] προσηκόντως *ad Eun.*, Aët., Paul.

Ib. χρηστόν] εὔχυμον *ad Eun.*, Aët., Paul.

6. τε Gal.; om. ABCV.

7. κατὰ σπλάγχνα V.

8. πνευματώσεις Gal.

10. τάς om. ABCV.

11. ὥσπερ ἡ φακή ABCV; ὡς ἡ φακή Aët.; ὡς φακή Paul.; ὡς φακός *ad Eun.*

Ib. τινὰ δὲ γλίσχρα *ad Eun.*, Aët., Paul.

Ib. καθάπερ μαλάχαι Paul.; ὡς ἡ μαλάχη Aët.; ὡς μαλάχη *ad Eun.*

τινὰ δὲ ἄμφω πέπονθεν, ὥσπερ τὰ ὀστρακόδερμα καὶ τὰ μα-
Al. succ. 11; p. 810. λάκια καλούμενα. Δῆλον δὲ ὡς ἀσφαλεστέρα μὲν εἰς ὑγείας 10
φυλακήν ἐστιν ἡ λεπτύνουσα δίαιτα τῆς παχυνούσης· εὐεξίαν
δὲ καὶ ῥώμην ἀδύνατος ἐργάζεσθαι, διότι βραχεῖαν δίδωσι τὴν
τροφήν. Ἅπτεσθαι δὲ ἀναγκαῖον ἐνίοτε καὶ τῶν πολυτρόφων 11
ἐδεσμάτων, ἃ παχεῖς γεννᾷ χυμοὺς, ἀλλὰ μετρίως γε τοῦτο
πρακτέον ἐν ἐκείνοις τε τοῖς καιροῖς, ὁπότε σαφοῦς ἐνδείας
Ib. 3; p. 763-764. αἰσθάνονται. Καὶ ὅσοις τε ἀνθρώποις οἷόν τέ ἐστι γυμνασίοις 12
πλείοσι χρῆσθαι καὶ κοιμᾶσθαι μέχρι περ ἂν ἐθέλωσι, καὶ
βίον ἔξω τῶν πολιτικῶν ἀσχολιῶν ᾕρηνται, τούτοις ἐγχωρεῖ

Action comparative sur la santé, du régime atténuant et du régime incrassant. Conditions dans lesquelles il faut se trouver pour suivre l'un ou l'autre régime.

tres enfin qui ont ces deux qualités à la fois, comme les testacés, et
les animaux qu'on appelle mollusques. Il est clair que le régime at- 10
ténuant, eu égard à la conservation de la santé, est plus exempt de
danger que le régime incrassant; mais il ne saurait produire de
l'embonpoint ou de la force, parce qu'il ne donne pas beaucoup
d'aliment. Quelquefois aussi il est nécessaire de toucher aux mets 11
qui nourrissent fortement et produisent des humeurs épaisses, mais
il faut le faire avec mesure et aux époques où l'on éprouve un besoin évident. Les gens qui peuvent prendre beaucoup d'exercice et 12
dormir aussi longtemps qu'ils veulent, et qui ont choisi un genre
de vie étranger aux affaires publiques, mangeraient sans inconvé-

1. τισὶ δὲ ἄμφω συμβέβηκε παχυχύμοις τε εἶναι καὶ γλίσχροις *ad Eun.*, Aët., Paul.

1-2. τά θ' ὑπ' Ἀριστοτέλους ὀστρακόδερμα καλούμενα καὶ τὰ μαλάκια Gal.; τοῖς ὀστρακοδέρμοις *ad Eun.*, Paul.; τῇ σαρκὶ τῶν ὀστρακοδ. Aët.

2-3. πρὸς φυλακὴν ὑγείας *ad Eun.*, Aët.; προφυλακῆς ὑγ. ἕνεκα Paul.

3. ἐστιν om. BV Gal. — Ib. δίαιτα om. BV Gal. — Ib. παχυνούσης μᾶλλον *ad Eun.*, Aët., Paul. — Ib. εὐεξίαν] τόνον *ad Eun.*, Aët., Paul.; *firmam corporis affectionem* Ras.

4. δὲ] δή C.

Ib. ῥώμην τοῖς σώμασι Paul.; ῥώμ. ἐν τ. σ. Aët. — Ib. ἀδύνατος ἐργάζεται A; ἀδ. ἐργάξεσθαι BV; οὐκ ἐντίθησιν *ad Eun.*, Aët., Paul.

4-5. διότι . . . . τροφήν om. Gal.; ὀλιγότροφος δ' οὖσα *ad Eun.*, Aët., Paul., qui transportent ces mots avant εὐεξίαν (l. 3).

5. δέ B; les autres om.

6. ἀπαχεῖς A. — Ib. γε] τε Gal.

7. σαφῶς Gal.

Ib. ἐνδείας] τῆς ἀτονίας Aët.

8. γυμνασίοις τε Gal.

9. μέχρις Gal.

10. πολικῶν A 1ª m.

Ib. ἀσχολιῶν om. BV.

Ib. εἵρηνται V.

καὶ τὰ παχύχυμα καὶ γλίσχρα τῶν ἐδεσμάτων ἐσθίειν, καὶ
μάλιστα ὅταν ἐπὶ τῷ πλήθει τῆς ἐδωδῆς αὐτῶν μηδέποτε μηδε-
13 μίαν αἴσθησιν ἐν ὑποχονδρίῳ σχῶσιν ἢ βάρους ἢ τάσεως. Ὅσοι
δὲ ἤτοι διὰ τὴν ἡλικίαν, ἢ τὴν ἀήθειαν, οὐχ οἷοί τε γυμνάζεσθαι
πρὸ τῶν σιτίων, οὗτοι πάντες ἀπεχέσθωσαν τῶν τοιούτων ἐδε-
14 σμάτων. Τελέως δὲ ἀργοὶ μηδὲ αὐτοὶ παραγινέσθωσαν ἐπὶ τὰς
παχυχύμους τροφάς· μέγιστον γάρ τοι κακὸν εἰς ὑγείας φυλακήν ἐστιν ἡ ἡσυχία τοῦ σώματος, ὥσπερ γε καὶ μέγιστον
15 ἀγαθὸν ἡ σύμμετρος κίνησις. Ἀσφαλέστατον οὖν ἐστι φείδεσθαι
τῶν γλίσχρων τε καὶ παχυχύμων ἐδεσμάτων ὅσοις γε μόνης
ὑγείας ἐστὶ φροντὶς, οὐκ εὐεξίας σώματος, ὁποίαν οἱ γυμνα-

nient des mets visqueux et qui contiennent des humeurs épaisses,
surtout s'ils ne s'aperçoivent jamais d'aucun sentiment de pesanteur
13 ou de tension à l'hypocondre, après en avoir pris beaucoup. Ceux,
au contraire, qui, soit à cause de leur âge, soit à cause du défaut
d'habitude, ne peuvent prendre de l'exercice avant le repas, doivent
14 tous s'abstenir de semblables mets. Les individus tout à fait séden-
taires ne doivent pas même s'approcher des mets qui contiennent
des humeurs épaisses, car le plus grand mal pour la conservation
de la santé est le repos du corps, et le plus grand bien, sous ce rap-
15 port, est un exercice modéré. Le plus sûr par conséquent, c'est de
se garder des mets visqueux et imprégnés d'humeurs épaisses, du
moins pour ceux qui n'ont souci que de leur santé et qui ne cou-

3. *ὑποχονδρίῳ δεξιῷ* Gal. — Ib. *ἴσχωσιν* Gal. — Ib. *Ὅσοις* Gal.

4. *ἢ διά τινα συνήθειαν* Gal.; *imbecillitate* Ras. — Ib. *οἷον* Gal.

5. *πρὸς τόν* A. — Ib. *πάντων* Gal.; *penitus* Ras. — Ib. *ἀπεσχέσθωσαν* A; *φευγέτωσαν ad Eun.*, Aët., Paul. — 5-6. *ἐδεσμάτων, ὅσα τοιαῦτα* Gal.; *τὰς παχυχύμους τροφάς ad Eun.*, Aët., Paul.

6. *οὗτοι ad Eun.*, Paul.

Ib. *παραγενέσθωσαν* Gal.; *προσίτωσαν ad Eun.; προσιέτωσαν* Paul.

7. *παχυχύμους*] *τοιαύτας* Gal.; *ταύτας* Paul.; om. ABV, *ad Eun.; talibus* Ras. — Ib. *γάρ τι* B; *γάρ* Gal., *ad Eun.*, Aët.; *δέ* Paul. — Ib. *εἰς τὴν τῆς ad Eun.*, Aët., Paul.

8. *ἐστ. ἡ ἡσ. τεῦ σ.* A 1ª m.; *ἐστ. ἡσυχία παντελὴς τοῦ σώμ.* Gal.; *ἡ παντελὴς ἀργία καθέστηκεν ad Eun.*, Aët., Paul. — Ib. *ὥσπερ καί* Gal.; *ὥσπερ γε ad Eun.*, Aët., Paul.

9. *τῶν ἀγαθῶν ad Eun.*, Paul.

Ib. *ἐστι* om. Gal.

10. *κακοχύμων τε κ. γλίσχρ.* Gal.

Ib. *μόνον* ABCV.

11. *ἡ φροντίς* Gal.

Al. succ. 3; p. 762.
Ib. 4; p. 780.
Ib. 11; p. 811.
Comm. I, *in Vict. acut.* t. XV, p. 463 et 464.

στικοὶ σπουδάζουσιν. Ἀμεμπτότατα δὲ τῶν ἐδεσμάτων ἐστὶ τὰ 16
μεταξὺ τῶν λεπτυνόντων τε καὶ παχυνόντων, ὡς ἂν ἐν συμμετρίᾳ τε καὶ μεσότητι τῶν ὑπερβολῶν καθεστῶτα, καὶ σύμμετρον αἷμα τῇ συστάσει γεννῶντα· καλλίστη μὲν οὖν ἡ τοιαύτη τροφὴ τοῖς σώμασιν ἡμῶν ἐστι, χειρίστη δὲ ἡ κακόχυμος, ἧς ἀφεκτέον ἐστὶν ἀεί. Καὶ τὴν ποικιλίαν δὲ τῶν ἐδεσμάτων, 17
καὶ μάλιστα ὅταν ἐξ ἐναντίων ταῖς δυνάμεσι σύγκειται, βλαβερωτάτην εἶναι νομιστέον, κωλύουσαν τὰ ληφθέντα πέττεσθαι καλῶς.

Αἱ μὲν οὖν καθόλου δυνάμεις τοιαῦταί τινές εἰσιν· τὰς δὲ 18
ὕλας αὐτῶν ἐφεξῆς ὑπογράψω.

Quels sont les mets les plus irréprochables.

rent pas après l'embonpoint que recherchent les athlètes. Les mets 16
les plus irréprochables sont ceux qui tiennent le milieu entre les atténuants et les incrassants, parce qu'ils se trouvent placés dans une juste mesure, qu'ils sont un terme moyen entre les extrêmes, et qu'ils produisent un sang d'une consistance moyenne; voilà donc ce qui constitue pour notre corps la meilleure nourriture; la plus détestable est celle qui renferme des humeurs mauvaises; il faut s'en abstenir toujours.

Que la variété des mets est nuisible.

On est d'avis que la variété des mets est éga- 17
lement très-nuisible, surtout si elle porte sur des mets de propriétés opposées, parce qu'elle empêche la bonne digestion des substances ingérées.

Telles sont à peu près les propriétés générales [du régime atté- 18
nuant et du régime incrassant]; maintenant je vais passer à la matière de ce régime.

1. Κάλλιστα πάντων *ad Eun.*, Aët., Paul.
Ib. ὑπάρχει Gal.
2. τε om. ABCV.
Ib. παχυχύμων ABCV.
4. γεννώντων Aët.
Ib. καλλίστη] κατάλληλος *ad Eun.*, Aët., Paul.
Ib. μὲν οὖν] τοίνυν Gal.; μέν C.
Ib. ἡ τοιαύτη *ad Eun.*, Aët, Paul.; αὕτη ACV; ταύτη (sic) B.
5. βλαβερὰ δὲ ἡ κακόχ. *ad Eun.*, Paul.; βλαβ. δ. ἡ παχύχυμος Aët.; om. Gal.
6. τροφῶν *ad Eun.*, Aët., Paul.
7. μᾶλλον *ad Eun.*, Paul.
7-8. βλαβερωτάτην εἶναί φασιν (c'est-à-dire οἱ περὶ πέψεως γράψαντες) Gal.; φυλάττεσθαι ἄμεινον *ad Eun.*, Paul.; φυλάττεσθαι χρή Aët.
9. προσηκόντως *ad Eun.*, Aët., Paul.

β'. Ὅσα ἐστὶ λεπτύνοντα ἐν τροφαῖς.

1 Σκόροδα, κρόμμυα, κάρδαμα, πράσα, νᾶπυ, πέπερι, σμύρνιον, πύρεθρον, ὀρίγανον, καλαμίνθη, μίνθη, ὕσσωπον, σισύμ-
βριον, γλήχων, θύμα, θύμβρα χλωρὰ προσφερόμενα· ξηραν-
θέντα γὰρ ἤδη φάρμακα καὶ οὐκέτι τροφαί· καθόλου γὰρ πᾶν
τὸ ξηρότερον ἰσχυρότερον τοῦ τεθηλότος ἐστὶ, καὶ ὅσα κατὰ
λόφους ἢ ἐν χωρίοις ἀνυδροτέροις ηὐξήθη τῶν ἐν πεδίοις ἢ κή-
2 ποις ἢ τέλμασιν ἰσχυρότερα. Ταύτῃ μὲν οὖν ὑπὲρ ἁπάντων χρὴ
3 γινώσκειν κοινῇ. Τοῖς δὲ εἰρημένοις ἐφεξῆς ἐστιν εὔζωμα, σία,
σέλινα, πετροσέλινα, ὤκιμα, ῥαφανίδες, κράμβη, τεῦτλα, σκόλυμος, ἠρύγγιον, ἀκαλήφη, μάραθρον, κορίαννον, πήγανον,

2. ALIMENTS ATTÉNUANTS :

1 L'ail, les oignons, le cresson, les poireaux, la moutarde, le
poivre, le *smyrnium*, la pariétaire d'Espagne, l'origan, la cala-
minthe, la menthe, l'hysope, le *sisymbrium*, le pouliot, le thym, le
thymbre, si on les mange frais; en effet, à l'état desséché, ces
plantes deviennent déjà des médicaments et ne sont plus des aliments; car, en général, tout ce qui tend à devenir sec est plus efficace que ce qui est fleuri, et les plantes qui poussent sur les collines, ou dans des endroits plus ou moins secs, ont plus de vertu
que celles qui croissent dans les plaines, les jardins ou les marais.
2 C'est donc d'après cette règle commune qu'il faut porter un jugement
3 sur toutes les plantes. Après les espèces susdites viennent les suivantes : la roquette, la berle, le céleri, le persil, le basilic, les radis, le chou, les bettes, la cardousse, le panicaut, l'ortie, le fe-

Les plantes sèches, ou croissant dans des lieux secs, sont plutôt des médicaments que des aliments.

N. B. Depuis le chapitre 2ᵉ, on a renvoyé au IVᵉ livre de la *Synopsis*, qui est presque identique avec celui-ci, les concordances de Galien, parce qu'elles exigent, à cause de leur nombre, une disposition typographique particulière. — La nature de ces *listes* ne nous a pas permis non plus de multiplier les manchettes.

CH. 2; l. 1. Σκόροδα *ad Eun.*, Aët.; Σκόρδα Codd.
1-2. σμύρνα C.
2. ὀρίγανις AC 1ª m. BV.
2-3. σισύμβρια ABC 1ª m. V.
3-4. ξηρανθεῖσα C 2ª m.
6. ηὐξάνθη C.
9-10. σκόλυμον ABC 1ª m. V.

ἄνηθον, λιγυσ7ικὸν, κύμινον, καππάρεως καὶ τερμίνθου καρπὸς, καὶ τὸ τῆς καροῦς σπέρμα, ἀνίσου, σίνωνος, ἄμμεως, δαύκου, σεσέλεως, τορδύλου, καὶ ϖάντων τῶν εὐωδῶν καὶ δριμέων καὶ θερμῶν ἐπιφανῶς. Τῶν ἰσχυρῶς δὲ λεπ7υνόντων ἐσ7ὶ 4
τὸ τοῦ ϖηγάνου σπέρμα καὶ καννάβεως, ὡς εἶναι φαρμακώδη λοιπόν. Τῶν δὲ δημητριακῶν σπερμάτων εἰς λεπ7ύνουσαν δίαι- 5
ταν ἄλυποι κριθαὶ μόναι· δεύτεροι δὲ οἱ ἐκ τῶν ϖυρῶν ἄρτοι κλιβανῖται· τῶν δὲ ἄλλων ἀπέχεσθαι ϖειρᾶσθαι, ϖλὴν εἰ μὴ διὰ μακροῦ ϖίσσου ἢ φακοῦ γεύεσθαί τις ἐθέλοι. Πλείσ7ην δὲ 6
ἂν ἔχοις, εἰ βούλοιο, καὶ ἄφθονον ἐδεσμάτων χρῆσιν εἰς λόγον λεπ7υνούσης διαίτης ἀπό τε τῶν ϖετραίων ἰχθύων, καὶ τῶν ὀρείων ὀρνίθων τῶν μικρῶν· τὰ γὰρ ἐν τοῖς ὄρεσι διαιτώμενα ζῷα ϖάντα ξηρότερά τε καὶ θερμότερα ταῖς κράσεσιν ὑπάρχει,

nouil, la coriandre, la rue, l'aneth, le laser sermontain, le cumin, le fruit du câprier et du térébenthinier, les graines de carvi, d'anis, de faux amome, d'ammi, de daucus, de seseli, de *tordylium* et celles de toutes les plantes odorantes, âcres et douées d'une chaleur évidente. Les graines de rue et de chanvre appartiennent aux subs- 4
tances fortement atténuantes, et rentrent déjà dans la classe des drogues. Parmi les céréales, l'orge est la seule qui ne soit pas con- 5
traire au régime atténuant; viennent ensuite les pains de froment cuits au four chauffé de tous côtés, mais il faut tâcher de s'abstenir des autres céréales, à moins qu'on ne veuille, à de longs intervalles, goûter quelques pois grecs ou quelques lentilles. On trouvera, si on 6
veut, des ressources abondantes et inépuisables, pour composer des mets conformes au régime atténuant, dans les poissons de roche et dans les petits oiseaux de montagne, car tous les animaux qui vivent sur les montagnes ont un tempérament plutôt sec et chaud, et leur

Que les animaux vivant sur les montagnes ont le tempérament sec et chaud.

1. λογισ7ικόν C; λιβυσ7ικόν 2ª m., Ras. — Ib. καί om. Ras.
2. σκάρου C; καρύου 2ª m.
5. καννάβου ABC 1ª m. V.
6. δημητρίων ABV.
8. κριβανῖται ABC 1ª m. V.
Ib. δέ om. A 1ª m.
8-9. ϖειρᾶσθαι..... γεύεσθαι om. ABC 1ª m. V.
9. Πλείσ7ων C 2ª m.
10. ἀφθόνων A 1ª m. BCV.
11. τε] τῆς B.
12. ὀρέων AC.
13. ταῖς om. C. — Ib. ὑπάρχοι A.

DES ALIMENTS.

7 καὶ ἡ σὰρξ αὐτῶν ἥκιστα φλεγματώδης ἐστὶ καὶ γλίσχρα. Ψᾶ-
ρας οὖν καὶ κίχλας, καὶ κοττύφους, καὶ πέρδικας ἐσθίειν· καὶ
οἱ πυργῖται δὲ καλούμενοι στρουθοὶ, καὶ ὅσοι κατὰ τὰς ἀμπέλους
8 διαιτῶνται [προσενεκτέοι]. Καὶ τῶν περιστερῶν αἱ ἐκ τῶν πύργων
9 ἀμείνους τῶν κατοικιδίων εἰσίν. Καὶ καθόλου πάντα τὰ γεγυμνα-
σμένα τῶν ἀγυμνάστων, καὶ τὰ ξηροτέραις τροφαῖς χρώμενα τῶν
ὑγροτέραις, καὶ τὰ καθαρὸν καὶ λεπτὸν ἀναπνέοντα τὸν ἀέρα
10 βελτίω τῶν ἐναντίων. Καὶ ἰχθύων δὲ τῶν πετραίων ἐσθίειν ἰου-
λίδος, καὶ φυκίδος, καὶ κοττύφου καὶ κίχλης, καὶ σκάρου, καὶ
ἁπλῶς εἰπεῖν ὅσοι μαλακήν τε ἅμα καὶ ψαθυρὰν ἔχουσι τὴν
σάρκα· τῶν δὲ ἤτοι σκληρὰν ἢ γλίσχραν ἐχόντων ἀπέχεσθαι
11 παντάπασιν. Μαλακὴ μὲν οὖν ἡ τῶν ὀνίσκων σὰρξ, ἀλλὰ ἧττον
ψαθυρὰ τῆς τῶν πετραίων· τῶν μέντοι τριγλῶν ψαθυρὰ μὲν οὖν,

7 chair est très-peu pituiteuse et très-peu visqueuse. On mangera donc
des étourneaux, des grives, des merles et des perdrix, ainsi que
les moineaux appelés *moineaux des tours*, et ceux qui habitent les
8 vignes. Parmi les pigeons, ceux des tours valent mieux que les pi-
9 geons domestiques. En général, il faut préférer les animaux qui
prennent de l'exercice à ceux qui n'en font pas, ceux qui prennent
plutôt des aliments secs à ceux dont les aliments sont plutôt humides, et ceux qui respirent un air pur et ténu à ceux qui vivent
10 dans un milieu contraire. Parmi les poissons de roche, on doit
manger de la girelle, du boulereau, du merle de mer, du tourd,
du scare, et, en un mot, de tous les poissons dont la chair est à la
fois molle et cassante, mais il faut s'abstenir tout à fait de ceux
11 dont la chair est dure ou visqueuse. Or la chair des motelles est
molle, il est vrai, mais elle est moins cassante que celle des poissons
de roche; la chair des rougets, au contraire, est cassante, mais elle

Conditions générales que doivent remplir les animaux.

1-2. Ψῆρας ABV.

4. προσενεκτέοι e conj.; *mandendae sunt* Gal. (*Att. vict. rat.* 8, Chart. t. VI, p. 414 d); om. Codd.

Ib. περιστερεῶν AC 1ª m.; περιστερέων BV. — Ib. οἱ ABV.

5. κατοικίδων ABC 1ª m. V 2ª m.; κατοχίδων V.

Ib. τά] τῶν V 1ª m.

7. *inspirant* Ras.

9. φοικίδος AC.

11. γ' αἰσχρὰν A 1ª m.

οὐ μὴν καὶ μαλακή. Ταῦτα οὖν ἔχεις ἄμφω τὰ γνωρίσματα περὶ 12
παντὸς ζώου σαρκὸς, τὸ μαλακόν τε καὶ ψαθυρόν· καὶ τούτοις
προσέχων τὸν νοῦν, ᾧ μὲν ἂν ὑπάρχῃ τὸ συναμφότερον, εἰς
κόρον ἐσθίειν· τῶν δὲ ἄλλων, ᾧ μὲν μηδέτερον, ἀπέχεσθαι παν-
τάπασιν· ᾧ δὲ θάτερον μόνον, ἐσθίειν μέν ποτε καὶ τοῦδε, τῶν
ἄλλων ἀπορήσαντα, φυλάττεσθαι δὲ εἰς κόρον, ὥστε καὶ ὀνίσκων
καὶ τριγλῶν καὶ τῶν ἄλλων πελαγίων ἰχθύων ἐξέσται προσφέρεσθαι, μὴ παρόντων πετραίων, καὶ μᾶλλον ὅσοι διὰ νάπυος
ἐσθίονται, καθάπερ σκορπίος. Ἔστι δὲ δή τινα γένη ζώων, οἷς 13
ὑπάρχει μὲν τὸ ἕτερον ὧν εἶπον γνωρισμάτων, ἀλλὰ διὰ τὴν
ἀμετρίαν θατέρου φυλάττεσθαι χρὴ καὶ τὴν τούτων ἐδωδήν· αἱ
μὲν γὰρ ἐγχέλυες, καὶ τὰ πλεῖστα τῶν μαλακίων, καίτοι μαλακὴν ἔχοντα τὴν σάρκα, διὰ τὸ γλίσχρον καὶ φλεγματῶδες

Caractères généraux à l'aide desquels on peut apprécier les qualités de la chair des animaux.

n'est pas molle. Vous avez donc deux signes pour apprécier la chair 12
des animaux quels qu'ils soient : ce sont la mollesse et le cassant;
prenant ces signes en considération, on mangera jusqu'à satiété les
poissons qui réunissent ces deux qualités; on s'abstiendra tout à
fait de ceux où elles manquent toutes deux; on mangera aussi de
temps en temps, à défaut d'autres, ceux qui présentent seulement
l'une de ces qualités, mais on se gardera d'en ingérer jusqu'à satiété; on pourra donc, si on n'a pas de poissons de roche, recourir
aux motelles, aux rougets, ainsi qu'aux autres poissons de haute
mer, et surtout à ceux qu'on mange avec de la moutarde, comme
la scorpène. Il existe certaines espèces d'animaux qui présentent 13
en effet l'une des deux qualités dont je viens de parler, mais qu'il
faut cependant se garder de manger, parce que l'autre est en excès;
les anguilles, par exemple, et la plupart des mollusques, quoiqu'ils
aient la chair molle, sont cependant extrêmement nuisibles à ceux

1. Ταῦτ' οὖν ἔχει ἄμφω AC 1ª m.; *duæ sunt* Ras. — 7. ἐξέσται ex em.; ἔξεται Codd. — 8. μάλιστα V. — 9. δή om. V. — 10. ὧν del. C 2ª m. — 12-13. τῶν.... ἔχοντα om. ABC 1ª m. V. — 13. σάρκα, οἷός ἐστιν ὁ σκόμβρος C 2ª m.

αὐτῆς, ἱκανῶς ἐσ7ι βλαβερὰ τοῖς λεπ7υνούσῃ διαίτῃ χρῆσθαι
14 δεομένοις. Ἐπιτήδεια δὲ ἐκ τῶν σελαχίων μόνη ἡ νάρκη καὶ ἡ
τρυγὼν, καὶ χρῆσθαί ποτε καὶ τούτοις ἐγχωρεῖ, μὴ παρόντων
15 πετραίων. Τῆς δὲ αὐτῆς ἐσ7ι δυνάμεως τά τε βούγλωσσα καὶ
16 ἡ ψῆτ7α. Καὶ ταῖς ἀλεκτορίσι δὲ, εἰ γυμνάζοιτό τις, οὐ κωλύω
χρῆσθαι, καὶ περισ7εραῖς, καὶ τρυγόσι, καὶ μάλισ7α ταῖς ἐν
17 ὄρεσι διαιτωμέναις. Χρὴ δὲ μὴ πρόσφατον, ἀλλὰ ἕωλον ἐργα-
σαμένους ἡμέραν μίαν τοὐλάχισ7ον, οὕτως ἐσθίειν οὐ τρυγόνα
μόνον, ἀλλὰ καὶ πέρδικα, καὶ πάντα τὰ μετρίως σκληρὰν
18 ἔχοντα τὴν σάρκα. Καὶ οἱ ταριχευθέντες δὲ τῶν ἰχθύων ἱκανώτατα λεπ7ύνουσι καὶ τέμνουσι τοὺς παχεῖς καὶ γλίσχρους χυ-
μούς· ἐκλέγεσθαι δὲ καὶ τούτων ὅσοι φύσει μαλακόσαρκοι·

qui ont besoin du régime atténuant, à cause de leurs qualités vis-
14 queuses et pituiteuses. Parmi les poissons cartilagineux, il n'y a que
la torpille et la pastenague qui soient convenables, et dont on puisse
15 quelquefois se servir à défaut de poissons de roche. La sole et le
16 flet sont doués des mêmes propriétés. Je ne défends pas, si on
prend de l'exercice, de manger des poules, des pigeons et des tour-
17 terelles, surtout celles qui habitent les montagnes. Ce n'est pas seulement la tourterelle qu'il faut manger non fraîchement tuée, mais
conservée au moins pendant un jour; cette précaution s'applique
également à la perdrix et à tous les animaux qui ont la chair mo-
18 dérément dure. Les poissons salés exercent une action atténuante
et incisive très-prononcée sur les humeurs épaisses et visqueuses;
mais il faut préférer aussi ceux dont la chair est naturellement
molle et se garder de ceux qui ressemblent aux grands animaux

1. αὐτοῖς BV. — Ib. βλαβερὰ ἱκανῶς ἐσ7ι C 2ª m.; ἐσ7ὶν ἱκανῶς (om. βλ.) 1ª m.
Ib. τοῖς] τῇ V 1ª m.
1-2. διαίτῃ χρωμένοις. Ἐπιτήδ. BV.
2-3. σελαχίων ἡ νάρκη καὶ ἡ τρυγὼν μόνα ABC 1ª m. V.
3. ἐγχωρεῖν AC.
5. ταῖς ἀλεκτορίσι *ad Eun.; corporum gallinarum* Gal. (*Att. vict. rat.* 8, ed. Chart. t. VI, p. 414 e); τοῖς ἀλεκτρυόσι Codd. — Ib. γυμνάζοιντο, οὐ C 2ª m.
7-8. ἐργασαμένοις ABC.
8. ἡμέρας C. — 8-9. οὐ. . . . πέρδικα, καί Gal. *l. l.*, *ad Eun.*; om. Codd.
9. ξηράν C 2ª m.
11. καὶ τέμνουσι om. BV.
11-12. τοὺς. . . . χυμούς om ABC 1ª m. V.

τοὺς δὲ κητώδεις φυλάσσεσθαι. Ταριχευθέντων γέ τοι καὶ τῶν 19
χοιρείων κρεῶν γεύοιτο ἄν τις ἀσφαλῶς. Καὶ ὑπὸ τῶν ὀπωρῶν 20
δὲ ἥκιστα ἄν τις λυποῖτο τῶν λαπαττουσῶν τὴν κοιλίαν· τὰς
μαλακωτέρας οὖν μᾶλλον ἐσθίειν τῶν σκληροτέρων καὶ βραδυπόρων, οὐ μὴν εἰς κόρον γε οὐδενός. Καὶ ὅσα γε σφοδρῶς αὐ- 21
στηρὰ καὶ στρυφνὰ, μοχθηρὰ τῇ τοιαύτῃ διαίτῃ. Ἐπιτηδειότερα 22
δὲ πάντων ἐστὶν ἰσχάδες καὶ κάρυα καὶ πιστάκια καὶ τῶν
ἀμυγδαλῶν αἱ ὑπόπικροι· ἐλαίας δὲ οὔτε ἐπαινεῖν ἔχοιμι ἄν,
οὔτε ψέγειν. Τῶν δὲ γλυκέων οὐκ ἐδεσμάτων μόνον, ἀλλὰ καὶ 23
πομάτων τὸ μέλι μόνον, ὡς ἔπος εἰπεῖν, ἀκριβῶς λεπτοῦ τὴν
σύστασίν ἐστι χυμοῦ γεννητικόν. Καὶ τῶν οἴνων δὲ οἱ λευκοὶ 24
καὶ λεπτοὶ τέμνουσί τε τοὺς παχεῖς χυμοὺς καὶ καθαίρουσι διὰ
οὔρων. Καὶ μὲν δὴ καὶ ὁ τοῦ γάλακτος ὀρὸς ἐκ τῶν λεπτυνόν- 25
των ἐστίν. Χρησιμώτατον δὲ εἰς λεπτύνουσαν δίαιταν τὸ ὀξύ- 26
μελι μάλιστα ὑπάρχει.

marins. On peut encore sans danger manger du porc salé. Parmi 19-20
les fruits de l'arrière-saison, ceux qui relâchent le ventre causeront
le moins de dommage : il faut donc choisir ceux qui sont un peu
mous plutôt que ceux qui sont un peu durs et qui passent lentement, mais il ne faut user d'aucune espèce jusqu'à satiété. Ceux 21
qui sont fortement âpres sont contraires au régime atténuant. Les 22
meilleurs entre tous sont les figues sèches, les noix, les pistaches
et les amandes légèrement amères; quant aux olives, je ne saurais
ni les louer ni les blâmer. De toutes les substances sucrées, non- 23
seulement parmi les mets, mais aussi parmi les boissons, il n'y a,
pour ainsi dire, que le miel qui produise une humeur d'une consistance parfaitement ténue. Les vins blancs et ténus produisent un 24
effet incisif sur les humeurs épaisses et purgent [le corps] par les
urines. Le petit-lait appartient aussi aux substances atténuantes. 25
L'oxymel est particulièrement très-utile pour le régime atténuant. 26

1. δέ τοι V. — 8. ἐλάας BV. 9. μόνων AB corr., C. 9-10. ἀλλὰ.....μόνον om. ABC 1ª m. V. — 13. Καὶ μέντοι καί C. Ib. ὁ om. A 1ª m. BV. 14. Χρησιμώτερον ABV Ras.

γ'. Ὅσα παχύχυμα.

1 Οἱ ἰπνῖται τῶν ἄρτων, καὶ οἱ μὴ καλῶς ἐσκευασμένοι, καὶ ὁ
καλούμενος τράγος, καὶ τὰ διὰ γλεύκους καὶ σεμιδάλεως πέμματα
καὶ λάγανα, καὶ τὰ ῥύμματα ἅπερ ἴτρια προσαγορεύεται, καὶ
πᾶν ἄζυμον ἐκ πυροῦ πέμμα, καὶ οἱ διὰ αὐτῶν δηλονότι σκευα-
2 ζόμενοι πλακοῦντες. Ἔσlι δὲ καὶ ἡ σεμίδαλις καὶ ὁ χόνδρος
3 ἱκανῶς παχύχυμα· τὸ δὲ ἄμυλον μετρίως. Καὶ οἱ λοβοὶ δέ εἰσι
παχύχυμοι, καὶ οἱ θέρμοι, καὶ τῆς φακῆς ἡ οἷον σάρξ· τὸ
4 γὰρ λέπος ἔχει τι ῥυπlικόν. Κύαμοι φρυγέντες, σησάμου
σπέρμα, ἐρυσίμου σπέρμα· τὰ καλούμενα μαλάκια, τευθίδες,
σηπίαι, πολύποδες, οἱ κητώδεις τῶν ἰχθύων, ἐξ ὧν εἰσιν οἱ
5 θύννοι· μετριώτεραι δὲ αὐτῶν εἰσιν αἱ πηλαμύδες. Ἱκανῶς δὲ

3. ALIMENTS CONTENANT DES HUMEURS ÉPAISSES:

1 Les pains cuits dans un four chauffé par le bas, ceux qui sont mal
préparés, le mets appelé *tragos*, les fritures faites avec du vin nouveau et de la farine sémidalique, les *lagana*, les *rhymmata*, auxquels
on donne le nom d'*itria*, et toute friture faite avec du froment sans
2 ferment, ainsi que les gâteaux préparés avec ces fritures. La farine
sémidalique et l'*alica* contiennent des humeurs extrêmement épais-
3 ses; l'amidon en contient qui le sont modérément. Les haricots
renferment également des humeurs épaisses, ainsi que les lupins,
et la chair des lentilles cuites, car l'écorce de ces dernières a quelque
4 chose de détersif. Puis viennent les fèves torréfiées, la graine de sésame, la graine d'*erysimum*, les animaux appelés mollusques, par
exemple les calmars, les seiches, les poulpes, les poissons de la nature des grands animaux marins, classe à laquelle appartiennent les
thons; toutefois les jeunes thons ont des propriétés moins pronon-
5 cées. Les huîtres, les buccins, les pourpres, les cames, les bernicles,

Ch. 3; 1. 1. πνῖται AB; ἄζυμοι C 2ª m.; *qui sub cinere coquuntur* Ras.

3-4. προσαγ., πᾶν BC.

4. αὐτοῦ C.

6. τὸ δέ om. ABC 1ª m. V.

7. καὶ θερμοί ABV.

Ib. οἶνον AC; ἔνδον C 2ª m., Ras.

7-8. τὸ.... ῥυπlικόν om. ABC 1ª m. V.

10-11. ἐξ.... πηλαμύδες om. ABC 1ª m. V Ras.

παχύχυμα τά τε ὄστρεα, καὶ οἱ κήρυκες, αἵ τε πορφύραι, χῆμαι,
λεπάδες, κτένες, πίνναι, καὶ πάντα ἁπλῶς τὰ ὀστρακόδερμα.
Ἐγχέλυες, κοχλίαι, ἐλάφεια κρέα, αἴγεια, βόεια, λάγεια, 6
χοίρεια, ἧπαρ, νεφροὶ, ὄρχεις, ἐγκέφαλος, νωτιαῖος μυελὸς,
οὖθαρ, ἀδένες, γλῶττα μετρίως, γάλα τὸ ἐπὶ πλέον ἑψηθὲν,
τυροὶ πάντες· οἱ δὲ νέοι καὶ ὀξυγαλάκτινοι ἧττον· ὀξύγαλα,
πυρίεφθος, καὶ τῶν ᾠῶν ὅσα μέχρι τελέας πήξεως ἕψουσιν·
μᾶλλον δὲ τὰ ὀπτὰ, καὶ ἔτι μᾶλλον τὰ ταγηνιστά· φοίνικες,
κάστανα, βάλανοι, βολβοὶ, γογγύλαι, μύκητες, ἄρου ῥίζα,
ὕδνα, κῶνος, σῦκα τὰ μὴ καλῶς πέπειρα, κιτρίου σὰρξ, σίκυος
τοῖς πλεονάσασι τῇ ἐδωδῇ αὐτῶν, μῆλα τὰ μήπω πέπειρα. Τῶν 7
οἴνων οἱ γλυκεῖς αἵματος παχέος εἰσὶ γεννητικοὶ, καὶ μᾶλλον

les peignes, les jambonneaux, et, en un mot, tous les coquillages, contiennent des humeurs très-épaisses. Puis viennent les an- 6
guilles, les escargots, la chair de cerf, de chèvre, de bœuf, de
lièvre, de porc, le foie, les reins, les testicules, le cerveau, la
moelle épinière, les mamelles, les glandes, la langue (mais à un degré modéré), le lait fortement bouilli, tous les fromages (mais
les fromages nouveaux et ceux au lait aigre à un moindre degré),
le lait aigre, l'amouille coagulée par la chaleur, les œufs qu'on fait
cuire dans l'eau bouillante jusqu'à ce qu'ils soient entièrement durs
(les œufs cuits sous la cendre à un degré plus élevé, et plus encore
ceux qu'on frit dans la poêle), les dattes, les châtaignes, les glands,
les oignons de vaccet, les navets, les champignons, la racine de
gouet, les truffes, les pignons, les figues qui ne sont pas parfaitement mûres, la pulpe de citron, le concombre pour ceux qui en
mangent abondamment, les pommes vertes. Les vins d'un goût 7
sucré, et surtout celui appelé *siræum* (vin doux cuit), produisent

1. τὰ ὄστρεα A.
2. λοπάδες AC.
3. κοχλίαι ex em.; κοχλίοι Codd.
3-4. *porcinae, leporinae* Ras.
5. γλῶττα, ἀδένες ABC 1ª m.
6. τυροὶ δὲ πάντες A 2ª m. C 2ª m.
Ib. καὶ ὀξύγαλα C 2ª m.
7. πυρίεφθον C 2ª m., Ras.
8. τηγανιστά B.
9. κάστανοι ABV; κάτανοι C 1ª m.
Ib. βολβοὶ om. A 1ª m.
10. σίκυοι C.

ἔτι τὸ καλούμενον σίραιον· καὶ ὁ γλεύκινος ὁμοίως, καὶ οἱ παχεῖς καὶ μέλανες οἶνοι.

δ'. Ὅσα μέσα τῶν λεπτυνόντων καὶ παχυνόντων.

1 Οἱ κάλλιστα κατασκευασθέντες ἄρτοι, καὶ αἱ σάρκες τῶν ἀλεκτορίδων τε καὶ ἀλεκτρυόνων, καὶ Φασιανῶν, περδίκων τε καὶ περιστερῶν, ἀτταγήνων τε καὶ τρυγόνων, καὶ κιχλῶν, καὶ κοττύφων τε καὶ τῶν μικρῶν στρουθίων ἁπάντων, ἔτι τε πετραίων ἰχθύων, αἰγιαλείων τε καὶ πελαγίων, κωβιῶν τε καὶ σμυραινῶν, καὶ βουγλώσσων, καὶ πάντων ἁπλῶς ἰχθύων ὅσοι μήτε γλισχρότητά τινα, μήτε δυσωδίαν, μήτε ἀηδίαν ἔχουσι κατὰ τὴν ἐδωδὴν, σῦκα τὰ πέπονα, λαχάνων ἀγρίων σέρις· τοῦτο δὲ κοινόν τι γένος ἐστὶ πλειόνων, τὰ δὲ κατὰ εἶδος ἕκαστον αὐτῶν ἴδιον ὄνομα κέκτηται παρὰ τοῖς Ἀττικοῖς, οἷον θρι-

un sang épais; il en est de même pour le vin nouveau et pour les vins épais et noirs.

4. ALIMENTS TENANT LE MILIEU ENTRE LES ATTÉNUANTS ET LES INCRASSANTS:

1 Les pains les mieux préparés, la chair de poule, de coq et de faisan, de perdrix et de pigeon, de coq de bruyère et de tourterelle, de grive, de merle et de tous les petits oiseaux, puis celle des poissons de roche, de ceux des côtes aussi bien que de ceux de haute mer, celle des loches de mer, des murènes, des soles et, en général, de tous les poissons qui n'ont aucune viscosité, ni mauvaise odeur, ni mauvais goût quand on les mange; les figues mûres; parmi les herbes potagères sauvages la chicorée (mais c'est là un genre qui comprend plusieurs espèces particulières, lesquelles ont reçu chachune un nom propre chez les Attiques, comme la laitue, le duriou

1. ὁ om. C.

Ib. γλεύκινος *Syn., ad Eun.*; γλευκίνης ABCV; νέος οἶνος C 2ª m.

1-2. παχεῖς μέλανες ABC 1ª m. V.

2. οἶνοι om. A 1ª m.

Ch. 4. Tit. μέσα τε τῶν λεπτ. καὶ παχ. V.

3. ἄρτοι] Ras. aj. *sunt ejusmodi.*

Ib. αἱ ex em.; om. Codd.

4. ἀλεκτρύων ὀρν. τε καί AC 1ª m.; ἀλεκτρυόνων ὀρν. τε κ. BV.

Ib. Φασιανικῶν ABC 1ª m. V.

8. σμυρναίων B; μυραινῶν C 2ª m.

Ib. πάντων ἁπλῶς ex em.; πάντ. τῶν ἁπλῶς Codd.

9. μήτε δυσωδίαν om. ABC 1ª m. V.

δακίνη, καὶ χονδρίλη, καὶ γιγγικίδια, καὶ ἄλλα μυρία τούτου τοῦ γένους ἐσlίν· ὅ τε ἕλειος, καὶ ὁ μυακάνθινος, καὶ ὁ τῆς χαμαιδάφνης ἀσπάραγος, καὶ ὁ τῆς βρυωνίας· οἶνος ξανθός τε ἅμα καὶ γλυκὺς καὶ διαυγὴς, οἷός ἐσlιν ὅ τε Ἀριούσιος, καὶ ὁ Λέσϐιος, καὶ ὁ Φαλερῖνος, καὶ ὁ Τμωλίτης· χρησlὸν γὰρ οἱ τοιοῦτοι πάντες αἷμα καὶ σύμμετρον τῷ πάχει γεννῶσιν.

ε'. Ὅσα γλίσχρον χυμὸν γεννᾷ.

Τῶν πυρῶν ὅσοι μὲν βαρεῖς καὶ πυκνοὶ καὶ διὰ βάθους 1
ξανθοὶ, γλίσχροι· ὅσοι δὲ κοῦφοι καὶ ἀραιοὶ καὶ λευκοὶ τὰ ἔνδον,
ἧτlον τοιοῦτοι· καὶ ἡ σεμίδαλις δὲ, καὶ ὁ χόνδρος ἱκανῶς γλίσχρα. Τένοντες καὶ ἀπονευρώσεις, καὶ τὰ περὶ τὰ χείλη μόρια, 2
καλλωσὸν, χοίρειον πᾶν κρέας καὶ ἡ τῶν ἀρνῶν σάρξ· τὸ τοῦ
σησάμου σπέρμα, βολϐοὶ, φοίνικες οἱ λιπαροί.

jaune, le *gingicidium* et mille autres plantes de ce genre), l'asperge de marais et l'asperge proprement dite, la tige de houx-frelon et celle de couleuvrée, le vin d'un goût sucré, jaune et transparent à la fois, comme celui d'Ariuse, de Lesbos, de Falerne et du Tmolus; car toutes ces espèces engendrent un sang qui est bon et de consistance moyenne.

5. ALIMENTS PRODUISANT DES HUMEURS VISQUEUSES.

Les froments pesants, denses et jaunes à l'intérieur sont vis- 1
queux; les froments légers, rares et blancs à l'intérieur, le sont
moins; la farine sémidalique et l'*alica* sont très-visqueux. Les tendons 2
et les aponévroses, les parties qui environnent les lèvres, la couenne,
toute chair de porc, la chair d'agneau, la graine de sésame, les
oignons de vaccet, les dattes grasses [sont également visqueux].

1. γιγγικίδια ex em.; γιγγίδια Codd.
1-2. τούτου.... ἐσlίν] τῶν ἀγρίων λαχάνων καλοῦσι σέρεις C 2ª m.
2. μυακάνθινος ex em.; μυακίνθινος ABV: μυακίνθινος ἀσπάραγγος C.
4. Ἀρούσιος ABC 1ª m. V.
Ch. 5; l. 10. Τέμνοντες A 1ª m.
11. καλοῦν B; καλ οὖν V; γλῶσσαι C 2ª m.; *et lingua* Ras.
12. καὶ φοίν. C 2ª m.; om. 1ª m.

ϛ'. Ὅσα ὠμοὺς χυμοὺς γεννᾷ.

1 Φοίνικες χλωροὶ χυμῶν ὠμῶν ἐμπιπλᾶσι τοὺς ἐσθίοντας, ὡς
2 δυσεκθερμάντοις ἁλίσκεσθαι ῥίγεσιν. Καὶ ἡ ῥίζα τῆς γογγύλης, ὅταν πλεονάσῃ τις ἐπὶ τῆς ἐδωδῆς αὐτῆς, καὶ ἡ σὰρξ τῶν ὀσΊρακοδέρμων τῶν σκληροσάρκων ἀποβαλοῦσα τὸν ἁλυκὸν χυλὸν ἐκ πλείονος ἑψήσεως, καὶ τὰ μαλάκια καλούμενα, πολύποδες, σηπίαι ὅσα τε ἄλλα τοιαῦτα, πάντα τὰ κητώδη τῶν ἐν θαλάτΊῃ ζῴων, κοιλία, ἔντερα, μήτρα τῶν τετραπόδων, καὶ οἱ σκληροὶ τῶν ἀδένων ἀπεπΊούμενοι, ὀξύγαλα, τυροὶ, ταγηνῖται, θέρμοι, σΊαφυλὴ ἐπισχεθεῖσα.

ζ'. Ὅσα ψυχροὺς χυμοὺς γεννᾷ.

1 Τοῖς ἄδην σικύων ἐμφορουμένοις ψυχρὸν χυμὸν ἀθροίζειν

6. ALIMENTS PRODUISANT DES HUMEURS CRUES.

1 Les dattes vertes remplissent d'humeurs crues le corps de ceux qui les mangent; il en résulte des frissons avec difficulté de se ré-
2 chauffer. Le navet, quand on en mange abondamment, les coquillages à chair dure, quand ils ont perdu leur liquide salé par une coction prolongée, les animaux appelés mollusques, comme les poulpes, les seiches et tous les autres du même genre, tous les animaux marins d'une grandeur démesurée, l'estomac, les intestins et la matrice des quadrupèdes, les glandes dures, si elles ne sont pas digérées, le lait aigre, les fromages, les gâteaux frits dans la poêle, les lupins, le raisin, quand il est retenu [produisent des humeurs crues].

7. ALIMENTS PRODUISANT DES HUMEURS FROIDES.

1 Il arrive à ceux qui se gorgent de concombres d'éprouver une

Ch. 6; l. 4. ἀποβαλοῦσα *ad Eun.*; ἀποβάλλουσα C 2ª m.; ἀποβαλούσης V; ἀποβαλλούσης ABC.

6. πάντα τὰ κητώδη *Syn.*, *ad Eun.*; πάντα κητώδη ABCV; καὶ τὰ κητ. πάντα C 2ª m.

7. τοιαῦτα δ' εἰσὶ κοιλία καὶ ἔντερα καὶ μήτρα C 2ª m.

8. τηγανῖται AC; ταγανῖται V.

9. ἐπισχ. κατὰ γασΊέρα C 2ª m.

Ch. 7; l. 10. Τοῖς... ἐμφορουμένοις *Syn.*, *ad Eun.*; Τοῖς ἄδην κύων ἐμφορούμενος B; Τοῖς ἀδέσι κύων ἐμφορουμένοις V; Τοῖς ἀδέσι κύων ἐμφορούμενος AC; γρ. τοῖς σικύας ἐμφορουμένοις Aët., ὁ σικύων πάνυ (sic) C 2ª m.

συμβέβηκεν, οὐκ εὐπετῶς ἐπιδέξασθαι δυνάμενον τὴν εἰς αἷμα
χρησΊὸν ἀλλοίωσιν. Κοιλία καὶ ἔντερα καὶ μήτρα τῶν τετρα- 2
πόδων ζώων, ὀξύγαλα, βωλῖται, μῆλα τὰ μήπω ϖέπειρα,
βολβοί.

η'. Ὅσα φλέγμα γεννᾷ.

Φλεγματικὸν δὲ ἁπλῶς χυμὸν γεννᾷ τῶν ζώων τὰ νευρώδη 1
μόρια, ἐγκέφαλος, ϖνεύμων, νωτιαῖος, ἀδένες ἀπεπΊούμενοι, ἡ τῶν ἀρνῶν σὰρξ, βωλῖται, ἀμανῖται, καὶ ἡ σὰρξ τῶν ὀσΊρακοδέρμων τῶν μαλακοσάρκων, μῆλα τὰ μήπω ϖέπειρα.

θ'. Ὅσα μελαγχολικὸν χυμὸν γεννᾷ.

Κρέα βόεια, αἴγεια, καὶ μᾶλλον τὰ τῶν τράγων τε καὶ ταύ- 1
ρων, ἔτι δὲ μᾶλλον ὄνεια, καμήλεια, ἀλωπέκεια, κυνῶν, λα-

accumulation d'humeur froide qui subit difficilement la transformation en sang de bonne qualité. L'estomac, les intestins et la ma- 2
trice des quadrupèdes, le lait aigre, les *bolets*, les pommes vertes,
les ognons de vaccet [produisent aussi des humeurs froides].

8. ALIMENTS PRODUISANT DE LA PITUITE.

Les parties nerveuses des animaux engendrent une humeur sim- 1
plement pituiteuse; [il en est de même] du cerveau, du poumon, de la moelle épinière, des glandes, si elles ne sont pas digérées, de la chair des agneaux, des *bolets*, des *amanites*, des coquillages à chair molle, des pommes vertes.

9. ALIMENTS PRODUISANT DE L'HUMEUR ATRABILAIRE:

La viande de bœuf, de chèvre, plus encore celle des boucs et 1
des taureaux, et, à un degré plus fort, celle des ânes, des chameaux,

1. εὐπέπΊως ABC 1ª m. V.
2. τῶν om. C.
3. βουλῖται C 1ª m.
Ch. 8; l. 8. καὶ τῶν μαλακοσάρκων C; ἡ τῶν μαλακοσάρκων 2ª m.
Ib. μῆλα] μή AC 1ª m.
Ch. 9; l. 10. ὅσα ὄνεια B.
Ib. καὶ μήλεια AC.

γωῶν, τῶν ἀγρίων ὑῶν, τὰ ταριχευθέντα κρέα τῶν ἐπιγείων ζώων, καὶ οἱ σπλῆνες τῶν ζώων· τῶν δὲ θαλαττίων, θύννων, φαλαίνης, φώκης, κυνὸς, δελφῖνος, καὶ τῶν κητωδῶν ἁπάντων, κοχλίαι· κράμβη, καὶ τῶν δένδρων οἱ βλαστοὶ διὰ ἅλμης τε καὶ ὀξάλμης συντιθέμενοι, σχίνου λέγω, καὶ τερμίνθου, καὶ βάτου,
2 καὶ κυνοσβάτου, καὶ τῆς κινάρας ἡ οἷον σάρξ. Καὶ ἡ φακῆ δὲ μελαγχολικώτατόν ἐστιν ἔδεσμα, καὶ μετὰ αὐτὴν οἱ πιτυρῖται τῶν ἄρτων, οἵ τε ἐκ τῆς τίφης καὶ τῶν ἄλλων τῶν μοχθηρῶν σπερμάτων, οἵ τε παλαιοὶ τυροὶ, καὶ ἀφάκη καὶ βίκος, καὶ τῶν οἴνων οἱ παχεῖς καὶ μέλανες.

ι'. Ὅσα χολώδη χυμὸν γεννᾷ.

1-2 Κεράτια. Τῆς κινάρας ὁ χυλὸς λεπτὸς καὶ πικρόχολός ἐστιν·

des renards, des chiens, la viande de lièvre, de sanglier, la viande salée des animaux terrestres, la rate des animaux; parmi les animaux marins la chair des thons, de la baleine, du veau marin, du requin, du dauphin et de tous les animaux d'une grandeur démesurée, les escargots, le chou, les jeunes pousses des arbres, conservées dans de l'eau salée ou dans de l'eau salée et du vinaigre (je vous parle de celles du lentisque, du térébenthinier, de la ronce et de l'églantier), enfin ce qu'on pourrait appeler la chair de l'artichaut.
2 La lentille est aussi un mets très-atrabilaire; après elle viennent le pain de son et celui qu'on fait avec du petit épeautre ou avec les autres mauvaises graines, ainsi que les fromages vieux, le jarseau et la vesce, et les vins épais et noirs.

10. ALIMENTS PRODUISANT DE L'HUMEUR BILIEUSE :

1-2 Les caroubes. Le jus de l'artichaut est ténu et produit de la bile

1. *υἱῶν* AC.
Ib. *ἐπιγείρων* C; *τετραπόδων* 2ª m.
2. *καὶ.... ζώων* om. BV.
3. *φάλαγγος* C 1ª m.
4. *κράμβη* ex em.; *κράμβοι* B text.; *κράμβαι* AB interl. CV; *brassicæ* Ras. — Ib. *δένδρ. καὶ οἱ* A. — Ib. *διά*] *δέ* C 1ª m. — Ib. *τε* om. V.
5. *συντιθέμεναι* AC.
6. *κυνὸς βάτου* AC.
Ib. *οἷον* om. Ras.
Ib. *Καὶ ἡ φακή* CV.
9. *παλαιοί*] *ἁπαλοί* ABC 1ª m. V. — Ib. *τυροί* *Syn.*, *ad Eun.*, Aët.; *πυροί* Codd. — Ib. *ἀφάκη* Ras.; *φακός* ABCV. — Ib. *βίκος*] *κίκα* A 1ª m.

ἄμεινον οὖν ἀφέψοντας αὐτὴν ἐσθίειν. Καὶ τὸ μέλι ῥαδίως ἐκχο- 3
λοῦται κατὰ τὰ θερμὰ σώματα· πάντες γάρ εἰσιν οἱ γλυκεῖς χυμοὶ ὕλη τῇ ξανθῇ χολῇ· καὶ οἱ γλυκεῖς οἶνοι.

ια'. Ὅσα ἐστὶ περιττωματικά.

Φάτται, χῆνες πλὴν τῶν πτερῶν, σπλάγχνα πάντα, νω- 1
τιαῖος, ἐγκέφαλος, οἱ ἐν τοῖς ἕλεσι καὶ ταῖς λίμναις καὶ τοῖς πεδίοις ὄρνιθες· ἐρέβινθοι, κύαμοι χλωροί, κύαμος Αἰγύπτιος· οἱ νέοι τῶν χοίρων, τῶν προβάτων ἡ σάρξ, καὶ πάντων τῶν νέων ζώων καὶ τῶν ἀργῶς βιούντων, καὶ τῶν ἰχθύων οἱ ποτάμιοι καὶ οἱ λιμναῖοι καὶ οἱ ἐν ἰλύϊ διαιτώμενοι, καὶ πάντα τὰ κητώδη τῶν ἐν θαλάττῃ ζώων.

amère; le mieux donc est de manger l'artichaut après l'avoir fait
bouillir. Le miel se transforme facilement en bile dans les organismes 3
chauds, car toutes les humeurs d'un goût sucré fournissent des matériaux à la bile jaune; il en est de même des vins d'un goût sucré.

11. ALIMENTS CONTENANT DES HUMEURS EXCRÉMENTITIELLES.

Les ramiers, les oies, à l'exception des ailes, tous les viscères, 1
la moelle épinière, le cerveau, les oiseaux des marais, des lacs et des plaines, les pois chiches et les fèves vertes, la fève d'Égypte, les jeunes porcs, le mouton, et la chair de tous les animaux jeunes et de ceux qui mènent une vie oisive; parmi les poissons, ceux de rivière et de lac et ceux qui vivent dans la boue; parmi les animaux marins, tous ceux qui sont d'une grandeur démesurée.

Ch. 10; l. 1. ἀφεψῶντες A 1ª m.
3. χυμούς A.
Ch. 11; l. 4-5. νωτιαῖος μυελός C 2ª m.
5-6. καὶ τοῖς πεδίοις] *ac pratis* Ras.; del. C 2ª m.
6. κύλμοι.... κύλμος A.
7. οἱ..... χοίρων) *porcelli nuper in lucem editi* Ras.
8. νέων] *recens natorum* Ras.
9. καὶ λιμναῖοι C 2ª m.
Ib. ἰλυώδει ὕδατι C 2ª m.

ιβ'. Ὅσα ἀπέριτ1α.

1 Τράχηλοι τῶν ζώων, οὐραὶ, ϖ1ερὰ, ἡ τῶν ἀγρίων ζώων σάρξ, καὶ τῶν ἐν ξηροῖς τόποις διαιτωμένων.

ιγ'. Ὅσα ϖλείονα τροφὴν δίδωσι τῷ σώματι.

1 Συῶν τῶν ἡμέρων αἱ σάρκες ϖάντων ἐδεσμάτων εἰσὶ τρο-
2 φιμώταται. Βοῶν ἐγκέφαλοι, ὄρχεις, καρδία, νωτιαῖος καὶ ὁ ἄλλος μυελὸς, τὰ ϖ1ερὰ τῶν χηνῶν, καὶ μᾶλλον τὰ τῶν ἀλεκτορίδων, καὶ ϖάντων τῶν ϖ1ηνῶν αἱ κοιλίαι, κοχλίαι, καὶ μᾶλλον τρίσεφθοι γενόμενοι· τῶν ὀσ1ρακοδέρμων τὰ σκληρόσαρκα, οἷον χημία, ϖορφύραι, κήρυκες, ὅσα τε ἄλλα τοιαῦτα ϖλείονα τροφὴν δίδωσιν· ἀσ1ακοὶ, ϖάγουροι, καρκίνοι, καρίδες,

12. ALIMENTS DÉPOURVUS D'HUMEURS EXCRÉMENTITIELLES:

1 Le cou et la queue des animaux, les ailes, la chair des animaux sauvages et de ceux qui vivent dans les endroits secs.

13. ALIMENTS DONNANT BEAUCOUP DE NOURRITURE AU CORPS.

1 La chair des porcs domestiques est le plus nourrissant de tous
2 les aliments. La cervelle de bœuf, les testicules, le cœur, la moelle épinière et l'autre moelle, les ailes des oies et encore plus celles des poules, ainsi que l'estomac de tous les oiseaux, les escargots, surtout quand on les a fait bouillir trois fois, les coquillages à chair dure, comme les cames, les pourpres, les buccins et tous les autres animaux semblables donnent beaucoup de nourriture, ainsi que les homards, les pouparts, les crabes, les salicoques, les langoustes,

Ch. 12. Tit. ϖεριτ1ά ABC 1ª m. V.
Ch. 13. Tit. διδόασι C 2ª m.
3-4. τροφιμώτατοι B.
5. τὰ τῶν Gal. (*Al. fac.* III, 21, p. 704); om. Codd.
6. κόχλιοι B.
7. τρίεφθοι C 1ª m.
8. καὶ οἷον ABC 1ª m. V.
9. καρκίνος A.
Ib. καρίδες] καραϐίδες C 2ª m.; *locustæ* Ras.

κάραβοι καὶ ὅσα τε ἄλλα τοιαῦτα, καὶ τὰ μαλάκια καλούμενα,
οἷον πολύποδες, σηπίαι, τευθίδες, καὶ τὰ τοιαῦτα. Τῶν σελα- 3
χίων νάρκη μὲν καὶ τρυγὼν μετρίως, βάτοι δὲ καὶ λειόβατοι
καὶ ῥῖναι μᾶλλον· τρίγλαι καὶ κωβιοὶ ἔλαττον. Γάλα τὸ μὲν 4
παχύτερον μᾶλλον, τὸ δὲ ὑγρότερον ἔλαττον. Τῶν ἄρτων τρο- 5
φιμώτατος ὁ σιλιγνίτης, ἐφεξῆς δὲ ὁ σεμιδαλίτης, καὶ τρίτος
ὁ συγκομιστός. Ἑφθοὶ πυροὶ, σεμίδαλις, χόνδρος. Κύαμοι σαρ- 6
κοῦσι τὴν ἕξιν οὐκ ἐσφιγμένῃ καὶ πυκνῇ σαρκὶ, ἀλλὰ χαυνοτέρᾳ
μᾶλλον. Ἐρέβινθοι κυάμων τρέφουσι μᾶλλον, φάσηλοι καὶ 8
ὦχροι τήλεως πλέον. Δόλιχοι, οὓς λοβοὺς καὶ φασηόλους κα- 9
λοῦσι, τρέφουσι πίσσων οὐκ ἔλαττον. Θέρμοι τρόφιμοι, κά- 10
στανα, φακῆ, οἱ γλυκεῖς φοίνικες, σταφίδες αἱ γλυκεῖαι καὶ

tous les autres animaux semblables et les animaux appelés mollusques, comme la poulpe, la seiche, le calmar et ceux qui leur
ressemblent. Parmi les poissons cartilagineux, la torpille et la pas- 3
tenague nourrissent à un degré moins prononcé, mais la raie, la raie lisse et le rhinobate nourrissent plus; les rougets et les loches de mer
nourrissent à un degré moins prononcé. Le lait plus ou moins épais 4
nourrit à un degré plus fort, mais celui qui est plutôt humide
nourrit moins. Le pain le plus nourrissant est celui de *siligo;* vient 5
ensuite celui de farine sémidalique; le pain de ménage occupe le
troisième rang. Le froment bouilli, la farine sémidalique, l'*alica* 6
[nourrissent fortement]. Les fèves donnent un embonpoint formé, 7
non de chair serrée et dense, mais plutôt de chair un peu molle.
Les pois chiches nourrissent plus fortement que les fèves, les *pha-* 8
sèles et les gesses à fleurs jaunes plus que le fenugrec. Les hari- 9
cots, qu'on appelle aussi gousses ou *phaséoles,* ne nourrissent pas
moins que les pois grecs. Les lupins, les châtaignes, les lentilles, 10
les dattes d'un goût sucré, les raisins secs d'un goût sucré et

1. κάραβοι] *squillæ* Ras.
Ib. καὶ τά Aët.; καί C 2ª m.; om. ABCV.
2. οἷον om. ABC 1ª m. V.
2-3. Καὶ τῶν σελαχίων C 2ª m.
3. ναρκῶν C 2ª m.
7-8. Κυάμοις ἀρκοῦσι ABC 1ª m. V.
11. πεσσῶν A.
11-12. κάστανοι AB.
12. φακῆ Gal. (*Al. fac.* I, 17, p. 526); φακοί Codd.
Ib. οἱ *Syn.*, *ad Eun.*, Aët.; om. Codd.
Ib. γλαυκεῖς ABC 1ª m. V.

λιπαραὶ, βάλανοι, γογΓύλις, ἣν καὶ βουνιάδα καλοῦσιν· βολϐοὶ
11 τροφιμώτατοι, καὶ μᾶλλον δίσεφθοι. Μέλι τὸ ἀπαφρισθὲν ἐπιτήδειον πρός τε ἀνάδοσιν καὶ θρέψιν γίνεται, καὶ μελίκρατον
12 τὸ καλῶς ἑψηθέν. Ἅπας οἶνος ἀνὰ λόγον τρέφει τῆς παχύτητος· οἱ μὲν οὖν ἐρυθροὶ καὶ παχεῖς πάντων τῶν οἴνων εἰσὶν εἰς αἵματος γένεσιν ἐπιτηδειότατοι, ἐφεξῆς δὲ αὐτῶν οἱ μέλανές τε ἅμα καὶ γλυκεῖς καὶ παχεῖς, εἶτα οἱ ἐρυθροὶ καὶ παχεῖς καὶ σΊύφοντες· τούτων δὲ ἧτΊον τρέφουσιν οἱ λευκοί τε ἅμα καὶ παχεῖς καὶ αὐσΊηροί· πάντων δὲ ἧτΊον οἱ λευκοὶ καὶ λεπΊοί.
13 Καὶ πάντα δὲ τὰ παχύχυμα, εἰ καλῶς πεφθείη καὶ αἱματωθείη, πολύτροφα γίνεται.

ιδ'. Ὅσα ἐλάτΊονα τροφὴν δίδωσιν.

1 Τὰ ἄκρεα τῶν ζῴων, μήτρα, γασΊήρ, ἔντερα, οὐρὰ, ὦτα,

gras, les glands, le navet appelé aussi *bunias* sont nourrissants; les oignons de vaccet sont très-nourrissants, surtout quand on les a
11 fait bouillir deux fois. Le miel écumé est favorable à la distribution des aliments et à la nutrition, ainsi que l'eau miellée bien cuite.
12 Tout vin nourrit en raison de son épaisseur; par conséquent, les vins rouges et épais sont les plus propres de tous à engendrer du sang; après eux les vins d'un goût sucré, noirs et épais à la fois; ensuite ceux qui sont rouges, épais et astringents; les vins qui sont à la fois blancs, épais et légèrement âpres, nourrissent moins que les précédents, et les vins blancs et ténus sont les moins nourris-
13 sants de tous. Tous les aliments à humeurs épaisses deviennent fortement nourrissants quand ils sont bien digérés et bien convertis en sang.

14. ALIMENTS QUI DONNENT PEU DE NOURRITURE :

1 Les extrémités des animaux, la matrice, l'estomac, les intestins,

1. λιπαροί C.
2. ἀπαφρισθέν ex em.; ἀπαφρισθόν V; ἀποφρισθέν C 2ᵃ m.; ἀποφρασθέν AB text. C; ἀπαφρασθέν B corr.
5. τῶν Gal. (*Al. fac.* III, 40, p. 744); om. Codd.
10. δὲ τά om. C.
Ch. 14; l. 12. οὐραί C 2ᵃ m.

πιμελή, σΊέαρ. Ἅπαν τὸ γένος τῶν ὀρνίθων ὀλιγοτροφώτερόν 2
ἐσΊι, παραβαλλόμενον τῷ γένει τῶν πεζῶν. Καὶ ἡ τῶν γεγη- 3
ρακότων ζώων σὰρξ ὀλιγοτροφωτέρα τῶν ἔτι αὐξομένων. Τῶν 4
δὲ ἰχθύων ἡ τροφὴ αἵματός ἐσΊι λεπΊοτέρου γεννητική, ὡς
μήτε τρέφειν δαψιλῶς καὶ διαφορεῖσθαι θᾶτΊον. Τῶν δὲ ὀσΊρα- 5
κοδέρμων τὰ μαλακόσαρκα, οἷα τὰ ὄσΊρεα, ὀλιγότροφα. Ἄρτοι 6
κρίθινοι, ὅπως ἂν σκευασθῶσιν, ὀλιγότροφοι πάντες εἰσίν, τά
τε ἐκ κριθῶν ἄλφιτα. Τούτοις ὁμοίως ἄρτοι πιτυρῖται, καὶ οἱ 7
ῥυπαροὶ πάντες, καὶ οἱ πλυτοὶ, ἄμυλον, μᾶζα ἐξ ἀλφίτων κριθῆς, βρόμος, κέγχρος καὶ μᾶλλον ἔλυμος, ὄρυζα, κύαμοι χλωροὶ, μήκωνος σπέρμα, λίνου σπέρμα, ὅρμινον, συκάμινα, ὁ τῶν
κυνοσβάτων καρπὸς, ἀρκευθίδες, μύρτα, ἀμύγδαλα, πισΊάκια,
κοκκύμηλα, περσικὰ, ἀρμένια, πραικόκκια, ἐλαῖαι, καὶ μά-

la queue, les oreilles, la graisse molle et la graisse solide. Toute 2
la classe des oiseaux, comparée à la classe des quadrupèdes, nourrit moins. La chair des animaux âgés nourrit moins que celle 3
des animaux qui sont encore en croissance. La nourriture fournie 4
par les poissons engendre un sang légèrement ténu; elle ne nourrit donc pas abondamment, et se dissipe rapidement par la perspiration. Les testacés à chair molle, comme les huîtres, nourrissent 5
peu. Les pains d'orge, de quelque manière qu'ils soient préparés, 6
sont tous peu nourrissants, ainsi que l'*alphiton* fait avec de l'orge.
De même les pains de son, et tous les pains grossiers et les pains 7
lavés, l'amidon, la bouillie faite avec l'orge légèrement torréfiée,
l'avoine, le petit millet et plus encore le grand, le riz, les fèves
vertes, la graine de pavot, la graine de lin, l'ormin, les mûres, le
fruit de l'églantier, les baies de genévrier, celles de myrte, les
amandes, les pistaches, les prunes, les pêches, les abricots, les
abricotins, les olives, surtout celles qui mûrissent sur l'arbre,

1. Ἅπαν *Syn.*, *ad Eun.*, Aët.; Πᾶν Codd.

3. ἔτι αὐξομένων ex em.; ἐπαυξομένων ABV; ἀπαυξαμένων C; ἔτι αὐξανομένων 2ª m.

7. ὀλιγοτροφώτεροι AC.

7-8. τά τε ἐκ κρ. ἀλφ. ex em.; τὰ ἐκ κρ. τ' ἀλφ. *Syn.*; τὰ δὲ ἐκ κρ. αλφ. Codd.

11. λίνου σπέρμα ex em.; λινόσπερμα A; λινόσπερμον A 2ª m. BCV.

13. περσικὰ om. BV.

Ib. ἀρμεν., πραικόκκια om. BV.

λιστα αἱ δρυπεπεῖς, λεπτοκάρυα, καὶ μᾶλλον τὰ βασιλικὰ κάρυα, σηρικὰ, κράνα, προῦμνα, βάτινα, μιμαίκυλα, ζίζυφα,
διόσπυρα, ἀλικάκκαβα, κάππαρις, καὶ μάλιστα ἡ ταριχευθεῖσα,
τῆς τερμίνθου πάντα, κράμβη, τεῦτλα, λάπαθον, ὀξυλάπαθον,
ἀνδράχνη, τρύχνος, ῥάφανος, γογγυλὶς, νᾶπυ, κάρδαμον, πύρεθρον, καὶ οἱ ἀσπάραγοι πάντες, σταφυλῖνος, δαῦκος, καρώ.
8 Κρόμμυα δὲ καὶ σκόροδα καὶ πράσα καὶ ἀμπελόπρασα ὠμὰ μὲν
οὐδὲ ὅλως τροφὴν δίδωσιν, ἑψηθέντα δὲ δὶς ἢ τρὶς ὀλιγίστην.
9 Ῥοῖαι ὀλιγότροφοι· ἄπιοι δὲ, καὶ μάλιστα αἱ μεγάλαι, ἔχουσί
10 τι τρόφιμον. Κολοκύνθη ὀλιγότροφος· σταφίδες αἱ αὐστηραί τε
11 καὶ ἀλιπεῖς. Μέσα δέ πως ἐστι τῶν ὀλιγοτρόφων τε καὶ πολυ-

les noisettes et encore moins les noix, les jujubes, les cornouilles, les prunes sauvages, les mourons, les arbouses, les jujubes sauvages, les fruits du plaqueminier d'Europe, les cerises de juif, la câpre et surtout la câpre salée, toutes les parties du térébenthinier, le chou, la bette, la patience, la patience sauvage, le pourpier, la morelle, le radis, le navet, la moutarde, le cresson, la pariétaire d'Espagne, toutes les tiges comestibles, la carotte, le daucus, le
8 carvi [donnent peu de nourriture]. Les oignons, l'ail, les poireaux et les poireaux des vignes ne donnent point de nourriture du tout s'ils sont crus, tandis que, si on les fait bouillir deux ou trois fois,
9 ils en donnent, mais très-peu. Les grenades nourrissent peu; les
10 poires, surtout les grandes, ont quelque chose de nourrissant. La courge et les raisins secs âpres et qui ne sont point gras nourrissent
11 peu. Les *phasèles*, les gesses à fleurs jaunes, les gesses ordinaires et les gesses chiches tiennent pour ainsi dire le milieu entre les

1. δρυπετεῖς ABC 1ª m. V.
2. μιμαίκυλα Gal. (*Al. fac.* II, 38, p. 621); μαμέκυλα ABCV; μεμέκυλα C 2ª m.
Ib. ζόζυφα A.
3. διόσπυρα] *juglandes* Ras.
Ib. ἀλικάκαβα BV.
4. τῆς τερμίνθου om. C 1ª m.
Ib. πάντα] τὰ ἀκρεμόνια C 2ª m.; om. 1ª m.
5. τρύχνοι B; στρύχνος C 2ª m.
7. σκόρδα AC. — 8. ὀλιγοστήν B.
9. αἱ Gal. (*Al. fac.* II, 24, p. 605); om. Codd.
10. Κολοκύνται καὶ σταφίδες C 2ª m. — Ib. αἱ om. A.

τρόφων φάσηλοι, ὦχροι, λάθυροι, ἄρακοι. Καὶ σῦκα οὐχ ὁμοίως 12
ταῖς ἄλλαις ὀπώραις ὀλιγότροφα, σομφώδη δὲ ποιεῖ τὴν σάρκα
ὁμοίως σλαφυλαῖς· ἔλατλον δὲ αὗται τῶν σύκων τρέφουσι χαύνῃ
καὶ πλαδαρᾷ σαρκί. Πάντα ὅσα τῶν ἐδεσμάτων φαρμακώδη 13
τινὰ ἔχει ποιότητα σφοδρὰν, ὅταν ἀπόθηται ταύτην ὀπλήσεσιν
ἢ ἑψήσεσιν ἢ τέγξεσιν, ὀλίγην τροφὴν δίδωσι, πρότερον οὐδὲ
ὅλως διδόντα.

ιε΄. Ὅσα εὔχυμα.

Εὐχυμότατόν ἐσλι τὸ ἄρισλον γάλα σχεδὸν ἁπάντων ὧν 1
προσφερόμεθα· ἄρισλον δὲ τὸ τῶν εὐεκτούντων, ὅταν ἀμελχθῇ,
πινόμενον εὐθέως. Ὠὰ τρομητὰ καὶ ῥοφητά· ἀμείνω δὲ τὰ τῶν 2
ἀλεκτορίδων ἐσλὶ καὶ τὰ τῶν φασιανῶν, χείρω δὲ τά τε τῶν

mets qui nourrissent peu et ceux qui nourrissent fortement. Les 12
figues ne ressemblent pas aux autres fruits d'arrière-saison, lesquels
nourrissent peu, cependant elles produisent une chair spongieuse
ainsi que les raisins; ces derniers nourrissent moins que les figues,
en produisant une chair lâche et pétrie d'humidité. Tous les ali- 13
ments qui sont doués de quelque qualité médicamenteuse fortement prononcée ne donnent que peu de nourriture quand ils ont
perdu cette qualité par la torréfaction, l'ébullition ou la macération;
auparavant ils n'en donnaient pas du tout.

15. ALIMENTS CONTENANT DE BONNES HUMEURS.

De tous les aliments, le lait, quand il est très-bon, est à peu 1
près celui qui contient les meilleures humeurs, et le lait le plus
excellent est celui des animaux de bonne complexion, quand on le
boit aussitôt qu'il a été trait. Les œufs à demi mous et mous 2
[contiennent de bonnes humeurs], mais les meilleurs sont ceux de
poules et de faisans, tandis que ceux des oies et des autruches sont

1. ὠχρολάθυροι ABC 1ª m. V. — Ib. ἄρακοι. Σῦκα C 2ª m. — 2. ἀέφω (reste de la glose ἀερώδη) C 1ª m. — 6-7. οὐδὲ ὅλως Gal. (*Al. fac.* II, 18, p. 592); ὀλίγην ABCV; γρ. μηδεμίαν C 2ª m.

Ch. 15; l. 8. ὧν] ὡς A 1ª m. — 9. εὐεκτικότων C. — Ib. ἀμελχθῆναι V. — 11. φασιανικῶν ABC 1ª m. V.

3 χηνῶν καὶ τῶν στρουθοκαμήλων. Ὄρνιθες καὶ ἰχθύες ὀλίγου
δεῖν ἅπαντες εὔχυμοι πλὴν τῶν ἐν ἕλεσι καὶ λίμναις καὶ ποταμοῖς ἰλυώδεσι καὶ θολεροῖς διαιτωμένων, καὶ μάλιστα ὅταν
ἐκ πόλεως ῥέῃ τὸ ὕδωρ, ἐκκαθαῖρον ἀποπάτους τε καὶ βαλανεῖα καὶ μαγειρεῖα καὶ τὰ τῶν πλυνόντων τὴν ἐσθῆτα ῥύμ-
4 ματα. Ἀσφαλὲς οὖν ἀεὶ προσφέρεσθαι τῶν ἰχθύων τοὺς ἐκ τῆς
ἀμίκτου θαλάσσης ὕδατι γλυκεῖ, οἷοί πέρ εἰσιν οἵ τε πελάγιοι
καὶ οἱ πετραῖοι· καὶ γὰρ εἰς εὐχυμίαν καὶ εἰς ἡδονὴν πολὺ
5 προὔχουσι τῶν ἄλλων. Εἰ δέ τι τῶν ἐν ἑκατέροις τοῖς ὕδασι
διαιτωμένων εἴη, καθάπερ ὅ τε κέφαλος καὶ ὁ λάβραξ, ὀνίσκος
τε καὶ κωβιὸς, σμύραιναί τε καὶ καρκῖνοι, καὶ ἐγχέλυες, ἀνα-
πυνθάνεσθαι μὲν χρὴ πρότερον, ὅθεν εἴη τεθηραμένον, μετὰ δὲ
ταῦτα τῇ τε ὀδμῇ καὶ τῇ γεύσει τὴν διάγνωσιν αὐτῶν ποιεῖσθαι·

3 moins bons. Les oiseaux et les poissons contiennent presque tous
de bonnes humeurs, excepté ceux qui vivent dans les marais, les
lacs et les rivières bourbeuses et troubles, surtout quand l'eau vient
d'une ville, entraînant les immondices des latrines, des bains et
4 des cuisines, et les ordures provenant du lavage des vêtements. On
peut donc toujours manger sans danger les poissons qui viennent de
la partie de la mer où il n'y a pas de mélange d'eau douce; à ce
genre appartiennent les poissons de haute mer et les poissons de
roche, car ces poissons l'emportent de beaucoup sur les autres sous
5 les rapports de la bonté des humeurs et de l'agrément du goût. S'il
s'agit d'un poisson du nombre de ceux qui vivent dans les deux eaux,
comme le muge, le bar, la motelle, la loche de mer, les murènes,
les crabes et les anguilles, il faut s'informer d'abord où il a été pris;
on jugera ensuite de sa bonté par l'odorat et par le goût, car ceux

1. τῶν] τὰ BV.
Ib. ὀλίγον B.
3. καὶ θολεροῖς om. ABC 1ª m. V Ras.
4. ἐκκαθαίρων ABC 1ª m.
5. πλύνοντα A 1ª m.
6. Ἀσφαλές] *Tutius* Ras.
7. οἵ τε om. A 1ª m.
Ib. *qui pelagii appellantur* Ras.
9. προύσχουσι C 1ª m.
11. σμύρναι ABC 1ª m. V.
12. τεθηραμένον ex emend.; τεθηρευμένον Gal. (*Al. succ.* 9, p. 796); τεθηραμένα Codd.
13. τῇ τε ὀλμῇ A; τῇ ὀσμῇ C.
Ib. αὐτῶν om. C.

καὶ γὰρ δυσώδεις, καὶ ἀηδεῖς, καὶ βλεννώδεις εἰσὶν ὅσοι τὴν
δίαιταν ἔχουσιν ἐν ὕδατι μοχθηρῷ, καὶ μέντοι καὶ λίπος αὐτοῖς
ὑπάρχει πολὺ πλέον ἢ τοῖς ἄλλοις, καὶ σήπονται ταχέως. Καὶ 6
παρὰ τὰς ἐπιχωρίους δὲ τροφὰς ἀμείνους τε καὶ χείρους ἑαυτῶν
οἱ ἰχθύες γίνονται, διαγινωσκόμενοι ῥᾳδίως ὀσμῇ τε καὶ γεύσει,
καθάπερ αἱ τρίγλαι· μοχθηρόταται γὰρ αὐτῶν αἱ τὴν καρκι-
νάδα σιτούμεναι, τῶν δὲ ἄλλων ἡ σὰρξ σκληροτέρα μέν, οὐ
κακόχυμος δέ. Κίθαρος, καὶ ῥόμβος, καὶ ἧπατος, καὶ βούγλωσ- 7
σον, καὶ ψῆτλα, καὶ σαῦρος μέσοι πώς εἰσι τῶν ἁπαλοσάρκων
τε καὶ σκληροσάρκων· ἡ τροφὴ δὲ αὐτῶν καλλίσλη τοῖς τε μὴ
γυμναζομένοις ἐσλὶ, καὶ τοῖς ἀσθενέσι, καὶ τοῖς ἐκνοσηλευομένοις. Ἡ ψαθυρὰ καὶ μαλακὴ τροφὴ πρὸς ὑγείαν ἐσλὶν ἐπιτη- 8
δειοτάτη, διότι καὶ εὐχυμοτάτη πάντων ἐσλίν. Αἱ σάρκες τῶν 9

qui passent leur vie dans la mauvaise eau ont une odeur et une saveur désagréables, et ils sont muqueux; en second lieu ils ont beaucoup plus de graisse que les autres et pourrissent rapidement. Les 6
poissons deviennent aussi meilleurs ou plus mauvais qu'ils ne le sont habituellement, d'après les aliments propres à chaque localité, ce qu'on reconnaît facilement par l'odorat et par le goût; les rougets sont dans ce cas; en effet, les plus mauvais sont ceux qui mangent les petits crabes; quant aux autres, leur chair est un peu dure,
il est vrai, mais elle ne contient pas de mauvaises humeurs. Le 7
flétan macrolépidote, la barbue, le merlus noir, la sole, le flet et le *lézard de mer* tiennent, pour ainsi dire, le milieu entre les poissons à chair molle et ceux à chair dure; la nourriture qu'ils fournissent est excellente pour ceux qui ne prennent point d'exercice, pour les gens faibles et pour les convalescents. La nourriture 8
cassante et molle est ce qu'il y a de meilleur pour la santé, parce que
c'est, de toutes, celle qui contient les meilleures humeurs. La chair 9

1. ὅσοι Gal. (*Al. succ.* 9, p. 796); οἱ Codd.
3. πολλοί AC. — Ib. ἢ ἐν τοῖς C.
4. ἑαυτῶν Gal. (*l. l.* p. 797); αὐτῶν Codd.
11-12. ἐκνοσηλευομένοις οἷς C 2ª m.
12-13. ἐπιτήδειος V.
13. διότι Gal. (*Al. fac.* III, 30, p. 726); διό Codd.
Ib. πάντως AC.
Ib. et 215, 1. τῶν ζώων τῶν τετραπόδων C, 2ª m. Ras.

ζώων, ὅταν καλῶς πεφθῶσιν, αἵματός εἰσιν ἀρίστου γεννητικαί, καὶ μάλιστα τῶν εὐχύμων, ὁποῖόν ἐστι τὸ γένος τῶν ὑῶν· κάλλιστον γὰρ δὴ τὸ τούτων κρέας εἰς ἡδονήν τε καὶ πέψιν ἐστὶ, καὶ μάλιστα τὸ τῶν μέσων κατὰ τὴν ἡλικίαν ὑῶν· χεῖρον γὰρ τό τε τοῦ παλαιοτάτου καὶ τὸ τοῦ μετὰ τὴν ἀποκύησιν εὐθέως ἐσθιομένου· ὑγρότατόν τε γὰρ ὑπερβαλλόντως
10 ἐστὶ τὸ τῶν ἀρτιγενῶν, καὶ φλέγμα γεννᾷ πλεῖστον. Οὖθαρ
εὔχυμον, ἧπαρ, τὰ περὶ τὰ χείλη μόρια, πτερὰ, καὶ τἄλλα τὰ
11 ἄκρεα. Ἔντερά τε καὶ μήτρα καὶ οὐρὰ τῶν σαρκῶν ἧττον εὔ-
12 χυμα. Οἱ ἀδένες πεφθέντες καλῶς διδόασιν ὁμοίαν τροφὴν ἐγγὺς
13-14 τῇ κατὰ σάρκα. Καρδία οὐ κακόχυμος. Βελτίους οἱ πόδες τῶν
ὑῶν εἰσι τοῦ ῥύγχους καὶ τῶν ὤτων· ὁ γὰρ χόνδρος ἐν μὲν τοῖς

des animaux, quand elle est bien digérée, produit du très-bon sang, surtout celle des animaux imprégnés de bonnes humeurs; or c'est à cette classe qu'appartient le genre des cochons; leur chair est en effet la meilleure, aussi bien sous le rapport du goût que sous celui de la facilité de la digestion, surtout celle des cochons d'un âge moyen; celle du porc très-âgé est moins bonne, ainsi que celle des porcs mangés immédiatement après leur naissance; car la chair des cochons de lait est d'une humidité excessive et produit beaucoup
10 de pituite. Les mamelles contiennent de bonnes humeurs, ainsi que
le foie, les parties voisines des lèvres, les ailes et les autres extré-
11 mités. Les intestins, la matrice et la queue produisent des humeurs
12 moins bonnes que ne sont celles de la chair. Les glandes, quand
elles sont bien digérées, donnent une nourriture à peu près égale
13 à celle que fournissent les chairs. Le cœur ne contient pas de mau-
14 vaises humeurs. Les pieds de cochon sont meilleurs que le museau
et les oreilles, car le cartilage des animaux adultes ne se digère pas

2. καί om. BV.
3. υἱῶν A.
Ib. κάλλιστα AC.
Ib. δή] δέ C; del. 2ª m.
4. τήν om. B.
7. τὸ τῶν *Syn.*; om. Codd.
8. πάντα δὲ τὰ περί C 2ª m.
8-9. τἄλλα ἄκρεα C 2ª m.; τἄλλα τὰ ἄκρα A.
9. τε om. A. — Ib. οὐραί C 2ª m.
10. ὁμοίως AC; ὅμοιοι C 2ª m.
11-12. τῶν ὑῶν om. Ras.
12. καὶ τοῦ τῶν νώτων A; κ. τῶν νώτων 2ª m.

τελείοις ζώοις παντάπασίν ἐστιν ἄπεπτος, ἐν δὲ τοῖς ἔτι αὐξομένοις, ὅταν καλῶς λειωθῇ κατὰ τὸ στόμα, πεττόμενος. Τῶν 15
δὲ ἄλλων ζώων, κατὰ ὅσον αἱ σάρκες εἰς ἀρετὴν τροφῆς ἀπολείπονται τῶν ὑῶν, κατὰ τοσοῦτο καὶ τῶν ἀκρέων ἐν ὑσὶ μορίων ἐστὶ χείρω τὰ κατὰ ἐκεῖνα τὰ ζῷα. Οἱ ἐγκέφαλοι τῶν 16
πτηνῶν πολὺ βελτίους εἰσὶ τῶν ἐν τοῖς πεζοῖς. Τῶν ἀγρίων 17
ζώων ἡ σὰρξ εὐχυμοτέρα τῆς τῶν ἡμέρων ἐστίν. Ἄρτος καθαρὸς 18
καὶ καλῶς ἐσκευασμένος εὔχυμος, χόνδρος, πτισάνη καλῶς ἡψημένη, κύαμοι· κάστανα οὐ κακόχυμα. Σῦκα πέπειρα καὶ στα- 19
φυλὴ πέπειρος κρεμασθεῖσα ἄμεμπτα. Ἰσχάδες ἀναδοθεῖσαι μὲν 20
ταχέως εὔχυμοι· χρονίσασαι δὲ ἐν γαστρὶ κακόχυμοι γίνονται
καὶ φθειρῶν γεννητικαί· μετὰ δὲ καρύων ἐσθιόμεναι κάλλιστόν

du tout, tandis que celui des animaux qui sont encore en croissance
est susceptible de se digérer, pourvu qu'il soit bien broyé dans la
bouche. Autant la chair des autres animaux cède le pas à celle des 15
porcs pour la bonté de la nourriture, autant leurs extrémités sont
inférieures à celles des porcs. La cervelle des oiseaux est de beau- 16
coup meilleure que celle des quadrupèdes. La chair des animaux 17
sauvages contient de meilleures humeurs que celle des animaux
domestiques. Le pain de fine fleur et bien préparé contient de 18
bonnes humeurs ainsi que l'*alica*, l'orge mondée bien cuite et les
fèves; les châtaignes n'en contiennent pas de mauvaises. Les figues 19
mûres et le raisin mûr conservé à l'aide de la suspension sont
irréprochables. Les figues sèches, si elles sont rapidement dis- 20
tribuées dans le corps, produisent de bonnes humeurs, mais, si
elles restent longtemps dans le canal intestinal, elles s'imprègnent
de mauvaises humeurs et engendrent des pous; mangées avec des
noix, elles fournissent un mets excellent; ceux qui mangent les

1. ἄμεμπτος BV.
Ib. ἔτι] τε ABC 2ª m. V.
4. κατὰ τοσοῦτο ex em.; κατὰ τοσοῦτον *Syn.*; τοσοῦτο Codd. — Ib. καί om. BV.
6. Τοῦ τῶν ἀγρίων A 1ª m.; Τῶν δὲ ἀγρ. C 2ª m.
7. ἡμεροτέρων AC.
Ib. καθαρῶς BV.
8-9. ἑψημένη C; ἑψημένοι A. — 10. ἀναδοθεῖσαι Gal. (*Al. succ.* 8, p. 792); ἀναλωθεῖσαι Codd.; *distributæ* Ras.
11. ταχέως] *statim* Ras.
Ib. χρονίσασθαι A.

ἐστιν ἔδεσμα· ὅσοι δὲ μετά τινος ἄλλου τῶν ἐδεσμάτων ἐσθίουσι
21 τά τε σῦκα καὶ τὰς ἰσχάδας, οὐ μικρὰ βλάπτονται. Θρίδαξ, ὡς
22 ἐν λαχάνοις, αἷμα γεννᾷ, καὶ μετὰ ταύτην ἴντυϐοι. Οἱ εὐώδεις
οἶνοι εὔχυμοι· τῶν εὐχυμοτάτων δέ ἐστιν ὁ Φαλερῖνος, καὶ
μᾶλλον ὁ γλυκύτερος, καὶ ὁ Ἀριούσιος, καὶ ὁ κιῤῥὸς Τμωλίτης
ὁ γλυκύς.

ιϛʹ. Ὅσα κακόχυμα.

1 Τῆς κακοχυμίας οὐχ ἓν εἶδός ἐστιν· ἡ μὲν γὰρ ψυχροτέρα τε
καὶ φλεγματικωτέρα τυγχάνει· ἡ δὲ θερμοτέρα τε καὶ χολωδεστέρα· ἄλλη δὲ ὑδατωδεστέρα, καθάπερ ἄλλη μελαγχολικωτέρα.
2 Πάντων δὲ ἀπέχεσθαι τῶν κακοχύμων ἐδεσμάτων συμϐουλεύω,
κἂν εὔπεπτά τισιν ᾖ· λανθάνει γὰρ ἐν χρόνῳ πλείονι μοχθηρὸς

figues, soit vertes, soit sèches, avec quelque autre aliment, se font
21 un tort assez considérable. La laitue produit du sang, autant que
peut en produire une herbe potagère; après elle viennent les en-
22 dives. Les vins de bonne odeur contiennent de bonnes humeurs; or
les espèces suivantes sont du nombre de ceux qui contiennent de
très-bonnes humeurs : le vin de Falerne, surtout celui qui est un
peu sucré, le vin d'Ariuse et le vin paillet sucré du Tmolus.

16. ALIMENTS CONTENANT DE MAUVAISES HUMEURS.

Diverses espèces d'humeurs mauvaises.

1 Il n'y a pas qu'une seule espèce d'humeurs mauvaises : car les
unes sont plutôt froides et pituiteuses, les autres sont plutôt chaudes
et bilieuses; il en existe qui sont plutôt aqueuses; de même il en
2 est certaines qui sont plutôt atrabilaires. Je conseille de s'abstenir
de tous les aliments qui contiennent de mauvaises humeurs, même
quand ils sont faciles à digérer; car à la longue ils produisent dans

1-2. ὅσοι....... βλάπτονται] τὰ δὲ σῦκα καὶ τὰς ἰσχάδας οὐ σμικρὰ βλάπτ. οἱ συνεχῶς ἐσθίοντες C 2ª m.
2. ὡς om. ABC 1ª m. V.
3. αἷμα καλόν C 2ª m., Ras.
Ib. ταύτην Aët.; ταῦτα ABCV.
4. ὁ Gal. (*Al succ.* 11, p. 802); om. Codd.
5. μᾶλλον γλυκύτερος C. — Ib. καὶ ὁ Ἀριούσιος Gal. (*l. l.*); καὶ Ἀρ. Codd.
6. ὁ Gal. *l. l.*; om. Codd.
CH. 16; l. 7. οὐδέν V.
9. ἄλλη δὲ ὑδατωδεστέρα καθάπερ *Syn.*; καὶ πάλιν τις ὑδατ. Gal. (*com.* IV, *in Alim.*, § 2, t. XV, p. 378); om. Codd., Ras.

ἐν ταῖς φλεψὶ χυμὸς ἀθροιζόμενος ἐξ αὐτῶν, ὃς, ἐπειδὰν ἀφορμῆς
ὀλίγης εἰς σῆψιν ἐπιλάβηται, πυρετοὺς κακοήθεις ἀπεργάζεται.
Ἔστι δὲ κακόχυμα τάδε· τῶν προβάτων ἡ σάρξ, καὶ ἡ τῶν 3
αἰγῶν ὁμοίως μετὰ δριμύτητος· ἡ δὲ τῶν τράγων χειρίστη,
ἐφεξῆς δὲ ἡ τῶν κριῶν, εἶτα ἡ τῶν ταύρων· ἐν πᾶσι δὲ τούτοις τὰ τῶν εὐνουχισθέντων ἀμείνω, τὰ δὲ πρεσβυτικὰ χείριστα.
Τῶν λαγωῶν δὲ ἡ σάρξ αἵματος μέν ἐστι παχυτέρου γεννητική, 4
βελτίονος δὲ εἰς εὐχυμίαν ἢ κατὰ βοῦν καὶ πρόβατον. Κακό- 5
χυμος δὲ οὐδὲν ἧττον τούτων ἐστὶ καὶ ἡ τῶν ἐλάφων. Νεφροὶ 6
κακόχυμοι, καὶ οἱ τῶν ἐπὶ πλέον ηὐξημένων ὄρχεις, πλὴν τῶν
ἐν τοῖς ἀλεκτρυόσιν. Ἐγκέφαλος, νωτιαῖος, καλλωσόν, σπλήν, 7
ἧττον δὲ ὁ τῶν ὑῶν, πάντα σπλάγχνα ζώων, ᾠὰ ταγηνιστά,
τυροὶ παλαιοί· βωλῖται, ἀμανῖται· τῶν γὰρ ἄλλων μυκήτων

les veines, sans qu'on s'en doute, une accumulation de mauvaises
humeurs qui donnent lieu à des fièvres de mauvais caractère, si
elles rencontrent une occasion, même insignifiante, de se pourrir.
Or les aliments qui contiennent de mauvaises humeurs sont les 3
suivants : la chair des moutons et aussi celle des chèvres qui
de plus est âcre; celle des boucs est la plus mauvaise, ensuite
celle des béliers, puis celle des taureaux; chez tous ces animaux,
la chair des individus châtrés est meilleure, mais celle des sujets
âgés est très-mauvaise. La chair de lièvre produit, il est vrai, du 4
sang assez épais, mais ce sang est meilleur, sous le rapport de la
bonté des humeurs, que celui fourni par le bœuf et le mouton. La 5
viande de cerf contient des humeurs qui ne sont pas moins mauvaises que celles des viandes dont nous venons de parler. Les reins 6
contiennent de mauvaises humeurs ainsi que les testicules des animaux tout à fait adultes, à l'exception de ceux des coqs. [Il en est 7
de même] de la cervelle, de la moelle épinière, de la couenne de
lard, de la rate (mais de celle du porc à un moindre degré), de
tous les viscères des animaux, des œufs frits dans la poêle, des fromages vieux, des *bolets*, des *amanites* (car la prudence veut qu'on

3. καὶ ἡ τῶν Gal. (*Al. fac.* III, 2, p. 663); καὶ τῶν Codd.

6. πρεσβύτερα C 2ª m.

7. παχυτέραν C; παχυτέρου ἐστὶν A 2ª m. — 9. ἡ om. C.

10. οἱ om. BV.

8 ἀσφαλέστερον μὴ ἐσθίειν· τῆλις, φακῆ. Τίφαι, βρόμος ὅ τε
ἀπὸ τούτων ἄρτος οὐκ εὔχυμος· ἐρέϐινθοι οὐκ εὔχυμοι· ἡ δὲ
ὄλυρα τοσούτῳ πυρῶν χείρων ἐστὶν, ὅσῳ τίφης καὶ βρόμου
9 κρείττων· μελίνη, κέγχρος, καὶ ὅσα τοιαῦτα οὐκ εὔχυμα. Δράκοντες, κόκκυγες, γαλεώνυμοι, σκορπίοι τε καὶ τράχουροι,
τρίγλαι, ὀρφοὶ, γλαῦκοι, ζύγαιναι, γόγγροι, φάγροι, καὶ
10 ὅσα ἄλλα τῶν ἐν θαλάττῃ ζώων κητώδη, πάντα κακόχυμα. Καὶ
οἱ ὡραῖοι καρποὶ καλούμενοι πάντες κακόχυμοι· σῦκα δὲ ἧττον
11 τῶν ἄλλων ὡραίων. Αἱ δὲ ἰσχάδες τοῖς πλεονάζουσιν ἐν αὐτοῖς
οὐ πάνυ χρηστὸν αἷμα γεννῶσιν, ὅθεν αὐταῖς καὶ τὸ τῶν φθει-
12 ρῶν ἕπεται πλῆθος. Μῆλα τὰ μήπω πέπειρα, ἄπιοι πρὶν πε-

ne mange pas les autres champignons), du fenugrec, des lentilles.
8 Le petit épeautre, l'avoine et le pain qu'on fait avec ces graines,
pas plus que les pois chiches, ne contiennent de bonnes humeurs;
le grand épeautre est d'autant inférieur au froment, qu'il est supérieur au petit épeautre et à l'avoine; le grand millet, le petit millet
et les graines qui leur ressemblent ne contiennent pas de bonnes
9 humeurs. Les vives, les grondins, les gades, les scorpènes, les
maquereaux bâtards, les rougets, les *orphes*, les *hibous de mer*,
les marteaux, les congres, les pagels et tous les animaux marins d'une grandeur démesurée sont imprégnés de mauvaises hu-
10 meurs. Tous les fruits appelés fruits d'été contiennent de mauvaises humeurs, mais les figues à un moindre degré que les autres.
11 Le sang que produisent les figues sèches chez ceux qui en usent
abondamment n'est pas tout à fait bon; c'est pourquoi elles traînent
12 à leur suite une multitude de pous. Les pommes vertes, les poires

1. ὅ] οἵ V.
2. ἐρέϐινθοι *Syn.*; ἐρέϐινθος C 2ª m.; om. ABC 1ª m. V.
Ib. οὐκ εὔχυμοι *Syn.*; om. Codd.
3. τοσούτῳ ex em.; τοσοῦτο C; τοσοῦτον ABV.
4. μέλινος C 2ª m.
Ib. ἡ κέγχρος B; ἢ κέγχρος V.
4-5. *Pisces vero dracones* Ras.
5. τράγουροι B; πάγουροι C 2ª m.
6. ζύγαιναι om. ABC 1ª m. V.
Ib. γόγγροι *Syn.*; γάγγραι C 2ª m.; om. ABC 1ª m. V.
Ib. φάγροι om. ABC 1ª m. V.
7. ζώων κητώδη *ad Eun.*; ζώων κητωδῶν Codd.

φθῆναι, ὁ τῆς τερμίνθου καρπὸς κακόχυμος, κινάρα, καὶ μᾶλλον ὅταν σκληροτέρα γένηται· σίκυοι, πέπονες· μηλοπέπονες
δὲ ἧττον· κολοκύνθη τούτων μὲν ἀμείνων ἐστὶν, ἀλλὰ καὶ αὕτη
διαφθαρεῖσα κατὰ τὴν γαστέρα κακόχυμος ἱκανῶς γίνεται. Τῶν 13
δὲ λαχάνων οὐδὲν μὲν εὔχυμόν ἐστιν· ἐν μέσῳ δὲ εὐχύμων τε
καὶ κακοχύμων θρίδαξ ἐστὶ καὶ ἴντυβοι, καὶ μετὰ ταῦτα μαλάχη, εἶτα ἀτράφαξυς, καὶ ἀνδράχνη, καὶ βλίτον, καὶ λάπαθον. Αἱ δὲ ῥίζαι τῶν λαχανωδῶν φυτῶν κακόχυμοι μὲν ὅσαι 14
δριμεῖαι, καθάπερ ἡ τῶν κρομμύων καὶ πράσων καὶ σκορόδων,
καὶ ῥαφανίδων, καὶ δαύκου· μέσαι δὲ εὐχύμων τε καὶ κακοχύμων αἵ τε τῶν ἄρων εἰσὶ, καὶ τῶν γογγυλῶν, ἃς βουνιάδας ὀνομάζουσι, καὶ τῆς καλουμένης καροῦς. Ὤκιμον κακοχυμότατον· 15
γογγυλὶς ἡ ὠμοτέρα, κράμβη, βολβοὶ μὴ καλῶς ἑψηθέντες.

avant d'être mûres, le fruit du térébenthinier sont imprégnés de mauvaises humeurs; [il en est de même de] l'artichaut, surtout quand
il est devenu un peu dur, des concombres, des pastèques; les melons [en sont imprégnés] à un moindre degré; la courge est en effet
meilleure que les fruits susdits; cependant, si elle se corrompt
dans l'estomac, elle s'imprègne aussi de très-mauvaises humeurs.
Aucune herbe potagère ne contient de bonnes humeurs, mais la 13
laitue et l'endive tiennent le milieu entre les aliments imprégnés de
bonnes humeurs et ceux imprégnés de mauvaises; après elles vient
la mauve et ensuite l'arroche, le pourpier, la blite et la patience.
Parmi les racines des herbes potagères, toutes celles qui sont âcres 14
contiennent de mauvaises humeurs, comme l'oignon, le poireau,
l'ail, le radis, le daucus; les racines de gouet, celle de navet qu'on
appelle aussi *bunias*, et celle de la plante appelée carvi tiennent le
milieu entre les aliments qui ont de bonnes humeurs et ceux qui en
ont de mauvaises. Le basilic contient de très-mauvaises humeurs; 15
le navet à moitié cru, le chou, les oignons de vaccet mal bouillis

3. τούτων . . . ἐστὶν] *haec his utilia sunt quibus non corrumpuntur* Ras. Ib. καλλὰ C 2ª m.

5. μέσῳ] ὅσῳ A; ὅλῳ C 1ª m.

7. ἀνδρόφαξις A.

8. λαχανωδῶν *Syn.*; λαχανωτῶν Codd. — Ib. φυτῶν om. C 1ª m. Ib. καὶ κακόχυμοι C.

9. σκόρδων ABC 1ª m.

13. κράμβος B text.

16 Κρόμμυα δὲ καὶ σκόροδα καὶ πράσα καὶ ἀμπελόπρασα δίσεφθα
17 γενόμενα τὴν κακοχυμίαν ἀποτίθεται. Κακόχυμα δὲ πάντα ἐστὶν
ἐσχάτως, ἃ καλοῦσιν ἄγρια λάχανα, θριδακίνη, χονδρίλη,
18 σκάνδιξ, γιγγίδιον, σέρις, κιχώριον. Οἴνων οἱ παχεῖς καὶ δυσώδεις καὶ αὐστηροὶ κακόχυμοι, οἷός ἐστιν ὁ φαῦλος Βιθυνὸς
ὁ ἐν τοῖς μεγάλοις κεραμίοις· ὁ γὰρ ἐν τοῖς μικροῖς οὔτε εὔ-
χυμός ἐστιν, οὔτε κακόχυμος, ἀλλὰ μέσος.

ιζʹ. Ὅσα εὔπεπτα.

1 Ἄρτοι οἱ καλῶς σκευασθέντες, ἰχθύων οἱ πετραῖοι πάντες,
2 κωβιὸς, νάρκη, τρυγών. Ἅπαν τὸ γένος τῶν πτηνῶν ὀρνίθων
ἡ σὰρξ παραβαλλομένη τῷ γένει τῶν πεζῶν εὐπεπτοτέρα τυγχάνει, καὶ μάλιστα πέρδικος, ἀτταγῆνός τε καὶ περιστερᾶς,

16 [en ont de mauvaises]. Les oignons, l'ail, les poireaux et les poireaux des vignes perdent leurs mauvaises humeurs quand on les
17 fait bouillir deux fois. Tout ce qu'on appelle herbes potagères sauvages, comme la laitue sauvage, le duriou jaune, l'aiguillette, le
gingidium, la chicorée, l'urosperme, contiennent des humeurs
18 mauvaises au plus haut degré. Les vins épais, d'une odeur désagréable, d'un goût âpre, contiennent des humeurs mauvaises,
comme le mauvais vin de Bithynie qu'on conserve dans les grandes
cruches, car celui qu'on garde dans les petites contient des humeurs
qui ne sont ni bonnes ni mauvaises, mais de qualité moyenne.

17. ALIMENTS FACILES À DIGÉRER :

1 Les pains bien préparés, tous les poissons de roche, la loche
2 de mer, la torpille, la pastenague. Dans toute la classe des oiseaux,
la chair, si on la compare à celle des quadrupèdes, est assez facile à digérer, surtout celle de la perdrix, du coq de bruyère, du

1. σκόρδα B. — Ib. δίεφθα C 2ª m.
2. γενόμενα *Syn., ad Eun.*; γινόμενα Codd.
4. καὶ χόριον A.
5. ἐστὶ φαῦλος C 1ª m.
Ib. βιοῦνιος A C 1ª m.; βιούνιος B V.
CH. 17; l. 8. οἱ Aët.; om. Codd.
10. *namque caro* Ras.
Ib. παραβαλομένη A.
11. ἀτταγήνου C 2ª m.

ἀλεκτορίδος τε καὶ ἀλεκτρυόνος καὶ Φασιανῶν. Τὰ πτερὰ τῶν 3
χηνῶν εὔπεπτα, καὶ μᾶλλον τὰ τῶν ἀλεκτορίδων, καὶ καθόλου
κάλλιστα μὲν τὰ τῶν εὐτρόφων καὶ νέων πτερά, χείριστα δὲ
τὰ τῶν ἰσχνῶν καὶ γεγηρακότων· τῶν σιτευθέντων διὰ ὀροῦ
γάλακτος χηνῶν τὸ ἧπαρ, καὶ τῶν ὁμοίως τραφέντων ἀλεκτρυόνων οἱ ὄρχεις εὐπεπτότατοι. Τὰ κρέα τῶν ὑῶν εἰς πέψιν 4
ἐπιτηδειότερα, τοῖς μὲν ἀκμάζουσι καὶ διαπονουμένοις τὰ τῶν
ἀκμαζόντων, τοῖς δὲ ἄλλοις τὰ τῶν ἔτι αὐξανομένων. Τῶν δὲ 5
τελείων βοῶν οἱ μόσχοι βελτίους εἰσὶν εἰς πέψιν, καὶ οἱ ἔριφοι
τῶν αἰγῶν. Πάντων τῶν ἔτι αὐξανομένων ἡ σὰρξ εὐπεπτοτέρα 6
τῆς τῶν παρακμαζόντων ἐστὶ, καὶ τῶν ἐν ξηροῖς τόποις διαιτωμένων εὐπεπτοτέρα τῆς τῶν ἄλλων. Τὸ βασιλικὸν κάρυον 7

pigeon, de la poule, du coq et des faisans. Les ailes des oies sont 3
faciles à digérer, mais celles des poules le sont encore davantage;
et, en général, les ailes des individus bien nourris et jeunes sont excellentes, tandis que celles des animaux maigres et vieux sont très-
mauvaises; le foie des oies engraissés avec du petit lait, ainsi que
les testicules des coqs qu'on a nourris de la même manière, sont
très-faciles à digérer. Quant au porc, la chair des individus adultes 4
convient mieux, sous le rapport de la digestion, aux gens d'un âge
moyen et qui prennent de l'exercice, tandis que celle des animaux
qui sont encore en croissance va mieux aux autres individus. Le 5
veau est préférable au bœuf adulte pour la facilité de la digestion;
les jeunes boucs valent mieux que les chèvres. La viande de tous 6
les animaux qui sont encore en croissance est plus facile à digérer
que celle des individus sur le déclin de l'âge, et celle des animaux
qui vivent dans les endroits secs plus que celle des autres. La noix 7

1. Φασιανῶν *Syn.*; Φασιανικῶν Codd.
4. τῶ A; om. C.
5. *itemque hepar* Ras.
Ib. τῶν] *ceterorum* Ras.
7. ἐπιτήδεια BV.
8. τοῖς.... αὐξανομένων om. AB C 1[a] m. V Ras.
Ib. ἔτι Aët.; om. C 2[a] m.
9. τελέως BV.
Ib. βελτίονος C 1[a] m.; βελτίονες 2[a] m.
Ib. ἔλαφοι C 2[a] m.
10. ἔτι αὐξανομένων *Syn.*; ἐπαυξανομένων Codd.

8 πέττεται μᾶλλον τοῦ λεπτοκαρύου. Βολβοὶ πεφθῆναι ῥᾴους οἱ
9 δίσεφθοι. Ὠὰ τρομητὰ καὶ ῥοφητὰ, θρίδακες, ἴντυβοι, μαλάχη,
10 κολοκύνθη ἑφθὴ, ὅταν μὴ διαφθαρῇ. Οἱ γλυκεῖς οἶνοι τῶν αὐ-
11 στηρῶν πέττονται μᾶλλον. Ἄμεινον δὲ εἰς τὴν πέψιν ἰστέον
εἶναι τῶν ἐξίσης ὑγιεινῶν τὸ ἥδιον.

ιη'. Ὅσα δύσπεπτα.

1-2 Αἴγεια κρέα, βόεια, ἐλάφεια. Χειρίστη δὲ τῶν τράγων ἡ
σὰρξ πρὸς πέψιν, ἐφεξῆς δὲ ἡ τῶν κριῶν, εἶτα ἡ τῶν ταύρων.
3 Καὶ τὰ πρεσβυτικὰ δὲ τῶν ζῴων χείριστα, καὶ τῶν ὑῶν αὐτῶν
4 οἱ γηράσαντες. Γαστὴρ δύσπεπτος, ἔντερα, μήτρα, καλλωσὸν,
καρδία, ἧπαρ, ὦτα, οὐραὶ, νεφροὶ, σπλάγχνα πάντα, ἐγκέφα-

8 se digère plus facilement que la noisette. Les oignons de vaccet se
9 digèrent plus facilement quand on les a fait bouillir deux fois. Les
œufs demi-mous et les œufs mous, la laitue, l'endive, la mauve, la
courge bouillie, pourvu qu'elle ne se corrompe pas [sont faciles à
10 digérer]. Les vins sucrés se digèrent plus facilement que les vins
11 âpres. Sachez que parmi les substances également favorables à la
santé, celle qui est la plus agréable se digère le plus facilement.

18. ALIMENTS DIFFICILES À DIGÉRER :

1-2 La chèvre, le bœuf, le cerf. Le bouc est ce qu'il y a de plus mauvais pour la digestion; vient ensuite le bélier et après lui le taureau.
3 La chair des animaux âgés est aussi très-mauvaise et même celle
4 des vieux porcs. L'estomac est difficile à digérer ainsi que les intestins, la matrice, la couenne, le cœur, le foie, les oreilles, la queue,

2. δύσεφθοι C 1ª m.; δίεφθοι 2ª m. Ib. μαλάχοι A; μαλάκη B. 3. *in ventriculo non corrumpitur* Ras. 5. ἡδεῖον AC. Ch. 18; l. 6. κρέα Anon.; om. Codd. — Ib. τῶν τράγων ἡ *Syn.*; ἡ τῶν τράγων Codd. 8. πρεσβύτερα C 2ª m. 9. γηράσαντες ἰνώδη καὶ ξηρὰν καὶ διὰ τοῦτο δύσπεπτον ἔχουσι τὴν σάρκα C 2ª m. Ib. καλλωσόν *ad Eun.*; καλλῶ ABCV; *cor* Ras.; om. C 2ª m. 10 et 224, 1. καρδία.... νωτιαῖος μυελός om. ABC 1ª m. V Ras. 10. οὐραί *Syn.*; οὐρά C 2ª m. Ib. σπλάγχνα πάντα *Syn.*; om. C 2ª m.

λος, νωτιαῖος μυελὸς, καὶ τῶν τελείων ζώων οἱ ὄρχεις, ἅπαν
αἷμα, χῆνες πλὴν τῶν πτερῶν. Φαττῶν, κιχλῶν, κοττύφων, καὶ 5
τῶν μικρῶν στρουθίων σκληροτέρα ἐστὶν ἡ σάρξ, καὶ ἔτι μᾶλλον τρυγόνος καὶ νήττης, καὶ πλέον ἡ τοῦ ταὼ, καὶ ἡ τῶν
ὠτίδων. Αἱ κοιλίαι πᾶσαι τῶν πτηνῶν δύσπεπτοι· ψευδῶς γὰρ 6
ἐπαινοῦσιν ἔνιοι τὴν τῆς στρουθοκαμήλου καὶ αἰθυίας, ὡς τι
φάρμακον πεπτικόν· οὔτε αὐταὶ γὰρ πέττονται ῥᾳδίως, οὔτε
ἄλλων σιτίων πεπτικόν εἰσι φάρμακον. Κοχλίαι δύσπεπτοι· 7
ὀξύγαλα, καὶ μάλιστα τοῖς ψυχρὰν ἔχουσι τὴν κοιλίαν· τυρὸς
παλαιός· ὁ δὲ νέος καὶ μάλιστα ὁ ὀξυγαλάκτινος καλλίων. Πορ- 8
φυρῶν ἡ σάρξ, καὶ κηρύκων, καὶ τῶν ἄλλων ὀστρακοδέρμων τὰ

les reins, tous les viscères, le cerveau, la moelle épinière, les testicules des animaux arrivés à l'âge adulte, le sang quel qu'il soit,
les oies à l'exception des ailes. La chair des ramiers, des grives, 5
des merles et des petits oiseaux est un peu dure; celle de la tourterelle et du canard l'est encore davantage, et celle du paon et
des outardes l'est encore plus. L'estomac des oiseaux, quel qu'il 6
soit, est difficile à digérer, car c'est à tort que quelques-uns recommandent ceux de l'autruche et du labbe comme un médicament
digestif; car d'abord ces mets ne se digèrent pas facilement eux-
mêmes, et ensuite ils ne constituent pas un médicament digestif
pour d'autres mets. Les escargots sont difficiles à digérer; il en est 7
de même du lait aigre, surtout pour ceux qui ont l'estomac froid,
et du fromage vieux; mais le fromage nouveau et surtout le fromage
au lait aigre sont meilleurs. La chair des pourpres et des buccins, 8
et, parmi les autres testacés, ceux qui ont la chair dure, sont diffi-

1. τῶν τελείων ζώων οἱ Anon.; οἱ τῶν τελ. ζ. Codd.

2. τε καὶ κιχλῶν C 2ª m.; *sturnorum* Ras.

Ib. κοτλύρων C 1ª m.

2-3. καὶ τῶν *ad Eun.*; καὶ ἡ τῶν A C V; καὶ οἱ τ. B.

3. σκηροτέρα A text.; σκιῤῥούμενα corr.

4. τῆς παλαιᾶς τρυγόνος C 2ª m.

5. δύσπεπτοι διὰ τὸ σκληρὸν τῆς οὐσίας C 2ª m.

6. ἐπαινοῦσιν] *comedunt* Ras.

Ib. τῆς Gal. (*Al. fac.* III, 21, p. 705); τοῦ Codd. — Ib. αἰθυίας Gal. l. l.; αἰθυίαις A; αἰθυίης BCV.

8. Κόχλιοι AC.

10. ὁ ὀξυγαλ. *ad Eun.*; om. Codd.

11. ἡ σάρξ Aët.; om. Codd.

Ib. καρύκων C 1ª m.

9 σκληρὰν ἔχοντα τὴν σάρκα δύσπεπτα. Ἀστακοὶ, πάγουροι,
καρκίνοι, κάραβοι, καρίδες, καὶ πάντα τὰ τοιαῦτα, πολύποδες,
σηπίαι, τευθίδες, καὶ πάντα τὰ καλούμενα μαλακόδερμα, βάτοι, λειόβατοι, ῥῖναι, δράκοντες, κόκκυγες, γαλεώνυμοι, σκορπίοι, τράχουροι, τρίγλαι, ὀρφοὶ, γλαῦκοι, ζύγαιναι, σάλπαι,
γόγγροι, φάγροι, λαμίαι, ἀετοί· ᾠὰ ἑφθὰ, ὀπτὰ, ταγηνιστὰ,
10 πυροὶ ἑφθοὶ, ὁ καλούμενος τράγος. Τὸ κρίμνον δυσπεπτότερον
11 ἀλφίτου. Τίφαι, βρόμος, καὶ οἱ ἀπὸ αὐτῶν ἄρτοι, κύαμοι,
ὦχροι, δόλιχοι, φάσηλοι, λάθυροι, ἄρακοι, ἐρέβινθοι, ὄρυζα,
θέρμοι, μελίνη, κέγχρος, καὶ ὅσα τοιαῦτα, φακὸς, βίκος, σήσαμον, ἐρύσιμον, κάστανα, βάλανοι· μῆλα καὶ ἄπια καὶ σῦκα,
καὶ οὖα πρὶν πεπανθῆναι, σταφυλαὶ ὀξεῖαι καὶ αὐστηραὶ, φοί-

9 ciles à digérer. Les homards, les pouparts, les crabes, les langoustes,
les salicoques et tous les animaux semblables, les poulpes, les seiches, les calmars et tous les animaux appelés *malacodermes*, les
raies, les raies lisses, les rhinobates, les vives, les grondins, les gades,
les scorpènes, les maquereaux bâtards, les rougets, les *orphes*,
les *hibous de mer*, les marteaux, les saupes, les congres, les pagels,
les squales-nez, les raies noires, les œufs durs, cuits sous la cendre
ou frits dans la poêle, le froment bouilli, le mets appelé *tragos* [sont
10 difficiles à digérer]. La farine grossière est plus difficile à digérer
11 que l'orge légèrement torréfiée. Le petit épeautre, l'avoine et le pain
qu'on fait avec ces graines, les fèves, les gesses à fleurs jaunes, les
haricots, les *phasèles*, les gesses ordinaires, les gesses chiches, les
pois chiches, le riz, les lupins, le grand millet, le petit millet, et
toutes les graines qui leur ressemblent, les lentilles, les vesces, la
graine de sésame, l'*erysimum*, les châtaignes, les glands, les pommes, les poires, les figues, les sorbes vertes, les raisins acides et

1. Ἀσ7ακοί om. C 1ª m.
2. πάντα] *ceteri* Ras.
3. μακόδερμα A 1ª m.
4. λεόβατοι BC 1ª m. V; λειόβαβοι A.
5. τραγοῦροι B. — Ib. ζύγναι C 1ª m.
6. ἀμίαι C 2ª m., Ras.
Ib. αἰετοί ABC 1ª m. V.
7. κρύμμνον AC; ἤγουν τὸ παχὺ τοῦ ἀλφίτου C 2ª m.
8. ἄλφιτον AC; ἄλφιτα C 2ª m.
10. μελούνη C; μελαίνη 2ª m. — Ib. βήχιον, βίκιον C 2ª m.; *tussilago* Ras.
10-11. σησάνιον ABV; σησάμιον C 1ª m.
12. σ7αφυλούς A 1ª m.

νικες πάντες, κεράτια, κίτριον· εἰ δὲ ὡς Φαρμάκῳ τις χρῷτο,
τὸ ἔξωθεν αὐτοῦ συντελέσει πρὸς πέψιν, ὥσπερ καὶ ἄλλα
πολλὰ τῶν δριμέων. Ὤκιμον, γογγυλὶς ἡ ὠμοτέρα, βολϐοὶ οἱ 12
ὠμότεροι, σταφυλῖνος, δαῦκος, καρὼ, καὶ πᾶσαι αἱ ῥίζαι τῶν
λαχάνων, καὶ αὐτὰ τὰ λάχανα πάντα πλὴν θρίδακος καὶ ἰν-
τύϐου· οἴνων οἱ παχεῖς καὶ νέοι δύσπεπτοι. Δύσπεπτον καὶ 13
ὕδωρ πάνυ.

ιθ'. Ὅσα εὐστόμαχα καὶ ῥωστικά.

Φοίνικες οἱ αὐστηροὶ, μῆλα κυδώνια, ἐλαῖαι ἁλμάδες· ἐπι- 1
τηδειότεραι δὲ αἱ μετὰ ὄξους συντιθέμεναι· σταφίδες αἱ αὐστηραὶ, ἡ ἐν τοῖς στεμφύλοις ἀποτιθεμένη σταφυλή. Τὸ βασιλικὸν 2
κάρυον τοῦ λεπτοκαρύου μᾶλλον, καὶ πολὺ πλέον σὺν ἰσχάσιν.
Τὰ ἀκανθώδη πάντα μετρίως ἐστὶν εὐστόμαχα· ταῦτά ἐστι 3

les raisins âpres, toutes les dattes, les caroubes, le citron [se digèrent difficilement]; cependant, si on emploie la partie extérieure
du citron comme médicament, elle favorisera la digestion, ainsi
que plusieurs autres substances âcres. Le basilic, le navet à moitié 12
cru, les oignons de vaccet à moitié crus, la carotte, le daucus, le
carvi, toutes les racines des herbes potagères, et toutes ces herbes
elles-mêmes, à l'exception de la laitue et de l'endive, les vins épais
et nouveaux sont difficiles à digérer. L'eau est aussi éminemment 13
difficile à digérer.

19. ALIMENTS FAVORABLES À L'ORIFICE DE L'ESTOMAC ET RENFORÇANT CETTE PARTIE:

Les dattes âpres, les coings, les olives salées (mais celles qu'on 1
conserve dans le vinaigre sont les plus convenables), les raisins secs
légèrement astringents, le raisin qu'on conserve dans le marc. La 2
noix est plus favorable à l'orifice de l'estomac que la noisette, et elle
l'est encore beaucoup plus quand on la mange avec des figues sèches.
Toutes les plantes épineuses sont modérément favorables à l'orifice 3

1. φαρμάκων AC.
3. Ὤκιμα ABC.
5. λαγχάνων et λάγχανα A.
Ib. πρὶν C 1ª m.

CH. 19. Tit. εὐστόμαχα *Syn.*; εὔστομα Codd.
8. οἱ om. B.
12. τουτέστι ABV.

σκόλυμος, ἀτρακτυλὶς, λευκάκανθα, δίψακος, κνῆκος, τραγάκανθα, ἀτραγὶς ἥ τε τιμωμένη μειζόνως ἢ προσήκει κινάρα·
4 σισάρου ἡ ῥίζα ἑφθή. Τὸ γιγγίδιον παραπλήσιόν ἐσ7ι τῷ σκάν-
δικι· πάνυ δέ ἐσ7ιν εὐσ7όμαχον καὶ ὠμὸν καὶ ἑφθὸν ἐσθιό-
5 μενον, μακροτέρας δὲ ἑψήσεως οὐκ ἀνέχεται. Νᾶπυ, ῥάφανος,
γογγυλὶς, κάρδαμον, πύρεθρον, καὶ ὁ βασιλικὸς ἀσπάραγος,
καὶ ὁ ἕλειος καὶ ὁ ὀξυμυρσίνης καὶ χαμαιδάφνης, ὀξυακάνθης τε
6 καὶ βρυωνίας. Βολβοὶ εἰς ὄρεξιν ἐπεγείρουσιν· κάππαρις ταρι-
7 χευθεῖσα. Κιτρίου τὸ ἐκτὸς ῥώννυσιν ἐν φαρμάκου μοίρᾳ λαμ-
8 βανόμενον. Ὁ αὐσ7ηρὸς οἶνος ῥώννυσι σ7όμα γασ7ρὸς καὶ κοι-
9 λίαν, μάλισ7α κατὰ δυσκρασίαν θερμὴν πεπονθυῖαν. Ὡς δὲ ἐν
φαρμάκοις, ἀψίνθιον, ἀλόη.

de l'estomac : ce sont la cardousse, le carthame laineux, l'*épine
blanche*, le chardon à foulon, le carthame des teinturiers, l'astragale, l'*atragis* et l'artichaut, qu'on estime plus qu'il ne le mérite; [il
4 en est de même de] la racine de chervis bouillie. Le gingidium ressemble à l'aiguillette et il est très-favorable à l'orifice de l'estomac,
qu'on le mange cru ou bouilli; mais il ne supporte pas une ébulli-
5 tion prolongée. La moutarde, le radis, le navet, le cresson, la
pariétaire d'Espagne, l'asperge royale et celle des marais, ainsi que
les tiges du houx-frelon, du *palmier nain*, du buisson ardent et de la
couleuvrée [sont favorables à l'orifice de l'estomac], ainsi que la
6-7 câpre salée. Les oignons de vaccet excitent l'appétit. La partie extérieure du citron renforce l'orifice de l'estomac, si on la prend
8 comme médicament. Le vin âpre renforce l'orifice de l'estomac et
cet organe lui-même, surtout quand il est affecté d'une intempérie
9 chaude. L'absinthe et l'aloès [renforcent l'orifice de l'estomac] à
titre de médicaments.

2. *ἀτραγὶς* Gal. (*Al. fac.* II, 50, p. 636); *ἀτρακῆς* AC; *ἀτρακή* BV Ras.

6. *βασιλικός*] *ἕλειος* C 2ª m.

7. *καὶ ὁ ἕλειος* *Syn.*; om. Codd.

Ib. *ὁ ὀξυμυρσίνης* ex em.; *ὀξυμύρσινος* Codd.

Ib. *ὀξυκάνθης* C 1ª m.

8. *ἐπιγείρουσιν* A; *ἐπεγείρει* C 2ª m.

9. *φαρμάκῳ* C 1ª m.

Ib. *μοίραι* A; *μύρα* C 1ª m.; *μάρα μοίρᾳ* 2ª m.

10. *ῥώννυσι.... καί* om. ABC 1ª m. V; *juvat* Ras.

κ'. Ὅσα κακοσlόμαχα.

Ἀρκευθίδες δάκνουσι τὸν σlόμαχον, κεδρίδες δὲ μᾶλλον. 1
Μιμαίκυλον, ἀμάραντον, ἄγνου σπέρμα, τεῦτλα κακοσlόμαχα, 2
ὡς καὶ δηγμὸν ἐμποιεῖν, ὅταν πλείονα βρωθῇ· λάπαθον ὁμοίως.
Ὤκιμον, γογγύλὶς ἡ ὠμοτέρα, βλίτον, ἀτράφαξυς, εἰ μὴ μετὰ 3
ὄξους καὶ γάρου καὶ ἐλαίου προσφέροιντο. Τῆλις ἀνατρέπει, 4
καὶ σήσαμον ὁμοίως. Γάλα τοῖς μὲν ψυχρὰν ἔχουσι τὴν κοι- 5
λίαν ὀξύνεται, τοῖς δὲ θερμὴν κνισοῦται· εἰκότως οὖν βλαβερόν
ἐσlι καὶ τοῖς πυρέτlουσιν. Πλείονος εἴ τις τοῦ μέλιτος προσε- 6
νέγκαιτο, πρὸς ἔμετον ὁρμᾷ. Πέπων μὴ καλῶς πεφθεὶς χολε- 7
ρικοὺς ἀποτελεῖν εἴωθεν· καὶ γὰρ καὶ πρὶν διαφθαρῆναι εἰς
ἔμετον ἐπιτήδειός ἐσlι, καὶ πλεῖον βρωθεὶς, ἐὰν μή τις αὐτῷ τι

20. ALIMENTS NUISIBLES À L'ORIFICE DE L'ESTOMAC.

Les baies du genévrier causent des pincements à l'orifice de l'es- 1
tomac, et celles du *cèdre* en produisent encore de plus forts. Les 2
arbouses, le bouton d'or, la graine de gattilier sont nuisibles à l'orifice de l'estomac; la bette l'est tellement, qu'elle y cause des pincements quand on en mange trop abondamment; il en est de même
pour la patience. Le basilic, le navet à moitié cru, la blite, l'ar- 3
roche, à moins qu'on ne les mange avec du vinaigre, du garon et
de l'huile [nuisent à l'orifice de l'estomac]. Le fenugrec retourne 4
l'orifice de l'estomac, et il en est de même pour le sésame. Le lait 5
s'aigrit chez ceux qui ont l'estomac froid, et il produit des éructations nidoreuses quand cet organe est chaud; il est donc tout
simple qu'il nuise aussi aux fébricitants. Si on prend beaucoup 6
de miel, il tend à produire des vomissements. Quand la pastèque 7
n'est pas bien digérée, elle produit habituellement le *choléra;* car,
même avant qu'elle soit corrompue, elle favorise le vomissement; si

Ch. 20; l. 2. Μιμαίκυλον ex em.; Μαμέκυλον ACV; Μαμέσκυλον B.
4. ἀνδράφαξυς AC.
5. προσφέροιντο *ad Eun.;* προσφέροιτο BCV; προσφέρετο A; *comedatur* Ras.
6. σήσαμος ABC.
7. κνισοῦνται B text.
8. τοῦ om. C 1ª m.
Ib. μέλιτος] *lac cum melle* Ras.
8-9. προσενέγκετο A; προσενέγκοιτο BV. — 9. ὀρᾷ ABC 1ª m. V.

τῶν εὐχύμων ἐδεσμάτων ἐπιφάγῃ, κινήσει πάντως ἔμετον·
8 καὶ μηλοπέπων [ἀλλὰ οὐχ] ὁμοίως. Ἐγκέφαλος πᾶς κακοσ7ό-
9 μαχος καὶ ναυτιώδης, ὥσπερ καὶ ὁ τῶν ὀσ7ῶν μυελός. Οἶνος ὁ
μέλας καὶ αὐσ7ηρὸς ῥαδίως ἀποξύνεται καὶ εἰς ἔμετον ὁρμᾷ, καὶ
10 ὁ παχὺς καὶ νέος. Ὡς ἐν φαρμάκοις, ἀβρότονον, σέριφον, ἀφρό-
νιτρον.

κα'. Ὅσα κεφαλὴν βλάπ7ει.

1-2 Συκάμινα, βάτινα. Κεφαλαλγῆ ὅσα διὰ θερμότητα τὴν κεφαλὴν συμπληροῖ, καθάπερ οἶνός τε καὶ νᾶπυ, καὶ πετροσέ-
3 λινον, καὶ δαῦκος, καὶ κρόμμυον, καὶ σμύρνιον. Μιμαίκυλα, ἀρκευθίδες, κεδρίδες, καννάβεως σπέρμα, μήου αἱ ῥίζαι, φοίνικες
4 πάντες, εὔζωμα, τῆλις, λίνου σπέρμα. Ὁ κιῤῥὸς καὶ αὐσ7ηρὸς

on en mange beaucoup, elle le produira infailliblement, à moins
qu'on ne mange après quelque mets imprégné de bonnes humeurs;
le melon produit le même effet, [mais non] au même degré.
8 Toute cervelle est nuisible à l'orifice de l'estomac et produit des
9 nausées, ainsi que la moelle des os. Le vin noir et âpre s'aigrit facilement et tend à produire le vomissement, ainsi que le vin épais
10 et nouveau. A titre de médicaments, l'aurone, l'armoise maritime
et l'*aphronitron* [nuisent à l'orifice de l'estomac].

21. ALIMENTS QUI NUISENT À LA TÊTE:

1-2 Les mûres, les mourons. Tous les mets qui remplissent la tête à
cause de leur chaleur sont sujets à produire de la céphalalgie,
comme le vin, la moutarde, le persil, le daucus, l'oignon, le smyr-
3 nium. Les arbouses, les baies du genévrier et celles du *cèdre*, la
graine de chanvre, les racines du cistre, les dattes quelles qu'elles
soient, la roquette, le fenugrec, la graine de lin [nuisent à la
4 tête]. Le vin paillet et âpre cause de la céphalalgie, et affecte l'in-

2. *ἀλλὰ οὐχ* conj.; *οὐκ* Gal. (*Al. fac.* II, 5, p. 566); om. Codd.

Ch. 21'; l. 7. Κεφαλάλγημα BC 1ª m. V.

7-9. *ὅσα.... σμύρνιον* om. ABC 1ª m. Ras.

9. Μιμαίκυλα ex em.; Μαμέκυλα A; Μεμέκυλα C 2ª m.; Μέκυλα BCV.

10. *κεκρίδες* ABC 1ª m.

11. *λίνου σπέρμα* *Syn.*; *ἄγνου σπέρμα* Codd.

Ib. *σπέρμα.* Κιῤῥός C 2ª m.; Σκιῤῥός AC.

Ib. *καὶ αὐσ7ηρός* om. C 2ª m.

οἶνος κεφαλαλγὴς, καὶ γνώμης ἅπτεται μᾶλλον τοῦ μέλανος
καὶ αὐστηροῦ· καὶ οἱ εὐώδεις δὲ κεφαλαλγεῖς· ὁ δὲ ὑδατώδης
οὔτε κεφαλῆς οὔτε τῶν νεύρων ἅπτεται· ὁ δὲ ὀλιγοφόρος καὶ
παύει τὰς κεφαλαλγίας τὰς γινομένας διὰ χυμοὺς τοὺς ἐν γαστρί. Γάλα οὐκ ἐπιτήδειον κεφαλῇ, εἰ μή τις ἰσχυρὰν ἔχοι πάνυ. 5
Τὸ ἀπόβρεγμα τῶν στεμφύλων, ὃ καλοῦσι τρύγα, κεφαλαλγὲς, 6
καὶ ἡ ἐν τοῖς στεμφύλοις ἀποτιθεμένη σταφυλή.

κβ'. Ὅσα ἄφυσα.

Πίσσοι, φασήολοι, κύμινον, λιγυστικοῦ ἡ ῥίζα καὶ τὸ σπέρμα, 1
ἄγνου σπέρμα, καννάβεως ὁ καρπὸς, κύαμοι φρυγέντες, βολβοὶ
οἱ ἐπὶ πλέον ἢ καὶ δὶς ἑψηθέντες ἐν ἐλαίῳ καὶ γάρῳ μετὰ ὄξους
ἐσθιόμενοι, μέλι τὸ ἀπαφρισθέν. Ὀξύμελι φύσας καταῤῥη- 2

telligence plus que le vin noir et âpre; les vins odoriférants donnent
aussi du mal de tête; le vin aqueux n'affecte ni la tête ni les nerfs,
et même le vin faible guérit la céphalalgie qui provient des humeurs
contenues dans l'estomac. Le lait ne convient pas à la tête, à moins 5
qu'on ne l'ait extrêmement forte. La macération du marc de raisin, 6
qu'on appelle *piquette*, donne de la céphalalgie, ainsi que le raisin
qu'on conserve dans le marc.

22. ALIMENTS EXEMPTS DE FLATUOSITÉS :

Les pois grecs, les haricots, le cumin, la racine et la graine du 1
laser sermontain, la graine de gattilier, celle de chanvre, les fèves
torréfiées, les oignons de vaccet, qu'on a fait bouillir pendant longtemps ou deux fois et qu'on mange avec du vinaigre dans de l'huile
et du garon, le miel écumé. L'oxymel fait descendre rapidement 2

5. ἰσχυρὰν αὐτήν C 2ᵃ m.
6. ἀπόβρεγμα *Syn.*; ἀπόβνεγμα A C; ἀπόβρεμα C 2ᵃ m.; ἄπογμα BV.
Ib. στεμφύλων] *uvæ* Ras.
Ib. κεφαλαλγές *Syn.*; κεφαλαλγής Codd.
7. σταφύλοις C 1ᵃ m.
Ch. 22; l. 8. Πίσσοι, φασήολοι del. C 2ᵃ m. — Ib. λιγυστικοῦ Anon.; λυγιστικοῦ ABCV; *libystici* Ras.
10. ἢ γάρῳ AB interl. V; γάρῳ C 1ᵃ m.; ἢ γάρου B text.
11. ἀποφρισθέν B text.; ἀπαφριθέν V.

3 γνυσιν. Ἄρτοι κρίθινοι, ὅπως ἂν σκευασθῶσιν, ἥκιστα φυσώδεις
4 εἰσίν. Μέσοι δὲ ὑπάρχουσι τῶν ἀφύσων τε καὶ φυσωδῶν φάσηλοι, ὦχροι, λάθυροι, ἄρακοι.

κγ'. Ὅσα φυσώδη.

1 Ἐρέβινθοι, θέρμοι, φάσηλοι, ὦχροι, μελίνη, κέγχρος, καὶ
2 ὅσα τοιαῦτα. Τῶν κυάμων δὲ τοῦ ἔτνους φυσώδους ὄντος, ἔτι
μᾶλλον, ὅτε ὁλοκλήρους τις αὐτοὺς ἢ ὁπωσοῦν ἄλλως ἑψήσας,
3 χρῷτο, φυσώδεις γίνονται. Ἡ μᾶζα ἐξ ἀλφίτων φυσώδης· φυραθεῖσα δὲ καὶ τριφθεῖσα μέχρι πλείονος διαχωρεῖ μᾶλλον κάτω,
4 καὶ μάλιστα μέλιτος προσλαβοῦσα. Ζύθος, ὀποὶ πάντες, καὶ
μᾶλλον ὁ Κυρηναϊκὸς, σατύριον, σιλφίου ὁ ὀπὸς καὶ ἡ ῥίζα.

3 les flatuosités. Le pain d'orge, de quelque manière qu'il soit pré-
4 paré, est très-peu flatulent. Les *phasèles*, les gesses à fleur jaune,
les gesses communes et les gesses chiches tiennent le milieu entre
les mets exempts de flatuosités et les mets flatulents.

23. ALIMENTS FLATULENTS :

1 Les pois chiches, les lupins, les *phasèles*, les gesses à fleur jaune,
2 le grand et le petit millet, et toutes les graines semblables. Les fèves
en purée constituent déjà un mets flatulent; elles le deviennent encore plus, quand on les mange bouillies en entier, ou de quelque
3 autre manière que ce soit. La bouillie faite avec de l'*alphiton* est
flatulente, mais, quand elle a été pendant longtemps mélangée et
triturée, elle passe plus facilement par le bas, surtout si on y a
4 ajouté du miel. La bière, tous les sucs naturels des plantes et surtout le suc de Cyrène, la fritillaire des Pyrénées, le suc et la racine

2. φυσωδῶν τε καὶ ἀφύσων Gal. (*Al. fac.* I, 25, p. 540); ἀφύσων καὶ φυσωδῶν Codd.; *inter ea quæ inflant et non inflant* Ras.

Ch. 23; l. 4. φάσηλοι, ὦχροι del. C 2ª m.

7. φυσώδεις γίνονται Gal. (*Al. fac.* I, 19, p. 531); om. Codd.

Ib. Ἡ om. BCV.

Ib. ἄμαζα ABV.

9. Ζύθος *Syn.*; Ζύτος AC; Ζύος B V; del. C 2ª m.

10. Κυρσηναϊκός A.

Ib. σιφίου BV.

Ib. ὁ Gal. (*Simpl. med.* VIII, 18, § 16, t. XII, p. 123); om. Codd.

Σύκων ὀλιγοχρόνιος ἡ φῦσα γίνεται διὰ τὸ ὑπέρχεσθαι ῥᾳδίως· 5
τὰ δὲ ἀκριβῶς πέπειρα ἐγγὺς ἐστι τοῦ μηδὲ ὅλως βλάπτειν
ὁμοίως ταῖς ἰσχάσιν. Οἱ χλωροὶ φοίνικες φυσώδεις εἰσὶν, ὥσ- 6
περ τὰ σῦκα· γογγυλὶς ἡ ὠμοτέρα. Γάλα ῥᾳδίως ἐν τῇ γαστρὶ 7
πνευματοῦται. Βολβοὶ οἱ ὠμότεροι, μέλι τὸ μὴ τελέως ἑψηθέν. 8
Καὶ οἱ γλυκεῖς οἶνοι φῦσαν βραδύπορον γεννῶσιν· οἱ δὲ γλυ- 9
κεῖς ἅμα καὶ αὐστηροὶ οὔτε ἀναδιδόμενοι, οὔτε ὑπερχόμενοι, ἀλλὰ ἐπιπλέοντες τῇ ἄνω γαστρὶ, πνευματοῦσι ταύτην· γλεῦκος φυσῶδές ἐστιν.

κδ'. Ὅσα ῥύπτει, τέμνει, ἐκφράττει.

Πτισάνη ῥύπτει, τῆλις, μηλοπέπων, πέπων, σταφίδες αἱ 1

de *silphium* [sont flatulents]. Les flatuosités produites par les figues 5
ne durent pas longtemps, parce qu'elles descendent facilement; peu s'en faut que les figues parfaitement mûres, à l'exemple des
figues sèches, ne causent pas le moindre dommage. Les dattes vertes 6
sont flatulentes, ainsi que les figues [et] le navet à moitié cru. Le 7
lait dégage facilement des vents dans l'estomac. Les oignons de vac- 8
cet à moitié crus, le miel incomplétement bouilli [sont flatulents].
Les vins d'un goût sucré produisent aussi des flatuosités qui che- 9
minent lentement; quant aux vins qui ont à la fois un goût sucré et âpre, comme ils ne sont pas distribués dans le corps, qu'ils ne descendent pas non plus [à travers les intestins], mais qu'ils restent flottants dans le ventre supérieur, ils développent des vents dans cette partie; le vin nouveau est flatulent.

24. ALIMENTS DÉTERGENTS, INCISIFS, DÉSOBSTRUANTS.

L'orge mondée déterge, ainsi que le fenugrec, le melon, la pas- 1

5. πυθματοῦται B.
Ib. μέλιτος μή ABC 1ᵃ m. V.
Ib. ἑψηθέντος ABC 1ᵃ m. V.
6. Καὶ..... γεννῶσιν om. ABC 1ᵃ m. V.
Ib. δέ om. ABC 1ᵃ m. V.
7. αὐστηροὶ οἶνοι C 2ᵃ m.
8. ἐπιπλέοντες *Syn.*; ἐπὶ πλέον μένοντες (παραμένοντες Gal.) ABCV Gal. (*l. inf. l.*) Ras.
Ib. τῇ Gal. (*Comm. III in Vict. acut.*, § 7, t. XV, p. 645); ἐν τῇ ABCV Ras.
8-9. γλεῦκος *Syn.*; γλυκέος Codd.
CH. 24; l. 10. πέπων *Syn.*; om. Codd.

γλυκεῖαι, κύαμοι, ἐρέβινθοι, καὶ μᾶλλον οἱ μέλανες, οἳ καὶ
2 τοὺς ἐν νεφροῖς λίθους θρύπτουσιν ἐναργῶς. Κάππαρις λεπτομερὴς ἱκανῶς ἐστιν· ἡ γοῦν ταριχευθεῖσα ἀποῤῥύπτει τε καὶ
ὑπάγει τὸ κατὰ τὴν γαστέρα φλέγμα, καὶ τὰς κατὰ σπλῆνα
καὶ ἧπαρ ἐμφράξεις καθαίρει· χρῆσθαι δὲ εἰς ταῦτα προσήκει
αὐτῇ διὰ ὀξυμέλιτος ἢ ὀξελαίου πρὸ τῶν ἄλλων ἁπάντων σι-
3 τίων. Ὁ ἐν τοῖς τεύτλοις χυλὸς ῥυπτικός ἐστι, καὶ τὰς κατὰ τὸ
ἧπαρ ἐμφράξεις λύει, καὶ μᾶλλον, ὅταν μετὰ νάπυος ἢ ὄξους
4 ἐσθίηται· ὁμοίως λάπαθον. Ἀκαλήφη λεπτομερῆ δύναμιν ἔχει.
5 Ἄρου καὶ ἀσφοδέλου ῥίζα καὶ βολβοὶ δύναμιν ἔχουσι λεπτυντικήν τε καὶ ἐκφρακτικήν· διὸ καὶ τὸν ἀσπάραγον τοῦ ἀσφο-
6 δέλου τοῖς ἰκτεριῶσι διδόασί τινες, ὡς μέγιστον ἴαμα. Κρόμμυα
καὶ σκόροδα καὶ πράσα καὶ ἀμπελόπρασα λεπτύνει καὶ τέμνει

tèque, les raisins secs sucrés, les fèves, les pois chiches et surtout
les pois chiches noirs qui broient évidemment aussi les calculs dans
2 les reins. La câpre est formée de molécules extrêmement ténues;
donc, à l'état salé, elle déterge, fait descendre la pituite qui se trouve
dans l'estomac, et évacue les obstructions de la rate et du foie; il
faut pour cela la prendre avec du vinaigre miellé ou du vinaigre et
3 de l'huile, avant tous les autres aliments. Le suc de bette est détersif
et dissout les obstructions du foie, surtout quand on le prend
avec de la moutarde ou du vinaigre; il en est de même pour la
4 patience. L'ortie a la vertu des substances à molécules ténues.
5 Les racines de gouet et d'asphodèle, ainsi que les oignons de vaccet,
ont des propriétés atténuantes et désobstruantes; voilà pourquoi
quelques-uns donnent la tige verte d'asphodèle aux gens qui ont la
6 jaunisse comme un remède très-puissant. Les oignons, l'ail, les poireaux et les poireaux des vignes atténuent et divisent les humeurs

1. γλαυκεῖαι A 1ª m.
2. θρύπτουσιν *Syn.*; ῥύπτουσιν Codd.
Ib. Καππάρεως AC 1ª m.
4. σπλῆνας B.
6. αὐτῇ *Syn.*; αὐτῷ AC; αὐτὸ BV.
Ib. ἐξ ἐλαίου C; δι' ὀξελ. 2ª m.
6-7. ἁπάντων τῶν σιτίων AC.
9. ἐσθίεται AB text.
10. ῥίζαι BC.
12. διδόασί τινες] *præbent* Ras.
13. σκόροδα *Syn.*; σκόρδα Codd.

τοὺς ἐν τοῖς σώμασι παχεῖς καὶ γλίσχρους χυμούς· ἑψηθέντα
μέντοι δὶς ἢ καὶ τρὶς ἀποτίθεται μὲν τὴν δριμύτητα, λεπΊύνει
δὲ ὅμως ἔτι. Τὸ ὀρῶδες τοῦ γάλακτος λεπΊύνει πάχος χυμῶν. 7
Σῦκα ῥύπΊει· διὸ καὶ ψαμμώδη πολλὰ τοῖς νεφριτικοῖς ἐπὶ 8
ταῖς ἐδωδαῖς αὐτῶν ἐκκρίνεται. Ἰσχάδες λεπΊύνουσι καὶ τέ- 9
μνουσιν, ὅθεν καὶ νεφροὺς ἐκκαθαίρουσιν. Ἀρκευθίδες ἐκκαθαί- 10
ρουσι τὰ κατὰ ἧπαρ καὶ νεφροὺς καὶ λεπΊύνουσι τοὺς παχεῖς
καὶ γλίσχρους χυμούς. Ἀμύγδαλα ῥύπΊει καὶ λεπΊύνει καὶ 11
καθαίρει τε τὰ σπλάγχνα, καὶ τὰς ἐκ θώρακος καὶ πνεύμονος
ἀναπΊύσεις τῶν ὑγρῶν ἐργάζεται. ΠισΊάκια χρήσιμα εἰς εὐ- 12
ρωσΊίαν ἥπατος καὶ κάθαρσιν τῶν ἐμπεφραγμένων κατὰ τὰς
διεξόδους αὐτοῦ χυμῶν. Ῥαφανὶς λεπΊομεροῦς ἐσΊι δυνάμεως. 13
Τὸ μέλι λεπΊομερέσΊατόν ἐσΊι τὸ γεννώμενον ἐν θερμοῖς καὶ 14
ξηροῖς φυτοῖς· διὸ καὶ τὸ μελίκρατον ἐπιτήδειόν ἐσΊι πρὸς τὴν

épaisses et visqueuses; cependant, quand on les fait bouillir deux
ou même trois fois, ils perdent, il est vrai, leur âcreté, mais ils
n'en continuent pas moins à atténuer. La partie séreuse du lait at- 7
ténue les humeurs épaisses. Les figues détergent : c'est là ce qui 8
produit une expulsion abondante de graviers chez les néphrétiques,
quand ils en mangent. Les figues sèches atténuent et divisent, ce 9
qui fait qu'elles purgent les reins. Les baies de genévrier évacuent 10
ce qui est contenu dans le foie et dans les reins, et atténuent les
humeurs épaisses et visqueuses. Les amandes détergent, atténuent 11
et nettoient les viscères, et donnent lieu à l'expulsion des liquides
de la poitrine et du poumon. Les pistaches sont utiles pour renforcer 12
le foie et pour évacuer les humeurs qui causent des obstructions
dans ses canaux. Le radis a la propriété des substances à molécules 13
ténues. Le miel qui se forme sur les plantes chaudes et sèches est 14
composé de molécules très-ténues; voilà pourquoi l'eau miellée est

3. ὅμως *Syn.*; ὁμοίως Codd. Ib. ὅτι A 1ª m. 10. ἐργάζεται] *expeditiores reddant* Ras. — 11. καὶ τῶν AC. 12. λεπΊομεροῦς] *attenuandi* Ras.

13-14. ἐν θερμοῖς καὶ ξηροῖς φυτοῖς Gal. (*Al. fac.* III, 39, p. 740); εἰς θερμὸν καὶ ξηρὸν φυτόν ABCV; ἐκ θερμῶν καὶ ξηρῶν φυτῶν C 2ª m. 14. τό om. C.

15 τῶν πτυέλων ἀναγωγήν. Ὀξύμελι τὰ μὴ παντάπασι γλίσχρα καὶ παχέα ῥᾳδίως ἀνάγει, καὶ τὰ σπλάγχνα ἀλύπως διακαθαίρει· πάνυ δὲ ὠφελεῖ καὶ τὰ κατὰ θώρακα καὶ πνεύμονα πάθη.

16 Τοῖς παχὺν ἠθροικόσι χυμὸν οἱ λεπτοὶ τῶν οἴνων χρήσιμοι· ἐὰν δὲ καὶ ψυχροὶ τυγχάνωσιν οἱ χυμοί, οἱ λεπτοὶ καὶ παλαιοὶ μετὰ δριμύτητος· ὁ δὲ ὑδατώδης οἶνος ἐπιτήδειός ἐστιν εἰς τὴν τῶν ἐκ πνεύμονος ἀναγωγὴν, ῥωννὺς, καὶ τοὺς χυμοὺς ὑγραίνων καὶ τέμνων μετρίως· καὶ ὁ γλυκὺς δὲ ἐν τοῖς ὀξέσι νοσήμασιν εἰς ἀνάπτυσιν ἐπιτήδειος, ἤδη πεπεμμένης τῆς περιπνευμονίας καὶ πλευρίτιδος.

κε'. Ὅσα ἐμφράττει.

1 Γάλα τὸ μὲν ὀροῦ πλεῖστον ἔχον ἀκινδυνότατόν ἐστι, εἰ καὶ

15 bonne pour l'évacuation des crachats. L'oxymel fait expectorer facilement les matières qui ne sont pas extrêmement visqueuses et épaisses; il nettoie les viscères sans causer de dommage; il est d'une grande utilité dans les affections de la poitrine et du poumon.

16 Les vins ténus sont utiles à ceux qui ont une accumulation d'humeurs épaisses, mais, quand les humeurs sont, en outre, froides, ce sont les vins ténus, vieux et doués d'âcreté, qui conviennent; le vin aqueux est bon pour faire expectorer ce qui est contenu dans le poumon, parce qu'il renforce et qu'il humecte et divise modérément les humeurs; le vin d'un goût sucré convient aussi dans les maladies aiguës pour favoriser l'expectoration, quand la péripneumonie et la pleurésie sont déjà arrivées à maturité.

25. ALIMENTS CAUSANT DES OBSTRUCTIONS.

1 Le lait qui contient beaucoup de sérum est tout à fait exempt de

1. τῶν *ad Eun.*; om. Codd. — Ib. πτυάλων ABC 1ª m. V. — Ib. μή del. C 2ª m. — 5. οἱ λεπτοὶ τῶν οἴνων C 2ª m. — 5-6. μετὰ δριμύτ. ἐπιτήδειοι C 2ª m. — 6. ὁ om. ABC 1ª m. V. — Ib. οἶνος τουτέστιν ὁ λευκὸς καὶ λεπτότατος C 2ª m. — 8. ὁ om. C. — Ib. γλυκὺς οἶνος δέ C 2ª m. — 9. ἀνάπτησιν V; ἀνάκτησιν C 2ª m. — Ib. περιπνευμονίας *Syn.*; περιπλευμονίας Codd. — Ch. 25; l. 11. εἰ Gal. (*Al. fac.* III, 16, p. 686); om. Codd.

διὰ παντὸς αὐτῷ τις χρῷτο· τὸ δὲ ὀλίγον μὲν ἔχον τούτου, πολὺ
δὲ τοῦ τυρώδους, οὐκ ἀσφαλές ἐστι τοῖς ἐν αὐτῷ πλεονάζουσιν·
βλάπτει μὲν γὰρ καὶ νεφρούς, ὅσοι γε ἐπιτηδείως ἔχουσιν εἰς
λίθου γένεσιν, ἐμφράξεις δὲ καὶ κατὰ ἧπαρ ἐργάζεται τοῖς ἑτοίμως παθεῖν δυναμένοις. Ἰσχάδες ἥπατι καὶ σπληνὶ φλεγμαί- 2
νουσι βλαβεραί, καθάπερ τὰ σῦκα, οὐ κατὰ ἰδίαν τινὰ δύναμιν
ἐξαίρετον, ἀλλὰ τῷ κοινῷ λόγῳ πάντων τῶν γλυκέων· πάντα
γὰρ τὰ γλυκέα βλάπτει σπλῆνα καὶ ἧπαρ· ἐμφραττομένοις δὲ
καὶ σκιρρουμένοις αὐταὶ μὲν κατὰ ἑαυτὰς οὐδὲν οὔτε εἰς ὠφέλειαν, οὔτε εἰς βλάβην, ἐργάζονται μέγα· μιγνύμεναι δὲ τοῖς
τέμνουσι καὶ ῥύπτουσι φαρμάκοις οὐ σμικρὸν ὄφελός εἰσιν. Τὸ 3
μελίκρατον ἀνεπιτήδειον οἷς εἰς ὄγκον ἤρθη τὰ σπλάγχνα,
σκιρρούμενα καὶ οἰδισκόμενα καὶ φλεγμαίνοντα, ταχέως τοῦ
μέλιτος εἰς χολώδη χυμὸν μεταβάλλεσθαι πεφυκότος. Μήκωνος 4

danger, même pour ceux qui en prennent habituellement; mais
celui qui contient peu de sérum et beaucoup de matière caséeuse
n'est pas sans inconvénient pour ceux qui en prennent beaucoup,
car il nuit aux reins, du moins à ceux qui ont une tendance à engendrer des calculs; il donne lieu aussi à des obstructions du foie
chez ceux qui ont de la prédisposition pour cette affection. Les figues 2
sèches ainsi que les figues vertes sont nuisibles au foie et à la rate
enflammés, non qu'elles possèdent quelque propriété particulière,
mais parce qu'elles rentrent dans la règle commune à toutes les
substances d'un goût sucré (car toutes ces substances font du tort à
la rate et au foie); mais, quand ces organes sont affectés d'obstruction ou de squirrhe, ces fruits n'exercent par eux-mêmes sur eux
aucun effet bien marqué, ni en bien ni en mal, tandis que, si
on les mêle aux médicaments doués de propriétés incisives et détersives, ils sont d'une utilité assez appréciable. L'eau miellée ne 3
convient pas à ceux qui ont les viscères tuméfiés par le squirrhe,
l'œdème ou l'inflammation, parce que le miel tend, par sa nature,
à se convertir rapidement en humeur bilieuse. La graine de pavot 4

6. βλαβερά A.
8. βάπτει A.
Ib. ἐμφραμένοις A.
9. σκληρουμένοις C.
Ib. ἑαυταῖς C 1ª m.; αὐτάς V.
12. ἄρθη C.

5 σπέρμα ἐπισχετικόν ἐσʈι τῶν ἐκ θώρακος. Οἱ λιπαροὶ καὶ γλυ-
6 κεῖς Φοίνικες ἐμΦρακτικοὶ, καὶ μᾶλλον οἱ χλωροί. Πάντα δὲ ὅσα
διὰ ἰτρίων καὶ σεμιδάλεως σκευάζεται ἐμΦρακτικὰ καὶ σπληνὸς αὐξητικὰ καὶ λίθων ἐν νεΦροῖς ϖοιητικά· ὁμοίως καὶ ἄλευ-
7 ρον ϖυροῦ μετὰ γάλακτος. Καὶ χόνδρος δὲ ἀνεπιτήδειος τοῖς τε
τὸ ἧπαρ εὐέμΦρακτον ἔχουσι, καὶ τοῖς τοὺς νεΦροὺς ϖρὸς λίθων
8 γένεσιν ἐπιτηδείους. Οἶνος ὁ γλυκὺς ἐμΦράτʈει καὶ τοὺς ὄγκους
τῶν σπλάγχνων αὔξάνει.

κς'. Ὅσα βραδύπορα.

1 Πάντα ὅσα διὰ ἰτρίων καὶ σεμιδάλεως σκευάζεται βραδύπορα.
2 Κύαμοι Φρυγέντες, οἱ καθαροὶ τῶν ἄρτων, Φακῆ τοῦ λέπους
ἀΦῃρημένη, ἐγκέΦαλος, νωτιαῖος, ἧπαρ, καρδία, ϖυρίεΦθος,

5 retient les matières qui doivent être expulsées de la poitrine. Les
dattes grasses et sucrées causent des obstructions, surtout quand
6 elles sont vertes. Tous les mets qu'on prépare avec des *itria* ou de
la farine sémidalique produisent des obstructions, grossissent la rate
et engendrent des calculs dans les reins; il en est de même pour la
7 farine de froment prise avec du lait. L'*alica* ne convient pas à ceux
dont le foie est sujet à s'engorger facilement, ni à ceux dont les
8 reins ont de la prédisposition à engendrer des calculs. Le vin d'un goût
sucré cause des obstructions et augmente les tumeurs des viscères.

26. ALIMENTS PASSANT LENTEMENT.

1 Tous les mets préparés avec des *itria* et de la farine sémidalique
2 passent lentement. Les fèves torréfiées, les pains de fine fleur, les
lentilles privées de leur écorce, la cervelle, la moelle épinière, le
foie, le cœur, l'amouille coagulée, les œufs durs [passent lente-

1. εἰς θώρακος C; εἰς θώρακα 2ª m.
3. ἰατρίων C 1ª m.; ἀτρίων A; τρίων B text.
6. εὐέμΦρακτον] *obstructum* Ras.
7. ἐπιτηδείοις BV.

Ch. 26; l. 9. ἀτρίων AC 1ª m.
10. Φάβα Φρισσώμενον O.
11. τῆς ῥάχης ὁ μυελός O.
Ib. ἧπαρ] συκότην O.
Ib. ϖυρὸς ἑΦθός C 2ª m.; *triticum elixum* Ras.

ᾠὰ ἑφθὰ, καὶ μᾶλλον ὀπτὰ, καὶ ἔτι μᾶλλον ταγηνιστά. Θέρμοι, 3
φασήολοι, πίσσοι, σήσαμον, ἐρύσιμον, βάλανοι, μῆλα καὶ
ἄπιοι μηδέπω πέπειρα, κεράτια· οἶνος γλυκὺς, καὶ μᾶλλον ὁ
αὐστηρὸς μέλας ἄνευ γλυκύτητος, καὶ ὁ παχὺς καὶ νέος πᾶς.
Καὶ ὕδωρ πάνυ βραδύπορον. 4

κζ'. Ὅσα εὔφθαρτα.

Περσικὰ, ἀρμένια καὶ πραικόκκια. Καὶ πᾶσι δὲ τοῖς ὡραίοις 1-2
ἐδέσμασιν, ὅσα ταῖς κράσεσίν ἐστιν ὑγρὰ, συμβέβηκε φθείρεσθαι
κατὰ γαστέρα, ὅταν μὴ φθάσῃ ταχέως ὑπελθεῖν· διόπερ προε-

ment]; les œufs cuits [sous la cendre] passent plus lentement, et
les œufs frits dans la poêle plus lentement encore. Les lupins, les 3
haricots, les pois grecs, le sésame, l'*érysimon*, les glands, les
pommes et les poires avant leur maturité, les caroubes, le vin d'un
goût sucré, et encore plus le vin noir, âpre et sans goût sucré,
tout vin épais et nouveau [passent lentement]. L'eau passe aussi 4
très-lentement.

27. ALIMENTS SE CORROMPANT FACILEMENT :

Les pêches, les abricots, les abricotins. Tous les fruits d'été d'un 1-2
tempérament humide se corrompent dans l'estomac, à moins que
cet inconvénient ne soit prévenu par leur descente rapide; c'est
pour cette raison qu'il faut les manger avant les autres mets, car de

1. *ᾠὰ.... ὀπτά*] *ὀπτὰ ᾠὰ καὶ ἐκζεστά* O. — Ib. *ἑφθά*] *σκληρά* C 2ª m. — Ib. *τηγάνιστά* O.
Ib. *Λουπινάρια* O.
2. *φασήολοι ad Eun.*; *φάσιλοι* Codd.; *φάσουλοι* O; *phaseli* Ras.
Ib. *σησάμην* O. — Ib. *βαλάνια* O.
3. *ἀπίδια* O.
Ib. *μηδέπω πέπειροι* C 2ª m.; *ἀγουρώτερα* O. —Ib. *ξυλοκέρατα* O.
4. *αὐστηρός*] *στυφός* O. — Ib. *καὶ μέλας* C 2ª m.; *ὁ μέλας* O. — Ib. *καὶ παχύς* O. — Ib. *καὶ ὁ νέος* C.
5. *Καὶ τὸ ὕδωρ* O.
Ch. 27. Tit. *εὔφθαρτά ἐστιν* ABCV.
6. *Περσικά*] *Ῥοδακηνά* O.
Ib. *ἀρμενιακά* C 2ª m.; *μαζηζάνια* O. — Ib. *βερίκοκκα* (om. *καί*) O.
6-7. *πᾶσι.... ἐδέσμασιν*] *πᾶσαι αἱ ὀπῶραι* O.
7. *ἐδέσμασιν*] *fructus* Ras.
Ib. *φθείρεται* A 1ª m.
8. *φθάσῃ* om. O.
Ib. *τάξεως* C 1ª m.
Ib. *ὑπερθεῖν* B; *διαχωρηθῇ* O.
Ib. et 239, 1. *προσεσθίειν* A.

σθίειν αὐτὰ χρὴ τῶν ἄλλων· οὕτω γὰρ αὐτά τε ταχέως ὑπέρχεται καὶ τοῖς ἄλλοις ϖοδηγεῖ· τὰ δὲ ὕσlατα βρωθέντα αὐτά τε διαφθείρεται, συνδιαφθείρει δὲ καὶ τἄλλα.

κη'. Ὅσα δύσφθαρτα.

1 Τὰ μικρὰ χημία, ϖορφύραι, κήρυκες, ὅσα τε ἄλλα τῶν ὀσlρακοδέρμων σκληρὰν ἔχει τὴν σάρκα, δίδομεν τοῖς διαφθείρουσι τὴν τροφὴν ὑπὸ κακοχυμίας, ἕψοντες δὶς καὶ τρὶς ἐν ὕδατι καλλίσlῳ, μετατιθέντες εἰς τὸ καθαρὸν, ὅταν ἤδη τὸ ϖρό-
2 τερον ἁλμυρὸν Φαίνηται. Καὶ ἀσlακοὶ δὲ, καὶ ϖάγουροι, καὶ καρκίνοι τε καὶ κάραβοι, καὶ καρίδες ὅσα τε ἄλλα τοιαῦτα δύσφθαρ-

cette manière ils descendent eux-mêmes rapidement et leur frayent le chemin; mais, quand on les mange en dernier lieu, ils se corrompent eux-mêmes et donnent en même temps lieu à la corruption des autres mets.

28. ALIMENTS SE CORROMPANT DIFFICILEMENT :

1 Les petites cames, les pourpres, les buccins et tous les autres testacés qui ont la chair dure; à ceux chez qui les aliments se corrompent sous l'influence de mauvaises humeurs, nous donnons ces animaux après les avoir fait bouillir deux ou trois fois dans de l'eau excellente, et les avoir transvasés dans de l'eau pure lorsque la pre-
2 mière paraît salée. Les homards, les pouparts, les crabes, les langoustes, les salicoques et tous les autres animaux semblables ont

1. ταῦτα O. — Ib. τε om. OV.
2. ὁδηγεῖ O.
Ib. τὰ δὲ ὕσlατα *Syn.*, *ad Eun.*; τὰ ὕσlατα Gal. (*Al. fac.* II, 19, p. 593); ταῦτα δὲ ὕσlατα ABCV; ὕσlερον δέ O
2-3. αὐτά τε διαφθείρεται O; om. ABCV Ras.
3. δέ O; om. ABCV.
Ch. 28; l. 4. ϖορφύραι] κογχύλια O.
Ib. κηρύκια O.
4-5. ὅσα . . . . . . σάρκα] ὀσlακοὶ, καραβίδες, ϖάγουροι, καρύδες, ϖεῖνες, ταῦτα O.
5. τήν *ad Eun.*; om. Codd.
Ib. διδόμενον A 2ª m. C 1ª m.; διδόμεννα O; διδόαμεν ABV.
7. κάλλισlον AC.
Ib. καθαρόν] ζέον C 2ª m.
8. φαίνεται O.
9. τοιαῦτα om. Ras.

τον ἔχει τὴν σάρκα παραπλησίως τοῖς σκληροσάρκοις τῶν ὀστρακοδέρμων.

κθ'. Ὅσα ὑπάγει γαστέρα.

Φακῆ, καὶ κράμϐη, καὶ τῶν θαλαττίων σχεδὸν ἅπαντα τὰ 1
ὀστρακόδερμα καλούμενα σύνθετον ἔχει τὴν φύσιν ἐξ ἐναντίων
δυνάμεων· αὐτὸ μὲν γὰρ τὸ στερεὸν ἑκάστου σῶμα βραδύπορόν
ἐστι καὶ σταλτικὸν τῆς γαστρός· ἡ δὲ ὑγρότης ἐρεθίζει πρὸς
ἔκκρισιν· εἴ τις οὖν καθεψήσας φακῆν, ἢ κράμϐην, ἤ τι τῶν θαλαττίων ζώων, ὧν εἶπον, εἶτα ἡδύνας τὸ ἀφέψημα διὰ ἐλαίου
καὶ γάρου καὶ πεπέρεως, ἔπειτα δοίη πιεῖν ὅτῳ βούλεται, θεά-
σεται διαχωροῦσαν ἐπὶ τῷ πόματι τὴν κοιλίαν. Καὶ τῶν θα- 2
λαττίων οὖν ἐχίνων καὶ τῶν κογχαρίων πάντων οἱ ζωμοὶ καὶ

une chair qui se corrompt difficilement, comme celle des testacés à chair dure.

29. ALIMENTS RELÂCHANT LE VENTRE.

La lentille, le chou, et, parmi les animaux marins, presque tous 1
ceux qu'on appelle testacés, ont une nature composée de propriétés opposées, car la partie solide, qui forme le corps même de ces aliments,
passe lentement et resserre le ventre, tandis que la partie liquide
l'excite aux excrétions; si donc on fait bouillir des lentilles, du chou
ou quelqu'un des animaux marins susdits, si on assaisonne ensuite
le bouillon avec de l'huile, du garon et du poivre, et qu'on le donne
à boire à un individu quelconque, on verra que le ventre se relâchera après cette boisson. Le bouillon des oursins et de tous les co- 2

Ch. 29; l. 3. θαλασσίων BV. — Ib. ἅπαντα ex emend.; ἁπάντων Codd.; *omnia* Ras. — 4. καλούμενα καὶ κοχλίαι σύνθ. C 2ª m. — 6. στατικόν ABV; στακτικόν C 1ª m. — 7-8. ἤ τι τῶν θ. ζώων ὧν εἶπον Gal. (*Al. fac.* I, 1, p. 462); ἢ τῶν θαλ. ζ. ὡς εἶπ. Codd.; *aut aliud quippiam ex marinis animalibus, ut dixi* Ras. — 9. πεπέραιος A; πεπέρεος 2ª m. — Ib. ποιεῖν AC 1ª m. — 10-11. θαλαττίων δὲ ἐχίνων C 2ª m. — 11. κοιχαρίων AC 1ª m.; κοχλιαρίων B; κοχλαρίων V.

3 τῶν παλαιῶν ἀλεκτρυόνων ὑπάγουσιν. Τὴν δὲ κράμβην ὑπαγαγεῖν βουλόμενοι, πλησίον κειμένης τῆς κακκάβης μετὰ τοῦ
ὕδατος, ἐν ᾧπερ ἂν ἡψημένη τύχῃ, ἀνασπῶντες, εὐθέως ἐμβάλ-
4 λομεν τῷ γαρελαίῳ· χρὴ δὲ μὴ πάνυ καθέψειν αὐτήν. Ἄρτοι
πιτυρῖται ὑπάγουσι διά τε τὸ ἐν τῇ γαστρὶ πολὺ ποιεῖν περίτ-
5 τωμα καὶ διὰ τὸ ῥυπτικῆς δυνάμεως μετέχειν τὸ πίτυρον. Τήλεως χυλὸς ἑψηθεὶς μετὰ μέλιτος καὶ λαμβανόμενος ἐπιτήδειός
ἐστιν ὑπάγειν ἅπαντας τοὺς ἐν τοῖς ἐντέροις μοχθηροὺς χυμοὺς
καὶ τῷ ῥυπτικῷ παρορμᾷν τὸ ἔντερον ἐπὶ τὴν ἔκκρισιν· ὀλίγον
δὲ εἶναι χρὴ τὸ μιγνύμενον αὐτῷ μέλι, μή πως γένηται δακνῶ-
6 δες. Ἐλαῖαι ἁλμάδες ὑπάγουσι γαστέρα μετὰ γάρου πρὸ τῶν
7 σιτίων ἐσθιόμεναι. Ὥσπερ τοῖς ὀστρακοδέρμοις, οὕτω καὶ τοῖς
κοχλίαις χυλός ἐστιν ὑπακτικὸς γαστρὸς, καὶ διὰ τοῦτό τινες

3 quillages, ainsi que celui des vieux coqs, relâche aussi le ventre. Si
nous voulons user du chou pour relâcher le ventre, nous le reti-
rons du vase qui est placé près de nous et qui contient l'eau dans
laquelle il a bouilli, pour le jeter immédiatement dans de l'huile
et du garon; dans ce cas, il ne faut pas le faire bouillir beaucoup.
4 Les pains de son relâchent le ventre parce qu'ils engendrent beaucoup d'excréments dans cette cavité, et parce que le son est doué
5 de propriétés détersives. Le bouillon de fenugrec cuit avec du miel
peut, quand on le prend, faire évacuer toutes les mauvaises humeurs qui se trouvent dans les intestins; il peut aussi, par sa vertu
détersive, exciter ces organes à l'excrétion, mais il faut que le miel
qu'on y mêle soit peu abondant, afin qu'il ne cause pas de pince-
6 ments. Les olives salées relâchent le ventre, prises avec du garon
7 avant le repas. De même que les testacés, les escargots ont un jus
qui relâche le ventre; voilà pourquoi quelques-uns les assaisonnent

1. ἐπάγουσιν C 1ª m.
1-2. ὑπάγειν B.
3. ἑψημένη BCV.
4. εἰς τὸ γαρέλαιον C 2ª m. — Ib. δέ] *enim* Ras.
5. τε] τι C 1ª m. — Ib. τόν V.
9. *impellit* Ras.
13. κοχλίοις AC.
Ib. χυλός Gal. (*Al. fac.* III, 3, p. 669); χυμός Codd.

ἀρτύοντες αὐτοὺς διὰ ἐλαίου καὶ γάρου καὶ οἴνου, τῷ γενομένῳ
ζωμῷ χρῶνται πρὸς διαχώρησιν. Γάλα τὸ μὲν ὑγρότερον ὑπά- 8
γει μᾶλλον, τὸ δὲ παχύτερον ἧτΊον. Ὁ δὲ ὀρὸς τοῦ γάλακτος 9
σφοδρῶς λαπάτΊει· ἐμβάλλειν δὲ αὐτῷ χρὴ μέλιτος ἀρίσΊου
τοσοῦτον, ὅσον ἡδῦναι χωρὶς ἀνατροπῆς σΊομάχου· κατὰ δὲ τὸν
αὐτὸν τρόπον καὶ τῶν ἀλῶν ὅσον μὴ λυπῆσαι τὴν γεῦσιν· εἴ γε
μὴν μᾶλλον ὑπάγειν ἐθέλοις αὐτὸν, ὡς πλεῖσΊον ἔμβαλλε τῶν
ἀλῶν. Τὰ τῶν πάνυ νέων ζῴων κρέα ῥᾷον ὑπέρχεται κατὰ γα- 10
σΊέρα, καὶ τὰ ἄκρεα αὐτῶν· ὁμοίως τῶν σελαχίων νάρκη τε καὶ
τρυγὼν ὑπέρχονται μετρίως. Μαλάχη μετρίως. Τεῦτλον, λά- 11-12
παθον, ἀκαλήφη, ὅ τε νεοπαγὴς τυρὸς μετὰ μέλιτος, ἀτράφαξυς, βλίτον, κολοκύνθη, πέπονες, μηλοπέπονες, σῦκα,
ἰσχάδες, σΊαφυλαὶ γλυκεῖαι, καὶ μάλισΊα ὅταν ὦσιν ὑγραί.

avec de l'huile, du garon et du vin, et se servent du bouillon ainsi
préparé pour relâcher le ventre. Le lait plus ou moins aqueux re- 8
lâche davantage le ventre, tandis que celui qui est plutôt épais produit cet effet à un moindre degré. Le petit lait est fortement laxa- 9
tif, mais il faut y ajouter du miel de qualité supérieure en quantité
suffisante pour lui donner un goût agréable mais non pour retourner l'orifice de l'estomac; de même on y ajoute aussi autant de sel
qu'il faut pour ne pas affecter désagréablement le goût; si vous
voulez que le petit lait relâche plus fortement, ajoutez-y beaucoup
de sel. La chair des animaux tout à fait jeunes, ainsi que leurs ex- 10
trémités, traversent assez facilement les intestins; parmi les poissons cartilagineux, la torpille et la pastenague passent également
assez vite. Il en est de même pour la mauve. La bette, la pa- 11-12
tience, l'ortie, le fromage récemment coagulé pris avec du miel,
l'arroche, la blite, la courge, les pastèques, les melons, les figues
fraîches, les figues sèches, les raisins sucrés [relâchent le ventre],

2. *διαχ. τῶν κατὰ τὴν κοιλ.* Gal. (*ib.*)

6. *ἄλλων* A B C 1ª m. V et sic saepe.

9. *καὶ τὰ ἄκρα αὐτῶν* A; del. C 2ª m.

10. *τρυγών*] *turdus* Ras.

Ib. *Καὶ μαλάχη μετρίως ad Eun.*; *Καὶ τὰ μαλάκια μετρίως μαλάχη* C 2ª m.; om. ABCV.

12. *μηλοπέπονες Syn.*; om. Codd.

DES ALIMENTS.

13 Συκάμινα, καθαρᾷ μὲν ἐμπεσόντα γασΊρὶ καὶ πρῶτα ληφθέντα,
διεξέρχεται τάχισΊα, καὶ τοῖς ἄλλοις σιτίοις ὑφηγεῖται· δεύτερα
δὲ ἐπὶ ἑτέροις, ἢ καὶ μοχθηρὸν εὑρόντα χυμὸν ἐν αὐτῇ, διαφθεί-
14 ρεται τάχισΊα ταῖς κολοκύνθαις ὁμοίως. Τὸ ὑγρὸν ἔτι κάρυον
πρὸς διαχώρησιν ἐπιτήδειον, ἀλλὰ καὶ τῶν ἤδη ξηρῶν προ-
αποβεβρεγμένων ἐν ὕδατι παραπλησία γίνεται τοῖς χλωροῖς ἡ
15 δύναμις. Κοκκύμηλα ὑπάγει· τὰ δὲ ξηρὰ αὐτῶν μελικράτῳ βε-
βρεγμένα πλέον ἔχοντι μέλιτος ἱκανῶς λαπάτΊει γασΊέρα, κἂν
μόνα τις αὐτὰ φάγῃ, καὶ πολὺ μᾶλλον, ἐὰν ἐπιρροφήσῃ τοῦ
μελικράτου· πρόδηλον δὲ ὅτι συντελεῖ γασΊρὸς ὑπαγωγῇ μετὰ
τὴν προσφορὰν αὐτῶν ἐπιπιεῖν οἴνου γλυκέος, καὶ διαλιπεῖν τινα
16-17 χρόνον, οὐκ εὐθέως ἀρισΊᾷν. Μόρα, κεράσια. Πραικόκκια, πέρ-
σικά, καὶ πάντα τὰ ὑγρὰ καὶ ὑδατώδη, καὶ ὅλως ὅσα μηδεμίαν

13 surtout s'ils sont humides. Les mûres, si elles tombent dans un estomac pur et si on les prend en premier lieu, passent très-rapidement
et frayent la route aux autres aliments; mais, quand on les prend en
second lieu après d'autres mets, ou quand elles trouvent des humeurs mauvaises dans l'estomac, elles se corrompent très-vite de la
14 même manière que les courges. Les noix, quand elles sont encore
aqueuses, conviennent pour faire aller à la selle; cependant, quand
elles sont déjà sèches et qu'on les a fait macérer auparavant dans
de l'eau, elles produisent un effet analogue à celui des noix vertes.
15 Les prunes font aller à la selle; mais, quand elles sont sèches et
qu'on les fait macérer dans de l'eau miellée très-chargée de miel,
elles relâchent fortement le ventre; elles produisent cet effet quand
on les mange seules, et, à plus forte raison, quand on boit après de
l'eau miellée; il est clair qu'on favorise le relâchement du ventre,
si, après les avoir mangées [le matin] on boit du vin d'un goût
sucré, et si on attend ensuite quelque temps sans déjeûner immé-
16-17 diatement après. Les mûres, les cerises [relâchent le ventre]. Les
abricots, les pêches, et toutes les substances humides et aqueuses,

Toutes les substances humides

1. καθαρᾷ ex em.; καθαρά Gal. (*Al. fac.* II, 11, p. 586); καθαρῇ Codd.
2. ἄλλοις Gal. (*l. l.*); om. Codd.
6. τοῖς om. BV.
7. Κοκκύμηλα ὑγρά C 2ª m. Ras.
10. δέ] *enim* Ras.

ἰσχυρὰν ἔχειν φαίνεται ποιότητα τοῖς γευομένοις ἢ ὀσμωμένοις
αὐτῶν, ἐὰν μὲν ἐπιτηδείως ἡ γαστὴρ ἔχῃ πρὸς τὴν κάτω διαχώρησιν, ὑπέρχεται ῥᾳδίως· εἰ δὲ μὴ, μένει καὶ αὐτὰ μετέωρα,
μηδὲν εἰς ἔκκρισιν αὐτὴν ὠφελοῦντα διὰ τὸ μηδεμίαν ὑπάρχειν
αὐτοῖς ἢ δριμεῖαν ἢ νιτρώδη ποιότητα. Καὶ μέση πώς ἐστιν ἡ 18
τοιαύτη τῶν ἐδεσμάτων ὕλη τῆς τε τῶν προτρεπόντων τὴν γαστέρα καὶ τῶν ἐπεχόντων, βραχύ τι ῥέπουσα πρὸς τὸ ἕτερον,
ὅταν γε μὴ πάνυ τύχῃ νωθρᾶς γαστρὸς εἰς ἀπόκρισιν, ἢ ἰσχυρᾶς
εἰς ἀνάδοσιν· ἐνίοτε γὰρ ἐπέχει γαστέρα διὰ τοῦτο καὶ τὸ μελίκρατον οἷς ἀναδίδοσθαι φθάνει ταχέως· τότε γὰρ οὐ μόνον οὐ
προτρέπει τὴν γαστέρα πρὸς ἔκκρισιν, ἀλλὰ καὶ τοῖς μιχθεῖσι
σιτίοις εἰς ἀνάδοσιν ὑφηγεῖται· εἰ δὲ μὴ φθάσειεν ἀναδοθῆναι
ταχέως, ἐρεθίζει πρὸς ἔκκρισιν, ἔχον τι δριμύ. Καὶ μόνον αὐτὸ 19

et aqueuses passent facilement;

en un mot toutes celles qui ne montrent aucune qualité bien prononcée au goût ou à l'odorat, passent facilement, si le ventre est
bien disposé pour les évacuations alvines; sinon, elles restent sus-
pendues dans l'estomac et ne provoquent pas les excrétions, parce
qu'elles ne possèdent aucune propriété âcre ou nitreuse. Cette classe 18
de mets tient en quelque sorte le milieu entre les aliments qui relâchent le ventre et ceux qui le resserrent, en inclinant toutefois un
peu vers l'un des deux côtés, du moins quand ils ne rencontrent pas
un estomac tout à fait paresseux à expulser les aliments, ou bien un
estomac doué d'une très-forte puissance de distribution : c'est pourquoi l'eau miellée resserre quelquefois le ventre quand elle est distribuée rapidement; dans ce cas, en effet, non-seulement elle n'excite pas le ventre à l'excrétion, mais elle précède aussi les aliments, auxquels elle est unie, dans les voies par lesquelles s'opère
la distribution [de l'aliment]; si, au contraire, elle n'est pas avant
distribuée rapidement dans le corps, elle excite à l'excrétion, parce
qu'elle a quelque chose d'âcre. Le miel aussi, quand il est sans mé- 19

— elles tiennent à peu près le milieu entre les relâchants et les resserrants.

1. ἰσχυράν om. BV.
Ib. γευομένοις A 1ª m. BV.
5. ἢ δριμεῖαν Gal. (*Al. fac.* II, 45, p. 634); om. Codd.
7. ἀπεχόντων A.
8. γε om. C.
Ib. ἰσχυρᾶς B.
10. οἷς om. C.
Ib. μόνον οὐ *Syn.*; om. Codd.
13. αὐτός AC.

20 τὸ μέλι εἴ τις μὴ ἀφεψήσας ἐκλείχοι, καλῶς ὑπάγει. Τὸ ἐπὶ
ὀλίγον ἢ μηδὲ ὅλως ἑψηθὲν μελίκρατον ὑπέρχεσθαι φθάνει πρὶν
21-22 ἀναδοθῆναι. Τὸ ὀξύμελι ξέει τὸ ἀσθενὲς ἔντερον. Οἶνος γλυκὺς
συλλαμβάνει τι βραχὺ τῇ κατὰ γασΊέρα διεξόδῳ· γλεῦκος
ὑπάγει.

λ'. Ὅσα ἐπέχει γασΊέρα.

1 Φοίνικες οἱ αὐσΊηροὶ, σΊαφίδες αἱ αὐσΊηραὶ, συκάμινα, βά-
τινα· ὁ δὲ τῶν κυνοσβάτων καρπὸς μᾶλλον· μύρτα, ἄγρια κοκ-
2 κύμηλα, ἃ προῦμνα καλοῦσιν. Μῆλα τὰ μὲν σΊύφοντα ἐπέχει·
τὰ δὲ ὀξέα, παχὺν μὲν εὑρόντα χυμὸν ἐν τῇ γασΊρὶ, τέμνοντα
τοῦτον, ὑπάγει, καὶ διὰ τοῦτο ὑγραίνει τὰ διαχωρήματα· καθαρὰν δὲ εὑρόντα τὴν κοιλίαν ἐπέχει μᾶλλον αὐτήν· τὰ δὲ γλυκὺν

lange et qu'on le lèche sans l'avoir fait bouillir, relâche bien le
20 ventre. L'eau miellée, cuite peu ou point du tout, traverse les in-
21 testins avant d'être distribuée dans le corps. L'oxymel râcle l'intes-
22 tin quand il est faible. Le vin d'un goût sucré contribue un peu à
faciliter le passage des aliments à travers le ventre; le vin nouveau
fait aller à la selle.

3o. ALIMENTS RESSERRANT LE VENTRE.

1 Les dattes âpres, les raisins secs âpres, les mûres, les mourons,
les fruits de l'églantier encore plus, les baies de myrte, les prunes
2 sauvages, appelées en grec *proumna*. Les pommes astringentes resserrent le ventre; les pommes acides, si elles rencontrent dans le
ventre une humeur épaisse, produisent sur cette humeur un effet
incisif, la font descendre, et humectent par là les excréments; mais,
quand elles trouvent le ventre pur, elles le resserrent plutôt; les

1. τὸ μέλι om. ABC 1ª m. V.
Ib. ὑπάγει καλῶς A 1ª m.; καλῶς ἐπάγει C 1ª m.
1-2. ἀπ' ὀλίγον A.
3. *imbecillius* Ras.
4. συμβάλλεται C 2ª m.
Ib. γλύκος C 1ª m.; *passum* Ras.
Ch. 3o; l. 7. *myrta sylvestria* Ras.
8. ἅπερ A.
Ib. οὖμνα A; προῦνα C.
10. τοῦτον] τοῦτο B.
Ib. ἐπέχει] ὑπάγει B.

ἔχοντα χυμὸν ἄνευ μὲν δριμύτητος ἀναδίδοται μᾶλλον, μετὰ δριμύτητος δὲ ὑπέρχεται· τὰ δὲ ὑδατώδη καὶ ἄποια ἀηδῆ τέ ἐσΊι
καὶ οὐδὲν ὠφέλιμον ἔχοντα. Ὅσα δὲ ἐπὶ μήλων εἴρηται, ταῦτα 3
καὶ ἐπὶ ῥοιῶν καὶ ἀπίων εἰρῆσθαι νόμιζε. Εἰ προεψήσας τις 4
τὸ γάλα τὸν ὀρὸν ἐκδαπανήσειεν, οὐδὲ ὅλως ὑπάγει· κοχλάκων δὲ διαπύρων τοσούτων ἐμβληθέντων, ὡς ἐκδαπανῆσαι τὸν
ὀρὸν, ἐπέχει τὸ οὕτω σκευασθὲν, καὶ δίδομέν γε αὐτὸ τοῖς
ὑπὸ δριμέων δακνομένοις περιτΊωμάτων τὰ κατὰ τὴν γασΊέρα·
τῶν κοχλάκων δὲ οὐχ ἧτΊον, ἀλλὰ καὶ μᾶλλον, ἐμβαλλόμενοι
κυκλίσκοι σιδηροῖ διάπυροι ταὐτὸν ἐργάζονται· τυροῦταί γε
μὴν ῥᾳδίως ἐν τῇ γασΊρὶ τὸ οὕτω σκευασθὲν γάλα· διὸ καὶ
μίγνυμεν αὐτῷ μέλιτός τε καὶ ἁλῶν· ἀσφαλέσΊερον δὲ καὶ

pommes qui ont un goût sucré sans être âcres se distribuent plus
facilement dans le corps, tandis que celles qui sont en même temps
âcres passent par les selles; les pommes aqueuses et sans qualité
sont désagréables au goût et ne produisent aucun effet utile. Ad- 3
mettez que tout ce que nous venons de dire des pommes se rapporte également aux grenades et aux poires. Si on fait bouillir 4
d'abord le lait et qu'on en fasse disparaître le sérum, il ne relâche
pas du tout le ventre; si on y jette des cailloux rougis au feu en
assez grand nombre pour consumer le sérum, le lait ainsi préparé
resserre, et nous le donnons à ceux qui éprouvent des pincements
dans le ventre par l'effet des excréments âcres; si on y jette des disques de fer rougis au feu, ils produisent le même effet, non-seulement au même degré que les cailloux, mais encore à un degré plus fort; cependant le lait ainsi préparé se convertit facilement en fromage dans le canal intestinal; pour cette raison nous y ajoutons du miel et du sel; il est plus sûr encore d'y verser de l'eau; il ne faut

Divers modes de faire bouillir le lait.

4. προσψήσας A.
5. οὐ δι' ὅλως A.
5-6. κοχλάκων *Syn.*; κοχλάζων A; κοχάδων C; κοχλάδων BC 2ª m. V.
6. δέ om. C.
Ib. τοσούτων] *toties* Ras.
7. ἐπέχει] *adstringet* Ras.
8. τὰ αὐτά C; del. 2ª m.
9. κοχλάκων Gal. (*Al. fac.* III, 15, p. 683); κοχλάδων ABCV; κοχλάχων C 2ª m.
10. κυκλίσκου A.—Ib. τυροῦ τά A.

ὕδατος ἐπεγχεῖν· καὶ μὴ θαυμάσῃς, εἰ, τὸν ὀρὸν ἐκδαπανήσαντες, αὖθις ὕδατος ἐπεγχέομεν· οὐ γὰρ τὴν ὑγρότητα τοῦ ὀροῦ Φεύγομεν, ἀλλὰ τὴν δριμύτητα, κατὰ ἣν ὑπάγει τὴν
5 *γασῖέρα. Ἀσῖακοὶ, πάγουροι, καρκίνοι, κάραβοι, καρίδες, ὅσα τε ἄλλα τοιαῦτα τῶν μαλακοσῖράκων ἐλάτῖω μὲν τῶν ὀσῖρακοδέρμων, ἔχει δὲ οὖν καὶ αὐτὰ τὸν ἁλυκὸν χυμὸν, ὃν ἐὰν ἐναπόθηται τῷ ὕδατι, ὥσπερ τῶν ὀσῖρέων καὶ τῶν ἄλλων ὀσῖρα-*
6 *κοδέρμων ἡ σάρξ, ἐπισχετικὰ γίνεται γασῖρός. Καὶ Φακῆ δὲ καὶ κράμϐη δίσεφθοι γενόμεναι, καὶ τὸν χυλὸν ἀποθέμεναι, γασῖρὸς ἐφεκτικαὶ γίνονται· καὶ ξηρᾶναι βουληθέντες ὑγρὰν γασῖέρα, ὅταν ἤδη μετρίως ἡψῆσθαι δοκῇ ἡ κράμϐη, τὸ πρότερον ὕδωρ ἀποχέοντες, ἐμϐαλοῦμεν εὐθέως ἑτέρῳ θερμῷ, κἀ-*

pas vous étonner qu'après avoir consumé le sérum nous versions de nouveau de l'eau dans le lait, car ce n'est pas l'humidité du sérum que nous redoutons, mais son âcreté, qui lui donne la propriété de relâ-
5 cher le ventre. Les homards, les pouparts, les crabes, les langoustes, les salicoques et tous les autres crustacés semblables contiennent, il est vrai, moins d'humeur salée que les testacés; cependant ils en contiennent aussi, et, quand ils ont déposé cette humeur dans l'eau, leur chair, ainsi que celle des huîtres et des autres testacés, acquiert
6 la propriété de resserrer le ventre. Les lentilles et le chou, étant bouillis deux fois et ayant perdu leur suc, acquièrent la propriété de resserrer le ventre; et, si nous voulons resserrer le ventre quand il est relâché, nous rejetterons la première eau, aussitôt que le chou semblera cuit, puis nous le mettrons de suite dans de la nouvelle

1. *ἐπέχειν* A.
Ib. *εἰς* ABV; *εἰ εἰς* C 2ª m.
2. *ἐπεχέομεν* BCV.
4. *cancri, paguri* Ras.
Ib. *κάραβοι, καρίδες ad Eun.; καρίδες, κάραβοι* Codd.
5-6. *ἐλάτῖω...χυμόν*] *alvum supprimunt sed minus quam ea quæ dura testa sunt operta habentque hæc salsum in se humorem* Ras.
6. *δὲ οὖν*] *γοῦν* C.
7-8. *ἄλλων ὀσῖρακοδέρμων Syn.; ἄλλ. τῶν ὀσῖρ.* Codd.
8. *ἐπισχετικά* Aët.; *ἐπισχετική* Codd.
9. *δύσεφθοι* BV.
Ib. *γενόμεναι* Aët.; *γινόμεναι* Codd.
Ib. *χυμόν* ABC 1ª m. V.
11. *ἡψῆσθαι ad Eun.; ἑψῆσθαι* Codd.
12. *ἐμϐαλλοῦμεν* C.
Ib. *ἑτέρῳ* Gal. (*Al. fac.* II, 44, p. 631); *ἐν ἑτέρῳ* Codd.

πειτα πάλιν ἐν ἐκείνῳ καθεψήσομεν, ὡς τακερὰν γενέσθαι·
χρὴ δὲ μήτε ἀέρος, μήτε ὕδατος ψυχροῦ ψαύειν τὸ δὶς ἑψόμε-
νον· οὐκέτι γὰρ ἀκριβῶς γίνεται τακερὸν, οὐδὲ ἂν ἐπὶ πλεῖστον ἕψῃς. Ἀφαιρεθεῖσα δὲ ἡ φακῆ τοῦ λέμματος τὸ ἰσχυρῶς 7
στυπτικὸν ἀπόλλυσι, καὶ οὐχ ὁμοίως ξηραίνει τὰ κατὰ τὴν
γαστέρα ῥεύματα· εἰ μέντοι πτίσας αὐτὴν καὶ δὶς ἑψήσας ἀπο-
χέοις τὸ πρότερον ὕδωρ, εἶτα ὀλίγον ἁλῶν ἢ γάρου μίξας, ἐμβάλλοις τι τῶν ἐφεκτικῶν γαστρὸς ἄχρι τοῦ μὴ λυπῆσαι τὴν
γεῦσιν, ἥδιστόν τε καὶ ὠφελιμώτατον ἐργάσῃ φάρμακόν τε
καὶ σιτίον. Ἄλφιτα διὰ οἴνου αὐστηροῦ ποθέντα ξηραίνει γα- 8
στέρα. Ὄρυζα ἐπέχει, ἔλυμος ἤτοι μελίνη, κέγχρος, ταγη- 9
νιστὰ, λάγεια κρέα· οἶνος ὁ αὐστηρὸς καὶ μέλας ἄνευ γλυκύτητος, καὶ ὁ λευκὸς καὶ αὐστηρὸς, καὶ ὁ κιῤῥὸς καὶ αὐστηρός.

eau chaude, et après cela nous l'y ferons de nouveau fortement
bouillir, de manière à lui donner une apparence de gelée; mais
tout ce qu'on fait bouillir deux fois ne doit être mis en contact ni
avec l'air ni avec l'eau froide, car, dans ce cas, il ne prend plus une
apparence de gelée, même quand on le fait bouillir très-fortement.
Les lentilles privées de leur écorce perdent leurs propriétés forte- 7
ment astringentes et ne tarissent plus de la même manière les
fluxions qui ont lieu vers les intestins; si donc, après les avoir mondées et les avoir fait bouillir deux fois, on jette la première eau, si
ensuite, après y avoir mêlé un peu de sel ou de garon, on y ajoute
quelque substance qui resserre le ventre, en assez petite quantité
pour ne pas offenser le goût, on aura préparé aussi bien un médicament qu'un aliment très-agréable et très-utile. L'*alphiton* bu avec 8
du vin âpre dessèche le ventre. Le riz, le grand millet ou *méline*, 9
le petit millet, les gâteaux frits dans la poêle, le lièvre, le vin noir
et âpre sans avoir un goût sucré, le vin blanc et âpre et le vin
paillet et âpre resserrent le ventre.

7. ὀλίγων A. — 7-8. ἐμβάλοις BC. Ib. ἡ κέγχρος C 2ª m.
10-11. γαστέρα om. ABC 1ª m. V Ras.
11. ἔλυμοι A.
12-13. καὶ μέλας ἄνευ γλυκύτητος καὶ ὁ λευκὸς καὶ αὐστηρός om. ABC 1ª m. V Ras.

λα'. Ὅσα θερμαίνει.

1 Πυροὶ ἑφθοὶ, καὶ οἱ ἀπὸ αὐτῶν ἄρτοι, τίφη, βρόμος, τῆλις,
ἀρκευθίδες, οἱ γλυκεῖς φοίνικες, μῆλα τὰ γλυκέα μετρίως, σή-
2 σαμον, ἐρύσιμον· διὸ καὶ διψώδη. Καννάβεως σπέρμα, αἱ
3 γλυκεῖαι τῶν σταφυλῶν· διὸ καὶ διψώδεις. Αἱ γλυκεῖαι σταφίδες, μαλάχαι μετρίως, σέλινον, σμύρνιον, εὔζωμον, ῥαφα-
4 νίς. Γογγυλὶς, ῥαφανὶς, νᾶπυ, κάρδαμον, πύρεθρον δριμέα καὶ
5-6 θερμά. Σταφυλῖνος, δαῦκος, καρὼ θερμαίνουσι σαφῶς. Σκό-
ροδον, κρόμμυον, πράσον, ἀμπελόπρασον ἱκανῶς ἐστι δριμέα·
7 ἑψηθέντα δὲ δὶς ἢ καὶ τρὶς ἀποτίθεται τὴν δριμύτητα. Τυρὸς
8 παλαιὸς θερμὸς, καὶ διὰ τοῦτο διψώδης. Οἶνος ὁ γλυκὺς με-

31. ALIMENTS ÉCHAUFFANTS :

1 Le froment bouilli et le pain qu'on fait avec cette céréale, le petit
épeautre, l'avoine, le fenugrec, les baies de genévrier, les dattes
d'un goût sucré, les pommes qui ont un goût sucré (mais modérément), le sésame, l'*erysimum* : c'est la raison pour laquelle ils ex-
2 citent aussi de la soif. La graine de chanvre, les raisins d'un goût
sucré [échauffent]; voilà pourquoi ces derniers excitent aussi de la
3 soif. Les raisins secs d'un goût sucré, la mauve (mais modérément),
le céleri, le smyrnium, la roquette, [la racine] de radis [échauf-
4 fent]. [Les tiges] de navet, de radis, de moutarde, de cresson, de
5 pariétaire d'Espagne sont âcres et chaudes. La carotte, le daucus,
6 le carvi échauffent manifestement. L'ail, l'oignon, le poireau et le
poireau des vignes sont très-âcres; mais, quand on les fait bouillir
7 deux ou trois fois, ils perdent leur âcreté. Le fromage vieux est
8 chaud, et pour cette raison il donne de la soif. Le vin d'un goût

Ch. 31; l. 2. μετρίως Aët.; om. ABCOV Ras.
2-3. συσάμην O.
3. διὸ καὶ διψώδη del. C 2ª m.
Ib. Καννάβόσπερμα O.
5-6. ῥαφανίς Gal. (*Al. fac.* II, 70, p. 657); ῥάφανος Codd., Ras.
6. Γογγύλην O.
Ib. ῥαφανίς om. O. — Ib. σινάπην O. — Ib. δριμέα] *acria vero* Ras.
7. δαύκην O. — Ib. θερμαίνουσι O; θερμαίνει ABCV; *calefaciens* Ras. — Ib. σαφῶς καὶ διὰ τοῦτο διψώδης B.
7-8. Σκόρδον ABC 1ª m. OV.
10. καὶ.... διψώδης om. A 1ª m.
Ib. Οἶνος γλυκύς O; om. A 1ª m.
Ib. et 250, 1. μετρίως θερμός om. A 1ª m.

τρίως θερμός· διὸ καὶ διψώδης· ὁ δὲ κιῤῥὸς θερμότερος τοῦ μέλανος· ὁ δὲ ξανθὸς θερμότατός ἐσῖιν ἄκρως, εἶτα ὁ κιῤῥὸς, εἶτα ὁ ἐρυθρὸς, εἶτα ὁ γλυκὺς, εἶτα ὁ λευκὸς ἁπάντων ἧτῖον θερμαίνει· ὁ παλαιότατος δὲ ἱκανῶς θερμός.

λβ'. Ὅσα ψύχει.

Κριθὴ κατὰ πάντας τοὺς τρόπους τῆς χρήσεως· κέγχρος, 1
ἔλυμος, ὕδνα, κολοκύνθη ἑφθὴ, πέπονες, μηλοπέπονες, σίκυοι, κοκκύμηλα, συκόμορα, αἱ αὐσῖηραὶ καὶ ὀξεῖαι σῖαφυλαὶ, καὶ αἱ αὐσῖηραὶ τῶν σῖαφίδων.
Τὰ μὲν σῖύφοντα μῆλα ψυχρὸν 2
ἔχει καὶ γεώδη τὸν χυμόν· τὰ δὲ ὀξέα ψυχρὸν καὶ λεπῖομερῆ· ῥέπει δὲ πρὸς τὸ ψυχρὸν καὶ τὰ τελέως ἄποια καὶ οἷον ὑδατώδη. Τὰ αὐτὰ περὶ ἀπίων καὶ ῥοιῶν ὑπολάμβανε.
Οὐκ ὀλίγοι 3-4

sucré est modérément chaud : voilà pourquoi il excite de la soif; le vin paillet est plus chaud que le noir; le vin jaune est chaud au suprême degré; après lui vient le vin paillet, ensuite le vin rouge, puis le vin d'un goût sucré, et après eux le vin blanc échauffe moins que tous les autres; le vin très-vieux est éminemment chaud.

32. ALIMENTS REFROIDISSANTS:

L'orge, de quelque manière qu'on s'en serve, le petit millet, le 1
grand millet, les truffes, la courge bouillie, les pastèques, les melons, les concombres, les prunes, les sycomores, les raisins âpres et les raisins acides, les raisins secs âpres.
Les pommes astringentes 2
contiennent une humeur froide et terreuse, celle des pommes acides est froide et subtile, tandis que les pommes tout à fait exemptes de qualité, et pour ainsi dire aqueuses, inclinent aussi du côté du froid. Admettez la même chose pour les poires et les grenades.
Il y a encore 3-4

2. θερμότερος O.
Ib. ἄκρως om. O.
4. ὁ παλαιότατος] οἶνος παλαιός O.
CH. 32; l. 5. Κρίθαι O. — Ib. τούς om. ABCV. — Ib. ἑψήσεως O.
6. ἑφθή] ἐκζεσῖή O.
Ib. πέπονες om. Ras.
Ib. μηλοπέπονες] ἀγγούρια O.
6-7. σικύες AC; τετράγκουρα O.
7. συκόμορα om. ABC 1ª m. V.
Ib. ὀξυναί O.
8. αὐσῖηραί] σῖύφουσαι O.
10. ῥέπει δὲ πρός Syn.; ῥέπειν πρός ABCV; del. C 2ª m.; om. Ras.
11. Τὰ αὐτὰ... ὑπολάμβανε] Ῥοήδια ὄξηνα O.

δέ εἰσι καὶ ἄλλοι τῶν δένδρων καρποὶ ψύχοντες, καὶ μάλισ7α
5 ὅσους οὐδὲ εἰς ἀπόθεσιν ἀγαγεῖν ἔσ7ιν. Οἱ σ7ύφοντες Φοίνικες
ψυχρὸν ἔχουσι χυμόν· θρίδαξ, ἴντυβοι μετριώτερον, ἀνδράχνη, μήκωνος σπέρμα· τοῦτο καὶ ὑπνωτικόν ἐσ7ιν· εἰ δὲ
πλέον ληφθείη, καὶ καταφορικόν· ὠφελεῖ δὲ τοὺς ἀπὸ κεφαλῆς
λεπ7ῷ ῥεύματι καταῤῥοϊζομένους· βέλτιον δέ ἐσ7ι τὸ λευκό-
6 τερον. Μύρτα ψύχει μὲν ἅμα σ7ύφει· ἔχει δέ τι καὶ δριμύτητος.
7-8-9 Στρύχνος δρασ7ήριον ψύξιν σ7ύφουσαν ἔχει. Ὕδωρ. Ὑδατώδης
οἶνος οὐ σαφῶς θερμαίνει· διὸ καὶ τοῖς πυρέτ7ουσιν ἀκινδυ-
10 νότερον δίδοται. Οἶνος ὁ λευκὸς καὶ αὐσ7ηρὸς ἥκισ7α, ὡς ἐν
οἴνοις, θερμαίνει· ὁ δὲ λευκὸς ἅμα καὶ αὐσ7ηρὸς καὶ παχὺς

un assez grand nombre de fruits des arbres qui refroidissent, prin-
5 cipalement ceux qu'on ne saurait conserver en magasin. Les dattes
astringentes contiennent une humeur froide; la laitue, l'endive
(mais modérément), le pourpier, la graine de pavot [refroidissent];
la dernière fait aussi dormir, et, si on en prend beaucoup, elle fait
même tomber dans le cataphora; elle est utile à ceux qui ont des
fluxions tenant à la descente d'humeurs ténues de la tête; la graine
6 blanchâtre est la meilleure. Les baies de myrte refroidissent et resserrent à la fois; elles sont, en outre, douées d'une certaine âcreté.
7-8 La morelle produit un refroidissement astringent efficace. L'eau [re-
9 froidit]. Le vin aqueux ne réchauffe pas manifestement; voilà pour-
10 quoi on le donne aussi sans grand danger aux fébricitants. Pour
du vin, le vin blanc et âpre réchauffe très-peu; mais le vin qui est
à la fois blanc, âpre, épais et nouveau, refroidit d'une manière appré-

1. ἄλλοι] *aliarum* Ras.

3. θρίδαξ] μαρούλην O.

3-4. ἀνδράχνη μᾶλλον C 2ª m.; χοιρωβότανον O.

4-5. τοῦτο...... καταφορικόν] *cujus si plus sumatur soporiferum fiet et nimiam propensionem in somnum affert* Ras.

6. βέλτιον δέ ἐσ7ι] *in qua re præstat* Ras.

7. Μυρσινώκοκκα O. — Ib. *refrigerant, sed non cum adstrictione* Ras.

8. Ὑδατώδους B text.

10-11. ἥκισ7α... θερμαίνει] πρὸς σύγκρισιν τῶν λοιπῶν οἴνων ψυχρότερος O; om. ABC 1ª m. V.

Ib. ἐν οἴνοις *Syn.*; οἶνος C 2ª m.

11. ὁ δὲ.... αὐσ7ηρός om. ABC 1ª m. V.

Ib. λευκὸς ἅμα O; λεπ7ός C 2ª m.

καὶ νέος αἰσθητῶς ψύχει. Καὶ τὸ ὄξος· λεπτομερὲς δὲ ὑπάρχει· 11
διὸ καὶ τὰ νεῦρα πλέον τῶν ἄλλων ψυχόντων βλάπτει, διαδυόμενον εἰς βάθος. Μέσα δέ πως τῶν θερμαινόντων καὶ ψυχόν- 12
των ἐστὶν ἄρτοι πλυτοὶ, ἄμυλον, αἱ οἰνώδεις τῶν σταφυλῶν.

λγʹ. Ὅσα ξηραίνει.

Φακῆ καὶ κράμβη παραπλησίως ἀλλήλοις ξηραίνουσι, καὶ διὰ 1
τοῦτο τὴν ὄψιν ἀμβλύνουσι, πλὴν εἰ τύχοι ποτὲ ὑγρότερος
ὢν ὁ σύμπας ὀφθαλμός. Ἧττον δὲ τῆς κράμβης ὁ ἀσπάραγος 2
αὐτῆς ξηραίνει· τῶν δὲ ἄλλων λαχάνων ξηρότερος ὁ καυλός
ἐστιν· ἔμπαλιν δὲ ῥαφανῖδος καὶ γογγυλίδος, νάπυός τε καὶ καρ-
δάμου, καὶ πυρέθρου, καὶ πάντων ὅσα δριμέα, τὸν ἀσπάραγον

ciable. Il en est de même du vinaigre, mais il est subtil, et, pour 11
cette raison, il fait plus de tort aux nerfs que les autres refroidissants,
parce qu'il pénètre dans la profondeur. Les pains lavés et l'amidon 12
tiennent, pour ainsi dire, le milieu entre les réchauffants et les refroidissants, ainsi que les raisins vineux.

33. ALIMENTS DESSÉCHANTS.

La lentille et le chou dessèchent de la même manière, et, pour 1
cette raison, elles obscurcissent la vue, à moins que tout l'œil ne soit
par hasard plus humide que de coutume. La tige du chou dessèche 2
moins que ce légume lui-même, tandis que, pour les autres herbes
potagères, la tige est plus sèche ; le contraire a lieu pour le radis, le
navet, la moutarde, le cresson, la pariétaire d'Espagne et toutes

2-3. *quum intimas partes magis quam alia refrigerantia penetret, nervos lædit* Ras.

Ch. 33; l. 5. καί (ante κράμβη) *Syn.*; om. ABCV.

5-6. ξηραίνουσι, διὰ τοῦτο καί O.

6. ὑγρότητος C; ὑγρότατος 2^a m.

7. Ὀλιγώτερον O.

Ib. ἀσπάραγος] καυλός O.

8. τῶν ὁ ἄλλων A 1^a m.; τῶν ἄλλων O.

9. ἔμπαλιν δέ om. O.

Ib. ῥαμφανίδος A; ῥαπάνια O.

9-10. γογκύλλια, συνάπην καὶ πυρέθρου O.

10. ὅσα] *quorum* Ras.

Ib. τὸν ἀσπάραγον *Syn.*; τῶν ἀσπαράγων BCV; τῶν ἀσπηράγων A.

3 ὑγρότερον εἶναι συμϐέϐηκεν. Ἄλφιτα ξηραίνει· ἄγνου σπέρμα.
4 Ὄροϐοι δὶς ἑψηθέντες καὶ ἀπογλυκανθέντες πολλάκις διὰ ὕδατος
5 ἔδεσμα ξηραντικὸν γίνονται· βελτίους δέ εἰσιν οἱ λευκοί. Καὶ ὅσα ὀπτῶντες ἢ ταγηνίζοντες ἐσθίουσι ξηροτέραν τροφὴν δίδωσιν· ὅσα δὲ ἐν ὕδατι προεψήσαντες ὑγροτέραν· ὅσα δὲ ἐν ταῖς λοπάσιν ἀρτύοντες, ἐν τῷ μεταξὺ τούτων ἐστίν· καὶ ὅσα μὲν ἔχει δαψιλῶς οἴνου καὶ γάρου ξηρότερα τῶν οὐκ ἐχόντων ἐστίν· τὰ δὲ τούτων μὲν ἐνδεέστερον, ἤτοι δὲ σίραιον ἔχοντα πλέον, ἢ [καὶ ἃ] κατὰ τὸν ἁπλοῦν καὶ λιτὸν καὶ λευκὸν ζωμὸν ἥψηται τὰ πολλὰ τῶν προειρημένων ἐστὶν ὑγρότερα· τὰ δὲ ἐξ

3 les plantes âcres dont la tige est plutôt humide. L'*alphiton* dessèche,
4 ainsi que la graine de gattilier. L'ers bouilli deux fois et adouci à plusieurs reprises au moyen de l'eau devient un aliment desséchant;
5 l'ers blanc est le meilleur. Tous les mets qu'on mange rôtis ou frits dans la poêle donnent une nourriture plutôt sèche, tandis que la nourriture fournie par les mets qu'on fait bouillir avant de les manger est plutôt humide ; celle enfin qu'on doit aux mets préparés dans les plats tient le milieu entre les deux espèces susdites; parmi ces derniers ceux qui contiennent beaucoup de vin et de garon sont plus desséchants que ceux qui n'en contiennent pas; ceux qui sont moins abondamment pourvus de ces deux ingrédients, ou qui contiennent une assez grande quantité de vin nouveau cuit, ainsi que ceux qu'on fait bouillir dans la sauce simple, sans apprêt et blanche, sont ordinairement plus humides que ceux dont nous venons de parler; ceux qu'on fait bouillir avec de l'eau seulement le sont

Propriétés comparatives des mets suivant le mode de préparation (bouillis, rôtis, ou cuits sur le plat);

1. ὑγρότερον Gal. (*Al. fac.* II, 58, p. 642); om. ABCV.
Ib. ἄγνου σπέρμα] λυγόκοκκον O.
2. καί om. O.
Ib. ἀπογλαυκανθέντες C 1ª m.
3. βελτίους] καλλίω O.
4. ὀπτᾶται O.
Ib. ἢ] καί O.
Ib. τηγανίσαντες B text.; τηγανίζεται O.
7. ἔχει δαψιλῶς] ἀρτύεται διά O.
8. εἰσίν O.
Ib. δὲ σίραιον *Syn.*; δεδήρεον A; δὲ σίδηρος B text.; δὲ σιδήρεον B corr., V; δὲ σινήρεον C 2ª m.
9. καὶ ἅ conj.; om. Codd.
Ib. ἁπλοῦν καὶ διπλοῦν λιτόν C 2ª m.
10. ἥψηται *Syn.*; ἕψηται Codd.
Ib. τὰ πολλά] *multo* Ras.
Ib. τό AB.
Ib. δέ] *enim* Ras.

ὕδατος μόνου καὶ τούτων ἔτι ἐσΊὶν ὑγρότερα. Μεγίσ7η δὲ ἐν τῇ 6
σκευασίᾳ διαφορὰ γίνεται καὶ κατὰ τὴν τῶν ἐπεμβαλλομένων
αὐτοῖς δύναμιν, σπερμάτων τε καὶ λαχανωδῶν φυτῶν, ἁπάντων
μὲν ξηραινόντων, ἀλλὰ ἤτοι μᾶλλον ἢ ἧτ7ον.

λδ'. Ὅσα ὑγραίνει.

Πτισάνη, κολοκύνθη ἑφθὴ, πέπονες, μηλοπέπονες, σίκυοι, 1
κάρυον τὸ χλωρὸν, κοκκύμηλα, συκόμορα. Συκάμινα μὴ δια- 2
φθαρέντα ὑγραίνει μὲν πάντως, ψύχει δὲ οὐ πάντως, εἰ μὴ
ψυχρὰ ληφθείη. Θριδακίνη ὑγραίνει· ἴντυβοι ταύτης ἀσθενέ- 3
σ7ερον. Ἀνδράχνη, μαλάχη, καὶ βλίτα, καὶ ἀτράφαξυς ὑδατωδέ- 4
σ7ατα λαχάνων ἐσ7ίν. Ὑγροὶ δέ εἰσιν οὐκ ὀλίγοι καὶ ἄλλων δέν- 5

encore plus que les derniers. Une très-grande différence dans la 6
préparation des mets se remarque encore d'après les propriétés des
graines et des plantes potagères qu'on y ajoute; elles sont, il est
vrai, toutes desséchantes, mais les unes plus, les autres moins.

– suivant les graines ou les plantes qu'on y ajoute.

34. ALIMENTS HUMECTANTS :

L'orge mondée, la courge bouillie, les pastèques, les melons, les 1
concombres, la noix verte, les prunes, les sycomores. Quand les 2
mûres ne se corrompent pas, elles humectent toujours, mais elles
ne refroidissent pas dans tous les cas, à moins qu'on ne les prenne
froides. La laitue humecte, l'endive à un moindre degré qu'elle. 3
Le pourpier, la mauve [humectent]; la blite et l'arroche sont les 4
plus aqueuses des herbes potagères. Il existe encore un assez grand 5

1-4. Μεγίσ7η.... ἧτ7ον] καὶ ὅσα διὰ σπερμάτων σκευάζεται, ἤγουν ἐν οἷς εἰσέρχεται πεντάρτημα, καρναβάδην, βλησκούνην καὶ ὅσα τοιαῦτα O.
2. κατασκευασίᾳ V.
Ib. ἐπιβαλλομένων V.
Ch. 34; l. 5. Π7ισάνη] Κριθάρην ἑψημένον O. — Ib. σικύες A B text. C; τετράγγουρα O.
6. καρύδια χλωρά O.
Ib. κοκκύμηλα] δαμασκηνά O.
8. Θριδακίνη] Μαρούλην O.
Ib. ὑγραίνει om. O.
9. Ἀνδράχνη] Χοιρωβότανον O.
Ib. μαλάχη O; μαλάχη δέ ACV; μαλάκη δέ B.
Ib. ἀτράφαξυς *Syn.*; ἀνδράφαξυς A BCV; χρυσολάχανον O.
9-10. ὑδατωδέσ7ερα B text.
10. οὐκ ὀλίγοι] *plerique* Ras.

δρων καρποὶ, καὶ μάλισ7α ὅσους οὐδὲ εἰς ἀπόθεσιν ἀγαγεῖν
6 ἔσ7ιν. Ὑγραίνει καὶ τὸ τῆς Θριδακίνης καὶ τὸ τῆς μήκωνος
7-8 σπέρμα. Κύαμοι χλωροὶ, ἐρέβινθοι χλωροί. Ὕδωρ ὑγραίνει καὶ
ψύχει· Θερμανθὲν ὑγραίνει καὶ Θερμαίνει.

nombre de fruits humides provenant d'autres arbres, surtout ceux
6 qu'on ne saurait conserver en magasin. La graine de laitue ainsi
7 que celle de pavot humectent également. Les fèves vertes, les pois
8 chiches verts [humectent]. L'eau humecte et refroidit; chauffée elle
humecte et réchauffe.

2. τοῦ μαρουλίου O. — Ib. κοδύας O. 3. Φάβαν (om. χλωροί) O. Ib. ἐρεβίνθια χλωρά O; *cicerque viride* Ras. — Ib. Ὕδωρ ψυχρόν C 2ª m.; *aqua porro* Ras. 4. *calfacta vero* Ras.

ΒΙΒΛΙΟΝ Δ'.

α'. Περὶ σκευασίας τροφῶν, ἐκ τῶν Γαληνοῦ.

Al. fac. I, 13; p. 519.
Τὴν εὐγενεστάτην ὄλυραν, ὅταν ὡς χρὴ πτίσωσι, τὸν ὀνο- 1
Ib. paulo supra.
μαζόμενον τράγον ποιοῦσιν. Ταύτην δὲ αὐτὴν καὶ τὴν τίφην, 2
καθάπερ καὶ τὴν κριθὴν, ἀρτοποιοῦσι, πτίσσοντες ὁμοίως·
Ib. 2; p. 481.
λέμμα γὰρ ἔχουσιν ἔξωθεν. Τῶν πυρῶν δὲ ἀλεσθέντων, εἴ τις 3
ὑποσείσας τὸ λεπτότερον ἄλευρον, ἄρτους ἐκ τοῦ λοιποῦ ποιή-
Ib. p. 483.
σαιτο, τοὺς πιτυρίτας ὀνομαζομένους, σιλιγνίτας δὲ καὶ σεμι-
Ib. p. 482-83.
δαλίτας ἐκ τοῦ καθαρωτάτου. Ζύμης δὲ πλείονος χρήζουσιν οἱ 4
καθαροὶ καὶ μαλαχθῆναι δέονται μᾶλλον, οὐκ εὐθύς τε μετὰ τὴν

LIVRE IV.

1. DE LA PRÉPARATION DES ALIMENTS.

[Tiré de Galien.]

Mode de préparation du *tragos*, du pain d'épeautre, d'orge, - du pain de son,
En mondant comme il faut le grand épeautre de qualité supé- 1
rieure, on obtient le mets appelé *tragos*. On fait du pain avec cette 2
graine et avec le petit épeautre, ainsi qu'avec l'orge, après les avoir
aussi mondés; car ils ont une pellicule à l'extérieur. Si, après avoir 3
moulu le froment, on sépare avec un tamis la partie la plus fine de
la farine et qu'on fasse du pain avec le reste, on aura les pains appelés *pains de son*, tandis que les pains *silignites* et *sémidalites* se font
- de farine pure,
avec la partie la plus pure de la farine. Les pains de farine pure 4
exigent une plus grande quantité de levure et une manipulation

Ch. 1. Tit. σκευασίας] παρασκευῆς CV.
1. χρή] ἀχρή AC 1° m.; ἀρχῇ BV.
Ib. πτίσσωσι G Gal.
Ib. καὶ τόν C.
2. τήν om. AC.
3. πτίσοντες V.
5. ἀποσείσας B; *excusserit* Ras.
6. πιτυρίας G Gal.
8. πάντων μᾶλλον G Gal.
Ib. οὐκ εὐθύ τε ABC 1° m. V; καὶ οὐκ εὐθύς G Gal. — Ib. τήν om. G.

DES ALIMENTS.

ζύμην καὶ τὴν μάλαξιν ὀπλᾶσθαι· τοῖς δὲ πιτυρίταις ἀρκεῖ καὶ
5 ζύμη βραχεῖα, καὶ μάλαξις ἀσθενὴς, καὶ χρόνος ὀλίγος. Οὕτω
δὲ καὶ τῆς ὀπλήσεως αὐτῆς μακροτέρας μὲν οἱ καθαροὶ, βραχυ-
6 τέρας δὲ οἱ πιτυρῖται δέονται. Τὸ μεταξὺ δὲ τῶν καθαρωτάτων
καὶ ῥυπαρωτάτων οὐκ ὀλίγον ἐσΊὶ πλάτος ἐν τῷ μᾶλλόν τε καὶ
ἧτΊον· ἔσΊι δὲ καὶ μέσον εἶδος ἀκριβῶς αὐτῶν οἱ αὐτόπυροί τε
καὶ συγκομισΊοὶ προσαγορευόμενοι, ἐξ ἀδιακρίτων ἀλεύρων,
μὴ χωριζομένου τοῦ πιτυρώδους ἀπὸ τοῦ καθαροῦ, γινόμενοι.
7 Ἐκ τῶν νέων κριθῶν Φρυγεισῶν συμμέτρως τὸ κάλλισΊον ἄλ-
Φιτον γίνεται· τούτων δὲ ἀποροῦντες ἐνίοτε κἀκ τῶν ἄλλων
8 αὐτὰ σκευάζομεν. Εὐωδῶν δὲ ὄντων ἁπάντων ὅσα καλῶς ἐσκευ-

Al. fac. I, 11; p. 506-7.

plus forte; ils ne doivent pas être cuits immédiatement après l'addition du ferment et après la manipulation; pour les pains de son,
au contraire, il suffit d'une petite quantité de levure, d'une manipulation faible et d'un court espace de temps [entre la manipula-
5 tion et la cuisson]. De même les pains de farine pure ont besoin
d'une cuisson plus prolongée, tandis que les pains de son exigent
6 une cuisson plus courte. Entre les pains les plus purs et les pains
les plus impurs, il y a une distance assez considérable occupée par
les degrés intermédiaires; toutefois, il existe une espèce qui tient
exactement le milieu entre les deux : c'est le pain appelé *autopyre*
ou *pain de ménage*, fabriqué avec de la farine non tamisée, c'est-à-
7 dire avec celle dont on n'a pas séparé la fleur du son. L'*alphiton* le
meilleur se fait avec de l'orge nouvelle modérément torréfiée; mais,
à défaut d'orge semblable, on le fait aussi quelquefois avec les
8 autres orges. Tout *alphiton* bien préparé a une bonne odeur, mais

- du pain de ménage.

Le meilleur *alphiton* se prépare avec de l'orge nouvelle.

1. καί] ἤ ABCV.
Ib. τοῖς πιτυρίαις δέ G Gal.
3. αὐτῆς om. G Gal., Ras.
Ib. μικροτέρας AC 1ª m.
4. πυρίται A; πιτυρίαι G Gal.
5. τε καὶ ῥυπ. G Gal.
6. δέ τι G Gal. — Ib. μέσον εἶς εἶδ. ἀκρ. αὐτ. B; μέσ. ἀκριβῶς αὐτῶν (G aj. ὄντων) εἶδος ἄρτων G Gal. — Ib. αὐτοὶ πυροί τε ABV; αὐτοπυροῖται C.
8. μή] μέν A.
Ib. διαχωριζ. G Gal.; χρονιζομένου C.
Ib. πιτυρώδους (om. τοῦ) ABCV.
Ib. Après γινόμενοι, en titre Περὶ ἀλΦίτων ABCV; Π. ἀλΦίτων τῶν ἐκ τῶν νέων κριθῶν G.
9. Τῶν ἐκ τῶν G. — Ib. τό om. G.
10. ἐνίοτε] plerumque Ras.
11. σκευάζουσιν B text.

ἄσθη, μάλιστά ἐστιν εὐώδη τὰ ἐκ τῶν ἀρίστων καὶ νέων κριθῶν
γινόμενα μὴ πάνυ ξηρὸν ἐχουσῶν τὸν στάχυν. Ἐν ἔθει δέ ἐστι 9
πολλοῖς τῶν ὑγιαινόντων ἐπιπάττειν αὐτὰ σιραίῳ, ἢ οἴνῳ γλυκεῖ, ἢ οἰνομέλιτι, καί ποτε καὶ ὕδατι, καὶ πίνειν ἐν τῷ θέρει πρὸ δυεῖν ἢ τριῶν ὡρῶν τοῦ λουτροῦ, καί φασιν αἰσθάνεσθαι
τοῦ πόματος ἀδίψου. Γίνονται δὲ ἐκ τῶν ἀλφίτων καὶ μᾶζαι 10
ὕδατι φυραθέντων. Χόνδρος δὲ τοῦ μὲν γένους ἐστὶ τῶν πυρῶν. 11
Προσέχειν δὲ χρὴ τὸν νοῦν τοῖς ἐκ πλυτοῦ τούτου σκευαζομένοις 12
ῥοφήμασιν· χυλὸς γάρ ἐστιν οὗτος αὐτοῦ μεμιγμένος ὕδατι, καὶ πλείστης δεόμενος ἑψήσεως ἐξαπατᾷ μὲν τοὺς σκευάζοντας, ὡς αὐτάρκως ἡψημένος, οὐ μικρῶς δὲ βλάπτει τοὺς νοσοῦντας·

Al. fac. I, 6; p. 496.
Ib. p. 497-98.

Mélange d'*alphiton* avec divers liquides pour en faire une boisson.

De la *maza*.

Précautions qu'il faut prendre pour les bouillies qu'on prépare avec de l'*alica lavé*.

le plus odoriférant est celui qu'on fait avec de l'orge nouvelle de
qualité supérieure, dont l'épi n'est pas tout à fait sec. Beaucoup de 9
gens bien portants sont dans l'habitude de jeter de l'*alphiton* dans du vin nouveau cuit, dans du vin d'un goût sucré ou dans du vin miellé, quelquefois aussi dans de l'eau, et de boire ce mélange en été deux ou trois heures avant le bain; ils prétendent reconnaître que cette boisson prévient la soif. On fait aussi la *maza* avec 10
de l'*alphiton* qu'on a délayé dans de l'eau. L'*alica* appartient au 11
genre du froment. Il faut prendre des précautions pour les bouil- 12
lies qu'on prépare avec [ce qu'on appelle] l'*alica lavé; cet alica lavé* est simplement une gelée obtenue en délayant l'*alica* dans de l'eau; comme cette gelée a besoin d'une cuisson très-prolongée, ceux qui la préparent sont facilement induits en erreur, en croyant qu'elle est suffisamment cuite, et [s'il n'est pas assez cuit] l'*alica lavé* fait un

1. μάλιστα δέ G.

1-2. γινόμενα κριθῶν BV.

3. ἐπιπάττουσιν Gal.; *conspergant* Ras. — Ib. αὐτάς G. — Ib. σιραίῳ ἐν οἴνῳ C 1ª m.; σιλέῳ ἢ οἴνῳ V.

4. οἰνομ. κεκραμένοις Gal.; οἰν. κεκρ. ὕδατι G. — Ib. ὕδ. μόνῳ πιν. Gal.; ὕδ. μόνῳ καὶ πίν. G.

5. δυοῖν BC (δοιοῖν 2ª m.) V; δύο G Gal.

6. καί] αἱ G Gal.

7. ὕδατι] ὑγρῶν G Gal.

Ib. Après φυραθέντων, en titre Περὶ χόνδρου Codd.

8. Μάλιστα δὲ προσέχειν G Gal.

Ib. ἐκ πλυτοῦ τούτ. ex em.; ἐκ τοῦ καλουμένου πλυτοῦ χόνδρου G Gal.; ἐξ αὐτοῦ τούτ. ABCV Ras.

9. μὲν γάρ G Gal.

Ib. μιγνύμενος C.

10. καὶ πλείστης] πλ. δέ G Gal.

Ib. δεομένου G.

ἐν τάχει γὰρ συνίσταται καὶ ϖαχύνεται διὰ τὸ κολλῶδης εἶναι.
13 Χρὴ τοίνυν ὕδατι ϖαμπόλλῳ μιγνύντας ἐπὶ ἀνθράκων ἕψειν ἐπὶ
ϖλεῖστον, ἀνήθῳ κινοῦντας, μέχρι ἂν ἑψηθῇ· τηνικαῦτα δὲ ἐπεμβάλλειν ἤδη καὶ τῶν ἁλῶν· τὸ δὲ ἔλαιον εἰ καὶ καταρχὰς εὐ-
14 θέως ἀναμίξαις, οὐδὲν βλάψεις. Τοῖς δὲ ὑγιαίνουσιν, ὅταν ϖοτὲ
διὰ δῆξιν σφοδρὰν γαστρὸς ἢ χολωδῶν διέξοδον δεηθῶσι ῥοφήματος, ἕψοντας χρὴ μέχρι ϖλείστου τὸν χόνδρον, ὡς γενέσθαι
τακερὸν, εἶτα τορυνήσαντας, ὡς ὁμοιωθῆναι ϖτισάνης χυλῷ διη-
15 θημένῳ, τηνικαῦτα διδόναι ῥοφεῖν. Ἡ ἄρτυσις ἡ αὐτὴ γινέσθω
16 τῷ ϖλυτῷ χόνδρῳ. Πτισάνη δὲ ϖροσηκόντως σκευασθήσεται,
ὅταν ἐπὶ ϖλεῖστον ἀνοιδήσασα τύχῃ κατὰ τὴν ἕψησιν, εἶτα

Al. fac. I, 9 ; p. 501-3.

tort assez grand aux malades, parce qu'il se caillebote et s'épaissit
13 en peu de temps, attendu qu'il est glutineux. Il faut donc faire
bouillir longtemps l'*alica* sur des charbons, en le mêlant avec une
grande quantité d'eau, et en le remuant avec de l'aneth jusqu'à
ce qu'il soit cuit; c'est seulement alors qu'il faut y ajouter du sel;
vous ne gâterez rien, lors même que vous ajoutez l'huile de suite.
14 Quand les pincements vifs à l'estomac, ou le passage de matières bilieuses, nécessitent parfois, pour les gens en santé, l'usage de bouillies, il faut leur donner à manger de l'*alica*, qu'on aura fait bouillir
pendant très-longtemps jusqu'à ce qu'il se prenne en gelée, et qu'on
aura battu ensuite de manière à le rendre semblable à la crême de
15 ptisane passée. Il faut se servir de la même préparation pour l'*alica*
16 *lavé*. La ptisane sera convenablement préparée, si elle se gonfle
considérablement pendant qu'on la fait bouillir, et si ensuite elle

Cas dans lesquels il faut donner l'*alica*.

Du meilleur mode

1. γάρ om. AC.
Ib. χολώδης BV; κολλῶδες G Gal.
2. ϖολλῷ G Gal.
3. ἀνήθῳ om. G Gal.
Ib. ἄχρις G Gal.
Ib. ἀκριβῶς ἑψηθῇ G Gal.
4. κατ' ἀρχήν Gal.
5. ἐπιμίξαις G Gal.
Ib. βλάψει ABV; βλάπτει G Gal.; *incommodi erit* Ras.
6. διά] κατά G Gal. — Ib. χολωδῶν ϖολλῶν G Gal. — Ib. διέξοδον ἤ τι τοιοῦτο Gal.; διέξ. ἤ τι τοιοῦτοι G.
7. ἑψῶντες C 1ª m.; ἕψονται G.
Ib. χρή om. G Gal.
Ib. ἄχρι G Gal.
8. τορυν., εἶτα ταράξαντας G Gal.; κεραννύσαντας C 2ª m.; *percolatam* Ras.
9. ῥοφήν G Gal. — Ib. Ἡ δέ G Gal.
10. τῷ ϖλυτῷ γίνεται G Gal.; *lotae est* Ras. — Ib. Après χόνδρῳ, en titre Περὶ ϖτισάνης Codd.
11. ἐπὶ ϖλεῖον C; ἐπίπλεκτον ABV.

μετὰ ταῦτα διὰ μαλακοῦ πυρὸς ἄχρι πολλοῦ χυλωθῇ. Μίγνυται 17
δὲ αὐτῇ κατὰ ἐκεῖνον τὸν καιρὸν ὄξος, ὅταν ἀνοιδήσῃ τελέως.
Ἑφθῆς δὲ ἀκριβῶς γενομένης, ἐπεμβάλλειν χρὴ τοὺς ἅλας λε- 18
πτοὺς οὐ πολὺ πρὸ τῆς ἐδωδῆς· ἔλαιον δὲ καὶ εἰ καταρχὰς
εὐθέως ἐμβάλλοις, οὐ βλάψεις τὴν ἕψησιν· οὐ μὴν ἄλλο τι χρὴ
μιγνύειν, ὅτι μὴ πράσου βραχὺ καὶ ἀνήθου, καὶ ταῦτα εὐθὺς
ἐν ἀρχῇ. Δεῖ δὲ προβρέξαντας ἐν ὕδατι τὴν ὠμὴν πτισάνην 19
ἐπὶ ὀλίγον, εἶτα ἐμβαλόντας θυίᾳ τρίβειν διὰ τῶν χειρῶν ἐχουσῶν ἐν ἑαυταῖς τι τραχὺ, καθάπερ ὁ σπάρτος ἐστὶν, ἐξ οὗ πλέ-
κουσιν ὑποδήματα τοῖς ὑποζυγίοις. Ὅρος δὲ ἔστω τῆς τρίψεως 20
ἀποῤῥύψαι τὸ προσκείμενον λέμμα· κἂν δὲ μὴ πᾶν ἀποπέσῃ
τὸ ἀχυρῶδες, ἡ ἑψηθεῖσα πτισάνη ῥυπτικωτέρα μὲν γίνεται,

de préparation de la *ptisane*.

se prend en gelée par l'action prolongée d'un feu doux. On y mêle 17
du vinaigre au moment où elle a atteint son plus haut degré de
gonflement. Quand elle est complétement cuite, il faut y ajouter 18
du sel fin peu de temps avant de la manger; l'huile, au contraire,
peut y être ajoutée de suite, sans que par là on nuise à la cuisson;
mais il ne faut pas y ajouter autre chose, si ce n'est un peu de
poireau et d'aneth; ces substances doivent y être mises aussi dès le
commencement. On doit d'abord faire macérer l'orge crue dans de 19
l'eau pendant un court espace de temps, ensuite on la jette dans un
mortier et on la frotte avec les mains pourvues de quelque chose de
raboteux comme le spart, qui sert à tisser des chaussures pour les
bêtes de somme. On cessera de frotter dès qu'on aura détaché la 20
pellicule de l'orge; si toutes les pellicules n'ont pas été enlevées,
la *ptisane* acquiert par la coction des propriétés plus ou moins déter-

1. πολλά G.
2. ὄξος om. BV.
Ib. οἰδήσῃ G *Syn.*
3. γινομένης ABCV *Syn.*
4. εἰ καί Gal.; εἰ G.
5. ἐμβάλεις A. — Ib. τί γε Gal.
6. πράσον.... ἄνηθον A.
Ib. βραχύ τι G. — Ib. εὐθέως G.
7. προδιαβρέξ. G Gal.
Ib. ἐν om. G Gal.
8. εἶτα ἐπεμβαλόντας C; ὑπεμβαλόντας G.
9. αὐταῖς Gal.; αὐταῖς GV.
Ib. σπάρτος ὀνομαζόμενος Gal.; σπάρτης ὀνομαζ. G.
11. προκείμενον CV Ras.; περικείμενον Gal.; παρακείμενον G.
Ib. κἄν] ἐάν G Gal.

21 βλάβην δὲ οὐδεμίαν ἑτέραν προστρίβεται. Χειρίστη δὲ σκευασία
πτισάνης ἐστὶν, ὅταν οἱ μάγειροι τρίψαντες αὐτὴν ὠμὴν ἐν
θυίᾳ μετὰ ὕδατος, εἶτα ἑψήσαντες ἐπὶ ὀλίγον, ἐμβάλλωσι τὸ
καλούμενον ἕψημά τε καὶ σίραιον· ἐνίοτε δὲ καὶ μέλι καὶ κύμινον ἅμα τούτοις ἐπεμβάλλουσι, κυκεῶνα μᾶλλον ἢ πτισάνην
22 παρασκευάζοντες. Ἔδεσμα γίνεται κάλλιστον ὃ καλοῦσι φακο-
πτισάνην, οὐκ ἴσῳ τῷ μέτρῳ μιγνύντες, ἀλλὰ ἔλαττον τῆς πτισάνης, ὡς ἂν χυλουμένης τε καὶ εἰς ὄγκον αἰρομένης μέγαν·
23 οἱ φακοὶ γὰρ ἑψόμενοι βραχὺ προσανοιδίσκουσιν. Ἥ γε μὴν
ἄρτυσις ἡ αὐτὴ καὶ τούτῳ τῷ ἐδέσματι τῇ κατὰ τὴν πτισάνην

Al. fac. I, 18; p. 526-28.

21 sives, mais elle n'acquiert aucune autre qualité nuisible. La manière
la plus mauvaise de préparer la ptisane est la suivante : les cuisiniers triturent l'orge crue dans un mortier avec de l'eau, et, après
l'avoir fait bouillir pendant quelque temps, ils y ajoutent ensuite la
boisson appelée *hepsema* ou *siraeum* (c'est-à-dire vin nouveau cuit);
quelquefois aussi ils y mêlent en même temps du miel et du cumin;
22 de cette façon ils font plutôt un *cyceon* que de la *ptisane*. Le mets appelé *phacoptisane* est un excellent aliment, si on mêle les lentilles
et l'orge mondée, non à parties égales, mais en mettant moins
d'orge mondée [que de lentilles], parce que l'orge se convertit
en gelée et se gonfle considérablement, tandis que les lentilles
23 se gonflent peu quand on les fait bouillir. L'assaisonnement est le
même pour ce mets que pour la ptisane, à cette exception près

De la manière la plus mauvaise de préparer la ptisane.

Excellence et mode de préparation de la *phacoptisane*.

1. προστρίβονται A 1ª m.; λαμβάνει Gal.; λαμβάνειν G.
Ib. δέ om. C.
2. ἐστίν om. ABC 1ª m.
3. ὀλίγῳ G. — Ib. ἐμβαλοῦσιν A; ἐμβάλλουσιν B text. CV.
4. καλούμενον om. Ras.
Ib. ἕψημά] *defrutum* Ras.
Ib. ἔνιοι G Gal.
5. ἐπεμβάλλοντες ABV; ἐπιβάλλουσιν G. — Ib. κυκεῶνά τινα Gal.; καὶ κυκεῶνα G.
6. παρασκευάζουσιν BV; *parare videantur* Ras. — Ib. Après παρασκ., en titre Περὶ φακοπτισάνης Codd. — Ib. καλοῦσιν οἱ παρ' ἡμῖν ἄνθρωποι G Gal.
7. ἴσον Gal.
7-8. ἔλαττον ἐμβαλόντες τῆς πτ. Gal.; πλείονος πτ. ἐμβαλλομένης *Syn.*
8. ὄγκον om. C 1ª m.
Ib. αἰρουμένης AC.
Ib. μέγα G; *majorem* Ras.
9. γάρ] δέ G Gal., Ras.
Ib. ἑψημένοι Gal.
Ib. βραχύ τι Gal.; *perexiguum* Ras.
10. ἄρτυσις αὐτῇ AC; ἀρτ. αὐτή BV; *hujus confectio* Ras.
Ib. τῇ] τῷ AC; τῶν BV.

ἐσΊι, ϖλὴν ὅτι θύμβρας ἢ γληχοῦς ἐπεμβαλλομένης ἡδίων τε
ἅμα καὶ εὐπεπΊοτέρα γίνεται, τῆς ϖΊισάνης οὐ χαιρούσης τούτοις, ἀλλὰ ἀρκουμένης ἀνήθῳ καὶ ϖράσῳ μόνῳ. Μοχθηροτάτη 24
δέ ἐσΊι σκευασία φακῆς ἡ διὰ τοῦ σιραίου τοῖς ϖολλοῖς ὑπὸ
τῶν μαγείρων σκευαζομένη. Κρέας δὲ χοίρειον εἰ βούλει συνέ- 25
ψειν, τῇ μὲν ϖΊισάνῃ ϖρόσφατον, καὶ μάλισΊα τοὺς ϖόδας,
τῇ δὲ φακῇ ταριχηρὸν ἁρμόττον εὑρήσεις, ὥσπερ γε τὸ μεταξὺ τούτων, ὃ νεαλὲς ὀνομάζουσι, τῇ φακοπΊισάνῃ χρήσιμον
Al. fac. I, 1; p. 477-78.
εἰς ἡδονήν τε καὶ ϖέψιν. Καλὸν ἔδεσμα καὶ τευτλοφακῆ, καὶ 26
ϖολλὰ δὲ ἐμβάλλειν τεῦτλα καὶ βραχὺ ϖλέον ἁλῶν ἢ γάρου

que, si on y ajoute de la thymbre ou du pouliot, il devient plus
agréable et en même temps plus facile à digérer, tandis que la
ptisane ne se prête pas à cet assaisonnement, mais n'admet que
Mauvaise manière de préparer les lentilles. Quelles viandes vont bien avec l'orge, les lentilles et la *phacoptisane*.
l'aneth et le poireau. La plus mauvaise manière de préparer les len- 24
tilles, c'est de les faire bouillir avec du vin nouveau cuit, comme
le font les cuisiniers pour les gens du peuple. Si on veut faire bouillir 25
du porc avec ces mets, on constatera que la viande fraîche et surtout les pieds vont bien avec l'orge mondée, et le porc salé avec
les lentilles; de même, la viande qui tient le milieu entre ces deux
espèces, c'est-à-dire la viande récemment salée, va bien avec la
phacoptisane, tant sous le rapport du goût que sous celui de la
De la bouillie de lentilles et de bette.
facilité de la digestion. C'est aussi un bon aliment que la bouillie 26
de lentilles et de bette; il faut y mettre beaucoup de bette et une
quantité un peu considérable de sel ou de *garon* doux; car, ainsi

1. *γλήχωνος* C 2ᵃ m. Gal.; *γλήχωνας* G. — Ib. *ἐπεμβαλλόμενοι* G. — Ib. *ἡδεῖα* Gal.; *ἥδεον* G.

2. *εὐπεπΊότερον* G. — Ib. *τῆς* om. C. — Ib. *ϖΊισάνη* ABV.

2-3. *χρεούσης τοῦτο* G.

3. *μόνῳ* om. G.

4. *ϖολλοῖς*] *ϖλουσίοις* G Gal.

4-5. *ὑπὸ τῶν μαγ. ϖαρασκευαζ.* G; *ϖ. ὑ. τ. μ.* Gal.

6. *ϖΊισ. τὸ ϖρόσφ.* G Gal. Ib. *καὶ.... ϖόδας* om. Gal.

7. *δέ* om. ABCV. — Ib. *φακῇ τὸ ταριχ.* G Gal. — Ib. *ταριχινόν* G. — Ib. *γε* om. A 1ᵃ m. G. — Ib. *τόν* A; om. C.

8. *ὀνομάζουσι*] *sit* Ras.

8-9. *χρήσιμον.... ϖέψιν* om. Ras.

9. *ἡδονήν*] *ὀδύνην* ABC 1ᵃ m. V. Ib. *ϖέψιν ἐσΊίν* Gal. — Ib. Après *ϖέψιν* en titre *Περὶ τευτλοφακῆς* Codd.

10. *ϖολλὰ δεσμὰ βάλλειν* ACV; *ϖολλαδεσμα βάλλειν* B. — Ib. *τεύτλων* C 2ᵃ m.; *σεῦτλα* G. — Ib. *καὶ..... ἁλῶν*] *δεύτερον δὲ κατὰ τὴν ἄρτυσιν ἢ ἁλῶν βραχὺ ϖλειόνων* G Gal.

27 γλυκέος· ὑπακτικώτερον γὰρ οὕτως. Κολοκύνθη δὲ εἰκότως ὀρι- *Al. fac.* II, 3; p. 563-64.
γάνῳ χαίρει διὰ τὴν ὑδατώδη ποιότητα σύμφυτον ὑπάρχουσαν
αὐτῇ· πάντα γὰρ ὅσα τοιαῦτα δριμέσιν, ἢ ὀξέσιν, ἢ αὐστηροῖς,
ἢ ἁλυκοῖς ἀναμίγνυσθαι δεῖται χυμοῖς, εἰ μέλλει μήτε ἀηδῆ
ληφθήσεσθαι, μήτε ναυτιώδεις ἐργάσεσθαι τοὺς λαμβάνοντας.
28 Ἥδιστον δέ ἐστιν ἔδεσμα κολοκύνθη μετὰ ταρίχους ἐν λοπάδι *Ib.* p. 563.
σκευασθεῖσα, μάλιστα εἰ τὸ τάριχος εἴη τῶν Ποντικῶν τῶν κα-
29 λουμένων μύλλων. Τὰς γογγυλίδας, ἃς καὶ βουνιάδας καλοῦσιν, *Ib.* 62; p. 648-649.
30 ἐπὶ πλέον ἕψειν χρή· κάλλισται δέ εἰσιν αἱ δὶς ἑψηθεῖσαι. Καὶ *Ib.* 63; p. 649-650.
ἡ τοῦ ἄρου δὲ ῥίζα παραπλησίως ἐσθίεται τῇ τῆς γογγυλίδος.
31 Ἐν χώραις δέ τισι φύεται δριμυτέρα· κατὰ δὲ Κυρήνην ἔμπαλιν

27 préparé, ce mets relâche mieux le ventre. La courge aime naturel- *Mode de préparation de la courge seule,*
lement à être assaisonnée avec de l'origan, à cause des propriétés
aqueuses dont elle est douée par nature; car toutes les substances
semblables ont besoin d'être mélangées à des ingrédients d'un
goût âcre, acide, âpre ou salé, si on veut qu'elles ne soient pas
désagréables à prendre et qu'elles ne causent pas du dégoût à ceux
28 qui les mangent. C'est un mets très-appétissant que la courge pré- *– de la courge avec le poisson salé,*
parée dans le plat avec du poisson salé, surtout si ce poisson est
29 une des salaisons du Pont qu'on appelle *ombrines*. Il faut faire *– des navets,*
bouillir fortement les navets; ceux qu'on a fait bouillir deux fois sont
30 les meilleurs. On mange aussi la racine de gouet de la même ma- *– de la racine de gouet,*
31 nière que le navet. Dans certains pays, cette racine est plus âcre

1. *ὑπακτικώτερος* ABCV.
Ib. *οὗτος* ABCV.
3. *σὺτήν* G.
4. *ἢ ἁλυκοῖς* om. C.
Ib. *μέλλοι* BCV, Aët.
Ib. *ἀηδῆ* ex em.; *ἀηδής* ABC 2ª m.; *αὐδής* C; *ἀηδῶς* Gal., Aët.
Ib. *ἐργάσεσθαι* ex em.; *ἐργάσασθαι* Aët.; *ἐργάζεσθαι* ABCVG Gal.
Ib. Après *λαμβάνοντας* en titre *Περὶ κολοκύνθης καὶ πῶς δεῖ καὶ μετὰ τίνος ταύτην ἕψειν*; Codd.
6. *δέ* om. GV.
Ib. *ταρίχου* Gal.; *ταρίχων* G.
Ib. *λεπάδι* A; *πατέλῃ* *Syn.*
7. *μάλιστα* om. Ras. — Ib. *εἴ γε* G.
Ib. *τὸ τάριχον* Gal.; *ὁ τάριχος* G.
7-8. *Ποντικ. ἐκείνων ἃ καλοῦσι* G Gal.
8. *μυάλων* BV; *μύλους* G; *μῆλα* Gal.; *mylla* Ras. — Ib. Après *μύλλων*, en titre *Περὶ γογγυλίδων* Codd.
9. *δὶς ἢ τρίς* A 2ª m. C, Ras.
Ib. Après *ἑψηθεῖσαι* en titre *Περὶ ἄρου ῥίζης* Codd.
11. *δριμυτέρα πως* Gal.

ἔχεται τῷ φυτῷ τούτῳ πρὸς τὴν παρὰ ἡμῖν χώραν· ἥκιστα γὰρ
ἐστι φαρμακῶδες καὶ δριμὺ τὸ ἄρον ἐν ἐκείνοις τοῖς τόποις, ὡς
Al. fac. II, 64; p. 651. καὶ τῶν γογγυλίδων εἶναι χρησιμώτερον. Καὶ τὴν τοῦ δρακον- 32
Ib. 65; p. 652. τίου δὲ ῥίζαν ἕψοντες δίς που καὶ τρὶς οὕτως ἐσθίειν δίδομεν, τὴν
Ib. 4; p. 631. δὲ τοῦ ἀσφοδέλου σκευάζοντες ὡς τοὺς θέρμους. Ἐπειδὰν 33
δὲ τὰ τοιαῦτα δὶς ἕψωμεν, ὅταν δοκῇ μετρίως ἔχειν ἑψήσεως,
τὸ πρότερον ὕδωρ ἀποχέοντας ἐμβάλλειν προσήκει εὐθέως ἑτέρῳ
θερμῷ, κἄπειτα πάλιν ἐν ἐκείνῳ καθέψειν, ὡς τακερὰν γενέσθαι·
Ib. p. 632. χρὴ γὰρ μήτε ἀέρος, μήτε ὕδατος ψυχροῦ ψαύειν τὸ δὶς ἑψόμενον·
οὐκέτι γὰρ ἀκριβῶς γίνεται τακερὸν, οὐδ᾽ ἂν ἐπὶ πλεῖστον ἕψῃς.

— de serpentaire et d'asphodèle. Manière de faire cuire deux fois les mets.

[que dans d'autres]; à Cyrène et dans mon pays, cette plante se comporte d'une manière opposée, car, à Cyrène, le gouet est très-peu
âcre et n'a presque pas le goût de drogues, de sorte qu'il est même
préférable aux navets. On donne également à manger la racine de 32
serpentaire en la faisant bouillir deux ou trois fois, et la racine d'asphodèle, en la préparant comme les lupins. Quand nous faisons 33
bouillir deux fois de semblables substances, il convient, lorsqu'elles semblent avoir atteint un degré modéré de cuisson, de jeter la première eau et de les transvaser immédiatement dans de l'eau chaude; il faut ensuite les faire bouillir fortement une seconde fois dans cette dernière eau, de façon à ce qu'elles forment une gelée; car la substance qu'on fait bouillir deux fois ne doit toucher ni à l'air ni à l'eau froide, parce que, dans ce cas, elle ne forme plus une gelée parfaite, lors même qu'on la ferait bouillir pendant très-

1. ἔχει τὸ φυτὸν πρὸς Gal.; *haec planta oritur* Ras.

2. ἔχει φαρμακῶδές τι Gal.

4. οὕτως] ὡς ἀποθέσθαι τὸ φαρμακῶδες Gal.; om. Ras.

Ib. δίδομεν ἐνίοτε Gal.

5. Après δίδομεν en titre Περὶ ἀσφοδέλου Codd. — Ib. σκευάζονται C 2ª m.; *apparatur* Ras.

6. δέ] *nam* Ras.

Ib. ἤδη μετρίως ἑψῆσθαι δοκῇ Gal.

7. ἐμβάλλειν προσήκει ex em.; ἐμβάλλειν προσήκειν A; ἐμβάλλειν προσῆκεν BCV; ἐμβάλλομεν Gal.; *conjicimus* Ras.

8. θερμῷ ἡτοιμασμένῳ Aët.

Ib. ἐν om. Gal.

Ib. καθεψῶμεν Aët.; καθεψήσομεν Gal.; *coquimus* Ras.

Ib. γίνεσθαι Aët.

9. οὔτε.... οὔτε Gal., Aët.

Ib. τὸ διεψόμενον Aët.; τόδε ἑψόμενον Gal.

10. πλέον Aët.

Al. fac. III, 3; p. 669.

34 Τοὺς κοχλίας χρὴ δεύτερον ἑψήσαντας, εἶτα ἀρτύσαντας οὕτω τὸ
τρίτον ἕψειν, ἄχρι ἂν τακεροὶ γένωνται· τρόφιμοι γὰρ οὕτω γε-
νήσονται· πρὸς ὑπαγωγὴν δὲ γασ7ρὸς εὐθὺς ἐξ ἀρχῆς ἀρτύσαντας ἐλαίῳ καὶ γάρῳ καὶ οἴνῳ βραχεῖ τῷ γενομένῳ ζωμῷ χρῆσθαι.
35 Πρὸς ταριχείαν δὲ ἐπιτήδεια σώματά ἐσ7ιν ὅσα σκληράς τε ἅμα
καὶ περιτ7ωματικὰς ἔχει τὰς σάρκας· τὰ γὰρ ἤτοι πάνυ μαλακὴν, ἢ πάνυ ξηρὰν καὶ ἀπέριτ7ον ἔχοντα τὴν ἕξιν τοῦ σώματος
36 οὐκ ἐπιτήδεια ταριχεύεσθαι. Τὰ γοῦν ξηρὰ σώματα διαπατ7όμενα
τοῖς ἅλσιν ἄϐρωτα γίνεται σκελετευόμενα, καθάπερ λαγωός· αἱ
δὲ τῶν ἀκμαζόντων τε καὶ πιόνων ὑῶν σάρκες ἐπιτήδειοι ταρι-

Ib. 41; p. 745-747.

Mode de préparation des escargots.

34 longtemps. Quand on a fait bouillir deux fois les escargots et qu'on
les a assaisonnés, il faut les faire bouillir une troisième fois jusqu'à ce qu'ils soient devenus gélatineux, car, de cette façon, ils de-
viendront nourrissants; mais, pour relâcher le ventre, on se sert du
bouillon obtenu en les assaisonnant immédiatement avec de l'huile,
35 du garon et un peu de vin. Les substances propres à être salées
sont celles dont la chair est à la fois dure et imprégnée d'humeurs
excrémentitielles; car celles dont la structure solide est ou extrêmement molle ou extrêmement sèche et dépourvue d'humeurs
36 excrémentitielles ne se prêtent pas à cette opération. Si donc on
saupoudre de sel des animaux secs, ils cessent d'être mangeables
parce qu'ils se racornissent : tel est par exemple le lièvre; mais la
chair des cochons gras et d'un âge moyen est propre à être salée,

Quels animaux sont propres à être salés;

1. Avant Τούς, en titre Περὶ ἑψήσεως κοχλιῶν Codd.

Ib. τό] τε ACV; δέ B.

2. ἄχρι (μέχρι Aët.) τοῦ κατατάκερον (τακερόν Aët.) ἀκριϐῶς γενέσθαι Gal., Aët.

2-3. τρόφιμοι....γενήσονται] σκευασθεῖσα γὰρ οὕτως ἐφέξει μὲν τὴν γασ7έρα, τροφὴν δὲ ἱκανὴν παρέξει τῷ σώματι Gal.; καὶ δώσεις ῥευματιζομένῳ τινὶ τὴν κοιλίαν· ἐφέξει γασ7έρα Aët.

3. εὐθὺς ἐξ ἀρχῆς om. Gal., Aët.

3-4. ἀρτ. οὕτως τε τρίτον ἑψεῖν ἐλαίῳ B. — 4. ἀνήθῳ, ἐλαίῳ Aët.

Ib. καὶ οἴνῳ om. Aët.

Ib. βραχεῖ om. Gal., Aët.

5. Après χρῆσθαι, en titre Ποῖα σώματα τῶν ζῴων πρὸς ταριχείαν ἐσ7ὶν (εἰσὶν BCV) ἐπιτήδεια; Codd.

Ib. σώματα ζῴων Gal., Aët.

Ib. σκληρά ABCV.

6. γάρ] δέ Gal., Aët., Ras.

7. σκληρὰν ἢ ξηράν Aët.

8. γοῦν] etenim Ras.

Ib. ξηρὰ Φύσει Gal.

9. ταῖς B.

χεύεσθαι, τὴν ἀτοπίαν ἑκατέραν ἐκπεφευγυῖαι, ξηρότητα μὲν
τῶν γεγηρακότων, ἄμετρον δὲ ὑγρότητα τῶν νέων χοίρων· ὡς
γὰρ τὰ ξηρὰ σώματα βύρσαις ὅμοια γίνεται ταριχευθέντα, τὸν
ἐναντίον τρόπον ὅσα λίαν ὑγρὰ διαῤῥεῖ καὶ τήκεται τοῖς ἁλσὶν
ὁμιλοῦντα. Διὰ ταῦτα οὖν οὐδὲ τῶν ἰχθύων ὅσοι μαλακόσαρκοί 37
τέ εἰσι καὶ ἀπέριττοι, καθάπερ οἱ πετραῖοι καλούμενοι καὶ τῶν
ὀνίσκων οἱ ἐκ καθαρᾶς θαλάσσης, εἰς ταριχείαν εἰσὶν ἐπιτή-
δειοι· κορακῖνοι δὲ καὶ μύλλοι καὶ πηλαμύδες, ἔτι τε σάρδαι
καὶ σαρδῖναι καὶ τὰ Σεξιτανὰ καλούμενα πρὸς ταριχείαν ἐπιτήδεια. Καὶ τὰ κητώδη δὲ τῶν θαλαττίων ζώων ταριχευόμενα 38
βελτίω γίνεται, περιττωματικὴν ἔχοντα καὶ αὐτὰ τὴν σάρκα·

parce qu'elle est à l'abri de ces deux inconvénients : à savoir, la
sécheresse des individus âgés et l'humidité exagérée des jeunes
porcs ; car, tandis que les substances sèches deviennent semblables
à du cuir quand elles sont salées, les substances démesurément humides, au contraire, deviennent diffluentes et se fondent quand elles
sont en contact avec le sel. Pour cette raison donc, tous les poissons 37
qui ont la chair molle et dépourvue d'humeur excrémentitielle ne
se prêtent pas non plus à cette opération ; tels sont, par exemple, ceux
qu'on appelle poissons de roche et les motelles de la haute mer ; mais
les bolty, les ombrines et les petits thons peuvent être salés, ainsi
que les thons de l'Océan, les sardines et les poissons appelés *Sexitanes*. De même les animaux marins de grandeur démesurée s'amé- 38
liorent par la salaison, parce que leur chair est imprégnée d'humeurs excrémentitielles, tandis que les rougets ne sont pas propres

2. ὑγρότ. δὲ ἄμ. Gal.
Ib. ὥσπερ Gal., Aët.
3-4. κατὰ τ. ἐναντ. τρόπον Gal.; οὕτως Aët.; *sic contra* Ras.
4. διαῤῥεῖ κατατήκεται Gal.; *colliquentur* Ras.
5. τοῦτο BCV Gal.
6. τέ om. Gal.
7. θαλάττης Gal.
8. μύλοι Gal.; *mulli* Ras.; de même p. 267, l. 8. — Ib. σαρδῆναι Gal., Ras.
9. Σεξιτανά ex em.; Σεξίτανα C 2ª m.; Σαρξίτανα AB; Ῥαξίτανα V; Ξαρσίτανα C 1ª m.; Σαξάτινα Gal., Ras.; de même, p. 267, l. 9-10; seulement V a Σαρξίτανα.
Ib. καλούμενα καὶ τάριχη Gal.
Ib. ταριχ. εἰσὶν Gal., Ras.
10. δέ] καί C.
11. γίνονται Gal. — Ib. ταῦτα Gal.

μοχθηραὶ δὲ αἱ τρίγλαι πρὸς ταριχείαν εἰσὶ διὰ τὸ ξηρὰν καὶ
39 ἀπέριττον ἔχειν τὴν σάρκα. Πρόδηλον δὲ ἐκ τούτων, ὡς ὅσα μὲν σκληρὰ καὶ νευρώδη καὶ οἱονεὶ δερματώδη γίνεται ταριχευθέντα δύσπεπτα πάντα ἐστίν· τὰ δὲ ἐναντίως διατιθέμενα λεπτομερῆ μὲν αὐτὰ γίνεται, λεπτύνει δὲ ἐσθιόμενα τοὺς παχεῖς καὶ
40 κολλώδεις χυμούς. Ἄριστα δέ ἐστι τῶν εἰς ἐμὴν πεῖραν ἐλθόντων τά τε Γαδειρικὰ ταρίχη, σάρδας δὲ αὐτὰς καλοῦσιν οἱ νῦν, οἵ τε ἐκ τοῦ Πόντου κομιζόμενοι μύλλοι· δευτέραν δὲ ἐπὶ αὐτοῖς ἔχουσι τάξιν οἵ τε κορακῖνοι καὶ ἡ πηλαμὺς καὶ τὰ Σεξιτανὰ καλούμενα.
41 Ἐγκέφαλος πᾶς ἀμείνων γίνεται τὰ πάντα
42 μετὰ τῶν τεμνόντων καὶ θερμαινόντων σκευασθείς. Τὸν λευκὸν

Al. fac. III, 8; p. 677.
Ib. 30; p. 725.

à être salés, attendu qu'ils ont la chair sèche et dépourvue d'hu-
39 meurs excrémentitielles. Il ressort évidemment de ce que nous venons de dire que toutes les substances dures, nerveuses et, pour ainsi dire, coriaces, deviennent difficiles à digérer quand elles sont salées, tandis que celles qui ont la disposition contraire prennent elles-mêmes des particules ténues et atténuent les humeurs épaisses
40 et glutineuses. Les meilleures salaisons, d'après mon expérience personnelle, sont celles de Cadix, qu'on appelle actuellement *sardes*, et les ombrines qu'on apporte du Pont; les bolty, le petit thon et les salaisons appelées *Sexitanes* occupent après elles le second rang.
41 Toute cervelle s'améliore sous tous les rapports quand on la pré-
42 pare avec des ingrédients incisifs et réchauffants. Il faut préparer

- en général ce sont les animaux qui ont les chairs molles et humides.

Énumération des meilleures salaisons.

Mode de préparation de la cervelle,

1. αἱ om. C Gal. — Ib. εἰσί om. C.
2. ὡς om. Gal.
3. δερμ. τε (τε om. Aët.) καὶ βυρσώδη Gal., Aët.; *fere coria* Ras.
4. *concoctu difficillima* Ras.
Ib. πάντα] πάνυ Gal.
Ib. εἶναι Gal.; om. Aët.
5. γίνεσθαι ABC 1ª m. V; γίνονται Gal. — Ib. λεπτύνειν ABCV.
6. κωλώδεις C; χολλωδεῖς B.
Ib. χυμοὺς οὐ δύναται C 2ª m.
Ib. τῶν] *omnium* Ras.
Ib. μήν C; μέν 2ª m.
7. Γαδειρικά] Σαρδικά Gal.
Ib. δὲ αὐτάς] διωτάς A.
8-9. αὐτῶν B text.
9. αἱ πηλαμίδες Gal., Ras.
10. Après καλούμενα, en titre Περὶ ἐγκεφάλου ἑψήσεως Codd.
Ib. πᾶς om. Gal.
Ib. ἀμείνων ἐμεῖν Gal.; βελτίων ἑαυτοῦ Aët. Voy. II, 35; p. 100, l. 9.
11. Après σκευασθείς, en titre Περὶ σκευῆς τοῦ καλουμένου λευκοῦ ζωμοῦ Codd. — Ib. et 268, 1. λευκὸν ζωμὸν καὶ ἁπλοῦν ζωμόν ABCV.

καὶ ἁπλοῦν ζωμὸν σκευάζειν ἐξ ὕδατος μόνου καὶ ἐλαίου καὶ
ἀνήθου καὶ πράσου βραχέος, ἁλῶν συμμέτρων ἐπεμβαλλομένων
Al. fac. III, 32; p. 731-33. μετὰ τὴν ἕψησιν τὴν αὐτάρκη. Τὸ ἀφέψημα τῶν πλείστων ἢ 43
καὶ πάντων, ἐπὶ ὅσον ἂν ἕψῃς χρόνον, ἁλυκώτερον ἀεὶ γίνε-
ται, ὕστερον δὲ καὶ πικρόν· τὸ μέντοι στερεὸν τὸ κατὰ τὸ
ὕδωρ ἑψηθὲν, ἀποτιθέμενον ἐν ἐκείνῳ τὰς ἐξ ἀρχῆς ὑπαρχούσας
αὐτῷ ποιότητας, ἐν τῷ χρόνῳ τὸ καλούμενον ἄποιόν τε καὶ
ὑδατῶδες γίνεται, μήτε ἁλυκότητος ἔχον τι, μήτε πικρότητος
ἢ στύψεως. Τὰ γοῦν πικρὰ, εἰ δεύτερον ἢ τρίτον ἑψῆσαι βου- 44
ληθείης, τελέως ἀποθήσεται τὴν πικρότητα κατὰ τὸ ὕδωρ, καὶ
ἔσται τῶν ἀποίων· ὁμοίως κατὰ τόνδε τὸν τρόπον καὶ τὰ δρι-

– de la sauce blanche.

Influence d'une ébullition plus ou moins prolongée sur les qualités du bouillon et de la viande.

la sauce blanche simple avec de l'eau seule, de l'huile, de l'aneth
et un peu de poireau, en y ajoutant, après qu'elle a suffisamment
bouilli, une quantité modérée de sel. Le bouillon de la plupart des 43
substances, ou même de toutes, se sale toujours d'autant plus qu'on
le fait bouillir plus longtemps; plus tard il devient même amer, mais
la substance solide qu'on fait bouillir dans l'eau y dépose les qualités
qu'elle avait auparavant et acquiert à la longue la saveur qu'on appelle sans qualité et aqueuse, sans contracter aucun goût salé, amer
ou astringent. Si donc on s'avise de faire bouillir deux ou trois fois 44
les substances amères, elles perdront entièrement dans l'eau leur
amertume et appartiendront aux substances sans qualité; de même
les substances âcres perdront leur âcreté, si on les fait bouillir de

1. *μόνου*] *δαψιλοῦς* Gal.
2. *τε καὶ πρ.* Gal.
Ib. *συμμέτρων*] *τοσούτων, ὡς μηδέπω φαίνεσθαι τὸν ὅλον ζωμὸν ἁλμυρόν* Gal. — Ib. *ἐπιβαλλομένων* Gal.
3. *μετὰ..... αὐτάρκη*] *ἡμιέφθους ποιήσαντας* Gal. — Ib. Après *αὐτάρκη*, en titre Περὶ τῶν ἑψομένων BCMV; Π. ἑψ. A. — Ib. *ἢ*] *εἰ δὲ βούλει* Gal.
4. *ἂν* om. C. — Ib. *ἕψηται* Gal.
5. *δέ ποτε* Gal.
Ib. *πικρὸν, ὡς αὐτοὶ* (Πραξαγόρας *καὶ* Φιλότιμος) *βούλονται* Gal.
Ib. *στερεὸν σῶμα* V Gal.
7. *αὐτῷ* Gal.
Ib. *καλούμενον* om. Ras.
8-9. *πικρότητα ἢ στύψεως* C 1ª m.; *πικρότητος ἢ δριμύτητος ἢ στ.* Gal.
9. *εἰ τρίτον ἢ τέταρτον* Gal.
9-10. *βουληθῇς* V.
10. *τελείως* A.
10-11. *καὶ.....ἀποίων*] *ὡς γευομένοις ὑδατώδη τε καὶ ἄποια φαίνεσθαι* Gal.; *eruntque similia iis quae expertia qualitatum dicuntur* Ras.
11. *ἔσται τῶν* ex em.; *ἔσται τῷ τῶν* ABCV. — Ib. *τόνδε τόν*] *τὸν αὐτόν* Gal., Ras.

μέα ἑψηθέντα ἀποθήσεται τὴν δριμύτητα· καὶ ἐπὶ τῶν στυφόντων ὁ αὐτὸς λόγος ἁρμόττει. Τὸ δὲ ὕδωρ ἑψόμενον ἐπὶ πλείονα χρόνον αὐτὸ κατὰ ἑαυτὸ ἁλυκώτερον ἑαυτοῦ γίνεται.

β'. Περὶ σκευασίας ἐδεσμάτων, ἐκ τῶν Ῥούφου· κεῖται ἐν τῷ Περὶ διαίτης, ἐν τῷ α' λόγῳ, πρὸς τῷ τέλει.

1 Ὅσα μὲν ὀπτῶντες προσφέρομεν ξηραίνει· ὅσα δὲ ἕψοντες
2 ὑγραίνει, κἂν τύχῃ τῇ φύσει ἑτεροῖα ὄντα. Διαφέρει δὲ καὶ
τοῖς μισγομένοις ἡδύσμασιν, οἷον τῷ κοριάννῳ καὶ τῷ ἀνήθῳ
καὶ τῷ κυμίνῳ καὶ τοῖς πράσοις καὶ ὅσα ἄλλα ἔτι κρέασιν ἡδύ-
3 σματα. Χρὴ δὲ ὅτι ἥκιστα τοῖς ἡδύσμασιν ἐπίσημα ποιεῖν· τὰ
172
4 γὰρ οὕτως | ἀρτυθέντα κἂν τῇ γαστρὶ ἐπίσημά ἐστιν. Κάλλιστα

cette manière; la même chose peut se dire également des substances astringentes. L'eau même, quand on la fait bouillir toute seule pendant longtemps, devient plus salée qu'elle ne l'était auparavant.

2. DE LA PRÉPARATION DES ALIMENTS.

(Tiré de Rufus.)

[Ce chapitre se trouve dans le traité *Du régime*, dans le premier livre, vers la fin.]

1 Tous les mets que nous mangeons rôtis dessèchent; tous ceux
que nous mangeons bouillis humectent, même quand par nature
2 ils ne produiraient pas cet effet. Les mets diffèrent aussi sous le rapport des assaisonnements qu'on y mêle, comme le coriandre, l'aneth,
le cumin, les poireaux et tous les autres ingrédients qui servent en-
3 core de condiment à la viande. Les assaisonnements doivent se révéler très-peu au goût; car les mets trop relevés font sentir à l'esto-
4 mac l'excès d'assaisonnement. La meilleure manière d'assaisonner la

Mode de préparation des mets suivant le mode de cuisson, - suivant les assaisonnements.

Du meilleur

1. ἀποθήθεται C; ἀποτίθεται C 2ª m., Gal., Ras.
2-3. πλέον αὐτό Gal.
3. κατὰ ἑαυτό] τὸ κάλλιστον Gal.
Ib. ἁλυκώτερον.... γίνεται] ἁλυκὴν ἐν τῷ χρόνῳ ποιότητα προσλαμβάνει Gal.
Ch. 2. Tit. κεῖται] ἐκ τῆς C.
4. ἑψῶνται B text.
9. Κάκιστα M.

δὲ τὰ ἀπὸ ἀρχῆς μιχθέντα· χείρω δὲ ὅσοις ἐξ ὑστέρου τι ἐπι-
μίσγεται· οὐ γὰρ ἴση ἡ ἕψησις· πρέποι δὲ ἂν τοῖς μὲν ἰσχυ-
ροτέροις· ἐνταῦθα καὶ οἱ ἅλες πλείους εἴς τε ἔκτηξιν τῆς πιμελῆς, καὶ δέχεται τὸ πῖον τοὺς ἅλας· χρῆσθαι δὲ πλείστῳ τῷ
πυρί· τὰ δὲ ἰσχνὰ καὶ τὰ ἄναιμα εἰ θέλοις ὀπτᾶν, μαλακωτέρῳ πυρί. Ὅσα δὲ κρέα αἰγῶν ἢ προβάτων ἕψεις, μετὰ θερι- 5
νὴν τροπήν· τηνικαῦτα γάρ ἐστι δυσοσμότερα, καὶ οἱ κριοὶ καὶ
οἱ τράγοι μᾶλλον· καὶ τὸ ὀπτηθὲν δυσοσμότερον ἂν γένοιτο.
Τούτων δεῖ ἐν τῇ ἑψήσει τὸ ἐπίθεμα ἀφαιρεῖν, καὶ πλείστῳ 6
ὕδατι ἕψειν, καὶ τοῖς ἡδύσμασιν ἀλλοιοῦν, καὶ τὰ ὀστᾶ τῶν
μὲν δυσόσμων διακόπτειν καὶ θλᾶν πάντα· πρῶτοι γὰρ οἱ
μυελοὶ σήπονται, καὶ μὴ σεσηπότες εἰσὶ λιπαρώτατοι καὶ ἥδι-
στοι. Γινώσκειν δὲ ὅσα τε αὐτίκα ἕψειν δεῖ, καὶ ὅσα εἰς ὕστε- 7

Mode d'assaisonnement.

viande est de le faire dès le commencement; celle à laquelle on a
ajouté plus tard quelque chose est moins bonne, car, dans ce cas,
la cuisson est inégale; cette addition conviendra [seulement] aux
viandes fortes; c'est aux mêmes viandes qu'il importe d'ajouter
aussi une grande quantité de sel pour consumer la graisse, car
le gras s'imbibe de sel; [puis] il faut employer un feu très-fort; si,
au contraire, on veut rôtir les viandes maigres ou contenant peu
de sang, on se servira d'un feu plus doux. Les viandes de chèvre 5
ou de brebis qu'on fait bouillir doivent toutes être cuites après le
solstice d'été, car, à cette époque, elles ont une odeur plus mauvaise
que pendant le reste de l'année; cela est bien plus prononcé pour
les béliers et pour les boucs; et même leur chair rôtie aura une odeur
plus ou moins désagréable. Quand on fait cuire ces viandes, on doit 6
ôter le couvercle, les faire bouillir dans une grande masse d'eau et
les transformer par les assaisonnements; tous les os revêtus de
viande ayant une mauvaise odeur doivent aussi être cassés et écrasés; car la moelle est la partie qui se pourrit la première; or, si
elle n'est pas pourrie, elle est très-grasse et très-agréable. Il faut 7
distinguer les viandes qui doivent être bouillies fraîchement tuées

Mode de préparation des viandes de chèvre ou de brebis.

Distinction des viandes qui doivent

1. *ὅσοι* A.
3. *καί* om. B.
4-5. *τῷ πυρί* om. BV.
6. *ἢ*] *καί* A.
6-7. *θερινόν* C.
9. *δεῖ*] *δέ* AC. — Ib. *τό* om. BV.

ρον· κρέα τὰ μὲν τῶν ἀγρίων πάντα εἰς ὕστερον· τὰ δὲ τῶν
173 |ἡμέρων, ὑὸς μὲν καὶ ὄϊος καὶ αἰγὸς αὐτίκα, βοὸς δὲ εἰς ὕστερον·
ὀρνίθων δὲ τὰς μεγάλας καὶ ἑλείας καὶ ἀλεκτρυόνας καὶ φάσσαν καὶ πέρδικα καὶ ταῶνα καὶ ἀτταγῆνα εἰς ὕστερον· τρυγόνα δὲ καὶ περιστερὰν καὶ κίχλαν αὐτίκα· ἰχθῦς δὲ πάντας ἔτι σπαί-
8 ροντας· οὐ γὰρ δέχονται τοὺς ἑωλισμοὺς χρηστῶς. Ὅσα δὲ δεῖ
9 μὲν ἑωλίζειν, ἕψειν δὲ, ταῦτα τὸ ὄξος ποιεῖ ψαθυρώτερα. Τὰς δὲ
174 ἀλεκτορίδας καὶ διώκειν, ἐγχέοντας τοῦ ὄξους· ἀρκεῖ δὲ καὶ | ἡ
δίωξις· καὶ γὰρ εἴ τι τῶν ἀγρίων ἀπὸ θήρας εὐθὺς ἕψοις, οὐδὲν
10 ἂν μέγα μέμψεως· μὴ καὶ ἐπαινέσαις τὰ μέγιστα. Χαλάζας δὲ
τὰς ἐν τοῖς κρέασι γινομένας ὡς ἐν τοῖς ὑσὶν, ἡγοῦ τὰς μὲν

de celles qui doivent l'être après avoir été conservées : d'abord toutes les viandes des animaux sauvages doivent être bouillies après avoir été conservées; parmi les animaux domestiques, le porc, le mouton et la chèvre exigent une cuisson immédiate; mais le bœuf doit être bouilli plus tard; parmi les oiseaux, il faut cuire après quelque temps les grandes espèces, les oiseaux de marais, les coqs, le ramier, la perdrix, le paon et le coq de bruyère; mais la tourterelle, le pigeon et la grive doivent être cuits de suite; tous les poissons doivent être bouillis quand ils palpitent encore, car ils ne sup-
8 portent pas qu'on les conserve. Toutes les viandes qu'il convient de laisser vieillir et de faire bouillir ensuite sont rendues plus cassantes
9 à l'aide du vinaigre. Quant aux poules, il faut les fatiguer en les pourchassant, et de plus verser dessus du vinaigre [quand on les a tuées]; cependant il peut suffire aussi de les pourchasser; car, même si vous faites bouillir immédiatement après la chasse un animal sauvage quelconque, il n'y aura pas de grand motif de blâme; cepen-
10 dant n'approuvez pas outre mesure cette façon d'agir. On doit admettre que les grêlons (*ladrerie*), qu'on trouve dans les chairs, et qui se forment chez les porcs, rendent, s'ils sont en petit nombre, la

être mangées fraîches et de celles qui doivent être conservées.

Influence de la *ladrerie* sur les qualités de la viande de porc.

1. κρέατα μέν AM.
1-2. τὰ δὲ.... ὕστερον om. BV.
7. μετὰ ταῦτα M. marg.
7-8. Τὰς ἀλεκτ. B.
8. τούς B; τάς V. — Ib. ἡ om. C.
9. γὰρ ἡ τῶν ABC 1ª m. V.
11. ἐν τῷ κρέατι ὑείῳ M marg.
Ib. δέ Codd.; ὡς C 2ª m.
Ib. ἡγοῦ ex em. Matth.; ἥγου M marg.; ἥγουν ABCM text. V.

ὀλίγας ἡδίω τὴν σάρκα ποιεῖν, τὰς δὲ πλείους ὑγροτέραν καὶ
ἀηδεστέραν. Πειρᾶσθαι μὲν οὖν μὴ χρῆσθαι τοῖς τοιούτοις· εἰ 11
δέ που δέοι, κηροῦ προσεμβάλλειν βραχύ· ὀπτῶντας δὲ τοὺς
ὀβελοὺς τῷ κηρῷ χρί|ειν. Διαγνώσῃ δὲ, ἔτι ζῶντος τοῦ ἱερείου, 175 12
εἰ ἔνεισι χάλαζαι, παρά τε τὴν γλῶσσαν σκεπτόμενος· διασημαίνει γὰρ ἐνταῦθα, καὶ τοῖς ποσὶ τοῖς ὄπισθεν· οὐ γὰρ δύνανται ἀτρεμεῖν. Ὅσοι δὲ θᾶσσον βούλονται ἕψειν οἱ μὲν νί- 13
τρον ἐμβάλλουσιν, οἱ δὲ ὀπὸν σιλφίου, οἱ δὲ κηρὸν, οἱ δὲ τῆς
κράδης καὶ μᾶλλον τῶν ἐρινεῶν· οὕτω δὲ καὶ τοῖς ὀπτωμένοις
θᾶσσω τὴν ὄπτησιν παρέχουσιν. Ὑποτρίμματα δὲ, τὸ μυττωτὸν, 14
καὶ τὸ ἀπὸ τῆς μίνθης, καὶ τὸ ἀπὸ τοῦ σελίνου, καὶ ὅσα τυρῷ καὶ
ὄξει σκευάζεται, πάντα εἰς πέψιν μά|λιστα, τὸ δὲ μυττωτὸν δια- 176
χωρεῖ τοῖς σκορόδοις. Γηρῶσι δέ ἐστιν εὔθετα κρέα, ἣν ἐξαραχθῇ 15

viande plus agréable, mais que, s'ils sont plus nombreux, ils la
rendent plutôt humide et désagréable. Il faut donc tâcher d'éviter 11
de se servir de viandes pareilles; si on est obligé parfois de les employer, il faut y ajouter un peu de cire, ou, lorsqu'on les fait rôtir,
graisser la broche de cire. On reconnaîtra chez l'animal vivant s'il y a 12
des grêlons, en inspectant le voisinage de la langue; car c'est là que
se révèle la maladie, ainsi qu'aux pieds de derrière, parce qu'ils
sont toujours en mouvement. Ceux qui veulent accélérer la cuisson 13
ajoutent les uns du *natron,* d'autres du suc de *silphium,* d'autres
de la cire, d'autres du suc de figues et surtout celui des figues sauvages; de cette manière on accélère aussi la cuisson des viandes
qu'on fait rôtir. Les sauces comme le *myttoton,* celle à la menthe 14
ou au céleri, et celles qu'on prépare avec du fromage et du vinaigre, ont toutes pour but principal de faciliter la digestion; mais
le *myttoton* relâche à cause de l'ail. Les viandes qui conviennent 15

Manière de reconnaître la ladrerie.

Manière d'accélérer la cuisson.

Des sauces et en particulier du *myttoton.*

Comment

2. εἰ] οἱ A.
3. προσεπιβάλλειν. C.
Ib. ὀπτῶνται C.
5. σκεπτόμενοι C.
6. κἂν C.
9. ἐρινεῶν ex emend.; ἐριναίων Codd.
Ib. οὗτοι BM.
10. μυττωτόν] μύρτον C.
11. τὰ ἀπὸ τοῦ σελίνου AC.
12-13. διαχωροῖ M.
13. τοῖς σκόρδοις ABC 1ª m. V.
Ib. ἐξαραχθῇ ex em. Schneider; ἐξαρχθῇ ACM; ἐξαρθῇ BV.

Matth. 176-177-178.

ϖρὸ τῆς ἑψήσεως καὶ βρεχθῇ ϖρὸς μικρὸν ὕδατι ἁλῶν ἔχοντι
16 καὶ θύμου ἢ τῆς τραγοριγάνου. Οὐ δεῖ δὲ τοὺς ἰχθύας ϖροπα-
λαιοῦν, ὅτι μὴ τοὺς ἄγαν σκληρούς, μηδὲ ἐξαράσσειν ὅτι μὴ τὰ μα-
λάκια· ϖάντας δὲ ὁμοίως τοῖς κρέασι ϖροβρέχειν ὕδατι τῷ ἅλας
ἔχοντι καὶ τὰ θύμα· ϖοιεῖν δὲ οὕτω μὲν κρέα [τὰ] τῶν τετραπόδων καλῶς ἑψηθέντα κάθεφθα, ὅπως τάχιστα καταπονηθῇ· τὰ δὲ
177 ἄλλα μὴ ϖροέψειν, μηδὲ ὀπτᾷν, ἀλλὰ μόνῳ τῷ ϖυρὶ ἐγκρύ|βειν·
ϖάνυ γὰρ οὕτως ἀπογίνεται μὲν ἡ ἰχθύα, ὅ τι δὲ κολλῶδές ἐστιν
17 ἐκμυζᾶται. Οὓς δὲ μὴ δυνατόν ἐστιν ὀπτῆσαι, τούτους ϖρέπει
18 ἑφθοὺς ὅτι μάλιστα λιτῶς. Οὕτω δὲ καὶ ὄρνεα καὶ τὰ κρέα,
19 ὁπότε χαίρει τις ἑφθοῖς. Εἰ δέ τις τὰ ὄστρεα ϖροεκζέσας ὀπτὰ
178 ϖοι|ήσῃ, καὶ σὺν νάπυϊ ὀλίγῳ καὶ ϖεπέρει λαμβάνοι νῦν δὴ

aux vieillards sont celles qu'on bat avant l'ébullition et qu'on
fait macérer doucement dans de l'eau contenant du sel et du thym
16 ou de l'*origan de bouc*. Il ne faut pas laisser vieillir les poissons
avant de les cuire, à l'exception des poissons très-durs; il ne faut
pas non plus les battre, si ce n'est les mollusques, mais on doit
d'abord les macérer tous, comme on le fait pour la viande, dans de
l'eau contenant du sel et du thym; quant à la viande des quadrupèdes, après l'avoir ainsi fait bouillir, on la soumettra [de nouveau]
à une forte ébullition afin qu'elle s'assimile rapidement; mais les
poissons, on ne doit ni les soumettre à une ébullition préalable, ni
les griller, mais seulement les couvrir de feu, car, de cette façon, leur
peau se détache complétement, et ce qu'ils ont de glutineux est ab-
17 sorbé. Il convient de faire bouillir aussi simplement que possible ceux
18 qu'on ne peut griller. On traite de la même manière les oiseaux et la
viande, quand on a affaire à quelqu'un qui aime les choses bouil-
19 lies. Si, après avoir fait bouillir fortement les huîtres, on les grille
et on les mange ensuite avec un peu de moutarde et de poivre, on

Il faut préparer la viande pour les vieillards. Mode de préparation des poissons, — des oiseaux, — des huîtres,

2. τούς om. M.
5. [τά] ex em.; om. Codd.
8. ἴχθυα CM.
12. ϖοιήσει AC.
Ib. σὺν νάπυϊ ex em.; σύναπι C 2ª m.; σύναδι AB interl. MV; σύνδι B text. — Ib. ϖεπέρει ex em.; ϖεπέρι M; ϖέπερι ABCV. — Ib. λαμβάνει AC. — Ib. νῦν] οὖν C. — Ib. δέ B MV.

αὐτὰ, οὐ μεῖον ἢ τοὺς διδύμους τῶν ἀλεκτρυόνων ἐπαινέσεται τοὺς ἐδωδίμους καὶ τοῖς νοσοῦσιν. Τὸ κυδώνιον οὐ πάνυ φθείρεται· λαμβάνειν δὲ αὐτὸ δεῖ ἤτοι σὺν μέλιτι ἐφθῷ τε καὶ βραχεῖ οἴνῳ, τοῦ λέπους ἀφαιρεθέντος· ἢ τὸ σπέρμα ἐκκαθαίρεται καὶ μέλι ἐγχεῖται, ὅλῳ δὲ αὐτῷ σταὶς περιπλάσσεται, καὶ ἐντίθεται μαρίλῃ, ἔστε ἂν τὸ σταὶς κατα|καυθῇ· τηνικαῦτα 179
δὲ τοῦτο μὲν περιῄρηται, αὐτὸ δὲ ὅλον ἐφθόν ἐστι καὶ τὸ μέλι πᾶν ἀνηρύσατο.

γ'. Περὶ σκευασίας τροφῶν, ἐκ τῶν Διοκλέους.

Ἐπεὶ τὰ πολλὰ τῶν ἐδεσμάτων προσδεῖταί τινος σκευασίας 1
καὶ γίνεται βελ|τίω, τὰ μὲν, προστιθεμένων αὐτοῖς, τὰ δὲ, ἀφαι- 34
ρουμένων, τὰ δὲ, διατιθεμένων πως ἄλλως, ἴσως ἁρμόττει

les trouvera non moins dignes de louange, même pour les malades, que les testicules de coq bons à manger. Le coing ne se corrompt pas du tout, et on le prend avec du miel cuit et un peu de vin, après avoir ôté l'écorce; ou bien on ôte les graines, on verse dedans du miel, on enduit complétement le fruit de pâte de farine et on le met dans de la braise jusqu'à ce que la pâte soit brûlée; alors on ôte la pâte, le fruit est entièrement cuit et il a absorbé tout le miel.

– des coings.

3. DE LA PRÉPARATION DES ALIMENTS.

(Tiré de Dioclès.)

Du nettoyage et de l'amélioration des substances alimentaires ;

Comme la plupart des mets ont besoin de quelque préparation, 1
et s'améliorent, les uns par ce que nous y ajoutons, d'autres par ce que nous leur enlevons, ceux-ci enfin, parce que nous changeons certaines choses d'une façon ou d'une autre, il convient peut-être de dire

1. μεῖον ex em. Matth.; μειοῦν Codd. — Ib. ἐπαινέσατο C.
3. λαμβάνει C. — Ib. δεῖ] δέ AC. Ib. ἐφθῷ τε conj.; ἑψεῖται ACM; ἑψῆται BV.
5. ἐγχύσας C.
6. μαριλεεσταντος ταῖς M; μαριλεέσταντος ταῖς C; μέχρι σταῖς 2ª m.
7. δέ om. BV.
8. ἀπήρυσατο C; εἰτεηρύσατο A 2ª m.
Ch. 3; l. 9. Ἔπειτα πολλά A.
11. πως ex em.; ἅ πως ABMV; ἁπλῶς C.

Matth. 34.

2 μικρὰ περὶ τούτων εἰπεῖν. Ἔστι δὲ οὐκ ἐλάχιστον τῶν τοιούτων
καὶ πρὸς ὑγείαν καὶ πρὸς ἡδονὴν ἡ κάθαρσις, ὠμῶν ὄντων ἔτι·
καὶ δεῖ πρῶτον σπουδάζειν οὐδενὸς ἧττον περὶ τούτου, περιαι-
ροῦντά τε τὰ μὴ χρήσιμα καὶ καθαίροντα ὅσα τινὰς αὐτῶν
3 ἔχει δυσχερείας. Καθαίρεται δὲ πάντα, τὰ μὲν ἑψόμενα, τὰ δὲ
βρεχόμενα, τὰ δὲ πλυνόμενα πολλάκις· ἀφέψειν μὲν οὖν ἁρμόττει τὰ μὲν πικρίας ἢ στρυφνότητας ἔχοντά τινας ἐν ὕδατι,
τὰ δὲ δηκτικὰς δριμύτητας ἐν ὄξει κεκραμένῳ· ἀποβρέχειν δὲ
4 τὰς ἁλμυρίδας· πλύνειν δὲ τὰ ἔχοντά τινας ἀκαθαρσίας. Τῶν
ἑψομένων δὲ καὶ ὀπτωμένων τὸ πῦρ καὶ τὰ ἡδύσματα πρὸς
ἕκαστον ἁρμόττοντα μάλιστα περιαιρεῖ τὰς δυσωδίας καὶ τὰς
5 ἀχυλίας καὶ τὰς μοχθηρίας τῶν χυλῶν. Ἐπεγχεῖν δὲ πρὸς ταῦτα

2 quelques mots sur ce sujet. Ce n'est pas la partie la moins importante de ces opérations, tant sous le rapport de la santé que sous celui de l'agrément, que le nettoyage des mets quand ils sont encore crus; il faut, avant tout, s'occuper d'abord de ce soin, en retranchant ce qui est inutile et en purifiant les substances qui ont
3 certaines qualités désagréables. On purifie toute chose, soit en la faisant bouillir, soit en la macérant, soit en la lavant à plusieurs reprises; on fera donc bouillir ce qui a quelque amertume ou âpreté dans de l'eau, et dans du vinaigre coupé les substances qui ont une âcreté mordante; on enlèvera le goût salé par la macération, et on
4 lavera les substances qui ont certaines impuretés. Le feu et aussi les assaisonnements qui conviennent à chaque mets enlèvent surtout les mauvaises odeurs et les mauvaises qualités des sucs des aliments
5 qu'on fait bouillir ou rôtir, et corrigent le défaut de suc. Dans ce but il faut jeter sur tous de la rue, du cumin, de la coriandre, ainsi

– manière d'y procéder : ébullition, macération, lavage, feu, assaisonnements.

Des différentes

2. πρὸς περὶ ὑγείαν C. — Ib. τῶν ὠμῶν AM. — 3. τούτων AC. — 4. καθαίροντα conj. Matth.; καθαιροῦντα Codd. — 6. ἑφεψεῖν BV. — 7. στρυφνότητος ABMV. — 8. δηκτ. δριμ. ex em.; δηκτ. καὶ δριμ. Codd. — Ib. κεκραμμένα MV. — 9. πλανεῖν AV. — 11. ἁρμόττονται M. — Ib. περιαιρεῖ conj.; περιαιρεῖται Codd. — 11-12. καὶ τὰς ἀχυλ. om. BV. — 12. Ἐπεχεῖν CM; ἐπιχεῖν C 2ª m.; ἐπέχειν A.

ϖᾶσι ϖήγανον, κύμινον, κορίαννον καὶ τὰ λοιπὰ τῶν χλωρῶν ἡδυσμάτων, μηδὲν τετριμμένον, ἀλλὰ ᾧ ἄρα τὸ τοιοῦτον
ἁρμότlει, τεθλασμένων ὁ χυλός · ἔτι δὲ ὀρίγανος, | θύμϐρα, 35
θύμον, ἅλες, ὄξος, ἔλαιον, ἔχοντα ϖάντα τὰς ἑαυτῶν ἀρετάς.
Τυρὸς δὲ ϖᾶς χείρων μέν ἐσlι τῶν εἰρημένων· ἥκισlα δὲ ἂν 6
λυπήσειεν αἴγειος ταμισίνης εὐώδης μὴ ϖαλαιὸς ὀλίγος, καὶ
μᾶλλον ὀπlός. Σίλφιον δὲ, εἰ ἄρα ϖου δεῖ, τὸ λευκότατον καὶ 7
εὐωδέσlατον καὶ ϖικρότατον · αἱ γὰρ ὀσμαὶ ἡδυσμάτων ἡδονὰς
καὶ ἀρετὰς ἔχουσιν. Τὰ δὲ ϖάχη τὰ διὰ τυροῦ ϖλείονος καὶ 8
σησάμου καὶ σιλφίου καὶ τριμμάτων ϖλήθους γινόμενα ϖρὸς
ἡδονὴν μὲν οὐδὲν γίνεται μᾶλλον, ἐνοχλεῖ δὲ ϖολλάκις. Ἁρ- 9
μότlει δὲ τὰ μὲν μικρᾶς ἢ μηδεμιᾶς ἐπανορθώσεως δεόμενα τῶν

espèces d'assaisonnements;

que les autres assaisonnements verts, mais aucune substance pulvérisée; dans les mets qui réclameraient quelque chose de semblable
on mettra le suc des ingrédients écrasés; il y a encore l'origan, le
thymbre, le thym, le sel, le vinaigre, l'huile, qui tous ont leurs

- du fromage en particulier;

propriétés spéciales. Le fromage, de quelque espèce qu'il soit, est 6
moins bon que les ingrédients susdits; celui qui entraîne le moins
d'inconvénients est le fromage de chèvre fait avec de la présure,
quand il est de bonne odeur, qu'il n'est pas vieux et qu'on en prend

- du silphium.

peu, surtout s'il est grillé. S'il est quelquefois nécessaire d'y mettre 7
du silphium, il faut prendre celui qui est très-blanc, très-odoriférant
et très-amer; car c'est dans les odeurs que consistent l'agrément et
les propriétés des assaisonnements. L'épaisseur qu'on obtient par 8
une grande quantité de fromage, par le sésame, le silphium, et par
la multitude des ingrédients pulvérisés, n'ajoute rien à l'agrément,

Comment il faut faire bouillir les mets secondaires,

mais elle rebute souvent. Il convient de faire bouillir les mets se- 9
condaires, qui n'ont pas besoin d'une grande amélioration ou qui
n'en exigent pas du tout, dans de l'eau simple, pour ainsi dire, et

1. ϖᾶσι om. B.
2. ᾧ ἢ ἄρα C 2ª m.
3. τεθλασμένως BV.
Ib. θρύμϐα ABCM text. V.
5. ἐσlι] τι C 1ª m.
7-8. καὶ εὐωδ. om. A.
8. μικρότατον ABC 1ª m. MV.
10. σησάμων ACMV.

ὄψων ἕψειν ἁπλῷ, ὡς εἰπεῖν, ὕδατι· τὰ δὲ βρωμώδη καὶ ὑγρὰ
10 καὶ ἄχυλα μετὰ ὄξους. Ἕψειν δὲ δεῖ καὶ τὰ ὑγρὰ καὶ μωρὰ μετὰ
11 ὄξους· τὰ δὲ κακοχυλότερα καὶ αὐσΊηρότερα ὄξει γλυκεῖ. Μέ-
γισΊον δέ ἐσΊι τὸ συντιθέναι καὶ κεραννύναι ἁρμοτΊόντως πρὸς ἕκασΊα τοῖς χυμοῖς καὶ ταῖς ὀσμαῖς ἄνευ τριμμάτων· μάλισΊα δὲ ἄν τις τούτου κατατυγχάνοι, σΊοχαζόμενος, ὅπως μήτε ὀσμῇ μήτε χυμῷ μηδενὶ κατακορέσει τὸ μεμιγμένον, ἀλλὰ ὀσμή τε πάντων μία καὶ χυμὸς εἷς φανήσεται πρέπων ἑκάσΊῳ τῶν
12 ποιουμένων. Ἕψεται δὲ πάντα ἐπὶ ἀνθράκων ὁμαλῶς· ἑφθὰ δὲ
ὅταν γένηται, ζεόντων ἔτι τῶν ὑγρῶν, ἐξαίρειν ἐκ τῶν ἀγΓείων,
36 καὶ μὴ βρέχειν ἐν | ψυχομένοις, ὅσα μὴ μετὰ τῶν ὑγρῶν ἐσθίε-
13 ται. ὈπΊᾶν δὲ πάντα ἐπὶ μαλακοῦ καὶ ὁμαλοῦ πυρὸς, καὶ τὰ

ceux qui ont une mauvaise odeur, qui sont humides ou peu succu-
10 lents, dans de l'eau vinaigrée. Il est également bon de faire bouillir dans de l'eau et du vinaigre les mets aqueux et fades, et dans du vinaigre doux ceux qui contiennent plutôt des sucs mauvais ou qui
11 sont un peu âpres. Le point le plus important est de préparer et de mêler les ingrédients de la manière qui convient aux saveurs et aux odeurs de chaque mets sans y mettre rien de pulvérisé; on atteindra le mieux ce but en tâchant de faire en sorte que le mélange ne soit imprégné d'aucune odeur ou d'aucune saveur, et qu'il ne se manifeste qu'une seule odeur et qu'une seule saveur, celles, bien entendu, qui conviennent à chacun des mets qu'on prépare.
12 On fera bouillir tous les mets sur des charbons d'une manière égale; lorsqu'ils seront cuits, on les ôtera du vase, quand les liquides sont encore en ébullition, et on ne les laissera pas tremper dans le bouillon pendant qu'il se refroidit, excepté les mets qu'on mange
13 avec le bouillon. Il faut rôtir tous les mets sur un feu doux et égal,

- les mets fades et aqueux.

Le point important est l'exact mélange des assaisonnements.

Règles générales pour la préparation des mets : par ébullition ; - à feu nu.

1. ὄψεων A 2ª m. C.
Ib. ἁπλῷ, ὡς conj.; ὡς ἁπλῶς Codd.
Ib. δέ] μέν C.
4. ἁρμότΊοντας C; ἁρμότΊοντα 2ª m.
5. χυμοῖς em.; χυλοῖς Codd.; it. l. 8.
Ib. ὀσμαῖς ἀνατριμμάτων AC.
6. δέ om. CM.
7. κατακορέσει ex em.; κατακορέσῃ Codd.
7-8. ἀλλ' οἱ μήτε πάντων A.
9. πινομένων C.
10. ἔτι] ἐπί ABM text. V.
11. ἐν ἀψυχ. AC; ἐναψυχ. M.
12 et p. 278, 1. πυρὸς κατὰ μέν A.

μὲν μοχθηροὺς ἔχοντα χυλοὺς ἐξικμάζειν μᾶλλον· τὰ δὲ χρη-
σΊοὺς ἐγχυλότερα ποιεῖν.

δ'. Περὶ κράμβης, ἐκ τῶν Μνησιθέου τοῦ Κυζικηνοῦ.

Κράμβην χρὴ κατακόψαι ὡς ὀξυτάτῳ σιδηρίῳ, εἶτα ἀποπλῦ- 1
ναι καὶ τὸ ὕδωρ ἐᾶσαι ἀπηθηθῆναι, καὶ συγκατακόψαι κορίου
καὶ πηγάνου ὅσα ἱκανά· εἶτα ὀξυμέλιτι ῥάνον, καὶ ὅσον οὖν τι
μικρὸν σιλφίου ἐπίξυσον. Ταύτης εἰ Θέλοις κατεσθίειν ὅσον ὀξύ- 2
βαφον, οὐδὲν μή σοι συσΊῇ ἐν τῷ σώματι πονηρόν· ἀλλὰ καὶ,
εἴ τι προϋπάρχει, ἐκβάλλει, καὶ, εἴ τι ἀμαύρωμα περὶ τοὺς
ὀφθαλμούς, παύει· καὶ πνιγμοὺς, καὶ ἔτι περὶ τὸ διάφραγμα

et chercher à enlever plutôt les sucs aux substances qui en ont de mauvais, tandis qu'il faut plutôt rendre succulents ceux qui contiennent de bons sucs.

4. DU CHOU.

(Tiré de Mnésithée de Cyzique.)

Mode de préparation du chou.

Il faut hacher le chou avec un fer aussi tranchant que possible, 1
ensuite le laver et laisser écouler l'eau; on hachera en même temps
avec lui de la coriandre et de la rue en quantité suffisante; puis on
l'arrosera d'oxymel et on y ajoutera au moins une petite quantité de
silphium râpé. Si vous voulez prendre une jatte de ce chou, [faites- 2
le, et] il ne se formera rien de mauvais dans votre corps; et même
si préalablement il existait déjà quelque chose de mauvais, le chou
le poussera dehors; si un obscurcissement survient aux yeux,
il le dissipe; les étouffements, et de plus les accidents malencontreux qui pourraient exister dans la région du diaphragme et des

Propriétés admirables de ce légume en général,

2. εὐχυλότερα B; εὐχυμότερα V. — Ch. 4. Tit. τοῦ Κυζικηνοῦ om. B. — 3. κατακόψας V. — Ib. σιδήρῳ V. — 3-4. ἐναποπλῦναι AM. — 4. ἀπηθηθῆναι ex em.; ἀπηθῆναι Codd. — Ib. κοριάννου M marg. — 5. εἴς τε ὀξύμελι A. — Ib. ῥάνου A; ῥάον BV. — Ib. ὅσ' οὖν A. — 6. εἰ Θέλοις] ἐθέλοις A. — 8. προϋπάρχοι BV. — Ib. τι om. M.

καὶ τὰ ὑποχόνδρια εἴ τι προσπίπτει ἄτοπον, καὶ ὅσα σπληνί·
ἐὰν ᾖ εὐμεγέθης, ταπεινώσει αὐτόν· πρός τε τοὺς μελαγχο-
λικοὺς θαυμαστὴ ἐσθίεσθαι ὠμή· καθαίρει γὰρ τὰς φλέβας.
3 Πρὸς δὲ τὰ ἀρθριτικὰ οὐκ ἔστιν ἕτερον τοιοῦτον, οἷον ἡ κράμβη
4 συγκειμένη οὕτω καὶ διδομένη νήστει πρωΐ. Πρὸς δὲ τοὺς
δυσεντερικοὺς δεῖ τῆς κράμβης λαβόντας εἰς ὕδωρ δαψιλὲς ἀπο-
37 βρέχειν εὖ, εἶτα ἐμβάλλοντα εἰς θερμὸν ὕδωρ | ἕψειν, ἕως ἂν
γένηται τακερά, εἶτα ἀπηθῆσαι τὸ ὕδωρ πᾶν, ἐπιβάλλειν καὶ
ἔλαιον, εἶτα ἐνσυγκαταζέσαι, εἶτα ἐμβάλλοντα εἰς ἀγγεῖον ἐν-
θρύψαι ὅ τι ἂν βούλῃ σιτίου· ἢ μόνην ἐσθίειν τὴν κράμβην,
5 καὶ διδόναι ψυχρόν. Τοῦτο δὲ χρὴ ποιεῖν μὴ ἅπαξ, ἀλλὰ ἑκάστην ἡμέραν πρωῒ εἰς πλείονας ἡμέρας· μὴ πολὺ δέ, ἵνα μὴ
προσστῇ.

hypocondres, ainsi que les affections de la rate, le chou les enlève également; quand cet organe est d'un volume exagéré, il l'affaisse; et, lorsqu'on mange le chou cru, il est d'un effet admirable
3 chez les gens atrabilaires, car il purge les veines. Contre la goutte,
il n'y a rien qui soit comparable au chou ainsi préparé et donné
4 de grand matin à jeun. Contre la dyssenterie il faut prendre du
chou, le faire bien macérer dans une grande quantité d'eau, le
mettre ensuite dans de l'eau chaude et le faire bouillir, jusqu'à ce
qu'il forme une gelée; après avoir décanté toute l'eau, on verse de
l'huile dessus, puis on fait bouillir fortement le tout ensemble; ensuite on met le tout dans un pot et on y ajoute, en l'émiettant,
une préparation farineuse, ou bien on mange seul le chou, et on
5 le donne froid. On ne fera pas cela seulement une seule fois, mais
chaque jour de grand matin pendant plusieurs jours de suite; cependant il ne faut pas en prendre beaucoup, afin que cela ne devienne pas fâcheux.

- et en particulier contre la goutte;

- contre la dyssenterie; son mode de préparation dans ce dernier cas.

1. προπίπτει ABV.
Ib. πιπληνί B.
3. ἐσθίεται BC 2ª m.
4. ἀρθριτικά ex em.; ἀρθρικά Codd.
5. δεδομένη B. — 7. θερμήν B.
8. ἀπιθῆναι B text.
9. συγκαταζέσαι C.
Ib. ἐμβάλλοντας BV.
9-10. ἐνθρύψειν AC.
10. βούλῃ ex em.; βούλει Codd.
13. προσστῇ ex em. Matth.; προ-στῇ Codd.

ε΄. Ἄρτων σκευασίαι, ἐκ τῶν Διεύχους.

Ἄρτον δεῖ σκευάζειν ἀλευρίνου ἐκ πυροῦ, ὡς ἀκολλοτάτου 1
καὶ κούφως ὑπεζυμωμένου γλυκείᾳ ζύμῃ, ὡς ἐκ στερεωτάτου τοῦ
σταιτός· δεῖ δὲ πλείονα χρόνον τρίβεσθαι. Ἡ δὲ ὄπτησις ἡ ἐπὶ 2
τοῦ ἰπνίου μοι φαίνεται ἀσφαλεστέρα τῆς ἐν τῷ κριβάνῳ, ἔτι
δὲ μᾶλλον ἢ ἐν τῷ ἄμητι· μαλακή τε γὰρ καὶ πλείονι χρόνῳ
ἡ ὄπτησις γίνεται, πρόσκαυσίς τε ἀπὸ τοῦ πυρὸς τῷ ὀπτωμένῳ
οὐ ῥᾳδίως συμβαίνει παρὰ τὸ ἐκτὸς τὴν ὑπόκαυσιν εἶναι. Ὁ δὲ 3
ἐν τῷ κριβάνῳ ἄρτος ξηρότερος μὲν τοῦ ἐν τῷ ἰπνίῳ καὶ εὐστο-
μώτερος, οὐκ ἀσφαλὴς δὲ ἡ ὄπτησις, ἀλλὰ ταχὺ τὰ ἐκτὸς ἐπι-
καίεται, ὥστε τὰ ἐντὸς ὠμὰ εἶναι. Ὁ δὲ ἐγκρυφίας ξηρότατος 4
τῶν ἄρτων ἐστίν· | ἔτι δὲ τούτου ἐργωδεστέρα ἡ ὄπτησις τῆς ἐν 38

5. DE LA PRÉPARATION DU PAIN.

(Tiré de Dieuchès.)

Quelle farine il faut choisir pour le pain; conditions qu'elle doit remplir. Comparaison des divers modes de cuisson.

Il faut faire le pain avec l'espèce de froment à farine légère; elle 1
doit être aussi peu glutineuse que possible, et très-légèrement fer-
mentée avec de la levure douce, de façon que la pâte soit très-solide;
on la triturera pendant longtemps. La cuisson opérée dans un four 2
chauffé par le bas me semble mieux assurée que celle opérée dans
un four chauffé de tous les côtés, et celle dans la tourtière (?) l'est
encore plus, car elle est douce et prolongée, et le pain n'est guère
exposé à être brûlé par le feu, pendant qu'on le cuit, parce que
l'action du feu est au dehors. Le pain cuit dans le four chauffé de 3
tous côtés est plus sec et plus agréable à manger que celui qu'on
cuit dans le four chauffé par le bas, mais ce mode de cuisson n'est
pas sûr, parce qu'il peut arriver que la partie extérieure étant vite
brûlée, l'intérieure reste crue. Le pain cuit sous la cendre est le plus 4
sec de tous les pains, mais ce mode de cuisson a encore plus d'in-

Du pain cuit sous la cendre;

Ch. 5; l. 1. ἀλεύρινον CMV. — 3. πλεῖον ABC 1ª m. MV. — Ib. ἐπί] ὑπό BV. — 4. μοί] μή B. — 5. ἄμητι] ἀμ τ (sic) BV. — Ib. πλείω BCV. — Ib. χρόνον BC 2ª m. V. — 8-9. εὐστομώτερα A 1ª m. — 9. ταχὺ καὶ ἐκτός C 1ª m. — 10. τὰ ἐν τὸ σῶμα C 1ª m.

Math. 38.

τῷ κριβάνῳ· δεῖ δὲ ἀνθρακιάν τε εἶναι ϖολλὴν, καὶ ἐπὶ τῆς
5 ἀνθρακιᾶς τέφραν ἱκανὴν ἐπεῖναι. Τὸ δὲ στaὶς βέλτιον μὲν ἂν εἴη τὸ ἀλεύρινον καὶ μὴ ἐκ σεμιδάλεως γεγενημένον, καὶ τετριμμένον ἱκανῶς, καὶ τὴν μαλακότητα ϖλείω δεῖ ἔχειν ἢ [τὸν] ἐν τῷ κριβάνῳ ἄρτον· εἶτα ἐπιτιθέντα ἐπὶ τὴν τέφραν τὴν ἐπὶ τοῦ ϖυρὸς, καταϰαλύψαι ἄνωθεν τὸ σταὶς ἄλλῃ τέφρᾳ, εἶτα οὕτω τὴν ἀνθρακιὰν ἐπιβάλλειν ὡς ϖλείστην, καὶ μάλιστα ἄνωθεν ἐπικαίειν
6 κατὰ ὃν ὀπτᾶται χρόνον. Οὗτος ὁ ἄρτος ξηρότατος ϖάντων ἐστὶν· εἴη δὲ ἂν χρησιμώτατος ϖρὸς τὰς κοιλίας τὰς ὑγράς τε καὶ ἀπεπτούσας, καὶ ὅσαι φλέγμα ἔχουσι ϖολύ.

ϛʹ. Περὶ ἀλφίτων, ἐκ τῶν Διεύχους.

1 Ἀλφίτῳ δὲ χρήσαιτο ἄν τις, καὶ ϖότημα καὶ ἕψημα ϖοιῶν,

convénients que le four chauffé de tous côtés; il faut qu'on ait beaucoup de charbons ardents, et que sur ces charbons il y ait une quan-
5 tité considérable de cendres. La meilleure pâte est celle qu'on fait avec l'espèce légère de farine et non avec de la sémidale; il convient qu'elle soit suffisamment triturée et qu'elle soit plus molle que celle dont on fait le pain cuit dans le four chauffé de tous côtés; ensuite on mettra la pâte sur la cendre placée sur le feu, on la couvrira d'une nouvelle quantité de cendres, puis on jettera dessus autant de charbons ardents que possible, et, pendant
6 qu'on cuit le pain on fera principalement agir le feu en dessus. Ce pain est le plus sec de tous; il peut être très-utile, quand le ventre est relâché, que la digestion languit, ou qu'il y a beaucoup de pituite dans les intestins.

- le meilleur est fait avec de la farine légère et non avec de la sémidale;

- ses propriétés.

6. DE L'*ALPHITON*.

(Tiré de Dieuchès.)

1 On peut employer l'*alphiton* en boisson ou en bouillie, soit en le

Des divers modes

1. ἀνθρακίας C 1ª m.
Ib. ταῖς ACM.
4. τόν conj.; om. Codd.
6. καταϰαλύψας C.
7. ὑποβάλλειν A 1ª m.
8. χρόνον] τόπον AB corr. C; τρόπον M. — 10. ἔχουσαι AC.
Ch. 6; l. 11. ϖότιμα ABCV.

ἢ εἰς ζωμὸν ὀρνίθειον ἐμβάλλων ζέοντα ὡς ὀπτότατον τὸ ἄλφιτον, μὴ κινῶν, ἀλλὰ ἐῶν τακῆναι, ἀτρέμα χλιαίνων ἐπὶ πυρὸς ἢ ὕδατος θερμοῦ, ὥστε δίεφθον γίνεσθαι, ἢ εἰς ἄρνειον
δὲ ζωμὸν καὶ εἰς ἐρίφειον μὴ παντάπασιν ἀπίμελον, καὶ εἰς
δελφάκειον ἐμβάλλων, καὶ συνέψων τοῖς δυσεντερικοῖς. Ἱκανὸν 2
δὲ εἰς τὸ τεταρτημόριον τῆς | χοέως τοῦ ἀλφίτου τοῦ χρηστο- 39
τάτου καὶ ἀδροτάτου κοτύλαι β' γάλακτος, καὶ ὕδατος τὸ τρίτον μέρος βληθὲν, καὶ τῆς μήκωνος ὁ κώδων πεπυρωμένος
ἡσυχῇ πρὸς πυρὶ ὅσον τριώβολον ὁλκῆς· μίσγων λελεασμένοις
σύνεψε, καὶ ῥοφήματος πάχος ποιῶν πρόσφερε τοῦτο· ἀνά-
παυσίν τινα ποιεῖ τῶν ἀναστάσεων καὶ ὕπνον. Χρήσαιτο δὲ ἂν 3
τις οὐ πολλάκις, ἀλλὰ τρὶς ἢ τετράκις, καὶ μάλιστα ἐπὶ τῶν

de préparation de l'*alphiton* d'orge ;

jetant, lorsqu'il est aussi fortement torréfié que possible, dans du
bouillon de poulet en ébullition (dans ce cas on ne remue pas, mais
on le laisse se prendre en gelée et on le fait arriver doucement à une
température tiède sur le feu ou sur l'eau chaude, de façon que sa
cuisson soit complète), soit dans du bouillon d'agneau ou de jeune

- ses propriétés antidyssentériques ;

bouc et qui n'est pas tout à fait exempt de graisse, soit dans du
bouillon de cochon de lait; enfin on fait bouillir l'*alphiton* pour les
individus affectés de dyssenterie. On peut, dans ce cas, se conten- 2
ter d'ajouter à un quart de choée du meilleur alphiton à très-gros
grains deux cotyles de lait, le tiers d'eau et trois oboles de têtes de
pavot légèrement torréfiées; il faut les mêler aux ingrédients triturés,
faire bouillir le tout ensemble et l'administrer après qu'il a acquis
la consistance d'une bouillie; il donne du repos aux malades en leur

- précautions à prendre dans

procurant une suspension des selles et du sommeil. On ne doit pas 3
se servir souvent de cette préparation, mais seulement trois ou

1 et 3. ἢ εἰς ex em.; καὶ εἰς Codd. 1. εἰ B. — Ib. ζωμόν] ὠμόν ABV.
2. ἐῶν τακῆναι ex em.; ἐῶν ταβῆναι A; ἐῶντα βῆναι M; ἐόντα βῆναι C.; ἐῶν ταθῆναι BV.
3. δίσεφθον A 2ª m., C 2ª m., M; δύσεφθον C.
4. ἀπίμελων B text., CM; ἀπὴ μέλων A; ἀτεήμελων 2ª m. — 6. τῆς χότου ἀλφίτου AC.
9. ἡσυχῇ ex em.; ἡσυκῆς A; ἢ συκῆς BCMV.
Ib. μίσγων ex em. Matth.; σμίγων BCMV; σμιγῶν A. — Ib. λελεασμένοις ex em.; λελεασμένης Codd.
11. Χρήσοιτο A.

Matth. 39.

ἰσχυόντων· ποιεῖ γάρ τινα ἀδυναμίαν, τά τε οὖρα σπάνια βα-
4 δίζει τοῖς ἐπὶ πλεῖον αὐτῷ χρωμένοις. Γίνεται δὲ ἄλφιτον καὶ ἀπὸ τοῦ βρόμου· φρύγεται δὲ σὺν τῷ ἀχύρῳ πᾶν, ἀποπλίσσεταί τε καὶ τρίϐεται καὶ ἐρείκεται, καθάπερ καὶ τὸ κρίθινον ἄλφιτον· τοῦτο τὸ ἄλφιτον κρεῖτλόν ἐσῖι καὶ ἀφυσότερόν τι τοῦ κριθίνου.

ζ΄. Περὶ τροφῶν σκευασίας, ἐκ τῶν Διεύχους.

1 Τοῖς ἀσθενῶς κάρτα ἔχουσι καὶ μηκέτι δυναμένοις παχυτέραν ὕδατος προσδέχεσθαι τροφὴν κράτισῖον ἀποϐρέχειν καὶ ἕψειν καὶ τρίϐειν τὴν τροφὴν ἐν τῷ πόματι τῷ διδομένῳ· συμϐαίνει γὰρ ἡμῖν τὴν ἀνάδοσιν ἀπὸ πάσης τῆς τροφῆς λεπῖήν τε καὶ εἰς ἀτμὴν διαλυομένην ἀναδίδοσθαι, περιτῖώματά τε μὴ

quatre fois, car elle produit une certaine faiblesse, et les urines deviennent rares chez ceux qui en prennent beaucoup; il faut en
4 user surtout chez les gens forts. On fait aussi de l'alphiton avec l'avoine; on la torréfie tout entière avec l'enveloppe; on la monde, on la triture et on l'écrase, comme on le fait pour l'alphiton d'orge; l'alphiton d'avoine est meilleur et un peu plus exempt de flatuosités que l'alphiton d'orge.

son administration.

De l'*alphiton* d'avoine.

7. DE LA PRÉPARATION DES ALIMENTS.

(Tiré de Dieuchès.)

1 Pour les gens très-faibles et qui ne peuvent pas encore supporter des aliments plus épais que l'eau, le mieux est de faire macérer ou bouillir ou de triturer les aliments dans la boisson qu'on leur destine; car de ce mode d'administration il résulte qu'une partie de tous les aliments atténuée et réduite en vapeur se distribue dans le corps, qu'il ne reste de matière excrémentitielle ni dans le

Du meilleur mode de préparation des aliments pour les gens faibles.

1. ποιεῖν A.
2. πλεῖσῖον BV.
3-4. ἀποπλίσσεται ex em.; ἀποπλήσσεται C 2ᵃ m.; ἀποπλήσεται B V; ἀποπήσσεται ACM.
4. τε] δέ A.
5. ἐσῖι om. AM.
Ib. τι] ἐσῖι ABM; om. V.
Ch. 7; l. 7. ἴσχουσι M.
Ib. μὴ δυναμένοις *Syn.*
11. εἰς om. BC.
Ib. ἀναλυομένην BV.

ὑπολείπεσθαι ἐν ταῖς κοιλίαις καὶ διὰ ὅλης ἡμέρας ἀναδίδοσθαι 40
τροφὴν ἅμα καὶ πόμα. Μάλιστα δὲ ἡ τοιαύτη προσφορὰ χρη- 2
σίμη ἂν εἴη διδομένη οἷς συνεστήκασιν αἱ κοιλίαι καὶ μὴ ἐκτα-
ράσσονται· λεπτῆς δὲ καὶ βάρος ἐχούσης προσδέονται τροφῆς. Ἀποβρέχοι μὲν οὖν ἄν τις τό τε ἄλφιτον τὸ καπυρὸν καὶ 3
τὰς καλουμένας ἐρεικίδας· πλείστην δὲ ἀφιᾶσι δύναμιν οἱ ἄρτοι
ὡς θερμότατοι κλασθέντες καὶ ἀποβραχέντες· ὡσαύτως δὲ καὶ
ὁ πυρὸς φωχθεὶς καὶ ἐρειχθεὶς ἀποβρέχοιτο ἂν ὁμοίως. Τῶν δὲ 4
ἀφεψομένων ἔτι μᾶλλον τὸ πόμα κρεῖττον καὶ τροφιμώτερόν
ἐστιν. Τοῖς μὲν οὖν πυρέσσουσι καὶ οἷς αἱ κρίσεις μὴ ῥᾳδίως 5
γίνονται δεῖ τὴν κριθὴν μὴ περιπτίσσειν, ἀλλὰ πλύνοντα ἕψειν
τῷ ὕδατι· πρότερον δὲ χλιάναντα ἀποχεῖν, καὶ ἄλλο ἐπιχέοντα

ventre inférieur, ni dans le supérieur, enfin que, pendant tout le
cours de la journée, la boisson et l'aliment se distribuent simultanément dans le corps. Cette manière de donner de la nourriture 2
conviendra surtout aux gens chez qui le ventre est resserré et n'est
point dérangé; car ils ont besoin d'une nourriture à la fois pesante
et ténue. On peut donc faire macérer l'alphiton desséché et le mets 3
appelé *éricides;* mais le pain mis en morceaux aussi chaud que possible et macéré est la préparation qui a la plus grande efficacité; on
pourra également faire macérer de la même manière du froment
torréfié et écrasé. Cependant les boissons [alimentaires] obtenues 4
par la décoction sont encore meilleures et nourrissent encore plus.
Pour ceux donc qui ont la fièvre et chez qui les crises ne se font 5
pas facilement, il ne faut pas monder l'orge, mais la faire bouillir
dans de l'eau après l'avoir lavée; on élèvera d'abord l'eau à une
température tiède, puis on jettera cette première eau pour verser

Pour les fébricitants, mode de préparation de l'orge,

5. Ἀποβρέχει μὲν A; Ἀποβρέχομεν C. — Ib. ἄν τις] αὐτοῖς C. — Ib. τε om. *Syn.* — Ib. καπυρόν *Syn.*; καπυτόν ABCMV.

5-6. καὶ....ἐρεικίδας] τῶν ἄρτων *Syn.*

6. τὰς καλουμ. ἐρίκιδας ἤγουν κριθὰς ἀδρομερῶς διῃρημένας C 2ª m.

8. ἐρειχθεὶς ex em.; ἐριχθεὶς A CV; ἐραχθεὶς BM; βραχθεὶς C 2ª m. — Ib. ἀποβρέχεται ACV.

9. ἀφεψημένων C, *Syn.*

10. αἱ om. A 1ª m., C.

12. ἀπόχεε ACM.

DES ALIMENTS.

ὕδωρ ἕψειν· ἕψοιτο δὲ ἂν καλῶς, εἰ δέκα κοτύλας ὕδατος εἰς
μνᾶν τῆς κριθῆς ἐπιχέαις· ἕψεται δὲ ἕως ἂν ἡ κριθὴ ῥαγῇ·
εἶτα ἀπηθήσας τὸ λεπτότατον ὕδωρ, μίσγων μέλιτι, ἢ αὐτὸ κατὰ
6 ἑαυτὸ δίδου. Τοῦτο καὶ τὴν κοιλίαν εὔλυτον ϖοιεῖ καὶ οὐρεῖται
7 καὶ τρέφει ἱκανῶς. Δίδοται δὲ καὶ ἡ εἰς τὸ ἄλφιτον κριθὴ φρυ-
χθεῖσα, ἣν καὶ κάχρυδα καλοῦσιν· δεῖ δὲ ϖρὸ τοῦ ἀλεσθῆναι
αὐτὴν ἀποτρίψαι κούφως τὸ ϖροσκεκαυμένον ἄχυρον, καὶ ἀπο-
8 βρέξαντα ἕψειν. Τὴν κοιλίαν μᾶλλον ἐφίστησιν ἐκείνου· δεῖ
9 δὲ ἐν τῷ ὕδατι ἕψειν, καθάπερ καὶ τὴν ὠμὴν κριθήν. Ἀφέψοι δὲ
41 ἄν τις καὶ τὰς καλουμένας ἐρεικίδας ἐν ὕδατι, ἀπεχόμενος | τοῦ
10 κινεῖν, ὅπως ὡς λεπτότατον ᾖ τὸ ἔψημα. Ἀφέψοι δὲ ἄν τις καὶ
ἄρτους καταζύμους, καὶ τοὺς ξηροὺς καὶ τοὺς ϖροσφάτους, [καὶ]

dessus une nouvelle quantité, dans laquelle on fait bouillir l'orge;
la décoction sera bonne, si on verse dix cotyles d'eau sur une mine
d'orge; on fait bouillir jusqu'à ce que l'orge crève; ensuite on décante
la partie la plus ténue de l'eau et on la donne soit seule, soit mêlée
6 à du miel. Cette boisson facilite les déjections alvines, pousse aux
7 urines et nourrit fortement. On donne encore l'orge changée par la
torréfaction en *alphiton*, appelée aussi *cachrys;* avant de moudre
cette orge torréfiée, on ôtera avec légèreté la glume brûlée, qui y
est restée attachée, et on fera bouillir l'orge après l'avoir fait ma-
8 cérer. Cette boisson resserre le ventre plus que celle dont nous avons
parlé en premier lieu; on doit la faire bouillir dans de l'eau ainsi
9 que l'orge crue. On peut aussi faire bouillir dans de l'eau ce qu'on
appelle *éricides*, en s'abstenant de remuer, afin que la décoction
10 soit aussi claire que possible. On pourra aussi faire bouillir du pain
fermenté sec ou frais, du froment cru ou torréfié, du petit millet

- de l'*alphiton*,

- du mets appelé *éricides*,

- du pain fermenté et d'autres aliments.

1. δέκα] δέ A; εἴκοσι B marg., M marg.; δὲ εἴκοσι C.
2. μίαν *Syn.* — Ib. ἐπιχέοις *Syn.*
3. ἡ om. *Syn.*
4. Τοῦτο μὴ τήν C; T. μὲν τήν 2ª m.
Ib. οὐρεῖ τε B interl., V.
5. Δέδοται *Syn.*
Ib. καί *Syn.*; om. ABCM.
6. κάχρυδα ex em.; καχρύδα AB CMV et toujours ainsi; κάχλιδα *Syn.*
7. ἀπορέψαι C. — Ib. ϖροσκεκλυμένον ABCV; ϖροσκεκλημένον B interl.; ϖροκεκαυμένον *Syn.*
8. ἀφίστησιν C *Syn.*
10. ἀποχόμενος A.
12. ἄρτους καὶ ζύμους BMV; ἀρτ. καὶ ζυμούς AC 1ª m.
Ib. [καί] ex em.; om. Codd.

*πυροὺς ὠμοὺς καὶ πεφρυγμένους, καὶ κέγχρον, καὶ σχεδὸν πᾶσαν
τροφὴν, ὁποίαν ἄν τινα ὑπολαμβάνοι τῷ κάμνοντι οἰκείαν εἶναι,
καὶ ἐν τῷ πόματι τῷ διδομένῳ, καὶ ἐν ζωμῷ ἀρνίων, καὶ ἐν ἄλλοις πλείοσι χυλοῖς. Τὰ δὲ ὑποτριβόμενα παχύτερα μὲν τῶν* 11
*διαβρεγμάτων φαίνεται εἶναι καὶ τῶν ἀφεψομένων καὶ ἰσχυρό-
τερα, ὑποτρίβοιτο δὲ σχεδὸν πᾶσα ἡ προειρημένη τροφὴ ὡσαύτως εἰς τὰ διδόμενα πόματα. Καὶ τῶν ἀκροδρύων πολλὰ καὶ* 12
*[τῶν] ὀσπρίων ἐν τροφῆς μέρει καὶ δυνάμεως πρός τινας τῶν ἀῤ-
ῥωστούντων καταχρῷτο ἄν τις, κόπτων καὶ τρίβων καὶ ἐγχυλίζων
εἰς τὸ πόμα τὸ διδόμενον. Δεῖ δὲ τοὺς μὲν ἄρτους καὶ τοὺς ξη-* 13
*ροὺς καὶ τοὺς προσφάτους καὶ τὰ πόπανα βρέξαντας τρίβειν,
διέντα ὕδατι, καὶ ἠθεῖν διὰ ὀθονίου. Μίσγοις δὲ ἂν αὐτοῖς, πρὸς* 14
τὸ τὴν λευκότητα μὴ ἐμφαίνεσθαι τὴν ἀπὸ τοῦ ἄρτου, τοῦ σικύου

et presque tous les aliments qu'on supposera convenir au malade,
soit dans la boisson qu'on lui donne, soit dans le bouillon d'agneau
et dans plusieurs autres bouillons. Les boissons alimentaires obte- 11
nues par la trituration sont plus épaisses et plus actives que celles
qu'on obtient par la macération ou la décoction; on peut triturer
aussi dans la boisson du malade presque tous les aliments dont nous
venons de parler. Il y a, en outre, plusieurs fruits d'arbre et plusieurs 12
graines farineuses, dont on peut se servir, chez certains malades, à
titre de nourriture ou pour ranimer les forces, en les pilant, les
triturant, et les passant pour les mêler à la boisson qu'on doit
administrer. Il faut triturer les pains, soit secs, soit frais, et les 13
popana, en les délayant dans de l'eau après les avoir fait macérer;
on doit ensuite les passer à travers un linge. Afin que la blancheur 14
du pain ne se trahisse pas, on peut mêler à cette préparation des

Propriétés comparatives des boissons alimentaires obtenues par trituration, macération ou décoction. Des fruits et des graines qu'on peut ajouter à ces boissons.

Comment il faut triturer le pain et les *popana*.

1. *ὠμοὺς πεφρυγμ.* C.
2. *ὁποίαν*] *ὁπότε* *Syn.*
Ib. *ἄν τινα* *Syn.*: *ἂν* ABCMV.
Ib. *ὑπολαμβάνῃς* *Syn.*
3. *ὀρνίων* ACM.
4. *χυλοῖς* ex em.; *χυμοῖς* Codd.
5. *ἑψομένων* *Syn.*
6. *εἰ προειρημένη* B; om. *Syn.*
Ib. *τροφαῖς* C.
8. [*τῶν*] ex em.; om. Codd. — 9. *καταχρῷντο* C. — 10. *καὶ τούς* om. A.
11. *καὶ τὰ πόματα* C; *κατὰ τὰ πόματα* 2ª m.
12. *διέντα* *Syn.*; *δυέντα* M marg.; *δεῖ ἐν τῷ* ACM; *δὴ ἐν τῷ* BV.
13. *τό*] *τε* ACM; om. *Syn.*

σπέρμα φῶξας, καὶ ἀμύγδαλα καὶ σΊροβίλους καὶ οὖα, καὶ μετὰ
ἑνὸς ἑκάσΊου, καὶ μετά τινων ἢ πάντων, ἀνήθου τε ἢ μαράθου
σπέρματος μίσγων, τοῖς μὲν οὖν πυρέσσουσιν ἐν μελικράτῳ,
15 τοῖς δὲ ἄνευ πυρετῶν οἴνου παραχέων. Ἡ δὲ κέγχρος καὶ ἡ
42 μελίνη | τριβόμενα [καὶ] μάλισΊα πεφωγμένα ἂν ἁρμόσειε καὶ
περιλελεπισμένα οἷς αἱ κοιλίαι ἐκχολοῦνται, καὶ οἷς λεπΊαὶ καὶ
16 πολλαὶ ὑποχωρήσεις γίνονται. Δεῖ δὲ τρίβοντα διιέναι ὕδατι
μὴ ἔλασσον ὀξυβάφου τῷ ἀνδρὶ εἰς δέκα ὕδατος ὀξύβαφα, καὶ
ἐκχυλίσας διὰ πυκνοῦ ὀθονίου, ἐν κοτύλῃ ὕδατος ἐπιχέων οἴνου
17 αὐσΊηροῦ τὸ μέτριον, πρόσφερε νήσΊει. Ἁρμόσει δὲ ὑποτρίβειν
τῇ κέγχρῳ τὰ Εὐβοϊκὰ κάρυα σὺν τῷ λέμματι τῷ ἐντὸς μὴ

graines de concombre torréfiées, des amandes, des pignons ou des
sorbes; on ajoute à chacun de ces ingrédients, ou à plusieurs, ou
à tous à la fois, de la graine d'aneth ou de fenouil; on donne le
tout dans de l'eau miellée aux fébricitants, dans de l'eau miellée et
15 dans du vin à ceux qui ne le sont pas. Le petit millet et le grand
millet triturés conviendront, surtout quand ils sont torréfiés et
mondés, à ceux dont le ventre est surchargé de bile et qui ont des
16 déjections nombreuses et ténues. On triture et on délaye en même
temps dans de l'eau une quantité qui ne soit pas moindre d'un
oxybaphe dans dix oxybaphes d'eau pour chaque malade; on passe
à travers un linge serré et on ajoute à un cotyle d'eau une quantité
17 moyenne de vin âpre pour le donner à jeun. Il conviendra de triturer avec le petit millet des châtaignes en petit nombre avec leur
écorce intérieure; en passant les châtaignes à travers un tamis con-

- le petit et le grand millet.

Addition de châtaignes au petit millet.

1. σΊρομβήλους B.
2. ἀνήσου CM; ἀνήσον AV; ἀνίσου Syn.
3. πυρείσασιν ἐμελικράτῳ A.
5. τριβομένη Syn.
Ib. καὶ μάλισΊα ex em.; μάλισΊα Syn.; om. ABCMV.
Ib. πεφωγμένα ex em.; πεφωσμένα Syn.; om. ABCM.
Ib. ἁρμόσειεν ἄν τις Syn.
Ib. καί Syn.; om. ABCMV.
6. περιλελεπισμένα οἷς Syn.; περιλελεπισμένοις ABC 1ª m., M text., V.
8. εἰς . . . . . ὀξύβαφα Syn.; om. ABCMV.
9. ἐνχυλίσας A.
10. πρὸς φερονήσει A; πρὸς φερονήσΊει 2ª m.; προσφέρειν νήσΊει M; πρόσφερε νῆσΊι Syn.
Ib. Ἁρμόσσει M.
11. αἵματι AC 1ª m., M text.; λύμματι M marg.

πολλά, καὶ συνεκχυλιζόμενα μετὰ τῆς κέγχρου ῥόφημα γένοιτο
ἂν τοῖς πυρέσσουσιν. Ἀσθενέστατον μὲν πάντων τὸ ἀπὸ τῆς 18
κάχρυδος· δεῖ δὲ αὐτῆς ὅσον ἡμιχοινίκιον ἐν ἓξ κοτύλαις ὕδα-
τος· ἐὰν δὲ δίεφθος ᾖ, τορυνᾷν κρεῖττον κατὰ τὴν πτισάνην
καὶ ἀποχυλίζειν. Τοῦτο καὶ τὴν κοιλίαν ἧσσον ἂν καταφέροι 19
τῆς πτισάνης, ὅ τε χυλὸς λεπτότερος γίνεται. Βόρμος δέ, οἱ 20
δὲ βρόμον καλοῦσιν, εὐπεπτότατον πάντων τῶν ὀσπρίων, καὶ
τὸ ῥόφημα κάλλιστόν ἐστιν, ἰσχυρότερον δὲ ἢ τὸ ἀπὸ τῆς κά-
χρυδος, τῆς δὲ πτισάνης ἀσθενέστερον καὶ ἥδιον· ἕψεται δὲ
τὸν αὐτὸν τρόπον τῇ πτισάνῃ κοτύλην ἐν ὕδατος κοτύλαις δέκα.
Τὸ δὲ ἀπὸ τοῦ φακοῦ ῥόφημα ποιεῖν, ἄφωκτον περιπτίσσοντα, 21

jointement avec le petit millet, on obtiendra une bouillie pour les fébricitants. La plus faible de toutes les bouillies qu'on puisse donner 18
est celle qu'on fait avec l'orge torréfiée; on prend un demi-chénice
d'orge pour six cotyles d'eau; quand la bouillie est complétement
cuite, il convient de la remuer comme on fait pour l'orge mondée et
de la passer. Ainsi préparée, cette bouillie fait moins aller à la selle que 19
celle d'orge mondée, et elle est plus claire. Le *bormos*, que quelques- 20
uns appellent *bromos* (avoine), est, de toutes les graines farineuses,
la plus facile à digérer; la bouillie qu'on en fait est la meilleure; elle
est plus forte que celle d'orge torréfiée, et plus faible, mais plus
agréable que celle d'orge mondée; on la fait bouillir de la même
manière que l'orge mondée, dans la proportion d'un cotyle d'avoine
pour dix cotyles d'eau. On prépare la bouillie de lentilles après avoir 21
ôté leur écorce sans les torréfier; dans ce but, on mêle aux lentilles

La bouillie d'orge torréfiée est la plus légère.

De la bouillie d'avoine,

– de lentilles;

1. καί om. *Syn.*
Ib. ῥύφημα A.
1-2. ῥόφ. γένοιτο ἄν om. *Syn.*
2. τῆς ex em.; τοῦ Codd.
3. αὐτούς ABC 1ª m., MV.
3-4. ὕδατος om. C 1ª m.
4. τορυνεῖν C 2ª m.
Ib. κατά conj.; καί Codd.
6. Βόρμος ex em.; Μόρμος BCM V; Μόρμιος A.
7. ἀπεπτότατον *Syn.*
8. καὶ κάλλ. V. — Ib. ἢ τό conj.; ἡ τοῦ A; ἡ τοῦ BCMV. — Ib. τῆς] τοῦ ABC 1ª m., MV.
9. ἀσθενέστερος BC 1ª m., M.
Ib. ἥδιον ex em.; ἡδείων ACM; ἡδίων BV; ἡδίον C 2ª m.
10. κοτύλη *Syn.*
11 et 289, 1. Τὸ δὲ.... ἐλατίνης om. V.
11. περιπίσσοντα AB; περιπίσσοντα τάδε M; περιπάσσοντα C 2ª m.

Matth. 42-43.

43 τέφρας | ὡς λεπῖοτάτης ἐλατίνης μεμιγμένης διπλασίας ἢ ὁ Φακός
ἐσῖιν· κούφως δὲ χρὴ παίειν, ἔσῖε ἂν καλῶς περιαχυρισθῇ καὶ
σῆσαι λεπῖῷ κοσκίνῳ, καὶ ἡ μὲν τέφρα κάτω ἔσῖαι· τὸν δὲ
φακὸν πλεονάκις πλύνοντα ἕψειν, ἀνήθου τι ὑποθέντα ἢ γλήχωνος ἀνέλαιον· τὸν δὲ ἅλα μέτριον ἐμβάλλειν, καὶ ὀξείδιον
βραχὺ ἐπιχεῖν, ὅταν δίεφθος ᾖ· τοῖς δὲ ἀπυρέτοις, καὶ οἷς ἡ
κοιλία καταφερὴς, οἴνου ἀντὶ τοῦ ὄξους μίσγειν εὐωδεσῖάτου
22 κύαθον. Βοηθοῖεν δὲ ἂν τῇ κοιλίᾳ καὶ ἄπιοι καὶ μῆλα τὰ κυδώνια τμηθέντα καὶ συνεψόμενα τῇ φακῇ ἄνευ οἴνου καὶ ὄξους·
ἕψοιτο δὲ ἂν ἡ κοτύλη τῶν φακῶν ἐν ἑπῖὰ κοτύλαις ὕδατος.
23 Χρήσαιο δὲ ἂν πρός τινας, ὧν δεῖ τὴν κοιλίαν ἐξυγραίνειν, τῶν
νέων τεύτλων ἄκρα τὰ πέταλα συγκαθέψων, ἢ μαλάχην, ἢ σί-

une quantité double de cendre très-fine de bois de sapin, puis on
frappe doucement jusqu'à ce que l'écorce soit bien enlevée; on secoue ensuite le tout sur un crible fin et la cendre va au fond; quant
aux lentilles, on les fait bouillir après les avoir lavées plusieurs fois,
en y ajoutant un peu d'aneth ou de pouliot sans huile; on y mettra
une quantité moyenne de sel et on versera dessus un peu de vinaigre,
quand la bouillie est complétement cuite; chez les malades qui n'ont
pas de fièvre, et chez ceux qui ont de la tendance à la diarrhée, on
22 y ajoute, au lieu de vinaigre, un cyathe de vin très-odoriférant. On
soulagera aussi le ventre en faisant bouillir conjointement avec les
lentilles des poires ou des coings coupés par morceaux sans y mettre
du vin ou du vinaigre; on fera bouillir un cotyle de lentilles dans
23 sept cotyles d'eau. Chez certains malades, dont il faut rendre les
selles liquides, on peut employer la bouillie de lentilles en faisant
bouilir avec elle les feuilles du sommet des jeunes pieds de bette
ou de la mauve, ou du concombre ou de la courge, coupés par

– des ingrédients qu'on mêle à cette dernière suivant les indications à remplir.

1. ὡς] ὅσα ACV.

Ib. λεπῖοτάτας C 2ª m.

Ib. ἐλατίνης ex em.; εἰ ατ ης B text.; λατίνης B marg.; ἠδατύπης A; ἠδ' ἀτύπης C; ἡ δ' ἀτύπης M; après μεμιγμένης BV répètent εἰλατίνης.

2. κοῦφοι A. — Ib. περιαχυρισθῇ καί ex em.; περιαχυρισθήσεται Codd.

3. σῆσαι ex em.; σεῖσαι Codd.

5. μέτρον BV.

8. Βοηθεῖεν AV.

Ib. τῆς κοιλίας BV.

9. τῆς φακῆς A.

12 et 289, 1. σύκιον ABM.

κυον, ἢ κολοκύντην, λεπὰ κατατεμών. Ἀμυλίῳ δὲ χρήσαιο ἄν, 24
ὧν ἐν τῷ πυρέσσειν αἱ κοιλίαι καταφέρονται· μίσγοις δὲ ἄν
αὐτοῦ καὶ εἰς τὸν φακὸν πρὸς τὰς κοιλίας· χρήσαιο δὲ ἄν αὐτῷ
καὶ ἐν γάλακτι, πρὸς τὸ ὕδωρ μίσγων, καὶ αὐτῷ κατὰ ἑαυτό·
μᾶλλον δὲ ἂν ἁρμόσειε δυσεντερικοῖς καὶ βηχώδεσι καταῤῥοϊ-
κοῖς· ἕψοις | δὲ ἂν τὰς δέκα δραχμὰς ἐν κοτύλαις δ' ὑγροῦ. Κέγ- 44 25
χρος δὲ ἥκισα μὲν ἁρμόζει τοῖς πυρέσσουσιν· οὐ μὴν ἀλλὰ
τοῖς γε κατὰ κοιλίαν ἐνοχλουμένοις εὐαρμοσεῖ μάλισα· ἕψοις
δὲ ἂν τὸ ὀξύϐαφον ἐν δέκα ὀξυϐάφοις ὕδατος· δεῖ δὲ τρίψαντα
ἐν θυίᾳ παραχεῖν τοῦ ὕδατος τὰ μέτρα τὰ γεγραμμένα, καὶ
διέντα καὶ ἠθήσαντα ἐν τῷ ὕδατι οὕτως ἕψειν, ἀνήθου καὶ ἁλὸς
μικρὸν ἐμϐάλλοντα. Μίσγοις δὲ ἂν τοῦ κέγχρου τὸ ἤθημα καὶ 26

De l'emploi de l'amidon, soit seul, soit avec d'autres substances.

petits morceaux. On emploiera l'amidon chez ceux qui sont at- 24
teints de dévoiement pendant la fièvre; on peut en mêler aussi aux
lentilles pour resserrer le ventre; on peut s'en servir également
avec du lait, soit qu'on coupe ce liquide avec de l'eau, soit qu'on
l'emploie seul; cette préparation convient encore mieux à ceux qui
ont la dyssenterie ou un catarrhe accompagné de toux; on fera
bouillir dix drachmes d'amidon dans quatre cotyles de liquide. Le 25
petit millet convient très-peu aux fébricitants, il est vrai, mais parfaitement bien à ceux qui sont incommodés du côté du ventre; on
fera bouillir un oxybaphe de petit millet dans dix oxybaphes d'eau;
on le triturera dans un mortier en versant dessus la quantité susdite d'eau; après l'avoir délayé et passé au tamis, on fait bouillir, en
y mettant un peu d'aneth et de sel. On mêlera la bouillie de petit 26

Cas dans lesquels on peut employer la bouillie de petit millet,

- soit seule, soit unie

1. κολοκύντης ABC 1^a m., MV. Ib. κατατεμνών B; κατατελών C; κατὰ τέλος 2^a m.

2. μίσγοις ex em. Matth.; σμίσγοις A; σμίγοις BMV; σμίσγει C; συμμίσγῃ 2^a m.

4. καὶ σύν C 2^a m.; καί C.

Ib. αὐτῷ κατὰ ἑαυτό ex em.; αὐτὸ κ. ἑ. Codd.; de même p. 293, l. 2, et 294, 5.

5. ἁρμόσειε ex em.; ἁρμόσσει ἐν V; ἁρμόσσῃ ἐν 2^a m.; ἁρμόσῃ ἐν AB CM. — Ib. βηχώδεσι om. V.

6. ἂν τάς conj.; ἄν τε ABCV; ἄντε M; ἂν C 2^a m. — Ib. κοτύλης C 2^a m.

Ib. δ' ὑγροῦ] διύγρου C 2^a m.; δι' ὑγροῦ M; τέτλαρσι M marg.

7. ἁρμότλει B text.; ἁρμόσῃ C 1^a m.

8. εὐαρμόσλει CM; εὐάρμοσλοι C 2^a m.

11-12. ἐν.... ἐμϐάλλοντα om. BV.

Matth. 44-45.

εἰς φακῆν, καὶ εἰς πτισάνην, καὶ εἰς πᾶν ῥόφημα ἀντὶ τοῦ
27 ἐλαίου, πλὴν εἰς φακῆν, τὸ τοῦ σικύου σπέρμα ὠμόν. Καὶ
διηθῶν μίσγε τῇ πτισάνῃ καὶ τοῖς λοιποῖς ἑψήμασιν ἢ τοῦ
κώνου τὸ κάρυον, ὃ καλοῦσι στρόβιλον, ἢ τὰ Ποντικὰ ἢ τὰ
Θάσια κάρυα, μάλιστα δὲ οἷς ἀντὶ γάλακτος βούλοιο τὴν μίξιν
28 ποιεῖσθαι. Τοῖς βηχώδεσι δὲ ἂν ἁρμόσῃς μάλιστα, τῶν ἀμυγδάλων ὑποτρίψας εἰς τὰ ῥοφήματα· τοῖς δὲ κατὰ κοιλίαν ἐνοχλουμένοις ἀντὶ τοῦ ἐλαίου ὑποτρίβειν τὴν λευκὴν μήκωνα,
ἡσυχῇ φώξαντα σὺν τῷ ἐλύτρῳ καὶ ἐκχυλίσαντα εἰς τὸ ἕψημα·
29 συνεργεῖ καὶ πρὸς τοὺς ὕπνους. Ὑποτρίβειν δὲ δεῖ πρὸς τὰς κοι-
45 λίας καὶ τὰ Εὐβοϊκὰ | κάρυα ἃ καλοῦσι Σαρδιανὰ, σὺν τῷ ἐντὸς
λέμματι τῷ ὄντι σὺν τῷ καρύῳ· τρίψας ἐγχύλιζε τὸ ὕδωρ τῆς

millet passée au tamis à celle de lentilles et à celle d'orge mondée; de même on peut mettre dans une bouillie quelconque, excepté dans celle de lentilles, des graines de concombre crues au lieu d'huile.
27 Mêlez aussi soit la noix de pomme de pin appelée *strobile*, soit des
noisettes ou des amandes après les avoir tamisées, à la ptisane et
aux autres bouillies, mais surtout aux bouillies auxquelles vous
28 voudriez ajouter quelque chose qui tienne lieu de lait. Vous ap-
proprierez le mieux les bouillies à l'usage des gens qui toussent
en y triturant des amandes; mais, pour ceux qui sont incommodés
du côté du ventre, il faut, au lieu d'y mettre de l'huile, y triturer
du pavot blanc torréfié légèrement avec son enveloppe, et dont
on exprime le suc dans la bouillie; cela contribue aussi à faire
29 dormir. Pour resserrer le ventre, il faut triturer [dans les bouil-
lies] les noix d'Eubée appelées aussi noix de Sardes (châtaignes)
avec l'écorce interne qui touche à la noix; après les avoir triturées,

à d'autres bouillies, ou à certains ingrédients.

Énumération des substances qu'on peut mêler aux boissons suivant les indications à remplir.

1. τοῦ om. *Syn.*
2. Καί del. C 2ª m.; om. *Syn.*
3. διήθων ACM.
Ib. λεπτοῖς B text.
3-4. τὸ κῶνον *Syn.*
4. ἢ τὸ κάρυον *Syn.*
5. κάρυα ἢ τὰ ἀμύγδαλα *Syn.*
6. ἁρμόσῃ C 2ª m.
9. ἐλ. ἢ φλοιῷ C 2ª m.
Ib. ἐγχυλίσαντα M.
10. δεῖ] χρή *Syn.*
11. ἃ κάρυα AB.
Ib. Εὐβοϊκὰ... Σαρδιανά] κάστανα *Syn.*
12. ἐγχύλιζε ex emend.; ἐκχύλιζε Codd.

μήκωνος. Ἕψοις δὲ ἂν καὶ σεμίδαλιν τεταρτημόριον αὐτῆς ἐν 30
δέκα κοτύλαις ὕδατος μετὰ ἐλαίου μετρίου καὶ ἀνήθου, προπλύ-
νας τὴν σεμίδαλιν· ὁμοίως δὲ καὶ τὸν χόνδρον, εἰ θέλοις ῥόφημα ποιεῖν. Ἕψοις δὲ ἄν, καὶ γάλα μίσγων, ἤδη καθέφθων 31
ὄντων τῶν ἑψημάτων, θερμὸν ἐπιχέων καὶ μὴ πολὺν χρόνον
συνέψων· δεῖ δὲ τὸν χόνδρον προβρέχειν ἐν ὕδατι, εἶτα οὕτως
μίσγειν τὸ τέταρτον μέρος τῆς χοίνικος, ἑκατέρου δὲ αὐτῶν
πρὸς τὰς ἑπτὰ κοτύλας τοῦ γάλακτος δύο· μαλακῶς δὲ ἕψειν
ἐπὶ ἀνθράκων, μιγνύων καὶ διὰ χειρὸς ἔχων τοῦ μὴ διακαῆναι.
Μίσγοις δὲ ἂν καὶ πρὸς πᾶν ἕψημα γάλακτος. Τὸ δὲ πόπανον, 32-33
ὅ τινες ἴτριον καλοῦσιν, ἀλυπότερον ἔσται, εἰ κόψας καὶ λεπτὸν ποιήσας ὑποτρίβοις ἢ τῶν ἀμυγδάλων ἢ σικύου σπέρμα·

on doit y ajouter en passant au tamis l'eau de pavot. On peut aussi 30
faire bouillir un quart [de mine?] de sémidale dans dix cotyles
d'eau avec une quantité modérée d'huile et d'aneth, après avoir
lavé auparavant la sémidale; on traitera de la même manière l'alica,
si on veut en faire une bouillie. Faites aussi bouillir de la sémi- 31
dale ou de l'alica, en y mêlant du lait, quand la bouillie est déjà
complétement cuite; mais il importe que le lait qu'on verse dedans
soit chaud et qu'il ne bouille pas longtemps avec ces ingrédients;
on doit auparavant faire macérer l'alica dans de l'eau; ensuite on y
mêle le quart d'une chénice [de lait]; de chacun de ces deux ingrédients on met deux cotyles dans sept cotyles de lait; il faut faire
cuire doucement ces bouillies sur des charbons, en les remuant et
en tenant le vase dans la main, afin que la bouillie ne brûle pas.

Du *popanon*, et de ses propriétés suivant le mode de préparation.

On peut aussi mêler du lait à toute espèce de bouillie. Le *popanon*, 32-33
que quelques-uns appellent *itrion*, présentera les conditions les
moins défavorables, si, après l'avoir pilé et réduit en poudre, on y
triture des amandes ou des graines de concombre; sinon, il faut le

1. ἑαυτῆς ABC 1ª m., MV; om. *Syn.*
2-3. πλύνας B.
4. ἂν τὸ καί B.
8. μαλακῶν A.
10. πόπανον B text., C 1ª m.
11. ὅ] οἵ A.
Ib. καί om. ABC 1ª m., MV.
12. ὑποτρίβοις conj.; ὑποτρίβων Codd.

Matth. 45-46.

34 εἰ δὲ μὴ, ὡς εἰώθασι, μετὰ ἐλαίου καὶ ἀνήθου ἕψειν. Χρῷτο
δὲ ἄν τις αὐτῷ καὶ πρὸς τὰς κοιλίας, καὶ αὐτῷ κατὰ ἑαυτὸ, καὶ
πρὸς τὸν Φακὸν μίσγων· τοῖς δὲ πυρέσσουσι πρόσαρμα πάν-
35 των ἀχρειότατον. Καλῶς δὲ αὐτὸ ἕψουσιν καὶ οἱ ἐν τοῖς ὀρνι-
θείοις ζωμοῖς καὶ ἀρνείοις ἕψοντες· ἐν πλείονί τε γὰρ ζωμῷ
ἕψουσι, καὶ ἐν χύτραις, οὐχ ἁπτόμενοι, οὐδὲ κινοῦντες, ὥς γε
36 συμβαίνει οὕτω μάλιστα τήκεσθαι καὶ δίεφθα γίνεσθαι. Ὁ δὲ
ξηρὸς ἄρτος ἕψημα κουφότατον· δεῖ δὲ τοῖς μὲν πυρέττουσι
χλιάναντα εἰς πῦρ καὶ προβρέξαντα τρίβειν λεῖον, καὶ ὅσον
δέκα δραχμὰς ἐν δυσὶ κοτύλαις ἕψειν, ῥοφήματος τὸ πάχος
ποιοῦντα· ὑποτρίβειν δὲ αὐτῷ ἢ τὸ τῶν ἀμυγδάλων ἢ τὸ τοῦ
46
37 σικύου σπέρμα. Τοῖς δὲ μὴ | πυρέσσουσι, κόπτων τὸ μέγεθος σε-
μιδάλεως ἢ χόνδρου, ὀλίγον χρόνον προβρέξας, ἀποχέας τὸ

faire bouillir avec de l'huile et de l'aneth, comme c'est la coutume.
34 On peut l'employer aussi pour resserrer le ventre, soit seul, soit mêlé
aux lentilles; mais, pour les fébricitants, c'est ce qu'on peut donner
35 de moins convenable. Ceux qui le font bouillir dans du bouillon de
poulet ou d'agneau s'y prennent comme il faut, car ils le font bouillir
dans une grande quantité de bouillon et dans des pots de terre
cuite, en n'y touchant pas, en ne remuant même pas, parce que de
cette manière on parvient le plus facilement à le faire ramollir et
36 à le pousser à un degré complet de cuisson. Le pain sec est une
bouillie très-légère; pour les fébricitants on doit le réduire en
poudre par la trituration, après l'avoir fait parvenir à une température tiède au feu et après l'avoir préalablement fait macérer; il
faut en faire bouillir dix drachmes dans deux cotyles et lui faire
acquérir l'épaisseur d'une bouillie; on triturera dans cette bouillie
37 des amandes ou des graines de concombre. Pour ceux qui n'ont pas
de fièvre, il faut, en le pilant, rendre le pain aussi menu que la
sémidale ou l'alica, ensuite le faire macérer préalablement pendant

Supériorité de la bouillie de pain; son mode de préparation pour les fébricitants;

– pour ceux qui n'ont pas de fièvre;

1. ἑψῶν C 2ª m. — 2. καθ' αὐτό V. — 4-6. καὶ οἱ. . . . . ἕψουσιν om. BV. — 4. οἱ del. C 2ª m. — 5. καί om. AC. — Ib. πλείω AC. — 6. οὐχ] οὐδέ BV; om. C 2ª m. — Ib. ὥς γε conj.; ὥστε Codd. — 11. ποιοῦντα ex em.; ποιοῦντας Codd. — Ib. ἐν αὐτῷ C 2ª m. — 13. χόνδρου ποιοῦντας ὀλίγον AB C 1ª m., MV. — Ib. τό om. A.

ὕδωρ, τὰς δέκα δραχμὰς ἐν τρισὶν ἡμικοτυλίοις ἕψειν· ὑποτρίβοντά τι τῶν εἰρημένων καὶ ποιοῦντα χόνδρου τὸ πάχος, προσφέρειν μετὰ μέλιτος, ἢ ὡς ἥδεται ὁ κάμνων. Χρήσαιτο δὲ ἄν 38
τις καὶ πρὸς τὰς κοιλίας τὰς ἀπεπλούσας, καὶ τοῖς φυσώδεσι, καὶ οἷς ἐξυγραίνονται, καὶ αὐτῷ κατὰ ἑαυτὸ, καὶ μετὰ φακοῦ, καὶ πρὸς τὰς συνεσΊηκυίας κοιλίας [ἐν] ζωμῷ ὀρνίθων, μείζονι τοῦ ὄγκου, καταβρέχων ἢ ἕψων.

η'. Ἀμύλου καὶ τῶν ἄλλων ὑποσΊάσεων σκευασία.

Γίνονται δὲ καὶ ὑποσΊάσεις, καθάπερ τὸ ἀμύλιον, πάντων τῶν 1
ὀσπρίων· τὸ δὲ ἀμύλιον γίνεται οὕτως· σεμίδαλιν ὡς καθαρωτάτην λαβόντα, κούφως προβρέχοντα, πλύνειν καὶ ἀπηθεῖν διὰ ὀθονίου ὡς πλείσΊῳ ὕδατι, καὶ τὴν κόλλαν ἐξαιρεῖν ὡς μάλισΊα· ἐάσας δὲ ἐν κεραμεῷ ἀγγείῳ κατασΊῆναι [τὸ] ὕδωρ ἀπήθησαι,

quelque temps, jeter l'eau et faire bouillir dix drachmes avec un cotyle et demi; après y avoir trituré quelqu'un des ingrédients susdits et lui avoir donné l'épaisseur de la bouillie d'alica, on l'administre avec du miel ou comme cela est agréable au malade. On peut 38
encore l'employer, soit seul, soit avec des lentilles, quand l'estomac ne digère pas et quand on est incommodé de flatuosités ou quand on a des selles liquides; on le donnera aussi en morceaux plus gros contre la constipation dans du bouillon de poulet, en le faisant macérer ou bouillir.

– manière de l'administrer dans différents cas de dérangement de l'estomac et des intestins.

8. DE LA PRÉPARATION DE L'AMIDON ET DES AUTRES PRÉCIPITÉS.

Mode de préparation de l'amidon;

On fait des précipités de toutes les graines farineuses de la même 1
manière qu'on fait l'amidon, or l'amidon se fait de la manière suivante : on prend de la farine sémidalite la plus pure, on la fait macérer d'abord doucement, on la lave, on la passe à travers un linge dans une grande quantité d'eau et on enlève autant que possible la colle; après avoir donné au précipité le temps de se

6. ἐν conj.; om. Codd.
Ib. μείζω ABC V.
6-7. τῷ ὄγΓῳ C 2ª m.
CH. 8; l. 9. ἄμυλον C.
12. κεραμεῷ ex emend.; κεραμίῳ Codd.; il en est de même p. 295, l. 3.
Ib. τό conj.; om. Codd.
Ib. ἀπηθῆναι B text.

DES ALIMENTS.

Matth. 46-47.

καὶ πάλιν ἄλλο ἐπίχεε ὡσαύτως, καὶ πάλιν ποίει οὕτως, ἕως καθαρὸν τὸ ἀπηθούμενον γένηται, εἶτα ἐξελὼν, τὴν ὑπόστασιν ξήραινε, ἡλιάζων ἐν κεραμεῷ ἀγγείῳ, ἕως ἂν εἰς τέλος ξηρανθῇ.

47
2 |Ὡσαύτως δὲ καὶ τὸν ὄροβον δεῖ ποιεῖν, καὶ μάλιστα τὸν λευκόν· ἐρείξαντα καὶ ἀποβράσαντα τὸ ἄχυρον βρέχειν, καὶ τρίβειν λεῖον, διέντα δὲ ὕδατι πλείονι, ἀποχεῖν πολλάκις τῆς ἡμέρας, ἕως καθαρὸν τὸ ἀποχεόμενον ᾖ, καὶ ξηράναντα ἀποθέσθαι.
3 Χρήσαιο δὲ ἂν τούτῳ ἐπὶ ἐμπύων, εἰς τὸ ἕψημα μίσγων, πρὸς τὸ ἀναπτύειν, καὶ γυναικὶ εἰς κάθαρσιν καὶ εὐσαρκίαν καὶ εὔ-
4 χροιαν, ἐν οἰνομέλιτι διδοὺς, καὶ μετὰ ἀλφίτου. Ἱκανὸν δὲ ὀξύ-
5 βαφόν ἐστιν ἐρεγμοῦ τῷ ὑγιαίνοντι καὶ ἀνδρὶ καὶ γυναικί. Γίνεται δὲ καὶ φακοῦ ὑπόστασις ἐρειχθέντος τὸν αὐτὸν τρόπον καὶ

former dans un vase de terre cuite, on laisse écouler l'eau, on verse de nouveau dessus de la même manière une nouvelle quantité d'eau, et on continue à faire ainsi jusqu'à ce que l'eau décantée soit claire; ensuite on enlève le précipité et on le dessèche en l'exposant au soleil dans un vase de terre jusqu'à ce qu'il soit complé-
2 ment sec. On traitera de la même manière l'ers, surtout l'ers blanc : l'écraser, enlever l'écorce par l'ébullition, le faire macérer, le réduire en poudre par la trituration, puis le délayer dans une grande quantité d'eau qu'on jette plusieurs fois par jour, jusqu'à ce que le liquide décanté soit clair, enfin le mettre de côté après l'avoir séché.
3 On peut donner cette préparation aux gens qui ont du pus dans la poitrine, en la mêlant à leur bouillie afin de favoriser l'expectoration, ainsi qu'aux femmes pour provoquer les règles, ou pour procurer de l'embonpoint ou un bon teint, en l'administrant dans du
4 vin miellé ou avec de l'alphiton. Un oxybaphe de cette farine suffit pour les gens bien portants, que ce soit un homme ou une
5 femme. On fait aussi un précipité avec les lentilles, en les écrasant

- du précipité d'ers ;

- cas dans lesquels convient ce précipité.

Du précipité

3. Après ξηρανθῇ, en titre Περὶ τοῦ ἐξ ὀρόβων Codd.

5. ἐρίξαντα BC 1ª m., MV; ἐρίζαντα A. — Ib. ἀποβράξαντα C; ἀποβρέξαντα 2ª m.

6. δὲ ἐν ὕδατι BV.

Ib. πλείονα A.

7. καθαρεῖν C.

8. ἐμπτύων ABC 1ª m., V.

11. ἐστιν] τι C.

Ib. Après γυναικί, en titre Περὶ τῶν ἀπὸ τῆς φακῆς Codd.

βραχέντος καὶ τριφθέντος, καθάπερ ὄροβος, καὶ ἀποχυθέντος τοῦ
ὕδατος, ἕως ἂν καθαρὸν τὸ ἀπηθούμενον γένηται. Ξηρανθεῖσα δὲ 6
[ἡ] ὑπόστασις μίσγοιτο ἂν πρὸς τὰ ἑψήματα τοῖς κατὰ κοιλίαν
ἐνοχλουμένοις· μάλιστα καὶ πρὸς κέγχρον, καὶ πρὸς ἄρτον
ξηρὸν, καὶ πρὸς πτισάνην, καὶ πρὸς πλείω δὲ ἄλλα ἄν τις κα-
ταχρήσαιτο τῶν ἑψημάτων. Τὰ δὲ ἀπὸ τῶν ὀσπρίων ἑψήματα 7
ἀχρειότερά ἐστι τῶν προειρημένων ἑψημάτων τοῖς πυρέσσου-
σιν· ἀτροφώτερα γὰρ καὶ φυσωδέστερα τυγχάνει ὄντα· χρήσαιτο
δὲ ἄν τις, ἐρέγμινον ποιήσας ἐξ ὠμῶν τῶν ὀσπρίων. | Τῷ μὲν κυα- 48 8
μίνῳ ἐρεγμῷ, εἰ βούλοιο ἄφυσον ποιεῖν, ἐπιχέας πλεῖον ὕδωρ,
ἕψειν· ἐπειδὰν δὲ ἀναφρίξῃ, καὶ δίεφθος γένηται, ἀποχέας ἅπαν,
μίξον πάλιν θερμόν· εἴη δὲ ἂν ἱκανὸν τὸ τεταρτημόριον τῆς χοίνικος τῷ ἤδη ἀπέφθῳ γεγενημένῳ δύο κοτύλαι μιχθεῖσαι ὕδατος
καὶ ἐλαίου. Χρήσαιο δὲ ἂν τούτῳ πρός τε τὰς κορύζας καὶ κα- 9

de lentilles;
de la même manière, en les faisant macérer et en les triturant
comme l'ers; on jette l'eau jusqu'à ce que cette eau décantée soit
– ses propriétés.
claire. Ce précipité étant séché, on peut le mêler aux bouillies des- 6
tinées aux gens incommodés du côté du ventre; on l'emploiera
surtout conjointement avec le petit millet, le pain sec, l'orge mon-
Mauvaises qualités des bouillies faites avec des graines impropres à la panification.
dée et plusieurs autres bouillies. Les bouillies faites avec des graines 7
impropres à la panification sont moins utiles aux fébricitants que
celles que nous venons d'énumérer, car elles sont moins nourrissantes et plus flatulentes; on peut user des bouillies faites avec ces
graines réduites en farine par l'écrasement quand elles sont crues.
Moyen de corriger les inconvénients de la farine de fèves;
Pour ôter à la farine de fèves ses propriétés flatulentes, il faut 8
verser dessus beaucoup d'eau et la faire bouillir; puis, quand la
bouillie commence à se rider et qu'elle est complétement cuite, on
jette toute l'eau et on y ajoute de la nouvelle eau chaude; il suffira
d'ajouter deux cotyles d'eau et d'huile à un quart de chénice de
– ses propriétés;
la bouillie, arrivée déjà à un degré complet de cuisson. On peut 9

2. ἕως om. A 1° m.
Ib. Ξηραθεῖσα BV.
3. ἡ conj. Matth.; om. Codd.
7. πυρέττουσιν A.
9. ὠμοτέρων ὀσπρίων ACM.
Ib. Après ὀσπρίων en titre Περὶ κυαμίνου ἐρεγμοῦ Codd.
12. τῷ τεταρτημορίῳ ACM.
13. ἀπέχθῳ ACM.
Ib. κοτύλας BV.

Matth. 48.

10 τάῤῥους, μίσγων κηρίου τι. Χρήσαιτο δὲ ἄν τις καὶ πρὸς δυσεντερίας καὶ τεινεσμοὺς, λιπαρώτερον αὐτὸ ποιῶν, καὶ οὐ προαφ-
11 έψων, οὐδὲ ἀποχέων τὸ ὕδωρ. Μίσγοιτο δὲ ἂν εἰς αὐτὸ καὶ
μυελὸς καὶ κηρὸς καὶ τυρὸς, μάλιστα ὁ φρυκτὸς, καὶ τὸ ἔλαιον
12 πλεῖον οἷς βουλόμεθα ἐκκοπροῦν. Μίσγοιτο δὲ ἂν ὁ ἐρεγμὸς
καὶ πρὸς πτισάνην καὶ πρὸς φακὸν τοῖς τεινεσμώδεσι καὶ δυσ-
13 εντερικοῖς. Ἕψοιτο δὲ ἂν ὁ μὴ ἄπεφθος ἐρεγμὸς τὸ τεταρτη-
14 μόριον τῆς χοίνικος ἐν ἓξ κοτύλαις ὕδατος. Τὸ δὲ πίσινον ἔτνος
ἀφυσότερον τοῦ κυαμίνου τυγχάνει ὂν καὶ εὐκατεργαστότερον·
15 διὸ καὶ μᾶλλον τοῖς ἀῤῥωστοῦσι προσενέγκαιτο ἄν τις. Δοίη
δὲ ἄν τις τοῦτο καὶ πρὸς τοὺς κατάῤῥους, καὶ βηχώδεσιν· ἕψοιτο
δὲ ἂν καὶ τοῦτο τὸ τεταρτημόριον τῆς χοίνικος ἐν ἓξ κοτύλαις
16 ὕδατος. Τὸ δὲ ἐκ τῶν φασήλων ἔτνος γλυκύτατον τυγχάνει

employer cette bouillie contre les coryzas et les catarrhes, en y mê-
10 lant un peu de rayons de miel. On s'en servira aussi contre la dyssenterie et le ténesme, si toutefois on la rend plus grasse, en ne la
soumettant pas à une ébullition préalable et en ne jetant pas l'eau.
11 On peut aussi y mettre de la moelle, de la cire ou du fromage,
surtout du fromage grillé, et beaucoup d'huile pour les malades
12 dont on veut expulser les excréments. On peut aussi mêler cette
farine à l'orge mondée ou aux lentilles, pour les individus affectés
13 de ténesme ou de dyssenterie. On fera bouillir dans six cotyles
d'eau un quart de chénice de la farine dont on ne pousse pas la
14 cuisson jusqu'au bout. La purée de pois grecs est moins flatulente
que celle de fèves et on l'assimile plus facilement : voilà pour-
15 quoi on la donnera surtout aux malades. On peut s'en servir aussi
contre les catarrhes et contre la toux; on fera bouillir également
16 un quart de chénice dans six cotyles d'eau. La purée de *pha-*
sèles est la plus sucrée de toutes, mais elle est difficile à cuire; ses

- des substances qu'on peut y mêler.

De la purée de pois grecs et de ses propriétés.

De la purée de *phasèles*.

5. ἐκκοπροῦν ex em. Matth.; ἐκκοπρειν A; ἔκκοπρον BCMV. Ib. ὁ ἐρεγμός ex emend. Matth.; ὀρεγμός Codd. — 8. πίσσινον BV. 11-12. τοῦτο . . . . . . ἂν καί om. BV.

πάντων, δυσέψητον δὲ, καὶ τἄλλα ἔχον παραπλήσια τοῖς εἰρημένοις. Ἕψεται δὲ καὶ τοῦτο ἐν τῷ ἴσῳ ὑγρῷ. Τὸ δὲ ἐκ τῶν 17-
δολίχων καὶ τῶν ἀράκων | πάντων χείριστον καὶ πρὸς οὐδὲν χρή- 49
σιμον τῶν ἀῤῥωστημάτων ἕψημα ἂν γένοιτο.

θʹ. Περὶ ἑψήσεως.

Ἅπαν ὄσπριον, κριθὴν καὶ πυρὸν ἕψειν δεῖ, περιπλάσαντα 1
σταιτὶ τὸ πῶμα τῆς χύτρας· ἕψειν δὲ δεῖ ὡς πλεῖστον χρόνον
καὶ ὡς μαλακωτάτῳ πυρί· οὐ γὰρ ἐνδέχεται προσκαῆναι, ἄν
περ ἀτόρυτον τὸ ἑψόμενον ὅσον δή ποτε χρόνον ἕψηται· δεῖ
οὖν, διέφθων ἤδη σφόδρα ὄντων τῶν ὀσπρίων, οὕτω τορυνᾷν
καὶ διὰ χειρὸς ἔχειν, κινοῦντα [τοῦ] μὴ προσκαῆναι. Ἐλαίῳ δὲ 2

autres propriétés sont semblables à celles des purées susdites. On 17
la cuit aussi dans la même quantité de liquide. Les purées de hari- 18
cots et de gesses chiches sont les plus mauvaises de toutes les purées, et on ne saurait en faire une bouillie qui ait quelque avantage, dans quelque maladie que ce soit.

Mauvaises qualités de la purée de haricots et de gesses chiches.

9. DE LA CUISSON.

On doit faire cuire toutes les graines impropres à la panification, 1
aussi bien que l'orge et le froment, dans un pot dont on enduit
le couvercle de pâte de farine; on les fera bouillir très-longtemps
et sur un feu aussi doux que possible; car la bouillie ne saurait
brûler, quoiqu'on la fasse bouillir aussi longtemps qu'on veut sans
la remuer; c'est seulement lorsque les graines sont parvenues à un
degré très-avancé de cuisson qu'on doit remuer avec un petit bâton
et tenir le pot dans sa main en l'agitant afin que la bouillie ne brûle
pas. Il faut se servir, tant pour les bouillies que pour les mets se- 2

Manière de faire bouillir les graines propres et impropres à la panification.

Qualités de l'huile

3. καὶ τῶν.... οὐδέν om. A 1ª m. Ib. ἀράχων C 1ª m. Ib. χείριστον πρός B. Cʜ. 9; l. 5. περιπλάσαντας C 2ª m. M; περιπλάσαντος C. 6. πῶμα ex em.; πόμα Codd. 7. μαλακωτάτῳ ex em.; μαλακωτέρῳ Codd. — Ib. προκαῆναι B. 7-8. ἄν περ αὐτόρυτον V; ἂν περατόριτον C; ἂν πέρα τὸ ῥυτόν A; ἀνπερατορυτον M. 9. τορυνᾷν ex em.; τορινᾷν C; τορίναν A; τορύναν BV; τὸ ῥύναν M. 10. τοῦ ex em. Matth.; om. Codd.

Matth. 49-50.

χρῆσθαι πρὸς τὰ ἑψήματα καὶ πρὸς τὰ ὄψα τῷ ἀνοσμοτάτῳ καὶ ἐν τῷ σ7όματι μηδεμίαν δύναμιν ἐμφαίνοντι· τοιοῦτον δὲ
3 ἂν εἴη τὸ ὀμφάκινον. Τοὺς δὲ εὐφυεῖς τῶν ἰχθύων ἐν τῇ λεπίδι καὶ ἕψειν καὶ ὀπ7ᾶν· δεῖ δὲ, κἂν ἕψῃς, τὴν ἄρτυσιν ἀποδιδόναι καὶ τὸ ἔλαιον ἱκανὸν καὶ προέψειν τὴν ἅλμην, εἶτα εἰς ζέουσαν καθιέναι τὸν ἰχθύν· οὕτω δὲ γενομένης τῆς ἑψήσεως, ἐγχυλότερός τε γίνεται ὁ ἰχθὺς καὶ ἔχων τὸν ἴδιον χυμὸν ἐν αὐτῷ.
50
4 Ὡσαύτως δὲ καὶ ὁ ὀπ7ὸς | ἐν τῇ λεπίδι ὀπ7ώμενος κρείσσων τε
5 καὶ ἁπαλώτατος καὶ τροφιμώτατος γίνεται. Δεῖ δὲ τῷ ἐλαίῳ τὴν ἄρτυσιν ἀποδιδόναι, τὸν δὲ ἅλα ἱκανὸν καταπάσσειν καὶ λεπ7οῦ ἀλφίτου.

ι'. Κέγχρου σκευασία, ἐκ τῶν Φιλοτίμου.

1 Ὁ δὲ κέγχρος τριφθεὶς μὲν ὠμὸς καὶ λειανθεὶς, καὶ, παρα-

condaires, d'huile qui n'ait pas la moindre odeur et qui ne trahisse au goût aucune propriété; l'huile d'olives vertes satisfera à ces con-
3 ditions. Il faut faire bouillir aussi bien que griller les poissons de grande taille dans leurs écailles; on y mettra quelque assaisonnement et on y ajoutera beaucoup d'huile, même quand on les fait bouillir; il convient aussi de faire bouillir préalablement l'eau salée et de n'y mettre le poisson que lorsqu'elle est en ébullition; cuit de cette manière, le poisson devient plus succulent et il garde ses
4 humeurs propres. De même le poisson grillé sera meilleur, si on le cuit dans ses écailles; alors aussi il devient très-tendre et très-
5 nourrissant. On doit y ajouter les assaisonnements dans l'huile et le saupoudrer d'une quantité suffisante de sel ainsi que d'alphiton pulvérisé.

destinée aux bouillies et aux mets secondaires. Mode de préparation des poissons; soit qu'on les fasse bouillir, — ou griller.

10. DE LA PRÉPARATION DU PETIT MILLET.

(Tiré de Philotime.)

1 Si on triture le petit millet cru et qu'on le réduise en poudre, si,

Propriétés

3. ὀμφάκιον ABC 1ª m., MV. Ib. εὐφυεῖς ex em.; ἐμφυεῖς ABC MV; ἐμφυσώδεις C 2ª m. 4. κἂν] καί C. Ib. ἕψαντα C 2ª m. 7. αὐτῷ ex em.; αὑτῷ Codd. 8. ὁ om. B. 10. καταπλάσσειν ABCV. Ch. 10; l. 12. τριφεὶς A 2ª m., C M 1ª m.; τριβεὶς C 2ª m.

χεομένου πάλιν ὕδατος, τριβόμενος, καὶ ἀπηθούμενος, καὶ συνε-
ψηθεὶς καὶ γενόμενος ὅμοιος ἀλητῷ κολλώδης τε καὶ στρυφνό-
τητα ἔχων, καὶ τὰς κοιλίας ἱστὰς, καὶ κατεργάζεσθαι δυνάμενός
ἐστιν. Μᾶλλον δὲ, ὅλος ἑψόμενος, ὥσπερ εἰώθασιν ἕψειν, δυσ- 2
κατεργαστότερος, καὶ τὰς κοιλίας ἐνίοτε μαλακωτέρας ποιῶν,
καὶ τὴν ἀλλοίωσιν ἐν τοῖς διαχωρήμασιν οὐ λίαν ἐστὶν ἔχων,
κἂν κολλωδέστερος ᾖ· τὸν χυμὸν δὲ γλυκὺν στύψιν ἔχοντα
ἀναδίδωσιν.

ια'. Τροφαὶ συνεχῶς νοσοῦσι καὶ σκευασίαι αὐτῶν, ἐκ τῶν Ἀντύλλου· κεῖται ἐν τῷ Περὶ βοηθημάτων, εἰς τὸν τρίτον λόγον, ἐν τοῖς προσφερομένοις, ἐν τῷ β' κεφαλαίῳ.

Ἐκλεκτέον ἐπὶ τῶν συνεχῶν νοσημάτων τροφὴν πεφθῆναί 1

du petit millet suivant le mode de préparation.

après y avoir ajouté l'eau, on le triture de nouveau, si on décante
l'eau et si on fait bouillir le millet de manière à ce qu'il devienne
semblable à la farine obtenue par la mouture, ce mets est glutineux et doué d'une âpreté fortement prononcée; il resserre le
ventre et il est susceptible de s'assimiler. Si, au contraire, on fait 2
bouillir cette graine en entier, comme c'est la coutume, le petit
millet s'assimilera plus difficilement, il relâchera quelquefois le
ventre, il sera expulsé par les excréments sans avoir subi de grands
changements, quoiqu'il soit plus glutineux, mais il distribuera dans
le corps une humeur douée d'une douce astringence.

11. NOURRITURE DE CEUX QUI SONT HABITUELLEMENT MALADES, ET MANIÈRE DE LA PRÉPARER.

(Tiré d'Antyllus.)

[Ce chapitre se trouve dans l'ouvrage *Sur les moyens de traitement*, au chapitre second du troisième livre, lequel traite de ce qu'on donne aux malades.]

Le *pain lavé*

Dans les maladies continues, il faut choisir un aliment qui se 1

2-3. στρυφνότατα AC 1ª m., M; στυφότητα M marg. — 3. ἱστάναι C 2ª m. — 4. ὅλως V. — 6. λίαν ἔχων C 2ª m. — 6-7. κἂν κολλωδέστερος ᾖ conj.; καὶ κολλωδέστερον ᾖ Codd.

51 τε ῥᾴστην καὶ ἀναδοθῆναι τα|χίστην, καὶ οὐ πάνυ πολύτροφον,
καὶ ῥᾳδίως διαπνεομένην· αἱ γὰρ κατεχόμεναι σωματοποιοῦσι
τοὺς πυρετούς· ἔχει δὲ πάσας τὰς εἰρημένας ἀρετὰς ἄρτος πλυ-
2 τὸς ἐξ ὕδατος. Ἔστω δὲ πυρῶν μὲν τριμηνιαίων, καθαρῶν δὲ
μὴ σφόδρα· πολύτροφος δὲ ὁ τοιοῦτος· τετρίφθω δὲ εὖ μάλα
καὶ ἐξοπτάσθω· σεμιδαλίτης δὲ μήτε τούτων τῶν πυρῶν, μήτε
ἄλλων παραλαμβανέσθω διὰ τὸ ἰσχυρόν· ἔστω δὲ καὶ ἕωλος
μᾶλλον καὶ ζυμίτης· ἀποβρεχέσθω δὲ ὕδατι θερμῷ ἄλλῳ καὶ
ἄλλῳ συνεχὲς ἀποχεομένῳ μὴ πᾶν τὸ τοῦ ἄρτου μέρος, ἀλλὰ
τὸ ἔνδοθεν· τὸ γὰρ δερματῶδες αὐτοῦ πρὸς τὴν διαδοχὴν καὶ
52 τὴν πέψιν ἄθετον· μέτρον δὲ τῆς διαβροχῆς οὐ τὸ | ἀνοιδῆσαι
μόνον, ἀλλὰ καὶ τὸ ἀποπνεῦσαι τῆς ζύμης καὶ μηδὲν ἐκείνης

digère très-facilement, qui se distribue très-rapidement, qui ne nourrisse pas trop, et qui s'échappe aisément par la perspiration; car, si les aliments sont retenus, ils donnent du corps à la fièvre; or
2 le *pain lavé* pris dans de l'eau a toutes ces qualités. On doit le faire avec du froment d'été qui ne soit pas trop pur, car, dans ce cas, il nourrit trop; il faut qu'il soit très-fortement trituré et fortement cuit, mais on ne se servira pas de farine sémidalique à cause de sa puissance [nutritive], que ce soit de la farine du froment dont il a été parlé ou d'un autre; le pain doit, de plus, être fermenté et un peu rassis; on le fera macérer dans de l'eau chaude qu'on jette à chaque instant pour la renouveler, non pas tout le pain, mais sa partie intérieure, car la croûte est impropre à l'absorption de l'eau ainsi qu'à la digestion; on doit interrompre la macération lorsque le pain non-seulement s'est gonflé, mais qu'il a aussi laissé évaporer le fer-

est le meilleur aliment dans les maladies longues; - manière de le préparer.

Ch. 11; l. 2. σωματοποιοῦσι] σώματι M marg.
3. τάς] καί C 1ª m.
3-4. πλυτός] παντός C 1ª m.
4. πυρός C 2ª m.
Ib. καθαρῶν ex em.; καὶ καθαρῶν ABCMV; καὶ καθαρός C 2ª m.
5-6. εὖ μαλακαί C 1ª m.; εὖ μαλκαί M; μᾶλλα εὖ καί V.
6. ἐξοπτάσθω ex em. Matth.; ἐξοπτείσθω AM; ἐξοπτίσθω C; ἐξοτλείσθω BV.
7. μὴ ἔστω C 2ª m.
Ib. ἕωλος] ἔλειος A 1ª m.
8. μᾶλλον om. A.
9. συνεχῶς *Syn.* — Ib. ἀποχεόμενος C 2ª m. — Ib. τό om. *Syn.*
11. μέτρῳ BV.
12. ἀπὸ τοῦ πνεῦσαι AB text., C 1ª m.; πνεῦσαι M.

ὀδωδέναι. Τοῦ δὲ αὐτοῦ γένους καὶ χόνδρος πλυτὸς, ἀποχυλι- 3
ζόμενος μὲν καὶ πλυνόμενος ἱκανῶς, ἑφθὸς δὲ διδόμενος ἐν ὕδατι,
ἢ μελικράτῳ. Τοῦ δὲ αὐτοῦ γένους καὶ χυλὸς πτισάνης, ἑψό- 4
μενος μὲν ἓν μέρος πτισάνης πεντεκαίδεκα μέρεσιν ὕδατος, ὑπο-
λειπομένου δὲ κατὰ τὴν ἕψησιν τοῦ πέμπτου μέρους καὶ διη-
θουμένου· πίνεται δὲ ὁ χυλὸς, ὀλίγον προσλαβὼν μελίκρατον.
Καὶ αὐτὸ δὲ τὸ μελίκρατον ἐκ τῶν αὐτῶν τροφίμων ἄν τις θείη, 5
καθεψόμενον οὕτως, ὥσπερ καὶ τὴν πτισάνην ἔφαμεν, τοῦ μέλιτος πρὸς πολλὰ μέρη τοῦ ὕδατος ἀνακιρναμένου, παραπλησίως εἰς πέμπτον μέρος. Σκευάζεται δὲ καὶ ῥόφημα ἐκ τοῦ 6
χόνδρου τόνδε τὸν τρόπον· πλυθεὶς ὁ χόνδρος ἱκανῶς, καὶ πολλάκις ἀποχυθέντος τοῦ πλύματος, αὖθις ἐπιβρέχεται ὕδατι καθαρῷ, ὅσον ὥραν μίαν, εἶτα τρίβεται χερσὶν ἐν τῷ ὕδατι, ἕως
γαλακτωθῇ τὸ ὕδωρ τῇ τε χροιᾷ καὶ τῇ παχύτητι, κἄπειτα

L'alica lavée remplit les mêmes conditions;

ment et qu'il en a perdu tout à fait l'odeur. L'alica lavée appartient 3
au même genre; on en fait une gelée en la lavant fortement, et on
la donne après l'avoir fait bouillir dans de l'eau simple ou dans de

– il en est de même de la crême d'orge;

l'eau miellée. La crême d'orge mondée rentre également dans ce 4
genre; on fait bouillir une partie d'orge dans quinze parties d'eau;
pendant la coction on réduit la masse du liquide au cinquième et
on la passe à travers un tamis; on boit cette crême en y ajoutant un

– de l'eau miellée.

peu d'eau miellée. On peut aussi ranger l'eau miellée elle-même dans 5
la même classe de moyens nutritifs, si on la fait bouillir fortement
suivant le mode décrit à propos de la crême d'orge mondée, c'est-à-
dire en mêlant plusieurs parties d'eau à une partie de miel et en rédui-

Préparation d'une espèce de bouillie d'*alica*;

sant de même la masse au cinquième. On prépare aussi une boisson 6
avec l'alica de la manière suivante : prendre de l'alica fortement
lavée, jeter à plusieurs reprises l'eau employée, faire macérer l'alica
de nouveau pendant une heure dans de l'eau pure, ensuite, avec les
mains, la triturer dans cette eau, jusqu'à ce qu'elle ait pris l'aspect du lait tant sous le rapport de la couleur que sous celui de

1. *δέ* om. M.
Ib. *πλυτός*] *παντός* C 2[a] m.
3. *δέ* om. B.
4. *εἰς πεντεκ. ὕδατος* Syn.
6. *προλαβών* B.
7. *τε* M. — 11. *ὁ*] *ἡ* C.

DES ALIMENTS.

οὕτω διηθούμενος ὁ χόνδρος αὐτὸς μὲν ἔξω μένει, τὸ δὲ ἀπογα-
λακτωθὲν ἐξ αὐτοῦ προσλαμβάνει ἁλῶν ὀλίγον, ἐπὶ δὲ τῶν
δακνομένων τὸν σ7όμαχον καὶ τὰ ἔντερα βραχύ τι καὶ ἀνήθου,
ἐπὶ δὲ τῶν ἀνατρεπομένων τὸν σ7όμαχον καὶ ναυτιωδῶν γλήχωνος καὶ θύμου, ἐπὶ δὲ τῶν ἐμπνευματουμένων κυμίνου· ἕψεται δὲ μέχρι συσ7άσεως, καὶ προσφέρεται πρὶν διαψυγῆναι.
7 Τοῦτο τὸ εἶδος τῆς τροφῆς, εἰ χρησ7ῶς σκευασθείη, καὶ τῇ τῆς
προσφορᾶς εὐκολίᾳ καὶ τῷ ῥᾳδίῳ τῆς πέψεως καὶ τῷ ταχέως
53 ἀναλαμβάνεσθαι [ἔσ7ιν] ἡνίκα καὶ χόνδρου καὶ ἄρτου προηγού-
8 μεθα. Αἱ μὲν οὖν ἐπὶ τῶν ὀξέων πυρετῶν | εἰσιν αἵδε αἱ τροφαί·
κατὰ περίσ7ασιν δὲ πολλάκις, ἢ διὰ τὸ μὴ παρεῖναι ταύτας, ἢ
διὰ τὸ μὴ οἰκείως ἔχειν πρὸς αὐτὰς τοὺς κάμνοντας, ἀναγκαζόμεθα καὶ ἄλλαις χρῆσθαι τροφαῖς, ἐν αἷς ἐσ7ιν ἴτριόν τε καὶ λάγα-

l'épaisseur; l'alica, ayant été ensuite séparée par le filtre, ne fait pas
partie de la bouillie, mais on ajoute à l'eau qu'il a rendue laiteuse
un peu de sel, et, en outre, un peu d'aneth pour ceux qui éprouvent
des pincements à l'orifice de l'estomac et aux intestins, un peu de
pouliot ou de thym pour ceux qui ont l'orifice de l'estomac retourné
et qui souffrent de nausées, un peu de cumin pour ceux qui sont
gonflés de flatuosités; on fait bouillir cette eau jusqu'à ce qu'elle se
7 prenne et on donne la bouillie avant qu'elle se refroidisse. Quand
ce genre d'aliment est bien préparé, nous le préférons quelquefois
à l'alica et au pain parce qu'il est facile à administrer, qu'il se di-
8 gère aisément et qu'il se distribue rapidement dans le corps. Ce
sont là les aliments qui conviennent dans les fièvres aiguës; mais,
dans beaucoup de circonstances, soit qu'on n'ait pas ces aliments
sous la main, soit que l'état des malades ne se prête pas à leur
usage, nous sommes forcés d'en employer d'autres, par exemple,

— elle est quelquefois préférable à l'alica ou au pain.

Des aliments qu'on peut substituer à ceux dont il vient d'être question ;

2. ὀλίγον ex em.; ὀλίγων Codd.
4. ἀτρεπωμένων A.
9. ἔσ7ιν e conj.; om. Codd.
Ib. χόνδρου ex em. Matth.; χόνδρον A 2ª m., BCMV; χόνδρων A. — Ib. ἄρτου ex em. Matth.; ἄρτον Codd.
9-10. προηγούμεθα ex em. Matth.; προηγοῦμεν A 2ª m., BCVM; προηγουμένη A; C 2ª m. aj. λείπει.
11. ταύταις A.
12. αὐτούς C 2ª m.
13 et p. 304, 1. λάγανον C 2ª m.

νον καὶ ἄλφιτον καὶ ᾠόν. Τὸ μὲν οὖν ἴτριον ἐκ πυρῶν ἔστω, ὧν 9
καὶ ὁ ἄρτος ὠπτημένος καλῶς· λεπτὸν δὲ αὐτὸ δεῖ εἶναι σφόδρα·
τὸ γὰρ παχὺ ἀνωμάλως ὀπτᾶται· καὶ τετρίφθαι δὲ δεῖ μάλιστα
λεπτότατον, ὥστε ἐπίσης ἀλφίτῳ εἶναι· ἕψεσθαι δὲ ἐν ὕδατι,
μάλιστα μὲν οὖν ὀμβρίῳ· εἰ δὲ μή, ὅτι καθαρωτάτῳ· ἐπὶ
πλεῖστον, ὥστε ὑπὸ τῆς ἑψήσεως ἑνωθῆναι. Ἐχέτω δὲ ὀλίγον 10
ἁλῶν, καὶ ἔστω ἀνέλαιον, ἢ βραχύ τι παντελῶς ἐλαίου προσ-
λαμβανέτω, πρὶν ἐμπάσσεσθαι τὸ ἴτριον συνεψομένου τῷ ὕδατι
τοῦ ἐλαίου. Ὁμοίως δὲ καὶ χόνδρος ἕψεται σὺν τοῖς αὐτοῖς ἡδύ- 11
σμασιν. Λαχάνων δὲ πάντων ἐπιτηδειότατον μαλάχη ἔν τε γάρῳ 12
καὶ ἐλαίῳ ἑφθὴ ἐσθιομένη, καὶ τὸ ἀπὸ αὐτῆς ῥόφημα, ὃ δὴ γίνεται, τῶν φύλλων ἑψομένων τῶν νεαρῶν τῆς μαλάχης χωρὶς
τῶν ἰνῶν, ἔπειτα τριβομένων ἐν θυίᾳ καὶ αὖθις ἑψομένων ἐν
ὕδατι καὶ ἁλὶ καὶ ἐλαίῳ. Δευτέραν δὲ χώραν ἔχει κολοκύνθη· δεῖ 13

- *itrion*. l'*itrion*, les herbes potagères, l'alphiton et les œufs. Il faut que 9
l'itrion soit fait avec le même froment que le pain bien cuit; il doit
être très-léger, car, s'il est épais, il donne lieu à une cuisson inégale; il faut qu'il soit réduit en poudre très-fine par la trituration, de manière à ressembler à de l'alphiton; ensuite on le fait
bouillir très-fortement, de préférence dans de l'eau de pluie, jusqu'à ce qu'il constitue une masse uniforme : à défaut de cette eau,
on prendra l'eau aussi pure que possible. Il faut y mettre un peu de 10
sel et point d'huile, si ce n'est une très-petite quantité, qu'on fait
bouillir avec l'eau avant d'y jeter l'itrion réduit en poudre. On fait 11
bouillir aussi de la même manière l'alica avec les mêmes assaisonne-
- légumes potagers : mauve, ments. De tous les légumes potagers, celui qui convient le mieux 12
est la mauve, qu'on mange bouillie dans du garon et de l'huile; il
en est de même de la bouillie faite avec cette herbe, bouillie qu'on
prépare en cuisant les feuilles tendres de mauve sans les nervures,
en les triturant ensuite dans un mortier et en les faisant bouillir de
- courges, nouveau dans de l'eau avec du sel et de l'huile. Les courges oc- 13

2. ὠπτόμενος A; ὀπτημένος M.
6. ὀλίγον ex emend.; ὀλίγων Codd.
8. ἐκπάσσεσθαι C 2ª m.
14. ἁλσί *Syn*.
Ib. Δευτέρα C 2ª m.

Matth. 53-54.

δὲ ἐπιλέγεσθαι τὰς σφόδρα νεαράς· ἕψειν ὅλας ἀξύσΊους, ἵνα μὴ τοῦ ὕδατος ἑψόμεναι διακορεῖς γένωνται· ξυέσθωσαν δὲ μετὰ τὴν ἕψησιν, καὶ προσφερέσθωσαν, μάλισΊα μὲν ἐν ὑδράλμῃ· καὶ γὰρ οὐδὲ ἄσΊομος ἡ τοιαύτη προσφορά· εἰ δὲ μὴ, ἐκ γάρου
14 καὶ ἐλαίου δοτέον. Τὰ δὲ ᾠὰ ἕψειν δεῖ ἐν ὕδατι, κινοῦντας ἀδιαπαύσΊως αὐτά· οὐ γὰρ συνίσΊαται τὰ κινούμενα, οὐδὲ παχύ-
54 νεται· βέλτιον δὲ ἐν | ὀξυκράτῳ ἕψειν· ἔτι γὰρ μᾶλλον ὑγρὰ διαμένει.

cupent le second rang; il faut les choisir très-fraîches; on les fait bouillir en entier sans les râper, afin qu'elles ne s'imprègnent pas d'eau pendant l'ébullition; on les râpe quand elles sont cuites, et on les donne surtout dans de l'eau faiblement salée, car, ainsi préparé, ce mets n'est pas du tout désagréable; on peut donner aussi la
14 courge dans du garon et de l'huile. Il convient de faire bouillir les œufs dans de l'eau, en remuant continuellement, car, si on les remue, ils ne se prennent ni ne s'épaississent; il vaut mieux les faire bouillir dans du vinaigre coupé, car de cette manière ils restent encore plus liquides.

- œufs;

- manière de les préparer.

1. ὅλας om. A. — 2. ξύεσθαι A. 5. ἐν τῷ ὕδατι C 2° m.

ΒΙΒΛΙΟΝ Ε'.

α'. Περὶ ὑδάτων, ἐκ τῶν Γαληνοῦ.

San. tu. I, 11; t. VI, p. 56.

Τὸ ἄριστον ὕδωρ ἀποιότατον εἶναι ϖροσῆκεν οὐ κατὰ τὴν 1
γεῦσιν μόνον, ἀλλὰ καὶ κατὰ τὴν ὀσμήν. Εἴη δὲ ἂν τὸ τοιοῦ- 2
τον ἥδιστόν τε ἅμα ϖίνοντι καὶ ἀκριβῶς καθαρόν· εἰ δὲ δὴ καὶ ταχέως ἀποχωροίη τῶν ὑποχονδρίων, μηδὲ ζητεῖν ἕτερον βέλτιον, ὡς ὅσα γε καθαρὰ μέν ἐστι καὶ λαμπρὰ καὶ οὐκ ἀηδῆ ϖινόμενα, ϖαραμένει δὲ ἐπὶ ϖλέον ἐν τοῖς ὑποχονδρίοις, ἢ ϖλήττοντα τὴν γαστέρα, ἢ ἐμφυσῶντα, ἢ βαρύνοντα ἡμιμό-

Comm. IV in Epid. VI, 10; t. XVII[b], p. 156.

LIVRE V.

1. DE L'EAU.

(Tiré de Galien.)

Qualités requises pour que l'eau soit excellente.

L'eau, pour être excellente, doit être exempte de toute qualité, 1
non-seulement quant au goût, mais aussi quant à l'odorat. Une eau 2
semblable sera en même temps très-agréable à boire et complétement pure, et, si, de plus, elle traverse rapidement les hypocondres, on en chercherait vainement une meilleure; tandis que les eaux pures, limpides et qui ne sont pas désagréables à boire, mais qui séjournent longtemps dans les hypocondres en paralysant et gonflant l'estomac ou le rendant pesant, doivent être regardées

Caractères distinctifs des eaux médiocres.

Ch. 1; l. 1. κάλλιστον Gal. Ib. εἶναι ϖροσῆκεν] φαίνεσθαι χρή Gal.
1-2. ϖρὸς . . . . ϖρός Gal.
2. καί om. A.
Ib. ἂν τό] αὐτό V.
3. ἀκριβῶς] ὀφθῆναι Syn., ad Eun., Paul. — Ib. δή om. Gal.
4. ἀποχωρεῖ Gal.; ἀποχωρῇ Syn., ad Eun., Paul., Gal. (Hum.) — Ib. μηδέν Gal.
Ib. ἕτερόν τι Gal.; om. Ras.
4-5. ἄμεινον Syn., ad Eun., Paul.
5. ὡς ὅσα] ὡς ἂ A 1ª m.; ὅσα B C 1ª m., V 1ª m.
7. ἐκφυσῶντα Gal.
7 et p. 307, 1. μοχθηρά Paul.; ἡμῖν μοχθηρά ad Eun.

DES BOISSONS.

χθηρα νομισῖέον· ἔσῖι γὰρ ἀμέλει καὶ τοιαῦτα πολλὰ, περὶ ὧν μάλισῖά μοι δοκεῖ γεγραφέναι τὴν διάκρισιν ἀπὸ τῶν ἀρίσῖων ὁ Ἱπποκράτης, ἔνθα φησίν· «Ὕδωρ τὸ ταχέως θερμαινόμενον «καὶ ψυχόμενον κουφότατον·» οὐ γὰρ ἐπὶ τῶν βορϐορωδῶν ἢ δυσωδῶν ἢ φαρμακῶδές τι κατὰ τὴν γεῦσιν ἐμφαινόντων ἡ τοιαύτη διάγνωσίς ἐσῖι χρήσιμος, ἅ γε προδήλως φαίνεται πᾶσιν, ἀλλὰ ἐπὶ ὧν οὐδὲν μὲν τοιοῦτον ἔσῖιν, ἑτέρα δέ τις ἤτοι διὰ ἐπιμιξίαν ἀέρος μοχθηροῦ κακία περὶ τὸ ὕδωρ ἔσῖιν, ἢ καί τις ἄλλη σύμφυτος αὐτῷ τῷ ὕδατι διαλεληθυῖαν ἔχουσα τὴν αἰτίαν· ἐπὶ τούτων γὰρ ἡ εἰρημένη διάγνωσις ἄρισῖον κριτήριον· οὔτε γὰρ θερμαίνεται ταχέως, οὔτε ψύχεται τὰ τοιαῦτα τῶν ὑδάτων· ἑτέρα τε παραπλησία τῇδε διὰ τῶν ἑψομένων ἐν

[Aph. v, 26; Epid. II, iv, 11.]

comme à moitié mauvaises; car, assurément, il existe un grand nombre d'eaux analogues, et c'est surtout, à mon avis, la différence entre ces dernières et les meilleures qu'Hippocrate a voulu marquer lorsqu'il dit : « L'eau qui s'échauffe et se refroidit vite « est la plus légère; » en effet, cette distinction est inutile pour les eaux bourbeuses ou de mauvaise odeur et aussi pour celles qui trahissent au goût quelque chose de médicamenteux, parce que tout le monde peut en apprécier la nature sans chance d'erreur, tandis qu'elle s'applique aux cas où il n'y a rien de semblable, mais où il existe dans l'eau soit quelque autre vice tenant au mélange d'un air mauvais, soit quelque défaut inhérent à l'eau elle-même et dont la cause est cachée; car, dans ces cas, la distinction susdite fournit un critérium excellent, puisque de pareilles eaux ne s'échauffent ni ne se refroidissent rapidement; il existe encore un autre critérium semblable au premier : c'est celui que donnent les herbes, les graines, la viande, les fruits ou les racines

Ce qu'HIPPOCRATE entendait par l'aph. v, 26.

Autres moyens de distinguer les bonnes des mauvaises

1. ἔσῖι μὲν γάρ C 2ª m. (p).
Ib. τὰ τοιαῦτα BV.
2. κάλλισῖα C 2ª m. (p).
Ib. ἀρίσῖων ὑδάτων Gal.
3-4. θερμαινόμενον καί om. Gal.
5. φυσωδῶν BC 1ª m., V 1ª m.; φησωδῶν A. — Ib. ἐκφαινόντων C.
6. πρόδηλα C 2ª m.
Ib. ἐμφαίνεται Gal.
7. τούτων Gal. — 8. διά] δέ C.
9. καί om. Gal.
Ib. τῆς ἄλλης ABC 1ª m., V 1ª m.
10. γάρ] γοῦν ABCV 1ª m.
12. τῇδε] τῇ C; τῇδε καί 2ª m.

αὐτῷ λαχάνων ἢ ὀσπρίων ἢ κρεῶν ἢ καρπῶν ἢ ῥιζῶν· τάχιστα
μὲν γὰρ ἐν τοῖς ἀρίστοις ὕδασι, βραδύτατα δὲ ἐν τοῖς μοχθη-
ροῖς ἕψεται. Καὶ κεκλήκασί γε τὰ οὕτω μοχθηρὰ τῶν ἀρχαίων τι- 3
νὲς ἀτεράμονα καὶ ἀτέραμνα παραπλησίως αὐτοῖς τοῖς ὀσπρίοις
San. tu. I, 11; p. 56-57.
ὅσα δυσχερῶς ἕψεται. Ἀσφαλέστατον μὲν οὖν τὸ τῇ πείρᾳ κε- 4
κρίσθαι τὸ τοιοῦτον ὕδωρ· εἰ δὲ καὶ διὰ γνωρισμάτων ἐθέλοι
τις προγινώσκειν αὐτοῦ τὴν δύναμιν, ὅσων αἱ πηγαὶ πρὸς ἄρκτους ἐῤῥώγασιν, ἐκ πετρῶν λειβόμεναι, τὸν ἥλιον ἀπεστραμμέναι ἀτέραμνά τε καὶ βραδύπορα χρὴ νομίζειν τὰ
τοιαῦτα πάντα· εὐθὺς δὲ αὐτοῖς ὑπάρχει καὶ τὸ θερμαίνεσθαι
καὶ ψύχεσθαι βραδέως, ὡς ὅσων γε πρός τε τὰς ἀνατολὰς ἐρ-

eaux, tirés de la cuisson des légumes;

qu'on fait bouillir dans ces eaux; car ces substances cuisent très-
rapidement dans les eaux excellentes, et très-lentement dans les
mauvaises. Quelques anciens ont appelé *dures* les mauvaises eaux 3
de cette espèce, en se servant du même mot que pour les graines
elles-mêmes qui cuisent difficilement. Le plus sûr donc est d'avoir 4
expérimenté de pareilles eaux; toutefois, si on veut également re-

– de l'exposition des eaux.

connaître d'avance ses propriétés à des signes, [on peut recourir aux suivants] : toutes celles dont les sources se frayent un chemin vers les constellations des Ourses et sourdent à travers des rochers, de façon à avoir le soleil derrière elles, doivent être regardées comme dures et sujettes à passer lentement, et ce sont justement celles-là qui s'échauffent et se refroidissent lentement; de même on peut s'at-

2. βραδύτατα καὶ κάκιον *Syn., ad Eun.*, Paul. — Ib. δέ om. ABCV.

4. ἀτέραμνά τε καὶ ἀτεράμηνά τε C 2ª m. (R), V 2ª m.; ἀτέραμνά τε καὶ ἀτεράμονα Gal.; *indomitas et crudas* Ras. — Ib. αὐτοῖς om. Ras. — Ib. τοῖς om. Gal. — 5. τό om. Gal.

5-6. κεχρῆσθαι C; *ut judicium fiat* Ras.; κρίνειν *Syn., ad Eun.*, Paul.

6. καὶ διά] κἀκ Gal.

6-7. τις ἐθέλοι Gal.

7. αὐτοῦ τὴν δύναμιν] τοῖς ῥηθησομένοις κρινέτω *Syn., ad Eun.*, Paul.; *is sciat* Ras.

7-8. ἄρκτον Gal.; *septentrionem* Ras.

8. ἐῤῥυήκασιν Gal.; *fluunt* Ras.

Ib. θλιβόμεναι C 2ª m., V; ἐκθλιβόμεναι Gal.

8-9. ἀπεστραμμέναι ex em.; ἀπεστραμμένον ABCV; ἀπεστραμμένα *Syn., ad Eun.*; ἀποστραφέντα Paul.; ἀπεστραμμένον ἔχουσαι C 2ª m., V 2ª m.

9-10. τὰ τοιαῦτα χρὴ νομίζειν ἅπαντα Gal.

11. τε καὶ ψύχ. Gal. — Ib. ὡς ὅσον γε AV 1ª m.; ὡς ὅσα γε C 2ª m.; ὅσα δέ Aët.; *quarum vero* Ras.

DES BOISSONS.

ῥώγασιν αἱ πηγαὶ καὶ διὰ πώρου τινὸς ἢ γῆς ἠθεῖται, θερμαίνεταί τε καὶ ψύχεται τάχιστα, ταῦτα ἐλπίζειν εἶναι κάλ-
5 λιστα. Κουφότατα δέ ἐστι τὰ ὄμβρια· ἀνάγει γὰρ ὁ ἥλιος καὶ ἀναρπάζει τὸ κουφότατον τοῦ ὕδατος καὶ λεπτότατον, ἀνάγει δὲ οὐκ ἀπὸ τῶν ἄλλων ὑδάτων μόνων, ἀλλὰ καὶ ἀπὸ τῆς θαλάττης καὶ ἐξ αὐτῶν τῶν ἀνθρωπίνων σωμάτων· διὸ καὶ σήπεται τάχιστα πάντων· μάλιστα γὰρ [τὰ] μίαν ἐν ἑαυτοῖς ἔχοντα σώματα ποιότητα δυσσηπτότερα τῶν πολλὰς ἐχόντων ἐστὶν, ὅταν μὴ κατὰ ἄλλην αἰτίαν ὑπάρχῃ τῷ σώματι τὸ δύσσηπτον
6 ἢ εὔσηπτον. Προσέχειν δὲ χρὴ, μή τις δόξῃ τὸ τάχιστα σηπόμενον ὕδωρ εἶναι χείριστον· ἐγχωρεῖ γὰρ αὐτῷ καὶ κάλλιστον ὑπάρχειν, ὅταν γε τὰ κατὰ τὸν ἔμπροσθεν λόγον εἰρημένα γνω-

Comm. II in Aer., aq., loc., t. VI, ed. Chart.; p. 198. [Aer., aq. et loc., 8, t. II; p. 32-34.]

tendre à trouver excellentes celles dont les sources se frayent un chemin vers l'orient, filtrent à travers quelque pierre molle ou à travers la terre, et qui s'échauffent et se refroidissent très-rapidement.
5 Les eaux les plus légères sont les eaux de pluie, parce que le soleil attire et enlève rapidement les parties les plus légères et les plus ténues de l'eau; il exerce cette action aussi bien sur la mer que sur les autres eaux et même sur le corps humain; voilà pourquoi, entre toutes, elles se corrompent aussi le plus vite; car, en général, les corps qui ne possèdent qu'une seule qualité se corrompent plus difficilement que ceux qui en ont plusieurs, à moins que, par l'effet d'une autre cause, ils ne soient doués de la propriété de se cor-
6 rompre difficilement ou facilement. Il faut se garder de croire que l'eau qui se corrompt le plus rapidement est la plus détestable, car elle peut même être excellente, si elle présente tous les signes ca-

De l'eau de pluie en général; sa supériorité sur les autres.

1. πώρου C (HB), *ad Eun.*; πόρου les autres. — Ib. ἢ γῆς διηθεῖται καθαρᾶς C 2ª m., Gal.; ἢ γῆς καθ. διηθεῖται Aët.; αγησηθεῖται C; ἢ γῆς ἠθούμενα *Syn.*, *ad Eun.*, Paul.; *terram puram colantur* Ras.

2. καὶ ταῦτα C (R).

Ib. ἐλπίζειν δεῖ Gal.

2-3. ἄριστα Aët.; *optimas* Ras.

5. μόνων *Syn.*, *ad Eun.*, Paul.; μόνον Codd., Gal.

6. αὐτῶν τῶν ἀνθρωπείων σωμάτων CV 1ª m.; ἄλλων σωμάτων V 2ª m.; ἄλλων ἁπάντων σωμάτων C (R); σωμ. αὐτῶν *Syn.*, *ad Eun.*; σωμάτων Paul.

7. τά conj.; om. Codd.

Ib. αὐτοῖς BV.

9-10. ὅταν.... εὔσηπτον om. Gal.

ρίσματα τῶν ἀρίσΊων ὑδάτων ὑπάρχῃ ϖάντα αὐτῷ· τὸ γὰρ εὐαλλοίωτον κατὰ ϖοιότητα ϖρὸς ἀρετῆς μᾶλλον ἢ κακίας ἐσΊὶ τῷ
ὕδατι. Τεκμήριον δὲ τῆς ἀρετῆς τῶν ὀμβρίων ὑδάτων καὶ τὸ 7
ϖέτΊεσθαι ϖρὸς τῆς ἡλιακῆς θερμασίας αὐτά· καὶ γὰρ τἄλλα

E deperd. lib.

ϖάντα ἑψόμενα γλυκύτερα σφῶν αὐτῶν ἀποτελεῖται. Ὅταν δὲ 8
ἄρξηται σήπεσθαι, ϖαντάπασίν ἐσΊιν ἄποτον· οἱ γοῦν τὸ ἔτι
σηπόμενον ϖίνοντες ἁλίσκονται βράγχοις τε καὶ βηξὶ καὶ βα-

Cf. *Comm. IV in Ep. VI*, 19; p. 184 sqq. [*Ep. VI*, IV, 17; t. V, p. 310.]

ρυφωνίαις. Αὐτῶν δὲ τῶν ὀμβρίων ὑδάτων τὸ κατὰ τὸ θέρος 9
γινόμενον, ὅπερ ὡραῖον Ἱπποκράτης καλεῖ, τοῦ λαιλαπώδους
ἀμεινόν ἐσΊι, βέλτιον δέ ἐσΊι καὶ τὸ βροντιαῖον τοῦ λαιλαπώ-

Cf. Hippoc., *Aer., aq., loc.*, 8; p. 36.

δους. Τὰ δὲ ἀπὸ κρυσΊάλλου καὶ χιόνος λυομένης γινόμενα ϖο- 10
νηρότατά ἐσΊιν· ἐν γὰρ τοῖς ὑπὸ κρύους ϖηγνυμένοις ἐκθλίβεται ϖᾶν ὅσον ἂν ἐν αὐτοῖς ϖεριέχεται λεπΊομερέσΊατον.

Comm. IV in

Καλῶς δὲ ἂν ἔχοι τά τε ἰλυώδη καὶ δυσώδη καὶ ὅσα ϖοιότητας 11

ractéristiques des meilleures eaux précédemment exposés, puisque la
propriété de modifier facilement ses qualités doit être imputée à l'eau
plutôt comme un avantage que comme un défaut. Ce qui prouve aussi 7
la bonté des eaux de pluie, c'est qu'elles sont cuites par la chaleur
du soleil, car toute substance soumise à l'ébullition devient plus douce

Mauvaises qualités des eaux de pluie corrompues.

qu'elle n'était auparavant. Quand l'eau a commencé à se corrom- 8
pre, elle est tout à fait impropre à la boisson; ceux donc qui en
boivent quand elle commence à se corrompre sont pris d'enroue-

Des différentes espèces d'eau de pluie.

ment, de toux, et ont la voix grave. Parmi les eaux de pluie elles- 9
mêmes, celle qui tombe en été, et qu'Hippocrate appelle *eau de
saison*, est meilleure que l'eau de tempête, et l'eau de tonnerre est

Mauvaises qualités des eaux de glace et de neige.

également meilleure que l'eau de tempête. Les eaux qui provien- 10
nent de la fonte de la glace et de la neige sont très-mauvaises, car
tout ce que contiennent de plus subtil les substances qui se congè-

Qu'il faut faire bouillir les

lent par le froid est poussé au dehors. Ce serait une bonne mesure 11
de ne donner les eaux bourbeuses ou de mauvaise odeur, ainsi que

1-2. ἀλλοίωτον C 1ª m.; ἀλλοιώτατον B; εὐαγΓελοίωτον V. — 4. ϖέπΊεσθαι A. — 6. γάρ C 2ª m. — 7-8. γρ. βαρυκαρίαις C 2ª m. — 8. Τούτων *Syn.*; om. Ras. — 10. βρονταῖον ABCV. — 14. ἔχει τά A 2ª m. C; ἔχοντα A. — Ib. τε ἑλώδη Gal. (*Hum.*), Ras., Paul.; τιλυώδη C; τελματώδη 2ª m. — Ib. φυσώδη Gal.

DES BOISSONS.

12 ἀτόπους ἔχει πρότερον ἀλλοιοῦντας ἑψήσει προσφέρεσθαι. Καὶ κατὰ ἑτέραν δὲ χρείαν ὕδωρ προθερμαίνοντες ψύχομεν, εἰ καὶ μήτε γεῦσιν ἔχοι μήτε ὀδμὴν μοχθηρὰν, ἀκριβῶς τε εἴη καθαρὸν, ὅταν αὐτοῦ πειραθῶμεν μένοντος ἐπὶ πλεῖον ἐν τῇ γαστρὶ καί τινα βλάβην ἐργαζομένου· τὸ γὰρ ἑψόμενον ὕδωρ ὅλον ὁμαλῶς ἡ θερμότης χέουσα ἐπιτήδειον εἰς διάκρισιν ἐργάζεται· ψυχομένου γὰρ τὰ μὲν γεώδη τῷ συμφύτῳ βάρει καταφερόμενα πρὸς τὸν πυθμένα τοῦ ἀγγείου παραγενήσεται, τὸ δὲ ὕδωρ ἐποχήσεται τούτοις, ὅπερ ἀτρέμα ἀποχέοντες εἰς ἕτερον ἀγγεῖον ἀβλα-
13 βῶς ἕξομεν χρῆσθαι. Μετὰ δὲ τὴν ἕψησιν, ὅταν ἐργάσασθαι βουληθῶμεν ὕδωρ ψυχρότατον, ἔχοντες μὲν χιόνα, προθερμή-

Ep. VI, 10; p. 155-56.

Comm. IV *in Ep.* VI, 10; p. 165.

Comm. IV *in Ep.* VI, 10; p. 164-65.

celles qui ont des qualités peu convenables, qu'après les avoir préa-
12 lablement modifiées par l'ébullition. Cependant nous trouvons encore un autre avantage à refroidir l'eau après l'avoir chauffée, lors même qu'elle n'a ni odeur ni goût mauvais, qu'elle est complètement pure, c'est quand l'expérience nous a prouvé qu'elle reste pendant longtemps dans l'estomac et y cause quelque dommage; en effet, la chaleur, en désagrégeant toute l'eau d'une manière égale pendant l'ébullition, la rend propre à se désunir, car, pendant le refroidissement, les parties terreuses, en se précipitant par leur pesanteur innée, se rendront au fond du vase, tandis que l'eau surnagera au-dessus d'elles; en versant donc doucement cette eau dans un autre ustensile nous pourrons nous en servir sans in-
13 convénient. Si, après l'ébullition, nous voulons rendre l'eau très-froide, et si nous avons de la neige, nous chauffons d'abord l'eau,

mauvaises eaux, et celles qui se digèrent difficilement.

Manière de refroidir l'eau :

1. πρῶτον Gal. Ib. ἀλλοιοῦντας ἐπὶ τὸ βέλτιον Gal. Ib. οὕτω προσφέρεσθαι Gal. 2. ψυχόμενον ψύχομεν C 1ª m. Ib. καί] γε Gal. 3. τε] δέ Gal. 4. ἤτοι γε πλέον διαμένοντος Gal. (*Epid.*) — Ib. ἐν om. ABCV. 4-5. καί........ἐργαζομένου] ἢ πλήττοντος αὐτὴν ἢ ἐκφυσῶντος ἢ βαρύνοντος Gal. — 5. ὁμαλῶς om. Ras. 6. ἔχουσα ABC 1ª m., V 1ª m. 6-7. ψυχόμενον C 1ª m., Gal. (*Hum.*) Ib. κάτω φερόμενα C 2ª m. 8. τοῦ περιέχοντος ἀγγείου Gal. Ib. παραγεννήσεται BC. 10. ἐργάζεσθαι Gal. 11 et p. 312, 1. προθερμάναντες ABV; προθερμαίναντες C.

ναντες αὐτὸ, περιτίθεμεν ἔξωθεν ἐκείνην· ἀποροῦντες δὲ χιόνος, ἐκ Φρεάτων ἢ κρουνῶν αὐτῷ ποριζόμεθα τὴν ψύξιν προθερμαίνοντες, ἵνα εὐαλλοίωτον γένηται· δέχεται γὰρ ἑτοιμότερον
εἰς ὅλον ἑαυτὸ τὴν ἐκ τῶν ὁμιλούντων ἀλλοίωσιν ἕκασΊον τῶν
(Comm. IV in Ep. VI, 10; p. 161.) προθερμανθέντων. Ἐνσῆσαντες δὲ Φρέασιν ἢ κρουνοῖς ὑποτι- 14
θέντες τὸ ἀγΓεῖον ἀναγκαίως ἐπίθεμα ποιήσομεν αὐτῷ καὶ πάν-
(Ib. p. 163.) τοθεν ἀκριβῶς αὐτὸ σΊεγνοῦμεν, οὐ πληροῦντες, ἀλλὰ ἀπόκενον
ποιοῦντες τὸ ἀγΓεῖον, ὅπως ὁ μεταξὺ τοῦ τε ἐπιθέματος καὶ
τοῦ κατὰ τὸ ἀγΓεῖον ὕδατος ἀὴρ ψυχθεὶς πρότερον οὕτω ψύξῃ
(Ib. p. 161. Ib. p. 155 et 163.) τῇ ψαύσει τὸ πλησιάζον ὕδωρ. Ἔνθα δὲ οὐδὲν ἔσΊι τοιοῦτον, 15
ὡς ἐν ΑἰγύπΊῳ, κρεμάσαντες τὸ ἀγΓεῖον ἀπώμασΊον ἐῶμεν, ὡς
(Comm. III in Vict. acut.) δέχηται τὸν ἀέρα. Ἐπεὶ δὲ οὔτε τμητικὸν ἔχει τι τὸ ὕδωρ, οὔτε 16

(par la neige,) et ensuite nous l'environnons de neige à l'extérieur; mais, si nous
n'en avons pas, nous procurons à l'eau un refroidissement à
(— par les puits et les chutes d'eau,) l'aide de puits ou de chutes d'eau, après l'avoir toutefois chauffée afin qu'elle devienne prompte à se modifier; car toute chose
qu'on a d'abord chauffée admet plus facilement dans la totalité de sa
substance les modifications que lui impriment les objets avec lesquels
elle est en rapport. Après avoir placé le vase dans des puits ou 14
sous des chutes d'eau, il est nécessaire que nous y adaptions un
couvercle et que nous le fermions exactement de tout côté; on ne
remplira pas le vase, mais on le laissera à moitié vide afin que l'air
qui se trouve entre le couvercle et l'eau contenue dans le vase, en
se refroidissant d'abord, refroidisse à son tour l'eau avec laquelle
(— à l'air libre.) il est immédiatement en contact. Là où on n'a aucune de ces 15
ressources, comme en Égypte, on suspend le vase et on le laisse
(Par sa nature) sans couvercle afin qu'il admette l'air. Puisque l'eau n'a rien d'in- 16

2. ἐκ Φρέατος Gal.; ἐμΦράκτων C.
5. προθερμανθέντων ὑπὸ θερμότητος Gal.
6 et 8. ἐπίθημα....... ἐπιθήματος ABCV.
7. σΊεγανοῦμεν C (R) V 2ª m.
8. ὁ om. Gal.
Ib. τε om. Gal.
9. κατὰ τὸ ἀγΓεῖον om. Ras.
Ib. ψυχθεὶς αὐτός Gal.; χθεὶς A 1ª m.
Ib. οὕτω] eo Ras.
9-10. τῇ ψαύσει ψύξῃ Gal.; ψύξει τῇ ψαύσει C (R); ξῇ τῇ ψαύσει ABV 1ª m.; ζήτῃ ψαύσει C.
11. ἐῶμεν om. Gal.
12. δέχεται τὸν ψυχρὸν ἀέρα Gal.

§ 36, t. XV, p. 696. *Ib.* p. 697.

θερμὸν, βραδύπορον εἰκότως ἐστὶ καὶ δύσπεπτον καὶ δυσυπο-
βίαστον ἅπαν ὕδωρ, κἂν ἄλλως ἄριστον ᾖ· μένει γοῦν κατὰ
τὴν γαστέρα πολλῷ χρόνῳ, κλύδωνας αὐτῇ τοὐπίπαν ἐργαζόμενον, κἂν ᾖ χολώδης ἐκείνη, συνδιαφθείρεται καὶ αὐτὸ, κά-
πειδὰν ὑπέλθῃ μόλις ἐκ τῆς κοιλίας εἰς τὴν νῆστιν, οὐκ ἀναδίδοται ῥᾳδίως· διόπερ οὔτε οὖρα κινεῖν πέφυκεν, οὔτε πτύελον
17 ἀνάγειν. Οὐ μὴν οὐδὲ δίψος παύει, μένον ἐπὶ πλεῖστον ἐν τῇ
γαστρὶ καὶ μὴ διαδυόμενον εἰς ὅλον τὸ βάθος, μηδὲ ἐπιτέγγον
18 τὸν αὐχμόν. Ὅτι δὲ οὐδὲ τρέφει, μόνον δὲ ὄχημα τροφῆς ἐστιν,
Ἱπποκράτει τε καὶ τοῖς ἄλλοις ἀρίστοις ἰατροῖς εἴρηται· διὰ
τοῦτο οὖν οὐδὲ τὴν ζωτικὴν δύναμιν οἷόν τέ ἐστι ῥωννύναι, καὶ

Comm. IV in Alim., § 39; t. XV, p. 417. = *Comm. III in Vict.*

l'eau est peu digestible ;

cisif ni de chaud, il est clair que toute eau doit passer lentement,
se digérer difficilement et céder avec peine à l'assimilation, lors
même qu'elle excelle sous les autres rapports; elle reste donc longtemps dans l'estomac et y produit en général des fluctuations;
de plus, quand cet organe est imprégné de bile, elle se corrompt aussi;
quand enfin elle est descendue, non sans effort, de l'estomac dans
le jejunum, elle n'est pas facilement distribuée dans le corps; voilà
pourquoi elle est naturellement incapable de pousser aux urines ou
17 d'expulser les crachats. Elle n'étanche pas même la soif parce
qu'elle reste longtemps dans l'estomac, ne pénètre pas dans toute
la profondeur du corps et n'humecte pas les parties desséchées.
18 Qu'elle ne nourrit pas non plus, mais qu'elle est seulement un
véhicule de la nourriture, cela a déjà été dit par Hippocrate et par
les plus éminents d'entre les autres médecins; aussi n'est-elle pas

– elle n'étanche pas la soif ;

– elle ne nourrit pas suivant HIPPOCRATE, qui l'a

1-2. δυσποβίαστον B text.; δυσυποβίβαστον Gal.; *ægre subducatur* Ras.
2. ἀλλοίως ABC 1ª m. V.
Ib. ἄριστόν τε καὶ ἄμεμπτον Gal.
Ib. γοῦν] *nam* Ras.
3. ἐν αὐτῇ C (R); om. Ras.
4-5. κἀπειπάν BV 2ª m.
5. ὑπέλθοι B text., Gal.
Ib. κύστιν ABC 1ª m., V 1ª m.
6. πτύαλον V.
7. μόνον ABC 1ª m., V 1ª m.
7-8. ἐν ταῖς εὐρυχωρίαις τῶν κατὰ γαστέρα καὶ ἔντερα ὀργάνων τοῦ ζῴου Gal.
8. καί om. ABCV.
Ib. διαλυόμενον ABC 1ª m., V 1ª m.
Ib. βάθος αὐτῶν Gal.
9. οὐ V Gal.
10. τοῖς ἄλλοις ἰατροῖς B; σχεδὸν ἅπασι τοῖς ἀρίστοις τῶν ἰατρῶν Gal.
10-11. διά τοι τοῦτο οὐδέ Gal.

DES BOISSONS.

acut. § 36; p. 697-98.

ταῦτά ἐσ7ι τὰ αἴτια διὰ ἃ πρός τε μελίκρατον ὁ Ἱπποκράτης ἀφικνεῖται καὶ ὀξύμελι καὶ οἶνον ἐπὶ τῶν νοσούντων, ἀποχω-
ρῶν τοῦ ὕδατος. Ὅσον μὲν οὖν ἐπὶ τούτοις οὐδέποτε ἄν τις αὐτῷ 19
χρήσαιτο, σφαλλόμενοι δὲ οἱ πλείους ἐν τοῖς ἄλλοις καταφεύγουσιν ἐπὶ τὸ ὕδωρ οὐκ ἔχον μεγάλην ἀποτυχίαν, ὅτι μηδὲ τὴν δύναμιν· μοχθηρὰ δὲ γίνεται χρῆσις ὀξυμέλιτός τε καὶ οἴνου καὶ μελικράτου διὰ τὰς ἀθρόας μεταβολὰς, γίνεται δὲ καὶ διὰ τὴν μίξιν ἄκρατον ὑπὸ τῶν ἰατρῶν γινομένην ὡς τὸ πολύ· καθάπερ γὰρ χεῖρά τινα πρὸς τὴν ἀνάδοσιν ἀφελκομένην τὸ ὕδωρ ἐπιμίγνυσθαι χρὴ τὸν οἶνον ἐλάχισ7ον παντελῶς, ὡς παύσαιτο τὸ ὕδωρ ὂν εἰλικρινές· οὕτω δὲ καὶ τοῦ ὀξυμέλιτος ἐπαινῶ τὸ ὑδαρές· τὸ γὰρ ἄκρατον, εἰ μὴ φθάσειεν ὑπαγαγεῖν τὴν

Comm. III in Vict. acut. § 36; p. 699-700.

abandonnée pour l'eau miellée, l'oxymel et le vin.

même capable d'augmenter la force vitale; et ce sont là les raisons pour lesquelles Hippocrate abandonne l'eau et se sert de l'eau
miellée, de l'oxymel et du vin chez les malades. Si donc il n'y avait 19
pas autre chose à considérer, personne ne se servirait jamais de l'eau; mais la plupart des médecins, quand ils ont été déçus par l'emploi des autres boissons, ont recours à l'eau, qui ne produit pas de grand mécompte, parce qu'elle n'a pas non plus une grande efficacité; or l'usage de l'oxymel, du vin et de l'eau miellée, devient mauvais par les changements subits qu'il cause; il le devient encore par un mélange trop fort comme les médecins le font habituellement; car le vin doit conduire l'eau comme par la main vers les endroits où elle doit se distribuer, et, pour atteindre ce but, il faut y mêler une toute petite quantité de vin afin que l'eau cesse d'être pure; de la même manière aussi je recommande l'oxymel aqueux parce que l'oxymel fort, s'il ne relâche pas tout d'abord le

On ne revient à l'eau qu'après avoir été déçu par l'emploi de l'eau miellée, de l'oxymel et du vin; inconvénients de ces boissons mal préparées.

1. ὁ om. Gal.

2. ἐπί] ἀπό C 1ª m.

4. ἐν τοῖς ἄλλοις] ἐκ τοῦ χρῆσθαι τοῖς ἄλλοις κακῶς Gal.

7. μελικράτου καὶ οἴνου καί Gal.

8. διά om. A 1ª m.

Ib. εὔκρατον C 2ª m.

Ib. γινόμενον ABC 1ª m.; λεγόμενον C (p).

9. καίπερ C 1ª m.; ὥσπερ Gal.

Ib. χεῖρά] ὁρμήν Gal.

Ib. ἐφελκομένην Gal.

10-11. παῦσαι Gal.

11. ὂν εἰλικρινῆ C 1ª m.; αὐτὸ τοῦτο μόνον εἰλικρινὲς εἶναι Gal.

11-12. *aquosum laudo. Cum minore quoque periculo aquosa mulsa quis uti poterit. Nam impermixta* Ras.

γαστέρα, βλαβερώτατον γίνεται, καὶ μάλιστα ἐν τοῖς πικροχόλοις τε καὶ μεγαλοσπλάγχνοις, ἐπὶ ὧν καὶ τὸ ὕδωρ ἐστὶ βλαβερὸν, ὅταν ἐκχολωθῇ μεῖναν ἐπὶ πλεῖον ἐν τοῖς ὑποχονδρίοις· πρὸς γὰρ δὴ τούτοις ἅπασιν οἷς ἔχει κακοῖς ἔτι καὶ ἄκο-
20 προν ὂν οὐδὲ ὑπαγωγήν τινα τῆς γαστρὸς ἐργάζεται. Τὸ δὲ ἐν ἀρχαῖς αὐτὸ τῶν παροξυσμῶν πινόμενον βλάπτειν τῶν γινω-
21 σκομένων πᾶσίν ἐστιν. Πότε οὖν ἐστι χρήσιμον ὕδωρ πινόμενον; ὅταν ἐπὶ μόνῳ ποτῷ ὁ κάμνων διαιτώμενος ᾖ, μηδέπω χυλὸν πτισάνης λαμβάνων· τότε γὰρ μεταξὺ τῶν ἄλλων ποτῶν ὕδωρ ἄν τις ἐν καιρῷ προσφέροι, καὶ μάλιστα ὅταν ὁ κάμνων ᾖ διψώδης· πλημμυρίδα γάρ τινα ποιεῖν αὐτό φησιν ὁ Ἱπποκράτης, τουτέστι πλῆθος ὑγρότητος· διὸ καὶ μεταξὺ μελικράτου

[*Vict. acut.* 17, t. II, p. 358.]

ventre, devient très-nuisible, surtout chez les malades incommodés par la bile amère ou dont les viscères sont tuméfiés, et chez lesquels l'eau est nuisible aussi bien que l'oxymel quand elle se convertit en bile en séjournant longtemps dans les hypocondres, car, joignant encore à tous ses autres défauts celui de ne pas produire de matières
20 alvines, elle ne cause même aucun relâchement du ventre. C'est un fait reconnu de tout le monde, que l'eau est nuisible quand on la
21 boit au commencement des accès. Quand donc convient-il de boire de l'eau? lorsque le malade est exclusivement au régime des boissons et qu'il ne prend pas encore de la crême d'orge mondée; en effet, c'est dans cette circonstance qu'on peut donner à propos de l'eau entre les autres boissons, surtout quand le malade a de la soif: car, dit Hippocrate, elle cause une espèce d'inondation, c'est-à-dire une abondance d'humidité; c'est pourquoi Hippocrate donne

Au commencement des accès l'eau nuit. Cas dans lesquels il convient de donner de l'eau au malade; — sentiment d'HIPPOCRATE à cet égard.

3. *πλέον* Gal.
4. *τούτων* A 1ª m.
6. *τῶν παροξυσμῶν αὐτό* Gal.; *αὐτὸ παροξυσμῶν* ABCV.
7. *τε πᾶσι καὶ ὁμολογουμένων* Gal.
8. *διαιτώμενος ᾖ* ABV 1ª m.; *διαιτώμενος ἦν* C; *ἐστὶ διαιτώμενος ᾖ* 2ª m.
10. *ἄν τις ἐν*] *αὐτί* A 1ª m.; *αὐτίσι* 2ª m.; *ἄντισι* 3ª m. et C; *ἀντίσι* BV 1ª m.
Ib. *καιρῶν* ABC 1ª m., V 1ª m.
11. *αὐτό*] *eo tempore* Ras.
Ib. *αὐτό φησιν* om. A 1ª m. BC 1ª m., V 1ª m.
Ib. *ὁ* om. C 1ª m. V.
12. *ὑγροῦ τινος* C (R) V 2ª m. Gal. — Ib. *καί* om. Ras.

Comm. III in Vict. acut. § 37; p. 701. Simpl. med. I, 8; t. XI, p. 394-95.

τε καὶ ὀξυμέλιτος δίδωσιν ὀλίγον εἰς ὑγρότητα τοῖς ἀναπτυσθη-
σομένοις εὐπετὲς ὄν, ἀλλὰ κἀπειδὰν ὁ οἶνος μεγάλως ᾖ βλαβερὸς, καὶ τότε δίδωσιν ὕδατος, βλαβερὸς δέ ἐστιν, ὅταν ἤτοι
παραφρονῇ ὁ κάμνων, ἢ κεφαλαλγῇ σφοδρῶς. Αὐτὴν μὲν οὖν 22
τὴν οἰκείαν φύσιν ὑγράν τε ἔχει καὶ ψυχρὰν τὸ ὕδωρ, προσ-
λαμβάνον δὲ ἐπίκτητον θερμότητα, θερμαίνει μὲν καὶ ὑγραίνει
τὰ πλησιάζοντα, πλὴν οὐχ ὁμοίως ἅπαντα πέφυκε δρᾷν, ἀλλὰ
ὑγραίνει μὲν ἄκρως, ἄν τε εὔκρατον, ἄν τε χλιαρὸν, ἄν τε καὶ
θερμότερον ὑπάρχῃ, θερμαίνει δὲ οὐκ ἄκρως τό γε μὴ ζέον
ἐσχάτως. Ἐξεταζέσθω δὲ ὁ λόγος ἐπὶ τῆς εὐκράτου φύσεως· 23
ἂν τοίνυν ταύτῃ προσφέρῃς ὕδωρ εὐκράτως θερμὸν, εἴτε λούων,
εἴτε καταντλῶν ὅ τι δή ποτε μέρος, ὑγρότερον ἀποδείξεις αὐτὸ

un peu d'eau entre l'eau miellée ou entre l'oxymel, parce qu'elle
est commode pour humecter les matières qui doivent être rejetées
par les crachats; mais il donne également de l'eau lorsque le vin
est extrêmement nuisible, et il l'est quand le malade a du délire
ou un violent mal de tête. La nature propre de l'eau est elle-même 22
humide et froide, mais, quand elle reçoit une chaleur empruntée,
elle échauffe et humecte ce qui est en rapport avec elle; cependant elle n'est pas capable de faire tout cela de la même manière,
puisqu'elle humecte au suprême degré, qu'elle soit d'une température moyenne ou tiède, ou plus chaude encore; tandis qu'elle n'é-
chauffe jamais au suprême degré, à moins qu'elle ne soit au plus
fort de l'ébullition. Appliquons ce que nous venons de dire à une 23
constitution d'un tempérament moyen : si donc on administre de
l'eau modérément chaude à un individu de cette constitution, soit
qu'on donne un bain ou qu'on fasse une affusion sur une partie

Qualités élémentaires de l'eau; mode d'action de l'eau en raison de sa température.

Exemple tiré de l'administration extérieure de l'eau

1. διδόασιν C 2ª m.
2. εὐπετὲς ὂν] συντελές Gal.
3. διδόασιν C.
4. πυρέσσων παραφρονῇ Gal.
7. ἅπαντα] ἄμφω Gal., Ras. — Ib. δρεῖν A 2ª m.; δρᾷν ἅμα Gal.; om. A.
8. ἄν τε χλιαρὸν, ἄν τε εὔκρατον Gal.; ἄν τε χλιαρόν C. — 9. τό τε μή C 1ª m.
10. ἀκράτου C 1ª m. et infra.
Ib. φύσεως πρῶτον Gal.
11. ταύτῃ om. V 1ª m.
Ib. προσφέροις ABCV.
12. ἑαυτοῦ Gal.

καὶ θερμότερον ἐν αὐτῷ τῷ χρόνῳ τῆς καταντλήσεως· εἰ δὲ ἐπὶ τούτῳ παύσαιο, μὴ συναγαγὼν καὶ πιλήσας τὸ σῶμα ψυχρῷ, μικρὸν ὕσΊερον εὑρήσεις αὐτὸ ψυχρότερον ἑαυτοῦ γεγενημένον, διαπνεομένης ἀμετρότερον τῆς ἐμφύτου θερμασίας· οὐ μὴν ὥσπερ ψυχρότερον εἰς ὕσΊερον ἡ τοῦ θερμοῦ χρῆσις, οὕτω καὶ ξηρότερον ἀποδείκνυσι τὸ σῶμα, καίτοι καὶ τοῦτο ἂν δόξειε γίνεσθαι διά τε τὴν ἀραίωσιν τῶν πόρων καὶ μαλακότητα τοῦ σώματος καὶ χύσιν τῆς οὐσίας· ἀτμίζειν γὰρ ἀνάγκη πλέον ἐπὶ ταῖς τοιαύταις διαθέσεσιν, ὁ δὲ ἀτμὸς ὑγρόν ἐσΊι λελεπΊυσμένον· ἀλλὰ γὰρ οὐχ ὧδε ἔχει τἀληθές· αἱ μὲν γὰρ ἐν τοῖς ἀγΓείοις καὶ ταῖς ἄλλαις χώραις ταῖς κεναῖς ὑγρότητες ἐκκενοῦνται πᾶσαι, τὰ σώματα δὲ αὐτὰ τῶν ἀγΓείων καὶ σύμπαν τὸ σαρκῶδες γένος ὑγρότερον ἑαυτοῦ γίνεται, καὶ ταύτην μό-

Simpl. med. I, 8; p. 396.

modérément chaude à un individu d'un tempérament moyen.

quelconque, autant que dure l'affusion, on rendra cette partie plus humide et plus chaude qu'elle n'était auparavant; si on s'arrête après cela et qu'on ne resserre ni ne condense le corps à l'aide de l'eau froide, on trouvera bientôt qu'il est devenu plus froid qu'il ne l'est habituellement, parce que la chaleur innée s'est évaporée outre mesure; bien que, par un effet secondaire, l'usage de l'eau chaude ait rendu le corps plus froid, il ne l'a cependant pas rendu pour cela plus sec, ce qui cependant semblera avoir lieu à cause du relâchement des conduits, du ramollissement du corps et de la liquéfaction de sa substance; en effet, pour produire ces divers états, il se fait nécessairement une évaporation plus forte que de coutume, et la vapeur est une humidité atténuée; mais en réalité cette sécheresse n'existe pas, car toute l'humidité contenue dans les vaisseaux et dans les autres espaces vides s'échappe, tandis que le corps même des vaisseaux et toutes les parties charnues deviennent plus humides qu'elles n'étaient, et il n'y a, à ce qu'il paraît, que cette propriété

2. συναγαγὼν καὶ πιλήσας καὶ πυκνώσας Gal.
Ib. ψυχροῦ χρήσει V 2ª m. Gal.
3. εὑρήσει B text.
Ib. γεγονέναι Gal.
6. τοῦτον V.
Ib. ἂν] ὢν B.
10. τἀληθῆς B text.; om. Ras.
11. κοιναῖς V 2ª m.
12. αὐτά om. Ras.

νην, ὡς ἔοικεν, οὐδέποτε ἀποβάλλει τὴν δύναμιν τὸ ὕδωρ· οὐδὲ γὰρ, ὅτε ζέον κατακαύσει τὰ σώματα, ξηρὰ τὰ καυθέντα γίνεται τοῖς ὑπὸ τοῦ πυρὸς ὀπτηθεῖσιν ὡσαύτως, οὐδὲ, ἐπειδὰν ἄκρως ψυχρὸν γενόμενον διὰ ὅλης ἡμέρας ἢ καὶ πλείονος χρόνου καταντλῆταί τινος μορίου, ξηρότερον ἀπεργάζεται τοῦτο, καίτοι ῥυσόν γε φαίνεται καὶ πάντη μικρὸν, ἀλλὰ ταῦτα μὲν αὐτῷ διὰ τὸ κεκενῶσθαι τὴν ἐκ τῶν ἀγγείων τε καὶ τῶν ἄλλων χωρίων ὑγρότητα συμβαίνει, τὰ πεφυκότα δὲ αὐτὰ κατὰ οὐδὲν ἑαυτῶν γίνεται ξηρότερα.

β'. Περὶ ὕδατος ψυχροῦ, καὶ ὀξυμέλιτος δόσεως ἐπὶ νοσούντων.

E deperd. lib. Ἐπειδὴ πᾶσα διάθεσις ἐν τῷ σώματι παρὰ φύσιν ὑπὸ τῶν 1

humectante que l'eau ne perd jamais; car, même lorsqu'à l'état d'ébullition elle brûle les corps, les parties brûlées ne deviennent pas sèches à l'instar de celles qui ont été brûlées par le feu; de même, lorsqu'elle est parvenue au suprême degré de froid et qu'on en fait des affusions pendant une journée entière ou pendant plus longtemps encore sur une partie quelconque, elle ne la rendra pas plus sèche que de coutume, quoique la partie se montre ridée et tout à fait atrophiée; cela tient à ce que l'humidité des vaisseaux et des autres espaces vides s'est échappée, tandis que les parties fondamentales elles-mêmes ne deviennent en aucune façon plus sèches qu'elles n'étaient auparavant.

2. DE L'ADMINISTRATION DE L'EAU FROIDE ET DE L'OXYMEL FROID CHEZ LES MALADES.

L'eau froide — Comme toute affection contre nature se guérit par les moyens 1

1. *ἀποβάλλειν* V 2ª m.
Ib. *τὸ ὕδωρ τὸ γλυκὺ δηλονότι* V 2ª m. Gal.
2. *ὅταν ζέον κατακαύσῃ* Gal.
Ib. *κλυθέντα* A 1ª m.
2-3. *γίνεται ὁμοίως τοῖς* C 2ª m. Ras.; *γίνεται ὡς ἐν τοῖς* Gal.
3. *τοῦ* om. Gal.
4. *γινόμενον* ABV.
Ib. *πλείονι χρόνῳ* Gal.
6. *ῥυσσόν* B Gal.
Ib. *τε* ABCV.
Ib. *πάντη* ex em.; *παντί* Codd.; *πάνυ* Gal.; *admodum* Ras.
Ib. *αὐτό* ABCV 1ª m.; om. Ras.
9. *αὐτῶν* V 1ª m.

DES BOISSONS.

ἐναντίων ἑαυτῇ δέδεικται θεραπευομένη, πρόδηλον, ὡς καὶ ὁ πυρετὸς ὑπὸ τοῦ ψυχροῦ σβεσθήσεται πάντως, ἐπειδὰν ᾖ μόνος ὢν αὐτὸς ἄνευ τινὸς διαθέσεως ὑπὸ τοῦ ψυχροῦ βλαπτομένης· μετὰ γὰρ τοῦ πυρετοῦ διαθέσεως ἑτέρας οὔσης, ἣν τὸ ψυχρὸν βλάπτει, κἂν ὁ γεννώμενος ἐξ αὐτῆς πυρετὸς ὑπὸ τοῦ ψυχροῦ σβεσθῇ τό γε παραχρῆμα, μετὰ ταῦτα ἕτερος ἀναφθήσεται χαλεπώτερος, αὐξηθείσης τῆς διαθέσεως, ἣν ἔβλαψεν ἡ τοῦ ψυχροῦ πόσις· βλάπτονται δὲ ὑπὸ τοῦ ψυχροῦ διαθέσεις αἵ τε τῶν φλεγμαινόντων μερῶν καὶ τῶν ἀπέπτων χυμῶν, ὧν γνώρισμά ἐστιν ἡ ἀπεψία τῶν οὔρων· ἀρκεῖ τοιγαροῦν ἡ τῶν οὔρων ἐπίσκεψις ἅμα τῷ μὴ φλεγμαίνειν μέρος κύριον ἐπὶ τὴν
2 τοῦ ψυχροῦ δόσιν ἡμᾶς ἐπιστῆσαι. Εἰ δὲ κατεπείγοιτό ποτε θέρους ὥρᾳ τὸ σφοδρὸν τοῦ πυρετοῦ, νέος δὲ ὁ κάμνων εἴη καὶ ψυχροῦ πόσεως ἐθὰς, ἐὰν ἴδῃς ἅμα τῇ θέᾳ καὶ τῇ συστάσει

Cf. Comm. I in Vict. ac. § 43; p. 499.

Cf. Meth. med. IX, 5; t. X, p. 620-21.

Cf. De cris. I, 14; t. IX, p. 612-13.

qui lui sont contraires, ainsi que nous l'avons montré, il est clair que la fièvre sera entièrement éteinte par l'eau froide, pourvu qu'elle existe seule sans accompagnement de quelque affection à laquelle l'eau froide est préjudiciable; car, si concurremment avec la fièvre il existe une autre affection que l'eau froide exaspère, plus tard, au cas où on aurait éteint à l'aide de l'eau froide, pour le moment du moins, la fièvre produite par cette affection, il s'allumera une autre fièvre plus grave que la première, parce que l'affection pour laquelle l'eau froide prise en boisson ne convient pas se sera aggravée; or les affections auxquelles l'eau froide est préjudiciable sont celles qui tiennent à l'inflammation des parties ou à la crudité des humeurs, dont la crudité des urines est le signe; la considération des urines, conjointement avec l'absence de l'inflammation d'un organe important, suffit donc pour nous déterminer à donner
2 de l'eau froide à boire. Si cependant, en été, nous sommes pressés par la violence de la fièvre, et si le malade est jeune et habitué à boire de l'eau froide, on ne commettra pas de faute en lui en ad-

Guérit la fièvre essentielle; elle exaspère celle qui dépend d'une affection à laquelle l'eau froide ne convient pas.

Affections auxquelles l'eau froide est nuisible; moyen de les reconnaître.

Dans quels cas on peut donner l'eau froide

Ch. 2; l. 1. πρόδηλος B text. — 2. πυρός B text. — 5. κἂν] καί ACV. — Ib. γενόμενος V. — 6. συσβεσθῇ ABC. — 8. τοῦ] τούτου C 1ª m.

τῶν οὔρων ἐναιώρημα χρηστὸν, οὐκ ἂν ἁμάρτοις, δοὺς τὸ ψυχρὸν, εἰ καὶ φλεγμαῖνον εἴη τι μόριον, ἀλλὰ προαιρῇ κἀνταῦθα τὴν μὲν σφοδρότητα τοῦ πυρετοῦ παύσασθαι, πλειόνων
Cf. *Sec. gen.* VII, 9; t. XIII, p. 993-994, et *Meth. med. ad Gl.* II, 6; t. XI, p. 104.
δὲ ἡμερῶν δεήσεσθαι τὸ λείψανον τῆς φλεγμονῆς· σκιῤῥωδέ-
στερον γάρ πως ἀναγκαῖον αὐτὸ γενέσθαι καὶ δυσλυτώτερον.
Ἐὰν μέντοι μὴ σφόδρα περικαεῖς ὦσιν οἱ πυρετοὶ, δοὺς τὸ 3
ψυχρὸν ἐπὶ τῶν φλεγμαινόντων μορίων ἀστοχήσεις μεγάλως·
Cf. *De marc.* 3; t. VII, p. 697.
σημαίνουσι γὰρ οἱ ἰσχυρῶς φλογώδεις πυρετοὶ τὴν φλεγμονὴν
ἐρυσιπελατώδη πως εἶναι, καὶ διὰ τοῦτο καὶ τὸ ψυχρὸν ὀνίνησιν αὐτὴν, ὥσπερ κἀπὶ τῶν ἐκτὸς ὁρᾶται. Περὶ μὲν οὖν τῶν 4
ἀρχομένας ἐχόντων φλεγμονὰς ἐν ἥπατι καὶ γαστρὶ καὶ τοῖς
τοιούτοις μορίοις ἀκριβεστέρου χρεία διορισμοῦ· μεγάλως γὰρ
οὗτοι ἅπαντες βλάπτονται, κἂν ἐν καιρῷ λάβωσιν, ἐὰν ὑπερ-
Cf. *Diff. febr.*
βάλλῃ βραχὺ τῷ πλήθει τὸ ποτόν· ἐπειδὴ γὰρ ἀρχαὶ τῶν ἄνευ

malgré les contre-indications.

ministrant, au cas où les urines présentent un énéorème louable en
même temps qu'un bon aspect et une bonne consistance, lors même
qu'il y aurait une partie enflammée; car, dans un pareil cas, on
aime mieux arrêter la violence de la fièvre, au risque d'être dans
la nécessité de consacrer un plus grand nombre de jours au traitement de ce qui reste de l'inflammation et qui nécessairement s'est
rapproché de la nature du squirrhe et est devenu plus difficile à
résoudre. Si cependant les fièvres ne sont pas accompagnées d'une 3
très-grande chaleur et s'il y a des parties enflammées, on éprouvera
de grands mécomptes en donnant de l'eau froide; car les fièvres
accompagnées d'une vive chaleur indiquent que l'inflammation
est en quelque sorte érésipélateuse, et c'est justement pour cela que
l'eau froide réussit dans ce cas, comme on le voit aussi pour les
parties extérieures. Chez ceux qui ont des inflammations commen- 4
çantes au foie, à l'estomac ou à d'autres parties semblables, on doit
admettre une distinction plus rigoureuse, car tous ces malades
éprouvent un grand dommage, si la quantité de la boisson dépasse
un peu la mesure, quand même ils prendraient l'eau en temps op-

L'eau froide convient dans les fièvres avec inflammation violente; elle nuit quand l'inflammation est modérée. De l'administration de l'eau dans les inflammations viscérales.

2. προαιρεῖς AC. 13. κἂν] καὶ BC.

DES BOISSONS.

II, 14 et 15; t. VII, p. 382-85.

πληγῆς ἢ τραύματος συνισταμένων φλεγμονῶν ἤτοι διὰ τὴν ἀσθένειαν τῶν μορίων, ἢ διά τινα θερμότητα γίνονται, τὰς μὲν διὰ τὴν ἀσθένειαν γινομένας ἀεὶ βλάψει τὸ ψυχρὸν, τὰς δὲ διὰ θερμασίαν τινὰ πυρώδη σύμμετρον δοθὲν ὠφελήσει· κίνδυνος γὰρ ἐν τῇ τοῦ πλείονος δόσει πρὸς τὴν ἐναντίαν ἀμε-
5 τρίαν μεταστῆναι τὸ μέρος. Ἔτι δὲ μᾶλλον ὠφελήσει τὰς τοιαύτας διαθέσεις ἡ τοῦ ψυχροῦ πόσις, ἐφθακότων αὐτῷ χρῆσθαι
6 παρὰ τὸν τῆς ὑγείας χρόνον. Προεπισκέψασθαι οὖν χρὴ τά τε κατὰ τὸν θώρακα καὶ κατὰ τὴν γασίέρα καὶ κατὰ τὸ ἧπαρ καὶ τὸν τράχηλον καὶ τὴν κεφαλὴν ὅλην ἰσχυρὰ νοσήματα· τὰ κῶλα γὰρ ἴσως οὐδὲν μέγα βλαβήσεται· βλαβήσεται μὲν γάρ τι καὶ αὐτὰ κατά τινας διαθέσεις, ἃς ἐφεξῆς ἐρῶ, τὴν δὲ αὐτὴν αὐτῶν ἔσεσθαι βλάβην, ἡλίκη γίνεται, τῶν προειρημένων μερῶν ἰσχυ-

portun; en effet, les inflammations commençantes produites sans violence extérieure et sans plaie résultent ou de la faiblesse des parties ou d'une certaine chaleur; or l'eau froide sera toujours nuisible dans les inflammations qui tiennent à la faiblesse, tandis qu'elle conviendra pour celles qui dépendent d'une certaine chaleur ignée, pourvu que la dose soit modérée; car, si on donne trop d'eau, on s'expose au danger de voir la partie passer à l'excès con-
5 traire. L'eau froide, prise en boisson, fera encore plus de bien dans ce genre d'affections, si les malades en usaient auparavant dans l'é-
6 tat de santé. Avant d'administrer l'eau froide, il faut donc préalablement prendre en considération les maladies graves de la poitrine, de l'estomac, du foie, du cou et de toute la tête, car les membres n'en éprouveront peut-être pas de grand dommage; ils en éprouveront, il est vrai, quelque peu dans certaines affections dont je parlerai plus tard; mais un homme étranger à la médecine n'oserait pas même comparer ce dommage à celui qu'entraîne l'eau

Des indications et contre-indications de l'eau froide dans les inflammations viscérales;

4. δέ om. C 1ª m.

6. Ἔτι δὲ μᾶλλον] *Præterea vero* Ras.

6-7. τὰς τὸν αὐτάς A 1ª m.; τὰς τὸν τοιαύτας C 1ª m.

7. ἐμφαθικότων αὐτῷ χρῆσθαι A; ἐμφατικότων αὐτῷ αὐτῷ χρ. C; ἐπὶ τῶν εἰωθότων αὐτῷ χρ. 2ª m.

8. Προεπισκέπίασθαι C.

12. δ' αὐτὴν δ' αὐτῶν C 2ª m.

DES BOISSONS.

ρῶς πασχόντων, οὐκ ἂν οὐδὲ ἰδιώτης εἴποι. Εἰ μὲν οὖν ἐρυσι- 7
πελατώδης ἢ ἑρπυστικὴ διάθεσις εἴη ἐν τοῖς κατὰ ὑποχόνδριον,
ἢ ἐρυσιπελατώδης φλεγμονὴ, ἢ κατὰ δυσκρασίαν ἄνευ χυμῶν
γεγονυῖα ἄκρως θερμὴ διάθεσις, ὀνίνασθαι [συμβήσει], καθάπερ γε καὶ [βλάπτεσθαι θαυμαστῶς] ἀπόστημα καὶ οἴδημα καὶ
σκίρρον ἕλκος τε καὶ τὰς ψυχρὰς δυσκρασίας. Ἐπειδὴ δὲ καὶ 8
περὶ τῶν κώλων ὑπεσχόμην εἰπεῖν, εἰδέναι χρὴ καὶ τὰς ἐν
τούτοις φλεγμονὰς τῶν νευρωδῶν μορίων, ἀπὸ ὧν καὶ ἄλλως
ἔστι κίνδυνος σπασμῶν, μέγιστα βλαπτομένας ὑπὸ ψυχροῦ πό-
σεως· εἰ δὲ ἐν σαρκώδει μέρει τῶν κατὰ τὰ κῶλα γένοιτο φλεγμονὴ, καὶ πίνοι ψυχρὸν ὁ ἄνθρωπος, κἂν ἔξω προσφέρῃ τῷ
φλεγμαίνοντι, βλαβείη μὲν ἂν, οὐ μὴν ἀξιόλογόν γε, οὐδὲ

[Cf. *Comm. in Aph.* v, 18, 21 et 22; t. XVII[b], p. 803, 807, 810 et 811.]

froide, lorsque les parties susdites sont gravement affectées. Si donc 7
il existe à l'hypocondre une affection de nature érésipélateuse ou
herpétique, ou s'il y a une inflammation érésipélateuse, ou une
affection éminemment chaude tenant à une intempérie sans humeurs, l'eau froide soulagera; de même qu'un abcès, un œdème,
un squirrhe, une plaie ou des intempéries froides en éprouveront
une aggravation considérable. Mais, puisque j'ai promis de parler 8
aussi des membres, il faut savoir que l'eau froide prise en boisson
est très-nuisible dans les inflammations des parties nerveuses de ces
régions, car ces inflammations, en l'absence même de l'eau froide,
menacent du danger des convulsions; si, au contraire, l'inflammation a son siége dans les parties charnues des membres, et que le
malade boive de l'eau froide ou qu'il en applique extérieurement
sur la partie enflammée, cela lui fera du tort, il est vrai, mais

— dans les inflammations des membres.

1. οὐδέ] οὔτε BV. — 2. ὑποχονδρίων A 1[a] m. — 3. φλεγμονὴ κατά ABC 1[a] m., V 1[a] m. — Ib. ἂν εὔχυμον A; ἂν εὐχύμων A 2[a] m. BC. — 4. ὀνίνασθαι συμβήσει conj.; ὀνίνασθαι Codd.; *frigidæ potio juvabit* Ras. — 5. βλάπτεσθαι θαυμαστῶς Ras., qui a : *eadem mirum in modum lædit;* om. Codd.; C 2[a] m. a la glose λείπει τι. — 6. σκῆρον V 1[a] m.; σκληρόν AB C. — Ib. καί] μετά C (p). — Ib. Ἐπεὶ δὲ δεῖ (δή 2[a] m.) A. — 11. πίνῃ AC; *bibere poterit* Ras.

σαφὲς οὐδὲν, καὶ μάλισῖα εἰ πόσει ψυχροῦ συνειθισμένος ὑπάρ-
9 χοι. Ὅταν οὖν πυρετὸς ᾗ μόνος ἄνευ διαθέσεως ἄλλης ὑπὸ
ψυχροῦ βλαβῆναι δυναμένης, τοσοῦτον ἐπιδιδόσθω τὸ ψυχρὸν,
10 ὅσον ἂν ὁ κάμνων αὐτὸς ἐπισπάσασθαι δύναιτο ἀπνευσῖί. Τὸ
δὲ ὀξύμελι θέρους ὥρᾳ δίδοται ψυχρὸν ἕνεκα τοῦ μὴ παροξῦναι τὴν δίψαν τοῦ κάμνοντος· διὰ τοῦτο καὶ πρὶν πεφθῆναι τὴν νόσον ὀξυμέλιτος ψυχροῦ διδόναι τολμῶμεν ὥρᾳ θέρους, οὐκ ἂν δόντες ὕδωρ ψυχρὸν εἰς κόρον ἐν τῇ τοιαύτῃ διαθέσει· πυκνώσει μὲν γὰρ τὴν φλεγμονὴν, ὅταν ἐπὶ φλεγμονῇ πυρέτῖωσιν, ἀπέπῖους δὲ φυλάξει τοὺς χυμοὺς, ὅταν ἐπὶ τούτοις νοσῶσιν· ἀλλὰ τό γε ὀξύμελι τηνικαῦτα δίδομεν ὀλίγον, ὡς ἂν ἐν τῇ

Comm. I in Vict. acut. § 43; p. 500-501.

ce tort ne sera ni considérable ni apparent, surtout si ce malade
9 est habitué à boire de l'eau froide. Si donc la fièvre existe seule
et sans autre affection à laquelle l'eau froide puisse être nuisible,
il faut donner autant d'eau froide que le malade lui-même pourra
10 en avaler d'un seul trait. Quant à l'oxymel froid, on le donne en
été pour empêcher que la soif du malade ne s'exaspère; voilà pourquoi nous nous permettons de donner en été de l'oxymel froid, même avant que la maladie ne soit arrivée à coction, tandis que nous ne donnerions pas de l'eau froide jusqu'à satiété dans un pareil état, car elle resserrerait les parties enflammées, si c'est l'inflammation qui produit la fièvre, et elle maintiendrait à l'état de crudité les humeurs, si c'est d'elles que dépend la maladie; mais nous donnons alors un peu d'oxymel, parce que cette boisson

Cas dans lesquels il faut administrer l'oxymel froid.

1. *καὶ μάλισῖα εἰ* ex em.; *εἰ καὶ μάλισῖα* Codd.; *ac præcipue* Ras.
1-2. *ὑπάρχῃ* B.
2-3. *ᾗ μόνος.....δυναμένης*] *ᾗ δυνάμεως οὔσης* Gal.
3. *ἐπιδιδόναι* A.
4. *ἐπισπάσασθαι δύνατο* AC; *οἷός τ' ᾖ πιεῖν ἐπισπασάμενος* Gal.
5. *δίδονται* C 2ª m.
6. *τῷ κάμνοντι* C.
7-8. *διδόναι...ψυχρόν* om. A 1ª m.
7. *ὡς ὥρᾳ* Gal.
8. *δώσοντες* Gal.
9. *μέν* om. Gal.
Ib. *φλεγμονῇ*] *φλεγμονῆς* A B C V.
Ib. *πυρέτῖουσιν* AC.
10. *φυλάξει*] *ἐργάσεται ψύξει* Gal.
11. *τό.....ὀλίγον*] *τότε μὲν ὀλίγον τὸ ὀξύμελι δίδομεν* Gal.
Ib. *διδόμενον* C (p).
Ib. *ἂν* om. Gal.

γασῖρὶ φθάνον χλιανθῆναι πρὶν διαδοθῆναι τὴν ἐξ αὐτοῦ ψύξιν ἄχρι τῆς πλευρᾶς· εἰ δὲ καὶ διαδοθείη τι βραχὺ, τοῦτο ὑπὸ αὐτοῦ τοῦ ὀξυμέλιτος διορθωθήσεται, δύναμιν ἔχοντος τμητικήν.

γ'. Περὶ ὑδάτων, ἐκ τῶν Ῥούφου· κεῖται ἐν τῷ β' λόγῳ τοῦ Περὶ διαίτης, ἤτοι Περὶ πομάτων.

Τὰ μὲν σῖάσιμα τῶν ὑδάτων, καλῶ δὲ τὰ ἐκ τῶν φρεάτων, 1
τῷ ἀταλαίπωρα εἶναι οὔτε ἄγαν λεπῖά ἐσῖιν, εἰσελθόντα τε εἴσω ἧσσον βρέχει καὶ διαλύει τὰ σιτία, ἧσσον δὲ καὶ πέσσει, οὐρεῖται δὲ οὐκ ἀγαθῶς τῇ παχύτητι, καὶ ὅτι ψυχρά ἐσῖιν· γίνεται δὲ ποτιμώτερα ταῖς τε ἀντλήσεσιν οἷον ἀποῤῥέοντα καὶ

prend dans l'estomac une température tiède avant que le refroidissement qu'elle produit n'arrive jusqu'au côté; et, si même ce refroidissement s'y faisait un peu sentir, cet inconvénient serait corrigé par l'oxymel lui-même, qui est doué de propriétés incisives.

3. DE L'EAU.

(Tiré de Rufus.)

[Il se trouve dans le deuxième livre du traité *Sur le régime*, c'est-à-dire dans le livre *Sur les boissons.*]

Qualités et propriétés des eaux sans écoulement ;

Les eaux stagnantes (j'appelle ainsi les eaux de puits) ne sont 1
pas très-ténues parce qu'elles n'ont point de mouvement, et, quand elles ont pénétré jusqu'à l'intérieur, elles humectent et dissolvent moins les aliments que les autres eaux; elles agissent aussi moins bien sur la digestion et elles ne passent pas non plus facilement par les urines à cause de leur épaisseur et parce qu'elles sont froides; elles deviennent meilleures à boire quand elles éprouvent une espèce d'écoulement par le puisement ainsi que par le net-

1. κοιλίᾳ Gal. — Ib. φθανόν A.

1-2. φθάνον . . . . . . πλευρᾶς] πρότερον χλιαρὸν γενησόμενον τοῦ τὴν αὐτοῦ ψύξιν μέχρι τῆς πλευρᾶς ἀναδίδοσθαι Gal.

1. διαθῆναι A.

2. διαδοθείη τι βραχύ] ὀλίγον ἀναδοθῇ Gal.

2-3. τοῦτο . . . . . . διορθωθήσεται] ἀλλ' ὑπὸ τοῦ γε ὀξυμέλιτος ἐπανορθωθήσεται Gal.

Ch. 3. Tit. λόγῳ] βιβλίῳ V.

5. τῷ om. AB.

6. ἴσῳ C. — Ib. πέσει AM.

8. δὲ καί B.

Ib. τε δέ M.

180 Matth. 179-180-181.

2 τῇ καθάρ|σει τῶν Φρεάτων. Τὰ δὲ ἀπόῤῥυτα πολλῷ λεπτότερα
3 καὶ βρέχειν ἀμείνω καὶ εἰς πέψιν καὶ εἰς οὔρησιν. Τὰ δὲ ἐκ
λίμνης πάντα κάκιστα· ὀσμήν τε γὰρ ἔχει ἄτοπον οἷα σεσηπότα, καὶ τοῦ μὲν θέρους θερμὰ γίνεται, τοῦ δὲ χειμῶνος
4 ψυχρὰ, ὅπερ μέγιστον σημεῖον τίθεμαι πονηρίας ὑδάτων. Κατὰ
μὲν οὖν θέρος τὰς γαστέρας ἐκταράσσει, τῇ δὲ κύστει βραδύπορά ἐστιν· πολλάκις δὲ καὶ δυσεντερία γίνεται τῷ ἀνθρώπῳ,
5 καὶ τὰ λειεντερικὰ, ἀπὸ ὧν εἰς ὕδρωπα περιίστανται. Κατὰ δὲ
χειμῶνα, ἅτε ψυχρὰ ὄντα, τὰς μὲν γαστέρας οὐ μάλα ἐκταράσσει, ῥήγματα δὲ καὶ πλευρίτιδας καὶ βῆχα ποιεῖ· τρέπεται δὲ
181 καὶ εἰς σπλῆνα, ἔπειτα καὶ εἰς ὕδερον τελευτᾷ· ἐπὶ δὲ σπλη|νὶ
καὶ οἱ πόδες ἑλκοῦνται, καὶ τὰ ἕλκη οὐκ ἐθέλει ταχὺ συνιέναι.
6 Μόνα δὲ τὰ ἐν Αἰγύπτῳ ἕλη ὑγιεινά ἐστιν, ὧν ἐγὼ οἶδα, ὅτι

2 toyage des puits. Les eaux qui coulent sur une pente sont beaucoup plus ténues et valent mieux pour humecter et pour favoriser la di-
3 gestion et l'émission des urines. Les eaux de lac sont, sans exception, très-mauvaises, car elles ont une odeur peu convenable, comme si elles étaient corrompues, puis elles sont chaudes en été et froides en hiver, circonstance que je regarde comme le principal
4 signe de la mauvaise qualité des eaux. En été, donc, elles causent la diarrhée et passent lentement par la vessie; souvent aussi on est pris de dyssenterie et d'affection lientérique qui se transforme en
5 hydropisie. En hiver, les eaux de lacs ne causent pas beaucoup de diarrhée parce qu'elles sont froides, mais elles produisent des *ruptures*, des pleurésies et de la toux; elles se portent aussi du côté de la rate et finissent ensuite par engendrer l'hydropisie; la rate étant affectée, les pieds s'ulcèrent aussi, et ces ulcères ne veulent pas
6 se fermer vite. Il n'y a, à ma connaissance, que les marais de l'É-

- des eaux coulant sur une pente ;

- des eaux de lac en général, et suivant les saisons ;

- des eaux

1. τῇ om. CM.
3. ἔχει γὰρ ὀσμὴν ἄτοπον Gal.
Ib. οἷον αἱ B, et οἷον corr.
5. σημεῖόν ἐστι τῆς τῶν ὑδάτων πονηρίας Gal.
5-6. Κατὰ.... θέρος om. BV.
6. τῇ om. BV.
7. δυσεντερικά A 1ª m.
8. περιίσταται A 1ª m. CM 1ª m.
12. οὐκ ἐθέλει ex em.; οὐ καθέλει V; οὐ καθέλοι ABCM. — Ib. συνιέναι ex em.; εἰσιέναι Codd.

χειμῶνος μὲν οὐ σήπεται τὸ ὕδωρ· οὐ γὰρ ὑπερθερμαίνεται·
φθινοπώρου δὲ πληρώσας ὁ Νεῖλος τὰ ἕλη τὸ μὲν ἐξέωσε τὸ
παλαιὸν, ἄλλο δὲ αὖ νεαρὸν εἰς αὐτὸ ἐγκατέστησεν. Περὶ δὲ 7
τῶν ὀμβρίων ὑδάτων γινώσκω τάδε· τὰ ὄμβρια κοῦφά τέ ἐστι
καὶ λεπτὰ καὶ καθαρὰ καὶ γλυκέα γευομένῳ, καὶ ἤν τε ἕψειν
ἐν αὐτῷ τι βούλῃ, τάχιστα ἕψεται, ἤν τε αὐτὰ θερμαίνῃς, τάχιστα θερμαίνεται, οἴνῳ τε ὀλιγοστῷ κιρνᾶται, ὥστε ἀγαθὰ
μὲν εἰς πέψιν, ἀγαθὰ δὲ εἰς οὔρων διαχώρησιν, ἀγαθὰ δὲ καὶ
ἥπατι καὶ σπληνὶ καὶ νεφροῖς καὶ πνεύμονι καὶ νεύροις· οὐ
γὰρ ἔχον|τα δύναμιν ἰσχυρῶς ψύχουσαν εἰκότως εὐμενέστερα 182
τοῖσδε γίνεται. Τὰ μὲν οὖν ἠρινὰ καὶ χειμερινὰ ὡραιότατα καὶ 8
κάλλιστα, ἃ δὴ ἐγὼ μάλιστα ἐπαινῶ. Τὰ δὲ φθινοπωρινὰ καὶ 9
θερινὰ ἑτέρων μὲν ἂν εἴη κρείσσω, οὐ πάντα δὲ πάντων· καὶ

des marais d'Égypte; — des eaux de pluie en général, et suivant les saisons.

gypte qui soient favorables à la santé, parce que l'eau, n'étant pas
chauffée outre mesure, ne se corrompt pas en hiver, tandis qu'en automne le Nil, en remplissant les marais, chasse la vieille eau et y introduit de l'eau nouvelle. Sur les eaux de pluie je professe l'opinion 7
suivante : ces eaux sont légères, ténues, pures et douces au goût,
et, si on veut y faire bouillir une substance quelconque, elle cuira
très-rapidement; si on les soumet au feu, elles s'échauffent très-vite
et elles exigent très-peu de vin pour former un bon mélange; elles
favorisent donc la digestion et le cours des urines; elles sont également favorables au foie, à la rate, aux reins, au poumon et aux
nerfs, car, n'étant pas douées d'une force refroidissante très-prononcée, elles ne sauraient manquer d'être plus ou moins propices
à ces organes. Les eaux de printemps et d'hiver étant celles qui ar- 8
rivent le mieux à leur temps et qui sont les plus belles, je les
recommande par-dessus toutes. Les eaux d'automne et d'été sont 9
sans doute meilleures que certaines autres, mais toutes ne sont pas

1. ὑπεκθερμαίνεται B e corr.
2. ἐξωθεῖ Gal.
3. αὖ τὸ νέον Gal.
Ib. ἐγκατέστηκεν C; ἀνάγει Gal.
6. ἑαυτῷ C 1ª m. M; ταὐτῷ V.
Ib. βούλῃ ex em. Matth.; βούλει ABCM; βούλοι V.
Ib. θερμαίνειν C.
9. πλεύμονι C.
11. ἐαρινὰ B; τεαρινὰ V 1ª m.

γὰρ ἐν τῇ γῇ ἔνεσʼ͂ι διαφέροντα ἀρεταῖς· τῶν δὲ ἐαρινῶν καὶ χειμερινῶν οὐδὲ ἔσʼ͂ιν εἰπεῖν, ὅσον λείπονται· ἥ τε γὰρ γῆ ἀτμίζει ξηρότερον ἐν θέρει καὶ Φθινοπώρῳ, καὶ μιάσματα ἐκ τῆς γῆς πολλὰ καθαίρουσιν ὄμβροι· δεῖ οὖν τὰ τοιαῦτα ὕδατα ξηρότερα εἶναι καὶ νιτρωδέσʼ͂τατα, καὶ ῥύπʼ͂τειν μὲν ἱκανὰ καὶ διαχωρεῖν κατὰ ἔντερον, οὐκ ἐπιτήδεια δὲ νεφροῖς καὶ πνεύμονι καὶ ἀρτηρίᾳ· δεῖ δέ που καὶ οἶνον πλείω φέρειν τὰ
183 τοιαῦτα, ἵνα τὸ νιτρῶδες ἐκνικηθῇ. Δια|φέροι δὲ ἂν οὐ μικρὸν καὶ τὰ παρὰ τὰ πνεύματα τὰ βόρεια καὶ νότια· ἐν βορείοις μὲν γὰρ ὕει γλυκύτερον μὲν, ἀλλὰ ψυχρότερον· νοτίοις δὲ ἧσσον μὲν γλυκὺ, θερμὸν δὲ μᾶλλον· καὶ ὅλως αἱ μὲν ἐπομβρίαι γλυκύτερα παρέχουσιν, αἱ δὲ ἀνομβρίαι καὶ οἱ αὐχμοὶ νιτρωδέσʼ͂τερα.

supérieures à quelque eau que ce soit, car il y a aussi sous terre des eaux douées de qualités éminentes; on ne saurait dire combien les eaux d'automne et d'été sont inférieures aux eaux de printemps et d'hiver, car la terre émet des vapeurs plus sèches dans l'été et dans l'automne, et la pluie se charge beaucoup d'immondices de la terre; de pareilles eaux doivent donc être plus *sèches* que d'autres et très-nitreuses; elles ont des propriétés détersives et sont propres à passer à travers les intestins, mais elles ne conviennent ni aux reins, ni au poumon, ni à la trachée-artère; elle doivent donc aussi exiger, en quelque sorte, une plus grande quantité de vin pour que leurs qualités nitreuses soient vaincues. Les vents, selon qu'ils viennent du nord ou du midi, produiront aussi une différence assez considérable, car la pluie qui tombe pendant le vent du nord est plus douce, mais aussi plus froide, tandis que celle qui accompagne les vents du sud est moins douce, mais plus chaude; et, en général, les temps pluvieux fournissent plutôt des eaux douces, tandis que les temps secs et peu pluvieux donnent

Influence des vents sur les qualités des eaux de pluie.

1. γὰρ τῶν ἐν C 2ª m., V 2ª m. — Ib. γῇ μέν ἐσʼ͂ι V 2ª m. — Ib. δέ om. A 1ª m. CMV 1ª m. — 1-2. καὶ χειμερινῶν om. A 1ª m. C. — 3. θέρει φθιν. ABC 1ª m. MV. — Ib. μιάσματα ex em. Matth.; μιρμίσματα Codd.; ἤγουν ῥυπαρίας C 2ª m. — Ib. ἐκ] ἔχει ABC 1ª m. MV. — 5. νιτρωδέσʼ͂ερα A 1ª m. — 8. Διαφέρει BV. — 10. οἷει CM; ἐσʼ͂ὶ C (p).

Ὅσα δὲ ἀπὸ χιόνων καὶ κρυστάλλων ῥεῖ ὕδατα πάντα σκληρὰ 11
μὲν καὶ ψύξει ὑπερβάλλοντα, γλυκέα δὲ γευομένῳ· σκληρὸν
δὲ ὕδωρ καὶ ψυχρὸν οὔτε εἰς πέψιν, οὔτε εἰς οὔρησιν ἐπιτήδειον, κακὸν δὲ καὶ νεύροις καὶ στήθεσι καὶ πλευραῖς· σπα-
σμούς τε γὰρ ἐπάγει καὶ τετάνους καὶ ῥήγματα ἐν θώρακι ποιεῖ,
ὥστε τινὰς καὶ πτύειν ὕφαιμα καὶ ἐμπυΐσκεσθαι. Πηγαῖα δὲ τὰ 12
μὲν πρὸς ἀνατολὰς νεύοντα πάντα καὶ ὑγρότητι καὶ λεπτότητι
καὶ εὐωδίαις καὶ τῷ μετρίως μὲν ψυχραίνειν, μετρίως δὲ θερμαίνειν προὔχει τῶν ἄλλων. Τὰ δὲ πρὸς τὰς ἄρκτους γλυκέα 13
184
μέν, | ψύχει δὲ ὑπερβαλλόντως. Τὰ δὲ πρὸς τὴν ἑσπέραν βίαια 14
μὲν καὶ τῷ ψύχειν, βίαια δὲ καὶ τῇ σκληρότητι· διὸ βραγχώδη
καὶ πλευριτικὰ καὶ σπασμώδη. Τὰ δὲ πρὸς τὴν μεσημβρίαν 15
ἁλυκώτερα καὶ θερμότερα, καὶ οὐρηθῆναι μὲν οὐκ ἐπιτήδεια,
εἰς δὲ τὰς κατὰ ἔντερον διαχωρήσεις κρείσσω. Ἀλλὰ μήν, καίτοι 16

Qualités et propriétés des eaux de neige et de glace ;

plutôt des eaux nitreuses. Toutes les eaux qui proviennent de la 11
fonte des neiges et des glaces sont dures et refroidissent outre mesure, mais elles sont douces au goût; or une eau dure et froide
ne convient ni pour la digestion ni pour l'écoulement des urines;
elle nuit aussi aux nerfs, à la poitrine et aux côtés, car elle produit des
convulsions, du tétanos et, dans la poitrine, des ruptures qui ont
entraîné chez quelques individus des crachats sanguinolents et de la
suppuration. Quant aux eaux de source, toutes celles qui sont tour- 12
nées vers l'orient sont supérieures aux autres par leur humidité
[radicale], leur ténuité, leur bonne odeur et leur propriété de refroidir et de réchauffer modérément. Celles qui sont tournées 13
vers le nord sont douces, il est vrai, mais refroidissent outre mesure. Celles qui sont tournées vers l'occident refroidissent avec 14
force et agissent fortement aussi par leur dureté; pour ce motif elles
causent de l'enrouement, la pleurésie et des convulsions. Celles qui 15
sont tournées vers le midi sont plutôt salées et chaudes; elles ne
sont pas propres à passer par les urines, mais plutôt par les selles.
Bien que je ne loue pas les eaux du midi, je loue cependant le 16

– des eaux de source suivant leur exposition en général ;

– des eaux

1. κρυστάλλου M. — Ib. τό ABCV. — 7. πάντα μὲν ὑγρ. AC. — 9. τοὺς ἄρκτους A. — 8. εὐωδίᾳ BV. — 11. μὲν τῷ M.

μὴ ἐπαινῶν τὰ ἐν τῇ μεσημβρίᾳ ὕδατα, τὸν Νεῖλον οὕτως
ἐπαινῶ, ὥσ7ε δοκεῖν ὀλίγοις ἂν συμβάλλεσθαι ποταμοῖς κατὰ
ἀρετὴν ὕδατος· καὶ γὰρ ὑπάγει τὴν γασ7έρα, καὶ τῇ γυναικὶ
17 καθάρσεις κινεῖ, κἂν τοῖς λοχείοις πίνεται. Τὰ δὲ πολλὰ τῶν
μεσημβρίων ἐσ7ὶ σ7άσιμα, οἷς δισσὴ βλάβη· ἡ μὲν παρὰ τῆς
18 χώρας, ἡ δὲ ὅτι οὐκ ἀποῤῥεῖ. Κατὰ δὲ τῆς γῆς τὴν φύσιν τῇδε
χρὴ διαγινώσκειν περὶ τῶν ὑδάτων· ἡ μέν ἐσ7ι πεδινὴ, ἡ δὲ
λόφοι καὶ ὄρη· ἡ πεδινὴ κρείσσων εἰς ἐκροὰς ὑδάτων, καὶ τὰ
πολλὰ ἐνταῦθα φρέατα ὀρυκτὰ καὶ πηγαὶ σ7άσιμοι· λόφοι δὲ
185 καὶ ὄρη κρείσσω· καὶ γὰρ καθαρώτερα καὶ λεπ7ότερα καὶ εὐω-|
19 δέσ7ερα καὶ ταῖς γλυκύτησιν ἡδίω παρέχουσιν. Πεδίων δὲ αὖ
τοῖς μὲν ἅλμη καὶ νίτρον ἐφίσ7αται κατὰ θέρος καὶ φθινό-
πωρον· τοῖς δὲ οὐδὲν, ἀλλὰ καλοῦσι τὴν γῆν ταύτην γλυκεῖαν·
ἐνταῦθα οὖν καὶ τὸ ὕδωρ κάλλιον καὶ ποτιμώτερον· ἐκεῖ δὲ ἀλ-

du Nil en particulier.

Nil à un tel degré, qu'à mon avis il y a peu de fleuves qui lui soient
comparables sous le rapport de la bonté de l'eau; car elle relâche
le ventre, provoque les règles, et on peut l'administrer pendant
17 les couches. La plupart des eaux du midi sont stationnaires, ce
qui entraîne un double inconvénient, l'un tenant au sol, et l'autre
18 à ce qu'elles ne s'écoulent pas. La nature du sol conduit à la distinction suivante entre les eaux : le sol se compose, soit de plaines,
soit de collines et de montagnes; les plaines valent mieux pour
le rassemblement des eaux, et ordinairement il y a dans ces localités
des puits creusés et des sources stationnaires; mais les collines et
les montagnes sont plus favorables, car elles fournissent des eaux
plus pures, plus ténues, de meilleure odeur et plus agréables par
19 leur douceur. Quelques plaines présentent des efflorescences sa-
lines et nitreuses pendant l'été et l'automne; d'autres n'offrent
rien de semblable, et on appelle ce terrain *sol doux :* c'est dans cette
espèce de plaines que l'eau est meilleure et plus potable qu'ailleurs,

Influence de la pente et de la nature du sol sur les qualités des eaux.

2. δοκεῖ ABCV.
4. πίνηται ACM.
5. βλάβην C 1ª m.
6. τάδε C 2ª m.
8. κακίων C 2ª m.
10. ὄροι V.
11. ἥδείω C; ἡδεῖα A; ἡδύ V, et ἡδύω 2ª m. — Ib. ὑπάρχουσιν V 2ª m. — Ib. Πεδεινῶν M marg.
11-12. δὲ αὐτοῖς AC 1ª m.

μυρὸν καὶ νιτρῶδες. Ὀρῶν δὲ αὖ τὰ μὲν γήϊνα, τὰ δὲ πετρώδη· 20
τὰ μὲν γήϊνα κρείσσω μαλακότητι καὶ τῷ ἧσσον ψυχρὰ εἶναι· τὰ δὲ πετρώδη χείρω μὲν τῇ σκληρότητι καὶ τῇ ψύξει, καθαρὰ δὲ πλέον τῶν ἄλλων καὶ ἀνυπόσλατα. Μεγίσλη δὲ τοῖς ὕδασι 21
διαφορὰ καὶ ἐπισημοτάτη ἔκ τε μετάλλων καὶ βοτανῶν πεφυκυιῶν αὐτόθι· τὰ μὲν οὖν μέταλλα εἴς τε τὴν ἄλλην οἴκησιν καὶ εἰς τὴν τῶν ὑδάτων πόσιν βλαβερά· βοτάναι δὲ ὁτὲ μὲν καὶ πάνυ βλά|πλουσι τὸ ὕδωρ, ὁτὲ δὲ καὶ προσλιμωροῦσιν αὐτὸ τὸ 186
σίον καὶ ἡ καλαμίνθη καὶ τὸ ἀδίαντον· ταῦτα γὰρ πλεῖσλα ἐν τοῖς ὀχετοῖς πέφυκεν· τὸ μὲν οὖν χρησλὸν βλάπλουσι, τὸ δὲ πονηρὸν ἄλλως ὠφελοῦσι, συγκαταμιγνυμένου τινὸς ἀπὸ αὐτῶν

tandis que, dans les plaines à efflorescences, elle est salée et nitreuse.
Parmi les montagnes, quelques-unes sont terreuses, d'autres ro- 20
cheuses; les [eaux fournies par les] montagnes terreuses sont meilleures, parce qu'elles sont douces au toucher et qu'elles sont moins froides [que les suivantes; celles qui coulent] des montagnes rocheuses sont moins bonnes, à cause de leur dureté et de leur froideur; mais elles sont plus pures que les autres et n'ont point de
Influence des mines,
dépôt. Une différence très-grande et très-remarquable entre les eaux 21
résulte de la présence des mines ou des plantes qui se trouvent aux environs des sources : les mines non-seulement rendent les eaux moins potables, mais elles vicient même toutes les autres condi-
– des plantes,
tions d'habitation; les plantes sont aussi quelquefois tout à fait nuisibles à l'eau; mais quelquefois aussi l'eau est améliorée par la berle, la menthe sauvage et le capillaire; car ce sont là les plantes qui croissent le plus fréquemment dans les canaux; or elles gâtent la bonne eau, tandis qu'elles corrigent celle qui, sans cela, serait

1. δὲ αὐτά AC 1ª m. M.
2. τό AC. — Ib. ψυχράς AC.
4-5. Μεγίσλη . . . . . μετάλλων καί] Ἔσλι δὴ καὶ διαφορὰ τῶν ὑδάτων ἐκ τῶν Gal.
5-6. αὐτόθι πεφυκυιῶν καὶ ἐκ τῶν μετάλλων γινομένη Gal.
7. εἰς. . . . βλαβερά] εἰς τὴν πόσιν εἶναι βλαβερὰ δοκεῖ Gal.
Ib. αἱ δὲ βοτάναι ὁτέ Gal.
7-8. καὶ πάνυ om. Gal.
8. καί om. Gal.
Ib. αὐτὸ τό] καὶ γάρ Gal.
9-10. ταῦτα. . . . πέφυκεν om. Gal.
10. μὲν χρησλὸν ὕδωρ Gal.
11. συγκαταμιγνυμένα A 1ª m.; om. Gal. — Ib. et 331, 1. τινός. . . . φαρμάκου om. Gal.

τῷ ὕδατι οἷον Φαρμάκου· γίνεται δὲ οὐρηθῆναι κρείσσω τὰ
22 τοιαῦτα τῶν ὑδάτων. Σκοπεῖν οὖν οὐχ ἥκισΊα χρὴ, μή τι καὶ
ἀπὸ τῆς γῆς ἢ ἑτέρωθεν κακὸν πρόσεισι τοῖς ὕδασιν, ὡς οὐκ
187 ἐξαρκεῖ τὰς πηγὰς παρέχεσθαι τὸ τοιόν|δε ὕδωρ κάλλιον καὶ
ποτιμώτερον, ἐκεῖσε δὲ ἁλμυρὸν καὶ νιτρῶδες, εἰ μὴ καὶ τὰ
23 τῶν ὀχετῶν ὅμοια ὑπάρχοι. Τὰ μὲν οὖν μέγισΊα ἐν τῷ λόγῳ
εἴρηται, λεγέσθω δὲ καὶ ἕτερα σημεῖα ὑδάτων ἀρετῆς· ὅσα γὰρ
αὖ τοῦ μὲν χειμῶνος θερμά ἐσΊι, τοῦ δὲ θέρους ψυχρὰ δοκεῖ
πως εἶναι κάλλισΊα, τὰ δὲ ὁμοίως ἔχοντα ψύξεως καὶ θερμότητος ταῖς ὥραις κάκισΊα· τοῦ μὲν γὰρ θέρους ἐπιπολῆς τῇ γῇ τὸ θερμὸν γίνεται, τοῦ δὲ χειμῶνος εἰς βάθος καταδύεται, καὶ διὰ τοῦτό μοι δοκεῖ πηγαί τε ὅσαι ἐκ βαθυτάτων ῥέουσι

mauvaise, en jouant pour ainsi dire, en s'y mêlant, le rôle de médicament : de pareilles eaux deviennent plus favorables au flux des
22 urines. Il faut veiller sérieusement à ce que les eaux n'empruntent aucune mauvaise qualité, soit au sol, soit à d'autres circonstances; il ne suffit donc pas que les sources fournissent ici de l'eau bonne et potable, et là de l'eau salée et nitreuse, si les canaux ne pré-
23 sentent pas les mêmes conditions. Les principaux points de mon sujet ont été traités dans ce qui précède; rapportons cependant encore quelques autres signes de la bonté des eaux : ainsi celles qui sont chaudes en hiver et froides en été me semblent, en quelque sorte, être les meilleures; tandis que celles qui sont dans un rapport exact de froid et de chaleur avec les saisons sont les plus mauvaises, car en été la chaleur se rapproche de la surface du sol, tandis qu'en hiver elle s'enfonce dans la profondeur; et c'est pour cette raison, je pense, que les sources qui s'écoulent d'une grande pro-

— des canaux sur les qualités des eaux.

Que les eaux doivent être chaudes en hiver et fraîches en été; explication théorique de cette proposition.

1-2. καὶ τὰ τοιαῦτα τῶν ὑδάτων γίνεται οὐρηθῆναι κρείτΊω, ὡς καὶ ἐκ τῶν ἄλλων βοτανῶν ἄλλας ἔχειν ποιότητας δύναται, ἐξ ὧν τῷ ὕδατι Φάρμακόν τι συγκαταμιγνύμενον γίνεται Gal.

2. δεῖ BV.

4. ἐξ ἀρχῆς C 2ª m.

Ib. τοιόνδε ex em.; τοιοῦτον δέ Codd.

5. δέ om. M.

6. ὑπάρχει A.

8. αὐτοῦ BC 1ª m. MV; αὐτῶν A.

10. πάσαις ταῖς ὥραις C 2ª m.

12. διά om. Gal. — Ib. δοκεῖ αἴτιον εἶναι ὅτι πᾶσαι πηγαὶ ἐκ Gal.

καὶ ὅσα ἄντρα κοῖλα πάντα εἶναι κατὰ μὲν χειμῶνα θερμό-
τατα, κατὰ δὲ θέρος ψυχρότατα· διὰ τοῦτο καὶ τὰ ἐπιπολῆς
πάντα συμμεταβάλλει ταῖς ὥραις, ὅπως ἂν ἐκεῖναι θερμότητος
ἢ ψύξεως ἔχωσιν.| Θαυμασῖὸν δὲ ὅτι χειμῶνος ἀφανίζεται ὕδωρ, 188 24
θέρους δὲ ἀναφαίνεται, καίτοι τὸ ἕτερον εἰκὸς ἦν, ἀλλὰ καὶ
τοῦδε τὸ θερμὸν τὴν αἰτίαν ἔχοι, συμπεριάγον ἑαυτῷ τὰ
βαθέα τῶν ὑδάτων· ταῦτα γὰρ καὶ αἰσθάνεται τοῦ θερμοῦ·
ὅσαι γὰρ πηγαὶ βαθεῖαί τε καὶ οὐδὲν ἀπὸ τῶν ἔξωθεν ὄμβρων
πολὺ λαμβάνουσιν εὑρήσεις αὐτὰς τοῦ μὲν χειμῶνος καὶ τοῖς
ἰσχυροτάτοις ψύχεσι μικροτάτας, τοῦ δὲ θέρους μεγίσῖας, ὥσῖε
καὶ | ἡ ἐν Δήλῳ λίμνη ταὐτὸ πάσχει ταῖς αὐταῖς αἰτίαις καὶ 189
φρέατα τὰ ἐν Πυθοπόλει. Μία μὲν δὴ αὕτη χρησῖῶν καὶ πο- 25

fondeur, ainsi que les cavernes creuses, sont toutes très-chaudes en hiver et très-froides en été; pour la même cause aussi, tout ce qui est rapproché de la surface subit, eu égard à la chaleur et au froid, des changements en rapport avec ceux des saisons. Il est étonnant de 24
voir l'eau disparaître en hiver, et reparaître en été, bien que le contraire fût vraisemblable; mais on peut encore admettre que la cause de ce phénomène est la chaleur qui entraîne avec elle les eaux profondes, car les eaux sentent aussi la chaleur; en effet, vous trouverez toutes les sources profondes et qui n'empruntent pas beaucoup aux pluies de l'extérieur, très-faibles en hiver et pendant les froids les plus rigoureux, tandis qu'elles sont très-abondantes en été : c'est ainsi que, pour les mêmes raisons, le lac de Délos et les puits à Pythopolis présentent ce même phénomène. Être chaudes 25

1. καὶ.... πάντα] πᾶσαι Gal.

Ib. ὅσαι ἄντρα B V; ὅσα κατὰ ἄντρα C 2ª m.

Ib. μὲν κατὰ τὸν χειμῶνα Gal.

1-2. θερμόταται Gal.; θερμότητα B text.

2. δέ] τό Gal.

Ib. ψυχρόταται Gal.

4. Θαυμασῖόν] Ici les mss. ont le titre Λόγος περὶ τῆς ἐν Λυκίᾳ κατὰ τὸ Χειμαίρας (χειμαίῤῥας C M; χειμάῤῥας A V) ὄρος πηγῆς ἣν τῷ Πηγάσῳ ἀναδοθῆναί (ἀναδειθῆναι B) φασιν (om. V).

6. ἔχοις AMV 1ª m.; ἔχους C; ἔχει 2ª m.

9. αὐτά M.

10. ψύξεσι C.

11. γρ. τοῦτο C 2ª m.

12. Πυθοπόλει ex em. Ras.; πυθοῖ πόλει Codd.; γρ. πολλά C 2ª m.

Matth. 189-190.

νηρῶν ὑδάτων ἐπίγνωσις, εἰ χειμῶνος μὲν θερμὰ εἴη, θέρους
δὲ ψυχρὰ, δευτέρα δὲ, εἰ μηδὲν γευομένῳ κατὰ στόμα ἐπίδηλον
ἔχοι· οὕτω δὲ ἂν οὔτε οἴνου πολλοῦ δέοιτο εἰς κρᾶσιν, καὶ
26 παντὶ ἂν οἴνῳ πρέποι. Ἔστω δὲ καὶ καθαρὸν τὸ κρεῖσσον, μήτε
ἄλλως κατὰ χροιὰν βεβλαμμένον, μήτε ἰλὺν ἔχον καὶ ὑπόστα-
σιν· εὐθὺς δὲ τὸ καθαρὸν καὶ κοῦφόν ἐστι σταθμῷ· τὸ μὲν γὰρ
τῷ σταθμῷ κοῦφον ἀεὶ ἄμικτόν ἐστι γῇ· ὅτε δὲ βαρὺ, τῇ γῇ
27 πλεῖον βαρύνει. Σκοπεῖν δὲ καὶ τὰ τοιάδε οὐχ ἥκιστα, οἷον εἰ
190 ταχὺ | μὲν αὐτὸ θερμαίνεται καὶ ψύχεται· κρείσσω γὰρ ταῦτα
τῶν ἑτέρων· καὶ ὅπως μὲν εἰς πέψιν ἔχει, ὅπως δὲ εἰς
διαχώρησιν· τὰ γὰρ θᾶσσον πέσσοντα κρείσσω, καὶ τὰ
διαχωροῦντα κρείσσω, εἰ κατὰ κύστιν διαχωροίη· πονηροτέρα

en hiver et froides en été est donc un des signes à l'aide desquels on distingue les bonnes eaux des mauvaises; le second est qu'elles ne présentent au palais aucun goût appréciable; dans ce cas, elles n'exigeront pas non plus beaucoup de vin pour un bon mélange, et
26 elles supporteront toute espèce de vin. Il faut encore, pour être la meilleure, que l'eau soit pure, qu'elle ne contienne ni boue ni sédiment, et que nulle autre circonstance ne gâte sa couleur; puis il est indispensable que l'eau pure soit en même temps légère au poids; car ce qui est léger au poids ne contient jamais un mélange de terre; si, au contraire, elle est pesante, c'est à la terre qu'elle doit
27 ce surcroît de pesanteur. On doit encore prendre grandement en considération les circonstances suivantes : examiner si l'eau s'échauffe et se refroidit vite (car cette eau-là est meilleure que les autres), savoir comment elle se comporte par rapport à la digestion et comment elle traverse le corps; car celles qui accélèrent la digestion sont meilleures que les autres : il en est de même de celles qui, dans leur passage à travers le corps, se procurent une issue par la vessie; car passer par les intestins est une plus mauvaise note pour

Les eaux ne doivent pas affecter le palais.

L'eau doit être pure,

— légère,

— s'échauffer et se refroidir vite.

2. γενομένῳ A 1ª m.; γεννομένῳ C 1ª m.
3. ἂν] ἐν C.
4. πρέπει V; δέοι B et en gl. γρ. πρέποι.
5. βεβαμμένον V 2ª m.
6. τῷ μέν MV 1ª m.
7. ἐστι, τῇ γῇ BV.
10. ἔχῃ ACM.
12. εἰ κατά ex em.; εἰ καὶ κατά Codd.

δὲ ἡ κατὰ ἔντερον ὕδατι διαχώρησις. Ὧν δέ γε οὐκ ἔστι τῇ 28
ἡμετέρᾳ τέχνῃ τὰ ἔργα ἐκμανθάνειν, ταῦτα ἀνάγκη παρὰ τῶν
ἐπιχωρίων πυνθάνεσθαι, οὐκ ἔστι δὲ τρόπῳ οὐδενὶ ῥᾴδιον εἰ-
δέναι τὰ παρὰ λόγον γινόμενα. | Αὐτίκα ὕδωρ ἐν Λεοντίνοις 191 29
ἔστιν, οὗ ἤν τις πίῃ, ἀποθνήσκει· τοῖον δὲ ἄλλο ἐν Φενεῷ τῆς Ἀρκαδίας, ὃ καλοῦσιν ὕδωρ Στυγός· τοῖον δὲ ἄλλο ἐν Θρᾴκῃ· καὶ ἡ λίμνη ἡ ἐν Σαυρομάταις, ἣν οὐδὲ ὄρνις ὑπερπτῆναι φθάνει· καὶ ἑτέρα κατὰ Μήδους, ἐπὶ ἧς δὴ καὶ λέγουσιν ἰχῶρα ἐφίστασθαι μέλανα, ὃν εἴ τις χρισάμενος παρασταίη πυρί, ἀνάπτεται· τούτῳ φασὶ τὴν Μήδειαν τῷ φαρμάκῳ διαφθεῖραι τὴν θυγατέρα τὴν Κρέοντος. Ἔστι δὲ καὶ περὶ Σοῦσα ὕδωρ, ὃ 30
ἤν τις πίῃ, ἐκβάλλει τοὺς | ὀδόντας. Ὁ δὲ Σύβαρις ποταμὸς τοὺς 192 31
ἄνδρας ἀγνοὺς ποιεῖ. Τὸ δὲ ἐν Αἰθιοπίᾳ ὕδωρ τὸ καλούμενον 32

Qu'il faut s'enquérir des particularités merveilleuses propres à certaines localités; exemples à l'appui.

l'eau. Il faut s'enquérir auprès des gens du pays des eaux dont on ne 28
saurait connaître l'efficacité par notre art; or il n'est en aucune façon aisé de connaître ce qui se produit contre le cours ordinaire de la
nature. Ainsi il y a, chez les Léontins, une eau qui tue ceux qui en 29
boivent; il en existe une autre semblable, qu'on appelle *eau du Styx*, à Phénée en Arcadie, et encore une autre dans la Thrace; puis il y a, chez les Sauromates, le lac que les oiseaux même ne sauraient traverser [sans tomber morts]; il y a encore, à ce qu'on raconte, chez les Mèdes, un autre lac sur lequel il surnage une liqueur noire qui s'enflamme lorsqu'on s'approche du feu après s'en être enduit le corps : c'est, dit-on, à l'aide de ce poison que Médée a tué la fille
de Créon. Il y a aussi près de Suze une eau qui fait tomber les 30
dents de ceux qui en boivent. Le fleuve Sybaris rend les hommes 31
chastes. L'eau qu'on appelle *rouge*, en Éthiopie, produit la folie. 32

1. ὕδατος BV.
3. οὐδέ οἱ ῥᾴδιον A 1ª m.
4. Αὐτίκα] Ici les mss. ont le titre Ἱστορίαι περὶ τῶν ἐν ὕδασι παραδόξων.
5. τοιόνδε ABCV. — Ib. ἐν Φενεῷ ex em. Ras.; ἐμφαίνεο AM; ἐμφαίνω C; ἐμφαίνεται A 2ª m. BV.
6. τοῖον δέ ex em.; τοιόνδε Codd.
8. ἠφ' ἧς V 1ª m.; ἧς M.
Ib. ἰχῶρ AM; ἡ χῶρα V 1ª m.
9. ἐφίσταται μέλαινα M.
Ib. χρησάμενος AB text. CMV.
11. γρ. Ἀνακρέοντος C 2ª m.
Ib. δή M.
Ib. Σοῦσαν BMV.
13. ἀγόνους M marg.

33 ἐρυθρὸν μανίαν ποιεῖ. Τὸ δὲ ἐν Αἰγύπτῳ ὕδωρ τῶν πινόντων
34 ἀποψιλοῖ τὰς κεφαλάς. Τούτων δὴ οὐκ ἔστιν οὐδὲν εἰδέναι, ὡς
πολλοὶ οἱ μὲν διεφθάρησαν ἤδη, ἀφυλάκτως χρησάμενοι, οἱ δέ
35 τι ἄλλο ἔπαθον οὐκ ἐπιτήδειον. Δυνάμεις δὲ καὶ ἕτεραι πολλαὶ
ὑδάτων εἰσὶν οὐ κατὰ τὴν κοινὴν φύσιν ἔχουσαι· τοῦτο μὲν
193 γὰρ τὸ ἐν Λυγκήσταις ὕδωρ εἰς μέθας ἐκ|βάλλει τοὺς πίνοντας·
τοῦτο δὲ καὶ τὸ ἐν Κλειτορίῳ τῆς Ἀρκαδίας, εἴ τις ἐν αὐτῷ
λούσαιτο, οὐδὲ ἂν ὀσμῆς ἀνάσχοιτο οἴνου· τοῦτο δὲ τὸ ἐν Χαλ-
κίδι τῆς Ἀρεθούσης τὰς μὲν γυναῖκας ὀνίνησι, τὰ δὲ ἄλλα ζῷα
ποδαλγεῖ πιόντα· ὁ δὲ Κύδνος πεπίστευται πραΰνειν ποδαλ-
36 γίας, καίτοι ψυχρότητι ὑπερβάλλων. Διατρίβοντα δὲ ὅπου φαῦλον ἔστιν ὕδωρ, μηχανητέον αὐτὸ ποτιμώτερον ποιεῖν· ἀρι-

33 En Égypte, une certaine eau rend chauves ceux qui en boivent.
34 La science ne sait rien de ces prodiges; aussi beaucoup de gens ont-
ils déjà trouvé la mort, après avoir usé de ces eaux sans précaution, et
35 d'autres ont éprouvé quelque autre fâcheux accident. Il existe encore
pour les eaux plusieurs autres propriétés qui s'écartent du cours
habituel de la nature : ainsi une certaine eau, chez les Lyncestes,
enivre ceux qui en boivent; à Clitorium en Arcadie, une autre produit
chez les baigneurs l'aversion de l'odeur même du vin; l'eau de la
fontaine Aréthuse, à Chalcis, fait du bien aux femmes, tandis qu'elle
donne des maux de pieds aux animaux qui en boivent; on admet
enfin que le Cydnus adoucit la goutte, quoiqu'il soit d'une froideur
36 excessive. Si l'on séjourne dans un endroit où l'eau est mauvaise, il
faut s'efforcer de la rendre plus potable; le mieux pour cela est de la

Manière de rendre l'eau potable

2. δέ C 2ª m.

2-3. ὡς τὸ πολύ C 2ª m.

3. οἱ μὲν..... χρησάμενοι om. C. Ib. εἰ δέ A 1ª m.; εἰ καί C 2ª m.

4. Δυνάμεις] Ici les mss. ont en titre Αὕτη ἡ (om. V) ῥῆσις ἐκ τοῦ ἕκτου (ἐκ τοῦ M) περὶ (om. B text. V) ὕδατος λόγου (λόγου περὶ ὕδατος V) προσετέθη· ἔστι δὲ καὶ αὕτη Ῥούφου.

5. τὴν πολλὴν κοινήν C 1ª m.

6. Λυγκήσταις ex emend. Ras.; Λιγυστικῷ Codd. — Ib. ἐμβάλλει M.

9. Ἀρεθούσης ex em. Matt.; Ἀθερούσης Codd.

10. ποδαλγά ACM.

Ib. ποιόντα C 1ª m.; πίνοντα V.

10-11. ποδάλγας ACM.

11. Διατρίβοντες C 2ª m.

σῖον οὖν ἕψειν ἐν κεραμεοῖς ἀγγείοις, καὶ δια|ψύξαντα τῆς νυκτὸς 194
πάλιν θερμάναντα πίνειν. Εἰ δὲ σῖρατοπέδῳ παρασκευάσαι 37
δέοι χρησῖὸν ὕδωρ ἐκ πονηροῦ, βόθρους ὀρυκτέον ἐφεξῆς ἀπὸ
τῶν ὑψηλοτάτων εἰς τὰ κατάντη, καὶ διὰ τούτων ἀκτέον τὸ
ὕδωρ, ἐμβάλλοντα εἰς τοὺς βόθρους γῆν γλυκεῖαν καὶ λιπαρὰν,
ἀπὸ ἧς δὴ ἂν κέραμος γένοιτο· ἀεὶ γὰρ ἐν τοῖς βόθροις καταλειφθήσεται ἡ τοῦ ὕδατος κακία.

δ'. Ὕδατος διόρθωσις, ἐκ τῶν Διοκλέους.

54
Ὕδωρ ἀσθενέσῖατον ποιήσεις ἀφέψων [εἰς] τὸ τρίτον μέρος· 1
καὶ τὰ λευκὰ δεῖ ἀφέψειν ὡσαύτως, ἐμβάλλειν δὲ εἰς ταῦτα βώλους ἀργίλλου ξηρᾶς, μέχρι διάβροχοι γένωνται, μέτρον ὡς

pour un particulier;

faire bouillir dans des vases de terre cuite, et de ne la boire qu'après
l'avoir refroidie pendant la nuit et ensuite de nouveau réchauffée.

- pour une armée.

Si, pour une armée, on est obligé de rendre potable une mauvaise 37
eau, il faut creuser des fosses continues du point le plus élevé
vers la partie déclive, et les faire traverser par l'eau, après y avoir
jeté de la terre douce et grasse, par exemple celle dont on fait de la
poterie; car les eaux laisseront toujours dans les fosses leurs mauvaises qualités.

4. DE L'AMÉLIORATION DE L'EAU.

(Tiré de Dioclès.)

Manière de rendre l'eau peu active;

On rendra l'eau très-peu active en la réduisant au tiers par l'ébul- 1
lition; on fera également bouillir, de la même manière, les eaux
blanchâtres, mais on jettera dans ces dernières des mottes de terre
glaise sèche, jusqu'à ce qu'elles soient imbibées d'humidité, dans la

1. ἐν κεραμεοῖς ex em.; ἐκεραμίοις A; ἐν κεραμίοις A 2ª m. BCMV.

2. θερμαίνοντα C.

2-3. Εἰ.....πονηροῦ] ἐν δὲ ταῖς ὁδοιπορίαις ἢ σῖρατοπέδῳ Aët.

5. τὴν γλυκεῖαν γῆν ABCV.

6. δή ex em.; δέ Codd.

Ib. γάρ] καί A.

6-7. καταλειφθήσεται ex em. Ras.; καταληφθήσεται Codd.; ἐγκαταλείπεται Aët.

Ch. 4; l. 8. εἰς conj.; om. Codd.

9. τὰ λευκὰ τῶν ᾠῶν C 2ª m.

Ib. δεῖ ἀφέψειν ex em.; διαφεψεῖν ABCV; διαφεψῶν M.

9-10. βώλους ex em.; βώλου ABV; βωλοῦ M; βολοῦ C; βολούς 2ª m.

Matth. 54.

2 ἡμίεκτον εἰς ἀμφορέα· ἐπειδὰν δὲ ἀφεψήσῃς, πιεῖν. Καὶ οὕτω
θερμὴν ὀδμὴν ἐξάγειν ὕδατος, κόπτων χειρὶ πρὸς ἄνεμον, καὶ
ἐξαιθριάζων ἐν ἀχανεῖ τεύχει, καὶ διαχέων εἰς τεύχη πολλὰ
κατὰ μικρόν.

ε΄. Ὕδατος κάθαρσις, ἐκ τῶν Ἀθηναίου.

1 Διυλίζεται τὸ ὕδωρ τὸ μὲν τοῖς στακτοῖς λεγομένοις, καθάπερ ἐν Ἀλεξανδρείᾳ· διυλίζεται δὲ καὶ τοῖς ὑλιστῆρσι, ποτὲ
μὲν ἁπλοῖς, ποτὲ δὲ διπλοῖς ἢ τριπλοῖς γινομένοις ἕνεκα τοῦ
2 καθαρώτατον διὰ αὐτῶν ἐκδέχεσθαι. Καὶ βόθροι δὲ γίνονται
παρά τε τῇ θαλάσσῃ καὶ ταῖς λίμναις, ἔνθα μὲν πότιμον ἀπὸ
τῆς θαλάσσης χωρίζειν προαιρουμένων, ἔνθα δὲ τῆς λίμνης
ἀνατεθολωμένης καὶ βδέλλας ἐχούσης ἤ τινας ἄλλας κακίας,

mesure d'un demi-modius pour chaque amphore; on ne boira ces
2 eaux qu'après les avoir fait bouillir. On peut chasser de la manière
suivante une odeur chaude de l'eau : on la frappe avec la main
contre le vent, on l'expose au grand air dans un vase à grande ouverture, et on la transvase peu à peu dans plusieurs [autres] ustensiles.

– de la dépouiller de sa mauvaise odeur.

5. PURIFICATION DE L'EAU.

(Tiré d'Athénée.)

1 On passe l'eau, tantôt à l'aide des vases appelés *stactes,* comme
à Alexandrie, tantôt à l'aide de filtres, soit simples, soit doubles ou
triples, employés pour que la partie la plus pure coule à travers.
2 On creuse aussi des fosses auprès de la mer ou des lacs; dans le
premier cas, quand on veut tirer de la mer de l'eau potable, et
dans le second, quand le lac est trouble et contient des sangsues
ou présente quelque autre inconvénient, afin que la partie la plus

Moyens de purifier l'eau : *stactes*, filtres, fosses.

1. ἀφεψήσῃς ex em. Matt.; ἀφεψήσας Codd. — Ib. ποιεῖν ABCM.
2. θερμήν ex em.; θερμόν Codd.
Ib. κόπτον AC 1ª m. M.
Ib. χειρὶ πρὸς ἄνεμον om. A 1ª m.

Ch. 5; l. 6. ὑλιστῆρει AM; ὑλιστήροις A 2ª m. C.
7. τρίτοις B text.
8. ἐκδέχεται C 1ª m.
9. παρέται τῇ A 1ª m.

ὅπως τὸ καθα|ρώτατον καὶ ἀλυπότατον διὰ τῆς γῆς διαπηδῶν εἰς 55
τὰ ὀρύγματα συνάγηται. Ἐπὰν δὲ πολὺ πλῆθος ᾖ τὸ ὑδρευό- 3
μενον, καθάπερ ἐν στρατιαῖς, κύκλῳ τὰς πλευρὰς τοῦ βόθρου
λίθοις ἢ ξύλοις περιλαμβάνουσι, καὶ τὸ ἔδαφος ὁμοίως κατα-
στρώσαντες πειρῶνται καθαρὰ διαφυλάττειν τὰ ὕδατα. Τὰ δὲ 4
διυλιζόμενα λεπτότερα γίνεται καὶ καθαρώτατα, διὰ τοῦτο καὶ
ψυχρότερα, πολλὰ δὲ αὐτῶν καὶ διυλισθέντα τὰς ἀπὸ τῶν γλοιωδῶν σωμάτων δυνάμεις διαφυλάττει.

ϛʹ. Περὶ οἴνων, ἐκ τῶν Γαληνοῦ.

Comm. III in Vict. acut. § 2; p. 631.

Al. succ. 11; p. 806-07.

Οἶνον ὑδατώδη καλοῦσιν οἱ ἄνθρωποι τὸν ἐοικότα κατὰ χρόαν 1
καὶ σύστασιν ὕδατι· διαφανής τε γάρ ἐστι καὶ λαμπρὸς καὶ
καθαρὸς καὶ τῇ συστάσει λεπτὸς φαίνεται· καὶ γευομένῳ δὲ ἂν
σοι φανείη μηδεμίαν ἰσχυρὰν ποιότητα ἔχειν, ἔν τε τῷ κεράν-

pure et la moins nuisible, en filtrant à travers la terre, se rassemble
dans les fosses. Lorsqu'il faut se procurer une grande provision 3
d'eau, par exemple quand on est en campagne, on revêt les parois
des fosses de pierres ou de bois, et on tâche de conserver l'eau pure
en pavant le fond de la même manière. Les caux filtrées deviennent 4
plus ténues et très-pures, par cette raison elles sont aussi plus froides:
mais plusieurs conservent, même après la filtration, les propriétés
des corps visqueux.

Qualités des eaux filtrées.

6. DES VINS.

(Tiré de Galien.)

Du vin aqueux; ses qualités.

On appelle vulgairement *vin aqueux* celui qui ressemble à l'eau 1
par la couleur et par la consistance; car il est transparent, limpide,
pur et montre une consistance ténue; et, si vous le goûtez, vous
verrez qu'il n'a aucune qualité bien prononcée, et que, pour faire

4-5. κασΊρώσαντες A.
6. καθαρώτερα C 2ª m.
8. Φυλάτ7ει C 2ª m. V; Φυλάττειν AC.
Ch. 6; l. 9. εἰκότα C 1ª m.
Ib. κατά τε χρόαν Gal.
10. τῷ ὕδατι Gal.
Ib. ἐσΊι] ὡς ἐκεῖνο Gal.
12. Φάνειν C; Φανεῖται 2ª m.; Φανεῖεν Gal.
Ib. μηδεμίαν... ἔχειν] ὑδατώδεις, οὐδεμίαν ἔχοντες ἰσχυρὰν σΊύψιν Gal.

νυσθαι μὴ Φέρων ὕδατος μίξιν πολλοῦ · διὸ καὶ πρὸς τῶν πα-
2 λαιῶν ὀλιγοφόρος κέκληται. Τελέως δὲ τοῦ σlύφειν ὁ τοιοῦτος
οἶνος οὐκ ἐκπέπlωκεν, ἀλλά ἐσlι παντάπασιν ἐκλελυμένην ἔχων
τὴν σlύψιν · εἰ γὰρ ὕδατι παραβάλλοις αὐτὸν, αἰσθήσῃ σαφῶς
ἐκ τῆς παραβολῆς ἐξ ὕδατος γεγονέναι βραχεῖαν σlύψιν εἰλη-
3 φότος. Καὶ τῇ δυνάμει δὲ παραπλήσιός ἐσlιν ὕδατι, μήτε κεφαλῆς ἀσθενοῦς ἀπlόμενος, μήτε νεύρων ἀσθενῶν, ὅτι μηδὲ
4 θερμαίνει σαφῶς. Φαίνεται δὲ μήτε ἄλλην τινὰ ποιότητα κε-
κτημένος ἐπιφανῆ, μήτε αὐσlηρότητα, μήτε σlρυφνότητα, μήτε
5 γλυκύτητα, μήτε δριμύτητα κατὰ τὴν γεῦσιν. Ἐπιτήδειος δέ
ἐσlιν οὗτος ὁ οἶνος εἰς τὴν τῶν ἐκ πνεύμονος ἀναγωγὴν, τήν τε

Comm. III in Vict. acut. § 2; p. 631.

Ib. § 8; p. 648.

Ib. § 4; p. 642.

un bon mélange, il ne supporte pas l'addition de beaucoup d'eau :
voilà pourquoi les anciens l'appelaient *oligophore* (qui supporte peu).
2 Ce vin-là n'est pas tout à fait dépourvu d'action astringente, mais
c'est une astringence tout à fait affaiblie qu'il possède; car, si vous
le comparez à l'eau, vous verrez clairement, par cette comparaison,
3 qu'il est formé d'eau ayant pris une légère astringence. Son action
est également semblable à celle de l'eau, puisqu'il n'affecte ni la
tête ni les nerfs, quand ces parties sont faibles, car il n'échauffe
4 pas manifestement non plus. On voit qu'il ne possède aucune âpreté
plus ou moins prononcée, ni goût sucré ou âcre, ni aucune autre
5 qualité apparente. Ce vin convient pour expulser les crachats du
poumon, parce qu'il donne de la force et qu'il exerce sur les hu-

- il agit comme l'eau ;

- son action sur les crachats,

1. Φέροντες Gal.
Ib. πολλήν Gal.
1-2. παλαιῶν ἰατρῶν Gal.
2. ὀλιγοφόροι κέκληνται Gal.
3. ἀλλὰ ἐσlι] εἰ καί Gal.
Ib. ἐκλελημένην C; ἐκλελησμένην 2ª m.
3-4. ἔχει τὴν ποιότητα τῆς σlύψεως Gal.
4. παραβάλλεις C.
5. ἐξ om. Ras. — Ib. ἐξ ὕδατος] τὴν γεῦσιν τῶν τοιούτων οἴνων Gal.
5-6. γεγονέναι... εἰληφότος] *exiguam adstrictionem quamdam factam fuisse* Ras. — Ib. εἰληφότων Gal.
6. Εὐθὺς δὲ καὶ τῇ δυνάμει παραπλήσιός ἐσlιν ὁ τοιοῦτος ὕδατι Gal.
8. θερμαίνοι A.
Ib. Φαίνεται] Ἐσlι Gal.
8-9. μήτε... ἐπιφανῆ] ἐπιφανῆ μηδεμίαν ἔχων ποιότητα τῶν τοῖς ἄλλοις οἴνοις ὑπαρχουσῶν Gal.
9-10. μήτε σlρυφνότητα... δριμύτητα om. A 1ª m.
10. κατὰ τὴν γεῦσιν] μήτε ὀσμήν Gal.

δύναμιν ῥωννὺς καὶ τοὺς χυμοὺς ὑγραίνων καὶ τέμνων μετρίως.
Οὗτος καὶ τοῖς πυρέτΊουσιν ἀκινδυνότερον δίδοται τῶν ἄλλων 6
οἴνων ἁπάντων· καὶ γὰρ τὰς ὕδατος κακίας αὐτῷ καὶ τὰς οἴνου
πεφευγέναι μόνῳ τῶν ἄλλων πάντων ὑπάρχει. Πρὸς δὲ τῷ μη- 7
δέποτε βλάπΊειν κεφαλὴν ἔτι καὶ ὠφελεῖ πολλάκις, παύων
ὀδύνας μικρὰς διὰ τοὺς ἐν τῇ κοιλίᾳ χυμοὺς γινομένας· εὕροις
γὰρ ἄν ποτε καὶ διὰ ὕδατος πόσιν ἀλγοῦντας ἐνίους τὴν κεφαλὴν, καὶ μάλισΊα ὅταν ᾖ μοχθηρὸν, ὡς αὐτοῦ τε διαφθειρο-
μένου καὶ τὸν φυσικὸν τόνον ἐκλύοντος τῆς γασΊρὸς, ἧς ἀτονησάσης, ἰχῶρες χολώδεις εἰώθασι συῤῥεῖν ἐκ τοῦ σώματος εἰς
τὸ κύτος αὐτῆς, ὥσπερ τοῖς νησΊεύσασιν, ὧν τῆς κακίας καὶ
βλάβης ὁ προειρημένος οἶνος ἐλευθεροῖ τὸν ἄνθρωπον, ἐκ μὲν

Comm. III in Vict. acut. § 2; p. 648. *Al. succ.* 11; p. 807-08.

meurs une action modérément humectante et incisive. Administré 6
aux fébricitants, il est moins dangereux que tout autre; car il est
le seul entre tous qui ait le privilége d'être exempt à la fois des inconvénients de l'eau et de ceux du vin. Outre qu'il ne fatigue jamais 7
la tête, ce vin lui est souvent même avantageux, en faisant cesser les
petites douleurs qui tiennent aux humeurs renfermées dans l'estomac; car vous verrez, en effet, que certaines gens prennent quelquefois de la céphalalgie pour avoir bu de l'eau, surtout quand
cette eau est mauvaise, parce qu'elle se corrompt et relâche la tension naturelle de l'estomac; or, cet organe étant relâché, des humeurs bilieuses ténues se rassemblent ordinairement de tous les
points du corps dans sa cavité, comme cela arrive chez les gens qui
ont jeûné; et c'est justement de l'inconvénient et de l'effet nuisible
de ces humeurs que le vin aqueux délivre les malades, d'abord par

– dans la fièvre;

– dans les céphalalgies dépendant de l'estomac.

1. ὑγραίνων τε καὶ τέγΓων Gal.
2. Οὗτος] Ὁ δ' αὐτός Gal.
3. τὰς τοῦ ὕδατος Gal.
Ib. τὰς τοῦ οἴνου Gal.
4. ἐκπεφευγέναι Gal.; *effugiat* Ras.
Ib. τῶν πάντων οἴνων Gal.; *inter reliqua* Ras.
5. ἔτι καί om. Gal.
5-6. ὠφελοῦσιν, ἐνίοτε παύοντες ὀδύνας μικράς τινας ὅσαι διά Gal.
6. γινομένη C 1ª m.; γινομένους ABV; εἰώθασι γίγνεσθαι Gal.
7. γάρ et ποτε om. Ras.
9-10. τῆς δὲ γ. ἀτονησάσης Gal.
10. ἰχώρεις A 2ª m.
11. *quemadmodum etiam* Ras.
Ib. τε καί Gal.
11-12. *vitiis et noxis* Ras.

τοῦ παραχρῆμα τῷ τῆς ἐπικράσεως λόγῳ, μετὰ βραχὺ δὲ καὶ τῷ ῥωσθεῖσαν τὴν κοιλίαν ὠθεῖν ἀπὸ ἑαυτῆς κάτω τὰ λυποῦντα.
8 Ταῖς δὲ θερμαῖς πάνυ κράσεσιν ὠφελιμώτερον μὲν οἴνου ποτὸν
ὕδωρ ἐσ7ίν· εἰ δέ ποτε καὶ δεήσειεν οἴνου, τὸν λεπ7ὸν καὶ με-
9 τρίως αὐσ7ηρὸν αὐτοῖς διδόναι. Κινοῦντες δὲ οὔρησιν οἱ ὑδατώδεις καὶ λεπ7οὶ τῶν οἴνων, ὀλιγίσ7ην τροφὴν παρέχουσι τοῖς
10 σώμασιν. Καὶ μόνοι πάντων τῶν ἄλλων ἐπὶ ἀγαθῷ πίνοιντο
ἂν νέοι, καθάπερ ὅ τε Γαυριανὸς ὀνομαζόμενος ἔνιοί τε τῶν ἐν
11 Σαβίνοις γεννωμένων. Καὶ κατὰ ἕκασ7ον ἔθνος ῥαδίως εὑρήσεις
τοιούτους οἴνους· ἐν τάχει δὲ γίνονται πότιμοι παρὰ ἡμῖν ὁ

Al. succ. 11; p. 800.

Ib. p. 806.

son action tempérante immédiate, et un peu plus tard parce que l'estomac, s'étant renforcé, repousse vers le bas ce qui l'incommodait.
8 Pour les sujets d'un tempérament tout à fait chaud, il vaut mieux
boire de l'eau que du vin; et, si quelquefois ils ont besoin de vin,
9 il faut leur en donner qui soit ténu et modérément âpre. Les vins
aqueux et clairs donnent très-peu de nourriture au corps, parce
10 qu'ils poussent aux urines. De tous les vins, il n'y a que ceux-là
qu'on puisse boire utilement quand ils sont nouveaux, par exemple
le vin appelé *Gaurien*, et quelques-uns de ceux qui se font chez les
11 Sabins. On trouvera facilement dans chaque contrée des vins pareils;
chez nous, ceux qui deviennent bons à boire en peu de temps sont

Il convient aux temp. chauds.

Propriétés des vins aqueux et clairs.

1. ἐπικρατήσεως ABCV.
2. ἐφ' ἑαυτῆς B. — Ib. τά om. BV.
3. δέ] μέντοι Gal.; om. BV.
Ib. κράσεσι τῶν ἀνθρώπων ἢ διὰ φύσιν, ἢ διὰ ἡλικίαν Gal.; *homini temperaturæ* Ras. — Ib. μέν om. Gal.
4. διαθήσειεν ABC 1ª m. V.
Ib. τό τε λεπ7όν Gal.
6-7. παρ. τῷ σώματι τροφήν Gal.
7. Καί.....ἄλλων] Μόνους δ' ἄν τις τοὺς νέους Gal.
Ib. πίνοι καθάπερ ἐν Ἰταλίᾳ Gal.
8. ὅ τε Γαυριανός ex em.; ὁ Τεταυριανός ABC V; ὁ Ταυριανός C 2ª m.; ὅ τε Γαυρίας Gal.
Ib. ὀνομαζόμενός ἐσ7ι καὶ ὁ Ἀλβανός ἔνιοι Gal.
8-9. ἐν τοῖς Σαβίνοις τε καὶ Θούσκοις Gal.
9. γεννῶνται ABCV; γεννώντων C 2ª m.
Ib. Καί om. ABC 1ª m. V. — Ib. κατά.... ἔθνος] ἐν ἅπασι σχεδὸν τοῖς ἔθνεσι Gal. — Ib. ῥαδίως εὑρήσεις] ἐθεασάμην Gal.
10. ἐν τάχει.... ἡμῖν] κατὰ δὲ τὴν Ἀσίαν παρ' ἡμῖν ἐσ7ι τοιοῦτος Gal.
10 et 342, 1. ὁ Τετύβηνος AB; ὁ Τετύβηνος καλούμενος V; ὅ τε Τοβηνός C.

τε Τιβηνὸς καὶ ὁ Ἀρσυΐνος, καὶ μετὰ αὐτοὺς ὁ Τιτακαζηνός.
Comm. III in Vict. acut. § 2; p. 632. Γλυκὺν δὲ οἶνον οὔτε λεπτὸν ἀκριβῶς, οὔτε λαμπρὸν ὄψει ποτὲ, 12
ἀλλὰ μᾶλλον μὲν καὶ ἧττον ἀφεστηκότα τῶν εἰρημένων, οὐδέ-
Ib. p. 633-34. τερον δὲ αὐτῶν ἔχοντα. Θερμαίνει δὲ πᾶς γλυκὺς οἶνος καὶ 13
παχύς ἐστι κατὰ τὴν σύστασιν, αἵ τε κατὰ μέρος αὐτοῦ δυνάμεις, ἃς ἐπιδείκνυται πινόμενος, ἀκόλουθοι ταῖς δύο ταύταις
εἰσὶ ποιότησιν· ἡ γὰρ χρόα κατὰ τὸν ἑαυτῆς λόγον οὐδεμίαν
ἔχει δύναμιν εἰς ὠφέλειαν ἢ βλάβην. Εἰς ὅσον οὖν παχύς ἐστι 14
κατὰ τὴν σύστασιν ὁ τοιοῦτος οἶνος, εἰς τοσοῦτον καὶ βραδύπορος, ὥστε οὐ μόνον οὐκ ἐκφράξει τι τῶν ἐμπεφραγμένων
μορίων, ἀλλὰ καὶ προσεμφράξει, καὶ διὰ τοῦτο βλαβερώτατος
ἥπατι πάσχοντι γίνεται, καὶ μάλιστα ὅταν ἤτοι φλεγμονή τις
ἢ σκίῤῥος ᾖ κατὰ αὐτό· μετριωτέραν δὲ ἐργάζεται τὴν βλάβην,

Qualités et propriétés du vin d'un goût sucré.

le Tibène, l'Arsyin et, après eux, le Titacazène. Vous ne verrez ja- 12
mais du vin d'un goût sucré qui soit exactement clair ou limpide;
au contraire, il s'écartera plus ou moins de ces deux qualités, sans
être doué d'aucune d'elles. Tout vin d'un goût sucré réchauffe, 13
présente une consistance épaisse, et les propriétés particulières dont
il se montre doué, quand on le boit, sont les conséquences des deux
qualités susdites; car la couleur n'a par elle-même aucune action
profitable ou nuisible. Ce vin traverse le corps avec une lenteur 14
proportionnelle au degré de sa consistance : ainsi non-seulement il
ne désobstruera pas les organes engorgés, mais il aggravera même
l'obstruction, et, pour ce motif, il devient très-nuisible au foie malade,
surtout quand cet organe est affecté d'inflammation ou de squirrhe;
tandis qu'il fait moins de mal quand ce viscère est obstrué par

1. *Arsynium* Ras. — Ib. *αὐτάς* A.
2. *λαμπρόν*] *λευκόν* Gal.
Ib. *ὄψῃ* AC.
4. *δέ* om. BV.
Ib. *Θερμαίνει τὸ σπλάγχνον* Gal.
Ib. *πως* AC; om. Gal.
6. *ἀκολουθεῖ* Gal.
6-7. *δύο . . . . εἰσί*] *δευτέραις* Gal.
7. *ὁποιότησιν* A.
8. *ὄφελος* Gal.
Ib. *παχύς τ' ἐστί* Gal.
9. *τήν* om. Gal.
Ib. *εἰς* om. Gal.
9-10. *βραδύτερος* V 1ª m.
10. *οὐ*] *ὃν* A.
Ib. *οὐκ* om. ABCV.
12. *γίνεται* om. Gal.
Ib. *ἤτοι*] *ὅτι* C 1ª m.
13. *κατὰ τοῦτο* Gal.
Ib. *μετριώτερον* ABCV.

DES BOISSONS.

ὅταν ὑπὸ παχέων χυμῶν ἐμφράτ7ηται τὸ σπλάγχνον, ἢ διὰ
ἀτονίαν πάσχῃ, καθάπερ ἐν τοῖς ἰδίως ἡπατικοῖς ὀνομαζομένοις
15 πάθεσιν. Ἐφεξῆς δὲ ἥπατι βλάπ7εται σπλὴν ὑπὸ τῶν γλυκέων
οἴνων· οὐ μὴν ὅ γε πνεύμων, ὅταν ἐν τοῖς βρογχίοις ἔχῃ παχὺν χυμόν· ὁ γὰρ γλυκὺς οἶνος ἐν τοῖς ὀξέσι νοσήμασιν εἰς
ἀνάπ7υσιν ἐπιτήδειός ἐσ7ιν, ἤδη πεπεμμένης τῆς περιπνευμονίας τε καὶ πλευρίτιδος, οὐ φλεγμαινόντων ἔτι τῶν μορίων.
16 Εἰς ὅσον δὲ ἀπολείπονται σφοδρᾶς θερμότητος οἱ γλυκεῖς, εἰς
τοσοῦτον ἧτ7όν τε καρηβαρίαν ἐργάζονται καὶ βλάβην τῆς φρο-
νήσεως· διαχωρητικώτεροι δέ εἰσι καὶ μεγαλόσπλαγχνοι· οὐκ
ἐπιτήδειοι δὲ οὐδὲ τοῖς πικροχόλοις εἰσίν· ὕλη γὰρ πάντες
17 ὑπάρχουσιν οἱ γλυκεῖς χυμοὶ τῇ ξανθῇ χολῇ. Οὐ μόνον δὲ ὅτι

Comm. III in Vict. acut. § 2; p. 635-36.

Ib. p. 637.

Ib. p. 638-39.

des humeurs épaisses, ou que la maladie dépend de la faiblesse,
15 comme dans les maladies hépatiques proprement dites. Après le
foie, c'est à la rate que les vins d'un goût sucré font le plus de tort;
mais ils ne nuisent pas au poumon, lorsqu'il contient dans les bron-
ches une humeur épaisse; car, dans les maladies aiguës, le vin d'un
goût sucré favorise l'expectoration, quand la péripneumonie et la
pleurésie sont déjà arrivées à coction, et que les parties ne sont plus
16 enflammées. Les vins d'un goût sucré causent d'autant moins de
pesanteur de tête et de perversion de l'intelligence, qu'ils s'écartent
davantage de l'extrême degré de chaleur; ils traversent plutôt rapidement le corps et augmentent le volume des viscères; mais ils ne
conviennent pas aux gens tourmentés par la bile amère, car toutes
les humeurs d'un goût sucré fournissent des matériaux à la bile
17 jaune. Ce n'est pas seulement parce que l'excès de chaleur rend ces

De l'action exercée par les vins d'un goût sucré sur les différents viscères, et dans diverses maladies.

Ces vins

1. ὅταν δ' ὑπό ABC 1ª m. V.
2. πάσχει ABCV.
3. τῷ ἥπατι ABCV.
Ib. τῶν γλυκέων] παχέων Gal.
4. οἴνων om. C.
5. γάρ] *prœterea vero* Ras.
Ib. ἐν.... νοσήμασιν om. Gal.
6. ἐπιτηδειότατος Gal.
Ib. τῆς om. ACV.
7. πλευρίτιδος πινόμενος Gal.
Ib. ἐσ7ί BV.
Ib. μορίων] σωμάτων Gal.
9. τε καί Gal.
Ib. καρηβαρίας C.
Ib. ἐργαζόντων C 1ª m.
10. διαχωρητ. τῶν ἄλλων Gal.
11-12. ὕλη... ὑπάρχουσιν] ἐπιτήδειοί γε μὴν εἰς γένεσίν εἰσι πάντες Gal.
12. τῇ] καί C 1ª m.

ἡ πολλὴ θερμασία τοὺς τοιούτους ἐργάζεται χυμοὺς πικροὺς
ἀνεπιτήδειός ἐστιν ὁ γλυκὺς οἶνος τοῖς πυρέττουσιν, ἀλλὰ
καὶ διότι παχεῖς ὄντες οὔτε ἐπὶ οὖρα διεξέρχονται ταχέως,
οὔτε συναπάγουσιν ἑαυτοῖς οὔτε συνεκκενοῦσι τοὺς χολώδεις
χυμούς. Ἓν οὖν αὐτοῖς μόνον ἀγαθὸν ὑπάρχει τὸ τὴν γαστέρα 18
λαπάττειν· διὸ καὶ προπίνουσιν αὐτούς· ὥστε, ἐάν γε μὴ ποιή-
σωσι τοῦτο, παντοίως βλάπτουσιν· πρὸς γὰρ αὖ τοῖς ἄλλοις
καὶ διψώδεις εἰσὶν, αὐτῷ τούτῳ δηλοῦντες, ὡς ἐκχολοῦνται ῥαδίως. Εἰσὶ δὲ οἱ τοιοῦτοι καὶ φυσώδεις· τῷ κάτω δὲ οὐκ εἰσὶν 19
ἐντέρῳ βλαβεροὶ, καίτοι βραδυπόρου τῆς ἀπὸ αὐτῶν φύσης
οὔσης καὶ χρονιζούσης περὶ ὑποχόνδριον, ἄχρι ἂν ἐκπεφθῇ τε
καὶ λεπτυνθῇ τελέως· εἰ δὲ ἅπαξ πεφθείη, ποριμωτέραν τε καὶ

rendent les humeurs amères chez les fébricitants; ils ne servent qu'à relâcher le ventre.

humeurs amères que le vin d'un goût sucré nuit aux fébricitants,
mais aussi parce qu'étant épais il ne passe pas vite par les urines, et
n'entraîne ni n'évacue avec lui les humeurs bilieuses. Il ne présente, 18
par conséquent, qu'un seul avantage, celui de relâcher le ventre;
c'est aussi pour cette raison qu'on le boit avant le repas : si donc il
ne produit pas cet effet, il nuit de toutes les façons; car à ses autres
inconvénients il joint celui de produire de la soif, et prouve par
cela même qu'il se transforme facilement en bile. Ces vins sont, en 19
outre, flatulents, mais ils ne sont pas nuisibles à la partie inférieure
des intestins, bien que les flatuosités qu'ils produisent marchent
lentement et séjournent longtemps dans l'hypocondre, jusqu'à ce
qu'elles aient atteint un degré complet de coction et d'atténuation;
car, dès qu'elles sont une fois parvenues à ce degré de coction, elles

Ces vins engendrent des flatuosités.

1. ἡ om. ABCV. — Ib. ἀπεργάζεται B. — Ib. χυμούς om. Gal.

1-2. πικροὺς καὶ ἀνεπιτήδειος ABC 1ª m. V.

4. συναπάγουσιν] διαπνέονται ταχέως, ὥστε οὐ συνάγουσιν Gal. Ib. οὐδέ Gal.

5. αὐτοῖς τούτοις μόνοις Gal.

6. διὸ.... αὐτούς om. Gal. — Ib. ὡς ABCV. — Ib. ἂν Gal.

7. *omnino* Ras. — Ib. γὰρ αὐτοῖς ἄλλοις C; γὰρ ἄλλοις 2ª m.; γὰρ οὖν τοῖς ἄλλοις B; γὰρ τούτοις Gal.

8. αὐτὸ τοῦτο Gal.

9. τῶν δὲ κάτω Gal.

10. ἐντέρων Gal.

10-11. οὔσης τῆς ἀπ' αὐτῶν φύσης Gal.

11. ἄχρις BV Gal. — 11-12. ἐκπεφθῶσί τε καὶ λεπτυνθῶσι ABCV Ras.

12. πεφθῇ ABCV; *concoquantur* Ras.

Comm. III in Vict. acut. § 7; p. 645.

20 λεπτομερεστέραν ἴσχει καὶ τὴν φύσιν. Γλυκὺς δὲ ἅμα καὶ αὐστηρὸς οἶνος, οἷος ὁ κατὰ τὴν Κιλικίαν Ἀβάτης ἐστὶν, ἅτε ἐξ
ἐναντίων ποιοτήτων συγκείμενος, μοχθηρὸς ὑπάρχει, μήτε ἀναδιδόμενος, μήτε ὑπερχόμενος, ἀλλὰ ἐπὶ πλέον τε παραμένων
21 ἐν τῇ ἄνω γαστρὶ καὶ πνευματῶν αὐτήν. Ὅ γε μὴν ἄνευ τοῦ
γλυκὺς εἶναι μέλας οἶνος αὐστηρὸς ἐπιφανῶς ἢ στρυφνὸς πλη-
σμιός ἐστι καὶ βραδύπορος, καὶ τὰς διαχωρήσεις ἀμφοτέρας ἐπέχει, τάς τε κατὰ γαστέρα, καὶ οὐχ ἧττον τὰς ἐπὶ κύστιν, καὶ
ἐπὶ πλεῖστον ἐν τοῖς ὑποχονδρίοις ἐμμένει, καὶ ῥᾳδίως ἀποξύνεται, καὶ εἰς ἔμετον ὁρμᾷ· μόνοις δέ ἐστιν ἐπιτήδειος τοῖς
22 κατὰ γαστέρα ῥεύμασιν, οὐδὲ τούτοις εἰς κόρον πινόμενος. Ὁ
δὲ αὐστηρὸς ἅμα καὶ λευκὸς οἶνος οὐδὲ αὐτός ἐστιν οὐρητικὸς,
ἀλλὰ, ἐὰν μὲν παχὺς, χρονίζει περὶ πολλοῦ· ἐὰν δὲ μὴ

Att. vict. rat. 12; Chart. t. VI; p. 416 c.

Comm. III in Vict. acut. § 3; p. 640.

acquièrent en même temps une nature plus mobile et plus subtile.
20 Le vin âpre doué en même temps d'un goût sucré, comme le vin
Abate, dans la Cilicie, est mauvais, parce qu'il réunit des qualités
opposées; il ne se distribue donc pas dans le corps et ne descend
pas, mais il séjourne pendant longtemps dans le ventre supérieur
21 et le remplit de flatuosités. Le vin noir, qui, sans avoir un goût
sucré, présente une âpreté manifeste plus ou moins prononcée,
cause de la plénitude, marche lentement et supprime les deux excrétions, celle qui se fait par le ventre, et surtout celle qui se fait
par la vessie; il séjourne longtemps dans les hypocondres, s'aigrit
facilement, et a de la tendance à produire le vomissement : ce n'est
que dans le cas de flux de ventre qu'il convient, et même, dans cette
22 circonstance, il ne faut pas le boire jusqu'à satiété. Le vin qui est à la
fois blanc et âpre ne pousse cependant pas aux urines, et, s'il est épais,
il séjourne longtemps [dans l'hypocondre]; si, au contraire, il n'est

Propriétés du vin âpre sucré;

– du vin noir âpre;

– du vin blanc et âpre;

1. ἴσχουσι ABC 1ª m. V; *habebunt* Ras. — Ib. καί om. C 2ª m. — Ib. φύσην B.

4. ὑπερεχόμενος V.

5. ἐν om. Gal.

Ib. ἐκπνευματίζων C 2ª m.

8. κατὰ γαστέρα] *per anum* Gal.

Ib. οὐχ ἧττον om. Gal. et Ras.

10. καὶ εἰς.... ὁρμᾷ] *nauseamque provocant* Gal. — Ib. μόνος AC.

Ib. ἐπιτήδεια A 2ª m.

13. παχὺς ᾖ V 2ª m.

Ib. οὐδὲ χρονίζει Gal.

Ib. περὶ ὑποχόνδριον Gal.

ϖαχὺς, οὔτε χρονίζει μέχρι ϖολλοῦ, καθάπερ ὁ μέλας, οὔτε
ὁμοίως ἐπὶ οὖρα διεξέρχεται τοῖς λευκοῖς τε ἅμα καὶ μετρίως
(Comm. III in Vict. acut. § 7; p. 646.) αὐστηροῖς. Ὁ δὲ κιῤῥὸς αὐστηρὸς ἁρμόττει καὶ αὐτὸς τοῖς κατὰ 23
γαστέρα ῥεύμασιν· διττὸς δὲ καὶ ὁ κιῤῥὸς, ὥσπερ καὶ ὁ μέλας,
ὁ μὲν γλυκὺς, ὁ δὲ αὐστηρός. Κεφαλῆς δὲ καὶ γνώμης ὁ κιῤῥὸς 24
(Ib. § 6; p. 644.) μᾶλλον ἅπτεται, διότι καὶ θερμότερός ἐστι τοῦ μέλανος. Ὁ δὲ 25
ξανθὸς οἶνος ἄκρως θερμός ἐστιν, ὥσπερ γε καὶ ὁ ἐφεξῆς αὐτῷ
ὁ κιῤῥὸς, εἶτα ἐπὶ αὐτοῖς ὁ ἐρυθρὸς, εἶτα ὁ γλυκύς· ὁ δὲ λευκὸς
(Al. succ. 11; p. 801-02.) ἧττον ἁπάντων θερμαίνει. Λευκὸς δὲ οἶνος οὐδείς ἐστι γλυκὺς, 26
ἀλλά τινες μὲν αὐστηροὶ καὶ ϖαχεῖς, τινὲς δὲ ὑδατώδεις καὶ
λεπτοί· ξανθοὶ δὲ καὶ κιῤῥοί τινες μὲν γλυκεῖς εἰσι μετρίως,
ὥσπερ ὁ Ἱπποδαμάντειός τε καὶ ὁ Φαυστιανός· ἔνιοι δὲ οὐδὲ
ὅλως γλυκεῖς εἰσιν. Οἱ δὲ ἐρυθροὶ ϖαχύτεροι τούτων, ϖλησιά- 27

pas épais, il n'y reste pas longtemps, comme fait le vin noir,
mais il ne passe pas non plus par les urines, comme les vins à la
(— du vin paillet âpre.) fois blancs et modérément âpres. Le vin paillet et âpre convient aussi 23
contre le flux de ventre; car il y a aussi deux espèces de vin paillet,
de même que de vin noir, l'un doué d'un goût sucré, et l'autre âpre.
(Quels sont les vins chauds;) Mais le vin paillet affecte davantage la tête et l'intelligence, parce 24
qu'il est plus chaud que le noir. Le vin jaune est éminemment 25
chaud, ainsi que le vin paillet qui vient après lui, puis après eux
viennent le vin rouge, et ensuite le vin d'un goût sucré, tandis que le
(— d'un goût sucré;) vin blanc est le moins échauffant de tous. Aucun vin blanc n'est 26
doué d'un goût sucré; mais quelques-uns sont âpres et épais, d'autres
aqueux et ténus; parmi les vins jaunes et paillets, quelques-uns ont
un goût modérément sucré, comme le vin d'Hippodame et le vin
Faustien; d'autres, au contraire, n'ont pas le moindre goût sucré.
(— épais.) Les vins rouges sont plus épais que ceux dont il vient d'être question, 27

3-4. τοῖς.... .ῥεύμασιν] εἰς τὰ κατὰ τὴν γαστέρα Gal.

4. δὲ καί] γάρ Gal.

6-7. Ὁ...ἐστιν] ὁ μὲν γὰρ ἄκρως θερμ. οἶνος εὐθὺς καὶ ξ. ἐστιν Gal.

7. γε om. C.

7-8. αὐτοῦ κιῤῥός Gal.

8. *forte leg.* Γλαυκός V 2ª m.

9. ἁπάντων τούτων Gal.; *quam alia omnia* Ras.

10. τε καὶ ϖαχ. Gal.

10-11. τε καὶ λεπτ. Gal.

12. ὥσπερ Ἱπποδ. Gal. — Ib. Ἱπποδαμάντιος ABCV. — Ib. καὶ Φαυστ. Φαλερῖνος Gal. — Ib. δέ om. C. — Ib. οὐδέ om. Gal. — 13. εἰσιν om. Gal.

28 ζοντες ἤδη κατὰ τὸ χρῶμα τοῖς μέλασιν. Τροφὴ δὲ ἐξ ἁπάντων αὐτῶν ἀνὰ λόγον τῷ πάχει· καὶ διὰ τοῦτο τοῖς μὲν ἀνα-
θρέψεως δεομένοις ἐπιτρέπειν πίνειν τοὺς γλυκεῖς, καὶ μάλιστα
ὅταν ἀμέμπτως ἔχωσι τὰ κατὰ ἧπάρ τε καὶ σπλῆνα καὶ νε-
φρούς· τοῖς δὲ παχὺν ἠθροικόσι χυμὸν ἐν ταῖς φλεψὶν οἱ λεπτοὶ
κατὰ τὴν σύστασιν οἶνοι χρήσιμοι· ψυχρῶν μὲν ἠθροισμένων ἐν
ταῖς φλεψὶ χυμῶν, οἱ δριμεῖς καὶ παλαιοί· μὴ ψυχρῶν δέ, ὅσοις
29 τούτων οὐδέτερον ὑπάρχει. Βελτίων δὲ εἰς εὐχυμίαν ὁ εὐώδης,
30 ἀλλὰ πλήττει κεφαλήν. Τοῖς δὲ αὐστηροῖς οἴνοις ἕνεκα τοῦ στῆ-
σαι τὴν γαστέρα ῥεομένην χρώμεθα, μὴ ἂν ἄλλως χρησάμενοι
διὰ τὸ μήτε ἀναδόσει τροφῆς, μήτε αἱματώσει, μήτε εὐχυμίᾳ,
μήτε οὔρων εὐροίᾳ, μήτε ἱδρώτων ἐκκρίσει, μήτε γαστρὸς ὑπα-

Al. succ. 11; p. 802-03.

Qualité de la nourriture fournie par les vins; cas dans lesquels il faut les administrer.

28 parce qu'ils se rapprochent déjà, par la couleur, des vins noirs. La
nourriture que fournissent tous ces vins est en raison de leur consistance; il faut donc permettre de boire des vins d'un goût sucré à
ceux qui ont besoin d'être restaurés, surtout quand leur foie, leur
rate et leurs reins sont dans un état irréprochable, tandis que les
vins d'une consistance ténue conviennent à ceux qui ont une accumulation d'humeurs épaisses dans les veines, et, si ces humeurs sont
froides, il faut choisir des vins âcres et vieux; si, au contraire, ces
humeurs ne sont pas froides, on doit s'en tenir à ceux qui ne pré-
29 sentent aucune de ces deux qualités. Le vin odorant est plus favorable que les autres à la bonté des humeurs, mais il porte à la tête.
30 Nous employons les vins âpres pour arrêter les flux de ventre; mais
nous ne nous en servirions dans aucun autre cas, parce qu'ils ne
favorisent ni la distribution des aliments, ni la sanguification, ni
la formation de bonnes humeurs, ni l'écoulement facile des urines,

1. ἤδη] *proxime* Ras.
Ib. Ἡ τροφή Gal.
2. ἐστὶν αὐτῶν Gal.
Ib. ἀνάλογος Gal.
3. ἐπιτρεπτέον Gal.
Ib. τε πίνειν ABV; τε C.
5. τοῖς δ' ἤδη παχύν Gal.
6. οἶνοι om. Gal.
Ib. ἀθροισμένων C.
7. μή om. ABC 1ª m. V.
8. Βελτίους μὲν οὖν Gal.
Ib. εἰ B. — Ib. οἱ εὐώδεις Gal.
9. ἀ. καὶ κεφ. πλήττουσιν Gal.
9-10. συστῆσαι Gal.
10. τήν om. Gal.
Ib. ἄλλως οὐκ ἄν Gal.
11. μηδὲ ἀνάδ. ABCV.
Ib. εὐχυμίαι C.

γωγῇ συντελεῖν αὐτούς. Τοῖς μὲν οὖν χολωδεσ7έροις σώμασιν 31
οὔτε ὁ Φαλερῖνος, οὔτε ὁ Τμωλίτης κιῤῥὸς γλυκὺς, οὔτε ὁ Ἀριούσιος, οὔτε ὁ Λέσϐιος εὐώδης τε καὶ κιῤῥὸς, ὅμοιος τοῖς προειρημένοις ὤν, ἐπιτήδειος· θερμότεροι γὰρ πάντες εἰσὶν οἱ τοιοῦτοι,
Al. succ. 11; p. 804. καὶ ἕτοιμόν ἐσ7ι τοῖς πίνουσιν αὐτοὺς κεφαλὴν ἀλγῆσαι καὶ πυ-
Ib. p. 803. ρέξαι καί τι καὶ τοῖς νεύροις παθεῖν. Μήτε οὖν χολώδεσι φύσεσι, 32
μήτε τοῖς ἐξ ἐγκαύσεως, ἢ καμάτων πολλῶν, ἢ ἐνδείας, ἢ λύπης,
ἢ ὥρᾳ καὶ χώρᾳ καὶ κατασ7άσει θερμῇ χρωμένοις διδόναι τοιοῦτον οἶνον· ἐξ ὑπεναντίου γε μὴν ἀγαθὸς ἅπασι τοῖς θερμαίνεσθαι δεομένοις φλεγματώδεσι καὶ ψυχραῖς κράσεσι, καὶ ψυχρῶν
χυμῶν πλῆθος ἠθροικόσιν, ἀργῶς βιοῦσιν, ἐν χωρίῳ ψυχρῷ

ni l'excrétion de la sueur, ni l'évacuation des selles. Ni le vin de 31
Falerne, ni le vin d'un goût sucré et paillet du Tmolus, ni celui
d'Ariuse, ni le vin odorant et paillet de Lesbos qui leur est semblable, ne conviennent donc aux constitutions plus ou moins bilieuses; car tous ces vins-là sont plus ou moins chauds, et ceux qui
les boivent sont facilement sujets à prendre du mal de tête, de la
fièvre ou quelque affection des nerfs. Il ne faut donc pas donner du vin 32
semblable aux individus d'une nature bilieuse, ni à ceux qui ont
éprouvé un échauffement, ou une grande fatigue, ou la faim, ou
des chagrins, ni à ceux qui vivent dans une saison chaude, dans
un pays chaud ou sous une constitution chaude de l'air; par contre,
il convient à tous ceux qui ont besoin d'être réchauffés, comme
sont les sujets d'un tempérament pituiteux et froid, à ceux qui
souffrent d'une accumulation d'humeurs froides, qui mènent une
vie oisive, dans un pays froid, en hiver, sous une constitution froide

2. οὔτε Φαλ. οὔτε Τμ. Gal.
2-3. οὔτε ὁ Ἀρούσιος BCV; οὔτε Ὀῤῥούσιος A; *neque Arvisium* Ras.
3. ὁ Λέσϐιος ὁ εὐώδης Gal. — Ib. ὁμοίως ABCV.
4. ἐπιτήδειος πίνεσθαι Gal.
Ib. θερμοί Gal. — Ib. ἅπαντες Gal. — Ib. εἰσίν om. Gal.
5. αὐτόν A 1ª m. BCV.
Ib. καὶ κεφαλήν Gal.
6. τι τοῖς Gal.; Ras. om. τι καί.
Ib. φύσεσι om. Gal.
7. ἐκκαύσεως ABCV.
Ib. ἀλύπης BV.
8. ὥρᾳ καί om. Gal.
Ib. χρωμένοις om. Gal.
9. ὑπεναντίων ABCV.
Ib. γε μήν] μὲν οὖν Gal.
10. φλ. τε καὶ ψυχραῖς Gal.
10-11. χυμῶν πλῆθος ὠμῶν Gal.

Al. succ. 11; p. 804-06.

33 καὶ χειμῶνι καὶ καταστάσει ψυχρᾷ καὶ ὑγρᾷ. Πάντων δὲ οἴνων κοινόν ἐστιν, οἵ γε μὴ πάνυ παχεῖς εἰσι καὶ λίαν γλυκεῖς, ὥσπερ ὁ Θηραῖός τε καὶ ὁ Σκυβελίτης, ἐπειδὰν εἰς χρόνου μέγεθος ἐκταθῶσι, ξανθοὺς τῇ χρόᾳ γίνεσθαι, καί τι καὶ στίλβον ἔχειν ὁμοίως πυρί· καὶ γὰρ οἱ μέλανες, οἷός πέρ ἐστιν ὁ παρὰ ἡμῖν Περπερίνιος, εἰ χρονίσειαν, εἰς ἐρυθρὰν μὲν ἢ κιῤῥὰν πρότερον ἀφικνοῦνται ποιότητα, μετὰ ταῦτα δὲ εἰς ξανθήν, καὶ ὁ λευκὸς δέ, ὁποῖος ὁ Βιθυνὸς ἀμιναῖος· ὀνομάζουσι δὲ τὸν οὕτω παλαιωθέντα οἱ Ῥωμαῖοι Καίκουβον· ἤδη δὲ ὁ τοιοῦτός
34 ἐστι πικρός, καὶ διὰ τοῦτο ἀνεπιτήδειος εἰς πόσιν. Φεύγειν οὖν χρὴ τῶν οὕτω παλαιῶν τὴν πόσιν, ὥσπερ καὶ τῶν πάνυ νέων· μάλιστα δὲ τῶν φύσει παχέων οἴνων ἀπέχεσθαι προσήκεν, ὅταν

Propriétés qu'ont la plupart des vins de changer de couleur en vieillissant.

33 et humide de l'air. Tous les vins qui ne sont pas extrêmement épais et doués d'un goût très-sucré, comme le vin de Thère et le Scybélite, ont cela de commun, que, lorsqu'ils ont vieilli, ils prennent une couleur jaune et présentent quelque chose de brillant à l'instar du feu; car les vins noirs, comme chez nous le vin de Perpérine, deviennent d'abord, en vieillissant, rouges ou paillets, et plus tard d'une couleur jaune; et il en est de même pour le vin blanc, comme le vin aminéen de Bithynie : les Romains appellent *Cécube* le vin qui est parvenu à ce degré de vieillesse; or ce vin est déjà
34 amer, et, pour cette raison, il n'est pas bon à boire. Il faut donc éviter de boire des vins aussi vieux, de même que les vins tout à fait jeunes; il faut surtout s'abstenir de boire les vins naturellement

Il faut éviter de boire les vins très-vieux et les vins

2. οἵ] ὅσοι Gal. — Ib. μήν BV.
3. Θηρέος ABCV. — Ib. Σκυβελλίτης ABCV. — Ib. ἐς BCV.
3-4. χρόνου μῆκος Gal.
4. ξανθὴν τὴν χρόαν Gal.
Ib. τι στίλβον ABCV.
5. ἔχει V 1ª m.
6. Περπερίνος V; Περίνιος C 1ª m.; ἐν Περπερίνῃ γιγνόμενος Gal.
Ib. χρονίσαιεν Gal.
7. ξανθότητα Gal.
8. δέ om. Gal. — Ib. ὁ om. B.
8-9. τὸν οὕτω παλ. Ῥωμ. AC; Ῥωμ. τ. οὕτ. παλ. G.
9. Καίκουβον ex em.; Κέκουβον AC Gal.; Κεκοῦβον BV.
10. ἐστὶ καὶ πικρός Gal. — Ib. ἂν ἐπιτήδειος C 1ª m.; αὖ μὴ ἐπιτήδ. Gal.; *minime accommodatum* Ras. — Ib. εἰ V 1ª m. — Ib. Φεύγει B.
12. μάλιστα . . . . . προσήκεν] οἱ μὲν γὰρ ὑπερθερμαίνουσιν, οἱ δὲ οὐδὲ ὅλως θερμαίνουσιν Gal.
Ib. ἐστ' ἂν Gal.

ὦσι νέοι· τοσοῦτον γὰρ δέουσι συντελεῖν τι ταῖς τῶν σιτίων
πέψεσιν, ὥστε αὐτοὶ μόλις πέττονται· πρὸς τούτοις δὲ οὐδὲ
ὑπέρχονται κατὰ κοιλίαν, οὔτε ἀναδίδονται ῥᾳδίως, οὔτε οὖρα
προτρέπουσιν, οὔτε αἱματώσει συντελοῦσιν, οὔτε θρέψει, διαμένουσι δὲ ἐπὶ πλεῖστον ἐν τῇ γαστρὶ μετέωροι παραπλησίως
Al. succ. 11; p. 809. ὕδατι· κἂν βραχύ τις πλέον αὐτῶν πίῃ, ῥᾳδίως ὀξύνονται. Ὁ 35
δὲ παλαιότατος εἰς τοσοῦτον τοῦ λευκοῦ τε ἅμα καὶ αὐστηροῦ
καὶ νέου καὶ παχέος διενήνοχεν, ὡς τὸν μὲν ἱκανώτατα θερ-
Ib. p. 804. μαίνειν, τὸν δὲ ψύχειν αἰσθητῶς. Τὸ γλεῦκος δὲ, ὅπως ἐστὶ 36
φυσῶδες καὶ δύσπεπτον καὶ παχύχυμον, ἅπαντες ἴσασιν, ἓν
μόνον ἀγαθὸν ἔχον ὑπάγειν γαστέρα· κἂν ἀτυχήσῃ ποτὲ τούτου,
De Antid. I, βλαβερώτατον γίνεται. Τάχιστα δὲ πάντων οἴνων οἱ λευκοὶ καὶ 37

nouveaux naturellement épais.

épais quand ils sont jeunes, car ils sont si loin de favoriser la digestion, qu'à peine ils se digèrent eux-mêmes; en outre, ils ne descendent pas non plus par le ventre, ne se distribuent pas facilement dans le corps, ne poussent pas aux urines, et ne contribuent en rien ni à la sanguification, ni à la nutrition, mais ils restent longtemps suspendus dans l'estomac de même que l'eau, et, si l'on en
prend un peu trop, ils s'aigrissent facilement. Le vin très-vieux 35
diffère tellement du vin à la fois blanc, âpre, jeune et épais, que
le premier réchauffe très-fortement, tandis que l'autre refroidit
d'une manière sensible. Quant au vin doux, tout le monde sait 36
qu'il est flatulent, qu'il se digère difficilement, qu'il contient des
humeurs épaisses et qu'il n'a qu'un seul avantage, celui de relâcher
le ventre; et, si quelquefois il ne réussit pas à produire cet effet,
il devient très-nuisible. De tous les vins, les vins blancs et aqueux 37

Différence du vin très-vieux et du vin nouveau blanc. Propriétés du vin doux.

Quels sont

1. τοσοῦτον A Gal.
2. ὡς ταυτός C; ὡς αὐτοί 2ª m.
Ib. πέπτονται V 2ª m.; om. 1ª m.
Ib. τούτων ABC 1ª m. V.
Ib. δέ om. V 1ª m.
3. κατὰ τὴν κοιλίαν Gal.
3-4. οὐδὲ ἀναδίδονται....... οὐδὲ οὖρα.... οὐδέ ABCV.
4. οὔτε θρέψει ex em.; οὐδὲ θρ. ABCV Gal.
6. πλέων A; om. Gal.
6-7. Οἱ δὲ παλαιότατοι ABCV Ras.
8. καὶ νέου διενήνοχε καὶ παχέος οἴνου Gal.
8-9. τὸν... τόν] hæc... hæc Ras.
8. ἱκανώτατον ABCV.
9. Περὶ γλεύκους Gal.
10. σχεδὸν οὐδεὶς ἀγνοεῖ Gal.
Ib. ἕν] καί Gal.
12. βλαβερώτερον Gal.

DES BOISSONS.

3; t. XIV, p. 14-17.

*ὑδατώδεις παλαιοῦνται, τουτέσ7ιν ἑτοίμως εἰς τὴν τῶν πα-
λαιουμένων ποιότητα μεταβάλλουσι, δριμύτης δέ ἐσ7ιν αὕτη
μετὰ τοῦ θερμαίνειν σαφῶς, ὕσ7ερον δὲ καὶ πικρότης, εἰς ἣν
ἐν ἔτεσιν ἐνίοτε δέκα τοὺς ὑδατώδεις οἴνους ἀφικνουμένους ἔσ7ιν
ἰδεῖν, ὅταν γε μὴ φθάσωσιν ἐν τοῖς πρώτοις τρισὶν ἢ τέτρασιν*
38 *ὀξυνθῆναι. Τοῖς δὲ ἰσχυροῖς τε ἅμα καὶ αὐσ7ηροῖς καὶ λευκοῖς
μετὰ πάχους οἴνοις καὶ μετὰ δεκαετίαν ἐνίοτε συνέπεσε μὴ καλῶς ἀποκειμένοις ὀξυνθῆναι· συμβαίνει δὲ αὐτοῖς καὶ παλαιοῦ-*
39 *σθαι χρόνῳ παμπόλλῳ. Τοιοῦτοι κατὰ τὴν Ἰταλίαν εἰσὶν ὁ
Τιβουρτῖνος καὶ Σιγνῖνος καὶ Μάρσος καὶ Σουῤῥεντῖνος, ὃς
σχεδὸν μὲν πρὸ εἴκοσι ἐτῶν ἔτι ἐσ7ὶν ἄπεπ7ος· ἀκμάζει δὲ τοσούτων ἐτῶν γενόμενος, ἐπὶ πολύ τε παραμένει πότιμος, οὐκ*

les vins qui vieillissent le plus vite; qualités que ces vins acquièrent alors.

vieillissent le plus vite, c'est-à-dire qu'ils acquièrent promptement les
qualités des vins qui commencent à vieillir; ces qualités consistent en
une certaine âcreté jointe à la propriété manifeste de réchauffer, en
une amertume qui se développe plus tard, qualité dont on peut voir
quelquefois se revêtir les vins aqueux après un espace de dix ans,
à moins qu'auparavant, dans les trois ou quatre premières années,
38 ils ne se soient aigris. Il est arrivé quelquefois que les vins à la fois
forts, âpres, blancs et épais se sont encore aigris après un espace
de dix ans, quand ils n'étaient pas bien emmagasinés; ils sont aussi
sujets à prendre les qualités des vins vieux après un espace de
39 temps très-prolongé. A ce genre de vin appartiennent en Italie celui
de Tibur, celui du pays des Signins et des Marses, et celui de Sor-
rente, lequel est à peine arrivé à l'époque de sa maturité avant
vingt ans; cependant, parvenu à cet âge-là, il a atteint le suprême
degré de bonté, et il reste longtemps bon à boire, parce qu'il ne

2. *αὐτῇ* ABCV.
3. *καί* om. Ras.
4. *ἐν....δέκα*] *novennio aut quandoque decennio* Ras.
Ib. *ἐν ἔτεσιν*] *μετέσ7η* Gal.
Ib. *δέκα*] *δὲ καί* Gal.
5. *πρώτοις ἢ τρισίν* Gal.
8. *συνέβαινε* Gal.
Ib. *αὐτούς* ABCV.
9-10. *ὅ τε Τιβ.* Gal.
10. *Σιρεντῖνος* AC; *Συρεντῖνος* BV.
11. *πρός* ACV; *ἐν* C 2ª m.
11-12. *ἔτι.....ἐτῶν* om. ABCV Ras.
12. *γινόμενος* Gal.
Ib. *δέ* ABCV.

εὐκόλως ἐκπικρούμενος, ἐνάμιλλος κατὰ ἀρετὴν ὑπάρχων τῷ Φαλερίνῳ. Ἐναντία δὲ τούτοις τοῖς οἴνοις οἱ ὑδατώδεις πάσχουσιν, ὅ τε Σαβῖνος καὶ ὁ Γαυριανὸς, Ἀρσυϊνός τε καὶ Τιτακαζηνὸς καὶ Τιβηνὸς καὶ ὅσοι τοιοῦτοι· ῥᾳδίως τε γὰρ μεταβάλλονται πρὸς τὰς ἐναντίας ποιότητας, ἤτοι τὴν ὀξεῖαν· ἐὰν δὲ διαμένωσι, τὴν πικράν. Πολὺ δὲ εἰς ἑκατέραν αὐτοῖς τὴν ἀλλοίωσιν συμβάλλεται τὸ χωρίον, ἐν ᾧ κεῖνται· καταρχὰς μὲν γὰρ ἄριστόν ἐστι τὸ ψυχρὸν, ὕστερον δὲ τὸ θερμὸν, ὡς τό γε χλιαρὸν ὀξύνει ῥᾳδίως αὐτούς. Ἐὰν δὲ ἐν τῷ ψυχρῷ κείμενοι διαμείνωσιν ἔτεσι δύο ἢ τρισὶ, τοὐντεῦθεν ἱκανῶς θερμαίνεσθαι δέονται· τοῦ χλιαροῦ δὲ χωρίου καὶ τοῦ μέσου κατὰ τὴν κρᾶσιν

devient pas facilement amer, étant, par ses vertus, l'émule du vin de Falerne. Les vins aqueux, comme celui du pays des Sabins, le Gaurien, l'Arsyin, le Titacazène, le Tibène et tous ceux qui leur sont semblables, se comportent d'une façon contraire; car ils prennent facilement des qualités opposées, c'est-à-dire qu'ils deviennent ou acides, ou bien amers, s'ils vieillissent [en se conservant]. Le lieu dans lequel on conserve les vins contribue beaucoup à leur faire subir l'un ou l'autre de ces deux changements; car il faut préférer, au commencement, un endroit froid, et plus tard un endroit chaud, tandis qu'une localité tiède fait facilement aigrir le vin. Si, déposés dans un endroit froid, ils se sont conservés deux ou trois ans, ils ont besoin, après cela, d'être fortement réchauffés, mais ils ne réclament jamais une localité tiède ou d'une température

Influence qu'exercent sur les qualités des vins les lieux où on les conserve;

1. ἐνπικρούμενος C 2ª m.
Ib. συνάμιλλος Gal.
3. καὶ ὁ Ἀλβανὸς καὶ ὁ Γαυρ. Gal.
Ib. Ἀρσυϊνός ex em.; Ἄρσυνός A BCV; Ἀρσίνιός Gal.; *Arsynium* Ras.
3-4. Τατικαζηνὸς καί ABV; om. C.
4. Τιββῆνος BV.
Ib. ὅσοι] ὅτι C; οἱ 2ª m.
5. ὀξεῖαν ἢ τὴν πικράν· ἐν μὲν ἀρχῇ τὴν ὀξεῖαν· ἐάν Gal.
6. Πολὺ εἰ δ' εἰς BCV; πολυειδεῖς A.
Ib. ἑκάτερα τήν Gal.
6-7. αὐτοῖς συμβ. Gal.
7. κεῖται ABCV.
8. γάρ om. Gal.
Ib. δὲ εἰς τό C.
Ib. θερμ., ἢ πάλιν ἱκανῶς θερμὸν ἐξ ἀρχῆς, ὡς Gal.; λείπει τι C 2ª m.
9. αὐτοῖς ABCV.
10. διαμένωσιν Gal.; *bona manserunt* Ras. — Ib. δύο καὶ τρισί Gal.
10-11. θερμαίνεσθαι δέονται] *in cellam calidam transferenda sunt* Ras.

DES BOISSONS.

43 οὐδέποτε δέονται. Τινές γε μὴν οὕτως ἀσθενεῖς εἰσι καὶ ὑδα-
44 τώδεις, ὡς μηδὲ εὐθὺς ἐξ ἀρχῆς φέρειν τὸ ψυχρόν. Τῶν δὲ τὸν
οἶνον ἐχόντων ἀγγείων ὅ τί περ ἂν ἐάσῃς ἄνευ πώματος ὀξύνεται ῥᾳδίως, ὥσπερ γε πάλιν αὐτῶν τῶν πωμασθέντων ἧττον τοῦτο πάσχει τὰ πεπληρωμένα· τὰ γὰρ ἀπόκενα διὰ τὸ περιέχειν ἐν ἑαυτοῖς ἀέρα διὰ ἐκείνου μέσου θᾶττον ὑπὸ τοῦ περιεστῶτος ἔξωθεν ἀλλοιοῦται· πεπληρωμένα δὲ μέχρι τοῦ ψαύειν τῶν ἐπιθεμάτων, διὰ ἐκείνων μόνων ἔχει τὴν ἀλλοίωσιν ἀσθενῆ τε καὶ ἀμυδρὰν εἰς τοσοῦτον, εἰς ὅσον ἥκει τὸ ἐπίθεμα πυκνότητος· εὑρήσεις γοῦν τὰ μὲν ὑπὸ πίττης ἢ γύψου στεγνωθέντα μονιμώτερα γινόμενα, τὰ δὲ ὑπὸ μόνου δέρματος ἧττον,

Comm. IV in Epid. VI, 10; p. 164.

43 moyenne. Quelques vins sont tellement faibles et aqueux, qu'ils ne supportent pas le froid, même lorsqu'ils sont tout à fait nouveaux.
44 Les vases qu'on laissera sans couvercle aigriront facilement le vin; au contraire, parmi ceux qui sont munis de couvercles, les vases pleins sont les moins sujets à produire cet accident; car, dans les vases à moitié remplis, et qui par conséquent contiennent de l'air à l'intérieur, les vins subissent plus vite, par l'intermédiaire de cet air intérieur, les changements que leur impriment les influences extérieures, mais les vins renfermés dans des vases remplis jusqu'au couvercle n'éprouvent que par son intermédiaire une altération faible, peu sensible, proportionnelle à la densité du couvercle; car on verra que le vin contenu dans des vases fermés à l'aide de poix ou de gypse se conservera mieux que celui qu'on a mis dans des vases fermés avec du cuir seulement, ou dans des vases qui

— les vases dans lesquels ils sont enfermés.

2. μήτε B.
Ib. εὐθύς om. Gal.
3. ἂν ἐστιν ἄνευ Gal.
Ib. ἄνευ πώματος] *reclusa* Ras.
4. πάλιν αὐτὸ πωμασθέν Gal.; *contra quum operculum habent clausaque sunt* Ras.
5. πάσχει, ἔτι δ' ἧττον τά Gal. et Ras. — 5-6. διότι περιέχει Gal.
6. αὐτοῖς V Gal.
6-7. περιέχοντος Gal.
7. ἀλλοιοῦνται ABCV.
Ib. δέ om. Gal.
8. ἐπιθημάτων BV; ἐπιθυμ. AC.
Ib. δι' ἐκείνων μὲν ἴσχει τήν Gal. et Ras.
9. ὅσον ἂν ἥκε Gal.
Ib. τοῦ ἐπιθέματος Gal. et Ras.
10. *densitas* Ras.
Ib. εὑρ. γοῦν] *ex quo fit ut* Ras.

De Antid. I, 5; p. 27-8.

ὥσπερ καὶ τὰ τοῖς φύλλοις πωμασθέντα. Οἶνοι δέ εἰσι κιῤῥοὶ 45
κάλλιστοι παρὰ ἡμῖν ἐν Ἀσίᾳ τρεῖς, ὁ Τμωλίτης, ὁ Λέσβιος καὶ ὁ ἐνδοξότατος παρὰ τοῖς παλαιοῖς Ἀριούσιος ἐν Χίῳ γεννώμενος, ᾧ πάντες ἐχρῶντο πρὸς τὰ κάλλιστα τῶν φαρμάκων, καὶ μάλιστα τὰς ἀντιδότους.

ζ'. Περὶ οἴνου, ἐκ τῶν Ῥούφου· κεῖται ἐν τῷ Περὶ διαίτης ἢ Περὶ πομάτων ἐν τῷ β' λόγῳ.

Οἶνον ἐπαινῶ μὲν πρὸς ὑγείαν, ὡς οὐδὲν χρῆμα ἄλλο, δεῖ δὲ ἐπιστήμης τῷ πίνοντι, εἰ μέλλει μηδὲν ἀνήκεστον πάσχειν· οἶνος γὰρ δύναται ἀνάψαι μὲν τὸ θερμὸν, ἰσχύος δὲ ἐμπλῆσαι
τὸ σῶμα, πέψαι δὲ τὴν τροφὴν διὰ ὅλων· καὶ | οὐκ ἔστιν οὐδεὶς 195
οἶνος οὕτω κακὸς, ὥστε μὴ ἂν ποιῆσαι τὰ εἰρημένα, ἔνεστι δὲ

Des vins du Tmolus, de Lesbos, d'Ariuse.

ont des feuilles pour couvercle. Il y a chez nous, en Asie, trois vins 45
paillets excellents, celui du Tmolus, celui de Lesbos et celui d'Ariuse qui croît à Chios, lequel était le plus célèbre chez les anciens, et dont tous se servaient pour la préparation des meilleurs médicaments, et surtout pour les *antidotes*.

7. SUR LE VIN.

(Tiré de Rufus.)

[Ce chapitre se trouve dans le traité *Sur le régime*, ou *Sur les boissons*, dans le second livre.]

Le vin est le meilleur soutien de la santé, mais il faut en user avec sagesse.

Je loue le vin comme soutien de la santé plus que toute autre chose; mais celui qui en boit a besoin de sagesse, s'il ne veut pas s'attirer quelque mal irremédiable; car le vin peut développer la chaleur, remplir le corps de force, et digérer les aliments dans toutes leurs parties; et il n'y a aucun vin qui soit si mauvais qu'il ne puisse produire ces effets; mais il existe, sous ce rapport, comme

1. φύλλοις] τύφλοις Gal.; *caneis* Ras.
Ib. δὲ σικιῤῥοί B.
3. Ἀρούσιος ABCV; *Arvisium* Ras.
3-4. γενόμενος ABCV.
4. *adhibuerunt* Ras.
Ch. 7. Tit. τῷ ιβ' V.
6. ἐπαινῶμεν ABCV.
7. μέλλοι BMV.
10. οὕτω κακώσεως τε μὴ AC 1ª m.

Matth. 195-196.

κἀνταῦθα, ὥσπερ ἐν τοῖς ἄλλοις, τὸ χεῖρον καὶ τὸ ἄμεινον.
2 Δύναται δὲ οἶνος καὶ τῇ ψυχῇ διάθεσίν τινα ϖαρασχεῖν· τὸ
γὰρ τῆς λύπης φάρμακον οἶνός ἐστι, καί μοι δοκεῖ ἡ Ἑλένη εἰς
3 τὸν κρατῆρα τοῦτο ἐμβαλεῖν. Τῷ μὲν οὖν μετρίως ϖίνοντι ἔστι
μὲν ἥδεσθαι καὶ φιλοφρονεῖσθαι, ἔστι δὲ ὑγιαίνειν καλῶς· τῷ
4 δὲ ἀμέτρως τί μὲν ἡδὺ ἐν τῷ ἀμέτρῳ; τί δὲ οὐκ ἀλγεινόν; Πῶς
δὲ ἂν ἄλυπος γένοιτο ὁ ϖέρα τοῦ δέοντος ϖίνων, ὅτε ἡ ψυχὴ
εἰς τοσόνδε οἶνον βρέχεται, ὥστε τῷ θερμοτάτῳ ψύχεσθαι;
5 Τεκμήρια δέ σοι τάδε ἔστω· ϖρῶτον μὲν γὰρ ἀκρατὲς τὸ σῶμα
196 γίνεται τῷ μεθύοντι, ἔπειτα δὲ | ὑπνῶδες· θερμῷ δὲ καὶ ἡ τροφὴ
6 ϖέσσεται. Ταῦτα μὲν οὖν ϖάσχουσιν οἱ μεθύοντες ψυγέντες τὸ
αὐτίκα· εἰς ὕστερον δὲ οὐκ ἔστιν, ὃ οὐκ ἂν ἔγωγε ϖροσδοκή-
σαιμι τῶν κακῶν· καὶ γὰρ ἀπόπληκτον εἰκὸς γενέσθαι, καὶ ϖονη-

pour les autres choses, des qualités inférieures et des qualités su-
2 périeures. Le vin peut aussi placer l'âme dans un certain état, car
il est le remède de la douleur; et, à mon avis, c'était du vin qu'Hé-
3 lène versait dans le cratère. Celui donc qui en boit modérément
peut être joyeux et accueillant; il peut se porter parfaitement bien;
mais qu'y a-t-il d'agréable dans l'excès pour celui qui boit du vin
outre mesure? qu'y a-t-il dans cet excès qui ne soit douloureux?
4 D'ailleurs, comment celui qui en boit plus qu'il n'en faut pourrait-il
être exempt de désagréments, quand l'âme est noyée dans une si
grande quantité de vin, qu'elle est refroidie par ce qu'il y a de plus
5 chaud? Jugez-en par les preuves suivantes : d'abord le corps de
l'homme ivre devient impuissant à se gouverner, et ensuite enclin au
sommeil; cependant la nourriture se digère aussi par la chaleur.
6 Voilà ce qu'éprouvent les gens ivres immédiatement par l'effet du
refroidissement; plus tard il n'y a pas de maux auxquels on ne
puisse s'attendre; car il est à craindre qu'on ne soit frappé d'apo-

Mauvais effets immédiats de l'excès du vin;

– effets secondaires.

2. δὲ ὁ οἶνος B.
Ib. ϖαρέχειν C 2ª m.
4. ἐμβαλεῖν ex em. Matth.; ἐμβάλλειν Codd.
5. φιλοφρονῆσθαι V; φιλοφρονῆσαι B.
6. οὐκ] καί M marg.
8. τοσόνδε ex emend.; τόσον δέ Codd.
Ib. οἴνῳ C 2ª m.
9. Τεκμήριον V.
11. ϖεύσεται BV.
Ib. οὖν om. BM.
13. τῶν om. ACM.

σαι τὰ ἄρθρα, καὶ χωλωθῆναι μέρος τι τοῦ σώματος, καὶ τῷ ἥπατι καὶ τῷ σπληνὶ καὶ τῇ κεφαλῇ τὰ ἴδια παρασχεῖν ἑκάστῳ νοσήματα. Καί μοι θαυμάζειν ἐπέρχεται, πῶς ἐπὶ οὕτω προ- 7
φανέσι καὶ ἀγαθοῖς καὶ κακοῖς, ἐξὸν τὰ κάλλιστα λαμβάνειν παρὰ οἴνου, τὰ κάκιστα αἱροῦνται.

η'. Περὶ σιραίου, ἐκ τῶν Γαληνοῦ.

Sec. gen. III, 3; p. 612-13.

Σίραιον ἐκ γλεύκους γινέσθω, μήτε ἐξ αὐστηρῶν σταφυλῶν, 1
ἀλλὰ, ὡς ἔνι μάλιστα, γλυκειῶν, μήτε ἐκ τοῦ πρώτου ῥέοντος, ἀλλὰ ἐκ τοῦ τελευταίου. Εἰ μὲν οὖν εἴη τὸ γλεῦκος τοιοῦ- 2
τον, ἕψειν αὐτὸ χρὴ, μέχρι ἂν τὸ ἥμισυ λειφθῇ τοῦ κατὰ τὴν ἀρχὴν ἐμβληθέντος· εἰ δὲ μὴ τοιοῦτον, μέχρι οὗ τὸ τρίτον ἀπολειφθῇ, καθεψητέον ἐστίν.

plexie, qu'on n'éprouve des douleurs aux articulations, qu'on ne devienne estropié de quelque membre, et que le vin ne fasse naître au foie, à la rate et à la tête, les maladies propres à chacune de ces parties. Je me surprends quelquefois à m'étonner comment, dans 7
un cas où les avantages et les inconvénients sont si évidents, on préfère ce qu'il y a de plus mauvais, tandis qu'on pouvait obtenir des résultats excellents de l'usage du vin.

8. DU *SIRAEON*.

(Tiré de Galien.)

Manière de préparer le *siraeon*.

Il faut faire le *siraeon* (vin doux cuit) avec du vin doux, non pas 1
celui qui provient de raisins âpres, mais, autant que possible, avec celui qu'on tire de raisins doués d'un goût sucré; on ne doit pas non plus le préparer avec le vin qui coule le premier, mais avec celui qui coule le dernier. Si donc le vin est tel que nous venons de le dire, 2
il faut le faire bouillir jusqu'à réduction de moitié; si, au contraire, le vin doux n'est pas de cette espèce, on le réduira au tiers par l'ébullition.

3. *νοσήματι* AC 1ª m.
Ib. *ὑπέρχεται* C.
Ch. 8; l. 6-7. *σταφυλῶν ὄντος τοῦ γλεύκους, ἀλλά* Gal.
7. *γλυκεινῶν* B.
Ib. *ἐκ* om. ABCV.
8. *τό* om. Gal.
9. *λειφθείη* BV.
10. *μέχρι τοῦ τό* Gal.
10-11. *ἀπολειφθῆναι* Gal.

θ'. Περὶ σιραίου, ἐκ τῶν Ῥούφου, ἐκ τοῦ β' λόγου τοῦ Περὶ διαίτης.

1 Τὸ δὲ σίραιον δύναμιν ἔχει θερμᾶναι μὲν, ἀλλὰ οὐκ ἴσα οἴνῳ,
197 ὥστε τινὶ καὶ ψύχειν ἔδοξεν· ἐμοὶ | δὲ οὐδὲν δοκεῖ γλυκὺ ὄντως
ψύχειν, ὡς νομίζουσιν, ὅτι ἀνάγκη τὸ μὲν γλυκὺ ἡδὺ εἶναι,
τὸ δὲ ἡδὺ οἷον χύσιν ἢ διάλυσιν, ταῦτα δὲ τὸ θερμὸν παρα-
2 σκευάζειν. Οὔτε δὲ οὐρεῖται, οὔτε εἰς ἀνάδοσιν ὁρμᾷ ῥᾳδίως,
ἀλλὰ ἐμμένον τῇ γαστρὶ πεπλήρωκεν ἀεί· τοιάδε ἡ παχύτης.
3 Παχὺ δὲ καὶ τὸ αἷμα ἐργάζεται· παχὺ δὲ καὶ ἧπαρ καὶ σπλὴν
σιραίῳ γίνεται.

9. DU VIN DOUX CUIT.

(Tiré de Rufus.)

[Du second livre du traité *Sur le régime.*]

Propriété réchauffante du vin doux cuit.

1 Le vin doux cuit a la propriété de réchauffer, mais pas autant
que le vin, d'où quelques-uns sont d'avis qu'il refroidit; mais, à
mon avis, rien de ce qui est d'un goût sucré ne refroidit véritablement, comme on le croit, parce que toute chose à goût sucré est
nécessairement agréable, et tout ce qui est agréable cause une liquéfaction ou dissolution; or c'est justement le chaud qui produit
2 ces effets-là. Le vin doux cuit ne passe pas non plus par les urines,
et n'a pas de tendance à se distribuer rapidement dans le corps;
mais il reste dans l'estomac et y cause toujours de plus en plus de
3 la plénitude, tant il est épais. Il épaissit aussi le sang; le foie et la
rate s'épaississent également par l'action du vin doux cuit.

Conséquences fâcheuses de son épaisseur.

Ch. 9; l. 1. θερμαίναι B; θερμαίνειν M.
Ib. οὐ B.
2. ὄντως conj.; ὃ τό AC 1ª m. M; ᾧ τό BV; ὄν C 2ª m.
4. ἡδύ] γλυκύ BV.
4-5. παρασκευάζει BV.
6. πεπλήρωκεν ἀεί· τοιάδε conj.; πεπληρωκέναι τι ἅδε ABMV; παραπληρωκέναι τι ἅδε C.
Ib. ἡ παχύτης ἐργάζεται C 2ª m. (p).
7. δὲ τὸ ἧπαρ. B.
8. σιραίων AC 1ª m. M.

ι'. Περὶ ὄξους, ἐκ τῶν Γαληνοῦ.

Simpl. med. VIII, 15, 10; t. XII, p. 90. *Meth. med.* XI, 18; p. 799, *et passim alibi.*

Ὄξος μικτῆς ἐστιν οὐσίας ψυχρᾶς καὶ θερμῆς, ἀμφοῖν λε- 1
πτομερῶν· ἐπικρατεῖ δὲ ἡ ψυχρὰ δύναμις, λεπτομερὴς οὖσα·
διόπερ ἀποκρουστικὴν ἔχει δύναμιν.

ια'. Περὶ ὄξους, ἐκ τῶν Ῥούφου, ἐκ τοῦ β' λόγου τοῦ Περὶ διαίτης.

Ἡ χρῆσις δὲ ὄξους πλείστη κατὰ τὰς διαίτας· ἥδυσμα γὰρ 1
τὸ κάλλιστον τοῖς ὄψοις, καὶ πολλὰ οὐκ ἂν εἴη ἐδώδιμα τούτου
δίχα. Καὶ εἴ τις ὑπομείναι μὴ φαγεῖν, μέγιστα ἂν βεβλάψεται, 2
ὥσπερ εἰ καὶ δίχα ἁλῶν ἐσθίοι οἷς πρέπουσιν ἅλες. Εὐκαρδιώ- 3
τατον δὲ ὄξος καὶ εὐσιτότατον, καὶ ταῖς πέψεσι συνεργὸν καὶ

10. DU VINAIGRE.

(Tiré de Galien.)

Pourquoi le vinaigre a des qualités répercussives.

1 Le vinaigre est formé du mélange d'une substance froide et d'une substance chaude, lesquelles sont toutes deux composées de molécules ténues; mais l'action du froid prédomine, bien que le froid reste subtil : voilà pourquoi le vinaigre a des propriétés répercussives.

11. DU VINAIGRE.

(Tiré de Rufus.)

[Du second livre du traité *Sur le régime.*]

Excellence du vinaigre comme assaisonnement.

On se sert très-fréquemment du vinaigre dans le régime ordi- 1
naire; car c'est le meilleur assaisonnement pour les mets secondaires, et plusieurs d'entre eux ne sauraient s'en passer. Si quel- 2
qu'un avait la force de s'en priver, il en éprouverait un très-grand
dommage aussi bien que s'il mangeait sans sel les mets auxquels cet
assaisonnement convient. Le vinaigre est excellent pour l'orifice de 3
l'estomac et fournit un très-bon aliment; il favorise la digestion et

Ch. 10; l. 1. ὑπάρχει Gal. — 2. δὲ τῆς θερμῆς ἡ ψυχρά Gal. — Ib. δύναμις om. Gal.

Ch. 11; l. 4. Ἡ om. V. — 5. πολλὰ οὐ M marg.; πολλοῦ ABC 1ª m. M text. V.

Matth. 198-199.

4 τῷ φλέγματι πολέμιον. Κάλλιστον δὲ ὄξος τὸ ἐκ τῶν ἰσχυροτάτων οἴνων, οὗτοι δέ εἰσιν οἱ στρυφνότεροι.

ιβ'. Περὶ τοῦ ἀπὸ τῶν στεμφύλων, ἐκ τῶν Ῥούφου, ἐκ τοῦ αὐτοῦ λόγου.

199
1 |Σκευάζεται πόμα τοιόνδε· ἐκθλίψαντες τὸν οἶνον ἀπὸ τῆς
σταφυλῆς, ἔπειτα ὕδωρ μίξαντες, πατοῦσι καὶ ἐκθλίβουσιν,
2 ἔπειτα ἕψουσιν, ὡς τρίτον τοῦ παντὸς ὑπολείπεσθαι. Γίνεται
δὴ γλυκὺ μὲν, ὥσπερ σίραιον, οὐ παχὺ δὲ, οὐδὲ ἰσχυρὸν, καὶ,
εἴ τις χρηστῶς ἕψοι, δεξιὸν καὶ εἰς ἡδονὴν καὶ εἰς οὔρησιν
καὶ ἄφυσον, ὥστε καὶ νοσοῦντι θαῤῥῶν προσφέροις, ἄν ποτε
3 δέοι· εἰ δὲ μὴ ἕψοις, ὄξος ἐντεῦθεν πονηρὸν γίνεται. Διοσκο- [Mat. med. V, 13.]
ρίδης δὲ καὶ ἁλῶν εἰς τὸν μετρητὴν ἐμβάλλει ξέστας β', καὶ

4 est ennemi de la pituite. Le meilleur vinaigre est celui qui provient des vins très-forts, c'est-à-dire de ceux qui ont une âpreté assez prononcée.

Quel est le meilleur vinaigre.

12. SUR LA BOISSON FAITE AVEC DU MARC DE RAISIN (*PIQUETTE*).

(Tiré de Rufus.)

[Du même livre.]

Manière de préparer la piquette;

1 On use encore de la boisson suivante : on exprime le vin du raisin, puis on verse de l'eau sur ce raisin, on le foule avec les pieds et on le pressure, puis on le fait bouillir jusqu'à ce qu'il ne
2 reste que le tiers de la masse du liquide. On obtient ainsi une boisson d'un goût sucré comme le vin doux cuit, mais qui n'est ni épaisse ni forte; et, si on la fait bien bouillir, elle convient et par le plaisir qu'elle donne et parce qu'elle pousse aux urines; elle est exempte de flatuosités, de façon qu'on peut la donner hardiment aux malades, si cela est parfois nécessaire; si on ne la fait pas bouillir, elle
3 se change en mauvais vinaigre. Dioscoride ajoute encore deux sextaires de sel par métrète, et met la liqueur, après l'hiver, dans un

— ses qualités et ses propriétés.

DIOSCORIDE la préparait d'une

Ch. 12. Tit. σταφυλῶν AM. — 4. πάτλουσι AC 1ª m. M. — 7. ἕψοι ex em. Matth.; ἕψει Codd. — 8. θαῤῥῶς B. — Ib. ὁπότε C 2ª m. — 9. ἕψεις A.

μετὰ τὸν χειμῶνα | ἐγχεῖ εἰς κεράμιον, χρῆσθαί τε αὐτῷ συμβουλεύει μετὰ ἐνιαυτὸν, διότι ταχέως ἐξίτηλος γίνεται.

ιγʹ. Περὶ τοῦ ἀδυνάμου οἴνου, ἐκ τῶν Διοσκορίδους.

Mat. med. V, 13; p. 700.

Ἔσʃι δὲ καὶ ὁ ἀδύναμος λεγόμενος· δεῖ δὲ ἴσον μέτρον ὕδα- 1
τος τῷ γλεύκει μίξαντας ἑψῆσαι πραέως πυρὶ μαλακῷ, ἄχρι ἂν οὗ ἐξαναλωθῇ τὸ ὕδωρ, καὶ μετὰ τοῦτο ψύξαντας καταγγίζειν εἰς ἀγγεῖον πεπισσωμένον.

ιδʹ. Περὶ μελικράτου, ἐκ τῶν Γαληνοῦ.

Comm. III in Vict. acut., § 9; p. 650-51.

Τὸ μελίκρατον οὐ πάνυ τι τοῖς πικροχόλοις ὠφέλιμόν ἐσʃιν· 1
ἐκχολοῦται γὰρ ἐν αὐτοῖς, ἐὰν μὴ φθάσῃ διεξελθεῖν ἢ κατὰ

manière particulière.

vase de terre cuite; il conseille de l'employer à un an de là, parce qu'elle se gâte rapidement.

13. DU VIN FAIBLE.

(Tiré de Dioscoride.)

Comment on prépare le vin faible.

Il y a encore le vin appelé *faible;* [pour le préparer] il faut mê- 1
ler ensemble parties égales d'eau et de vin doux; on les fait bouillir ensuite lentement sur un feu doux, jusqu'à ce que l'eau se soit épuisée; après cela, on refroidit le liquide et on le dépose dans un vase luté avec de la poix.

14. DE L'EAU MIELLÉE.

(Tiré de Galien.)

L'eau miellée ne convient pas

L'eau miellée n'est pas très-profitable aux gens tourmentés par la 1
bile amère; car, chez eux, elle se convertit en bile, à moins qu'elle

1. χρῆσθαι ex em.; χρᾶσθαι Codd. Ib. αὐτῷ ex em.; αὐτό BV; αὐτός ACM.
1-2. συμβουλεύοι ABCV.
Ch. 13. Tit. τοῦ om. BV.
Ib. Διοσκορίδου B.
3. δέ avant καί om. BC.
4. μίξαντες B. — Ib. ἐφεψῆσαι BV. — Ib. πράῳ ABCV. — Ib. ἄχρις ABV.
5. *tota aqua* Ras.
Ch. 14; l. 8. αὐταῖς C.

ἔντερον ἢ κατὰ κύσ7ιν, ὡς διεξελθόν γε πρὸς τῷ βλάψαι μηδὲν ὀνίνησι μέγισ7α· συναπάγει γὰρ ἑαυτῷ τὸ χολῶδες περίττωμα· συμφέρει τοίνυν ὑδαρέσ7ερον ἐπὶ τῶν τοιούτων φύσεων δίδοσθαι τὸ μελίκρατον, ὅπως μήτε διψῶδες εἴη, μήτε χολο-
2 ποιόν. Ὥσπερ δὲ τοῖς πικροχόλοις, οὕτω καὶ οἷς εἰς ὄγκον ἤρθη τὰ σπλάγχνα σκιῤῥούμενα καὶ φλεγμαίνοντα καὶ οἰδισκόμενα ἀνεπιτήδειον· μοχθηρὸν γὰρ ἐν τούτοις γίνεται, μὴ δυνάμενον μὲν διεξέρχεσθαι ταχέως αὐτά, ἐκχολούμενον δὲ ῥᾳδίως, καὶ μάλισ7α ἐν ταῖς φλεγμοναῖς διὰ τὸ πλῆθος τῆς θερμασίας.
3 Τὸ μὲν οὖν μέλι, διότι πάντων ἐσ7ὶ γλυκύτατον, ὅταν εἰς θερμὴν ἀφίκηται σώματος κρᾶσιν, μεταβάλλεται καὶ τρέπεται πρὸς τὸν χολώδη χυμὸν εὐθέως ἐν τῇ γασ7ρὶ πρὶν εἰς τὰς φλέβας ἀναδοθῆναι· καὶ, εἴπερ φθάσειεν ἄνευ τῆς τοιαύτης μετα-

E deperd. lib. Cf. *Com. V in Epid.* VI, 14; p. 272-73; *Nat. fac.* II, 8; t. II, p. 123-25;

ne passe auparavant par les intestins ou par la vessie, tandis que, si elle passe, non-seulement elle ne nuit en aucune façon, mais elle procure même un grand avantage, parce qu'elle entraîne avec elle les superfluités bilieuses; il convient donc, pour les constitutions bilieuses, de donner de l'eau miellée qui soit plutôt aqueuse, afin
2 qu'elle ne donne pas de soif et ne produise pas de bile. De même que l'eau miellée ne convient pas aux gens tourmentés par la bile amère, de même elle ne convient pas à ceux dont les viscères sont tuméfiés par l'effet d'un *squirrhe*, de l'inflammation ou d'un œdème; car elle est nuisible chez ces individus, en ce qu'elle ne saurait traverser rapidement ces organes, tandis qu'elle se change facilement en bile, surtout dans les inflammations, à cause de l'excès de cha-
3 leur. Le miel, étant de toutes les substances la plus sucrée, s'il tombe dans un organisme d'un tempérament chaud, se change et se convertit en une humeur bilieuse aussitôt qu'il arrive dans les intestins avant de remonter dans les veines; et, s'il arrive dans les veines sans

dans les cas de prédominance de bile amère;

- ni dans le cas de tumeurs viscérales.

Ce que deviennent les substances sucrées et en particulier le miel

1. ἢ κύσ7ιν Gal. — Ib. ὡς εἴ γε διεξέλθοι πρός Gal. — Ib. τό ABCV.
2. συναπάγεται Gal. Ib. γάρ om. A 1ª m.
2-3. αὐτῷ χολώδη περιτ7ώματα Gal.
3. αὐτοῦ ὑδαρέσ7ερον Gal.
5. οἷς ὄγκον C 1ª m.; οἷς κατά τι πάθος εἰς ὄγκον Gal.
8. μέν] δέ BV; γε Gal. — Ib. αὐτῶν ABCV. — Ib. δέ] τε Gal.
9. τό om. Gal.
13. καί om. ABC 1ª m. V Ras.

Comm. III in Vict. ac. § 2; p. 637-38, et passim alibi.

Comm. III in Vict. acut. § 13; p. 659-60.

ϐολῆς ἀναδοθῆναι, πάντως ἔν γε ταῖς Φλεψὶ μεταϐάλλεται· τὰ δὲ ἄλλα κατὰ τὸ μέτρον τῆς γλυκύτητος ἢ πρωϊαίτερον ἢ ὀψιαίτερον ἔχει τὴν μεταϐολὴν κατὰ τὸν αὐτὸν λόγον, ἐν μὲν Θερμοτέρᾳ Φύσει Θᾶτῖον, ἐν δὲ ψυχροτέρᾳ βραδύτερον. Ἐκχολου- 4
μένου τοίνυν τοῦ μέλιτος ἐν τοῖς ὀξέσι νοσήμασι, καὶ κατὰ τοῦτο βλάπῖοντος αὐτὰ, βραδυπόρου δὲ ὄντος τοῦ ὕδατος καὶ μένοντος ἐπὶ πλεῖσῖον ἐν τοῖς ὑποχονδρίοις, καὶ τούτου πάλιν ὄντος Φευκτοῦ, τὸ μικτὸν ἐξ αὐτῶν ἐπιτήδειον γίνεται κατὰ τοιαύτην κρᾶσιν συντιθέμενον· ὕδατι πλείονι μέλιτος μιγνύσθω τοσοῦτον, ὡς ὁδοποιεῖν τε καὶ πρὸς τὴν ἀνάδοσιν ἄγειν αὐτό· τά τε γὰρ οὖρα πορμώτερα γίνεται, καὶ ἡ τῶν πῖυέλων ἀναγωγὴ Θᾶτῖον, οὕτω κερασθέντων αὐτῶν· εἰ δὲ πολὺ τοῦ μέ-

dans les organismes chauds.

L'eau miellée n'a pas les inconvénients de l'eau ou du miel seul.

subir ce changement, il s'y transforme certainement lorsqu'il y est parvenu; les autres substances sucrées subissent ce changement plus tôt ou plus tard, en raison de l'intensité de leur goût sucré, en observant la même proportion que le miel, c'est-à-dire qu'elles le subissent plus rapidement dans une constitution plus ou moins chaude, et plus lentement dans une constitution plutôt froide. Ainsi, 4
puisque le miel se change en bile dans les maladies aiguës, et que, de cette façon, il leur est nuisible; que, de son côté, l'eau passe lentement et séjourne très-longtemps dans les hypocondres, et que ce dernier inconvénient doit à son tour être évité, le mélange de ces substances devient utile, si on le compose dans les proportions suivantes : il faut mêler à une grande quantité d'eau assez de miel pour qu'il lui fraye le chemin et l'amène à être distribuée dans le corps; car, si les ingrédients sont mêlés dans cette proportion, les urines commenceront à couler plus facilement, et l'évacuation des crachats devient plus rapide; si, au contraire, on y a mis beaucoup

1. ἔν τε ταῖς V; ἐν ταῖς B.
2. κατά om. B.
Ib. γλυκύτερος C 1ª m.
3. ἴσχει ABV.
4. βραδύπορον C 1ª m.
5. ταῖς ὀξείαις νόσοις Gal.
6. αὐτά] ἡμᾶς Gal.
7. μέλλοντος C.
7-8. καὶ διὰ τοῦτο ὄντος Gal.; *sitque idcirco* Ras.
8. ἐξ ἀμφοῖν ἐπιτήδ. Gal. et Ras.
8-9. κατὰ τὴν τοιαύτην Gal.
9. ὅταν ὕδατι Gal. — Ib. μιχθῇ Gal.
12. κρασθέντων B.

5 λιτος μιχθείη, δίψαν τε ποιεῖ καὶ γλισχραίνει τὸ πτύελον. Εἰς ταῦτα μὲν οὖν ἐπιτηδειότερόν ἐστι τὸ ὑδαρέστερον μελίκρατον,
6 τὸ δὲ ἀκρατέστερον εἰς τὴν τῆς γαστρὸς ὑποχώρησιν. Καὶ τὸ ὠμὸν δὲ μελίκρατον ὑπακτικώτερόν ἐστι, τὸ δὲ καλῶς ἡψημένον
7 τροφιμώτερον. Σκευάζειν δὲ χρὴ τὸ μελίκρατον, πρῶτον μὲν ὕδατι πολλῷ μιγνύντας τὸ μέλι, μετὰ τοῦτο δὲ ἕψοντας, ἄχρι περ ἂν ἀφρίζον παύσηται· προσήκει δὲ αἴρειν ἀπὸ αὐτοῦ δηλονότι συνεχῶς τὸν ἀφρὸν εὐθὺς ἅμα τῷ γεννᾶσθαι· διὰ γὰρ τῆς τοιαύτης παρασκευῆς ἀποτίθεται τὴν δριμύτητα.

Comm. III in Vict. acut. §17; p. 668.

Al. fac. III, 39; p. 640-41.

ιε'. Περὶ ἀπομέλιτος.

1 Ἀπόμελι δὲ πίνουσι μὲν, ὡς ἔμψυχον καὶ ἄδιψον, ὥρᾳ θέ-

San. tu. IV,

5 de miel, il produit de la soif et rend les crachats visqueux. Si donc on veut produire les effets susdits, l'eau miellée plus ou moins aqueuse est préférable, tandis que l'eau miellée plus ou moins
6 chargée convient pour relâcher le ventre. L'eau miellée crue est également plutôt propre à relâcher le ventre, tandis que l'eau miellée
7 bien cuite est plutôt nourrissante. On doit préparer l'eau miellée en mêlant d'abord le miel à une grande quantité d'eau, et en le faisant bouillir ensuite jusqu'à ce qu'il cesse de produire de l'écume; mais il faut, bien entendu, ôter constamment l'écume aussitôt qu'elle se forme, car cette opération enlève au miel son âcreté.

Comment agit l'eau miellée faible ou forte, crue ou cuite; — manière de la préparer.

15. DE L'EAU DE RAYONS DE MIEL.

1 On boit l'eau de rayons de miel en été, comme une liqueur

Cas dans lesquels

1. τόν ABV.
1-2. Καὶ διὰ ταῦτα Gal.
2. οὖν om. Gal.
Ib. μελίκρατον εἴς τε τὴν τῶν πτυέλων ἀναγωγὴν καὶ τὴν τῶν οὔρων διέξοδον Gal.
3. τὰς.... ὑποχωρήσεις Gal.
4. ἑψημένον AC.
5. πρῶτον μέν om. B.
5-6. πρῶτον.... μέλι] κἂν ὀκταπλάσιον μιγνύντας ὕδωρ τοῦ μέλιτος Syn.
7. φρίζον C 2ª m.; φρίξον ABC 1ª m. V.
8. γενέσθαι Gal.
8-9. γάρ τοι τῆς Gal.
Ch. 15; l. 10 et p. 364, 1. δι' ὅλου τοῦ θέρους Gal.

6; p. 274-75.—Comm. II in fract. § 29, t. XVIII b; p. 466.

ρους, μιγνύντες ὕδατι ψυχρῷ. Ἔστι δὲ καὶ τοῖς τοὺς ὠμοὺς 2
χυμοὺς ἠθροικόσιν ὠφέλιμον, καὶ μάλιστα ὅταν ὀξυνθῇ, πάσχει δὲ πλειστάκις τοῦτο, τὸ μὲν μᾶλλον, τὸ δὲ ἧττον, ὡς ἂν
διὰ ὕδατος σκευαζόμενον οὐ τοῦ ὀμβρίου, καθάπερ τὸ ὑδρόμηλον, ἀλλὰ τοῦ ἐπιτυχόντος. Σκευάζεται δὲ οὕτως· κηρίων οὐ 3
τῶν φαύλων ἐκθλίψαντες τὸ μέλι, βάλλομεν εἰς λέβητα πηγαῖον
ὕδωρ ἔχοντα καθαρόν τε καὶ ἡδὺ, κἄπειτα ἑψήσαντες, ἄχρι ἂν
ἱκανῶς δόξῃ τὰ κηρία τὴν ἐν ἑαυτοῖς ὑγρότητα πᾶσαν ἀποτε-
θεῖσθαι, κατατίθεμεν καὶ φυλάττομεν καὶ χρώμεθα τοῦτο τὸ
πόμα, ὃ οἱ παλαιοὶ ὀξύγλυκυ ὠνόμαζον.

? Comm. III in fract. § 49; p. 609.

convient l'eau de rayons de miel;

propre à rafraîchir et à éteindre la soif, en la mêlant à de l'eau
froide. Cette boisson convient aussi à ceux qui ont une accumula- 2
tion d'humeurs crues, surtout quand elle s'est aigrie; et cela lui
arrive très-souvent à un degré plus ou moins prononcé, parce
qu'on ne la prépare pas avec de l'eau de pluie, comme l'hydromel,
mais avec la première eau venue. On la prépare de la manière sui- 3
vante : on exprime le miel des rayons, lesquels doivent être de
bonne qualité, et on le jette dans un chaudron contenant de l'eau
de source pure et agréable au goût; ensuite on fait bouillir jusqu'à
ce que que les rayons semblent avoir perdu suffisamment tout le
liquide qu'ils contenaient; on met ce liquide en réserve, on le conserve, et on fait usage de cette boisson, que les anciens appelaient
oxyglyky (aigre-doux).

— manière de la préparer.

1. μιγνύοντες C 2ª m.; κεραννύντες Gal.
Ib. καί om. V.
3. τοῦτο μέν C 1ª m.
Ib. ἄν om. ABCV.
4. σκευαζομένου AC.
4-5. ὑδρόμελι C 2ª m. Gal.
5. ἀλλ' αὐτοῦ V.
Ib. ἐπιψύχοντος ABC 1ª m. V.
Ib. κηρίον Gal.
6. πάνυ φαύλων Gal.
Ib. βάλλουσιν Gal.
7. τε om. B.
Ib. ἄχρις Gal.
7-9. ἄχρι . . . . . ἀποτεθεῖσθαι] μέχρι ἂν μηδεὶς ἀφρὸς ἐπανίσταται C 2ª m. (e Gal. *San. tu.*)
8. ἐν om. ABCV.
Ib. ἑαυτῆς A; αὐτοῖς Gal.
8-9. ἀποτεθηκαῖσθαι A; ἀποτεθῆσθαι 2ª m.; ἐναποτεθεῖσθαι τῷ ὕδατι Gal.
9. κατατίθενται καὶ φυλάττουσι καὶ χρῶνται Gal.
9-10. τοῦτο τὸ πόμα om. Gal.
10. οἱ ex em.; om. Codd.
Ib. ὀνομάζομεν AC 1ª m.

ις'. Περὶ ὑδρομήλου τοῦ παρὰ τοῖς ἀρχαίοις.

E deperd. lib.

1 Ὅταν παύσηται σηπόμενον τὸ ὄμβριον ὕδωρ, τηνικαῦτα τὴν
γλυκύτητα ἐπικτᾶται· τούτῳ μίξαντες μέλι προαφηψημένον τε
2 καὶ προαπηφρισμένον χρώμεθα. Καλεῖται δὲ συνήθως ὑδρόμηλον τὸ τοιοῦτο πόμα, Διοσκορίδης δὲ ὑδρόμελι τοῦτο καλεῖ, καὶ
σκευάζεσθαί φησιν αὐτὸ, πρὸς ἓν μέρος μέλιτος δύο ὕδατος ὀμβρίου παλαιοῦ μιγνυμένων καὶ ἡλιαζομένων, τινὰς δὲ πηγαῖον
ὕδωρ μιγνύειν καὶ ἀφέψειν εἰς τὸ τρίτον καὶ ἀποτίθεσθαι.

[Mat. med. V, 17.]

ιζ'. Περὶ ἀπομέλιτος, ἐκ τῶν Φιλαγρίου, ἐκ τοῦ Περὶ ἡδέων πομάτων.

1 Καιρὸς πόσεως ἀπομέλιτος, κατὰ ὃν ἂν φανῇ σημεῖον πέ-

16. DE L'HYDROMEL USITÉ CHEZ LES ANCIENS.

Mode de préparation de l'*hydromélon*.

1 Quand l'eau de pluie a perdu la propriété de se corrompre, elle
devient douce; on se sert de cette eau après y avoir mêlé du miel
2 qu'on a préalablement fait bouillir et écumé. On appelle vulgairement cette boisson *hydromélon*, mais Dioscoride l'appelle *hydromel*,
et il dit qu'on la prépare en mêlant à une partie de miel deux parties de vieille eau de pluie et en exposant le mélange au soleil; il
dit aussi que certaines gens font le mélange avec l'eau de source,
le réduisent au tiers par l'ébullition et le mettent en réserve.

DIOSCORIDE l'appelle *hydromel*; comment il le prépare.

17. DE L'EAU DE RAYONS DE MIEL.

(Tiré de Philagrius.)

[Du traité *Sur les boissons agréables.*]

A quelle

1 Le temps opportun pour boire de l'eau de rayons de miel est,

CH. 16; l. 2. προαφηψημένον ex em.; προαφηψώμενον BV; προαφεψώμενον AC.
3. προαπεφρισμένον C 2ª m.
4. τοιοῦτον V.
5. μέλος C 1ª m.
6. μιγνυμένων καὶ ἡλιαζομένων em. Sarac. ad Diosc.; μιγνυμένου καὶ ἡλιαζομένου Codd. et Diosc.
7. ἀφέψειν] ὠφελεῖν C 1ª m.
Ib. εἰς τὸ τρίτον Diosc.; εἰς τρίτον Codd.

ψεως, ἐν μὲν πυρετῷ μόνων κατὰ οὔρων· εἰ δέ τι καὶ περὶ
πνεύμονα τύχοι ταύτης δεόμενον, καὶ ἐν τοῖς ἀναπλυσθεῖσι
δεικνύμενον. Δοθείη δὲ ἂν οὐκ ἀτόπως καὶ πρὸ πέψεως· καὶ 2
γάρ τι καὶ τμητικὸν ἔχει καὶ ῥυπτικὸν καὶ συμπέψαι δυνάμε-
νον· ἀλλὰ βέλτιόν γε πέψαι μελίκρατον αὐτοῦ δύναται. Βελ- 3
τίων οὖν ὁ καιρὸς ἀπομέλιτος ὕστερον, ὡς ἂν καὶ οἰνῶδές τι
κεκτημένου· συμβαίνει γε μὴν τοὺς πυρετοὺς ἐξάπτεσθαι πλέον
οἴνου πόσει, μὴ παρακμάζοντος ἤδη τοῦ νοσήματος, κατὰ ὃν
χρόνον λελέπτυνται μὲν τὰ αἴτια καὶ τῶν πόρων ἄνοιξις γέγο-
νεν· τηνικαῦτα γὰρ πινόμενος οἶνος πόριμος, οὔτε ἐπαύξων
τὸ τῶν πυρετῶν γένος, καὶ πρὸς τὸ δέρμα τὴν θερμασίαν ἀνά-
γων, καὶ κατακιρνὰς μὲν εὐθέως τὰς δριμύτητας |, συνεξάγων δὲ 56

Période de la maladie où il faut boire l'eau de rayons de miel.

dans les fièvres, celui où il se montre quelque signe de coction
dans les urines seulement, et tout à la fois dans les crachats [et
dans les urines], s'il y a, en outre, au poumon quelque affection qui
ait besoin d'arriver à coction. Il ne serait pas déraisonnable non 2
plus de donner de l'eau de rayons de miel avant la coction, parce
qu'elle a quelque chose d'incisif et de détersif, et qui peut contri-
buer à amener la coction; cependant l'eau miellée vaut mieux pour
amener la coction. Le temps le plus favorable pour boire de l'eau 3
de rayons de miel c'est donc après la coction, parce que cette liqueur a quelque chose de vineux; or on voit les fièvres s'aggraver,
si l'on boit du vin quand la maladie n'est pas encore arrivée à son
déclin, époque où les causes sont atténuées et où les canaux se
sont ouverts; c'est alors que le vin qu'on boit passe bien, qu'il
n'aggrave pas les symptômes de la fièvre, qu'il attire la chaleur
vers la peau, qu'il tempère immédiatement les acrimonies, que peu

1. μόνον ABMV; μόνου C 1ª m.
2. τύχῃ A.
Ib. καί om. ABC 1ª m. MV.
3. δεικνυμένης C 1ª m.
Ib. δέ om. BV. — Ib. πρὸ ψέως A; πρὸ πέψεως ἕνεκα C 2ª m.
4-5. δυνάμενον..... πέψαι om. C M text.; ὡς C 2ª m.
5. μελικράτου M marg.
Ib. αὐτό C 2ª m.
6. καρπός C 1ª m.
7. κεκτημένους A; κεκτημένον C 2ª m.
7-8. πλέον ὥσπερ ἐν οἴνου C 2ª m.
10. γάρ om. B.
11-12. ἄγων CM.
12 et 367, 1. τάς..... προτρέπων om. V. — 12. δέ ex em.; διά Codd.

DES BOISSONS.

Matth. 56.

ὀλίγον ὕστερον ἱδρῶτάς τινας, καὶ οὖρα προτρέπων, ὥστε ὁ
τῆς παρακμῆς καιρὸς ἐπιτήδειός ἐστιν οἴνου πόσεως καὶ τῶν
4 ἄλλων τῶν οἰνωδῶν πομάτων. Ἀλλὰ ἐπεὶ πάλιν οἴνου μὲν
ἀσθενέστερον ἀπόμελι κατὰ θερμασίαν τυγχάνει, ῥυπτικῆς δὲ
καὶ τμητικῆς ὑπάρχει δυνάμεως, τοῦτο δὲ προπαρασκευαστικὸν
λύσεως τῶν ἐπὶ χυμοῖς σηπομένοις ἀναπτομένων πυρετῶν γί-
5 νεται, διδόναι καὶ πρὸ παρακμῆς ἀπομέλιτος ποτοῦ. Μελίκρατον μὲν δὴ συντεθὲν αὐτίκα πίνεται· καὶ τὸ ὀξύμελι δὲ δοθείη
ποτὲ ἂν παραχρῆμα συντεθὲν, εἰ καὶ βέλτιόν ἐστι κεχρονι-
σμένον αὐτὸ προσφέρειν· διὰ ἀκριβείας γὰρ τηνικαῦτα κεχωρή-
6 κασιν εἰς ἀλλήλας αἱ δυνάμεις. Καὶ ῥοδόμελι δὲ καὶ ὀμφακόμελι καὶ τὸ διὰ κωδυῶν χρονισθῆναι λίαν ἐθέλει· τὸ μὲν γάρ
τοι παχὺ καὶ τρυγῶδες ἐν αὐτοῖς ἐστι, τὸ δὲ αὖ χρήσιμον καὶ

après il provoque quelques sueurs et pousse aux urines; l'époque
du déclin est donc celle où il convient de boire du vin ou quel-
4 qu'une des autres boissons vineuses. Mais, comme, d'un autre
côté, l'eau de rayons de miel a une chaleur plus faible que le vin,
qu'elle est douée de propriétés détersives et incisives, et que c'est
là ce qui prépare la solution des fièvres produites par des humeurs en
putréfaction, il faut donner également à boire de l'eau de rayons de
5 miel avant le déclin. On boit l'eau miellée immédiatement après
qu'elle a été préparée : on peut quelquefois aussi donner l'oxymel aussitôt après sa préparation, quoiqu'il vaille mieux l'administrer quand il y a vieilli; car alors ses propriétés se sont unies
6 intimement. Mais le miel aux roses, le miel au verjus et la boisson aux têtes de pavot ont grand besoin de vieillir; car ces liqueurs
contiennent une partie épaisse de la nature de la lie de vin, et une

Quelles liqueurs on peut boire quand elles sont nouvelles, et quelles on doit boire quand elles ont vieilli.

1. ὕστερον δὲ ἱδρῶτας C 2ª m.
Ib. προτρέπον AC.
5. καί om. C 1ª m.
6. ἐπί] ὑπό A 1ª m.
8. μὲν δή] μέντοι C 2ª m.
Ib. συντεθέν ex emend.; συντιθέν Codd.
Ib. δοθεῖεν AB.
9. συντιθέν ABM. — Ib. ἤ B.
11. ἄλλας C; ἄλληλα 2ª m.
11-12. δὲ καὶ ὀμφακ. om. A 1ª m. C.
12. κωδυῶν ex em.; κωδύων AM; κωδίων BC 2ª m. V; κωλύων A 2ª m.; κωλίων C.
13. τοι] τι C.

ϖότιμον, καὶ δεῖται χρόνου ϖρὸς διάκρισιν, καὶ μάλισ7α δὲ τὸ ἀπόμελι· ϖρὶν γὰρ οἰνῶδές τι κατά τε τὴν γεῦσιν καὶ τὴν ὀσμὴν ἐν τῷ χρόνῳ ϖροσλαβεῖν, οὐδὲν ἂν μελικράτου δόξειε διαφέρειν· ἑψηθὲν δὲ καὶ μηνῶν ϖου γενόμενον ἓξ οὐχ ἃς εἴρηκα μόνας ἐνεργείας, ἀλλὰ καὶ τὴν ῥωσ7ικὴν οἴνου δίκην ἐπιδείκνυται δίχα τοῦ τῆς κεφαλῆς ἅπ7εσθαι. Πίνειν μὲν οὖν ἀπόμελι 7
χρόνιον, σκευάζειν δὲ ὧδε· κηρία λαβόντες ϖεπληρωμένα μέλιτος, λευ|κὰ μὲν τὴν χρόαν, διαυγὲς δὲ ἔχοντα τὸ μέλι, διὰ 57
τῶν χειρῶν ἐκθλίβομεν, καὶ ὕδωρ ϖηγαῖον καλὸν μίγνυμεν, ϖαχυτέρῳ μὲν ὄντι τέτ7αρα μέτρα, μέσῳ δὲ τρία καὶ ἥμισυ, λεπ7οτέρῳ δὲ ὑπάρχοντι καὶ ὑγροτέρῳ τρία τοῦ ὕδατος, καὶ τό γε τοῦ κηροῦ γεῶδες λείψανον, ἐξ οὗπερ ἐξέβη τὸ μέλι,

autre qui est utile et bonne à boire : ces deux parties ont besoin de temps pour se séparer, surtout pour l'eau de rayons de miel ; car, avant que cette dernière n'ait avec le temps acquis quelque chose de vineux au goût et à l'odorat, elle ne semblera différer en rien de l'eau miellée; si, au contraire, on l'a soumise à l'ébullition et si on l'a conservée pendant six mois environ, elle offre non-seulement les propriétés que je viens d'énumérer, mais en outre elle a celle de fortifier à l'instar du vin, sans affecter la tête. Il faut donc boire 7
l'eau de rayons de miel quand elle a vieilli, et la préparer de la manière suivante : on prend des rayons remplis de miel de couleur blanche et qui laissent apercevoir le miel en transparence, on les exprime avec les mains, et on y mêle quatre mesures de bonne eau de source si le miel est un peu épais, trois et demie s'il est de consistance moyenne, et trois s'il est plutôt ténu et liquide; on exprime fortement avec les mains le résidu terreux de la cire d'où le miel est sorti, on casse ce résidu en petits morceaux qu'on laisse

Préparation de l'eau de rayons de miel.

1. διάκρ. μάλισ7α BMV.
1-2. τὸ αὐτὸ μέλι C 1ª m.
2. ϖρὶν . . . . τε om. C.
3. ϖροσλαβῇ M; ϖροσλαβόν C 2ª m.
4. ἃς] οὓς V.
6-7. κεφαλῆς . . . ὧδε om. C 1ª m.; λείπει τι 2ª m. — 7. λαβόντες ex em.; λαβών Codd.
8. διαυγῆ C. — Ib. δέ om. ACM.
9. ἐκθλίβεται C 2ª m.
Ib. μίγνυται C.
10. ὅτι ABC 1ª m. MV.

θλίβοντες ταῖν χεροῖν ἐπὶ πολὺ, διαθρύπτομεν εἰς λεπτὰ μόρια, κατὰ αὐτὸ τὸ ὕδωρ ποιούμενοι τὴν θρύψιν· εἶτα συναγαγόντες τὸ ὑγρὸν καὶ λύσαντες ὅλον τὸ μέλι, κἄπειτα ἐμβαλόντες εἰς καινὴν χύτραν προαπεζεσμένην ἠρέμα καὶ τὸ γεῶδες ἀποτεθειμένην, ἄνθραξι πυροῦντες, ἢ ξύλων ἀκάπνων φλογὶ λεπτοτέρᾳ, ζέννυμεν, ἀφαιροῦντες ἑκάστοτε τὸ οἷον ἀποπτυόμενον ἐν τῇ ζέσει κόπριον.
8 Μετὰ δὲ τὰς πρώτας ζέσεις ἀφελόντες τὸ γεῶδες ἅπαν καὶ δηλονότι καὶ τὸν ἀφρὸν, καθελόντες τε τὴν χύτραν, εἶτα ἐάσαντες ψυχθῆναι τελέως, καὶ μετὰ τὴν ψύξιν τὸ ἐποχούμενον ἐξελόντες· ἐπανθεῖ δὲ ψυχθέντος· αὖθις τὴν χύτραν ἐπὶ τοῦ πυρὸς θερμαίνομεν, καὶ ζέσαντες ἀποτίθεμεν ἀφελόντες τε τὸ ἐπιπολάσαν πάλιν, εἰ ψυχθείη· τρίτην δὲ ποιησάμενοι ζέσιν καὶ ψύξιν καὶ κάθαρσιν τοῦ περιττώμα-

tomber dans l'eau; ensuite on recueille le liquide et on y dissout tout le miel; puis on verse cette liqueur dans un pot neuf où l'on a préalablement fait bouillir doucement de l'eau, afin de lui ôter ce qu'il a de terreux; on fait bouillir l'eau de rayons de miel en chauffant avec des charbons ou à l'aide d'une flamme peu intense produite par du bois qui ne donne pas de fumée; on ôte constamment les impuretés que le liquide crache pour ainsi dire pendant l'ébullition.
8 Après la première ébullition, on enlève tout ce qu'il y a de terreux, ainsi que l'écume, bien entendu; on ôte le pot du feu, puis on le laisse refroidir complétement, et on enlève ce qui surnage après le refroidissement (car, vers ce temps, il surnage quelque chose à la surface); ensuite on chauffe de nouveau le vase, et, après l'ébullition on le met de côté, sans oublier d'enlever auparavant, encore une fois, ce qui se porte à la surface après le refroidissement; enfin, après avoir soumis le liquide pour la troisième fois à l'ébullition, au refroidissement, et après en avoir enlevé de nouveau les

1-3. θλίβοντες... τὸ μέλι om. B. — 2. παρύμενοι A 1ª m. — Ib. θρέψιν C 1ª m. — 3. διαλύσαντες C 2ª m. — 3-4. ἐμβαλόντες ex emend.; ἐμβάλλοντες Codd.; βαλόντες Aët. — 5. ἢ] εἰς C; ἐκ 2ª m. — 6. οἶνον B. — 8. τόν om. B. — Ib. καθελοῦντες C. — 10. ἐπανθεῖ] ἔπειτα C 2ª m. — 12. ἀφελοῦντες C. — Ib. ἢ εἰ B. — 13. ποιησάμενος ABMV.

τος, οὕτως ἐμβάλλομεν εἰς ἀγγεῖον τὸ σκευασθὲν ἀπόμελι κερά-
μειον· καλὰ δέ ἐστι τὰ Φιλαδελφηνὰ καὶ Καρυηνὰ καὶ Ὀμφα-
κηνὰ προσαγορευόμενα· τίθεμέν τε | αὐτὸ κατὰ οἶκον, ἐν ᾧ καὶ 58
οἶνος τεθεὶς εἴωθεν ἄτρεπτος μένειν. Δῆλον δέ ἐστι δήπουθεν 9
τὸ χρῆναι τὴν ζέσιν ἐπὶ πλέον ποιεῖσθαι· τὸ γὰρ ἀρξαμένης
ἢ βραχὺ προελθούσης καθελεῖν τὴν χύτραν ἀτελῆ τὴν ἕψησιν
ἐργάζεται, καὶ περίττωμα καταλείπεται γεῶδες σαπῆναι δυνάμενον καὶ διαφθεῖραι τὸ ποτόν. Διττὴ δέ ἐστι σύνθεσις ἀπο- 10
μέλιτος· τὸ μὲν γὰρ μόνον ἑψομένων ἐν ὕδατι τῶν κηρίων γίνεται μετὰ τὴν ἔκθλιψιν τοῦ μέλιτος, καὶ ποιοῦσι κατὰ τὰς
ἀγροικίας αὐτὸ πλεῖστον ὅσον οἰνῶδες καὶ παχὺ καὶ μελάν-
τερον· τὸ δὲ, ὡς αὐτὸς ἔφην, συντιθέμενον, ὡς τοῦ μέλιτος
εἶναι μᾶλλον ἐν αὐτῷ χρείαν ἢ τῶν κηρίων· πλύνεται γὰρ

impuretés, on verse l'eau de rayons de miel préparée dans un
vase de terre cuite (or les vases dits de Philadelphie, de Carye
ou d'Omphace conviennent à cet effet), et on le met dans une
chambre où le vin se conserve habituellement sans tourner. Il est 9
clair qu'il faut prolonger l'ébullition pendant longtemps; car, si on
ôte le vase du feu quand elle n'a fait que commencer ou quand
elle est peu avancée, il s'ensuivra que le liquide est incomplétement cuit, et il y reste des impuretés terreuses qui peuvent
se pourrir et gâter la boisson. Il y a deux manières de préparer 10
l'eau de rayons de miel; la première consiste à faire bouillir seulement dans l'eau les rayons après en avoir exprimé le miel, et
c'est de cette manière qu'on fait à la campagne une eau de rayons
de miel très-vineuse, très-épaisse et plus ou moins noire; l'autre
espèce se prépare comme je viens de le décrire, en considérant
qu'on a un plus grand besoin du miel que des rayons pour cette

Il faut prolonger l'ébullition.

Deux manières de préparer l'eau de rayons de miel;

2. καλά] κατά C; οἷα C (p); τοῖα C (T).

Ib. Φιλαδελφηνά ex em.; Φιλαδελφινά Codd.

2-3. Ὀμφακηνά ex em.; Ὀμφακηρά Codd.

7. ἐργάζεσθαι B.

8. διαφθεῖραι ex em.; διαφθαρῆναι Codd.

9. μόνον ex em.; μόνων Codd.

Ib. ἑψημένων BV. — Ib. κρέων B.

10. εἴσθλιψιν C 1ª m.

13 et p. 371, 1. εἶναι. . . τοῦ μέλιτος om. B.

Matth. 58.

ταῦτα κατὰ τὸ ὕδωρ, οὐχ ἕψεται, τοῦ μέλιτος ὅλου συνεψο-
11 μένου. Καὶ ταύτῃ γε τῇ συνθέσει διὰ παντὸς ἡμεῖς χρώμεθα, τὴν ὕδατος μόνου πόσιν, ὡς ἐπὶ τὸ πολὺ, παραιτούμενοι· κακίας γὰρ ἐπὶ πυρεκτικῶν ἀῤῥωσΊιῶν οὐκ ὀλίγας οὔτε μικρὰς ἐπιδείκνυται.

ιη'. Περὶ τοῦ διὰ κωδυῶν, ἐκ τῶν Γαληνοῦ.

Sec. loc. VII, 2, t. XIII; p. 43-47.

1 Ἐμβάλλομεν εἰς τὸν ἕνα ξέσΊην τοῦ ὕδατος κωδύας δέκα· προεμβρέχειν δὲ αὐτὰς, ἐὰν μὲν ὦσιν ὑγρότεραί τε καὶ μαλακώτεραι, μιᾶς ἡμέρας καὶ νυκτός· ἐὰν δὲ σκληρότεραι καὶ ξηρότεραι τυγχάνωσιν οὖσαι, καὶ πλείονι χρόνῳ τῆς μιᾶς ἡμέρας· ἄμεινόν γε μὴν τὰς μήπω σκληρὰς λαμβάνειν· εὔδηλον δὲ ὅτι

boisson; car on lave les rayons dans l'eau sans les faire bouillir,
11 tandis qu'on soumet à l'ébullition tout le miel. C'est de cette préparation que nous nous servons toujours, car nous rejetons habituellement l'usage de l'eau toute seule, parce que, dans les maladies fébriles, elle produit des effets mauvais assez nombreux et assez considérables.

- laquelle l'auteur préfère.

18. DU MÉDICAMENT AUX TÊTES DE PAVOT.
(Tiré de Galien.)

Mode de préparation du *diacode*.

1 On jette dans un sextaire d'eau dix têtes de pavot : il faut les faire macérer d'abord, si elles sont plutôt humides et molles, pendant un jour et une nuit; si, au contraire, elles sont plutôt dures et sèches, pendant un espace de temps qui va au delà d'une journée; cependant il est préférable de prendre celles qui ne sont pas encore dures; il est clair qu'on rejettera aussi celles qui sont tout à fait molles;

2. τε ACV.
3. τὴν τοῦ ὕδατος C 2ᵃ m.
Ib. ἐπιπολύ B.
Ch. 18. Tit. διὰ κωδωνίων C 1ᵃ m.
6. Ἐκβάλλομεν A; Ἐμβάλλονται Gal.
Ib. τόν om. Gal.
7. προεμβρέχειν *ad Eun.*; προεκβρέχων ABCV; προβρέχων Gal.; βρέχειν Aët. — Ib. ἂν δὲ ὦσιν *ad Eun.* — Ib. δέ om. C.
9. τυγχάνουσιν B. — Ib. πλέονι AB V. — Ib. ἡμέρας αὐτὰς διαβρέχω Gal.
10. ἄμεινον δὲ τάς Gal.
Ib. μή πως A.

καὶ τὰς λίαν μαλακὰς ἀποβάλλεσθαι προσήκει· αἱ μὲν γὰρ
ξηρότεραι τὸν χυλὸν ὀλίγον ἔχουσιν· αἱ δὲ ὑγρότεραι πολὺν
μὲν, ἀλλὰ ἄπεπτον ἔτι καὶ ὑδατώδη καὶ ἄτονον· διὸ καὶ τὰς
ἐξ ὑγρῶν καὶ ἑλείων χωρίων παραιτητέον. Ὃν δὲ εἶπον ἀριθμὸν 2
τῶν κωδυῶν ἐμβάλλειν χρῆναι κατὰ τὴν ἀναλογίαν τοῦ ὕδατος
ἐπὶ τῶν μέσων τὸ μέγεθος ἀκούειν χρή· εἰ δέ τινες μὲν εἶεν
μείζους τῶν συμμέτρων, τινὲς δὲ ἐλάτΊους, ἔνιαι δὲ μέσαι, καθάπερ εἴωθεν ὡς τὸ πολὺ, τὸν εἰρημένον ἀριθμὸν ἐμβαλεῖς τῷ
ξέσΊῃ. Τῆς δὲ ἑψήσεως ὅρος ἔσΊω σοι μὴ τὸ τρίτον ἢ τὸ τέταρ- 3
τον, ἢ ὅλως τοιοῦτόν τι μόριον ἀπολειφθῆναι τοῦ ὕδατος, ἀλλὰ
ὅταν πρῶτον ὅλαι τακεραὶ γενηθῶσιν· βουλόμεθα γὰρ αὐτῶν
δηλονότι τὸν χυλὸν ἐκθλίψαι, τοῦτο δὲ γίνεται, τακερῶν αὐτῶν

car celles qui sont trop sèches contiennent peu de suc, tandis que
les têtes de pavot trop humides en contiennent beaucoup, il est
vrai, mais ce suc est encore mal élaboré, aqueux et faible : voilà
pourquoi on doit aussi éviter de se servir de celles qui viennent
d'un pays humide ou marécageux. Ce que j'ai dit du nombre pro- 2
portionnel de têtes de pavot, eu égard à la quantité d'eau, doit s'entendre de celles de grandeur moyenne; si cependant quelques-unes dépassent la moyenne, tandis que d'autres restent en deçà et d'autres encore tiennent le milieu entre les deux extrêmes, comme cela arrive habituellement, on ajoute le nombre susdit pour chaque sextaire.
Prenez pour terme de la cuisson non pas le moment où il ne reste 3
plus que le tiers, le quart ou en général une proportion plus ou moins grande d'eau, mais celui où les têtes de pavot ont commencé à se ramollir; car il est évident que nous voulons en exprimer le suc, et

La cuisson est achevée quand les pavots sont ramollis.

2. αἱ] οὐ C 1ª m.
4. ἐλεινῶν AC; ἐλωδῶν Gal.
5. τῶν κωδυῶν om. Ras.
Ib. χρή ABCV.
6. τὸ μέγεθος om. Gal.
Ib. ἐπειδή τινες μέν εἰσι Gal.
7. μέζους ABC.
Ib. δὲ καὶ μέσαι Gal.
8. ὡς τὸ πολὺ γίνεσθαι, πασῶν ἐφεξῆς τόν Gal.
Ib. ἐμβαλεῖς ex em.; ἐμβάλλεις ACV; ἐμβάλλειν B; ἐμβάλλῃς Gal.
9. μὴ εἰς τό C 2ª m.
Ib. τρίτον εἰς τό C; τρ. ἢ εἰς τό 2ª m.
10. τι om. CV.
10-11. ἀλλὰ.....πρῶτον] μέχρις ἂν ad Eun.; μέχρι δοκιμάζοντί σοι Aët.
11. γένωνται V.
12. δ' αὐτάρκως γίνεται Gal., Ras.

4 ἀποτελεσθεισῶν. Μίγνυσθαι δὲ ἀξιῶ τούτῳ μέλιτος ἥμισυ μέτρον, ἕψεσθαί τε ἐπὶ ἀκάπνου πυρὸς ἄχρι συστάσεως Ἀττικοῦ μέλιτος, ἐν ὀμβρίῳ δὲ ὕδατι ποιεῖσθαι τὴν ἕψησιν, ἢ πηγαίῳ.
5 Χρῆσις δὲ αὐτοῦ τοῖς ὕπνου δεομένοις ἐστὶν, οἷς καὶ τὰ διὰ ὀπίου συντιθέμενα πολλάκις τῶν φαρμάκων ἀναγκαζόμεθα διδόναι· χρῄζουσι δὲ μάλιστα τῶν τοιούτων φαρμάκων οἷς ἀπὸ κεφαλῆς εἰς τὴν τραχεῖαν ἀρτηρίαν καταῤῥεῖ ῥεῦμα λεπτὸν, οὐκ
6 ἐπιτρέπον κοιμᾶσθαι διὰ τὰς ἑπομένας βῆχας. Ἐπὶ τῶν τοιούτων γοῦν ἐγὼ καὶ τὴν σκευασίαν τοῦ φαρμάκου διὰ ἑψήματος
7 εἴωθα ποιεῖσθαι. Αὐτάρκης δὲ ἕψησις εἰς τὰ τοιαῦτά ἐστιν,

4 cette opération se fait quand elles sont entièrement ramollies. Je conseille de mêler à ce médicament la moitié de sa quantité de miel, de le faire bouillir sur du feu qui ne fume pas, jusqu'à ce qu'il ait atteint la consistance du miel d'Attique : mais c'est dans l'eau de
5 pluie qu'il faut le faire bouillir, ou bien dans l'eau de source. On l'emploie chez les gens qui manquent de sommeil, et auxquels nous sommes souvent aussi obligés de donner des médicaments faits avec l'opium; mais ceux qui ont le plus besoin de ce genre de médicaments sont les malades qui ont une fluxion ténue descendant de la tête à la trachée-artère, fluxion qui ne leur permet pas de dormir,
6 par suite de la toux qu'elle occasionne. Pour ces malades, j'ai aussi
7 l'habitude de préparer le médicament avec le vin doux cuit. Dans ce cas, il suffit de cuire le médicament en faisant bouillir les têtes

Il convient d'ajouter du miel au *diacode*.

Cas dans lesquels ce médicament est utile; diversité du mode de préparation et des ingrédients qu'on y ajoute, suivant les cas.

1. μέλιτος καλλίστου ἀπηφρισμένου Aët.

2. καὶ ἕψεσθαι (om. τε) Gal.

Ib. ἐπὶ] ἀπό C 1ª m.

3. ὕδατι καλλίστῳ Aët. — Ib. ἢ πηγαίῳ ποιεῖσθαι τὴν ἕψησιν B; ἔνιοι τὴν ἕψησιν ἐποιήσαντο τῶν κωδυῶν διὰ τοῦ μὴ μεταβάλλειν αὐτὸ πρὸς ἑτέραν ποιότητα σηπεδονώδη· σοὶ δ' ἀρκέσει καὶ τὸ πηγαῖον, ὅταν μὴ παρῇ τὸ ὄμβριον· ἀρκεῖ δὲ αὐτὸ καθαρὸν εἶναι καὶ ἄκρατον πάσης ἐπιμιξίας Gal.

4. Ἡ χρῆσις Gal.

4-5. τὴν δι' ὀπίου συντεθειμένην *ad Eun.*

5. τῶν φαρμάκων om. Gal., *ad Eun.*

5-6. ἀναγκαζόμεθα διδόναι om. AB C 1ª m. V; *damus* Ras.

6. χρῄζουσι δὲ μάλιστα τοῦ φαρμάκου *ad Eun.*; om. ABCV Ras.

8-9. Ἐπὶ δὲ τῶν τοιούτων ἐγὼ Gal.; ἐπὶ τῶν τοιούτων οὖν *ad Eun.*

10. δ' ἡ ἕψ. Gal.

ὅταν εἰς τὸ ἥμισυ τοῦ ὕδατος ἑψηθῶσιν αἱ κωδύαι. Καὶ διὰ τοῦ 8
γλυκέος τοῦ Θηραίου ἢ καὶ Κρητικοῦ κάλλιον ἢ διὰ μέλιτος
ἕψειν, ὅταν ᾖ τὸ ῥεῦμα ϖάνυ λεπτόν· λεπτυντικῆς γάρ ἐστι τὸ
μέλι δυνάμεως, καὶ φεύγειν αὐτὸ χρὴ τηνικαῦτα· τοὺς γὰρ
λεπτοὺς καταῤῥους ἐπιτείνει. Μιγνύναι δὲ ἑψομένῳ τῷ τοιούτῳ 9
φαρμάκῳ καὶ γλυκυῤῥίζης ῥίζαν, ὡς συνεψηθῆναι· μὴ ϖαρού-
σης δὲ ἐκείνης, τὸν ἀπὸ Κρήτης κομιζόμενον χυλόν. Ἐὰν δὲ 10
ϖεριέχηται κατὰ τὸν ϖνεύμονα καταῤῥεῦσαν ἐκ τῆς κεφαλῆς
ϖλῆθος, ἡ διὰ τοῦ μέλιτος γίνεται βελτίων· ὥσπερ γὰρ ὕπνου
χρήζουσιν ἡ διὰ ἑψήματος, οὕτω καὶ τοῦ διαπτύειν ἡ διὰ τοῦ

de pavot jusqu'à réduction de moitié. Si la fluxion est très-ténue, 8
il vaut mieux encore les faire bouillir dans du vin de Théra ou de
Crète, qui ont un goût sucré, que dans du miel; car le miel a des
propriétés atténuantes, et, dans ces cas, il faut l'éviter, parce qu'il
aggrave les catarrhes ténus. Il faut encore mêler à ce médicament, 9
pendant qu'il est en ébullition, de la racine de réglisse, de façon
qu'elle soit cuite avec les autres ingrédients; et, si l'on n'a pas la
racine sous la main, on en met le suc importé de Crète. Si le 10
poumon contient en abondance des humeurs descendues de la tête,
la préparation faite avec du miel devient préférable; car, de même
que le médicament au vin doux cuit vaut mieux pour ceux qui
ont besoin de sommeil, de même celui qu'on fait avec du miel

1-2. διὰ γλυκέος Gal.

2. τοῦ] δέ ABC 1ª m. V; ἢ Gal. et Ras.

Ib. σιραίου ABC 1ª m. V Ras.; om. Aët.

Ib. ἢ] τε ABC 1ª m. V; τοῦ Gal.; om. Ras., Aët.

Ib. καί om. ACV Ras., Gal., Aët.

3. ϖολὺ λεπτόν V.

4. δυνάμεως· φεύγ. οὖν αὐτὸ χρή Gal.

5. Μίγνυμι δ' ἐνίοτε Aët.

6. καί om. Gal.

7. ἐκείνης.... ἀπό om. C 1ª m.

Ib. ἀπὸ.... χυλόν] χυλὸν αὐτῆς ξηρὸν ἐμβάλλειν Aët.

Ib. ἐκ Κρήτης C 2ª m.; ἐκ τῆς Κρήτης Gal.

8. καταῤῥοϊκόν Gal.; κατεῤῥυηκός Aët.

8-9. ἐκ..... ϖλῆθος] ὑγρὸν ἀναγωγῆς δεόμενον Aët.

9. γίνεται] σκευασία Gal.

9 et p. 375, 1. βελτίων..... μέλιτος om. ABC 1ª m. V Ras.

10 et p. 375, 1. ἡ διὰ τοῦ μέλιτος ex em.; τὸ διὰ τοῦ μέλιτος C 2ª m.; ἡ δ. τ. μ. γίνεται Gal.

11 *μέλιτος. Πρὸς τὸ κατεπεῖγον οὖν ἱσῆάμενος, εἰς ὕπνον τρεπο-*
μένου τοῦ κάμνοντος, ἤτοι τοῦ διὰ μέλιτος, ἢ τοῦ χωρὶς τού-
του σκευασθέντος δώσεις Φαρμάκου, καί ποτε καὶ μιγνὺς
ἄμφω, σκοπὸν ἔχων κατὰ τὴν μίξιν ἐμβάλλειν πλεῖον θατέρου
12 *τοῦ κατεπείγοντος. Ἡ δὲ σύμμετρος δόσις ἔσῆω σοι δυοῖν κο-*
χλιαρίων ἀξιολόγων τὸ μέγεθος· αὐξήσεις δὲ αὐτὴν ἢ μειώσεις,
ἀποβλέπων εἴς τε τὸ τοῦ σώματος μέγεθος, ᾧ προσφέρεις, καὶ
τὴν ἡλικίαν καὶ τὴν ὥραν τοῦ ἔτους καὶ τὸ χωρίον· ἐν ἅπασι
γὰρ τούτοις ἐπὶ μὲν τὸ ψυχρότερον ῥέπουσι δώσεις ἐλάχισῆον,
13 *ἐπὶ δὲ τὸ θερμότερον ἐκτενέσῆερον. Ὅτι δὲ καὶ πρὸς τὸ τοῦ*
κατάρρου πόσον τε καὶ ποῖον ἀποβλέπων ἢ πλεῖον ἢ ἔλατῆον
δώσεις, εὔδηλον ὑπάρχει· κοινὸν γὰρ τοῦτο ἐπὶ πάντων τῶν
βοηθημάτων ἐσῆίν.

11 mérite la préférence pour favoriser l'expectoration. On s'attaquera
donc à ce qui est le plus pressé; et, quand le malade va se coucher pour dormir, on lui donnera, soit le médicament au miel,
soit celui qui n'en contient pas : quelquefois aussi on mêlera tous
les deux ensemble, en se proposant pour but de faire prédominer dans le mélange celui des deux dont l'usage est le plus pressé.
12 Que la dose moyenne soit de deux grandes cuillerées; vous l'aug-
menterez ou vous la diminuerez en raison de la complexion du malade auquel vous donnez le médicament, de son âge, de la saison
de l'année et du pays; car, si toutes ces circonstances se rapprochent
plutôt du froid, vous donnerez une très-petite dose, tandis que, si
elles se rapprochent plutôt du chaud, vous donnerez une dose plus
13 forte. Il est clair qu'on donnera aussi une quantité plus ou moins
considérable du médicament, en raison de la quantité et de la qualité de la fluxion; car c'est là une règle commune pour tous les
moyens de traitement.

Dose du *diacode.*

1. *Καὶ πρός* Gal.
Ib. *ἱσῆάμενος καὶ εἰς* C 2ª m.
2-3. *χωρὶς. . . . .σκευασθέντος*] *δι' ἑψήματος ad Eun.*
4. *πλέον* Gal.
7. *τό* om. ABCV.
10. *ἐκτενέσῆερον*] *πλείονα* Aët.; *δώσεις πλεῖσῆον ad Eun.*; om. C 1ª m.; *amplius* Ras.
Ib. *Ὅτι. . . . πρός*] *Καὶ πρὸς δὲ καί* Aët.
11. *ἢ πολὺ ἢ ἐλ.* Gal.

ιθ'. Περὶ τοῦ διὰ κωδυῶν, ἐκ τῶν Φιλαγρίου, ἐκ τοῦ Περὶ ἡδέων πομάτων.

Οὐκ εἰς ὕπνον τρεπομένοις, οὐδὲ ὕπνου δεομένοις δέδωκα τὸ 1
διὰ κωδυῶν ἐγὼ μόνον, ἢ πρὸς βῆχά τινα ἐνισΊάμενος, ἐπὶ ὧν ὅ τε χρόνος τό τε πόσον τῆς δόσεως ὑπὸ Γαληνοῦ καλῶς ὡρίσθη, ἀλλὰ καὶ πυρέτΊουσι σφοδρῶς ἀφόρητόν τε τὸ καῦμα πεπονημένοις, καὶ σΊόμα γασΊρὸς διακαιομένοις, ἐν ἐρυσιπέλατί τε καὶ ἄλλως θερμῷ παθήματι, ἐπὶ ὧν δὴ καὶ τὸ πόσον ηὐξήσαμεν μεγάλως, πέντε καὶ ἓξ κοχλιάρια διδόντες, | καὶ οὐχ 59
ἅπαξ γε μόνον, ἀλλὰ καὶ δεύτερον καὶ τρίτον καὶ πολλοσΊὸν τῆς ἡμέρας, οὐκ ἐν ἀκμῇ μόνον τῶν πυρεκτικῶν νοσημάτων, ἀλλὰ ἤδη καὶ πρὸ τῆς ἀκμῆς τε καὶ τῆς ἐναργοῦς πέψεως, ἐπὶ

19. DE LA BOISSON AUX TÊTES DE PAVOT.

(Tiré de Philagrius.)

[Du livre *Sur les boissons agréables.*]

Philagrius, étendant le nombre des cas dans lesquels Galien prescrivait le *diacode*, le donne particulièrement dans toute espèce de fièvres ardentes, avec ou sans inflammation viscérale et à toutes les périodes.

Moi je ne donne pas seulement la boisson faite avec les têtes de 1
pavot aux gens qui vont se coucher pour dormir, ou qui manquent de sommeil, ou pour combattre une toux, cas pour lesquels Galien a bien déterminé le temps de l'administration et la dose du médicament, mais j'en donne également à ceux qui ont une fièvre violente, qui éprouvent une chaleur insupportable, qui ont de l'ardeur à l'orifice de l'estomac; je le prescris dans l'érésipèle et en général dans les maladies chaudes, et, dans ces cas, j'augmente de beaucoup la dose, en donnant cinq ou six cuillerées, et non pas seulement une fois, mais deux, trois et plusieurs fois par jour; non-seulement à l'acmé des maladies fébriles, mais aussi avant cette époque, et quand il n'y a pas encore des signes évidents de coction; si le ma-

Ch. 19; l. 1. τρεπ. εἰς ἑσπέραν Aët.

4. ἀλλὰ καὶ μαινομένοις μετὰ τὴν φλεβοτομίαν καὶ πυρέτΊουσι Aët.

Ib. τε τὸν καῦμα A; τε καὶ καῦμα C; τε καῦμα 2ª m.

5. πεποιημένοις ABC 1ª m. MV.

5-6. ἐρυσιπέλασί ABMV.

6. παθήματι καὶ θώρακι καὶ πνεύμονι ὁμοίως κάμνοντι [ἢ] ἥπατι καὶ ἐντέροις καὶ μεσαραίῳ Aët.

8-9. ἀλλὰ.... μόνον om. B.

9. πυρετῶν (om. νοσημάτων) Aët.

Matth. 59.

ὧν ἀγρυπνία καὶ θερμασία δριμεῖά τις ἢ μεγάλη κατεπόνει
τὸν ἄνθρωπον· διὸ καὶ καλῶς ἔχειν μοι δοκεῖ τοὺς πρὸ τῆς
ἀκμῆς τῶν πυρεκτικῶν νοσημάτων τῷ διὰ κωδυῶν ποτίζειν
βουλομένους ὀξυμέλιτος ἐπιχεῖν· λεπτύνει γὰρ αὐτοῦ τὸ παχὺ
τῆς ὕλης φυλάττει τε τὴν ψυκτικὴν δύναμιν μετὰ τοῦ μὴ ἐμ-
2 ποδίζειν τῷ τάχει τῆς πέψεως. Χρὴ δὲ οὐκ ἐπὶ τῶν ἐπὶ
σήψει παχέων χυμῶν ἐξαπτομένων πυρετῶν μόνων ὀξυμέλιτος μιγνύειν, καὶ μάλιστα ὅτε πρὸ ἀκμῆς δίδομεν, ἀλλὰ κἀπὶ
τῶν σπλάγχνων τῶν ἐμπεφραγμένων, ἥπατος καὶ σπληνὸς,
πνεύμονός τε καὶ τῶν ὁμοίων, πυρετῶν διακαιομένων· πέντε
δὲ ἢ ἓξ τέλεια κοχλιάρια δίδομεν, οὐ φοβούμενοι ψύξεως ἀμετρίαν, καθάπερ ἐπὶ τῶν ἄνευ πυρετοῦ βηχὶ συνεχομένων· τὸ
γὰρ ὑπὲρ τὴν φύσιν θερμὸν κολάζομεν, πρὸς ὃ συναρμόττεται

lade est abattu par l'insomnie, ou par quelque chaleur âcre ou vive;
voilà pourquoi ceux qui veulent donner la boisson aux têtes de pavot
avant le point culminant des maladies fébriles ont raison, à mon
avis, de verser dedans de l'oxymel; car ce liquide atténue la densité de la substance du médicament et lui conserve sa vertu refroi-
2 dissante, sans porter obstacle à la rapidité de la digestion. Ce n'est
pas seulement dans les fièvres excitées par la putréfaction d'humeurs
épaisses, qu'il faut ajouter de l'oxymel à la boisson susdite, surtout
quand nous la donnons avant l'acmé, mais aussi dans les cas où l'obstruction des viscères, par exemple du foie, de la rate, du poumon et
des autres organes semblables, est accompagnée de fièvres ardentes;
on donne alors cinq ou six cuillerées pleines, sans craindre l'excès du
refroidissement, comme on le craint chez les malades affectés de
toux sans fièvre; car nous réprimons la chaleur contre nature, et

1. καταπονεῖ Aët. — 4. αὐτόν C (p).
5. φυλάττειν BV.
5-6. μετὰ τοῦ ἐμποδίζειν V 1ª m.; μετὰ τὸ δεῖ ἐμπ. C; μετὰ τοῦ οὐδὲ ἐμπ. 2ª m.
6. δέ om. ABC 1ª m. MV.
7. παχέων χυμῶν om. Aët.
Ib. μόνων ex em.; μόνον Codd.
9-10. τῶν σπλ....... διακαιομ.] τῶν ἐπ' ἐμφράξει ἥπατος ἢ σπληνὸς ἢ πνεύμονος ἀναπτομένων Aët.
10. πνεύματος C 1ª m.

τὸ ϖόσον τοῦ φαρμάκου, τῆς κατὰ φύσιν θερμασίας οὐχ ἁπ7ό-
μενον. Δῆλον ὅτι κατὰ τὰς ἀγωνισ7ικὰς ϖόσεις οὐ μόνον δὴ 3
τὸν ϖυρετὸν, ἀλλὰ καὶ τὸν ϖαροξυσμὸν ἀκμάζειν ϖροσῆκεν,
ὥσ7ε ἀμφοτέρας ἅμα τὰς ἀκμὰς, τήν τε τοῦ κατὰ μέρος ϖαρο-
ξυσμοῦ καὶ τὴν τοῦ νοσήματος αὐτοῦ, συμπεπ7ωκέναι· καλῶ δὲ
ἀγω|νισ7ικὰς ϖόσεις τὰς μεγάλως αὐξομένας, ὁπότε λῦσαι τὴν 60
νόσον ἐλπίζομεν κρίσει· ϖρὸ γάρ τοι τῆς ἀκμῆς τοῦ ϖαθήμα-
τος, ὅτε ϖειθόμεθα μὴ δύνασθαι κινῆσαι κρίσιν, ἐπιψύξεως
ἕνεκα χρώμεθα τῷ ϖοτῷ, μετρίαν αὐτοῦ τὴν ϖόσιν ἐργαζόμενοι. Δοίημεν δὲ ἂν αὐτὸ κατὰ τὰς ἀκμάς ϖοτε καὶ μόνον μὲν, 4
καὶ σὺν ὀξυμέλιτι, καὶ ὀμφακομέλιτος δὲ τὸ μέτριον ἐπιπλέ-
ξαντες, καὶ ἄλλοτε ῥοδομέλιτός τε καὶ οἴνου τινὸς τῶν ϖορί-
μων, καὶ μάλισ7α ἐὰν ᾖ τὸ διὰ τοῦ ὕδατος ἐσκευασμένον· βραδύπορον γὰρ φύσει τὸ ὕδωρ. Μικρῷ δὲ κάλλιον καὶ οἶνον ἀντὶ 5

Du *diacode* comme moyen héroïque.

c'est en vue de ce résultat que nous réglons la quantité du remède,
qui, dans ce cas, ne s'attaque pas à la chaleur naturelle. Il est clair 3
que, quand on veut administrer ce remède comme moyen héroïque,
il faut que non-seulement la maladie, mais aussi l'accès, soient
arrivés à leur acmé, de sorte que les deux points culminants, celui
de l'accès partiel et celui de la maladie elle-même, coïncident; or
je me sers de l'expression *héroïque*, quand les doses sont fortement
augmentées dans le cas où nous espérons résoudre la maladie
par une crise; car, avant l'acmé de la maladie, quand nous sommes
convaincus que nous ne pouvons pas produire de crise, nous employons cette boisson pour refroidir, en en prescrivant une dose
modérée. Nous donnerons cette boisson, à l'acmé de la maladie, 4
quelquefois toute seule, d'autres fois avec de l'oxymel, ou bien
nous y ajoutons une quantité modérée de miel au verjus, quelquefois aussi de miel aux roses, ou un peu de vin du genre de ceux qui
passent vite, surtout si la boisson a été préparée avec de l'eau; car
c'est une propriété inhérente à l'eau de passer lentement. Il vaut 5

Substances qu'on ajoute au *diacode* administré à l'acmé.

2. δέ ABMV.
3. ἁρμόζειν ABC 1ª m. MV.
4. ἀρχάς M.
Ib. μέρους ABCV.
5. καλῶς A.
8. ἐπὶ ψύξεως ABCV.
13. ᾖ om. B.
14. Μικρόν V.

DES BOISSONS.

Matth. 60.

ὕδατος λεπτότερον καὶ διαυγέστερον παραλαμβάνειν ἐπὶ τῆς
τῶν κωδυῶν ἑψήσεως· ποριμώτερον γάρ ἐστι μετὰ τοῦ τὸ ῥω-
6 στικὸν ἔχειν. Ἀλλὰ κἀπὶ τοῦ πυκνοτέρου δέρματος ἄμεινον ἀρή-
γει ὁ τοιοῦτος οἶνος μιγεὶς, ὥσπερ οὖν ἐπὶ τῶν ἀραιοτέρων
σωμάτων ἢ στόματος τῆς κοιλίας ἀσθενεστέρου ὀμφακόμελι,
καὶ μᾶλλον εἰ ἀνορεξίᾳ διοχλοῖτο, καὶ τοῖς γλυκυπόταις, ἤ
τι κατὰ κοιλίαν ἔχουσι φαρμακῶδες ἐῤῥυηκὸς ὑγρὸν ἢ χολῶδες·
7 καὶ ῥοδόμελι δὲ μίγε πη αὖ τοῖς ὧδε διακειμένοις. Ταῦτα μὲν
ἐπὶ τῶν πυρετῶν ἀπόχρη προδιορίσασθαι· τῶν δὲ ἄλλων παθῶν ἐφεξῆς μνηστέον· οὐ γὰρ πνεύμονι μόνῳ ἐκπεπυρωμένῳ
ποτε καὶ ῥευματιζομένῳ καὶ βήττοντι χρήσιμον ὑπάρχει τὸ πο-

encore un peu mieux administrer du vin un peu clair et transparent
que de l'eau, pour y faire bouillir les têtes de pavot; car, ainsi préparée, la boisson passe plus vite et a en même temps des propriétés
6 fortifiantes. Mais l'emploi d'un vin semblable agit également assez bien
dans le cas d'un resserrement de la peau plus ou moins prononcé;
de même le miel au verjus est préférable pour les organismes un
peu lâches, ou lorsqu'il y a une faiblesse plus ou moins grande de
l'orifice de l'estomac, surtout quand cette partie pèche par défaut
d'appétit; il en est de même pour les gens habitués à boire du vin
d'un goût sucré, ou pour les malades qui ressentent à l'estomac
quelque afflux d'humeurs délétères ou bilieuses ; on pourra aussi
mêler du miel rosat à la boisson pour les individus qui présentent
7 ces conditions. Voilà ce qu'il suffit de considérer préalablement
dans les fièvres; il faut maintenant parler des autres maladies; car
ce n'est pas seulement quand le poumon est échauffé ou affecté de
fluxion, ou qu'il excite de la toux que cette boisson est utile, mais

Le *diacode* convient aussi aux affections organiques non fébriles :

2. τὸ] καί C 2ª m.
5-7. ἢ.... ἤ τι] καὶ σΊόμα κοιλίας ἀσθενέσΊερον καὶ ἀνόρεκτον ἐχόντων τὸ ὀμφακόμελι· τοῖς δὲ γλυκυπόταις καὶ τοῖς Aët.
5. ἀσθενέσΊερον ABC 1ª m. V.
7. ἀῤῥυηκός AC; τι Aët.
8. καί om. Aët.
Ib. δὲ.... διακειμένοις om. Aët.
Ib. μίγε πη ἂν τοῖς AC; μίσγοιτο ἂν τοῖς C 2ª m.
9. πυρεκτικῶν παθῶν Aët.
Ib. διορίσασθαι B.
1. ῥευματίζοντι AC.

τὸν, ἀλλὰ καὶ τοῖς ἄλλοις σπλάγχνοις· διὸ καὶ προσφέρομεν
οὐχ ἡπατικοῖς μόνοις ἢ σπληνικοῖς, ἀλλὰ καὶ νεφρούς τε καὶ
|κύστιν βεβλαμμένοις, εἰ θερμὸν εἴη τὸ πάθος. Στραγγουρίας 61 8
γοῦν τὰς ἐπὶ δριμύτητι τῶν οὔρων γινομένας καταστέλλει μεγάλως, καὶ μάλιστα ἐν βαλανείῳ τε καὶ πρὸ βαλανείου μέλ-
λουσιν εἰσιέναι διδόμενον δαψιλὲς, ἐπὶ ὧν δὴ καὶ τὴν δίαιταν
ἀδροτέραν τε καὶ εὔχυμον εἶναι κελεύομεν. Καὶ ἐπὶ νεφριτικῶν 9
δὲ, ὧν γε κενεῶνες καὶ ψύαι θερμότεραι, ἀγαθὸν ὑπάρχει τοῦτο
τὸ ποτὸν, καὶ τοῖς διαβήτῃ τε καὶ χολέρᾳ κινδυνεύουσιν, οἷς
ἀμφοτέροις, μηδενὸς εἴργοντος, καὶ ψυχρῷ κερασθὲν ἀκραιφνεῖ
χρησιμώτατον· τὸ γάρ τοι τῶν χολερικῶν ἔσχατον ἴαμα ψυχρὸν ὑπάρχει ποτόν. Προσήκει δὲ πρότερον αὐτῶν ῥωννύναι 10
τὴν ὅλην γαστέρα μηλίνῳ καὶ μαστιχίνῳ, καὶ ὄμφακος σταφυ-

elle l'est également pour les autres viscères; voilà pourquoi nous
n'en donnons pas seulement aux malades qui souffrent du foie ou
de la rate, mais aussi à ceux qui ont les reins et la vessie affectés,
- stranguries; quand la maladie est chaude. Ainsi elle dompte merveilleusement 8
les stranguries causées par l'âcreté des urines, surtout quand on la
donne en grande quantité dans le bain, ou avant, lorsqu'on est sur le
point d'y entrer; dans ce cas, nous prescrivons aussi un régime plus
- maladies des reins; ou moins substantiel et propre à produire de bonnes humeurs. Cette 9
boisson convient encore chez les sujets affectés de maladies des
reins, et dont les flancs et les lombes sont plus ou moins chauds,
- diabète, *choléra*. ainsi que pour ceux que le diabète ou le *choléra* ont mis en danger; mais, dans ces deux derniers cas, il est éminemment utile, si
rien ne s'y oppose, de mêler de l'eau très-froide à cette boisson,
Moyens adjuvants dans ces deux derniers cas. car l'eau froide est le suprême médicament du *choléra*. Cependant, 10
chez ces malades, il faut fortifier d'abord tout le ventre, à l'aide
d'[embrocations faites avec] l'huile de pommes ou de mastic, le suc

2-3. νεφρούς τε κύστιν AM.
3. εἰς AC 1ª m.
4. γοῦν] δέ Aët.
Ib. τάς Aët.; om. Codd.
5. τε om. AC.—Ib. βαλανείων A.
7. ἀδροτέραν ἤγουν εὐτραφεστέραν C 2ª m.
7. εὐχυμοτέραν Aët.
Ib. ἐπί Aët.; om. Codd.
8. ψόαι C. — Ib. ὑπάρχοι A.
11. τῶν om. B. — 12. δή G.
13 et p. 381, 1. ὅλην.... ὁμοίοις] ἔξιν ἔξωθεν διὰ τῶν στυφόντων ἐμβροχῶν καὶ τῶν ὁμοίων Aët.

Math. 61-62.
λῆς χυλῷ καὶ στυπτηρίας βραχεῖ τῆς σχιστῆς καὶ τοῖς ὁμοίοις,
τρίβειν τε τὸ δέρμα τὸ τοῦ κάμνοντος ὅλον πολυχρονίως χερσὶν
ἀνηλίφοις, ἢ καὶ μαλακοῖς ὀθονίοις, σικύας τε προσβάλλειν
νώτῳ καὶ μεταφρένοις καὶ θώρακι, κἄπειτα διδόναι τοῦτο τὸ
11 ποτὸν σὺν ὀμφακομέλιτι θερμῷ κεραννύμενον. Εἰ δὲ καί, τούτων πραττομένων, ἡ κένωσις ἐπιμένοι σφοδρὰ, καὶ συγκοπῆς
62 καὶ σπασμῶν προσδοκία τις εἴη καὶ φό|βος, ἐπὶ τὴν τοῦ ψυχροῦ
12 πόσιν ἀνάγκη καταφυγεῖν. Θώρακα δὲ ἐκκενοῦν προαιρούμενος,
εἰ καὶ τούτου βλέποις εἶναι χρείαν διὰ ἀγρυπνίαν ἢ θερμασίαν
ἄμετρον, εἰ μὲν συμπέψεως δέοι τῷ νοσήματι, βούτυρόν τε καὶ
τερμινθίνην ἶρίν τε σὺν αὐτοῖς· χρονιζομένου δὲ, διδόναι καὶ
μέλι καὶ τὰ ὅμοια, καὶ εἰς ὕπνον τρεπομένῳ τὸ ποτόν· εἰ δὲ

de raisins verts et un peu d'alun scissile, ou avec d'autres ingrédients semblables; on frottera aussi toute la peau du malade, pendant longtemps, avec les mains non graissées ou avec des linges
doux, on appliquera des ventouses à la partie inférieure et supérieure du dos et à la poitrine, et on donnera ensuite notre boisson
11 mêlée à du miel au verjus chaud. Après avoir agi de cette façon,
si les évacuations restent exagérées, et qu'on soupçonne ou qu'on
craigne une défaillance et des convulsions, on est obligé d'avoir
12 recours à l'eau froide prise en boisson. Si l'on veut décharger la
poitrine et qu'on s'aperçoive que cela est nécessaire à cause de
l'insomnie ou de l'excès de chaleur, il faut administrer, quand
la maladie a besoin d'être amenée à coction, du beurre, de la
résine de térébenthine, et avec cela de l'iris; si, au contraire, la
maladie est chronique, on prescrit du miel et des remèdes semblables, après quoi on donne la boisson quand les malades vont se

Emploi du *diacode* pour évacuer la poitrine; on doit l'associer à d'autres médicaments.

2. τε om. C.
3. ἀηλίφοις B.
Ib. προβάλλειν AC 1ª m.
4. νότῳ V; κάτω C.
4-5. διδόναι τὸ φάρμακον Aët.
6. ἐπιμένει B.
Ib. σφοδρά ex em.; σφόδρα Codd.
7. φόβοι C; φόβου V.
8. δὲ πεπληρωμένων ὑγρῶν κενῶσαι βουλόμενος διὰ βηχός Aët.
9. τοῦτο ABCV; τούτου, δῆλον τοῦ ποτοῦ C 2ª m.
10. τῷ σώματι A 2ª m. CM text.
Ib. δὲ καί C; καί 2ª m.
11. δέ del. C 2ª m.
12. τρεπόμενον C (p).

Matth. 62.

τέμνειν τὸ περιεχόμενον ἀποῤῥύπτειν τε δέοι, καὶ ταῦτα μὲν, ἀλλὰ καὶ γληχοῦς κόμης ὑσσώπου τέ τι καὶ ἀδιάντου καὶ πάνακος ἐναφηψημένων ὕδατι, καί τι καὶ ὀξυμέλιτος μόνου τε καὶ σὺν τῷ τῶν βοτανῶν ἀφεψήματι, καὶ κατὰ τὸν καιρὸν τὸν εἰρημένον ἅμα τῷ διὰ τῶν κωδυῶν φαρμάκῳ, καὶ, εἰ δεήσειέν ποτε, καὶ κατὰ ἡμέραν, ἢ καὶ κατὰ ἄλλον τινὰ τῆς νυκτὸς χρόνον, καύσου τινὸς ἐπείγοντος ἢ ἀγρυπνίας.

κ'. Περὶ τοῦ ἀπὸ τῶν κυδωνίων μήλων καὶ τοῦ ἀπὸ τῶν κράνων καὶ ὕδατος, ἐκ τοῦ αὐτοῦ λόγου.

Τὸ δὲ ἀπὸ τῶν μήλων τῶν κυδωνίων σκευάζεται τοῦτον τὸν 1
τρόπον· περιαιρεθέντα χρὴ τοῦ τε φλοιοῦ καὶ τῆς ἐντεριώνης

coucher; s'il est besoin d'exercer une action incisive et détersive sur ce que contient le poumon, il faut donner non-seulement les remèdes susdits, mais encore un peu de feuilles de pouliot, d'*hyssope*, de capillaire, d'opopanax, le tout cuit dans l'eau, ainsi qu'un peu d'oxymel, soit seul, soit avec la décoction des plantes qui viennent d'être énumérées, puis, au moment où le malade va se coucher, on y ajoute la boisson aux têtes de pavot; et quelquefois, s'il est nécessaire, on l'ajoute aussi pendant le jour ou à quelque autre époque de la nuit, dans le cas où nous sommes pressés par quelque fièvre ardente ou par l'insomnie.

20. DE LA BOISSON AUX COINGS ET DE CELLE AUX CORNOUILLES.

[Du même livre.]

Mode de préparation de la boisson

La boisson aux coings se fait de la manière suivante : après avoir 1
enlevé l'écorce et la partie centrale de ces fruits, on les fait bouillir

1. περισχόμενον A.
2. γληχοῦς ex em.; γλήχους AB V; γλήχουσι CM text.; γλήχονος C 2ª m. M marg.
3. ἐναφηψημένων ex em.; ἐναφεψημένων Codd. — Ib. τι καί om. V.
6. εἰ καί AC.
7. ἐπάγοντος A 1ª m. BC 2ª m. V.
CH. 20. Tit. κρεινῶν C 2ª m.
8. ταὐτόν C.

Matth. 62-63.

ἕψειν αὐτὰ σὺν ὕδατι πηγαίῳ καλῷ, μέχρι ἂν ἡ τρίτη μοῖρα
διαφορηθῇ τοῦ ὕδατος, καὶ τὰ λειπόμενα δύο μέρη καλῶς ἐγ-
χέαντα κεραμείοις ἀγγείοις, οἷς εἰρήκαμεν, ἐν οἴκοις ἐπιτηδείοις ἀποτίθεσθαι· γίνεται μὲν γὰρ οἰνῶδες καὶ αὐστηρόν.
2 Ὠφελεῖ δὲ κοιλιακοὺς πινόμενον, καὶ ῥώννυσι στόμα κοιλίας
63 ἄτονον, καὶ ἧπαρ ἔστιν ὅτε | κατὰ ὃν καιρὸν ὑγρότερα γέγονε
3 σφῶν αὐτῶν. Μίγνυται δὲ καὶ μέλιτος ἐνίοτε καλοῦ τῷδε τῷ
πόματι, συντελουμένης ἤδη τῆς ἑψήσεως, σύν τινι μιγνυμένου
οὐκ εἰς ἡδονὴν μόνον, ἀλλὰ καὶ φυλακὴν τῆς συνθέσεως· οὐ γὰρ
4 ἂν σαπείη ῥᾳδίως τὸ ὑγρὸν προσλαβὸν μέλιτος. Δῆλον οὖν ὅτι
τὸ τοιοῦτο τοῖς ῥύψεως δεομένοις ἅμα καὶ στύψεως ἁρμόσει
νοσήμασιν, οἷά περ καὶ τὰ τῶν ἡλκωμένων ἐντός ἐστι μορίων,
5 ἐντέρων, στόματος κοιλίας καὶ στομάχου. Τῷδε παρεοικός τι

aux coings;

avec de la bonne eau de source, jusqu'à ce qu'un tiers en soit éva-
poré, et on verse avec soin les deux tiers qui restent dans les vases
de terre cuite dont j'ai parlé plus haut (p. 370), pour les mettre en
réserve dans une pièce convenable, car cette boisson devient vineuse

— son usage;

2 et âpre. Son usage est favorable aux gens affectés du *flux céliaque*, et
elle fortifie quelquefois l'orifice de l'estomac, quand il est affaibli,
ainsi que le foie, dans les circonstances où ces parties sont plus hu-

— après la cuisson on peut y ajouter du miel.

3 mides que dans l'état habituel. Quand l'ébullition est presque achevée, on ajoute quelquefois aussi à cette boisson du bon miel, ingrédient qu'on ne mêle pas aux diverses préparations seulement pour
l'agrément du goût, mais aussi pour les empêcher de se décomposer; car le liquide dans lequel on aura mis du miel ne se gâtera pas

Cas dans lesquels elle convient.

4 facilement. Il est clair qu'une telle boisson conviendra aux maladies
qui réclament une action à la fois détersive et astringente, comme
celles qui tiennent à l'ulcération des parties internes, telles que les

De la boisson

5 intestins, l'orifice de l'estomac, l'œsophage. On fait encore avec

1. *αὐτάς* BV; *αὐτός* C 2ª m.
Ib. *πηγαίῳ*] *ὀμβρίῳ* Aët.
2-3. *ἐγχέωντα* A 1ª m.; *ἐγχέγνοτα* V; *ἐγχεάνοτα* 2ª m.
3. *ἐν οἴκοις* om. C.
8. *μιγνυμένου* conj.; *μιγνύμενον* Codd.
9. *οὐκ.... μόνον* om. BV.
11. *ἁρμόσσει* M.
12. *ὅσα περ* AC.
Ib. *ἡλκωμένων* Aët.; *ἑλκομένων* Codd.
12-13. *μερῶν, στόματος καὶ στομάχου καὶ κοιλίας καὶ ἐντέρων* Aët.

ποτὸν καὶ ἐξ ἄλλων μέν τινων γίνεται, μάλισΊα δὲ ἐκ τῶν κράνων ὀνομαζομένων, τήν τε σύνθεσιν ὁμοίαν τήν τε χρῆσιν ἔχον τῷ διὰ τῶν μήλων τῶν κυδωνίων.

κα'. Περὶ ὀμφακομέλιτος, ἐκ τοῦ αὐτοῦ λόγου.

Βότρυας ὄμφακας προσήκει λαβεῖν μέλλοντας ἀρχὴν ὑπο- 1
μένειν πεπάνσεως, ὅτε δὴ καὶ τὴν ὀξεῖαν ἀκμάζουσαν ἔτι διασώζουσι ποιότητα, μηδὲ τῆς σΊύψεως ἀπηλλαγμένοι, κἄπειτα ἐν οἰκήματι τιθέναι τὴν κρᾶσιν συμμέτρῳ τριῶν ἢ καὶ τεσΊάρων ἡμερῶν, καὶ μάλισΊα ἐὰν ὑγρότερος ὁ περιέχων ἀὴρ τυγχάνῃ, θλίψαντά τε μετὰ τὴν ἀπόθεσιν εἰς ἀγΓεῖον ὑελοῦν δέχεσθαι τὸ ὑγρὸν, μίξαντά τε καλοῦ μέλιτος ἀπηφρισμένου

aux *cornouilles.*

certains autres ingrédients, mais surtout avec les fruits appelés *cornouilles*, une boisson semblable à la boisson aux coings, dont il vient d'être question, ayant la même composition qu'elle et se prêtant aux mêmes usages.

21. DU MIEL AU VERJUS.

[Du même livre.]

Mode de préparation du miel au verjus;

On prend des raisins verts quand ils vont commencer à mûrir, 1
époque à laquelle ils conservent encore au suprême degré leurs propriétés acides, sans avoir perdu leur astringence; on les place ensuite, pendant trois ou quatre jours, dans une pièce d'une température moyenne, surtout si l'air extérieur est un peu humide; puis, après les avoir mis de côté, il faut les exprimer et recueillir le liquide dans un vase en verre, puis ajouter une partie de bon miel écumé à trois parties du liquide, et chauffer le tout au soleil

1. ἐξ om. B.
2. ὁμοίως C.
3. ἔχον ex em.; ἐχόντων Codd.
Ch. 21; l. 4. Βότρυος ὄμφακος A B V.
5-6. ἔτι διασώζουσαν ἔτι διασώζουσιν AC 1ᵃ m.
7. θέναι AC; ἁπλῶσαι Aët.
7-8. τριῶν ἢ τεσΊάρων ἡμερῶν V; δύο ἢ τρεῖς ἡμέρας Aët.
9. θλίψαν AC.
Ib. μετὰ τὴν ἀποτίθεσιν C; μαρανθέντων αὐτῶν Aët.
10. ἀπηρισμένου B.

μέρος ἓν πρὸς τρία μέρη, θερμαίνειν ἐν ἡλίῳ πλειόνων ἡμερῶν, μέχρι περ ἂν καταστῇ ζέσαν τὸ τῆς ὄμφακος ὑγρόν·
τοῦτο δὲ ἐν πολλῷ γίνεται χρόνῳ· κἄπειτα ἐν ὑπερῴῳ κα-
64 2 ταθέμενον φυλάττειν | ἄσηπτον τὸ ποτόν. Τοιαύτην ἐγὼ
ποιούμενος τοῦ φαρμάκου τούτου τὴν σύνθεσιν, ἐπί τε τῶν
ἔμπροσθεν εἰρημένων χρῶμαι διαθέσεων, ἐπί τε τῶν ἐν χρονίοις τε καὶ λεπτοῖς ῥεύμασι τὰ ἔντερα ῥευματιζομένων, ὡς
ἐκκρίσεις γίνεσθαι συνεχεῖς διά τινα θερμὴν δυσκρασίαν.
3 Παρέχω δὲ αὐτὸ καὶ τοῖς ἀνόρεκτον ἔχουσι τὸ τῆς κοιλίας
στόμα διὰ θερμὴν ἅμα καὶ ὑγρὰν διάθεσιν, προαποῤῥύψας διὰ
ἑτέρων τινῶν ὅσα περὶ αὐτὸ τὸ στόμα τῆς κοιλίας ἀναπεμπό-
4 μενά τινα μοχθηρὰ ὑγρὰ τὰς ἀνορεξίας ἀπεργάζεται. Δίδωμι

pendant plusieurs jours, jusqu'à ce que le suc des raisins verts ait
cessé de fermenter (mais il faut beaucoup de temps pour cela);
ensuite on le met dans une pièce d'un étage supérieur, et on con-
2 serve la boisson exempte de corruption. En composant ce médicament dans ces proportions-là, je l'emploie dans les maladies dont
je viens de parler (ch. 19), ainsi que chez ceux qui ont vers les intestins des flux ténus et de longue durée, lesquels, par l'effet d'une dis-
proportion chaude des éléments, produisent continuellement des éva-
3 cuations. Aux individus chez lesquels l'orifice de l'estomac, à cause
d'une disposition à la fois chaude et humide, n'excite pas l'appétit,
je l'administre également, après avoir toutefois, à l'aide de certains
autres moyens, balayé les liquides malfaisants qui sont poussés vers
4 l'orifice de l'estomac et qui y causent le défaut d'appétit. Je donne

— cas dans lesquels il convient;

1. *μέρη τοῦ χυλοῦ* Aët.
Ib. *θερμαίνων* A 2ª m. C.
2. *ζέον* Aët.
Ib. *ὑγρόν*] *θέρον* C; *θερμόν* (p).
3-4. *καταθέμενον* ex em.; *καταθερμαίνων οἰκήματι* (glos.) ABCMV; *κατατιθέμενον οἰκ.* C 2ª m.
4. *φυλάσσειν* C.
Ib. *τὸ ποτόν* Aët.; *τόπον* ABMV; *τρόπον* C; del. 2ª m.
5. *ἐπεί τε* A; *ἔπειτα* C 1ª m. M.
6-7. *χρόνοις* A.
7. *τὰ ἔντερα*] *κατὰ γαστέρα* Aët.
8. *γίνεται* C. — Ib. *διά...δυσκρ.*] *ἐπὶ θερμαῖς διαθέσεσιν* Aët.
10. *διὰ....διάθεσιν*] *διὰ θερμότητα* Aët.
11. *τινῶν περί* C; *τινῶν τὰ περί* 2ª m. — Ib. *σῶμα* AC 1ª m.
11-12. *ἀνακεπόμενα* C 2ª m.
12. *τινα* del. C 2ª m.
Ib. *ἀπεργάζοντα* C 2ª m.

δὲ καὶ χωρὶς ἀποῤῥύψεως οἷς οὐκ ἀνεπόθη ὁ χυμός· παύει γὰρ
καλῶς τὰς ἀνορεξίας πινόμενον τὸ ὀμφακόμελι, καὶ μᾶλλον,
εἰ ἀκρατέστερον ποθείη. Συντελεῖ δὲ οὐκ ὀλίγα καὶ τοῖς διὰ 5
ἀραιότητα σώματος ἐπὶ λεπτότητι χυμῶν ἐκρεόντων συγκοπτο-
μένοις, καὶ μάλιστα ἐν πυρετοῖς, ὧν αἰφνίδιος καθαίρεσις
σφοδρὰ δίχα φανερᾶς ἐκκρίσεως γινομένη καταμηνύει τὴν
φύσιν τοῦ νοσήματος. Οἶνος μὲν οὖν ἐπὶ τῆς τοιαύτης διαθέ- 6
σεως ἔχει τὸ κράτος τῆς ἰάσεως ὁ πόριμος καὶ στύψεως τινὸς
μετέχων· ἀποροῦντας δὲ τοῦ τοιούτου δυνατὸν οἴνῳ λεπτῷ μὲν
τῇ συστάσει, ξανθῷ δὲ τῇ χρόᾳ μιγνύναι τὸ ποτὸν, καὶ σὺν
ἄρτῳ διδόναι, θέρους μὲν ψυχρῷ κεραννύντας ὕδατι, μηδεμιᾶς
φλεγμονῆς οὔσης εἰς κύριον μέρος, χειμῶνος δὲ ἐξ ἀνάγκης
θερμῷ· καὶ σφοδρᾶς γε τῆς τοιαύτης συγκοπῆς γινομένης, διὰ

aussi cette boisson sans opérer de détersion préalable, si l'humeur
n'a pas été absorbée; car le miel au verjus agit bien pour faire cesser le défaut d'appétit, surtout si on le boit sans trop le couper. Il 5
agit encore assez bien chez les malades en proie à des défaillances
qui tiennent à la raréfaction du corps, produite par un écoulement
d'humeurs ténues, et surtout dans les fièvres dans lesquelles un
abattement soudain et très-prononcé, qui a lieu sans évacuation
palpable, révèle la nature de la maladie. Le principal moyen de 6
traitement, dans cet état, est un vin qui passe bien et qui, en même
temps, a une certaine astringence; si on n'en a pas de semblable,
on peut mêler à notre boisson du vin de couleur jaune et d'une
consistance ténue, et la donner avec du pain, en la coupant, en
été, avec de l'eau froide, pourvu qu'il n'existe pas d'inflammation
d'une partie importante; tandis qu'en hiver, il est indispensable de
la couper avec de l'eau chaude, et même, quand les défaillances dont
j'ai parlé sont très-fortes, il faut, en tout temps, la couper avec de

- particulièrement dans les défaillances; sa manière d'agir dans cette affection.

1. οἷς] ὅπου C 2ª m.; om. 1ª m. Ib. οὐκ om. C. — Ib. ἀνεπώθη A; ἀναποθῇ C; ἂν ἐπόθη V; ἂν ἐπείθη B. — Ib. ὁ om. BCMV. 5. κάθαρσις V. — 9. ἀποροῦντας conj.; ἀποροῦντος Codd.

10. ξανθόν V. 11. θέρους] θερμαίνῃ C; θέρει 2ª m. — Ib. κεραννύντες B text.; κεράννυνται C 1ª m. 12. δέ om. BV. 13. γε ex em.; τε Codd.

7 παντὸς τῷ θερμῷ κεραστέον. Ἔστιν ὅτε τῆς ἀναδόσεως ὀξυ-
τάτης χρήζομεν ἐν συγκοπαῖς ὀξυτάταις· ἐπιτήδειον γὰρ τοῖς
ὧδε διαφορουμένοις ἐστὶν ὃ καὶ ταῖς ἀναδόσεσι ταχὺ, καὶ ταῖς
ἐπισχέσεσι δραστήριον· τοιοῦτον δὲ ἂν εἴη δικαίως ὃ καὶ θερ-
65 μὴν ἔχει | καὶ στυπτικὴν ἐν ἑαυτῷ δύναμιν· τῇ μὲν γὰρ θερ-
8 μότητι τὸ πόριμον, τῇ στύψει δὲ τὸ μόνιμον ἔχει. Καλὸν
τοίνυν διὰ τοὺς λογισμοὺς τοὺς εἰρημένους καὶ τὸ ὀμφακόμελι·
τὸ μὲν γὰρ μέλι πόριμον ἐν αὐτῷ, καὶ ἡ ὀξεῖα ποιότης· ἡ δὲ
9 στύψις βραδύπορος οὖσα φύσει μόνιμος. Ἀλλὰ βέλτιόν γε ἂν
γένοιτο προσλαβὸν οἴνου, ἵνα καὶ τὴν ὀξεῖαν ἐν αὐτῷ δύναμιν,
λεπτυντικὴν τῶν χυμῶν γινομένην, ἀμαυρώσωμεν· διὸ καὶ χρησιμώτερον, κιῤῥὸν εἶναι καὶ ὑπόγλυκυν τὸν μιγνύμενον οἶνον

7 l'eau chaude. Dans les défaillances très-rapides, il importe quelquefois que les aliments se distribuent très-promptement; car le
remède qui convient aux malades chez qui s'opère une telle évaporation doit en même temps accélérer la distribution des molécules
et produire sûrement leur rétention; or on considérera, avec raison,
comme telles les boissons qui ont à la fois des propriétés chaudes
et astringentes, parce que la chaleur dont elles sont douées leur
donne la faculté d'arriver vite au but, et leur astringence celle de
8 demeurer en place [quand elles sont arrivées]. Il suit donc de ce raisonnement que le miel de verjus convient [dans les cas qui exigent
de telles substances]; car le miel qu'il contient, et son acidité lui
impriment un mouvement rapide, tandis que son astringence, qui,
par nature, arrive lentement, le fait demeurer en place [quand
9 il est parvenu au but]. Toutefois il sera meilleur d'ajouter du vin
dans le miel au verjus, afin d'affaiblir ses propriétés acides, qui
exercent une action atténuante sur les humeurs; pour cette même
raison, il est préférable de choisir du vin paillet d'un goût légère-

Le miel au verjus agit surtout par sa chaleur et son astringence.

L'addition de vin convient pour affaiblir son acidité.

4-5. θερμὴν. . . . . μὲν γάρ om. A 1ª m.
5. στυπτηρίαν C; στυπτηρικὴν 2ª m.; στυπτικὴν 3ª m.
Ib. ἑαυτῶν A; αὐτῷ B; αὑτῷ V.
6. τὸν πόριμον A.
8. ἐν ἑαυτῷ ABC 1ª m. MV.
10. προσλαβόν ex em.; προσλαβών Codd.
Ib. αὐτῷ ex em.; ἑαυτῷ Codd.

Matth. 65.

αὐτῷ καὶ μὴ λίαν λεπτόν. Ἐπὶ μὲν οὖν τῶν θερμῶν δυσκρασιῶν 10
τε καὶ νόσων χρήσιμον εὑρήσεις τὸ ποτὸν ἑκάτερον, τό τε διὰ
κωδυῶν καὶ τὸ ὀμφακόμελι, καὶ πρὸς αὐτοῖς τὸ ῥοδόμελι, κα-
τακρατικώτερον μὲν ὀμφακομέλιτος ὄν· καὶ διὰ αὐτὸ τοῦτο τοῖς
ἐπὶ δακνώδεσι καὶ θερμοῖς ὑγροῖς ἄλλως τε καὶ πυρετῷ δια-
καιομένοις ὀξυτάτῳ χρησιμώτατόν ἐστιν, ἐπὶ ὧν οὐχ ὑπάρχει
λυπηρὰ γαστρὸς λύσις· ἐπὶ γὰρ τῶν τοιούτων ἐκεῖνο βέλτιον.
Προσήκει δὲ ἤδη συμπέττεσθαι τὸ τῶν πυρετῶν πάθος, ἵνα 11
οὕτω τούτων ἑκάτερον ἐπιδοθῇ.

κβ'. Περὶ ῥοδομέλιτος, ἐκ τοῦ αὐτοῦ λόγου.

Τὸ δὲ ῥοδόμελι τρία μὲν λαμβάνει ἐκ τοῦ χυλοῦ διηθημένου 1

Le diacode, le miel au verjus, le miel aux roses, conviennent dans les maladies et les intempéries chaudes.

ment sucré et qui ne soit pas trop ténu. On s'apercevra donc que 10
les deux boissons, celle aux têtes de pavot et le miel au verjus,
conviennent dans les maladies chaudes et les intempéries chaudes
des éléments : il en est encore de même pour le miel aux roses,
qui cependant a des propriétés tempérantes plus prononcées que le
miel au verjus, et qui, pour cette raison même, est éminemment
utile aux malades en proie à l'ardeur causée par des humeurs
mordicantes et chaudes, qu'elles produisent cette ardeur par une
fièvre très-aiguë ou de toute autre façon, pourvu qu'il n'y ait pas
de relâchement fâcheux du ventre; car, dans ce cas, la première
des boissons mentionnées convient mieux. Il faut que la cause [ma- 11
térielle] des fièvres soit déjà en voie de parvenir à coction, pour
qu'on puisse donner ensuite l'une et l'autre.

22. DU MIEL AUX ROSES.

[Du même livre.]

Préparation

Le miel aux roses se fait avec trois parties de suc de roses passé 1

1-2. Ἐπὶ... χρήσιμον om. A 1ª m. — 1. Ἔτι CV; ὅτι AB. — 3. καὶ πρὸς.... ῥοδόμ. om. C. — 3-4. κατακρατηκώτερον BV; κατακρατητικώτερον C 2ª m. — 5-6. διακαιομένων A 1ª m. — 6. ὀξυτάτοις C 2ª m. — Ib. χρησιμώτερον B text. — Ib. οὐχ om. C. — 7. λιπαροί B. — 9. τούτῳ A. — Ch. 22; l. 10. ἐκ om. C 2ª m. — Ib. διηθημένα BV; διηθουμένου τῶν ἐξωνυχισμένων ῥόδων Aët.

Matth. 65-66.

μέρη, καὶ ἓν μέλιτος· ἕψεται δὲ ἐν ἡλίῳ τὸν αὐτὸν ὀμφακο-
2 μέλιτι τρόπον. Στύφει μὲν οὖν ἠρέμα, καὶ ψύχει, καὶ ῥυπ7ικὸν
δὲ ἔχει τι, καί τι δριμύτητος κέκτηται· διὸ καὶ σ7όματι μὲν
66 ἁρμόδιόν ἐσ7ι θερμὴν τινα φλεγμο|νὴν δεδεγμένῳ διὰ ἐπιῤῥοὴν
τοιούτου ῥεύματος, ἀνασ7έλλον μὲν ἠρέμα τὸ φερόμενον, ψῦχον
δὲ μετρίως τὸ ζέον, καί τι καὶ τῆς δριμύτητος ἀμαυροῦν δυνά-
3 μενον, ποιοῦντος ὁμοίως καὶ τοῦ διὰ κωδυῶν πόματος. Οὕτως
οὖν ἔχει κἀπὶ τῶν κατὰ τὸ βάθος κειμένων· ἐκκλύζει μὲν τὰ
δακνώδη τῶν ὑγρῶν τῷ ῥύπ7ειν, ἀνάψυξιν δὲ φέρει τοῖς διὰ
θερμασίαν καὶ δῆξιν ἀνιωμένοις, ῥώννυσί τε τὰς φυσικὰς δυνάμεις διὰ τῆς σ7ύψεως· καὶ κεραννύντες ὕδατι τὸ ποτὸν ἄλλοις
τέ τισι καὶ πυρετῷ κάμνουσι προσκομίζομεν, τῆς ἀκμῆς ἐνε-

du miel aux roses; – ses propriétés;

au tamis et une partie de miel; on le laisse fermenter au soleil de
2 la même manière que le miel au verjus. Cette boisson est doucement
astringente; elle refroidit, a quelque chose de détersif, et est douée d'une certaine âcreté; pour cette raison, c'est aussi un bon moyen de traitement pour la bouche, quand cette partie devient le siége d'une inflammation chaude par l'afflux d'humeurs de même qualité; car le miel aux roses réprime doucement ce qui afflue, refroidit modérément ce qui est en ébullition, et peut aussi amortir une partie de l'âcreté, mode d'action semblable à celle de la boisson aux têtes de
3 pavot. Le miel aux roses agit donc aussi de la même façon sur les
organes profonds; il enlève en lavant, grâce à sa vertu détersive, les humeurs mordicantes, il procure un refroidissement aux parties incommodées par la chaleur et la qualité mordicante des humeurs, et il soutient les forces naturelles par son astringence : aussi donnons-nous cette boisson mêlée à l'eau, et aux malades affectés de fièvre, et à certains autres, quand l'accès aussi bien que la maladie

– son mode d'action sur les organes profonds;

1. ἡλίῳ θερμῷ τιθέμενον ἐπὶ πλείους ἡμέρας Aët.

2. καὶ διὰ τοῦτο ψύχειν δύναται Aët. Ib. ῥυπ7ικὸν ἐκ τοῦ μέλιτος Aët.

3. τι ὑπόπικρον καὶ ἠπίως δριμύ Aët.

4. δεδεγμένων V. — Ib. διὰ ἐπιῤῥοὴν Aët.; διά τε ἐπιῤῥ. Codd.

5. τοιούτου] θερμοῦ Aët. Ib. ἀνασ7έλλον μέν ex em.; ἀνασ7ελλόμενον C (p); ἀνασ7έλλομεν ABCMV. — Ib. ψῦχον ex em.; ψυχόν M marg.; ψύχειν C (p); ψυχρόν ABCMV.

6. δέ] τε C (p).

11. διά om. ABC 1ª m. MV. Ib. σ7ύψεως τε καί ABC 1ª m. V.

σ7ηκυίας ἤδη τοῦ παροξυσμοῦ καὶ τοῦ πάθους. Διδόναι μὲν τοῖς 4
μὲν ἄνευ χυμῶν πλεονεξίας δίχα συμπάσης κενώσεως· οἷς δὲ
μετὰ διαπύρων ὑγρῶν ἢ βλάϐη προεξεμέσασιν, ἢ διαχωρηθέν-
των κάτω τῶν ἀνιώντων περιτ7ωμάτων. Γινέσθω δέ ποτε αὐτοῦ 5
καὶ συνεχὴς ἡ πόσις ἐπὶ τῶν διακαιομένων, ἵνα περ παρεμ-
πίπ7ει Φαρμακῶδες ὑγρὸν σ7όματι κοιλίας ἐκ τῶν ὑπερκειμένων
μορίων· ἐν γὰρ τοῖς πυρεκτικοῖς νοσήμασιν ἀρκέσει καὶ μία
πόσις δαψιλὴς ἐν τῷ προσήκοντι καιρῷ διδομένη λῦσαι τὸ
πάθος διὰ ἱδρώτων, ἢ γασ7ρὸς ῥύσει, ἢ διὰ ἐμέτων, ἃ καὶ τοῖς
ἄλλοις ἀκολουθεῖν εἴωθε πόμασιν ἐν τῷ τῆς ἀκμῆς καιρῷ.

κγ'. Περὶ σελινάτου, ἐκ τοῦ αὐτοῦ λόγου.

Τὸ δὲ τῶν σελίνων ἀπόζεμα καὶ πνεύματος μὲν ἀπέπ7ου καὶ 1

- manière de l'administrer.

elle-même sont déjà arrivés à leur acmé. A ceux qui n'ont point de 4
surabondance d'humeurs, il faut donner le miel aux roses, sans provoquer aucune évacuation; mais à ceux dont le mal est accompagné
d'humeurs brûlantes, il ne faut le donner qu'après les avoir fait
vomir, ou après que les superfluités qui les incommodaient ont
passé par le bas. On doit quelquefois aussi administrer cette boisson 5
d'une manière persistante chez les malades qui éprouvent des ardeurs, lorsqu'il tombe une humeur délétère des parties supérieures
sur l'orifice de l'estomac; car, dans les maladies fébriles, une seule
dose abondante, administrée en temps opportun, suffira pour résoudre la maladie soit par des sueurs, soit par un flux de ventre,
soit par des vomissements, symptômes qui suivent habituellement
l'administration des autres boissons données à l'époque de l'acmé.

23. DE L'EAU DE CÉLERI.

[Du même livre.]

Propriétés

La décoction de céleri triomphe des flatuosités crues et mal digé- 1

4. ἀνιώντων ex em.; ἀνιόντων Codd. — 5. περ] μή C 2ª m.; om. V. — 5-6. παρεμπίπ7ει ex em.; παρεμπίπ7η Codd. — 7. πολλάκις γὰρ ἐν τοῖς Aët. — 9. ἢ.... ῥύσει] τε καὶ καταῤῥήξεσι καὶ γασ7ρὸς ὑπάξεσιν Aët. — Ch. 23; l. 11. Τὸ δ' ἐν τῷ σελίνῳ V.

ὠμοῦ τυγχάνει κατεργαστικὸν, καὶ πλῆθος δὲ διὰ οὔρων ἄγει.
67
2 Καὶ διδόναι γε ἐπὶ τῶν πυρετῷ κατεχομένων αὐτὸ προσήκει,
καὶ μάλιστα τοῦ τῶν ὀξέων ὑπάρχοντι γένους, ὅτε γε μὴ κρί-
σεσιν ἀθρόαις ἡ λύσις αὐτῶν, ἀλλὰ διὰ τῆς καλουμένης ἐπιτε-
3 λεῖται συμπέψεως. Βέλτιον δὲ εἶναι ῥιζῶν αὐτὸ μετρίως ἀφη-
ψημένων, ὡς μὴ σφοδρότερον ἢ πρέπει γενέσθαι, καὶ πρὸ
τῆς διακρίσεως τῶν τοὺς πυρετοὺς ἀναπτόντων ὑγρῶν μὴ ποτίζειν αὐτοῦ.

κδʹ. Περὶ ὀξυμέλιτος, ἐκ τῶν Γαληνοῦ.

1 Τῆς τοῦ μελικράτου δυνάμεως, ὡς εἴρηται, τἆλλα μὲν πάντα ἐχούσης, ὧν δεῖται τὰ ὀξέα νοσήματα, κατὰ ἓν δὲ μόνον ἐναντιουμένης, ὅταν ὑπερθερμανθὲν ἐκχολωθῇ, τὴν τοιαύτην αὐτοῦ

Comm. III in Vict. rat. §27; p. 683-84.

2 rées, et évacue la surabondance des humeurs par l'urine. Il faut la
donner à ceux qui ont la fièvre, surtout quand cette fièvre est du
genre des aiguës, et que la solution ne s'opère pas par des crises
3 soudaines, mais par le procédé appelé *coction lente.* Le meilleur
moyen de préparer cette boisson, c'est de soumettre les racines à
une ébullition modérée, de façon qu'elle ne devienne pas plus
forte qu'il ne le faut, et de ne pas donner l'eau de céleri avant la
désagrégation des humeurs qui allumaient la fièvre.

de l'eau de céleri; — mode de préparation et d'administration.

24. DE L'OXYMEL.

(Tiré de Galien.)

1 Tandis que les propriétés de l'eau miellée répondent, comme je l'ai déjà dit, à tous les besoins dans les maladies aiguës, et qu'elles ne leur sont contraires que dans un seul cas, celui où, s'étant échauffée outre mesure, elle se change en bile, l'addition de vi-

L'addition de vinaigre à l'eau miellée en fait une excellente

5. αὐτό del. C 2ª m.
6. ἢ MV.
7. ὑγρῶν καὶ μή C 1ª m.
8. αὐτό BMV.
Ch. 24; l. 9. δυνάμεως, ὡς εἴρηται ex em.; δυν. εἴρ. ACV; εἴρ. δυν. B; δυν. Gal., Ras.
Ib. τὰ ἄλλα Gal.
10. δεῖξαι C 1ª m.
10-11. ἐναντιουμένης αὐταῖς Gal.

Comm. III in Vict. rat. § 27; p. 683. *Ib.* § 27-28; p. 684-85.

μεταβολὴν ἡ τοῦ ὄξους μίξις κωλύουσα κάλλιστον ποιεῖ φάρμακον. Καὶ χρὴ τοσοῦτον τῷ μελικράτῳ μιγνύειν ὄξους, ὅσον 2
ἱκανόν ἐστι τὸ χολῶδες ἐν αὐτῷ κολάσαι· ἄδιψόν τε γὰρ ἔσται,
καὶ τὰ πτύσματα τά γε μὴ παντάπασι παχέα καὶ γλίσχρα
ταχέως ἀνάξει. Τούτοις δὲ ἀμφοτέροις αὐτοῦ τοῖς ἔργοις ἕπεται 3
καὶ ἡ τῶν κατὰ τὸ στόμα καὶ τὴν φάρυγγα μορίων ὑγρότης· ᾧ
δὲ λόγῳ δρᾷ ταῦτα, τούτῳ καὶ σπληνὶ καὶ ἥπατι προσφορώ-
τατόν ἐστι, διακαθαῖρον ἀλύπως. Παμπόλλην δὲ τὴν χρῆσιν 4
ἔχει κἀπὶ τῶν κατὰ τὸν πνεύμονά τε καὶ τὸν θώρακα παθῶν,
ἀξιολογωτάτην τε τὴν ὠφέλειαν διὰ τὴν ἔμμετρον μίξιν ὕδατός
τε καὶ ὄξους καὶ μέλιτος· τὸ γὰρ τοιοῦτον ὀξύμελι, τέμνον τε
τὸ παχὺ καὶ φυσῶδες ἐν ὑποχονδρίῳ πνεῦμα καὶ καταῤῥηγνύον

boisson, en enlevant ce qu'elle a de bilieux; elle la rend expectorante et détersive.

naigre, en empêchant ce changement, en fait un médicament excellent. Il faut mêler à l'eau miellée le vinaigre en assez grande 2
quantité pour corriger ce qu'elle a de bilieux; car [ainsi pré-
paré] l'oxymel chassera la soif et évacuera rapidement les crachats
qui ne sont pas tout à fait épais et visqueux. Le résultat de ces 3
deux actions de l'oxymel est l'humectation de la bouche et du pha-
rynx; et, par cette même propriété humectante, il est éminemment
utile à la rate et au foie, parce qu'il nettoie sans faire du mal. L'oxy- 4
mel est encore d'un usage très-étendu et d'une utilité très-considérable dans les maladies du poumon et de la poitrine, à cause du
mélange bien proportionné de l'eau, du vinaigre et du miel; car
l'oxymel ainsi préparé, en exerçant une action incisive sur les gaz
épais et flatulents qui se trouvent dans l'hypocondre, en chassant

1. ἐργάζεται Gal.
2. τοσούτου ABV; τοιούτου C. — Ib. τοῦ ὄξους Gal. — Ib. ὅσον om. C.
3. τὸ . . . . . αὐτῷ] *facultas in bilem convertendi* Ras.
Ib. τε om. ABCV.
4. καὶ διὰ τοῦτο καὶ τὰ πτύελα Gal.
5. παχέως C 1ª m.; ῥᾳδίως Gal. et Ras.
Ib. δέ om. ABCV.
Ib. αὐτοῦ τοῖς] αὐτοῖς Gal.
6. ἡ. . . . ὑγρότης] *oris et faucium humectatio* Ras.
Ib. κατὰ στόμα ABCV.
8. ἀλύπως τὰ σπλάγχνα Gal., Ras.
Ib. Πολλὴν Gal.
9. ἐπί Gal.
10-11. ὕδατος δὲ καί ABCV; ὕδατος καί C 2ª m.
11. *secat* Ras.

τὰς Φύσας διακαθαῖρόν τε τὰς διεξόδους ϖάσας ἐπὶ οὖρα ϖοδη-
5 γεῖ τοῖς ὀρώδεσί τε καὶ χολώδεσι ϖεριττώμασιν. Πάσας οὖν
τὰς ἐκ μελικράτου καὶ οἴνου καὶ ὕδατος βλάβας ἐκπεφευγὸς τὸ
μετρίως κεκραμένον ὀξύμελι βλάπτει μόνον ἐνίοτε τῷ ξύειν τὸ
ἔντερον· ἐργάζεται δὲ τοῦτο τοῖς ἀσθενέστερον ἔχουσι Φύσει
6 καὶ ϖαθεῖν ἐπιτήδειον τὸ ἔντερον. Τὸ μὲν οὖν μέλι θερμὸν τῇ
δυνάμει, καὶ εἰς χολὴν μεταβαλλόμενον ἑτοίμως ἐν τοῖς θερμοῖς σώμασι διὰ τοῦτο χρήσιμόν ἐστιν ἔδεσμα Φύσεσι μὲν Φλεγματικωτέραις, ἡλικίαις δὲ ϖρεσβυτικαῖς, ὥσπερ γε καὶ νοσήμασι ψυχροῖς· τὸ δὲ ὀξύμελι χρησιμώτατον ἁπάσαις ἡλικίαις καὶ Φύσεσιν εἰς ὑγιεινὴν ἀσφάλειαν, ἐκΦράττον ἁπάσας τὰς στενὰς διεξόδους, ὡς μηδαμόθι ϖαχὺν ἢ κολλώδη χυμὸν

Comm. III in Vict. rat. §30; p. 689.

Al. succ. 11; p. 809-810.

par le bas les flatuosités et en nettoyant tous les conduits, fraye
5 aux superfluités séreuses et bilieuses la route des urines. Tandis donc
que l'oxymel modérément coupé est à l'abri de tous les inconvénients que produisent l'eau miellée, et de ceux que causent le vin et l'eau, il n'y a qu'une circonstance où il nuit quelquefois en raclant l'intestin; or il produit cet effet chez les gens qui ont les intestins na-
6 turellement faibles et prédisposés à être malades. Le miel donc
a des propriétés chaudes et il se change aisément en bile dans les organismes chauds; aussi c'est un mets qui convient aux natures plus ou moins pituiteuses, à la vieillesse, ainsi que dans les maladies froides; mais l'oxymel est éminemment utile à tout âge et à toute constitution pour raffermir la santé, parce qu'il désobstrue tous les canaux étroits, de façon que nulle part des humeurs épaisses ou glutineuses n'y sont retenues; c'est justement pour cette raison

Chez les individus faibles il peut irriter l'intestin.

Le miel est chaud, et convient à ce qui est froid.

L'oxymel convient à tout âge et à toute constitution; comme étant

2. Ἁπάσας Gal.
4. βλάπτειν AC 1ª m.
Ib. ἐνίοτε] ὅταν βλάπτῃ τοῦτο Gal.
Ib. τὸ ξύειν ABC 1ª m. V.
5-6. ἐργάζεται.... ἔντερον om. B.
5. ἀσθενεστέραν ἔχουσι Φύσιν Gal.
8. καὶ διὰ Gal.
Ib. ἐστιν om. Gal.
Ib. Φύσει ACV.
9. ἡλικίας B text.; om. Ras.
10. ψυχροῖς· ὀξύμελί γε μὴν χρησιμώτατον Gal.
10-11. ταῖς ἡλικίαις τε καὶ ἁπάσαις Gal.
11. ἐμΦράττον V.
12. χολώδη BCV.

E deperd. lib.

ἴσχεσθαι· διὰ τοῦτό γέ τοι καὶ τὰ καλούμενα πρὸς τῶν ἰατρῶν
ὑγιεινὰ φάρμακα τῆς λεπτυνούσης ἐστὶ δυνάμεως. Καὶ λόγῳ 7
τοίνυν καὶ πείρᾳ βασανίζοντί σοι τῶν εἰς λεπτύνουσαν δίαιταν
φανείη ἂν ἐπιτηδειότατον τὸ ὀξύμελι· οὔτε γὰρ κακόχυμόν
ἐστιν, οὔτε κακοστόμαχον, οὔτε ἄλλην ἀτοπίαν ἔχον οὐδεμίαν.
Εἰ δὲ σκιλλιτικὸν εἴη τὸ ὄξος, οὕτω μὲν ἂν οὐ διαιτημάτων 8
μόνον, ἀλλὰ καὶ φαρμάκων ὑπάρχοι τμητικώτατον, καὶ προσήκει τοιούτῳ χρῆσθαι καὶ οἴνῳ καὶ ὄξει τοὺς ἄκρως τέμνειν καὶ λεπτύνειν βουλομένους ὅσον ἐν τῷ σώματι παχὺ καὶ γλίσχρον καὶ φλεγματῶδες ὑποτρέφεται περίττωμα· καὶ μυρίους οἶδα ὑγιεῖς εἰς τέλος γενομένους ἐπὶ τῷ διὰ τῆς σκίλλης ὄξει

l'atténuant par excellence;

même que les médicaments appelés *hygiéniques* par les médecins sont
du genre de ceux qui ont des vertus atténuantes. Si donc vous exa- 7
minez la chose aussi bien par le raisonnement que par l'expérience, vous vous apercevrez que l'oxymel est la plus convenable de toutes les substances qui constituent le régime atténuant, puisqu'il ne contient pas d'humeurs mauvaises, qu'il ne nuit pas à l'orifice de l'estomac, et qu'il ne possède aucune autre propriété incommode. Mais, 8
si c'est du vinaigre scillitique qu'on emploie [pour le préparer], l'oxymel produira l'action incisive la plus forte, non-seulement de tous les ingrédients du ressort du régime, mais aussi de tous les médicaments; et ceux qui veulent exercer une action incisive et atténuante très-prononcée sur toutes les superfluités épaisses, visqueuses et pituiteuses qui se forment peu à peu dans leur corps, doivent se servir du vin et du vinaigre scillitique; en effet, j'ai connu un grand nombre de gens qui ont été exempts de maladies jusqu'à leur mort,

— surtout s'il est préparé avec l'oxymel scillitique.

1. γέ τοι] γ' ἔτι Gal.

2. λεπτυνούσης ἅπαντά ἐστι δυνάμ. Gal.

3. βασανίσαντι C.

Ib. τῶν . . . . . . δίαιταν] eu quæ ad victum attenuantem faciunt Ras.

4. ἂν] κε B interl.

7. μόνων ABV.

Ib. ὑπάρχει BV Ras.

9. βουλομένους ὅσον ἐν ex em.; νόσον βουλομένοις καὶ οἷς ἐν C 2° m.; νόσον ἐν ἐν C; νόσον ἐν A Ras.; ὅσον ἐν BV.

10. ὑποτρέφεται] quod contineat Ras.

11. τῷ τῆς B.

DES BOISSONS.

Syn. tu. IV, 6; p. 271-72.

9 τε καὶ οἴνῳ. Σκευάζειν δὲ τὸ ὀξύμελι τόνδε χρὴ τὸν τρόπον· μέλι τὸ κάλλιστον ἐπὶ ἀνθράκων ἀπαφρίσαντας καὶ ἐπεμβαλόντας τοσοῦτον ὄξους, ὡς γευομένῳ μήτε ἄγαν ὀξὺ φαίνεσθαι, μήτε γλυκὺ, καὶ τοῦτο αὖθις ἕψειν ἐπὶ ἀνθράκων, ὡς ἑνωθῆναί τε τὰς ποιότητας αὐτῶν ἀκριβῶς καὶ μὴ φαίνεσθαι γευομένοις ὠμὸν τὸ ὄξος, εἶτα ἀποθεμένους που μιγνύειν ὕδωρ ἐπὶ τῆς

Ib. p. 273-74.

10 χρήσεως, οὕτω κεραννύντας ὡς οἶνον. Βέλτιον μὲν οὖν ἐστι ταῖς τῶν λαμβανόντων αἰσθήσεσι κρίνειν τὸ σύμμετρον, οὐ ταῖς ἡμετέραις, οἰκειότατον εἶναι τῇ φύσει τοῦ λαμβάνοντος νομίζοντας τὸ ἥδιστον ὀξύμελι, καὶ διὰ τοῦτο καὶ ὠφέλιμον,

Divers modes de préparation de l'oxymel.

9 en prenant du vinaigre et du vin scillitique. On doit préparer l'oxymel de la manière suivante ; on écume sur des charbons du miel de qualité supérieure, on y met du vinaigre autant qu'il en faut pour que le mélange ne se montre ni trop acide ni trop sucré au goût, et on le fait bouillir de nouveau sur des charbons, de façon que les propriétés des ingrédients s'unissent intimement, et que la crudité du vinaigre ne se trahisse pas au goût; ensuite on met le mélange en réserve dans un endroit quelconque, et, lorsqu'on veut s'en servir, on y verse de l'eau, en le coupant dans la même pro-

10 portion que le vin. Il vaut mieux déterminer la proportion des ingrédients par les sensations de ceux auxquels l'oxymel est destiné, que par les nôtres, et admettre que l'oxymel le plus agréable au goût est celui qui s'adapte le mieux à la nature de l'individu, et que par conséquent il lui sera utile, tandis que l'oxymel très-

1. δὲ καί Gal. — Ib. τόνδε..... τρόπον] προσήκει κατὰ τάδε Gal.
2. ἀπαφρίσαντες Gal.
Ib. καί om. Gal.
2-3. ἐπεμβαλόντας ex em.; ἐπεμβαλλόντας *ad Eun.*; ἐπεμβάλλοντας ABC V; ἐπεμβάλλειν αὐτῷ Gal.
3-4. τοσοῦτον.... γλυκύ] ὄξους τὸ ἥμισυ μέτρον Aët.
3. ὄξος C 1ᵃ m.
Ib. ἕως γευομένῳ B; ἕως γε ὑμένῳ A; ἕως γενομένῳ V; ἕως γενόμενον C; ὡς γευομένου *ad Eun.* — Ib. φαίνηται B.
4. τοῦτο] τότε Gal.
5. αὐτῶν] *amborum* Ras.
6. ἀποθέμενον Gal.; *ab igni auferes* Ras.
Ib. που] τούτῳ Gal.; om. Ras.
7. μέν om. Gal.
8-9. σύμμετρον αὐταῖς ἢ ἡμετέραις Gal., Ras.
9. εἶναι] μέν Gal.
9-10. λαμβ. εἶναι νομίζ. Gal.

ἐναντιώτατον δὲ τὸ ἀηδέστατον. Τὴν δὲ πρώτην αὐτοῦ κρᾶσιν, 11
ὡς ἂν μάλιστα τοῖς πλείστοις ἁρμόσειε, κατὰ τάδε χρὴ
ποιεῖσθαι· ὄξους ἑνὶ μέρει διπλάσιον μιγνύσθω τοῦ τὸν ἀφρὸν
ἀφῃρημένου μέλιτος. Διὰ ὕδατος δὲ εὐθέως ἐξ ἀρχῆς οὕτω 12
σκευάζειν· τῷ ὀξυμέλιτι μιγνύσθω τετραπλάσιον ὕδατος καλλίστου, κἄπειτα ἑψέσθω μετρίως, ἕως ἂν ὁ ἀφρὸς ἐφίστηται.
Τὸ μὲν οὖν φαῦλον μέλι πάμπολυν ἐξερεύγεται τὸν ἀφρὸν, 13
ὥστε καὶ τὴν ἕψησιν αὐτοῦ πολυχρονιωτέραν γίνεσθαι· τὸ δὲ
ἄριστον ἐν ἐλαχίστῳ τε χρόνῳ καὶ βραχύτατον ἀφίησιν, ὅθεν
οὐδὲ ἴσης αὐτῷ δεῖ τῆς ἑψήσεως· ἡ δὲ οὖν πλείστη τὸ τέταρτον ἀπολείπει μέρος τοῦ κραθέντος ἐξ ἀρχῆς. Σκευάζεται δὲ 14
καὶ κατὰ ἀρχὰς εὐθέως τῶν τριῶν μιχθέντων· ἔσται δὲ ἓν μὲν

désagréable au goût lui sera très-contraire. La première préparation 11
de l'oxymel, pour convenir autant que possible à la plupart des
gens, doit se faire ainsi : on mêle à une partie de vinaigre le double
de miel écumé. Si on veut y mettre l'eau dès le commencement, on 12
s'y prend de cette façon : mêler à l'oxymel le quadruple d'eau de
qualité supérieure, ensuite faire bouillir le tout modérément aussi
longtemps qu'il monte de l'écume à la surface. Le mauvais miel rejette 13
beaucoup d'écume; on doit donc prolonger son ébullition pendant
plus longtemps; le meilleur miel, au contraire, en rejette très-peu,
et pendant un très-court espace de temps; c'est pourquoi il n'a pas
besoin d'une ébullition aussi prolongée : or l'ébullition la plus prolongée réduit à un quart le liquide primitif. On prépare aussi l'oxymel 14
en mêlant de suite ensemble les trois ingrédients; on mettra une

1. ἀηδέστερον Gal. — Ib. Αὐτὴν δὲ τὴν πρώτην κρᾶσιν αὐτῶν Gal.

2. ἁρμόσει V; ἁρμόσῃ AB interl. C; ἁρμόζει B text. — Ib. τόδε Gal.

4. ἐξ ἀρχῆς om. Gal.

5. σκευάζειν ὀξύμελι· τῷ μέλιτι Gal., Ras.

5-6. κάλλιστα AC.

6. ἑψέσθω ex em.; ἑψείσθω Codd. et Gal., ainsi que p. 397, l. 2. — Ib. μέχρις ἂν Gal. — Ib. ὁ om. B. — Ib. ἀφίσταται Gal., *ad Eun.*, Ras.

7. ἐξεργάζεται Gal.

8. ἡ ἕψησις αὐτοῦ πολυχρονιωτέρα γίνεται Gal.

9. δέ A; τῷ C.

10. ἴσον Gal. — Ib. δεῖται Gal.

11. ἀπολειπεῖν A B C 1ª m. V, Ras. — Ib. Σκευάζονται Gal.

12. ἀρχήν Gal. — Ib. ἔστω Gal.

ὄξους μέρος, δύο δὲ μέλιτος, καὶ ὕδατος τέτταρα· καὶ ταῦτα ἑψέσθω μέχρι τοῦ τρίτου μέρους ἢ τετάρτου, τὸν ἀφρὸν ἀφαιρούντων ἡμῶν. Εἰ δὲ ἰσχυρότερον αὐτὸ ποιῆσαι βούλοιο, τοσοῦτον ἐμβαλεῖς ὄξους ὅσον καὶ μέλιτος.

κε'. Ὄξους σκιλλιτικοῦ σκευασία καὶ οἴνων, ἐκ τῶν Διοσκορίδου.

1 Σκιλλιτικὸν ὄξος σκευάζεται τοῦτον τὸν τρόπον· σκίλλης μνᾶν κεκαθαρμένην λευκὴν κατατεμόντες, βάλλομεν εἰς ἓξ ξέστας ὄξους καλοῦ, καὶ πωμάσαντες ἐπιμελῶς τὸ ἀγγεῖον ἐῶμεν μῆνας ἕξ· μετὰ δὲ ταῦτα ἀνελόμενοι τὴν σκίλλαν καὶ ἐκπιέσαντες αὐτὴν μὲν ῥίπτομεν, τὸ δὲ ὄξος διυλίσαντες καταγ-
2 γίζομεν. Δίδοται δὲ κατὰ ἡμέραν ῥοφεῖν νήστεσι, τὴν μὲν ἀρχὴν ὀλίγον, κατὰ βραχὺ δὲ παραυξάνομεν ἄχρι κυάθου·

Mat. med. V, 25.

partie de vinaigre, deux de miel et quatre d'eau, et on les réduira, par l'ébullition, au tiers ou au quart, en ôtant l'écume. Si on veut faire de l'oxymel plus fort, on y mettra autant de vinaigre que de miel.

25. PRÉPARATION DU VINAIGRE SCILLITIQUE ET DE [QUELQUES] VINS.
(Tiré de Dioscoride.)

Mode de préparation du vinaigre scillitique ;

1 Le vinaigre scillitique se fait de la manière suivante : on coupe par morceaux une mine de scille blanche mondée, on la jette dans six sextaires de bon vinaigre, on ferme soigneusement le vase avec un couvercle, et on l'abandonne à lui-même pendant six mois ; ensuite on ôte la scille, on l'exprime et on la jette ; on met le vinaigre
2 dans un pot, après l'avoir passé au tamis. On le donne journellement à boire à jeun, d'abord en petite quantité, mais ensuite on augmente peu à peu la dose, jusqu'à un cyathe : quelques-uns

— son mode d'administration.

1. μέλ., ὕδ. δὲ τέτταρα Gal.

3-4. τοσοῦτον ἐμβάλλεις C 2ª m.; τοσ. ἐμβάλῃς *ad Eun.*; om. ABCV.

Ch. 25. A la place de ce chapitre, B a : Λείπει τὰ τοῦ Διοσκορίδου Περὶ ὄξους καὶ οἴνων, ἅπερ ζήτει ἐν τῷ αὐτοῦ πέμπτῳ Περὶ ὕλης ἰατρικῆς.

6. ἕξ] ιβ' C 2ª m.

7. πώσαντες AC 1ª m.

8. ἐῶμεν μῆνας ἕξ] ἄφες τε ἡλίῳ ἡμέρας ξ' βρέχεσθαι Diosc.; ἡμ. ξ' Paul.; μ' Aët., Act., Col., Pall.; ιβ' *Geopon.*; μη' Nic. Myr.

9. ἐκπιάσαντες AC 1ª m.

DES BOISSONS.

Mat. med. V, 26.

τινὲς δὲ κυάθους δύο διδόασι καὶ πλείω. Τὸν δὲ σκιλλιτικὸν 3
οἶνον οὕτως· λαϐὼν σκίλλης κεκαθαρμένης καὶ ἐντετμημένης
μνᾶς τρεῖς κάθες εἰς γλεύκους καλοῦ μετρητὴν Ἰταλικὸν, καὶ
πωμάσας ἔασον μῆνας ἕξ, εἶτα διυλίσας καὶ μετεράσας ἀπόθου. Ἀμείνων δὲ παλαιούμενος. Φυλάττεσθαι δὲ αὐτοῦ τὴν χρῆ- 4-5
σιν δεῖ ἔν τε πυρετοῖς, καὶ ἐπὶ τῶν ἐντὸς ἐχόντων ἕλκος. Ὁ 6
δὲ καλούμενος μελιτίτης οἶνος δίδοται μὲν ἐν χρονίοις πυρε-
τοῖς· ὑπομαλάττει γὰρ τὴν κοιλίαν καὶ οὖρα κινεῖ. Ἁρμόττει 7
καὶ ἀρθριτικοῖς, καὶ τοῖς ἀσθενῆ τὴν κεφαλὴν ἔχουσιν. Σκευά- 8
ζεται δὲ, πρὸς πέντε χοᾶς αὐστηροῦ γλεύκους μέλιτος χοὸς
ἐμϐαλλομένου, καὶ ἁλὸς κυάθου. Σκευάζειν δὲ δεῖ ἐν ἀγγείῳ 9
μεγάλῳ, ἵνα τόπον ἔχῃ πρὸς τὸ ὑπερζεῖν, παραπάσσοντα τοὺς

(Ib. V, 15.)

Préparation du vin scillitique.

donnent deux cyathes, et plus encore. Le vin scillitique se fait de 3
la manière suivante ; on prend trois mines de scille mondée et cou-
pée par morceaux, on la met dans un métrète italien de bon vin
doux ; on met le couvercle dessus, et on abandonne le mélange à
lui-même pendant six mois ; ensuite on passe au tamis, on transvase
et on met le liquide de côté. Le vin scillitique devenu vieux est le 4
meilleur. Il faut éviter de s'en servir en cas de fièvre ou d'ulcéra- 5
tion des parties internes. On donne le vin appelé *mélitite* dans les 6
fièvres de longue durée, parce qu'il relâche légèrement le ventre et
qu'il pousse aux urines. Il convient encore aux goutteux, ainsi qu'à 7
ceux qui ont la tête faible. On le prépare en jetant un choée de miel 8
et un cyathe de sel dans cinq choées de vin nouveau âpre. Il faut le 9
préparer dans un grand pot, afin qu'il ait de l'espace pour fermenter,
et y saupoudrer peu à peu la quantité susdite de sel, aussi long-

Cas dans lesquels il nuit. Du *mélitite* ; cas dans lesquels il convient ; — mode de préparation.

4. τρίμηνον C 2ª m.
Ib. καὶ μετεράσας εἰς ἕτερον ἀγγεῖον C 2ª m.; om. Ras.
5. Ἀμείνω A V.
7. μελίτης A C 1ª m. V Ras.
Ib. οἶνος om. Ras.
9. καί om. Ras.
Ib. καί om. C.
Ib. ταῖς C 2ª m.
10. χοεῖς A V P.
Ib. αὐστηρούς A C 1ª m.
12 et p. 399, 1. τοὺς προειρημένους ἅλας C 2ª m., Ras. ; τοῦ προειρημένου ἁλός Diosc.

DES BOISSONS.

εἰρημένους ἅλας κατὰ ὀλίγον, ἄχρι ἂν ἀναζέσῃ· παυσαμένου
δὲ, μεταγγίζειν εἰς ἕτερον κεράμιον.
10 Οἰνομέλιτος σκευασία.] Οἰνόμελι δὲ διαφέρει τὸ ἐκ παλαιοῦ καὶ αὐστηροῦ οἴνου καὶ μέλιτος καλοῦ γινόμενον· ἧττον
11 γὰρ πνευματοῖ. Σκευάζεται δὲ, ὡς ἐπιτοπολὺ, πρὸς δύο μέτρα
12 οἴνου ἑνὸς μέτρου μέλιτος μιγνυμένου. Οἱ δὲ, ἵνα τάχιον αὐτὸ
παραστήσωσι, συναφέψουσι τὸ μέλι τῷ οἴνῳ καὶ οὕτω καταγ-
13 γίζουσιν. Ἔνιοι δὲ διὰ λυσιτέλειαν γλεύκους ζέοντος ξέστας ἓξ
14 πρὸς ξέστην μιγνύντες μετὰ τὸ ἀποζέσαι καταγγίζουσιν. Μένει δὲ γλυκύ.
15 Περὶ κυδωνίτου.] Ὁ δὲ κυδωνίτης οἶνος, ὃν ἔνιοι μηλίτην καλοῦσι, σκευάζεται οὕτως· μήλων κυδωνίων ἐξελὼν τὸ σπέρμα, καὶ τεμὼν ὡς γογγυλίδας εἰς τὸν μετρητὴν τοῦ γλεύκους χάλασον μνᾶς δεκάδυο πρὸς ἡμέρας τριάκοντα, εἶτα διυλίσας

Mat. med. V, 16.

Ib. V, 28.

temps qu'il est en fermentation; quand la fermentation est finie,
on le transvase dans un autre pot de terre cuite.
10 *Préparation du vin miellé.*] Le meilleur vin miellé est celui qu'on
prépare avec du vin vieux âpre et du bon miel; car il cause moins
11 de flatulence que les autres. On le prépare ordinairement en mê-
12 lant une mesure de miel à deux mesures de vin. D'autres, afin de
pouvoir se servir plus tôt de cette boisson, font bouillir ensemble le
13 miel avec le vin, et le mettent ensuite dans un pot. Quelques-uns
mêlent, par économie, six sextaires de vin doux en fermentation à
un sextaire de miel, et mettent le liquide dans un pot quand la
14 fermentation est finie. Cette liqueur conserve son goût sucré.
15 *Du vin aux coings.*] Le vin aux coings, que quelques-uns appellent *vin aux pommes*, se fait de la manière suivante : on ôte les pepins des coings, on les coupe comme des navets, et on en fait tremper douze mines pendant trente jours dans un métrète de vin doux;

Divers modes de préparation du vin miellé;

— du vin aux coings;

1. ἐκζέσῃ C 2ª m.
2. ἕτερον om. AC 1ª m. V.
5. ὡς πολύ ACV; ὡς τὸ πολύ P.
8. ζέοντος om. AC 1ª m. V.
9. ξέστον (ξέστην P.) α' μέλιτος μιγνύντες Diosc. — 10. δέ om. AC 1ª m. V.
11. Oἰ ACV.
13. ἐς V.
14. μνᾶς δε δύο A 1ª m.

DES BOISSONS.

Mat. med. V, 29.

ἀπόθου. Καὶ μηλόμελι δὲ, ὃ καὶ κυδωνόμελι καλούμενον, σκευά- 16
ζεται, μήλων κυδωνίων ἐξαιρεθέντων τὰ σπέρματα καὶ βαλλο-
μένων εἰς μέλι ὡς ὅτι πλείσΊων, ὥσΊε ἐσφηνῶσθαι. Γίνεται δὲ 17
προσηνὲς μετὰ ἐνιαυτὸν οἰνομέλιτι ἐοικός. ἜσΊι δὲ ἀμφότερα 18
σΊυπΊικὰ, εὐσΊόμαχα, ἁρμόΊΊοντα δυσεντερίαις, ἡπατικοῖς,
νεφριτικοῖς, δυσουροῦσιν.

Ib. V, 30.

Ὑδρομήλου σκευασία.] Ὑδρόμηλον δὲ σκευάζεται, μιγνυ- 19
μένου τοῦ ἐκ τῶν κυδωνίων μήλων χυλοῦ ξέσΊας τέσσαρας
πρὸς μέλιτος ξέσΊας ὀκτὼ, ὕδατος ξέσΊας δώδεκα, καὶ ἡλιαζομένου ἐν τοῖς ὑπὸ κύνα. Δύναμις δὲ καὶ τούτου ἡ αὐτή. 20

[Geop. VIII, 27.]

* Ὑδρόμηλον ἄλλως.] Μῆλα κυδώνια κάλλισΊα λβ′ ἐκγιγαρ- 21
τίσας καλάμῳ κατάτεμε λεπΊὰ καὶ βάλε εἰς μέλιτος καλλίσΊου

— du miel aux coings;

puis on filtre le liquide et on le met de côté. On prépare encore le 16
miel aux pommes, que quelques-uns appellent *miel aux coings*, en
jetant dans du miel, et en si grande quantité qu'ils y soient en-
tassés, des coings dont on a ôté les pepins. Cette boisson devient 17
douce après un an, et ressemble alors au vin miellé. Le vin aux 18
coings et le miel aux coings ont des propriétés astringentes, sont favorables à l'orifice de l'estomac, et conviennent contre les dyssenteries, ainsi qu'aux sujets affectés de maladie du foie ou des reins, et à ceux qui urinent difficilement.

— leurs propriétés.

Préparation et propriétés de l'hydromélon.

Préparation de l'hydromélon.] L'hydromélon se prépare en mêlant 19
quatre sextaires de suc de coings à huit sextaires de miel et douze
sextaires d'eau, qu'on expose au soleil vers la canicule. Ses pro- 20
priétés sont encore les mêmes que celles des boissons précédentes.

Autre mode de préparation.

Autre manière de faire de l'hydromélon.] Coupez par petits morceaux, 21
avec un roseau, trente-deux coings de qualité supérieure dont on

1. Καί. . . . . καί Diosc; Μηλόμελι μὲν καί V; Μηλόμελι καί AC. — 2-3. βαλομένων V; βληθέντων Diosc. — 3. πλεῖσΊον C 2ª m. Diosc. — 8. χυλοῦ] μηλομέλιτος Diosc. — 8-9. ξέσΊας τέσσαρας. . . . δώδεκα] μετρητοῦ ἑνὸς πρὸς δύο μετρητὰς ἀφεψημένου ὕδατος Diosc. — 9. πρός e Diosc.; om. Codd. — 9-10. ἡλιαζομένου om. V. — 10 et p. 401, 2. Δύναμις. . . . κύνα om. V.

ξέσΊας ὀκτὼ, καὶ ἐάσας μῆνας η' μίσγε ὕδατος ὀμβρίου παλαιοῦ ξέσΊας δώδεκα, καὶ ἐν τοῖς ὑπὸ κύνα καύμασιν ἡλίαζε, Φυλασσόμενος ὄμβρους καὶ δρόσον.

22 Ῥοΐτου σκευασία.] Ῥοΐτης δὲ σκευάζεται οὕτως· ῥόας ἀπυρήνους λαβὼν ὡρίμους καὶ ἀποθλίψας τὸν χυλὸν τῶν κόκκων καὶ

23 ἀφεψήσας εἰς τὸ τρίτον ἀπόθου. Ποιεῖ δὲ πρὸς τὰ ἐντὸς ῥεύ-

24 ματα καὶ πυρετοὺς ῥοώδεις. Ἔσῖι δὲ εὐσῖόμαχος καὶ σῖεγνοκοίλιος.

Mat. med. V, 34.

25 Ῥοδίτου σκευασία.] Ῥοδίτης δὲ οὕτως· μνᾶν ῥόδων ξηρῶν ἐπετείων κεκομμένων ἐνδήσας εἰς ὀθόνιον κάθες εἰς γλεύκους ξέσΊας εἴκοσι καὶ περισφήκου· μετὰ δὲ μῆνας τρεῖς διυλίσας μετάγ-

26 γιζε, καὶ ἀποτίθεσο. Χρήσιμος δὲ ἀπυρέτοις πρὸς σΊομάχου

Ib. V, 35.

a ôté les pepins; jetez-les dans huit sextaires du meilleur miel; abandonnez le mélange à lui-même pendant huit mois, mêlez-y douze sextaires de vieille eau de pluie, et exposez le tout au soleil pendant les chaleurs voisines de la canicule, en évitant la pluie et la rosée.

22 *Préparation du vin de grenades.*] Le vin de grenades se prépare de la manière suivante : on prend des grenades mûres sans pepins, on exprime le suc des grains, et on le met de côté après l'avoir réduit

23 au tiers par l'ébullition. Il agit contre les fluxions internes et contre

24 les fièvres qui tiennent au flux. Il est favorable à l'orifice de l'estomac et resserre le ventre.

Préparation et propriétés du vin de grenades;

25 *Préparation du vin aux roses.*] Le vin aux roses se fait de la manière suivante : on lie une mine de roses de l'année sèches et pilées dans un linge, on le met dans vingt sextaires de vin doux et on presse le sachet; trois mois plus tard, on filtre, on transvase et on met en

26 réserve. Ce vin convient à ceux qui n'ont pas de fièvre, pour favoriser la digestion de l'estomac et pour apaiser ses douleurs, si on le prend

— du vin aux roses;

1. ξέσΊας η' καὶ ἐάσας μῆνας η' μίσγε *Geop.* et Ras.; om. Codd.
2. ἐπόκυνα A 1ª m.
Ib. ἡλιαζομένου V.
4-5. πυρίνας AC 1ª m. V.
5. καί om. AC 1ª m. V. — Ib. τό V.
6. τάς AC.
9. Tit. ῥοδίτους AC.
Ib. ἐπετίνων AC; ἐπετινῶν V; ξ. ὀρεινῶν *Geop.*; om. Diosc.
11. διυλίσας om. C 1ª m.
12. ἀπότιθε ACV. — Ib. δέ Diosc.; om. ACV. — Ib. et p. 402, 1. πρὸς .... πόνους om. AC 1ª m. V, Ras.

ϖέψεις καὶ ϖόνους ἐπιπινόμενος, ϖρός τε καθύγρους κοιλίας
καὶ δυσεντερίας.

Ῥοδομέλιτος σκευασία.] Σκευάζεται δὲ καὶ διὰ χυλοῦ ῥόδων 27
καὶ μέλιτος μιγνυμένων ὃ καλεῖται ῥοδόμελι.

Mat. med. V, 36.

Μυρτίτου σκευασία.] Ὁ δὲ μυρτίτης οὕτως· δεῖ ϖαρακμά- 28
ζοντα τὰ μύρτα μέλανα λαβόντας ϖροθειλοπεδεύειν ἐν ἡλίῳ καὶ
ξηράναντάς γε μίσγειν τῇ χοίνικι κοπείσῃ τρεῖς κοτύλας ὕδατος, καὶ οἴνου αὐσ7ηροῦ τὸ αὐτὸ, οὕτω τε ἐκθλίϐειν καὶ ἀποτίθεσθαι. Ἱκανῶς δέ ἐσ7ι σ7υπ7ικὸν καὶ εὐσ7όμαχον, ῥευματι- 29
ζομένῳ τε σ7ομάχῳ καὶ κοιλίᾳ χρήσιμον, ϖρός τε τὰς ἐντὸς
ἑλκώσεις καὶ ῥοῦν. Μελαίνει δὲ καὶ τρίχας ἐν κεφαλῇ. 30

Ib. V, 12.

Ὀμφακίτου σκευασία.] Ὁ δὲ καλούμενος ὀμφακίτης σκευά- 31

après le repas; il est également utile contre les selles liquides et
contre la dyssenterie.

— du miel aux roses;

Préparation du miel aux roses.] On prépare encore la boisson 27
appelée *miel aux roses*, en mêlant ensemble du suc de roses et du
miel.

— du vin aux baies de myrte;

Préparation du vin aux baies de myrte.] Le vin aux baies de myrte 28
se fait de la manière suivante : on prend des baies de myrte noires
qui commencent déjà à se gâter; on les sèche d'abord au soleil, et,
après les avoir séchées, on en pile une chénice qu'on mêle à trois
cotyles d'eau et à la même quantité de vin âpre; ensuite on exprime
et on met en réserve. Ce vin est fortement astringent et très-favo- 29
rable à l'orifice de l'estomac; il convient contre les fluxions qui
se font vers cet orifice, ainsi que vers l'estomac lui-même, contre
les ulcérations intérieures et contre le flux. Il noircit aussi les che- 30
veux.

— du vin

Préparation du vin de raisins verts.] On prépare la boisson appelée 31

1. *ἐπιπινόμενον* C 2ª m.; om. A C V.

Ib. *τε* om. AC 1ª m. V.

4. *μιγνυμένων* om. V 1ª m.

6. *ϖροθηλοπαιδεύειν* C 2ª m.; *ϖρολιθοπεδεύειν* AC.

7. *ξηράναντά* V.

8. *οἴνου ϖαλαιοῦ τὸ αὐτό* Diosc.

9. *δέ* om. ACV.

10. *ἐντός*] *ἐν τοῖς* A 1ª m.; om. Diosc.

11. *fluxum muliebrem* Ras.

12. Tit. Ὀμφακίτου Diosc.; Ἀμφακίτου Codd.

DES BOISSONS.

ζεται, θειλοπεδευομένης τῆς σ7αφυλῆς μήπω κατὰ πᾶν πε-
πείρου τυγχανούσης, ἔτι δὲ ὀμφακιζούσης, ἐπὶ ἡμέρας τρεῖς ἢ
32 τέσσαρας, ἕως ἂν ῥυσωθῶσιν οἱ βότρυες. Μετὰ δὲ τὸ ἐκθλιϐῆ-
ναι ἡλιάζεται ἐν κεραμίοις ὁ οἶνος, σ7υπ7ικὴν ἔχων δύναμιν
33 καὶ εὐσ7όμαχον. Δοκεῖ δὲ καὶ λοιμικαῖς κατασ7άσεσι βοηθεῖν.
34 Χρήζει δὲ ἐτῶν πλειόνων εἰς πόσιν.

Mat. med. V, 48.

35 Πισσίτου οἴνου σκευασία.] Πισσίτης δὲ οἶνος σκευάζεται
36 διὰ πίσσης ὑγρᾶς καὶ γλεύκους. Δεῖ δὲ τὴν πίσσαν πλύνειν
πρῶτον μὲν θαλάσσῃ ἢ ἅλμῃ ἐπὶ ἱκανὸν, ἄχρι ἂν λευκανθῇ,
καὶ ἡ θάλασσα καθαρὰ ἀποῤῥέῃ, ἔπειτα ὕδατι γλυκεῖ, καὶ
τοῖς η' χοεῦσι μίσγειν οὐγγίαν πίσσης, καὶ ἐᾶν· μετὰ δὲ τὸ
37 ἀναζέσαι καὶ κατασ7ῆναι μεταγΓίζειν. Ἔσ7ι δὲ θερμαντικὸς,

de raisins verts;

vin aux raisins verts, en faisant sécher au soleil, pendant trois ou
quatre jours, du raisin qui n'est pas encore tout à fait mûr, mais
qui est encore à l'état vert, jusqu'à ce que les grains se soient ri-
32 dés. Après avoir exprimé le vin, on l'expose au soleil dans des
vases de terre cuite; il a des propriétés astringentes et est favo-
33 rable à l'orifice de l'estomac. On prétend aussi qu'il est utile contre
34 les constitutions pestilentielles. Il lui faut plusieurs années pour
devenir bon à boire.

du vin au goudron;

35 *Préparation du vin au goudron.*] On prépare le vin au goudron
36 avec du goudron et du vin doux. Il faut d'abord laver fortement le
goudron avec de l'eau de mer ou de l'eau salée, jusqu'à ce qu'il
devienne blanc et que l'eau de mer en découle pure; ensuite on le
lave avec de l'eau douce, on mêle une once de goudron à huit
choées de vin, et on abandonne le mélange à lui-même; quand il
37 a fermenté et qu'il s'est clarifié, on le transvase. Ce vin réchauffe

1. λιθοπεδευομένης AC 1ª m.; *in cratibus disposita arescat ad solem* Ras.

6. χρήζει δὲ τῶν A V.

7. Tit. Πισσίτου. . . . . . Πισσίτης Diosc.; Πισσινίτου. . . . Πισσινίτης A C V. — 9. ἀπό A 1ª m. — Ib. ἄχρις V.

10-11. γλ. τοῖς AC 1ª m. V.

11. ι' C 2ª m.

Ib. οὐκίαν πίσσης AC 1ª m.; οὐγΓίας πίσσ. α' ἢ β' Diosc.

26.

ϖεπτικὸς, σμηκτικὸς, ἀνακαθαρτικὸς, εὔθετος τοῖς ϖερὶ θώρακα καὶ κοιλίαν, ἧπαρ, σπλῆνα, ὑστέρας ϖόνοις δίχα ϖυρετοῦ καὶ χρονίοις ῥεύμασι, καὶ ἑλκώσεσι τῶν ἐν βάθει. Ποιεῖ 38
καὶ ϖρὸς βῆχας, βραδυπεψίας, ἐμπνευματώσεις, ἄσθματα.

Mat. med. V, 49.

Ἀψινθίτου σκευασία.] Ἀψινθίτης δὲ οὕτως· εἰς μη' ξέστας 39
Ἰταλικοὺς ἐν κεραμίῳ μίξαντες ἀψινθίου Ποντικοῦ λίτραν ἕψο-
μεν μέχρι τὸ τρίτον ἀπολειφθῇ, εἶτα ϖροσεπιχέαντες γλεύκους ξέστας ἓξ καὶ ἀψινθίου ἡμίλιτρον, ἐπιμελῶς μίξαντες κατ-
αγγίζομεν καὶ ἀποτιθέμεθα. Ἔστι δὲ εὐστόμαχος, διουρητικὸς, 40
ἡπατικοῖς, νεφριτικοῖς, ἰκτερικοῖς χρήσιμος, καὶ βραδυπε-
πτοῦσιν, ἀνορέκτοις, καὶ ϖρὸς ὑποχονδρίων τάσιν χρονίαν,

et favorise la digestion; il est détersif, expectorant, et convient
contre les douleurs de la poitrine, de l'estomac, du foie, de la rate
et de la matrice non accompagnées de fièvre, ainsi que contre les
fluxions de longue durée et les ulcérations des organes profondément situés. Il agit aussi contre la toux, la lenteur de la digestion, 38
les accumulations de gaz et l'asthme.

– du vin à l'absinthe;

Préparation du vin d'absinthe.] Le vin d'absinthe se prépare de la 39
manière suivante : on mêle, dans un vase de terre cuite, une livre
d'absinthe du Pont à quarante-huit sextaires italiques [de vin doux],
on les réduit, par l'ébullition, au tiers; ensuite on verse dessus six
sextaires de vin doux et une demi-livre d'absinthe, on les mêle avec
soin, on les transvase et on les met de côté. Ce vin est favorable à 40
l'orifice de l'estomac et pousse aux urines; il convient aux malades
affectés de maladies du foie ou des reins, ainsi que contre la jaunisse, la lenteur de la digestion, le défaut d'appétit, la tension pro-

1. σμικτητικὸς A; τικός V. — 1-2. ἀνακαθαρτικὸς . . . . . κοιλίαν om. A 1ª m. — 2. σπλῆνα ὕστερα A C 1ª m. V. — 2-3. δίχα δὲ ϖυρετοῦ A C 1ª m. V. — 5. Tit. Ἀψινθίου CV. — 5-6. τοῖς μ' καὶ η' ξέσταις τῶν Ἰταλικῶν κεραμίων μίξαντες Diosc. — 7. τὸ τρόπον A 1ª m. — Ib. ἀποληφθῇ A. — Ib. ϖροεπιχέαντες AC 1ª m. V. — 8. η' V.

DES BOISSONS.

καὶ πρὸς ἐμπνευματώσεις, ἕλμινθας σΊρογΓύλας, ἔμμηνα ἐπεχόμενα.

41 Ἑλλεϐορίτου οἴνου σκευασία.] Ὁ δὲ ἑλλεϐορίτης οὕτως· ἑλ-
λεϐόρου μέλανος οὐγΓίας ιβ′, ἀφρονίτρου οὐγΓίας δ′, γλεύκους
κº ιβ′· βρέχε ἐπὶ ἡμέρας ιε′, καὶ ἀπηθήσας χρῶ μετὰ μῆνας
42-43 ἕξ. Τοῦτο καὶ βρέφη ἐκτιτρώσκει. Πότιζε κύαθον.

Mat. med. V, 82.

44 Σκαμμωνίτης.] Σκαμμωνίας τῆς ῥίζης οὐγΓίας ιε′· ὀρύτΊεται
ἐν πυραμητῷ· ἐμβάλλεται εἰς γλεύκους χº λεῖα ἐν ὀθονίῳ ἐπὶ
45 ἡμέρας τριάκοντα. Καθαίρει διὰ κοιλίας χολὴν καὶ φλέγμα.

Ib. V, 83.

46 Θυμίτου σκευασία.] Θύμου κεκομμένου καὶ σεσησμένου
δραχμὰς ἑκατὸν δήσας εἰς ὀθόνιον κάθες εἰς γλεύκους κεράμιον.
47 Ἁρμόζει πρὸς δυσπεψίας, ἀνορεξίας, δυσεργίας νεύρων,

Ib. V, 59.

longée des hypocondres, les accumulations de gaz, les vers ronds et la rétention des règles.

41 *Préparation du vin à l'ellébore.*] Le vin à l'ellébore se prépare de
la manière suivante : on fait tremper ensemble, pendant quinze jours, douze onces d'ellébore noir, quatre onces d'*aphronitron* et douze cotyles de vin doux; on décante et on s'en sert six mois plus
42-43 tard. Ce vin provoque aussi l'avortement. Donnez-en un cyathe.

– du vin à l'ellébore;

44 *Préparation du vin à la scammonée.*] On jette, contenue dans un
linge, dans un choée de vin doux, où on la laisse trente jours, quinze onces de racine de scammonée pulvérisée, racine qu'on récolte au
45 temps de la moisson. Ce vin purge la bile et la pituite par les selles.

– du vin à la scammonée;

46 *Préparation du vin au thym.*] Mettez, dans soixante-douze livres
de vin doux, cent drachmes de *thym* pilé, criblé et lié dans un
47 linge. Ce vin convient contre la mauvaise digestion, le défaut d'appétit, la torpeur des nerfs, les douleurs des hypocondres, les fris-

– du vin au thym.

1-2. ἀπεχόμενα A.
3. Tit. Περὶ ἑλλεϐορίτου σκευασία V.
4. ∠ ιβ′.... ∠ δ′ Diosc.
5. ἀποθήσας A.
7. οὔγκίας ιε′ A; ∠ ε′ Diosc.
8. ἐν om. AC 1ª m. V.
Ib. καὶ ἐμβάλλεται C 2ª m.
Ib. χοάλια V; χοεύλια A; χοῦν ἕνα λεῖα C 2ª m. — 9. Καθ δὲ κοιλίας V.
11. δραχμάς ex em.; δραχμαί A 2ª m. C; δραγμάς V; τριώϐολα A Ras.; οὐγΓίας C 2ª m., Diosc.
Ib. κάθες γλ. AC 1ª m. V.
12. δυσενεργείας P; δυσενεργείας γρ. δυσεντερίας C 2ª m.; δυσεντερίας Diosc.; *ructus difficultatem* Ras.

πόνους ὑποχονδρίων, φρίκας χειμερινὰς, καὶ πρὸς ἰοβόλα τὰ ψύχοντα καὶ σήποντα.

κϛʹ. Οἶνος ὑγείας φυλακτικὸς, Διοκλέους.

Ὅταν εἰς τοὺς πίθους ἐμβληθῇ τὸ γλεῦκος, εἰς μετρητὰς 1
δέκα πρασίου μνᾶν ἔμβαλλε.

κζʹ. Περὶ οἰνοδοσίας, ἐκ τῶν Ἡροδότου.

Τοῦ κατὰ τὴν οἰνοδοσίαν ὄντος τρόπου διττοῦ, καὶ τῆς χρείας 1
ἀπαιτούσης τὴν δόσιν, ἤτοι λύσεως χάριν πυρετῶν, ἤτοι ῥέουσαν
σύγκρισιν σῆσαι, ἐπὶ μὲν τούτων πάντως χρηστέον τῇ οἰνοδο-
σίᾳ πρὸς τὸ τὴν δύναμιν ἀναῤῥωννύναι, ἐπὶ δὲ τῶν ὑπὲρ ἀνασκευῆς πυρετῶν οἰνοδοθησομένων ἔνεστι τοὺς μὲν αἱρεῖσθαι, τοὺς
δὲ ἀποδοκιμάζειν· οὐδεμία γὰρ ἔπειξις ἔστιν. Ἡλικίαι μὲν οὖν ἐπι- 2

sons d'hiver et les animaux vénéneux qui refroidissent et causent de la putréfaction.

26. VIN DE DIOCLÈS POUR CONSERVER LA SANTÉ.

Vin de Dioclès.

Quand on a mis le vin doux dans les cruches, jetez dans dix mé- 1
trètes une mine de marrube.

27. DE LA MANIÈRE D'ADMINISTRER LE VIN.

(Tiré d'Hérodote.)

Cas dans lesquels il faut donner le vin comme médicament;

Comme il existe deux manières d'administrer du vin, et que la 1
nécessité exige son emploi, soit pour résoudre une fièvre, soit pour
arrêter la liquéfaction de la composition élémentaire du corps, il
faut savoir que, dans le dernier cas, on doit donner du vin en tout
état de cause pour restaurer les forces, tandis que, pour les malades
auxquels on pourrait donner du vin dans le but de guérir la fièvre,
on peut employer ce traitement pour les uns, et le rejeter pour les
autres; car il n'y a rien qui presse. Les circonstances qui se prêtent 2

– circons-

Ch. 26; l. 4. δέκα] δὲ καί V. Ch. 27; l. 6. ῥέπουσαν B. 9. αἵρεσθαι V; αἱρεσθαι CM. 10. ἔπειξις em. Matth.; ἔπιξις AB CMV; ἔνδιξις M marg.; ἔνδειξις C 2ª m. — Ib. Ἡλικία M marg.; ἡδικαία M; ἡ δικαία ABC 1ª m. — Ib. et p. 407, 1. ἐπιτήδειοι A.

DES BOISSONS.

Matth. 67-68.

68 τήδειοι αἱ ἀκμάζουσαι ἢ | μὴ μακρὰν αὐτῆς, ἄνδρες δὲ γυναικῶν
μᾶλλον, ὧραι ἐαρινή τε καὶ θερινή, φύσεις δίυγροι καὶ μὴ πολὺ
θερμαί, πυρετοὶ οἱ βραχεῖς καὶ οἱ χωρὶς συμπτωμάτων καὶ οἱ
3 ἐν βεβαίᾳ παρακμῇ μᾶλλον τῶν ἀρχομένων παρακμάζειν. Ἀνε-
πιτήδειοι δὲ καθόλου οἱ μετὰ σκληρίας καὶ φλεγμονῆς τῶν μέσων νοσοῦντες ξηροί τε καὶ δυσδιάπνευστοι τυγχάνοντες, καὶ
οἱ ἐν συνεχείᾳ πυρετῶν ὄντες, καὶ οἱ κεκακωμένοι τὸ νευρῶδες.
4 Προσοιστέον δὲ νήστεσι τὸν οἶνον, ἐγχεομένου πέμπτου μέρους
ὕδατος θερμοτάτου· εἰ δὲ εὔτονος ἄγαν εἴη, τοῦ τετάρτου.
5 Θραυσθείη δὲ ἂν ἔτι μᾶλλον, εἰ καὶ διυλισθείη· πολλὴ γὰρ ἡ
6 ἐξ αὐτοῦ διαπνοὴ γίνεται. Καὶ τὴν μὲν πρώτην δόσιν ἀνειμέ-
νην προσοιστέον, στοχαζομένους τοῦ τε ἔθους τοῦ τε κατὰ τὴν

tances qui favorisent son emploi;

à l'usage du vin sont : l'âge viril ou une époque de la vie qui
n'en est pas trop loin, le sexe masculin, plus que le sexe féminin,
le printemps et l'été, les natures humides et modérément chaudes,
les fièvres de courte durée et non accompagnées de symptômes
graves; enfin celles dont le déclin est confirmé se prêtent mieux à
l'administration du vin que celles qui ne sont qu'au commencement
3 de cette période. Ce traitement, au contraire, ne convient pas, en
général, aux malades qui ont de la dureté ou de l'inflammation
à la région moyenne du corps, qui sont d'un tempérament sec,
et chez lesquels la perspiration se fait difficilement, ni à ceux
qui ont des fièvres continues ou chez lesquels le système nerveux
4 est affecté. Il faut donner le vin à jeun, en y ajoutant un cinquième
5 d'eau très-chaude; et, si le vin est très-fort, on y met un quart. On
l'affaiblira encore plus en le filtrant; car, dans ce cas, il se fait
6 beaucoup d'évaporation à ses dépens. On administre la première
dose de vin affaiblie en se guidant d'après l'habitude du malade et

– contre-indications.

Comment il faut régler le temps et la dose dans l'administration du vin.

1. εἰ V.
Ib. μακρὸς C; μακρόν 2ᵃ m. (p).
2. ὥρᾳ MV.
Ib. τε καὶ θερινῇ MV; om. C.
Ib. φύσει M.
Ib. πολύ ex em.; πολλοί Codd.
3. θερμαί ex em.; θερμοί Codd.
5-6. μερῶν M marg.
8. ἐκχεομένου AC 1ᵃ m. M.
10. μᾶλλον ἢ καί M.
12. ἤθους M. — Ib. τοῦ τε κατά em. Matth.; τοῦ κατά Codd.

κρᾶσιν εὐαρεσΊήματος. Δοτέον δὲ καὶ ἐκ δευτέρου· εἰ δὲ προ- 7
θυμοῖντο, καὶ ἐκ τρίτου. Τοῖς δὲ προπίνειν ἔθος ἔχουσι πολυ- 8
πόταις τε ἄλλως οὖσι καὶ μέχρι ἓξ κοτυλῶν ἐπιτρεπΊέον προ-
κόπΊειν. Οἱ δὲ ἀθλητικῶς βιοῦντες καὶ πρὸς τοὺς λεγομένους 9
ἀποκοτΊαβισμοὺς ἔθος ἐσχηκότες διπλοῦν, εἴπερ βούλοιντο,
προπιόντες ἀπεμείτωσαν· τό τε γὰρ συνήθως ἐπὶ αὐτῶν συν-
διδό|μενον ὑγρὸν δριμὺ καὶ φλεγματῶδες ἐκκριθήσεται. Ἐπι- 69 10
τρεπΊέον δὲ τοῖς βουλομένοις καὶ ἐν μέσῃ τῇ τροφῇ πίνειν,
καὶ μετὰ τὴν τροφὴν ἐπιλαμβάνειν τὸ ὁρισθὲν μέτρον· τὸ δὲ
ἐπὶ πᾶσι [τὸ] πόμα μὴ πλεῖον δυοῖν ὡρῶν τῆς ληφθείσης τροφῆς
ἔσΊω· εἰ δὲ μετὰ ταῦτα διψήσειαν, ὕδωρ πινέτωσαν. Τοῖς δὲ 11
καὶ ψυχροῦ τινος ληψομένοις ἡ δόσις ἐν μέσῃ τῇ τροφῇ γινέσθω, ἢ μετὰ τὴν τροφήν. Τοὺς δὲ ἀήθεις νησΊοποσίας, ἢ 12

chez ceux qui en boivent habituellement;

d'après l'effet agréable que produit chez lui tel ou tel mélange. Il 7
faut en donner aussi une seconde fois, et même, si on le désire,
une troisième. On peut permettre d'aller jusqu'à six cotyles à ceux 8
qui ont l'habitude de prendre du vin avant le repas, ou qui, du
reste, boivent habituellement beaucoup. Ceux qui vivent à la ma- 9
nière des athlètes ou qui ont l'habitude de ce qu'on appelle *apocot-
tabisme* (c'est-à-dire de vomir avant dîner), peuvent, s'ils le veulent,
boire d'abord le double de la quantité susdite et vomir ensuite; car,
[de cette manière], le liquide âcre et pituiteux qui se rassemble habituellement, chez eux, [dans l'estomac,] sera évacué. Il faut per- 10
mettre également, à ceux qui le veulent, de boire au milieu du repas,
et leur faire prendre ensuite, après le repas, la dose déterminée;
mais, en tout cas, l'administration du vin ne doit pas s'éloigner de
plus de deux heures de la fin du repas; si plus tard on a de la soif,
il faut boire de l'eau. A ceux qui ont l'intention de manger quelque 11
chose de froid, il faut donner le vin au milieu du repas ou après.

— chez ceux

Si nous avons besoin de faire agir le vin sur les surfaces libres 12

2-3. πολυπότες τε ἄλλως C; πολυπότοις τε ἄλλ. 2ª m.; πολυπόταις ἄλλ. V; πολυπόται ἄλλ. B.

3-4. προποτεῖν M marg.; ἤγουν διέρχεσθαι C 2ª m.

5. ἀποκοτΊακισμούς AC 1ª m. M.

6-7. συνδόμενον BV.

10. [τό] ex em.; om. Codd.

13. ἀήθεις] ἤγουν εἰθισμένους C 2ª m. — Ib. et p. 409, 1. εἰ καί ABCM.

DES BOISSONS.

Matth. 69-70.

καὶ πρὸς τὸ ἄνευ τροφῆς ποτὸν διαβεβλημένους, εἴπερ χρήζοιμεν γυμνῶν τῶν σωμάτων τὸν οἶνον καθάψασθαι, εἰς κεκραμένον θερμὸν ὀλίγους ψωμοὺς καταθρύψαντες προσοίσομεν, ἐπιῤῥοφεῖν κελεύσαντες τὸ κραθέν· ἀναλογήσει γὰρ τῇ νηστο-
13 ποσίᾳ. Τὰ δὲ αὐτὰ ποιητέον καὶ ἐπὶ πρεσβυτῶν καὶ παίδων καὶ τῶν πλείστων γυναικῶν· ὁμοίως τοὺς ὀλιγοπότας, ἢ καὶ
14 φύσει βλαπτομένους. Τοὺς δὲ τότε πρῶτον ἀρχομένους ὀλίγῳ καὶ ἐν μέσῃ τῇ τροφῇ χρῆσθαι τῷ οἴνῳ δεήσει· προδώσομεν
15 δὲ καὶ ἐπιδώσομεν αὐτοῖς τὸ σύνηθες ὕδωρ. Πάντας δὲ τοὺς ἀνασκευῆς χάριν πυρετῶν ἢ παθῶν τινων οἰνοδοτουμένους, χωρούντων τῶν πραγμάτων κατὰ λόγον, προσαναγκαστέον ἐν
70
16 τῇ πόσει ἐνδοτέρω τοῦ ἁρμόζοντος αὐ|τοῖς πίνειν. Μέτρον δὲ κοινὸν ἐπὶ πάντων ὁρίσαι, πολλῆς καὶ σχεδὸν ἀπεριλήπτου

qui n'y sont pas habitués;

du corps, et s'il s'agit d'individus qui ne sont pas accoutumés à boire à jeun, ou bien qui ont des préjugés contre l'habitude de boire sans manger, on leur donnera quelques morceaux de pain qu'on aura trempés dans du vin coupé d'eau chaude, et on leur ordonnera de boire le mélange qui reste; car cela fera le même effet
13 que s'ils buvaient à jeun. Il faut s'y prendre de la même manière chez les vieillards, les enfants et la plupart des femmes; il en est de même pour ceux qui boivent habituellement peu, ou auxquels
14 le vin est naturellement nuisible. Quant à ceux qui ne commencent à prendre du vin qu'à l'occasion de notre traitement, il faudra leur en donner en petite quantité pendant le repas; on leur donnera,
15 avant et après, l'eau à laquelle ils sont accoutumés. Quand les choses marchent à souhait, il faut forcer tous ceux à qui on donne du vin pour guérir quelque fièvre ou quelque maladie, de rester en
16 deçà de ce qui leur convient [dans l'état de santé]. Comme, parmi les malades qui doivent prendre du vin, il y a des différences nom-

— chez ceux qui n'en prennent que comme moyen de traitement.

Moyenne de la dose du vin

1. καὶ εἴπερ A 1ª m.
1-2. χρήζομεν AB.
2. καθάψαμεν A 1ª m.
3. ψωμάς AB.
4. κριθέν A. — Ib. ἀναλογίσει ABC.
7. ἀρχομένους οἰνοποτεῖν C 2ª m.
Ib. ὀλίγον B text.; ὀλίγων V.
10. ἀνασκευῇ AMV.
12. ἁρμάζοντος ABC.
Ib. πίνοιεν ABC 1ª m. MV.

διαφορᾶς οὔσης ἐν τοῖς ληψομένοις, οὐ ῥᾴδιον· ὁρισ7έον δὲ
ὅμως τὰ μεταξὺ τοῦ τε πλείσ7ου καὶ τοῦ ἥτ7ονος πέρατα· πινέτωσαν οὖν μήτε πλείω τριῶν κοτυλῶν, μήτε ἔλατ7ον μιᾶς·
τοῖς μὲν γὰρ νησ7οποτηθὲν ἀποκοτ7αβισθεῖσιν ἔτι τὸ τρίτον ὑπολειπέσθω· τοὺς δὲ μετὰ πολλὰς διαμονὰς λουομένους
τῇ συνηθείᾳ παραδοτέον· ὁμοίως καὶ τοὺς πρὸς τῷ βαλανείῳ
προσενηνεγμένους οἶνον. Ἐπὶ πάντων δὲ τῶν οἰνοδοτηθέντων, 17
τῇ ἑξῆς εἰ πίνοιεν, τὴν ὑδροποσίαν δοκιμασ7έον· εἰ δὲ μὴ
πείθοιμεν, ἐπιτρεπ7έον αὐτοῖς οἴνῳ βραχεῖ χρῆσθαι· μειωτέον
δὲ καὶ τὸ τῆς τροφῆς πλῆθος. Τοῖς δὲ δευτέροις βαλανείοις 18

(1 à 3 cotyles par jour).

breuses, et qu'il est presque impossible de réunir sous un seul
point de vue, il n'est pas facile de déterminer une dose commune
pour tous; cependant il faut bien fixer des limites qui restent en
deçà du trop et du trop peu : que les malades ne boivent donc pas
plus de trois et pas moins d'un cotyle de vin; en effet, chez ceux
qui rejettent par le vomissement ce qu'ils ont bu à jeun, il faut
qu'un tiers [du liquide avalé] reste [dans le corps]; puis il faut abandonner à leur habitude ceux qui ne prennent un bain qu'après être
restés longtemps [dans la première chambre] : il en est de même
pour ceux qui ont l'habitude de prendre du vin immédiatement
avant le bain. Si les malades qu'on traite par le vin veulent boire 17
quelque chose le lendemain, on leur ordonnera à tous de boire de
l'eau; et si on ne peut pas obtenir cela, il faut leur permettre
de prendre un peu de vin : on doit aussi diminuer la quantité
des aliments. Ceux qui prennent un bain pour guérir la fièvre 18

Comment il faut concilier l'administration du vin et l'emploi du bain.

1. οὐ ῥᾴδιον M marg.; οὐ δυνατόν id.; om. ABCMV.

4. νησ7οποτησθέν C.

Ib. ἀποκατ7αβισθεῖσιν B; ἀποκοταβησθεῖσιν V; ἀποκοτ7αβίσασιν C 2ª m.

Ib. ἔτι ex em.; ἐπί Codd.

5. ὑπολειπέσθω ex emend.; ὑπολυπέσθω C 2ª m.; ὑλειπέσθω ABMV; ὑλιπέσθω C.

Ib. μετά om. BV. — Ib. πολλούς AB. — Ib. λουομένη C 1ª m.

6. συνηθείᾳ om. B.

7. προσενηνεγμένοις B; προσεμηγμένους C 1ª m.

Ib. οἰνοδοτηθέντων ex em.; οἰνοδοποτηθέντων ACMV; οἰνοδοποτιθέντων BV 2ª m.

8. ἑξῆς ἐπίνοιαν τήν A.

9. πείθομεν M.

Matth. 70-71.

τοὺς μὲν ἀνασκευῆς χάριν πυρετῶν λουομένους τοῖς αὐτοῖς
οἴνοις ἐπιμένειν δεῖ· τοὺς δὲ ἀναλήψεως χάριν μεταβαίνειν ἐπὶ
τοὺς εὐτονωτέρους· ἡ δὲ μετάβασις μὴ ἀθρόως, ἀλλὰ κατὰ ὀλί-
19 γον γινέσθω. Ῥητέον δὲ τὰ παρέπεσθαι ὀφείλοντα σημεῖα τοῖς
καλῶς οἰνοδοτουμένοις· τούτοις γὰρ συγκαταληφθήσεται καὶ
20 τὰ φαῦλα. Παρακολουθήσει τοίνυν ἔρευθος προσώπου μετὰ φυσικῆς εὐχροίας, εὔπνοια, ἱδρῶτες θερμοὶ διὰ ὅλου τοῦ σώματος, κεφαλῆς κουφότης, εὐκινησία τῶν μελῶν, ψυχῆς ἱλαρία,
71 ὄμμα δίυγρον, | καὶ συναίσθησις τοῦ καλῶς λελοῦσθαι καὶ πρὸς
τὸν οἶνον ἔχειν ἐπιτηδείως, μετὰ δὲ τὸ πιεῖν ὁρμὴ πρὸς τὰ σιτία, καὶ χρῆσις τούτων εὐάρεστος ἐρυγαί τε κουφίζουσαι, καὶ
μετὰ τροφὴν πρὸς ποτὸν ὁρμὴ συμμεμετρημένη, ἱδρῶτες μετὰ
ὀλίγον ἀποπαυόμενοι, καὶ οὔρων ἀπόδοσις, καὶ τὸ σῶμα μαλα-
21 κὸν καὶ εὔχρουν. Τοῖς δὲ φαύλως συνεδρεύει ἄχροια προσώ-

doivent, quand ils sont arrivés à la seconde partie du bain, s'en
tenir à la même espèce de vin qu'ils ont bue au commencement;
mais ceux qui le font pour se restaurer doivent, à cette seconde
partie, passer à des vins plus forts; cependant ce passage ne doit
19 pas se faire brusquement, mais peu à peu. Il est temps d'énumérer
les signes que doivent présenter ceux auxquels on administre le vin
avec succès; car, par cette énumération, on comprendra du même
20 coup quels sont les mauvais signes. Les bons signes sont les suivants : rougeur de la face accompagnée d'une belle couleur naturelle [de tout le corps], facilité de la respiration, sueurs chaudes
générales, légèreté de la tête, facilité à mouvoir les membres,
gaieté d'esprit, œil humide, sentiment de bien-être retiré du bain
et d'une bonne disposition à boire du vin; après que les malades
ont bu, l'envie de prendre des aliments, sensation agréable pendant
qu'on les prend, éructations qui soulagent; enfin, après le repas,
envie modérée de boire, sueurs qui durent peu, évacuation d'urine,
21 souplesse, et bonne coloration du corps. Voici, au contraire, les

Énumération des signes qui justifient l'administration du vin;

- des signes

3-4. καὶ τὸ ὀλίγον A.
10. ποιεῖν C 1ª m.
Ib. ὁρμεῖ M; ὁρμεῖς A.
Ib. τά om. ACMV.
12. συμμεμετρημένη ex em.; συμμετρημένη AC 2ª m.; συμμεμετρημένοι M; συμμετρημένοι BCV.
14. φαύλοις ABC 1ª m. MV.

που, καὶ ξηρότης περὶ πάντα ἢ τὰ πλεῖστα μέρη τοῦ σώ-
ματος· εἰ δὲ καὶ διασημαίνοι που ἱδρώς, ψυχρὸς φανεῖται μετὰ
τοῦ παρεῖναι βάρος κεφαλῆς, ἐν ᾧ καὶ δυσκινησία τῶν μελῶν
πάντων, καὶ δυσθυμία, καὶ πρὸς τροφὴν ὑπτίασις, καὶ δίψος
μὴ παρηγορούμενον ποτῷ, καὶ καῦμα ἐν ὑποχονδρίῳ, ἐρυγαί
τε μὴ γινόμεναι, προθυμίας οὔσης, ἤ, εἰ καὶ γίνοιντο, μηδὲν
κουφίζουσαι, κύστις ἐπεχομένη πολλάκις, καὶ κατὰ ὀλίγον
ἀποδιδοῦσα· συμπαρακολουθοίη δὲ ἂν ἐξ ἀνάγκης τοῖς τοιούτοις σφυγμὸς πυκνός. Τούτων οὖν παρόντων, ὁτὲ μὲν πάντων, 22
ὁτὲ δὲ τῶν πλείστων, εἰ μὲν ναυτιωδῶς ἔχοιεν, ἐμεῖν κελευ-
στέον ἀμελλητί· εἰ δὲ τὰ μὲν τῆς ναυτίας μὴ παρεῖεν, εὐημεῖς
δὲ ἄλλως εἶεν, | καὶ τούτους κελεύομεν ἐμεῖν· τοὺς δὲ δυσημεῖς 72

contraires.

accidents qui arrivent à ceux auxquels on a donné du vin à contre-
temps : décoloration de la face, sécheresse de toutes ou de la plupart des parties du corps, et, s'il se montre quelque part de la
sueur, on verra qu'elle est froide et qu'il y a en même temps de la
pesanteur de tête, symptôme qui est toujours accompagné d'une
difficulté de mouvement dans tous les membres; puis on observera
de la *mauvaise humeur*, de l'indifférence pour les aliments, une soif
qui ne s'étanche pas par la boisson, de l'ardeur à l'hypocondre, de
l'absence d'éructation, accompagnée d'envie de rendre des vents;
ou, s'il y a des éructations, elles ne soulageront pas du tout; enfin
la vessie restera souvent sans remplir ses fonctions, ou n'évacuera
l'urine que peu à peu, et il est inévitable que ces malades aient le
pouls fréquent. Si donc soit tous, soit la plupart de ces signes se 22
présentent, et que les malades aient des nausées, on leur ordonnera
de vomir immédiatement; mais, si les nausées manquent, et si les
malades vomissent, du reste, facilement, on leur ordonnera également de vomir; à ceux, au contraire, qui vomissent difficilement,

Comment il faut traiter les accidents causés par le vin.

2. διασημαίνοι ex emend. Matth.; διασημαίνει Codd.
3. τοῦ] τό AM.
Ib. δυσκινησία μερῶν B.
4. ὑπτίωσις ABCV.
5. μή] καί C 1ª m.
6. μηδέν] μηδέ BV.
7. κύστης ἐπεχομένης AM.
8. συμπαρακολουθείη BV.
11. εὐεμεῖς C 2ª m.; εὖ ἡμεῖς AB CM.
12. δυσεμεῖς C 2ª m.

DES BOISSONS.

Matth. 72.

23 ὕδωρ θερμὸν ἐπιλαβεῖν κελεύσαντες ἀναπαύσομεν. Καὶ τοὺς μὲν ἐπιπυρέξαντας, εἰ μὲν ἐμέσειαν, μακρᾶς μὲν γενομένης τῆς ἐπισημασίας, θρεπτέον μετὰ ταύτην ὀλίγῳ σιτίῳ· μικρᾶς δὲ, μετὰ τὸν τῆς δευτέρας ὕπνον· εἰ δὲ μὴ ἐμέσειαν, τὴν ἀπὸ ταύτης φυλακτέον διάτριτον, ἐν ταῖς μέσαις ἡμέραις συνεχέστερον ποτὸν κατὰ τοὺς παρισταμένους ἡμῖν καιροὺς προσφέροντας· ἐπιβλαβὲς γὰρ, μετὰ οἰνοδοσίαν πυρετῶν ἐπιπεσόντων, ξηραντικῶς ἄγειν· διόπερ ἁρμόζει συνεχεῖ ποτῷ παρυγραίνοντας τὰ κατάξηρα τῶν σωμάτων γενόμενα διὰ τὴν οἰνοποσίαν ἐκλύειν.

κη'. Περὶ διακλύσματος, ἐκ τῶν Ἀντύλλου, ἐκ τοῦ γ' λόγου Περὶ βοηθημάτων, ἐκ τῶν προσφερομένων.

1 Τὸ διάκλυσμα δίψος παρηγορεῖ, καὶ ξηρότητα στόματος

on prescrira de prendre de l'eau chaude après le vin, et de se re-
23 poser. Si, après l'administration du vin, les malades sont pris de fièvre, il faut, quand ils ont vomi et que l'accès est long, les nourrir, après l'accès, avec des aliments en petite quantité; si, au contraire, l'accès est court, il ne faut les nourrir qu'après le sommeil qui suit le second accès; si enfin ils n'ont pas vomi, il faut faire attention au *ternaire* qui suit l'accès, et leur donner continuellement de l'eau pendant les jours moyens, aux temps [du jour] que nous avons déterminés, parce que, si l'administration du vin est suivie de fièvre, il est nuisible d'employer la méthode desséchante : voilà pourquoi il convient d'affaiblir les corps desséchés outre mesure par l'administration du vin, en les humectant par l'usage continuel de l'eau.

28. DES COLLUTOIRES.

(Tiré d'Antyllus.)

[De son ouvrage *Sur les moyens de traitement,* du IIIe livre, qui comprend *les choses administrées aux malades.*]

1 Les collutoires apaisent la soif, humectent la bouche sèche, ef-

Propriétés

3. ταύτης B text.
4. τῆς θερμασίας ὕπνον C.
Ib. εἰ δὲ μὴ ἐμέσει αὐτὴν, ἀπό A.
5. διάτριτον ex em. Matth.; διὰ τρίτον Codd.
6. περισταμένους C.
7. ἐμπεσόντων M.
8. παρυγραίνοντα B.
9. γενώμενα A; γενομένην C 2^a m.
Ch. 28. Tit. ἐκ τῶν om. A 1^a m.

ὑγραίνει, καὶ γλώτ7ης τραχύτητα λεαίνει, καὶ ἔκλυσιν παρηγορεῖ, καὶ τὸ γλίσχρον τῶν ὀδόντων ἀποκαθαίρει. Οὐκ ἐν 2
| ἀνέσει δὲ μόνον διάκλυσμα δοτέον, ἀλλὰ μεμετρημένως ἐπι- 73
τρέπειν χρῆσθαι πλὴν ἀρχῆς ἐν παντὶ καιρῷ. Ὁ μέντοι ἀνα- 3
κογχυλιασμὸς ὠφελεῖ μὲν βραχέα, διυγραίνων τὰ ἄκρα τοῦ
σ7ομάχου· βλάπ7ει δὲ μειζόνως, σφηνῶν τὴν κεφαλὴν καὶ
ἀνάῤῥοπον τὴν ὕλην ἐργαζόμενος.

κθ'. Περὶ ποτοῦ, ἐκ τοῦ αὐτοῦ λόγου.

Θερμὸν μὲν ὕδωρ πᾶσι τοῖς νοσοῦσιν ὁπωσοῦν ἐν τοῖς προσ- 1
ήκουσι δοτέον καιροῖς· ψυχρὸν δὲ προηγουμένως μὲν ὑπὲρ τοῦ κατασβέσαι θερμασίαν οὐκ ἐπὶ ἑτέρῳ πάθει γεγονυῖαν, οἷον φλεγμονῇ, ἀλλὰ αὐτὴν κατὰ ἑαυτὴν ἐνοχλοῦσαν, ὡς ἐν

des collutoires. Époque de la maladie où ils conviennent.

facent les aspérités de la langue, diminuent l'abattement des forces
et enlèvent la viscosité des dents. Ce n'est pas seulement dans la 2
rémittence qu'il faut administrer les collutoires; mais on doit en
permettre un usage modéré à toutes les époques de la maladie,

Propriétés des gargarismes.

excepté au début. Le gargarisme, au contraire, produit à la vérité 3
un peu de bien, en humectant les parties supérieures de l'œsophage; mais cet effet est plus que compensé par le tort qu'il fait en fermant les issues de la tête, et en imprimant aux humeurs une tendance vers le haut.

29. DE LA BOISSON.

[Du même livre.]

Cas dans lesquels il faut donner de l'eau chaude ou de l'eau froide;

A l'époque convenable, il faut donner de l'eau chaude à tous les 1
malades, quelle que soit leur maladie; tandis que nous donnons principalement de l'eau froide pour éteindre la chaleur qui ne tient pas à une autre affection, par exemple à l'inflammation, mais qui existe et incommode par elle-même, comme dans les fièvres ar-

1. λεπτύνει BV. — 3. μεμετρημένου AV. — 5-6. τοῦ.... τήν om. A. — Ch. 29; l. 11. ἢ ἀλλά AC 1a m. M.

2 τοῖς φλογώδεσι καύσοις. Κατὰ περίστασιν δὲ ψυχρὸν δίδομεν
τοῖς ἔθος ἔχουσι ψυχροποτεῖν καὶ ἀλλοτρίως ἔχουσι πρὸς τὸ
θερμὸν, ἢ τοῖς ἀνατρεπομένοις τὸν στόμαχον ἐν τῇ νόσῳ διὰ
3 τὴν τοῦ θερμοῦ πόσιν. Καὶ εἰ μὲν διὰ ἔγκαυσιν πυρετοῦ λαμβάνει τις τὸ ψυχρὸν, λάβρως τε καὶ πλέον πινέτω· εἰ δὲ διά
4 τι ἕτερον, ἔλαττόν τε καὶ σχεδὸν ῥοφεῖν κελεύσομεν. Παραιτητέον δὲ αὐτίκα ἐπὶ τροφῇ ποτίζειν, πλὴν οἴνου καὶ ψυχροῦ.
5 Ὄξος δὲ κατὰ ἰδίαν μὲν οὐ δίδομεν, ὥσπερ οὐδὲ οἶνον, εἰ μή
ποτε ὀλίγον, ὡς ἐν φαρμάκου μοίρᾳ· ὀξυκράτῳ δὲ ποτίζομεν
τοὺς αἷμα ἀνάγοντας, καὶ μάλιστα εἰ ἀπὸ στομάχου γένοιτο
ἢ ἀπὸ γαστρὸς ἡ ἀναγωγὴ, καὶ τοὺς σφόδρα ναυτιώδεις, καὶ
74 τοὺς κατὰ πλοῦν ὑπερκαθαιρομένους· | ἐνίοτε δὲ καὶ τοὺς φλεγ-
6 ματίας ὑπὲρ τοῦ τεμεῖν αὐτοῖς τὸ φλέγμα. Ὀξύμελι δὲ ὑπέρ τε

2 dentes accompagnées d'une chaleur extrême. En outre, nous donnons accidentellement de l'eau froide à ceux qui sont habitués à la
prendre, et qui sont mal prédisposés pour boire de l'eau chaude,
ainsi qu'à ceux dont l'orifice de l'estomac se soulève quand ils
3 boivent de l'eau chaude étant malades. Si on prend de l'eau froide
à cause de l'ardeur de la fièvre, il faut en boire largement et beaucoup; si c'est pour quelque autre cause, nous prescrirons d'en prendre
4 peu et de la humer pour ainsi dire. On défendra de boire aussi-
5 tôt après avoir mangé, si ce n'est du vin ou de l'eau froide. Nous
ne donnons pas du vinaigre tout seul, pas plus que du vin, si ce
n'est quelquefois en petite quantité, à titre de médicament; mais
nous administrons de l'eau vinaigrée à ceux qui crachent du sang,
surtout quand ce sang vient de l'œsophage ou de l'estomac; nous
le donnons encore à ceux qui ont de fortes nausées, ainsi qu'à
ceux qui éprouvent des évacuations exagérées pendant un voyage
sur mer, et quelquefois aussi aux gens pituiteux, pour excercer
6 un effet incisif sur leur pituite. Nous employons l'oxymel contre

- du vinaigre ou du vin purs;

- de l'eau vinaigrée;

- de l'oxymel;

4. μὲν δὲ ἐγκ. A.
4-5. λαμβάνοι AM.
10. τοῖς V 1ª m.
12. ὑπερκαθαιρουμένους CM.
13. τοῦ τ' ἐμεῖν C; τούτ' ἐμεῖν M; τοῦ ἐμεῖν C 2ª m.

Matth. 74.

τῶν ἐν θώρακι συνισταμένων παθῶν παραλαμβάνομεν, [F] ἐπί τε
βρώσει μυκήτων, ἐπί τε γύψου πόσει, καὶ ἔτι μᾶλλον ἐπὶ
ταυρείου αἵματος. Οἰνόμελι δὲ οὐκ οἶδα εἴ τινι τῶν νοσούντων 7
ἁρμόδιον· μελίκρατον δὲ τοῖς ἐν πυρετοῖς καὶ χωρὶς πυρετοῦ
τὸ νευρῶδες πεπονθόσιν. Ὑδρόμελι δὲ καὶ ἀπόμελι καὶ μελί- 8
μηλον αὐτὰ μὲν ἐπὶ ἑαυτῶν οὐκ ἐπιτήδεια πόματα· καὶ γὰρ
ἀποφθείρεται ῥᾳδίως καὶ ἀποξύνεται· εὔστομα δὲ ἱκανῶς τοῖς
ἀνορεκτοῦσιν ἐν πυρετοῖς ἀπονήροις, καὶ ἐν τοῖς κεχρονικόσιν
ἤδη καὶ τοῖς χωρὶς πυρετοῦ νοσήμασιν οὐκ ἀνεπιτηδείως τροφὴ
δίδοται. Ἀρέσκει δὲ ἡμῖν, αὐτίκα ἐπὶ τῇ τροφῇ ληφθείσῃ, δι- 9
δόναι καὶ ψυχρὸν, καὶ οἶνον, εἰ παραλαμβάνοιμέν τι αὐτῶν·
τό τε γὰρ σῶμα, καὶ μάλιστα ἡ γαστὴρ καὶ ὁ στόμαχος ἐμπε-
πλησμένα οὐδὲν κακὸν οὔτε ὑπὸ τῆς θίξεως τοῦ ψυχροῦ, οὔτε
ὑπὸ τῆς δυνάμεως τοῦ οἴνου πείσεται· διὰ τοῦτο οὔτε νήσταις

les maladies qui se forment dans la poitrine, ainsi que dans les
cas où l'on aurait mangé des champignons [vénéneux], ou bu du
gypse, ou, à plus forte raison encore, du sang de taureau. Je 7
ne sais pas s'il existe des malades auxquels il convient de donner
du vin miellé, mais nous donnons de l'eau miellée à ceux dont le
système nerveux est affecté, que ce soit dans une maladie fébrile
ou non fébrile. L'hydromel, l'eau de rayons de miel et le miel aux 8
pommes ne sont pas par eux-mêmes des boissons convenables, car
elles se gâtent et s'aigrissent facilement; mais ces liqueurs ont un
goût très-agréable pour ceux qui manquent d'appétit dans les fièvres
bénignes; et ce n'est pas à tort qu'on les donne comme aliment dans
les maladies qui traînent en longueur et dans celles qui sont sans
fièvre. Dans les cas où nous employons de l'eau froide ou du vin, 9
nous sommes d'avis de donner ces boissons aussitôt après l'ingestion des aliments; car le corps, et surtout l'estomac et son
orifice, n'éprouveront aucun dommage ni du contact de l'eau
froide, ni des propriétés actives du vin, quand ils sont remplis; pour
cette raison, nous ne donnons ces boissons ni à jeun ni longtemps

– du vin miellé; – de l'eau miellée; – de l'hydromel, de l'eau de rayons de miel et du miel aux pommes.

Temps de l'administration de l'eau froide et du vin.

4. χωρὶς τοῦ πυρετοῦ B. 9. ἂν ἐπιτηδείως AM.

12. καὶ εὐστόμαχος C. 13. δίξεως M interl.; θλίψεως B.

Matth. 74-75.

δίδομεν, οὔτε μετὰ πολὺ τῆς ληφθείσης τροφῆς, ἐπεὶ ὅμοιος ὁ μετὰ πολὺ καιρὸς νηστιοποσίᾳ. Τὸ δὲ μετὰ τὴν πόσιν προσφέρειν σιτία παραχρῆμα οὔτε τοῖς νήστεσι προπιοῦσιν ἁρμόδιον· φθάνει γὰρ ὁ οἶνος καὶ τὸ ψυχρὸν κακῶσαι πρὸ τῆς
75 τῶν σιτίων εἰσόδου τὸ σῶμα· οὔτε τοῖς πρὸ | πολλοῦ βεβρωκόσιν, ἔπειτα ἐπιπιοῦσιν· πῶς γὰρ ταῦτα ἢ θραῦσαι δυνήσεται τὴν τοῦ ψυχροῦ θίξιν, ἢ ἀμβλῦναι τὴν τοῦ οἴνου δύναμιν προδιῳκημένα, οὐκ ἔστιν εἰπεῖν.

λ΄. Περὶ ποτοῦ· καὶ ποίῳ καιρῷ παροξυσμοῦ τούτῳ χρηστέον· ἐκ τῶν Ἡροδότου.

1 Διαιρουμένης τῆς ὅλης ἐπισημασίας κατὰ τὴν ὁλοσχερεστέραν τομὴν εἴς τε ἀρχὴν καὶ ἐπίδοσιν καὶ ἀκμὴν καὶ παρακμὴν,

après l'ingestion des aliments, puisqu'il revient au même qu'on boive longtemps après le repas ou à jeun. Donner des aliments immédiatement après qu'on a bu ne convient ni aux gens qui boivent à jeun immédiatement avant leur repas, parce que le vin et l'eau froide auront produit leur effet nuisible avant que les aliments soient entrés dans le corps, ni à ceux qui boivent longtemps après qu'ils ont mangé, car il est difficile de se figurer comment ces aliments pourraient combattre les effets du contact de l'eau froide ou énerver les propriétés actives du vin, quand les effets de ces boissons se sont déjà propagés dans le corps.

30. DE L'EAU; À QUELLE ÉPOQUE DE L'ACCÈS IL FAUT L'ADMINISTRER.
(Tiré d'Hérodote.)

Règles à suivre, quand l'accès est complet,

1 Quand la division de l'accès est en quelque sorte complète, on reconnaît, dans toute la durée de l'accès, un *commencement*, un *augment*, un *acmé* et un *déclin*, et on trouve que, pour chacune de

3. προποιοῦσιν AB text. — 6. ἐπιποιοῦσιν A. — 7. ἢ om. A. — 8. ἀπροδιῳκημένα C 2ª m. — Ch. 30. Tit. τούτῳ ex em. Matth.; τοῦτο Codd. — 10. τοπὴν M; τ' ὀπὴν AC; τὸ τὴν C 2ª m.; τὴν V. — Ib. τε τὴν ἀρχὴν B. — Ib. καὶ ἐπίδοσιν om. ABC 1ª m. MV.

Math. 75.

πᾶν μέρος ἀναγκαῖον πρὸς ποτοῦ παράθεσιν εὑρίσκομεν.
Τοὺς γοῦν ἐπὶ τροφῇ πυρέξαντας ἢ ἐπὶ διαφθορᾷ σιτίων, ἢ 2
καὶ περὶ τὰς ἀρχὰς τῶν ἐπισημασιῶν τραφέντας, ἢ ἐν ὑπο-
νοίᾳ φαύλων προσφορῶν γενομένους εἴπερ κρίναιμεν ἐμέσαι,
ποιητέον τοῦτο μετὰ ποτοῦ παράθεσιν. Δώσομεν δὲ, εἰ δέοι, 3
τούτοις καὶ ἐκ δευτέρου πρὸς παντελῆ τῶν ὑπολειφθέντων
ἀποκάθαρσιν, πολλάκις δὲ καὶ πρὸς ἐπίκρασιν καὶ ὑποχώρησιν τῶν ὑποκειμένων. Εὑρεθεῖεν δὲ ἂν καὶ ἄλλαι περιστάσεις 4
ἐν ἀρχῇ τῆς ἐπισημασίας ἀπαιτοῦσαι ποτὸν, ὡς ἡ τῶν νηπίων
ἡλικία· τὴν γὰρ ἐπιζήτησιν εὐκαιρίαν νομιοῦμεν· μήτε βρά-
διον διδόναι, μήτε πρότερον. Καὶ τοὺς ἀποστρεφομένους δὲ τὸ 5
ποτὸν καὶ παρὰ τοῦτο κινδυνεύοντας, ὅπερ ἐν χαλεπαῖς ἐνστάσεσιν εἴωθε γίνεσθαι, εἴπερ ἀρξαμένης τῆς ἐπισημασίας

dans l'administration de l'eau chaude ; au *commencement;*

ces périodes, l'administration des boissons peut être nécessaire. Si, 2
par exemple, on juge devoir faire vomir ceux qui sont pris de fièvre
à la suite d'un repas, ou parce que les aliments se sont corrompus,
ou ceux qui ont mangé au commencement de l'accès, ou enfin ceux
qu'on soupçonne d'avoir usé de mauvais aliments, il ne faut le faire
qu'après leur avoir donné à boire. A ces malades, nous donnerons 3
aussi à boire une seconde fois, s'il le faut, pour expulser complétement ce qui reste [dans l'estomac], souvent aussi pour tempérer
et pour faire descendre la cause matérielle de la maladie. On trou- 4
vera encore d'autres circonstances qui exigent l'emploi des boissons
au commencement de l'accès, par exemple la première enfance;
car, dans ce cas, nous regarderons le désir de boire comme une
indication, et nous ne donnerons pas de boissons avant [que ce désir
ne se manifeste], tandis que nous ne tarderons pas non plus après.
Si les malades ont de l'aversion pour les boissons, et que, par là 5
même, ils soient dans un état dangereux, comme cela a habituellement lieu dans les obstructions graves des canaux, il ne faut pas les
empêcher de boire, au cas où ils en manifesteraient le désir au

2. ἐπιτηδείᾳ φθορᾷ AC; ἐπιτήδεια φθορᾷ M.
4. κρίναι μέν A; κρίναμεν C.
9. παραιτοῦσαι AC 1ª m.
12. τούτου C 2ª m.
Ib. χαλεπῶς A.

DES BOISSONS.

Matth. 75-76.

6 ὀρεχθεῖεν πιεῖν, οὐ κωλυτέον. Ἐν δὲ τοῖς τῆς ἐπιδόσεως χρό-
76 νοις πλείους αἰτίαι τῆς προσφορᾶς εἰσιν· εἰ | γοῦν τισιν ἐν τοῖς παροξυσμοῖς δίψος σφοδρὸν συνεισβάλλοι καὶ δύσοιστον οὐ διὰ πονηρίαν καὶ συναύξησιν τῶν νόσων, ἀλλὰ διά τινα τοῦ πάθους ἰδιότητα, πᾶσα ἀνάγκη, ὡς σύμπτωμα παρηγορεῖν· κριθήσεται δὲ, εἰ οὕτως ἔχοι, ἂν τοῦ κατὰ τὸν πυρετὸν
7 μεγέθους μᾶλλον παραύξηται τὸ δίψος. Δεῖ δὲ καὶ τὴν φύσιν τοῦ νοσοῦντος ἐπιθεωρεῖν· εἰ γὰρ ἀνεξίκακος ἐν τοῖς λοιποῖς ὢν μὴ ὑπομένοι τὸ διψεῖν, ἐπιτήδειος ἂν εἴη πρὸς τὸ πίνειν
8 ἐν τῇ τοῦ παροξυσμοῦ ἐπιδόσει. Οἵ τε δὴ πολὺ χολῶδες ἀθροίζοντες ἐν τῷ στομάχῳ καὶ μετὰ πολλῆς ἀνάγοντες ταλαιπωρίας ἐπὶ ποσῷ κουφισμῷ, ἐψυγμένοι μὲν τὰ ἄκρα, ὠχροὶ δὲ καὶ ἀπορούμενοι, καὶ μηδὲ τὴν κατάκλισιν φέροντες, διακαεῖς

6 commencement de l'accès. A l'époque de l'augment, les raisons pour donner à boire sont plus nombreuses : si, par exemple, certains malades sont pris, en même temps que de l'accès, d'une soif violente, difficile à supporter, et qui ne tient pas à la malignité ou à l'aggravation de la maladie, mais à quelque chose de spécial propre à leur affection, il est de toute nécessité d'apaiser cette soif par un traitement de symptômes; on jugera qu'il en est ainsi, si la
7 soif s'aggrave plus que ne le comporte la gravité de la fièvre. Il faut, en outre, faire attention à la nature du malade; car, si, du reste, il supporte habituellement bien ses souffrances, et s'il ne tolère pas la soif, c'est là le cas où il convient de donner à boire dans l'aug-
8 ment de l'accès. Ceux qui ont une accumulation considérable de matières bilieuses à l'orifice de l'estomac, qui en rejettent avec beaucoup de peine, sans en éprouver un grand soulagement, qui ont les extrémités refroidies, qui présentent de la pâleur et de l'anxiété, qui ne supportent pas même de rester couchés, qui éprouvent

- à l'*augment*.

1. ἀρχθεῖεν M; ἀρχεῖεν C.
2. αἰτίας BV.
3. προδρόν A.
Ib. συνεισβάλλον BV; συνεμβάλλοι C.
6. εἰ om. AC 1ª m. M.
Ib. ἔχει V.
7. παραυξήσεται B.
8. νοσήματος AC 1ª m. M text.
13. κατάκλησιν AV; κατάκλυσιν C.

DES BOISSONS.

Matth. 76.

ὑπὸ δίψους μετὰ τοῦ τῆς ἀποκρίσεως κουφισμοῦ ὡς ἔκ τινων
τεταγμένων ἀριθμῶν ἐκ περιτροπῆς ταῦτα πάσχουσι, καὶ οὔτε
ἠρεμοῦσιν, οὔτε μέχρι τῶν ἄκρων πυρέσσουσιν, εἰ μὴ πολὺ
προσενέγκαντες ὑγρὸν τρόπον τινὰ κατακλύσαιμεν. Τούτοις 9
ἐμέσασι συμβαίνει μετὰ τὴν προσφορὰν καὶ τὸν ἔμετον εὐθὺς
ἀθρόως συναναφέρεσθαι τὴν θερμασίαν καὶ τοῖς τῆς ἀκμῆς
προσεγγίζειν ἰδιώμασιν. Κἂν ὁ μερισμὸς δὲ τῆς ἐπισημασίας 10
εἰς ἄνισα τέμνηται, ὡς τὸ πλεῖστον μέρος εἶναι τῆς αὐξήσεως,
ὀλιγοχρόνιον δὲ τὴν ἀκμήν, ἔσται ποτοῦ καιρὸς ὁ ἐν τῇ ἐπιδό-
σει· ἀναλογεῖ γὰρ τῷ τῆς ἀκμῆς διὰ τὸ ἐν τούτοις τοῖς χρόνοις
δυναστεύειν τὴν αἰτίαν, καὶ ταλαιπωρεῖσθαι τὸν ἄνθρωπον.
Ταχυτέρας δὲ τῆς προσφορᾶς προσδέονται καὶ οἱ εὐκαθαι- 11
ρέτους τὰς δυνάμεις ἔχοντες, ἐπὶ ὧν πρὸ πολλοῦ οὐ μόνον

une soif ardente, quoiqu'ils vomissent avec facilité, subissent ces
accidents périodiquement, avec des retours réguliers; ils n'ont pas
de repos, et la fièvre n'arrive pas jusqu'aux extrémités, à moins
que nous ne les submergions, pour ainsi dire, en leur donnant une
grande quantité de liquide. Si l'on fait vomir ces malades, on verra 9
qu'immédiatement après l'administration des boissons et le vomissement, la chaleur revient tout d'un coup, et que l'état du malade
prend les signes caractéristiques de l'acmé. Si, au contraire, l'accès 10
se divise en périodes inégales, de façon que la plus grande partie
est formée par l'augment, tandis que l'acmé est court, l'époque
de l'augment sera celle où il faut donner à boire; car cette époque
est l'équivalent de l'acmé, parce qu'à l'une aussi bien qu'à l'autre
époque la cause de la maladie prédomine, et le malade éprouve
des souffrances. Ceux dont les forces s'abattent facilement ont aussi 11
besoin qu'on leur administre assez vite des boissons; et, chez eux,
ce n'est pas seulement par l'usage des boissons qu'il faut se mettre

Règles générales à suivre quand l'accès est irrégulier;

– quand les forces sont vite abattues;

3. μήν C.
4. κατακλίσαιμεν AC 2ª m.; κατακαύσαιμεν BV.
5. ἐμέσαι B.
7. προσεγγίζειν ACM. — Ib. Καί BV.
8. τέμνεται B.
10. γὰρ τὸ τῆς M text., V.
11. δυναστεύει C 1ª m., M.
12-13. εὐκαθαιρέρους A; εὐκαθαιτέρους 2ª m.

77 παρὰ δόσεως ποτοῦ ἀναγκαῖον δεῖ ἀσφα|λίζεσθαι, ἀλλὰ καὶ
12 παρὰ σιτίων παραθέσεως. Οἱ δὲ ἐν πυρετοῖς δυσκαταποτοῦν-
τες διὰ τὸ προσαναξηραίνεσθαι τὸν σ7όμαχον παρὰ τὴν ἰδιά-
ζουσαν θερμασίαν, ἢ καὶ πλῆθος πυρετοῦ, εἰ μὴ συνεχεσ7έρῳ
ὑγρανθεῖεν ποτῷ, μετὰ πολλῆς βλάβης ἐν καιρῷ τῷ τῆς τρο-
13 φῆς διορθοῦνται. Τινὲς δὲ τούτων ὅμοια πάσχουσι πνιγμῷ,
ἐπὶ ὧν ὡς πρὸς ἐπείγοντα κίνδυνον ἱσ7άμενοι προσοίσομεν τὸ
14 ποτὸν καὶ πρὸ ἀκμῆς. Καὶ ἐπὶ τῶν ἀνορέκτων δὲ φύσει, καὶ
ταλαιπώρως προσφερομένων, καὶ μάλισ7α εἰ καὶ ξηρότης εἴη
περὶ τῷ σ7όματι, χρησ7έον ποτῷ συνεχεῖ, μείζονος ἐκ τῆς
15 προσφορᾶς ἀναβαινούσης ὠφελείας διὰ τὰ μέλλοντα. Δίδομεν
δὲ τάχιον ποτὸν καὶ ἐπὶ ὧν βουλιμώδεις ἐπισυμβαίνουσιν ἐκλύ-

en garde contre les accidents, longtemps auparavant, mais aussi
12 en donnant des aliments. Si l'on n'humecte pas, en leur donnant
presque constamment à boire, ceux qui, dans les fièvres, avalent
difficilement, parce que l'œsophage est desséché, que ce soit par sa
chaleur propre ou par l'intensité de la fièvre, on ne pourra, sans
beaucoup d'inconvénients, rétablir ces malades [par l'humectation]
13 même au temps où l'on donne des aliments. Quelques-uns d'entre eux
présentent des symptômes qui simulent l'étouffement, et chez ceux-
là nous donnerons à boire, même avant l'acmé, pour combattre un
14 danger pressant. Chez les malades qui manquent naturellement
d'appétit et qui mangent péniblement, on doit donner constamment
à boire, surtout s'il y a de plus de la sécheresse à la bouche; car il
résultera de l'emploi des boissons un avantage assez considérable
15 pour l'avenir. Quand il se présente des défaillances tenant à une faim
exagérée, nous donnons aussi assez vite à boire, comme traitement

- quand l'œsophage est desséché par l'ardeur de la fièvre;

- dans l'anorexie;

- dans les défaillances

1-2. παρά.... παρά ex em.; περὶ .... περί Codd.
Ib. δόσεως.... παρά om. A.
4. ἢ corr. Matth.; εἰ Codd.
5. ποτῷ] ποιῶν ACMV; πιόντες C 2ª m.
7. ἐφ' ὃν C 2ª m. (p).
Ib. πρὸ ἐπείγοντα A; προεπείγοντα M.
9. ταλαιπώρως δὲ πρ. ABCV.
10. μείζονος ex emend.; μειζόνως Codd.
12. βουλιμιώδεις V. — Ib. et p. 422, 1. ἐλκύσεις ABC 1ª m.; ἑλκώσεις V.

σεις, παρηγοροῦντες τὸ σύμπτωμα. Θερμοῦ μὲν ποτοῦ καιρὸς 16
τοσοῦτος· εἰ γάρ τι καὶ παραλέλειπται, ῥᾴδιον ἐκ τῶν εἰρημένων εὑρίσκειν. Ψυχροῦ δὲ ἐν μὲν ἀρχομένῃ ἐπισημασίᾳ 17
χρῆσις ἐπὶ αἱμορραγούντων· ἐν δὲ ἐπιδόσει δοτέον οἷς διά
τινα περίστασιν λαβεῖν θερμὸν ἀδύνατον· τὸ δὲ τοῖς καυσου-
μένοις ἀνασκευαστικῶς ψυχρὸν δίδοται πρὸ τῆς ἀνέσεως ἐν
τοῖς τῆς ἀκμῆς χρόνοις. Οἱ δὲ αὐτοὶ τῆς προσφορᾶς καιροὶ τοῦ 18
τε χλιαροῦ καὶ γαλακτώδους καὶ παγολύτου. Ὁ δὲ τρόπος τῆς 19
θερμοδοσίας διάφορος· ἐν γὰρ ἀρχαῖς ἐπισημασίας ἐμέτων
χάριν εἰ προσφέροιτο, πολὺ καὶ χλιαρὸν ἔστω· ὁμοίως, εἰ
καὶ ἀποσβέσαι σφοδρὸν καὶ περικαὲς δίψος θέλοιμεν, καὶ ἐν
ῥευματισμοῖς, συνδιδομένων δριμέων πολλῶν καὶ χολωδῶν εἰς
τὸν στόμαχον· οὐ γὰρ παρακρατεῖται τὸ ληφθὲν, ἀποκρίνεται

qui tiennent à la faim.

palliatif de ce symptôme. Telles sont les époques où il faut donner 16
de l'eau chaude; et, si nous avons oublié quelque chose, il sera
facile d'y suppléer au moyen de ce que nous avons déjà dit. On 17
emploie, au contraire, l'eau froide dans le commencement de l'accès, quand il y a hémorrhagie; tandis que, pendant l'augment, il
faut la donner aux malades qui, par quelque circonstance particulière, ne peuvent prendre de l'eau chaude; enfin on donne l'eau
froide, comme moyen curatif, aux gens affectés de fièvre ardente
à l'époque de l'acmé, avant la rémission. Les temps opportuns sont 18
les mêmes pour donner de l'eau tiède, ou celle qui est au degré de
chaleur pareille à celle du lait, ou celle qui est au degré nécessaire
pour faire fondre la glace. La manière de donner de l'eau chaude 19
n'est pas toujours identique; car, si on la donne au commencement
de l'accès pour provoquer des vomissements, il faut qu'elle soit
tiède et en grande quantité; il en est de même si nous voulons
étancher une soif violente et brûlante, ou si, dans les maladies
fluxionnaires, il se rassemble une grande quantité de matières âcres
et bilieuses à l'orifice de l'estomac; car, dans ces cas, l'eau qu'on

Règles à suivre pour l'eau froide;

— pour l'eau tiède.

Circonstances particulières qui règlent le mode et la dose dans l'administration de l'eau chaude;

2. ὁ τοσοῦτος A.

Ib. παραλέλιπται BC; παραλέλεπται A.

4. ἐπὶ τῶν B.

9. θερμασίας B text.

13. λειφθέν ACMV.

20 δέ. Καὶ ἐπὶ μὲν τῶν συχνοῦ χάριν δίψους λαμβανόντων ἐκ
78 τοῦ κατὰ ὀλίγον ἡ προσφορὰ γινέσθω, | διαναπαυομένων αὐτῶν
καὶ τῇ καταπόσει ἐγχρονιζόντων· ἐπὶ δὲ τῶν ἐμέτου χάριν
πινόντων ἀθροῦν προσενεκτέον τὸ ὑγρὸν, ἀπνευστὶ ἐφελκο-
21 μένων. Εἰ [δὲ] διὰ μῆκος ἐπισημασίας προσφέροιμεν, ἢ διὰ
κάκωσιν δυνάμεως, ἢ διὰ τὰς ἤδη προκατηριθμημένας περιστάσεις, ἐν ἐπιδόσει ἢ ἀκμῇ ὄντων, σύμμετρον δοτέον, μήτε
μόνον ἀπογεύοντας αὐτοὺς, μήτε ἀποπληροῦντας· ἀγαθὸν γὰρ ἐν
πυρετοῖς λαγαρὰν διαφυλάσσειν τὴν κοιλίαν καὶ μὴ διατετα-
22 μένην ἔχειν. Τοῖς δὲ διὰ ξηρότητα λαμβάνουσι, καὶ διὰ τὸν ἐκ
ταύτης γινόμενον πνιγμὸν, ἢ καὶ ἐπὶ ὧν τὰ περὶ τὴν κατάποσιν διαφυλάξαι βουλόμεθα, κατὰ ὀλίγον καὶ συνεχῶς προσοι-
23 στέον. Εἰ δὲ καὶ ῥεύματα συνυπάρχοι τοῖς πυρέττουσι στο-

20 a prise n'est pas retenue, mais elle est rejetée. Puis, lorsque les
malades prennent de l'eau chaude pour étancher une soif intense,
il faut l'administrer peu à peu, en leur enjoignant de se reposer de temps en temps et d'avaler lentement; à ceux, au contraire, qui boivent pour provoquer des vomissements, on doit
donner beaucoup de liquide à la fois, et il doit être avalé d'un seul
21 trait. Si, à l'époque de l'augment ou de l'acmé, nous donnons de
l'eau chaude à cause de la longueur de l'accès, de la prostration
des forces, ou des circonstances que nous avons déjà énumérées
plus haut, il faut en donner une quantité moyenne, c'est-à-dire ne
pas se contenter d'en faire goûter seulement aux malades, ni les
gorger de liquide; car il est bon, dans les fièvres, de conserver le
22 ventre lâche et non tendu. Aux malades qui prennent de l'eau chaude
pour cause de sécheresse ou de l'étouffement que cet état produit,
ou chez lesquels on veut préserver les organes de la déglutition, il
23 faut en donner constamment et à petites doses. Si les malades pris

1. τῶν συχνοῦ conj.; τοῦ ψυχροῦ Codd.
4. πινούντων C.
5. δέ conj.; om. Codd.
6. ἢ del. C 2ª m.
9. λαγαράν] ἢ μὴ πλήρη ἀλλὰ ἀπόκενον C 2ª m. — 9-10. διατεταγμένως A.
10-11. καὶ δι' αὐτὸν ἐκ AC 1ª m. M.
11. πνιγμοί A.
13. συνυπάρχει A 1º m. V.

μάχου ἢ κοιλίας, καὶ διὰ ταῦτα ϖαραιτητέον τὴν ἀθροοποσίαν·
διερεθιστικὴ γὰρ τῶν συμπτωμάτων· ἄριστον δὲ διὰ στενοστόμων ἀγγείων ϖίνειν κατὰ ὀλίγον. Ἐν δὲ ταῖς ἀνέσεσι ϖοτὸν εἰ 24
ϖροσφέροιμεν, τοῖς μὲν ῥευματιζομένοις οὐδέποτε ϖολὺ, οὔτε
ἀθροῦν δοτέον, οὐ μέντοι κατὰ τὸν ὑποδεδειγμένον τρόπον. Οἱ 25
δὲ λοιποὶ μέχρι ϖληρώσεως ϖινέτωσαν· ἐπὶ δὲ τῶν καταξή-
ρων καὶ μεμυκότων τῇ σαρκὶ καὶ ϖάντοθεν στεγνῶν δοτέον
ϖλεῖον ἢ κατὰ δίψους ἐμπλήρωσιν· εἰ δὲ ϖροσδέοιντο, καὶ ἐκ
δευτέρου ϖροσενεκτέον· ὁ γὰρ αὐτὸς ἑνὸς καὶ ϖλείονος ϖοτοῦ
καιρός· ϖαρεστοχάσθαι μέντοι δεῖ τοῦ τὸ ϖροειλημμένον ὑγρὸν
ἀνῆφθαι, καὶ τὴν ἐπιζήτησιν τῶν σωμάτων, ἀλλὰ μὴ τῆς τοῦ
νοσοῦντος ἐπιθυμίας εἶναι. Τοὺς δὲ ἐπὶ τῷ δοθέντι ϖοτῷ | ἐπι- 79 26

de fièvre ont en même temps des fluxions à l'estomac ou à son
orifice, c'est encore une raison pour défendre de boire beaucoup
à la fois; car cette méthode aggrave les accidents : le mieux,
dans ce cas, c'est de boire à petites doses, dans des vases à ouverture étroite. Si on donne à boire pendant la rémission, il ne 24
faut jamais en donner une grande quantité, ni beaucoup à la fois,
aux gens affectés de maladies fluxionnaires; cependant on ne se
servira pas de la méthode susdite. Les autres malades doivent boire 25
jusqu'à satiété; et à ceux qui sont très-secs et dont la chair a ses
canaux fermés et est resserrée de tous côtés, on doit en donner
plus qu'il n'en faut pour étancher la soif, et, s'ils le demandent,
il faut leur en permettre aussi une seconde fois; car l'indication
pour donner à boire est la même, qu'on en donne une fois ou plusieurs; cependant il faut tâcher de saisir le moment où ce que le malade a pris d'abord a déjà été consumé par la chaleur, et où le désir
qu'il exprime tient à l'état des parties, et non à son caprice. Si les 26
sueurs qui se montrent après l'administration de la boisson pro-

2. διερθιστικὴ AV.

4. ϖροσφέροιμεν ex em.; ϖροσφέρομεν Codd.

Ib. οὐδέ ABV.

5. οὐ] ἀλλά C 2ª m. (p).

7. στεγνῷ C 1ª m., M.

8. ϖλέον εἰ κατά AC 1ª m. M.

Ib. ϖροσδέοιτο A; ϖροσδέοντο C.

10. ϖροειρημένον BV.

11. ἀφῆφθαι C 2ª m.

Matth. 79.

φαινομένους ἱδρῶτας, εἰ ἐπὶ συμφέροντι γίνοιντο, διαφυλακτέον
27 ἐπιδόσει δευτέρου. Εἰ δὲ πλειόνων ἱδρώτων ἔχομεν χρείαν,
28 καὶ παυομένων αὐτῶν διερεθιστέον. Λυγμοῦ δὲ διοχλοῦντος,
ἢ ξηρᾶς βηχὸς ἐπιτεταμένης, θερμὸν ὀλίγον καταῤῥοφείτωσαν.
29 Τὸ δὲ παγόλυτον ἢ ψυχρὸν, εἰ μὲν ἀντὶ θερμοῦ προσφέροιμεν, τοῖς αὐτοῖς ὑπαχθήσεται καιροῖς καὶ τρόποις· εἰ δὲ ὑπὲρ
ἐποχῆς ἱδρώτων, ἢ τῶν λοιπῶν συμπτωμάτων, ὧν ἤδη τὴν
καταρίθμησιν ἐποιησάμεθα, κατὰ ὀλίγον δοτέον καὶ ἐκ διαλειμ-
30 μάτων μειζόνων. Καὶ τὸ ἐπὶ τροφῇ διδόμενον ψυχρὸν ὀλίγον
31 ἔστω. Τὸ δὲ ἀγωνιστικῶς ἐπὶ τῶν καυσωδῶν πυρετῶν διδόμενον ψυχρὸν, ἢ γαλακτῶδες, ἢ παγόλυτον ἐν τοῖς θεραπευ-
32 τικοῖς τεύξεται λόγου. Ἔστω δὲ τὸ πινόμενον ὕδωρ οἷον τὸ
ἄριστον, καὶ ἑψόμενον ἐπὶ ἀνθράκων ἐν ἀγγείῳ κεραμεῷ· ἡμεῖς
δὲ εἰς ὕελον φυσητὴν ἐμβάλλοντες τὸ ὕδωρ καθίεμεν εἰς ζέον

curent du soulagement, il faut les entretenir, en donnant à boire
27 une seconde fois. Si la maladie exige une plus grande quantité
28 de sueurs, ou si les sueurs se sont arrêtées, on les provoquera. Les
malades sont-ils incommodés de hoquet ou d'une toux sèche in-
29 tense, il faut leur faire humer un peu d'eau chaude. Si on donne
de l'eau froide, ou au degré nécessaire pour fondre la glace, au
lieu d'eau chaude, on règlera son usage d'après les mêmes indications et les mêmes méthodes; mais, si on en donne pour arrêter les
sueurs ou pour amender les autres symptômes dont nous avons déjà
fait l'énumération, on doit en donner à petites doses, et à des in-
30 tervalles assez longs. L'eau froide qu'on donne après le repas doit
31 être également en petite quantité. Quant à l'eau froide, ou à la
température naturelle du lait, ou à celle qui fait fondre la glace,
et qu'on donne comme moyen héroïque à ceux qui ont des fièvres
32 ardentes, nous en parlerons en traitant de la thérapeutique. L'eau
qu'on boit doit être aussi bonne que possible, et il faut la faire
bouillir sur des charbons, dans un vase de terre cuite; quant à
nous, nous la versons dans un vase de verre soufflé, que nous pla-

- dans l'administration de l'eau froide.

Manière de préparer l'eau chaude, froide, tiède, à la température propre

5. ἄν τι A. — 8. ποιησάμεθα A. — 12. οἶνον C. — 13. κεραμεῷ ex em.; κεραμέῳ BCMV; κεραμείῳ A. — 14. φυσητὴν ex em.; φυσήτην AB CMV; φυάλην B marg.

ὕδωρ· τοῦτο γὰρ πᾶσαν ἐκπέφευγε μέμψιν. Εἰ δὲ φαῦλον εἴη 33
τὸ ὕδωρ, ἀφεψηθὲν ἀπαιθριαζέσθω. Τὸ δὲ ψυχρὸν ἀκραιφνὲς 34
ἔστω ψυχρὸν καὶ μαλακόν. Εἰ δὲ πρὸς τὸ χλιαρὸν, ἢ γαλα- 35
κτῶδες, ἢ παγόλυτον ἔχοιεν οἰκείως, χρηστέον αὐτοῖς, διαφόρως
πρὸς τὸ θερμὸν τὴν σύγκρισιν ποιουμένους. Κιρνάσθω δὲ | τὸ 80 36
μὲν χλιαρὸν οὕτως· θερμοῦ ποτίμου κυάθους ε', ψυχροῦ α'. Τὸ 37
δὲ παγόλυτον ἀνεστράφθω· θερμοῦ γὰρ ἐχέτω α', ψυχροῦ δὲ
ε'. Τὸ δὲ γαλακτῶδες ἐξ ἴσων κιρνάσθω. Ἔστω δὲ ἐπιτεταμένον 38-39
τὸ ψυχρόν· εἰ δὲ ἀνειμένον, ἐπιπλεοναστέον τῷ ψυχρῷ.

λα'. Περὶ πομάτων ἐπιτηδείων τοῖς πυρέσσουσιν.

Πότημα δὲ τοῖς πυρέσσουσιν ἄριστον μὲν μελίκρατον ἢ 1

à fondre la glace, ou à celle du lait.

çons dans de l'eau bouillante, car cette méthode est à l'abri de tout
reproche. Si l'eau est mauvaise, il faut l'exposer au grand air après 33
l'ébullition. L'eau froide doit être tout à fait froide et non dure. Si 34-35
les malades ont de la propension pour l'eau tiède, ou à la température naturelle du lait, ou à celle qui fait fondre la glace, il faut
employer ces eaux-là en faisant le mélange avec l'eau chaude dans
des proportions différentes. Le mélange de l'eau tiède doit se faire 36
dans la proportion suivante : cinq cyathes d'eau potable chaude et
un d'eau froide. Pour l'eau à la température exigée pour la fonte 37
de la glace, il faut prendre la proportion inverse; qu'elle contienne
donc une partie d'eau chaude et cinq d'eau froide. Le mélange 38
qui constitue l'eau à la température naturelle du lait doit se faire
à proportions égales. La froideur de l'eau froide doit être intense; si 39
elle est faible, il faut augmenter la quantité de cette eau.

31. DES BOISSONS QUI CONVIENNENT AUX FÉBRICITANTS.

L'eau miellée

La meilleure boisson pour les fébricitants est l'eau miellée, ainsi 1

1. ἐπέφευγε C; ἀπέφευγε M.
3-4. χλιαρὸν καὶ γαλακτῶδες CM.
5. Κρινάσθω AB text., CM text.
6. κυάθου C; κύαθοι 2ª m.
6-8. ψυχροῦ . . . . ε' om. BV.
7. ἐχέτω κ' C 1ª m.
Ch. 31; l. 10. πότημα *Syn.*; πότιμα Codd.

ὀξύμελι οἷς εὐκάρδιον τυγχάνει· τὸ δὲ ὕδωρ ἀδηκτότατον τῷ
2 πυρέσσοντι, ἐκκρίσεις δὲ οὐ πάνυ τι ποιεῖ. Τὰ δὲ ἀποβρέγματα τὰ σ7ύψιν ἔχοντα μάλισ7α μὲν πρὸς τὰς ἐκταράξεις τῶν
κοιλιῶν εἴη ἂν οὐκ ἀνάρμοσ7α καὶ πρὸς τοὺς ἐμέτους, ὅσοις ἥ τε
3 τοῦ μέλιτος καὶ τοῦ ὀξυμέλιτος προσάντης ἐσ7ίν. Ἀποβρέχοιτο
δὲ ἂν κατὰ ὥραν τά τε ἠρινὰ γλυκύμηλα κνισθέντα λεπ7ὰ, ἔσ7ε
ἂν εὖ μάλα τὸ ὕδωρ χρωσθῇ, ἢ τῶν κυδωνίων μήλων τὰ πε-
4 πανώτατα τέμνοντα ὡσαύτως ἀποβρέχειν. Διδόναι δὲ μάλισ7α
τοῖς χοληκμετοῦσι τὸ ἀπὸ τῶν μήλων, καὶ πρὸς τὰς κοιλίας·
5 σκοπεῖν δὲ δεῖ, ὅπως μηδεμίαν ἔξῃ ὀξύτητα τὸ μῆλον. Ὡσαύ-
81 τως δὲ καὶ | τὰς ἀπίους ἀποβρέχειν ὅσαι σ7ρυφναί τε καὶ γλυ-
6 κεῖαί εἰσιν. Οἰνωδέσ7ατον μὲν οὖν πᾶν ἐσ7ὶ τὸ ἀπὸ τῶν ἀπίων
ἀπόβρεγμα, δεύτερον τὸ ἀπὸ τῶν μήλων τῶν κυδωνίων, ἥκισ7α

et l'oxymel conviennent le mieux aux fébricitants.

que l'oxymel pour ceux dont il n'affecte pas l'orifice de l'estomac;
l'eau n'a pas la moindre tendance à produire des picotements chez
les fébricitants; mais elle n'agit pas du tout sur les excrétions.
2 C'est surtout contre les flux de ventre que les boissons préparées
par macération et douées d'astringence ne sont pas trop mal placées, ainsi que contre les vomissements, et chez les malades aux-
3 quels l'usage du miel et de l'oxymel est contraire. On fera macérer, au plus fort de l'été, des pommes du printemps douées d'un
goût sucré, râpées très-menu, jusqu'à ce que l'eau soit fortement
colorée; ou bien il faut couper et faire macérer de la même ma-
4 nière des coings parfaitement mûrs. On doit surtout donner la
boisson aux pommes à ceux qui vomissent de la bile, ainsi que
pour resserrer le ventre; mais il faut faire attention à ce que les
5 pommes n'aient aucune acidité. On doit faire macérer de la même
manière les poires d'un goût sucré et d'une âpreté très-prononcée.
6 Toute boisson aux poires préparée par macération est fortement
vineuse; après elle, celle de coings occupe le second rang, tandis

Cas dans lesquels conviennent les boissons par macération; différentes espèces de ces boissons; leur mode de préparation.

2. τι ex em.; τοι Codd.
5. προσάντης ἤγουν δυσχερής C 2ª m. — Ib. ἐσ7ίν om. B.
6. ἠρινὰ] θερινὴν M marg. — Ib. κνισθέντα] τμηθέντα M marg., *Syn.*
6-7. ἔσ7ε ἂν *Syn.*; ἐσ7ὶν ἕως C 2ª m.; ἐσ7ίν ABCMV. — 7-8. πεπανώτατα ex em.; πεπανώ C; πεπανότα M; πεπωνότα ABV; πέπονα *Syn.*
11. τούς A. — 13. μήλων κυδ. CM.

δὲ τὸ ἀπὸ τῶν φοινίκων τῶν ὠμῶν· βέλτιον δὲ τὸ ἀπὸ τῶν
ἡμιπεπόνων. Τὰ δὲ ἁπαλὰ μύρτα βραχέντα γλυκὺ οἰνῶδες μέν 7
τι ποιεῖ, ἄδηκτον δὲ καὶ λεῖον τὸ στόμα. Ὁ δὲ ἀπὸ τῆς ῥόας 8
χυλὸς οὐχ ἥκιστα μὲν τῶν προειρημένων ἐστὶν οἰνωδέστατος·
λεῖος δὲ καὶ οὗτος ὁ χυλὸς καὶ οὐδὲν ἔχων θερμόν. Χρήσαιτο 9
δὲ ἄν τις τούτοις τοῖς ἀποβρέγμασι στρυφνοῖς εἰς τοὺς πυρετοὺς τοὺς ἀταράχους τε καὶ ἀσφαλεῖς πρός τε τὰς κοιλίας τὰς
καταφερομένας παντάπασιν. Τὰ δὲ ἀπὸ τῶν οὔων ἀποβρέγματα 10
καὶ τῶν ἀπίων τῶν ξηρῶν καὶ τῶν μύρτων καὶ τῶν φοινίκων, πάντα αὐτῶν τὰ ἀποβρέγματα ἧσσον τὸ γλοιῶδες ποιεῖ·
χρήσαιτο δὲ ἄν τις καὶ τούτοις οἷς οἶνος οὐ προσακτέος. Ἀπο- 11
βρέχεται δὲ καὶ τὰ γίγαρτα ἐρειχθέντα· μᾶλλον δὲ τὸ ἀφέψημα αὐτῶν χρησιμώτερόν ἐστιν, ἐνεργότατον ὂν τῇ στύψει,

que celle de dattes vertes est très-peu vineuse; celle, au contraire,
de dattes à moitié mûres est meilleure. Si on fait macérer des baies 7
de myrte fraîches, on obtient, il est vrai, un liquide vineux d'un
goût sucré; cette boisson coule aisément et ne produit pas de picotements. Le suc de grenades par macération est aussi fortement 8
vineux que les boissons susdites; il coule facilement aussi et n'a rien
de chaud. On emploiera ces macérations d'une âpreté fortement 9
prononcée contre les fièvres, sans trouble et sans danger, et lorsque
le ventre est tout à fait relâché. Les macérations de sorbes, de poires 10
sèches, de baies de myrte et de dattes, toutes ces macérations, dis-je,
fournissent peu de substance analogue au marc; on les emploiera
également chez les malades auxquels il ne faut pas donner du vin.
On fait macérer aussi les pepins de raisin, après les avoir écrasés; 11
mais la décoction de ces pepins est préférable à la macération,
parce qu'elle possède une astringence très-efficace, sans avoir, du

1-2. *βέλτιον. . . ἡμιπεπόνων* om. BV.

2. *γλυκεῖ* C 2ª m., *Syn.* — Ib. *οἰνῶδες*] *οἴνῳ ἀηδές* M marg., *Syn.*

4 et 5. *χυλός* ex em.; *χυμός* Codd.

6-7. *πυρετοὺς ἀταράχους* M; *πυρετοὺς τοὺς καταράχους* V.

9. *ἀνίων* BV.

10. *αὐτῷ* CM; *λείπει τι* C 2ª m.

Ib. *γλοιῶδες* M marg.; *γλυκῶδες* ABCMV.

11. *προσακτέον* BV.

12. *ἐρειχθέντα ἤγουν ῥηγνύμενα* C 2ª m.

Matth. 81-82.

12 καὶ οὐδεμίαν ἄλλην δριμύτητα, οὐδὲ ὀξύτητα ἔχον. Οἱ δὲ οἶνοι οἱ μύρτινοί τε καὶ ἀπὸ τῶν κηρίων καὶ πυρῶν καὶ κριθῆς γι-
82 νόμενοι οὐδὲν ἀσθενέστεροί εἰσι τῶν ἀπὸ | τῆς σταφυλῆς, ἀλλὰ πολλῷ βραδύτεροί τε καὶ χείρους· οἱ μὲν γὰρ ἀπὸ τῶν φοινίκων τε καὶ σύκων ἐν ἀρχῇ μὲν οἰνοποτηθέντες τῷ γλυκεῖ οἴνῳ παραπλήσιοι γίνονται τῇ γεύσει, τῇ δὲ δυνάμει πολλῷ χείρους καὶ βαρύτεροί τε καὶ δυσκατεργαστότεροί εἰσιν· παλαιούμενοι δὲ γίνονται τῷ αὐστηρῷ οἴνῳ παραπλήσιοι κατὰ τὴν θερμασίαν τε καὶ δύναμιν.

λβ'. Περὶ πόσεως τῆς μετὰ τὸν σῖτον ἢ πρὸ τοῦ, ἐκ τῶν Φιλοτίμου.

1 Ἐν τῷ τὸ ποτὸν ἀθροῦν πίνειν μετὰ τὸν σῖτον τὸν στόμαχον εὐρύτερον γίνεσθαι, καὶ μάλιστα τὸ ἄνωθεν, καὶ τὴν κοιλίαν διατείνεσθαι συμβαίνει, καὶ τὴν βροχὴν ἅμα τῶν σι-

Propriétés des vins faits avec des substances autres que le raisin.

12 reste, aucune âcreté ou acidité. Les vins qu'on fait avec des baies de myrte, des rayons de miel, du froment ou de l'orge, ne sont, en aucune façon, plus faibles que le vin de raisin, mais ils passent beaucoup plus lentement et sont beaucoup plus mauvais; les vins de dattes et de figues, si on les boit récemment préparés, deviennent semblables, quant au goût, au vin d'un goût sucré; mais, sous le rapport de leurs propriétés, ils sont beaucoup plus mauvais, plus lourds et plus difficiles à assimiler; cependant, en vieillissant, ils deviennent semblables au vin âpre, tant sous le rapport de la chaleur que sous celui de leur action sur l'économie.

32. DE L'HABITUDE DE BOIRE APRÈS OU AVANT LE REPAS.

(Tiré de Philotime.)

Influence des boissons abondantes après le repas;

1 Si, après le repas, on boit beaucoup à la fois, il arrive que l'œsophage, et surtout sa partie supérieure, s'élargit et que le ventre se distend, tandis que cette surabondance de boisson prépare l'hu-

2. οἱ om. C.
5. σῦκα V.
Ib. οἰνοποτισθέντες V.
7. βαρύτερον A; βραδύτεροι C.

CH. 32. Tit. ἢ] καί BCMV.
12. συμβαίνει, καὶ τὴν βροχὴν ἅμα conj.; καὶ τὴν βροχμὴν ἅμα συμβαίνειν Codd.

τίων καὶ τὴν διάχυσιν παρασκευάζει, καὶ τό τε στόμα καὶ τὰ
περὶ τὴν κεφαλὴν καὶ τὸν βρόγχον καὶ τὴν κοιλίαν θερμαίνει.
Τοῖς δὲ νύκτωρ ψυχρὸν πίνουσι καταψύχει τούς τε πρότερον 2
εἰρημένους τόπους πάντας, καὶ τὴν τροφὴν ἐν ἀκμῇ μάλιστα
οὖσαν τοῦ θερμαίνεσθαι καταψύχει, καὶ τὴν ἕψησιν κωλύει,
καὶ τὴν τροφὴν ζέουσαν καὶ τὰς ἐν αὐτῇ πομφόλυγας γινομένας ταπεινοῖ, καὶ καθίστησιν εἰς ἕδραν, καὶ τὴν διαλελυμένην
καὶ τετηκυῖαν τῆς τροφῆς ποιεῖ παχυτέραν. Ἐν δὲ τῷ νήστῃ 3
ψυχρὸν πίνειν τούς τε εἰρημένους τόπους καταψύχεσθαι, καὶ
ταχέως καὶ πλεῖστον ὑγρὸν μάλιστα αὐτῷ καὶ τεθερμασμένον
ἧττον ἐκ τῆς κοιλίας ἀναδίδοσθαι, καὶ τὸ φλέγμα τὸ ἐν τῇ
κοιλίᾳ παχύτερον ποιεῖ. Ἐκ δὲ τῶν ταλαι|πωριῶν καὶ λουτρῶν 83 4
καὶ πυρετῶν τοῖς πίνουσιν ἥ τε ἀνάδοσις τῶν ὑγρῶν τάχιστα
γίνεται, καὶ τὴν μίξιν ἧττον ἴσχει καὶ τῇ κατὰ τὰς φλέβας
τροφῇ, καὶ τὸ στόμα καὶ τὸ πρόσωπον καὶ τὸν στόμαχον καὶ

mectation et la diffusion des aliments, et réchauffe la bouche, la tête,
– pendant la nuit ; la trachée-artère et le ventre. Quand on boit de l'eau froide la nuit, 2
cette eau refroidit toutes les parties susdites; elle refroidit aussi la
nourriture, qui est précisément alors au plus fort de son échauffement; elle empêche la digestion, réprime et affaisse l'aliment en
ébullition ainsi que les bulles qui s'y forment, en épaissit la partie
– à jeun ; dissoute et liquéfiée. Si on boit de l'eau froide à jeun, les parties 3
susdites se refroidiront, et il remontera rapidement du ventre dans
le corps une grande quantité de liquide peu échauffé; cette eau
prise à jeun épaissit également la pituite contenue dans le ventre.
– après des fatigues, le bain, ou les fièvres. Si on boit après des fatigues, des bains ou des fièvres, la distribu- 4
tion des liquides dans le corps se fait très-rapidement, et ils se
mêlent moins exactement même à la nourriture contenue dans les
veines; tandis que cette manière d'agir refroidit surtout la bouche,

4. ἐν ἀκμῇ conj.; ἐκ μὴ ABCM; om. V.
8. τὴν τροφήν C 2ª m. (p).
Ib. νήστει C 2ª m. — 9. πιεῖν M.
13. πυρετῶν] πόνων C 2ª m.
14. ἴσχει τὴν κατά C 2ª m.

Matth. 83.

τὴν κοιλίαν μάλισ7α ψύχει, καὶ τοὺς ἐν φλεψὶ χυμοὺς ἐπὶ βραχὺν χρόνον καταψύχει καὶ ποιεῖ παχυτέρους.

* λγ'. Τῶν ἐν χρήσει σκευασία.

1 Ῥοσάτου.] Καθαρὸς ὢν ἀπὸ μολυσμοῦ, ῥόδα ἐξονυχίσας βάλλε εἰς οἶνον παλαιὸν ὅσα βούλει μὴ ἀθρόως, ἀλλὰ κατὰ μέρος καὶ κατὰ ἑκάσ7ην ἡμέραν κίνει καλάμῳ ἄκρῳ, ἵνα μέχρι τοῦ πυθμένος τοῦ ἀγγείου ἐφικνῆται, καὶ πωμάσας ἀκριβῶς, ἵνα μὴ διαπνέηται, ἔα τριάκοντα ἡμέρας, μετὰ ἃς διυλίσας τὸν οἶνον βάλλε εἰς πέντε ξέσ7ας μέλιτος ξέσ7ην α' καλῶς τετριμμένου, καὶ ἐάσας ἡμέρας τριάκοντα, ἵνα κατασ7ῇ, χρῶ.

2 Ἄλλως. Σκευασία ῥοσάτου συνθέτου.] Ῥόδα ἐξονυχίσας βάλλε ξέσ7ας μέλιτος ς', καὶ ἔα ἐνιαυτόν· βάλλε ἀπὸ τοῦ

la face, l'œsophage et le ventre, et refroidit et épaissit pour quelque temps les humeurs contenues dans les veines.

* 33. PRÉPARATION DES BOISSONS USUELLES.

1 *Vin aux roses.*] Soyez pur de souillure; ôtez les onglets des roses, jetez-en autant que vous voudrez dans du vin très-vieux; cependant pas toutes à la fois, mais par parties; remuez le mélange chaque jour avec la pointe d'un roseau, de sorte qu'il parvienne jusqu'au fond du vase; fermez ensuite exactement le pot avec un couvercle, afin que le mélange ne s'évapore pas; abandonnez-le à lui-même pendant trente jours; filtrez ensuite le vin, et ajoutez, sur cinq sextaires, un sextaire de miel bien trituré, et servez-vous de la boisson, après l'avoir abandonnée à elle-même pendant trente jours, afin qu'elle se clarifie.

2 *Autre manière de préparer du vin aux roses mis en réserve.*] Après avoir ôté les onglets des roses, jetez dessus six sextaires de miel, et

1. ψύχεται ACM.

2. παχυτέρους] βραχυτέρους BV.

Ch. 33. Tit. τῶν ἐν χρήσει pris dans l'index; om. textus Codd.

3. Καθαροὺς ὢν C; καθαρὰ ποιῶν 2ª m. — Ib. βάλε ABCM ut infra.

5. τοῦ om. A.

8. μέλιτος ξέσ7ην ἐν B. — Ib. τετριμμένου ABV; ἑψημένου C 2ª m.

11. ξέσ7ας ex em.; ς' Codd.

συνθέτου ῥόδων ℔ α', καὶ μέλιτος καθαροῦ ℔ ε', καὶ λειώσας ἐπίχει οἴνου καλοῦ ξέσlας ι'.

[Ὑδροροσάτον.] Μέλιτος καλλίσlου ℔ λ', ῥόδων φύλλων ℔ ι', 84 3
ὕδατος πηγαίου ℔ ξ'· ἕψε τὸ ὕδωρ ἕως βράσεως, καὶ κουφίσας τὸ κακκάβιον βάλε τὸ ῥόδον· πωμάσας τὸ κακκάβιον ἕως τελείας πέψεως, καὶ ἑψήσας τὸ μέλι χωρὶς καὶ ἀπαφρίσας, καὶ διυλίσας τὸ ῥόδον μίξον τὸ μέλι τῷ ζέματι τοῦ ῥόδου.

Ἄλλο ῥοσάτον.] Οἴνου πρωτείου ℔ κα', μέλιτος ℔ η', ῥόδων 4
φύλλων ℔ γ', καὶ βρέξας τὸ ῥόδον τῷ οἴνῳ ἡμέρας ιε', καὶ διυλίσας ἐκ τοῦ οἴνου ἕψε τὸ μέλι καὶ ἀπαφρίσας ἑνώσας τῷ οἴνῳ, βρόχῳ καὶ ἀναδήσας δεόντως, ἔα.

Ῥοσάτον ἄλλο πρόσφατον.] Μέλιτος ℔ ζ', οἴνου ℔ κα', καὶ 5

abandonnez le tout à lui-même pendant un an; prenez ensuite une livre des roses mises de côté et cinq livres de miel pur; triturez ce mélange et versez dessus dix sextaires de bon vin.

Hydro-rosat.] Trente livres du meilleur miel, dix livres de feuilles 3
de roses, soixante livres d'eau de source; chauffez l'eau jusqu'à ce qu'elle bouille, ôtez le pot [du feu] et mettez-y les roses; tenez le pot bien fermé avec un couvercle, jusqu'à ce que le mélange soit complétement infusé; faites bouillir à part et écumez le miel, séparez les roses avec un tamis, et ajoutez le miel à la décoction de roses.

Autre vin aux roses.] Vin de première qualité, vingt et une livres; 4
miel, huit livres; feuilles de roses, trois livres : faites macérer les roses dans le vin pendant quinze jours, séparez-les du vin avec un tamis, faites bouillir le miel et écumez-le, ajoutez-le au vin, et abandonnez le tout à lui-même, après l'avoir bouché en le liant comme il faut avec un lacet.

Autre vin frais aux roses.] Miel, sept livres; vin, vingt et une 5

3. ι'] ε' M.

4. ἕψε ex em.; ἕψει Codd.; il en est de même p. 433, l. 6.

Ib. βράσεσθαι C 2ª m.

5. κακκάβιον ex em.; κακάβιον C; κακκάβιν V; κακάβιν ABM.

Ib. πωμάξας ACMV.

6. χώρισαι ἀπαφ. ABC 1ª m. MV.

10. ἕψει B corr.

Ib. μέλιν A.

11. ἀναδήρας ABC 1ª m. MV et sic semper.

ῥόδων φύλλων λ̸ β′· τρίψας τὸ ῥόδον δεόντως μίξον τῷ οἴνῳ ἐπὶ ἡμέρας β′, εἶτα διυλίσας τὰ φύλλα καὶ ἑψήσας τὸ μέλι ἑνώσας τὰ ἀμφότερα καὶ ἀναδήσας δεόντως, ἔα.

6 Ἰάτον.] Μέλιτος λ̸ ζ′, οἴνου λ̸ κα′, ἴων δεσμίδια σμ′· φυλλί-
85 σας ταῦτα βρέξον ἐν τῷ | οἴνῳ ἡμέρας λ′, καὶ διυλίσας τὰ ἴα ἕψε τὸ μέλι, εἶτα ἑνώσας τὰ ἀμφότερα καὶ ἀναδήσας δεόντως, ἔα.

7 Χαμαιμηλάτον.] Οἴνου Ἀσκαλωνίτου λ̸ κα′, μέλιτος λ̸ ζ′, χαμαιμήλων κοκκίων γ° ς′· βρέχε τὰ κοκκία σὺν τῷ οἴνῳ ἡμέρας κ′ καὶ διυλίσας αὐτὰ, ἑψήσας τὸ μέλι καὶ ἀπαφρίσας ἕνωσον, καὶ ἀναδήσας ἔα.

8 Κονδίτον πρώτιστον ἐν κύστει λίθοις.] Μέλιτος ξέστην α′,

livres; feuilles de roses, deux livres : triturez les roses comme il faut, et mettez-les ensemble avec le vin pendant deux jours; séparez ensuite les feuilles avec un tamis, faites bouillir le miel, réunissez les deux liquides, et abandonnez le mélange à lui-même, après l'avoir bouché en le liant comme il faut.

6 *Vin aux violettes.*] Miel, sept livres; vin, vingt et une livres; violettes, deux cent quarante bottes : effeuillez les violettes, et faites-les macérer dans le vin pendant trente jours; séparez les violettes avec un tamis, faites bouillir le miel, réunissez ensuite les deux liquides, et abandonnez le mélange à lui-même après l'avoir bouché en le liant comme il faut.

7 *Vin aux camomilles.*] Vin d'Ascalon, vingt et une livres; miel, sept livres, boules de camomille, six onces : faites macérer les boules avec le vin pendant vingt jours, séparez-les avec un tamis; faites bouillir le miel et écumez-le; unissez le miel aux autres ingrédients, et abandonnez le mélange à lui-même, après l'avoir bouché en le liant.

8 *Vin poivré très-bon contre les calculs dans la vessie.*] Miel, un sex-

4. ἰῶν C.
9. κουκίων ABC 1ª m. M.
Ib. οὐγκ. M et ainsi touj.
10. ἔψησαι B.
11. ἀναδηράσας A.
12. λίθοις ex em.; λίθης A; λίθου BC 2ª m.; λίθος C; λίθους M; λία V.

οἴνου ξεστία ε', πεπέρεως γ° α', σαξιφράγου γ° δ', ναρδοστάχυος γ° δ', καρπησίου, ζιγγιβέρεως, μήου, ἀσάρου, κασίας, σίνωνος, πετροσελίνου, ἀκόρου, γεντιανῆς, δαύκου ἀνὰ γ° δ'· τῷ ἀπηφρισμένῳ μέλιτι ἑνώσας τὰ ξηρία καὶ τῷ οἴνῳ, ἔα τὸ ἀγγεῖον ἡμέρας ι' πέψεως χάριν.

Κονδίτον.] Μέλιτος λί ι', οἴνου πρωτείου λί λ', πεπέρεως 9
γ° α' · τρίψας τὸ πέπερι μίξον | τῷ οἴνῳ, καὶ ἀπαφρίσας τὸ 86
μέλι ἕνωσον τῷ οἴνῳ καὶ ἀναδήσας ἔα.

Ἀννησάτον.] Μέλιτος λί ι', οἴνου πρωτείου λευκοῦ λί λ', ἀν- 10
νήσου γ° ε'.

Σχοιναυθάτον.] Σχοινάνθου πρὸς ις', κρόκου σταθμὸν 11
ιβ', μαστίχης γ° ις' · τρίψας ταῦτα ἕνωσον τῷ οἴνῳ, καὶ

taire; vin, cinq sextaires; poivre, une once; saxifrage, quatre onces; épi de nard, quatre onces; *carpesium,* gingembre, cistre, cabaret, fausse cannelle, faux amome, persil, acore, gentiane, daucus, de chaque quatre onces; mêlez les poudres au miel écumé et au vin, et abandonnez le vase à lui-même pendant dix jours, afin que le mélange se digère.

Vin poivré.] Miel, dix livres; vin de première qualité, trente 9
livres; poivre, une once : triturez le poivre et mêlez-le au vin; ajoutez le miel au vin après l'avoir écumé, et abandonez le mélange à lui-même, après l'avoir bouché en le liant.

Vin à l'anis.] Miel, dix livres; vin blanc de première qualité, 10
trente livres; anis, cinq onces.

Vin aux fleurs de jonc odorant.] Mêlez à seize onces de jonc odo- 11
rant douze onces de safran et seize onces de mastic : triturez ces ingrédients ensemble et unissez-les au vin; écumez le miel, mettez

1. *οἴνου ξε. ε'* CV. — Ib. *σαξιφράγου* ex em.; *σαρξιφάγου* Codd.
1-2. *γρ. δ'....γρ. δ'* CMV.
3. *ἀνὰ γρ. δ'* CMV; *ἀνὰ γρ. ι'* C 2ª m.
4. *ἀπαφρισμένῳ* ABCV; de même p. 435, l. 4. — 5. *ἡμέρας σι'* C.
9. Ἀννισάτον BCV; *ἀνίσατον* M.
9-10. *ἀννίσου* Codd.
11. *Σχοιναυθάτον* conj.; om. Codd.
Ib. *κρόκου σταθμόν* ex em.; *κρόκου σταθμοῦ* BCMV; *κροκοσταθμοῦ* A.
12. *μαστίχης γρ. ις'* CMV; *μαστ. λί ις'* C 2ª m.

ἀπαφρίσας τὸ μέλι, καὶ ἑνώσας ἅπαντα καὶ ἀναδήσας ἔα.

12 Στυρακάτον.] Μέλιτος ℔ λ', σΊύρακος ℔ α', οἴνου ℔ ϟ'· ἀπαφρίσας τὸ μέλι καὶ τρίψας τὸν σΊύρακα μίξον, καὶ μετὰ τοῦ ἀπηφρισμένου μέλιτος ὄντος ἐν τῇ Ѳυίᾳ μίξας τὸν οἶνον ἀναλαβὼν τῇ χειρί σου χρῶ.

13 Ἀψινθάτον.] Εἰς τοὺς ν' ξέσΊας τοῦ οἴνου βάλλε κόσΊου γ° 'S, φύλλου γ° 'S, ἀμώμου γ° 'S, κασίας γ° 'S, μέλιτος ξέσΊας ι', καὶ ἀψίνθιον τὴν βοτάνην ἀπόβρεξον εἰς οἶνον ὀλίγον, καὶ τοῖς προειρημένοις ἐπίχει τοσοῦτον τοῦ ἀποβρέγματος ὅσον γευομένῳ σοι καλῶς ἔχειν φανῇ.

tout ensemble, et abandonnez le mélange à lui-même après l'avoir bouché en le liant.

12 *Vin au styrax.*] Miel, trente livres; styrax, une livre; vin, quatre-vingt-dix livres : mêlez le miel et le styrax ensemble, après avoir écumé le premier et trituré le second; ajoutez le vin au miel écumé pendant qu'il est encore dans le mortier, et servez-vous-en, après l'avoir enlevé avec la main.

13 *Vin à l'absinthe.*] Ajoutez à cinquante sextaires de vin une demi-once de costus, une demi-once de feuilles de faux cannellier, une demi-once d'*amome,* une demi-once de fausse cannelle et dix sextaires de miel; macérez la plante appelée *absinthe* dans un peu de vin, et versez sur les ingrédients susdits une quantité du liquide, fait par macération suffisante pour que la liqueur vous semble agréable au goût.

2. οἴνου ℔ ς' BCMV.
3. ἀποφρίσας AB.
4. ὄντως ABC.
6. Ἀψινθάτου AV.
7. κασσίας C. — 8. ἀψινθίου.
10. ἑψεῖν B; om. M.

ΒΙΒΛΊΟΝ ϛ'.

α'. *Περὶ κατακλίσεως, ἐκ τῶν Ἀντύλλου, ἐκ* [*τοῦ*] *δ' λόγου Τῶν ποιουμένων βοηθημάτων.*

Matth. 86-87.

Τοῖς μὲν ὀξέως νοσοῦσι κατακεκλίσθαι συμφέρει· κοποῦ- 1
σθαι γὰρ οἱ οὕτω κάμνοντες οὐ δέονται· τοῖς | δὲ χρονίως ἀῤῥω- 87
σίοῦσι κατὰ τὰς ἐπισημασίας μόνον κατακλίνεσθαι συμφέρει·
ἐν δὲ τοῖς διαλείμμασι καὶ κινεῖσθαι οὐδὲν κωλύει μοχλείας
δεομένοις καὶ ποικίλων ἐρεθισμῶν. Τὸ δὲ σχῆμα τῆς κατα- 2
κλίσεως τῶν μὲν περὶ τὴν κεφαλὴν πεπονθότων ἀνάῤῥοπον

LIVRE VI.

1. DU COUCHER.

(Tiré d'Autyllus.)

[Du quatrième livre, lequel traite *De ce qu'on fait soi-même en vue de la santé.*]

Dans quelles maladies le coucher convient.

Il convient de faire coucher ceux qui sont affectés de maladies 1
aiguës, car ceux qui sont dans cet état ne doivent pas se fatiguer;
quant à ceux qui ont des affections chroniques, ils doivent se coucher seulement pendant les exacerbations; dans les intervalles,
rien ne les empêche de prendre du mouvement, car ils ont besoin
de quelque chose qui les remue et d'excitations variées. Quant à la 2
position que les malades doivent tenir dans le lit, celle où la tête
est plus élevée que le reste du corps convient aux malades qui souf-

Quelle position on doit tenir étant couché, suivant

N. B. Pour ce livre, nous avons opéré dans les variantes une réforme dont nous rendons compte dans notre préface.

Ch. 1. Tit. Ἀντύλλου *καὶ* Γαληνοῦ G. — Ib. *ἐκ* [*τοῦ*] *δ' λόγου τῶν* ex em.; *ἐκ τῶν* G; *δ' λόγου τῶν* ABCV.

2. *γὰρ οἷον τῷ κάμνοντι δέονται* G.

3. *συμφέρειν* G.

4. *οὐθέν* ABV.

Matth. 87.

ἔστω πλὴν τῶν φρενιτικῶν· τὸ γὰρ ὕπτιον ἐπὶ τούτων αἱρού-
3 μεθα σχῆμα διότι τὸ ἀνάῤῥοπον ταρακτικόν πώς ἐστιν. Καὶ
ἐπὶ τῶν κατὰ τὸν θώρακα δὲ συμβαινόντων ἐπιτήδειος ὑψηλὴ
4 κατάκλισις. Ἐπὶ δὲ δυσεντερικῶν καὶ κοιλιακῶν καὶ τῶν ὑστε-
ρικῶν παθῶν καὶ τῶν περὶ τοὺς κενεῶνας τὸ ὕπτιον ἁρμόζει.
5 Ἐπὶ δὲ γονοῤῥοίας καὶ σατυριάσεως καὶ νεφρίτιδος ἐπὶ ὁπό-
τερον οὖν τῶν πλευρῶν κατακλίνεσθαι συμφέρει· ἡ μὲν γὰρ
γονόῤῥοια καὶ ἡ σατυρίασις παροξύνεται, θερμαινομένων τῶν
τόπων, ἐπειδὰν ὕπτιοι κατακλίνωνται· ἡ δὲ νεφρῖτις, θλιβο-
6 μένης τῆς ὀσφύος τούτῳ τῷ σχήματι. Ἐπὶ δὲ τῶν ἀτροφούντων
καὶ βραδυπεπτούντων ἡ ἐπὶ τὸ ἀριστερὸν σύμφορος, ὡς ἂν
περιπτυσσομένου τῇ γαστρὶ τοῦ ἥπατος καὶ θάλποντος αὐτήν·
ἐν μέντοι ταῖς σκιῤῥώδεσι διαθέσεσι τοῦ ἥπατος καὶ ταῖς ἐξογ-
κώσεσι καὶ ταῖς φλεγμοναῖς ταῖς ἀποστατικαῖς ἡ ἐπὶ τὸ δεξιὸν

l'espèce de maladie.

frent de la tête, excepté aux frénétiques; car, chez eux, nous préférons
la position horizontale sur le dos, parce que la position élevée pourrait
3 occasionner du trouble. De même, dans les affections de la poitrine,
4 la position élevée doit être recommandée. La position horizontale
sur le dos convient aux dyssentériques, aux malades qui souffrent
5 de l'estomac, de l'utérus ou des flancs. Dans la *gonorrhée*, le satyriasis et l'affection des reins, il est bon de se coucher sur l'un des
deux côtés, car ces maladies s'aggravent par la position horizontale
sur le dos : la gonorrhée et le satyriasis, parce que cette position
échauffe les parties malades; l'affection des reins, parce que les
6 lombes sont comprimés dans cette position. Ceux qui se nourrissent
mal et digèrent lentement font bien de se coucher sur le côté gauche,
parce que, dans cette position, le foie enveloppe l'estomac et le réchauffe; cependant, dans les affections squirrheuses, les gonflements
et les dépôts inflammatoires du foie, la position sur le côté droit

3. κατὰ θώρ. συμβ. G.
Ib. ἡ ψιλὴ V.
4. τῶν δυσεντ. G.
4-5. καὶ τῶν ὑστ. παθῶν om. CM.
6. σατυρίας C 2ª m.
7. ἡ om. CM.
10. ὀσφρύσεως C.
11. βραδυπεπτομένων C.
Ib. ἡ G; om. ABCMV.
12. περιπτυσομένου V.

κατάκλισις ἀμείνων, ὥσπερ γε σπληνὸς ἐν τοιαύταις διαθέσεσιν
ὄντος, ἡ ἐπὶ αὐτὸν κατάκλισις βελτίων. Ἐπὶ δὲ στρόφου καὶ 7
εἰλεοῦ καὶ τῶν περὶ τὸ κῶλον διαθέσεων τὸ μέσον τοῦ τε
ὑπτίου καὶ τοῦ ἐπὶ τὸ ἀριστερὸν ἁρμόζει· παραφυλάξαι δὲ ἐπὶ
τῶν κωλικῶν παρηγοροῦν αὐτοὺς τὸ ἀνάρ|ροπον ἐκ τῶν ποδῶν 88
σχῆμα. Πρηνὲς δὲ σχῆμα συμπληρωτικὸν μὲν κεφαλῆς καὶ τῶν 8
αἰσθητηρίων· τοῖς δὲ τὴν κοιλίαν αὐτὴν ὀδυνωμένοις ἢ κατεψυγμένοις οὐκ ἀνάρμοστον τὸ σχῆμα τοῦτο.

β'. Περὶ ἡσυχίας, ἐκ τοῦ αὐτοῦ λόγου.

Οἷς δὲ ἡ κατάκλισις ἁρμόζει, τούτοις καὶ ἡ ἡσυχία καὶ 1
ἠρεμία· μάλιστα δὲ ἁρμόζουσιν ἐν ταῖς ἀρχαῖς τῶν ἐπισημα-

est la meilleure; de même, si la rate est atteinte d'affections semblables, il vaut mieux se coucher sur ce viscère. Dans les douleurs 7
de ventre, dans *l'iléus* et dans les affections du colon, il faut préférer la position moyenne entre la position horizontale sur le dos et le coucher sur le côté gauche; mais il faut remarquer que ceux dont le colon est affecté sont soulagés par la position où les pieds sont plus élevés que le reste du corps. Le coucher sur le ventre remplit 8
la tête et les organes des sens, mais cette position n'est pas sans avantage pour ceux qui ont le ventre lui-même douloureux ou refroidi.

2. DU REPOS.

(Tiré du même livre.)

Cas dans lesquels convient le repos.

La tranquillité et le repos conviennent aux mêmes malades que 1
le décubitus, mais ils conviennent surtout soit au commencement,

2. αὐτῷ G; αὐτό AB.
3. εἰλεοῦ G; εἰλαίου ABV; ἠλαίᾳ C; εἰλίου 2ª m.
Ib. διαθέσεως G. — Ib. μέσως BV.
4. περιφυλάξαι C.
5. κωλικῶν om. C.
6. Πρηνὲς, τουτέστιν εἰς κεφαλήν C 2ª m. M.
7-8. καταψυγμένοις C.
8. ἀνάρμαστον ABV.
Ch. 2. Tit. αὐτοῦ om. A 1ª m.
9. ἡ om. BCV.

DES EXERCICES.

Matth. 88.

σιῶν καὶ ταῖς ἀναβάσεσιν, ἐπί τε τροφῇ προσφάτως εἰλημ-
2 μένῃ. Καὶ πρὸ ὕπνου δὲ μέλλοντος ἁρμόδιος ἡσυχία.

γ'. Περὶ ἀσιτίας, ἐκ τοῦ αὐτοῦ λόγου.

1 Πλῆθος συσΊεῖλαι καὶ σαρκῶν καὶ αἵματος, ἄπεπΊα σιτία
πέψαι, πληρότητα κενῶσαι, ῥεύματα ξηρᾶναι, μάλισΊα τὰ
2 διὰ πλῆθος γινόμενα. Ἔτι παρηγορεῖ πλάδους· παρηγορεῖ δὲ
καὶ ὀδύνας, οὐ τὰς ἀπὸ δριμύτητος γινομένας, ἀλλὰ τὰς διὰ
πλήθους ἔνσΊασιν.

δ'. Περὶ ὕπνου καὶ ἐγρηγόρσεως, Γαληνοῦ.

1 Ὕπνος διὰ παντὸς μὲν ὑγραίνει, καθάπερ ἀγρυπνία ξηραί- Comm. IV in

soit pendant l'accroissement des accès et quand on vient de prendre
2 de la nourriture. Le repos est également convenable immédiatement avant le sommeil.

3. DE L'ABSTINENCE.

(Tiré du même livre.)

Effets de l'abstinence.

1 Réprimer la surabondance de chair et de sang, cuire les aliments non digérés, évacuer la pléthore, dessécher les fluxions, surtout celles qui tiennent à la pléthore, [tels sont les effets de l'absti-
2 nence]. Elle diminue aussi l'excès d'humidité, elle apaise encore les douleurs, non pas celles qui tiennent à l'acrimonie, mais celles qui viennent d'un arrêt de la pléthore dans les pores.

4. DU SOMMEIL ET DE LA VEILLE.

(Tiré de Galien.)

1 Le sommeil humecte toujours, de même que les veilles dessèchent Effets

1-2. εἰλημμένῃ G; εἰλημένη C 2ª m.; ἤδη μένη ACM; ἤδη μὲν ἡ BV.
2. ἡσυχία ὑπάρχει G.
Ch. 3. Tit. ἀσιτιῶν B.
4. ῥεύματι ABM.
Ib. τά G; om. ABCMV.
5. πλάδος C 2ª m.; πλαδαρούς B; πλαδαρά V.
6. οὐ τάς G; αὐτάς ABCMV; οὐκ C 2ª m. — 7. ἐνσΊάσεις G.
Ch. 4; l. 8. καθ. ἡ ἀγρυπνία ACVG; καθ. καὶ ἡ ἀγρ. B.

Ep. VI, §17; t. XVII b, p. 177-79.

νει · οὐ διὰ παντὸς δὲ θερμαίνειν ἢ ψύχειν πέφυκεν, ἀλλά,
ὅταν μὲν ἀπυρέτων ὄντων ἤτοι Φλεγματώδεις ἢ ὠμούς, ἢ
ὁπωσοῦν ψυχροὺς χυμοὺς εὑρὼν ἐν τῷ σώματι κατεργάσηταί
τε καὶ πέψῃ, χρησῖὸν ἐξ αὐτῶν ἐργασάμενος αἷμα, θερμαίνει
τὸν ἄνθρωπον αὐξήσει τῆς ἐμφύτου θερμασίας · ὅταν δὲ ἤδη
πυρέτῖοντας ἐπὶ σηπεδόνι τοιούτων χυμῶν, ἐμψύξει, τὴν μὲν
πυρετώδη θερμασίαν σβεννύς, αὐξάνων δὲ τὴν οἰκείαν. Ὅταν 2
οὖν τὸ μὲν οἰκεῖόν τε καὶ κατὰ Φύσιν θερμὸν αὐξήσῃ τε καὶ
ῥώσῃ, τὸ δὲ ἀλλότριόν τε καὶ παρὰ Φύσιν καθέλῃ τε καὶ μα-
ράνῃ, δικαίως ἄν τις Φαίη κατὰ ἕνα χρόνον ἐξ ὕπνου θερμότερον ἅμα καὶ ψυχρότερον ἑαυτοῦ γεγονέναι τὸ σῶμα. Τῆς 3
βλάβης δὲ τῆς ἐξ ὕπνου διτῖῆς ὑπαρχούσης, τῆς μὲν κοινῆς,
ὅταν ἐν ταῖς ἀρχαῖς τῶν παροξυσμῶν οἱ κάμνοντες κοιμηθῶσι,

Comment. in Aph. II, 1; t. XVII b, p. 451-53.

généraux du sommeil;

toujours, tandis que par sa nature le sommeil ne réchauffe ou ne
refroidit pas toujours; mais, quand les malades n'ont pas de fièvre,
et que, trouvant dans le corps des humeurs pituiteuses, crues, ou
enfin froides de telle ou telle façon, il les élabore et les amène
à maturité en les changeant en bon sang, il réchauffe le malade
en augmentant sa chaleur innée; si, au contraire, la putréfaction
de ces humeurs a déjà causé la fièvre, il refroidira, en éteignant la
chaleur fébrile, tandis qu'il augmente la chaleur propre. Si donc 2
le sommeil augmente et renforce la chaleur propre et naturelle, et
qu'il détruise et épuise la chaleur acquise et contre nature, on aura
raison de dire que notre corps est devenu en même temps plus
chaud et plus froid par le sommeil. Les inconvénients du sommeil 3
étant de deux espèces, les uns communs, quand les malades dorment
au commencement des accès, les autres propres à certaines maladies,

— effets particuliers suivant la période de la maladie.

1. θερμαίνει G.
3. ὅπως ἂν C 2ª m.
4. πέψιν G. — 5. συμφύτου B text.
6. χυμῶν λάβῃ C 2ª m.
Ib. ἐμψύχει Gal.
8-9. καὶ κατὰ... ἀλλότριόν τε om. CV; C 2ª m. a seulement αὐξάνει.
8. κατὰ Φύσιν] σύμφυτον Gal.
Ib. θερμόν G; om. ABCV Gal.
9. τὸ παρὰ Φύσιν C 2ª m.
Ib. καθέλῃ τε G; καθέλῃ B; καθέληται ACV; καθάρῃ Gal.
9-10. μαραίνῃ BGV.
10. πῶς οὐκ ἄν τις εὐλόγως Φαίη Gal.
12. οὔσης Gal.

τῆς δὲ ἰδίας ἐπί τινων νοσημάτων, ὅταν ἐν ἄλλῳ καιρῷ, ταύτην ἡγητέον ἐπισφαλῆ τυγχάνειν· ἐκείνη γὰρ οὔτε θάνατον, οὔτε ἄλλο τι σημαίνει, ἑπομένη τῇ φύσει τοῦ καιροῦ· συννεύει γὰρ εἰς τὸ βάθος τοῦ σώματος ἐν ταῖς ἀρχαῖς τῶν παροξυσμῶν ἡ θερμασία καὶ οἱ χυμοὶ, καὶ εἰ δή τις εἴη φλεγμονὴ περὶ σπλάγχνον, εἰκότως αὐξάνεται, καὶ εἰ χυμοί τινες εἰς τὴν γαστέρα συῤῥέοιεν, οὐχ ὁμοίως πέττονται, καθάπερ ἐν τοῖς ἄλ-
4 λοις ὕπνοις, ἀλλὰ πολὺ πλείους γίνονται. Διά ταῦτά τοι καὶ παρακελευόμεθα τοῖς κάμνουσιν ἐγρηγορέναι τηνικαῦτα, τὴν ἀπὸ τῆς ἐγρηγόρσεως ἐπὶ τὰ ἐκτὸς φορὰν τοῦ πνεύματος καὶ τοῦ αἵματος καὶ τῆς ἅμα αὐτοῖς θερμασίας ἀντιτάττοντες ὡς μέγα ἴαμα τῇ κατὰ τὰς ἐπισημασίας ἐπιγινομένῃ πρὸς τὸ βά-

quand ils dorment à une autre période, il faut admettre que ces derniers inconvénients sont dangereux; car les premiers n'indiquent ni la mort, ni quelque autre chose, puisqu'ils tiennent à la nature de la période; en effet, au commencement des accès, la chaleur et les humeurs convergent vers le centre du corps, et, s'il y a quelque inflammation d'un viscère, il est naturel qu'elle s'augmente, et, si quelques humeurs se rassemblent dans le ventre, elles ne sont pas élaborées comme dans tout autre sommeil, mais elles deviennent
4 beaucoup plus abondantes. Voilà pourquoi nous exhortons les malades à veiller dans cette période afin d'opposer la tendance qu'ont le pneuma, le sang et la chaleur qui les accompagne à se porter vers l'extérieur par suite de la veille, comme un remède efficace, à celle qui les pousse vers la profondeur du corps à l'époque de l'invasion.

1. ἄλλῳ τινί Gal.
3. σημαίνει δεινόν Gal.
Ib. συννεύουσι Gal.; συνέβη G.
4-5. παροξυσμῶν ἤτοι θερμασία πᾶσα Gal.; C V répètent après παροξ. — οἱ κάμνοντες........ ἄλλῳ καιρῷ (p. 440, l. 13 – 441, l. 1).
6. σπλάγχνων ACG Gal.
Ib. αὔξεται Gal.
7. συῤῥέουσιν Gal.
Ib. ὅπως ABCV.
8. πολλύ A; πολλῷ Gal.
Ib. τοι] τε G.
10. ὑπό Gal.
Ib. τὴν ἐκτός C; τὸ ἐκτός 2ᵃ m.
Ib. φρουράν A.
10-11. καὶ τοῦ αἵματος om. C.
11. τῆς ἐν αὐτοῖς Gal.; τοῖς ἐναντίοις C; τῇ ἐναντίᾳ 2ᵃ m.
Ib. θερμασίᾳ C 2ᵃ m.
12. τῇ ἐπὶ τῆς ἐπισημασίας C.
Ib. ἐπιγινόμενα G.

Comment. in Aph. II, 1; p. 453-54.

θος αὐτῶν φορᾷ. Ἐπὶ δὲ τῶν ἐν τοῖς ἄλλοις καιροῖς ὕπνων ἀκο- 5
λουθεῖ τοὐπίπαν ἐναργής τις ὠφέλεια, καὶ μάλιστα ὅταν ἐν
ταῖς παρακμαῖς γενηθῶσιν· ὠφελοῦσι μὲν γὰρ ἐναργῶς ἐνίοτε
καὶ κατὰ αὐτὰς τὰς ἀκμὰς γινόμενοι, καί ποτε κἂν τοῖς τῶν
ἀναβάσεων ἐσχάτοις, ὅσα συνάπτει ταῖς ἀκμαῖς, ἀλλὰ ἡ πασῶν
ἐναργεστάτη τῶν ὠφελειῶν ἐν ταῖς παρακμαῖς γίνεται. Καὶ 6
τοίνυν καὶ βλάπτοντες ἧττον μὲν ὀλέθριοι κατά τε τὴν ἀκμὴν
καὶ τὴν αὔξησιν τοῦ παροξυσμοῦ, μάλιστα δὲ ἐν ταῖς παρακ-
μαῖς· ἐν ᾧ γὰρ ἕκαστον ὠφελιμώτατόν ἐστιν, ἐὰν πρὸς τῷ
μηδὲν ὠφελεῖν ἔτι καὶ βλάπτῃ, θάνατον εἰκότως δηλώσει.
Βλάβαι δὲ ἐξ ὕπνων εἰσὶν αἱ ταῖς ὠφελείαις ἐναντίαι, τό τε 7
τὸν πυρετὸν ἢ μὴ λύεσθαι πρὸς αὐτῶν ἢ καὶ παραύξεσθαι,

Quant au sommeil qui arrive aux autres périodes de l'accès, il est 5
généralement suivi d'un avantage évident, surtout s'il arrive au
déclin; car celui qui arrive à l'acmé même, ou même quelquefois
vers la dernière partie de l'augment qui touche à l'acmé, fait quelquefois aussi un bien manifeste, il est vrai, mais de tous les avantages, le plus évident se montre pendant le déclin. De même, le 6
sommeil, s'il nuit, est moins pernicieux pendant l'acmé et l'augment
de l'accès, tandis que celui qui a lieu au déclin l'est beaucoup, car,
si une chose quelconque, à l'époque où elle est habituellement très-
avantageuse, non-seulement ne fait aucun bien, mais même cause
encore du dommage, il est probable qu'elle présage la mort. Les 7
inconvénients du sommeil sont l'opposé de ses avantages; ces inconvénients sont d'empêcher la fièvre de se résoudre ou de l'aug-

Inconvénients du sommeil;

1. τῶν ἐν om. G.

1-2. ὕπνων ἀκολουθεῖ ex emend.; ὕπνων οἷς ἀκολουθεῖ Codd.; ὑπνούντων οἷς ἀκολουθεῖ Gal., qui a ὁ δὲ ἕτερος λόγος τὴν διδασκαλίαν φησὶ γίνεσθαι τῷ Ἱπποκράτει περὶ τῶν ἐν ἄλλοις καιροῖς ὑπνούντων.

2. ἐνεργής BC 1^a m.

Ib. τῆς ὠφελείας G.

3. γεννηθῶσιν G Gal.

4. γενόμενοι ABCGV.

5. ἀναβ. τῶν γινομένων ἐν τοῖς ἐσχ. Gal.

Ib. ὅσαι συνάπτουσιν Gal.

6. ἐνεργεστάτη G.

7. βλάπτονται G; βλάπτοντος C.

Ib. ὀλέθριον G. — Ib. γε Gal.

8-9. παρακμ. ὀλέθριοι γίνονται Gal.

9. τὸ ὠφελιμώτατον Gal.

11. ἐναντίαις, παραδείγματος χάριν τό Gal. — Ib. τι C.

12. παροξύνεσθαι Gal.

καὶ τὰς ὀδύνας ἐπιτείνεσθαι, καὶ τὰ ῥεύματα πλείω γίνεσθαι,
8 καὶ τὰς Φλεγμονὰς αὐξάνεσθαι. Τῶν δὲ χυμῶν τοὺς μὲν πέψεως
δεομένους ὕπνος ὠφελεῖ· τοὺς δὲ διαφορήσεως ἐγρήγορσις.
9 Καὶ τὰς μὲν εἰς τὴν γασῖέρα καὶ τὰ ἔντερα καὶ ἧπαρ τῶν χυ-
10 μῶν ῥοπὰς ἐπιτείνει μὲν ὕπνος, ἀντισπᾷ δὲ ἐγρήγορσις. Εἰ δὲ
ἐκ τραύματος αἱμοῤῥαγία τις γένοιτο, παύει μὲν ὕπνος, ἀντι-
11 σπᾷ δὲ ἐγρήγορσις. Ἐπὶ ὧν γε μὴν χυμῶν λεπῖῦναί τε τὸ
πάχος ἢ τὴν γλισχρότητα δεόμεθα χρήσιμος ἐγρήγορσις, οὐ
μὴν ἄμετρος· χρὴ γὰρ ἐν μέρει καὶ πέτῖειν αὐτοὺς, ὅπερ ὕπνος
12 ἐργάζεται. Μεγίσῖη δὲ βλάβη τοῖς πάνυ ψυχροῖς χυμοῖς, ὅταν
ἐπιτρέπῃ τις ἐπὶ ὅσον βούλονται κοιμᾶσθαι· ῥέπουσι μὲν γὰρ
εἰς τοῦτο διὰ τὴν ψύξιν· οὐ μὴν συμφέρει γε αὐτοῖς, ἀλλὰ
τοσοῦτον ἐν ἅπασι τοῖς τοιούτοις ὑπνοῦν προσῆκεν, ὅσον ἀνα-
κτήσασθαί τε τὴν δύναμιν, ἐν ταῖς ἐγρηγόρσεσι κάμνουσαν,

E deperd. lib. [Cf. *Comm. IV in Ep. VI*, § 20; p. 191, et *Comm. V*, § 10 et 32; p. 262 et 301.]

[Conf. *Meth. med. XII*, 3; t. X, p. 823-824.]

menter, d'aiguiser les douleurs, de rendre les fluxions plus abon-
8 dantes et d'accroître l'inflammation. Le sommeil est utile aux humeurs
qui doivent être élaborées, la veille l'est à celles qui doivent être
9 enlevées par la perspiration. Le sommeil augmente la tendance des
humeurs vers l'estomac, les intestins et le foie; la veille, au con-
10 traire, opère sur elles une révulsion. Quand il existe une hémorrhagie
produite par une plaie, le sommeil l'arrête, la veille la rappelle.
11 Quand il faut atténuer les humeurs épaisses ou visqueuses, la veille
est utile, pourvu qu'elle ne soit pas prolongée outre mesure, car il
faut que ces humeurs soient élaborées à leur tour, ce qui se fait
12 par le sommeil. Il est très-nuisible aux humeurs éminemment froides
qu'on permette aux malades de dormir autant qu'ils veulent, car, à
cause du refroidissement, ils ont de la tendance au sommeil, quoiqu'il ne leur soit pas utile, mais, dans tous les cas semblables, on
dormira autant qu'il faut pour rétablir les forces qui s'épuisent pen-

— ses effets comparatifs avec ceux de la veille.

Le sommeil est nuisible quand la qualité froide prédomine chez un individu.

1. καὶ τὸ τάς Gal.
2. Τῶν χυμῶν δέ G.
Ib. ἢ τούς A.
4. τάς] τά G. — Ib. τά om. A. — Ib. καὶ ἡ παρὰ τῶν A.
5-7. Εἰ δὲ.... ἐγρήγορσις G, qui a Ἦ δέ· om. ABCV Ras.
7. μή V.
13-14. ἀνακτήσασθαι ex em.; ἀνακτήσεται Codd.

DES EXERCICES.

Matth. 88-89.

[Conf. *Sympt. caus. I*, 8; tome VII, p. 143.]

ἐργάσασθαί τέ τινα πέψιν· ὁ μὲν γὰρ ὕπνος γίνεται, τῆς ἐμφύτου θερμασίας ἤτοι διὰ κάματόν τινα καὶ ξηρότητα πλείονα πρὸς τὴν τροφὴν ἐπισΊραφείσης, ἢ διὰ ἀμετρίαν ὑγρότητος ἀδυνατούσης ἐκτὸς ἀποτείνεσθαι· ἔσΊι δὲ ὁ μὲν πρότερος ὑγιεινὸς καὶ κατὰ φύσιν· ὁ δὲ δεύτερος ῥηθεὶς οἷον ἐν κώμασί τε καὶ ληθάργοις.

ε'. Περὶ τῆς ἐξ ὕπνου ὠφελείας, Ἀντύλλου, ἐκ τοῦ δ' λόγου Τῶν ποιουμένων.

Ὕπνος ἀνίησι τὰ συντεταμένα, καὶ μαλάσσει τὰ ἐσκληρυμ- 1
μένα καὶ χεῖ τὰ συνεσΊῶτα |, καὶ τὰ ἀνώμαλα εἰς ὁμαλότητα 89
καθισΊᾷ, ἔτι τε τοὺς κλόνους καὶ τὰς ψυχικὰς ταραχὰς καθίσΊησι, καὶ τὸ πνεῦμα ὁμαλύνει, καὶ ῥεύματα ἵσΊησι, παχύνων

dant la veille et pour opérer quelque coction; car le sommeil est produit soit parce que la chaleur innée, par quelque fatigue ou par un excès de sécheresse, se porte là où s'élabore la nourriture, soit parce que l'excès d'humidité la rend impuissante à rayonner vers l'extérieur; or le sommeil dont nous avons parlé en premier lieu est salubre et naturel, et celui que nous avons mentionné en second lieu est semblable au sommeil du coma et du léthargus.

5. SUR L'UTILITÉ DU SOMMEIL.

(Tiré d'Antyllus.)

[Du quatrième livre, lequel traite *De ce qu'on fait soi-même en vue de la santé.*]

Utilité générale du sommeil;

Le sommeil relâche ce qui est tendu, ramollit ce qui est dur, 1
fond ce qui est coagulé, rend lisse ce qui est raboteux; en outre il apaise les secousses du corps et les troubles de l'âme, rend la respiration uniforme, arrête les flux, en épaississant les humeurs dans le

5. φύσιν G; φύσειν C 2ª m.; φύσεις ABCV. — Ib. οἷον G; οἷος ABCV.

Ch. 5; l. 7. συντεταμμένα CG; συντεταγμένα A.

7-8. ἐσκληρημένα ABV; ἐσκληρυσμένα G.

9. καθισΊᾷ. . . ταραχάς om. G. Ib. καθισΊῇ C.

Matth. 89.

2 τὰ ἐν τῷ σώματι ὑγρά. Καιρὸς δὲ ὕπνου ἐν μὲν τοῖς διαλεί-
πουσιν ὁ τῆς ἀνέσεως· εἰ δὲ ἐπιμήκης ὁ ϖαροξυσμὸς εἴη, ὅ
τε τῆς ἀκμῆς καὶ ὁ τῆς ϖαρακμῆς ἐπιτήδειοι· ὁ δὲ τῆς ἀρχῆς
ἀλυσιτελέσlαlος· ὁμοίως δὲ καὶ ὁ ϖρὸ τῶν ϖαροξυσμῶν ἀνε-
3 πιτήδειος. Ἐν δὲ τῇ ἐπιδόσει, εἰ μὲν βραχεῖα τυγχάνοι, οὐκ
ἐπιτρεπlέον ὕπνον· εἰ δὲ ἐπιμήκης, εἰ μὲν μετὰ μέσην ἡμέραν
γίνοιτο [τὰ] τῆς ἐπιδόσεως, κωλυτέον· Φύσει γὰρ ϖᾶς ὕπνος
δειλινὸς κακός· εἰ δὲ μετὰ μέσην νύκτα καὶ μάλισlα ϖερὶ τὸν
4 ὄρθρον μεσοῦσά ϖως ἡ ἐπίδοσις τύχοι, συγχωρητέον. Ἐν δὲ
τοῖς συνεχέσι νὺξ μὲν ἡμέρας ἐπιτηδειοτέρα, νυκτὸς δὲ ἔτι
βελτίω τὰ μετὰ τρίτην ὥραν, καὶ μάλισlα τὰ τελευταῖα· τῆς
δὲ ἡμέρας ὅ τε ὄρθρος καὶ μέχρι μέσης ἡμέρας.

— époque où il est avantageux dans les maladies intermittentes;

2 corps. Le temps favorable pour le sommeil dans les maladies intermittentes est l'intervalle des accès; si l'accès est long, la période de
l'acmé et celle du déclin sont les plus convenables, celle du début
est la moins avantageuse; le temps qui précède l'accès est également
3 peu convenable. Si la durée de l'augment est courte, il ne faut pas
permettre de dormir pendant cette période; si, au contraire, elle
est longue, et que l'augment arrive après le milieu du jour, il
faut empêcher les malades de dormir, car tout sommeil du soir est
naturellement mauvais; mais, si le milieu de l'augment vient après
minuit et coïncide à peu près avec le lever du soleil, il faut per-
4 mettre de dormir. Dans les maladies continues, la nuit est plus propre
au sommeil que le jour, et, parmi les diverses parties de la nuit,
celle qui vient après la troisième heure, surtout la dernière partie,
est plus propice que celle qui la précède; parmi les diverses parties du jour, celle du lever du soleil est préférable jusqu'à midi.

— dans les maladies continues.

1. ἐν μέν] εἰ μέν C; ὁ μέν 2ª m. — 3. καὶ τῆς ϖαρακμ. G. — Ib. ἐπιτήδειος C 2ª m. — 5. δέ om. M. — Ib. τυγχάνει AM. — 7. τά ex em. Matth.; om. Codd. — Ib. ϖᾶς om. G. — 9. Ἐν om. ABC 1ª m. MV. — Ib. δέ om. C 2ª m. — 10-11. ἔτι ὥραν τρίτην βελτίω V; ἔτι β. τὰ τρ. ὥρ. B.

ϛʹ. Περὶ ἐγρηγόρσεως, ἐκ τοῦ αὐτοῦ λόγου.

Ἐγρήγορσις πλῆθος διαφορεῖ, καὶ τὰ ἐν κοιλίᾳ ὑποβιβάζει 1
καὶ πρὸς τὴν κάτω διέξοδον εὐτρεπίζει, καὶ νωθρότητα διαλύει,
καὶ βάρος ἀποικονομεῖ, καὶ τὰ ἐκλελυμένα ἐπισΊρέφει, καὶ
τόνον τῇ τε φύσει τῇ τε ψυχῇ περιτίθησιν, ἱδρῶτας ἐπέχει.
Τοῖς δὲ καθαιρομέ|νοις ὑπὸ φαρμάκου παρεγΓυητέον μέχρι τῆς 90 2
παντελοῦς καθάρσεως ἐγρηγορέναι. Ἐγρηγορτέον δὲ καὶ ἐπὶ 3
τροφῇ αὐτόθι εἰλημμένῃ καὶ ποτῷ, καὶ ἐν ἐπισημασίᾳ καὶ πρὸ
αὐτῆς, ὡς ἐν τῷ περὶ ὕπνου δεδήλωται τόπῳ. Ποιητικὰ δὲ 4
ἐγρηγόρσεως τρίψις σκληροτέρα χωρὶς λίπους, καὶ ἔτι μᾶλλον
ἡ διὰ ὠμολίνων· τριβέσθω δὲ μάλισΊα τὰ σκέλη· καὶ τὰ χρί-
σματα δὲ ὅσα δριμύτερα νίτρον, ἢ εὐφόρβιον, ἢ λιμνῆσΊιν, ἢ

6. DES VEILLES.

(Tiré du même livre.)

Effets de la veille;

Les veilles dissipent la pléthore, font descendre les matières con- 1
tenues dans le ventre et les préparent à être évacuées par en bas;
elles dissipent la torpeur, chassent la pesanteur, excitent les parties épuisées, donnent du ton à la nature et à l'âme, et répriment
les sueurs. On doit conseiller à ceux qui prennent un médicament 2
purgatif de veiller jusqu'à ce que la purgation soit entièrement terminée. Il faut aussi veiller quand on vient de prendre des aliments 3
ou des boissons ainsi que pendant et avant l'invasion des accès,
comme nous l'avons dit dans la chapitre sur le sommeil. Les moyens 4
qui produisent la veille sont les suivants : friction un peu rude et
sans graisse, surtout si elle se fait avec du linge grossier et nouveau
(il faut surtout frotter les jambes); liniments plus ou moins âcres,
comme ceux qui contiennent de la soude brute, de l'euphorbe, de

— cas dans lesquels elle convient.

Moyens de produire la veille.

Ch. 6; l. 2. *ἔξοδον* G.
5. *παρεγΓελτέον* C 2ª m.
6. *Γρηγορτέον* G.
Ib. *καί* om. C M text.
7. *αὐτό* G. — Ib. *ἠλημμένη* G; *εἰλιωμένη* AC 1ª m. M; *ἠλοιωμένης* BV.
10. *τρίβεσθαι* AB.
Ib. *μάλ. σκέλη* G.
11. *λιμνῆσΊιν* ex em.; *λιμνήσΊην* Codd.

Matth. 90.

κάχρυ, ἢ κάρδαμον, ἢ πύρεθρον, ἢ ἀγρίαν σΊαφίδα, ἢ κόκκον
Κνίδιον, ἢ νᾶπυ ἔχει · καταπλάσματα δὲ τὰ διὰ νάπυος σκέ-
5 λεσιν ἐπιβαλλέσθω. Ποιητικὰ δὲ ἐγρηγόρσεως καὶ τὰ τοιαῦτα,
κνησμὸς βίαιος, τιλμὸς τριχῶν, ὁλκὴ δακτύλων, σπαραγμὸς
σΊομάχου διὰ καθέσεως δακτύλων, πρόσθετα ἐντιθέμενα τῇ
ἕδρᾳ, ὧν ἡ ὕλη γέγραπΊαι, ἔτι ὀσφραντῶν τὰ δυσώδη καὶ
πΊαρμικὰ, φάρμακα δριμέα προσαγόμενα τοῖς ὄμμασιν, ἢ αὐτὸ
τὸ ἔλαιον ἐγχεόμενον, σικύαι τιθέμεναι κατὰ βουβώνων, ἐμ-
βοήσεις συνεχεῖς, προσαγγελίαι ταραχώδεις, λόγοι ἐπιτρεπΊι-
6 κοὶ, θεάματα φοβερὰ, ἀκούσματα τραχέα. Εἰ δὲ τὰ εἰρημένα
βοηθήματα οὐ μόνον ἐγρηγόρσεως ποιητικὰ, ἀλλὰ καὶ κατα-
φορᾶς εἴη διαλυτικὰ, τί ἂν εἴη ἄτοπον;

l'*adarce*, de l'armarinte, du cresson, de la pariétaire d'Espagne, de
la dauphinelle, des baies de Gnide ou de la moutarde; il faut aussi
5 placer des cataplasmes de moutarde sur les jambes. Les moyens suivants produisent également la veille : prurit violent, arrachement des
poils, tiraillement des doigts, titillation de l'œsophage au moyen de
l'introduction des doigts, suppositoires appliqués au siége, desquels nous avons décrit la composition; parmi les médicaments
qu'on fait flairer, ceux qui sont de mauvaise odeur et provoquent
des éternuements, médicaments âcres appliqués aux yeux, ainsi que
l'huile elle-même qu'on verse dedans, ventouses appliquées aux aines,
cris continuels poussés à l'oreille, nouvelles qui troublent, exhor-
6 tations pressantes, choses terribles à voir ou dures à entendre. Et,
si ces moyens de traitement ne produisent pas seulement la veille,
mais dissipent aussi le cataphora, qu'y aurait-il à cela d'extraor-
dinaire?

1. κάγχρυ AV; κάχρυος G.
Ib. καρδάμωμον ABC 1ª m. G MV.
Ib. ἀγριοσΊαφίδα G.
3. ἐπιβαλέσθω CM; ἐπιβάλλεσθαι A.
4. κνισμός C 2ª m. V; κισμός C.
5. καθερέσεως G.
6. ἢ G; om. ABCMV.
7. φάρμακα καὶ δριμέα C 2ª m.
8. τό om. A.
Ib. τε θέμεναι B.
8-9. ἐμβοηθήσεις BV.
9-10. ἐπιτριπΊικοί ABC 1ª m. G MV.
10-11. φοβερά.... βοηθήματα G; om. ABCMV.
11. ἀλλὰ εἰ καί C 2ª m.
12. διυλιτικά C.

ζ'. Περὶ λαλιᾶς, ἐκ τοῦ δ' λόγου. 91

Ἡ λαλιὰ κεφαλῆς μὲν ἔχει τι συμπληρωτικὸν, καὶ βάρους 1
ἐμποιητικόν· ἔσῖι δὲ καὶ δυνάμεως καταλυτικὴ, μάλισῖα ἐν
πυρετοῖς, καὶ ἔτι μᾶλλον κατὰ τὰς ἐπισημασίας, καὶ δίψους
ποιητικὴ, καὶ γλώσσης ξηραντικὴ καὶ ἐμέτων προκλητική.
Ἀνάρμοσῖος δὲ καὶ ὀφθαλμιῶσι καὶ αἱμοῤῥαγοῦσιν ἐκ μυκτή- 2
ρων, μάλισῖα δὲ τοῖς αἷμα ἀνάγουσιν· ἐπιτήδειος δὲ τοῖς εἰς
ὕπνον ἀμέτρως καταφερομένοις.

η'. Περὶ ἀναφωνήσεως, ἐκ τοῦ δ' λόγου.

Γυμνάσιον μέν ἐσῖι θώρακος καὶ τῶν φωνητικῶν ὀργάνων 1
ἀναφώνησις, καὶ πρό γε τούτων τῆς φυσικῆς θερμασίας, τὴν

7. DE LA CONVERSATION.

(Tiré du quatrième livre.)

Effets nuisibles de la conversation.

La conversation a, jusqu'à un certain point, la faculté de remplir 1
la tête et de causer de la pesanteur; elle épuise aussi les forces, surtout dans les fièvres, et à plus forte raison pendant l'invasion; elle
donne de la soif, dessèche la langue et provoque des vomissements.
Elle ne convient pas non plus à ceux qui ont des ophthalmies ou 2
des hémorrhagies nasales, et bien moins encore à ceux qui ont des
hémoptysies; mais elle est utile à ceux qui ont une tendance démesurée à s'endormir.

8. DE LA DÉCLAMATION.

(Tiré du quatrième livre.)

Ce qu'est la déclamation;

La déclamation est un exercice de la poitrine et des organes de 1
la voix, et encore plus de la chaleur naturelle, puisqu'elle aug-

CH. 7. Tit. ἐκ τοῦ αὐτοῦ λ. CM. 2. ἐμποιητικῆς ABC 1ª m. MV. 4. καὶ γλ. ξηραντ. om. BG. — Ib. καὶ ἐμ. προκλ. G; om. ABCMV. 6. αἷμα ἀνάγουσιν] αἱμοῤῥαγοῦσιν BV. CH. 8. Tit. ἡ ἀναφ. CM Aët. 9. πρός γε τούτῳ Aët.

μὲν θερμασίαν αὔξουσα καὶ καθαίρουσα καὶ τονοῦσα καὶ λεπτύνουσα, τὰ δὲ τοῦ σώματος μέρη στερεὰ καὶ εὔτονα καὶ κα-
2 θαρὰ καὶ δυσπαθῆ κατασκευάζουσα. Χρώμεθα δὲ ἀναφωνήσει
ποτὲ μὲν ὑπὲρ πάθους θεραπείας, ἤτοι φωνῆς κεκμηκυίας, ἢ
καὶ παντὸς τοῦ σώματος, ποτὲ δὲ ὑπὲρ διορθώσεως φωνῆς
3 πεπονθυίας κατὰ πάθος ἢ ἐκ φύσεως. Ἁρμόζει δὲ στομαχικοῖς
92 | ἐμέτοις, ὀξυρεγμιῶσι, φιλαπέπτοις, τοῖς πολυφλεγμάτοις τε
κατάλληλος καὶ γυναιξὶ ταῖς ἐν κίσσῃ· τοῖς δὲ περὶ κεφαλὴν
πάθεσιν ἀνάρμοστος, συμπληρωτικόν τι ἔχουσα καὶ αὐτῆς καὶ
4 τῶν ἐν αὐτῇ αἰσθητηρίων. Ἁρμόζει καὶ ἀνορέκτοις καὶ ἀτρόφοις, μάλιστα δὲ παρέτοις καὶ ὑδρωπικοῖς καὶ ἀσθματικοῖς,
5 ἀναλήψεσί τε ταῖς ἀπὸ νόσων καταλληλοτάτη. Ἐπειδὴ δὲ καὶ

mente, purifie, renforce et atténue la chaleur, et qu'elle rend les
2 parties solides du corps fortes, pures et résistantes. Nous employons
la déclamation tantôt pour guérir une maladie, que la voix soit fa-
tiguée ou que ce soit tout le corps, tantôt pour améliorer la voix,
3 qu'elle soit affectée accidentellement ou congénialement. La déclamation convient dans les cas de vomissements qui tiennent à
une affection de l'orifice de l'estomac, aux gens qui ont des renvois
acides ou qui sont sujets aux mauvaises digestions; elle est également utile à ceux qui abondent en pituite et aux femmes qui ont
des appétits contre nature; mais elle ne convient pas aux affections
de la tête parce qu'elle a, jusqu'à un certain point, la propriété de
causer de la plénitude dans cette partie et dans les organes des
4 sens qui y sont logés. Elle est encore utile à ceux qui n'ont point
d'appétit ou qui profitent mal de la nourriture, et bien plus encore
aux paralytiques, aux hydropiques et aux asthmatiques; elle est aussi
5 très-avantageuse dans la convalescence des maladies. La voix souffre

ses effets; — cas dans lesquels on l'emploie; — particulié-

2. στεῤῥά BCM.
7. ὀξυρεγμιῶσι ex emend. Matt.; ὀξυρεγμῶσι Codd.; ὀξυρεγμιώδεσι Aët.
Ib. δυσπέπτοις C 2ª m.
Ib. τε ex em.; δέ Codd.
8. ταῖς ἐγκυούσῃ ἐν C 2ª m.
9. ἐνάρμοστος C 1ª m.
10. ταύτῃ A.
11. παραίτοις ABV; παροίτοις M.

φωνὴ κάμνει ποτὲ μὲν διὰ πολλὴν λαλιὰν καὶ ἄμετρον, ποτὲ
δὲ διὰ βοῆς μέγεθος, ποτὲ δὲ διὰ ὀξύτητα καὶ συντονίαν, κάμνει
δὲ καὶ διὰ σιωπὴν, οἷον ἐπιλανθανομένη τῶν ἰδίων ἔργων,
χρήσιμος ἐπὶ πᾶσι τοῖς εἰρημένοις ὁ τῆς ἀναφωνήσεως τρόπος,
τὸ μὲν πλῆθος τῆς λαλιᾶς ἐπιδιαλύων, τὴν δὲ ἐκ τοῦ μεγέθους
τῆς βοῆς γεγονυῖαν ἰωμένη [βλάβην] τῇ τε πραείᾳ καὶ ἠρέμα
καθαιρέσει, τὴν δὲ ὀξύτητα τῷ κατασπασμῷ πρὸς τοὺς βαρεῖς
φθόγγους. Ὁ δὲ ἐκ τῆς σιγῆς, εἰ καὶ μὴ | κυρίως καλεῖται κά- 93 6
ματος φωνῆς, ἀλλὰ τό γε ἀνάλογόν τι πέπονθε καμάτῳ· χρήσιμος καὶ ἐπὶ τούτου τοῦ εἴδους ἡ ἀναφώνησις, γυμνάζουσα
τὴν φωνήν· καὶ τῶν ὀργάνων δὲ τῶν φωνητικῶν κεκμηκότων
καὶ παντὸς τοῦ σώματος ἠτονηκότος ἢ κεκοπωμένου, χρήσιμος
εἰς ἀποθεραπείαν.

rement contre la fatigue de la voix.

tantôt d'une conversation démesurément prolongée, tantôt parce
qu'on a crié trop fort, tantôt à cause de l'acuité et de l'intensité des
sons proférés, et enfin elle souffre aussi du silence, oubliant pour
ainsi dire ses propres fonctions; dans tous les cas énumérés, le traitement par la déclamation est utile, car il dissipe [les inconvénients
causés par] la conversation trop longtemps prolongée, il guérit le
mal produit par les cris trop forts en le détruisant doucement, et
il remédie [au dommage causé par] les sons aigus en faisant descendre la voix aux tons graves. Quoiqu'on ne puisse pas appeler 6
proprement fatigue de la voix le mal qui résulte du silence, il a cependant quelque chose de semblable à la fatigue, et la déclamation est également utile dans cette espèce d'affection, puisqu'elle
exerce la voix; elle est encore utile comme traitement secondaire
quand les organes de la voix sont fatigués ou que tout le corps est
affaibli ou en proie à la lassitude.

1. μέν om. B.
Ib. διὰ πολυλαλίαν V.
2. κάμνει] ποτέ C 2ª m.
6. βλάβην add. Matth.; om. Codd.
7. κατασπασμῷ ex em. Matth.; καταπασμῷ Codd.
10. τοῦ om. A.
11. καί ex em.; ἢ καί Codd.

Matth. 93.

θ'. Τίς ὁ τῆς ἀναφωνήσεως τρόπος; ἐκ τοῦ δ' λόγου.

1 Δεῖ δὲ τὸν μέλλοντα ἀναφωνεῖν, κοιλίας ἀποδεδωκυίας τρι-
ψάμενον ἡσυχῆ, καὶ μάλιστα τὰ κάτω μέρη, τό τε πρόσωπον
ἀποσπογγισάμενον ἢ ἀπονιψάμενον, ἠρέμα τε προλαλήσαντα,
καὶ μέτρια διαστήσαντα, βέλτιον δὲ καὶ προπεριπατήσαντα
2 οὕτως ἐπὶ τὴν ἀναφώνησιν ἔρχεσθαι. Ἀναφωνείτω δὲ ὁ μὲν οὐκ
ἄπειρος παιδείας ἃ μέμνηται, καὶ ἃ δοκεῖ γλαφυρὰ εἶναι, καὶ
3 ὅσα πολλὰς μεταβολὰς ἔχει λειότητός τε καὶ τραχύτητος. Εἰ
δὲ ἀνεπιστήμων ἐπῶν εἴη, ἰαμβεῖα λεγέτω· τρίτην δὲ χώραν
4 ἐλεγεῖα ἐχέτω· τετάρτην δὲ μέλη. Ἄμεινον δὲ ἀποστοματίζειν
5 ἤπερ ἀναγινώσκειν τὸν ἀναφωνοῦντα. Δεῖ δὲ πρῶτα μὲν ἐπὶ
τῶν βαρυτάτων φθόγγων ἀναφωνεῖν, ὡς οἷόν τε μάλιστα κατα-

9. QUELLE EST LA MEILLEURE MÉTHODE DE DÉCLAMATION.

(Tiré du quatrième livre.)

Ce qu'il faut faire quand on veut déclamer.

1 Quand on veut déclamer, on doit auparavant aller à la selle, subir une friction douce, surtout aux parties inférieures, essuyer sa
figure avec une éponge ou la laver, causer auparavant doucement
et attendre ensuite quelques instants, ou, ce qui vaut mieux encore, se promener auparavant et passer ensuite à la déclamation.
2 Celui qui ne manque pas d'éducation littéraire doit réciter un morceau qu'il sait par cœur, qui lui paraît beau et qui passe fréquemment
3 du langage doux au langage âpre. Si on ne sait pas de vers épiques,
on récitera des ïambes; les élégies occupent le troisième rang, et la
4 poésie lyrique le quatrième. Il vaut mieux, pour celui qui déclame,
5 réciter par cœur que de lire. Il faut d'abord déclamer, en se tenant
dans les notes les plus basses, faisant descendre la voix autant que

Morceaux qu'on doit choisir pour déclamer.

Comment il faut déclamer.

Ch. 9. Tit. τρόπος] καιρός B.
1. κοιλία ABM.
1-2. τριψάμενος A.
3. νιψάμενον προδιαχυθέντα ἠρέμα Aët.
4. καὶ μέτρια διαστήσαντα om. C.
5-6. δὲ ὁ μὲν ἄπειρος M marg.; δεομένου ἄπειρος C 1ª m. M text.; δεομένου κἄπειρος A.
8. δὴ ἀνεπιστ. C.
Ib. ὥραν C 2ª m.
9. Καὶ ἄμεινον V.
Ib. ἀποστοματίζειν] ἤγουν ἀπὸ τῆς μνήμης λέγειν τι C 2ª m.
10. μέν om. C.
11. τὸν βαρύτατον φθόγγον C 2ª m.; τῷ βαρυτάτῳ φθόγγῳ 3ª m.
Ib. et p. 452, 1. καταπλάσαντα C.

σπάσαντα τὴν φωνὴν, εἶτα ἐπὶ τοὺς ὀξυτάτους φθόγγους ἀνάγειν, κἄπειτα μὴ ἐπὶ πολὺ διατρίψαντας ἐπὶ τῆς ὀξύτητος, αὖθις ἀνακάμπτειν ὀπίσω, κατὰ βραχὺ ποιουμένους τὴν ὕφεσιν τῆς φωνῆς, ἄχρις ἂν ἐπὶ τὴν βαρυτάτην ἔλθωμεν, ἀπὸ ἧς | ἠρ- 94
ξάμεθα. Μέτρον δὲ παρά τε τῆς δυνάμεως καὶ τῆς προθυμίας 6
καὶ τοῦ ἔθους ληπτέον.

ι'. Περὶ ὑγιεινῆς ἀναφωνήσεως.

Τὴν διὰ τῆς φωνῆς γυμνασίαν κατὰ τρόπον ἀσκουμένην 1
πείρᾳ μαθὼν ἁπάντων οὖσαν τῶν παραγγελμάτων ἀνυτικωτάτην εἰς ὑγείας ἀσφάλειάν τε καὶ φυλακὴν, ἐσπούδασα τήν τε φύσιν τοῦ βοηθήματος καὶ τὰς μεθόδους κατὰ ἐμὴν δύναμιν ἀναγράψαι. Τίς δέ ἐστιν ὁ τῆς ἀληθινῆς περὶ φωνὴν ἀσκήσεως 2
τρόπος εἰς σώματος βεβαίαν ὑγείαν καὶ πολυχρονιότητα, ῥητέον ἤδη. Ὑπὸ πνεύματος γίνεται πᾶσα φωνὴ κατὰ ἀναπνοὴν 3

possible, ensuite on montera aux notes les plus élevées, et, après cela, ne s'arrêtant pas longtemps à ces notes élevées, on reviendra au point de départ, en faisant descendre peu à peu la voix, jusqu'à ce qu'on arrive à la note la plus basse, par laquelle on avait commencé. La durée de la déclamation se détermine d'après les forces, 6
le plaisir qu'on y trouve et l'habitude.

10. DE LA DÉCLAMATION SALUTAIRE.

L'exercice de la voix est le meilleur pour la santé.

Ayant appris par l'expérience que l'exercice de la voix, exécuté 1
selon la règle, est le plus efficace de tous les moyens qu'on ordonne pour raffermir et pour conserver la santé, je me suis efforcé, autant qu'il m'était possible, de décrire la nature de ce mode de traitement et les diverses manières de l'employer. Il est temps maintenant de 2
dire quelle est la véritable méthode d'exercer la voix pour raffermir

A quoi la voix

la santé du corps et prolonger la vie. Toute voix doit son origine à 3

3-4. ἀνακάμπτειν . . . . . ἄχρις ἂν om. V.

6. ἔτους C; ἤθους 2ª m.

CH. 10; l. 7. ἀσκομένην B.

καὶ ἐκπνοὴν ταμιευομένου καὶ τυπωθέντος ὑπὸ τῶν εἰς αὐτὸ
τοῦτο δεδημιουργημένων ὑπὸ τῆς φύσεως ὀργάνων, ὥστε αὐτῆς
ὕλην μὲν εἶναι τὸν ἀναπνεόμενον ἀέρα, τέχνην δὲ, εἰ χρὴ
τοῦτον εἰπεῖν τὸν τρόπον, τὰ διαπλάττοντα τὸν ἀέρα μέρη τοῦ
4 σώματος. Ἀνάγκη δὴ οὖν τὰς ἀρετὰς καὶ κακίας αὐτῆς ἤτοι
περὶ τὸ πνεῦμα, ἢ περὶ τὰ τυποῦντα τοῦτο συμβαίνειν ὄργανα,
ταῦτα δέ ἐστιν ἡ τῶν ἄκρων τῆς ἀρτηρίας τόπων, τῆς ἐπι-
γλωσσίδος ὀνομαζομένης, καὶ τῶν τοῦ στόματος μερῶν, γλώσσης, ὑπερῴας, ὀδόντων, χειλῶν σύμμετρος καὶ κατὰ τὴν ἐνέρ-
5 γειαν εὐδιοίκητος ἁρμονία. Διασκεπτέον οὖν, ὁποῖός τις ὢν ὁ
ἀὴρ καὶ πῶς οἰκονομούμενος ἀρίστην ἀποδείκνυσι τὴν φωνήν.
6 Κατὰ μὲν τοὺς ὀξυτάτους τῶν φθόγγων συνθλίβεσθαι συμβαίνει
καὶ στενοῦσθαι τόν τε τράχηλον καὶ τὸν ἀνθερεῶνα, προσπιε-
95 ζομέ|νων ἰσχυρῶς ἄνω τοῖς περὶ τὸν γαργαρεῶνα τόποις τῶν

doit son origine;

l'air qui se répartit pendant l'inspiration et l'expiration et qui est
façonné (*articulation et timbre*) par le moyen des organes que la
nature a construits à cet effet; ainsi la matière de la voix est
l'air qu'on respire, et l'art (*moyens expressifs*) de la voix, s'il faut
s'exprimer de cette façon, réside dans les parties du corps qui
4 donnent une forme à l'air. Les bonnes ou les mauvaises qualités de
la voix tiennent donc indispensablement soit à l'air soit aux organes
qui lui donnent sa forme; or ces organes sont la partie supérieure de
la trachée, celle qu'on appelle épiglotte, et les diverses parties de
la bouche, la langue, le palais, les dents, les lèvres, toutes parties
qui sont construites dans une harmonie et une proportion parfaites
5 avec les fonctions. Il faut donc examiner dans quel état et dans
quelles conditions de distribution l'air produit la meilleure voix.
6 Pendant les tons très-aigus, il arrive que le cou et la région hyoï-
dienne sont comprimés et rétrécis, la partie postérieure de la langue
étant appuyée fortement vers le haut contre les parties qui envi-

— de quoi dépendent ses bonnes ou ses mauvaises qualités.

Quelles sont les conditions qui produisent la meilleure voix.

3. ὕλης V.
5. καί] ἤ A.
9. ὑπερῴων C 2ª m.
Ib. καί om. BV.
10. ἁρμονίας A.
Ib. ὁ om. AB.

τελευταίων τῆς γλώσσης μερῶν, καὶ ἀναλόγως τὸ λοιπὸν σῶμα συνισχναίνεσθαι τοῖς προειρημένοις μέρεσι, σύμμετρόν τε τῇ διασΊάσει τῶν τόπων ἀέρα διέρχεσθαι· κατὰ δὲ τὰς τῶν ὑπάτων ἐκφωνήσεις τε καὶ μελῳδίας τόν τε τράχηλον, ὡς οἷόν τε μάλισΊα, διευρύνεσθαι καὶ πλατύνεσθαι, τὰ σώματά τε τῆς γλώσσης τελευταῖα ἀπὸ τῶν κατὰ τὸν γαργαρεῶνα τόπων ἐπὶ μέγα διεσΊηκέναι, καὶ πολὺ διὰ αὐτῶν κατὰ τὴν ἀναφώνησιν ἐκφυσᾶσθαι πνεῦμα, τό τε λοιπὸν σῶμα πᾶν ἀνίεσθαι καὶ διὰ τὴν ἀραιότητα χαλᾶσθαι. Τὴν μὲν οὖν τῶν ὀξυτέρων φθόγΓων 7
γυμνασίαν καὶ τὴν ἄχρησΊον ἀπὸ τῶν ὑπάτων κατὰ μικρὸν ἐπίτασιν, ἢ τὴν παραυξήσεως φιλοτεχνίαν δεῖ πολλὰ χαίρειν ἐᾷν· τί γὰρ ἂν εἰς ἀσφάλειαν σώματος εὐμέλεια καὶ χρησΊο-

ronnent la luette, que le reste du tronc éprouve un resserrement proportionné à celui des parties susdites, et que le volume de l'air qui parcourt les organes de la voix est en raison du degré de dilatation de ces parties; au contraire, si on émet ou si on chante les notes les plus graves, le cou se dilate et s'aplatit autant que possible, les parties postérieures de la langue s'éloignent fortement des parties voisines de la luette, beaucoup d'air est poussé à travers ces parties pendant la production de la voix, et tout le reste du corps est détendu et relâché par l'effet de la raréfaction. Il faut donc 7
renoncer sans hésiter à l'émission des notes aiguës, à l'exercice inutile qui consiste à remonter peu à peu depuis les notes les plus graves, et de lutter en forçant sa voix sur les notes aiguës; sous quel rapport, en effet, la beauté du chant et de la voix contribuera-t-elle

Défauts qu'il faut éviter.

3. τὰς τῶν] τὰς βαρυτάτας καί C 2ª m. (p).

3-4. ὑπάτων ex emend.; ὑπ' αὐτῶν Codd. — 4. τε om. M.

5. σώματα conj.; σΊόματα BCMV; πώματα A. — Ib. τε καὶ τῆς C 2ª m.

6. γλώτΊης MV. — Ib. τὸν ἀνθερεῶνα ἢ γαργαρεῶνα C 2ª m. (p).

10. ἄχρησΊον ἀπό ex em.; ἄχρησΊον τῆς ἀπό Codd. — Ib. ἡπάτων BV; ἢ ἀνωτάτων C 2ª m.

12. ἐᾷν ex em.; ἐάν Codd.

Ib. τί ex em.; τι ACM; τις BV; οὐδέν Syn., Aët., Paul.

Ib. ἂν εἰς ἀσφ. σώμ. Syn., Aët., Paul.; εἰς ἀσφ. σώμ. ἄν. (καί 1ª m.) C; ἂν et καί om. ABMV.

12 et p. 455, 1. εὐμέλεια καὶ χρησΊοφωνίας AM; εὐμελείας καὶ χρησΊοφωνίας C; ἡ εὐμέλεια καὶ (om. Paul.) χρησΊοφωνία Syn., Paul.; ἡ εὐμέλεια καὶ ἡ εὐφωνία καὶ χρησΊοφωνία Aët.

φωνία συμβάλλοιτο; τὸν δὲ τῶν βαρυτέρων φθόγγων ἦχον ἀσκῶμεν· φαίνεται γὰρ μεγίστη τις εἶναι μοῖρα καὶ κυριωτάτη πρὸς ἀρετὴν φωνῆς ἀὴρ ὡς πλεῖστος εἰς τὸ σῶμα κατὰ ἀναπνοὴν ἑλκόμενος διά τε τῆς ἀρτηρίας καὶ τῶν ἄλλων τῶν εἰς τὴν ἐπιφάνειαν ἀνεστομωμένων ἀδήλων πόρων, τοῦτο δὲ ἂν γένοιτο μάλιστα ὑπὸ πολλῆς τῶν ἐπισπωμένων αὐτὸν ἀγγείων εὐρύτητος, ἡ δὲ εὐρύτης ὑπὸ ἀσκήσεως ἐπιμελοῦς γίνεται, διιστάντων τε καὶ διευρυνόντων ἐπίτηδες ἡμῶν τοὺς πόρους
96 καὶ | κατὰ μικρὸν ὡς πλεῖστον δέχεσθαι προσβιαζομένων καὶ πάλιν ἐκφυσᾷν ἀέρα· πάσας γὰρ ὀλίγου δεῖν τὰς ἀρετὰς τῆς ἐκφωνήσεως εὑρήσομεν ὑπὸ τοῦ περὶ τὸ πνεῦμα πλήθους ἐνεργουμένας· οὔτε γὰρ ἰσχυρὸν ἄν τις φθέγξαιτο πώποτε, μὴ σφοδρῷ τῷ πνεύματι διὰ τὸ πλῆθος χρώμενος, οὔτε μέγα τι, τούτου περιουσίᾳ οὐ χορηγούμενος, οὔτε μακρὸν διατεῖνον χρόνον, εἰ μὴ τῷ μήκει τῆς φωνῆς ἐπαρκοίη τὸ τοῦ πνεύματος

On doit surtout cultiver les notes graves, car les bienfaits de la voix dépendent de l'abondance de l'air mis en mouvement.

à raffermir la santé du corps? mais ce sont les notes graves qu'il faut cultiver, car la source principale et la plus importante des bienfaits de la voix, c'est l'air attiré à l'intérieur par l'inspiration en aussi grande quantité que possible, à travers la trachée et les conduits imperceptibles qui s'ouvrent à la surface du corps; on y arrivera surtout par une dilatation considérable des canaux qui attirent l'air; or cette dilatation est opérée par un exercice fait avec soin, qui consiste à faire des efforts pour élargir et pour dilater ces conduits, et à les forcer peu à peu à admettre [par l'inspiration], et à rejeter de nouveau [par l'expiration] autant d'air que possible; car on trouvera que presque tous les bienfaits de la voix viennent de l'abondance de l'air; en effet, on n'émettra jamais une voix forte sans un air puissant par sa quantité, jamais de voix étendue sans disposer d'un air abondant; jamais on ne soutiendra sa voix pendant un long espace de temps, si la quantité de l'air ne suffit pas à la

2. τι C; del. 2ª m.
4. ἑλικόμενος A.
5. ἐπιφάνειαν αὐτῆς C 2ª m.
Ib. ἐστομωμένων V.
10. ἀέρα] ὀλίγου BV. — Ib. δεῖ A.
14. οὐ om. ABC 1ª m. MV.
Ib. οὔ γε CM.
Ib. διατείνων C.
15. εἰ ex em.; ἢ ABCMV; ἀλλὰ C 2ª m.

πλῆθος, οὔτε πυκνὸν, ἢ λαμπρὸν, ἢ πλῆρες, εἰ διὰ μικρότητα
τῆς ἐκπνεύσεως καὶ ἀσθένειαν διάκενον καὶ σομφὸν καὶ χαῦνον ἐκπέμπων τὸν ἦχον, οὔτε ἂν ὁλοκλήρους καὶ σαφεῖς ἀπο-
δοίη τὰς λέξεις, εἰ διὰ βραχύτητα τοῦ πνεύματος ὑποκλέπτοι
καὶ κωλύοι τὰ λεγόμενα καὶ μὴ δύναιτο ἐξαρκεῖν, οὔτε ἂν
ἄλλο οὐδὲν κατορθώσειέ ποτε φωνῇ, μὴ πολλῷ καὶ δαψιλεῖ
τῷ πνεύματι χρώμενος. Ἐπειδὴ τοίνυν φαίνεται μεγίστη μοῖρα 8
πρὸς τὰς τῆς φωνῆς ἀρετὰς εἶναι τὸ πλῆθος τοῦ κατὰ ἀναπνοὴν
ἀέρος, πρὸ πάντων τούτου τοῖς φωνὰς ἀσκοῦσι φροντιστέον·
τίς δέ ἐστιν ὁ τρόπος αὐτοῦ τῆς ἐπιμελείας, ῥητέον. Ἐπεὶ τοί- 9
νυν ἡ εἰς ἡμᾶς ὁλκὴ τοῦ πνεύματος διαστελλομένου τοῦ τε
θώρακος καὶ τῆς κοιλίας καὶ τῶν κατὰ ὅλην τὴν σάρκα πόρων γίνεται· βίᾳ γὰρ ὁ ἀὴρ εἴσω ὠθεῖται πρὸς τὴν ὑπὸ τῆς
διαστάσεως γεννηθεῖ|σαν εὐρυχωρίαν κατὰ τὴν φυσικὴν τοῦ 97

durée de la voix; il n'y aura pas de voix corsée, claire ou pleine, si l'air
par la petitesse et la faiblesse de son émission ne produit qu'un son
creux, sourd et mat; les mots ne seront ni entiers ni clairs, s'ils sont
dérobés et coupés à cause de la petite quantité d'air qui ne peut
suffire à leur émission; [en un mot] on ne tirera jamais rien de bon
de la voix, à moins de mettre en mouvement un air abondant et
copieux. Ainsi, puisque la quantité de l'air qu'on respire paraît 8
être le point le plus important sous le rapport des bonnes qualités
de la voix, c'est à cela que doivent, avant tout, s'appliquer ceux qui
exercent leur voix; mais quelle est la manière de s'exercer fructueu-
sement? c'est ce qui reste à dire. Or, comme l'attraction de l'air 9
dans l'intérieur du corps se fait par la dilatation de la poitrine, du
ventre et des conduits disséminés partout dans la chair (car l'air
est poussé forcément dans l'espace vide formé par la dilatation,
en vertu de la nécessité qu'impose la nature de remplir le vide),

2. *ἀσθενείας* ABC 2ª m. MV.
3. *ἐκπέμπον* BC 1ª m. MV; *ἐκπέμπτον* A.
Ib. *οὔτε ἂν* ex em.; *ὅταν* Codd.
4. *εἰ* ex em.; *ἢ* Codd.
5. *κωλύει* AM.
Ib *δύναται* A.
6-7. *καὶ δαψιλεῖ τῷ* om. V.
7. *χρωμένου* C 2ª m. V.
12. *κοιλίας*] *γρ. ἀρτηρίας* A marg.
14. *γεννηθεῖσαν* BCMV.
Ib. *τοῦ* ex em. Matth.; *τό* Codd.

Math. 97.
πληροῦσθαι τὸ κενούμενον ἀνάγκην· ἀθροῦν μὲν εἰσερχό-
μενον διὰ ῥινῶν καὶ στόματος, πολὺ δὲ καὶ διὰ τῶν κατὰ ὅλην
τὴν ἐπιφάνειαν πόρων, τοσούτῳ δὲ πλείονα δεξόμεθα τὸν
ἔξωθεν εἰς ἑαυτοὺς ἀέρα, ὅσῳ περ ἂν μείζονα τὴν τῶν ἐφελ-
10 κυσομένων αὐτὸν τόπων εὐρυχωρίαν ποιήσωμεν. Διὰ τοῦτο οἱ
μὲν πυκνοὶ καὶ στενόποροι μικρόφωνοί τε καὶ τοῖς ἤχοις ἀσθε-
νεῖς· οἱ δὲ ἀραιοὶ καὶ τοῖς ἀγγείοις ἀνεῳγότες ἰσχυρόφωνοι·
παῖδές τε οὖν καὶ γυναῖκες καὶ εὐνοῦχοι τῶν ἀνδρῶν ἀσθενέ-
στεροι περὶ φωνὴν διὰ στενότητα πόρων, καὶ οἱ ἄρρωστοι τῶν
11 ὑγιαινόντων. Ἐπειδὴ τοίνυν ἀποδέδεικται, τῶν μὲν περὶ τὴν
φωνὴν κατορθωμάτων αἴτιον εἶναι τὸ πλῆθος τοῦ κατὰ ἀναπνοὴν ἑλκομένου πνεύματος, τούτου δὲ τὴν τῶν πόρων εὐρύτητα καὶ διάστασιν, λοιπὸν ἂν εἴη σκοπεῖν, πῶς ἂν αὕτη γέ-
12 νοιτο. Ἐπεὶ οὖν πᾶσα σώματος εὐρυχωρία καὶ κοιλότης κατὰ

nous admettrons des flots d'air par la bouche, le nez, et aussi
une grande quantité par les conduits répandus sur toute la surface, et nous introduirons dans notre intérieur une quantité d'autant
plus grande de l'air ambiant, que nous aurons agrandi davantage
10 l'espace vide des parties qui doivent l'attirer. Voilà pourquoi les
gens dont la chair est dense et pourvue de pores étroits ont la voix
grêle et produisent des sons faibles, tandis que ceux qui ont la chair
rare et les pores dilatés ont la voix forte; par conséquent, à cause
de l'étroitesse des pores, les enfants, les femmes et les eunuques
ont la voix plus faible que les hommes, et les malades plus faible
11 que ceux qui se portent bien. Puisque nous avons prouvé que l'u-
tilité des exercices de la voix dépend de l'abondance de l'air attiré
par la respiration et que cette abondance tient à son tour à la dilatation et à l'élargissement des pores, il nous reste à rechercher
12 comment ce dernier effet se produit. Comme tout espace vide et

Différences de la voix suivant la porosité des chairs.

Comment se produit l'élargissement des pores.

1. ἀθροῦμεν ABC 1a m. MV.
3. τοσοῦτο AB text. M; τοσούτων V 1a m.
Ib. ἐξόμεθα CM.
4-5. ἐφελκουσομένων A 1a m. C 1a m.; ἀφελκυσομένων B.
9. στερότητα V 1a m.
13. αὕτη ex em. Matt.; αὐτή Codd.

δύο τρόπους αὔξεται καὶ διίσΊαται, κατὰ μικρὸν ἤτοι τῶν περιεχόντων τὰς κοιλότητας χιτώνων περισατΊομένων εἰς τὸ κύκλῳ πάντοθεν, ἢ τῶν ἐναρμοζομένων εἰς αὐτὰς σωμάτων ἐκ προσαγωγῆς παραυξομένων, διὰ ἀμφοτέρων φροντισΊέον ἡμῖν
καὶ εὐρυντέον τοὺς | πόρους. Πύκνωσιν μὲν δὴ πᾶσαν καὶ τὰς 98 13
ταύτης αἰτίας φεύγειν, ἀνίεσθαι δὲ ὡς μάλισΊα, μὴ κατατεινόμενον εἰς μῆκος, κεχυμένον δὲ εἰς πλάτος διαφυλάτΊοντα τὸν
ὄγκον. Πρὸς δὲ τούτοις παραύξειν δεῖ τὸν ἀέρα, κατά τε τὰς 14
εἰσπνοὰς κατὰ μικρὸν προσβιαζόμενον ἀναπνεῖν πλεῖον, προδιισΊάντα ἐπίτηδες τὰ δεξόμενα αὐτὸν ἀγΓεῖα, καὶ πάλιν πειρώμενον ἐκ προσαγωγῆς ὡς πλεῖσΊον ἐκκρίνειν εἰς τὸ ἔξω, καὶ τὸ προεισεληλυθὸς πνεῦμα ἐκθλίβειν καὶ κενοῦν βιαιότερον· ἥ τε γὰρ τῆς σαρκὸς ἄνεσις καὶ χύσις παρέξεται τὴν εὐ-

toute cavité dans le corps s'étendent et se dilatent de deux manières, soit que les membranes qui limitent les cavités soient refoulées peu à peu [de l'intérieur] dans l'espace qui les environne de tous côtés, soit que les parties qui enveloppent ces cavités en augmentant peu à peu de volume [augmentent en même temps le leur], nous devons, avec un soin égal, dilater les conduits à l'aide de ces deux
moyens. Il faut donc éviter tout resserrement et tout ce qui peut le 13
produire, relâcher autant que possible en maintenant le corps,
non pas étendu en longueur, mais ramassé en largeur. On doit, 14
en outre, augmenter la quantité d'air, en s'efforçant tour à tour d'en attirer peu à peu, pendant l'inspiration, plus que de coutume, par la dilatation préalable et volontaire des cavités qui doivent l'admettre, et d'en expulser graduellement autant d'air qu'il est possible à l'extérieur, d'exprimer et d'évacuer avec plus ou moins de force celui qui était entré auparavant; car le relâchement et la diffluence

2. περισατΊομένων conj.; περισακομένων ABCMV; περιτεινομένων C 2ª m.

3. ἢ BM; om. V.

Ib. αὐτάς ex em.; αὐτό Codd.

4. παραυξανομένων ABV.

5. δεῖ BCMV.

7. διαφυλάτΊοντα ex em.; διαφυλάτΊειν Codd. — 9. προσβιβαζόμενον AB interl. CMV.

9-10. προδιισΊῶντα M; προδιισΊάντας C 2ª m.

10-11. πειρωμένους C 2ª m.

12. προσειληλυθός AB.

ρύτητα τοῖς πόροις, ὅ τε κατὰ τὴν τοῦ πλείονος ἀέρος ἀναπνοὴν προσβιασμὸς ἐπὶ μεῖζον αὐτοὺς ἀεὶ προσδιαστήσει
πλάτος, ἥ τε κατὰ τὴν ἐκπνοὴν προσλιπάρησις τοῦ πλεῖστον
ἀποδιδόναι τὸ πνεῦμα μεγάλως διίστησι τοὺς πόρους· ὅσῳ
γὰρ ἄν τις μᾶλλον ἐπιτηδεύσας κενώσει τὸν θώρακα τοῦ πνεύματος κατὰ τὴν ἐκπνοήν, τοσούτῳ πλείονος ἀέρος πάλιν εἰς
15 τὸν ἀντικαταχωρισμὸν τοῦ δεδαπανημένου δεήσεται. Ἡ μὲν οὖν
διὰ τῆς φωνῆς ἄσκησις ἀραιοῖ τὸ σῶμα τῇ διαστάσει τῶν πό-
ρων· τὰ δὲ ἄλλα γυμνάσια πάντα πιλοῖ τὰς σάρκας καὶ πυκνοῖ
καὶ συστρέφει· κἀκείνη μὲν κοῦφον ἀποτελεῖ τὸν ὄγκον διὰ τὴν
τῶν μεταξὺ πόρων εὐρύτητα· ταῦτα δὲ ἐμβριθῆ καὶ στιβαρὸν
16 καὶ βαρύν. Καὶ διὰ μὲν τῆς φωνασκίας ἐκ τῆς διὰ ταύτην γινο-
99 μένης ἀραιότητος ἐνδοτικὴν καὶ πρὸς πᾶσαν | ἐνέργειαν εὐμετα-
χείριστον πλαττομένην ἰδεῖν ἔστι τὴν σάρκα· διὰ δὲ τῶν ἄλλων

de la chair élargiront les conduits, l'inspiration forcée d'une plus grande quantité d'air les dilatera toujours de plus en plus, et les efforts qu'on fait pendant l'expiration pour rejeter autant d'air que possible, élargissent considérablement les conduits; en effet, la quantité d'air dont on aura besoin pour remplacer celui dont on a usé est d'autant plus grande, qu'on se sera efforcé de vider plus exactement la
15 poitrine d'air pendant l'expiration. Par conséquent, l'exercice de la voix raréfie le corps par la dilatation des conduits, tandis que tous les autres exercices foulent les chairs, les condensent et les épaississent; il rend le corps léger par la dilatation des conduits qui sont au milieu des chairs, les autres le rendent lourd, pesant et épais.
16 On peut voir que la chair façonnée par l'exercice de la voix, au moyen de la raréfaction qu'elle entraîne, cède et prête facilement à toutes les fonctions possibles, tandis que, par les autres exercices,

L'exercice de la voix raréfie le corps; les autres exercices le condensent;

3-6. προσλιπάρησις . . . . . ἐκπνοήν om. BV.

3. προσλιπάρησις, ἤγουν προσβιασμός C 2ª m.

6. τοσούτων A.

8. διατάσει C 2ª m.

10. ἔγκον A; ἤγουν τὸ σῶμα C 2ª m.

11. ἐμβριθῆ ἤγουν σΊερεόν C 2ª m. Ib. σΊιβαρὸν ἤγουν πυκνόν C 2ª m.

12. ἐκ om. ABC 1ª m. MV.

12-13. γενομένης BV.

Matth. 99.

γυμνασίων ἀντίτυπον καὶ σκληρὰν καὶ δυσαίσθητον· διὸ καὶ
τὴν γνώμην ἠλιθιώτεροι γίνονται τῶν ἰδιωτῶν οἱ πολλοὶ τῶν
ἀθλητῶν. Προκριτέα οὖν ἡ διὰ τῆς Φωνασκίας ἄσκησις· πρῶ- 17
τον μὲν γὰρ αὐταῖς ταῖς ἀναγνώσεσι καὶ προφοραῖς Φανερὰς
ποιεῖται τῶν πλεοναζόντων ὑγρῶν τὰς ἐκκρίσεις, τοῖς μὲν
συντονώτερον ἀναγινώσκουσι μᾶλλον καὶ διὰ ἱδρώτων, τοῖς δὲ
ἐπιεικέστερον ἐντεινομένοις διὰ τῆς ἀδήλου γινομένης ἀποφο-
ρᾶς κατὰ ὅλον τὸν ὄγκον, πᾶσι δὲ ὁμοίως διά τε τῆς κατὰ τὴν
προφορὰν ἐκπνοῆς πολλῶν ἐκφυσωμένων ὑγρῶν, καὶ κατὰ τὸν
ἐπιγινόμενον ἀπὸ τῆς ἐκφωνήσεως ἐρεθισμὸν καὶ ἀπολεπτυσμὸν
πολλῶν περιττωμάτων ἀναχρεμπτομένων καὶ πτυέλων καὶ
μύξης καὶ Φλέγματος προχωρούντων. Γίνεται δὲ καὶ κατὰ τὴν 18
σύντονον ἀναπνοὴν ἐκ τῆς Φωνασκίας κατασκευαζομένην, ἀνευ-

elle devient résistante, dure et insensible; voilà pourquoi la plupart
des athlètes ont l'intelligence plus stupide que le commun des
hommes. Il faut donc donner la préférence à l'exercice de la voix, 17
car d'abord elle amène, pendant la lecture et la prononciation
même une excrétion manifeste d'humeurs surabondantes; pour
ceux qui lisent avec effort, cette excrétion est plus considérable et
se fait par la sueur; pour ceux qui y mettent moins d'action, elle se
fait par la perspiration insensible, laquelle s'effectue par tout le
corps; pour les uns et les autres, elle est produite par les humeurs
abondantes rejetées en soufflant pendant l'expiration qui accompagne
l'émission des mots, et par les superfluités abondantes expulsées
en raclant pendant l'atténuation et l'éréthisme causés par l'émission de la voix aussi bien que par les crachats, le mucus et la
pituite qui s'évacuent [en même temps]. Il se fait aussi, pendant la 18
respiration intense produite à dessein par l'exercice de la voix, à la

– voilà pourquoi il faut donner la préférence à l'exercice de la voix;

– il tarit les humeurs quand elles

1. σκληρὰν ex em.; σκληρὸν Codd.
3. Προκριτέον ABC 1ª m. MV.
4. ἀναγνώσεσι] ἀναφωνήσεσιν Aët.
Ib. καὶ] ἢ Aët.
Ib. προφοραῖς ex em. Matt.; προσφοραῖς ABC 1ª m. MV; προσφωνήσεσι C 2ª m.; συντόνοις ἀναγνώσεσι Aët.
Ib. Φανεραῖς A.
6. δὴ C.
7. ἀδήλως C 2ª m.
9. προσφοράν C.
10. ἀπό ex em.; ὑπό Codd.
Ib. λεπτυσμόν Syn., Aët., Paul.
13 et p. 461, 1. ἄνευ ῥυπομένων CM; ἄνευ ῥυπτομένων M marg.

DES EXERCICES.

ρυνομένων τῶν ἀγγείων, ἀπανάλωσις πολλὴ τῶν ὑγρῶν ἀδήλως τε κατὰ τὴν ἐπιφάνειαν τοῦ σώματος καὶ διὰ ῥινῶν ἐκφυσω-
100
19 μένων καὶ διὰ στόματος. Τοῖς γε μὴν | ἀναθερμάνσεως δεομένοις διὰ ψυχρότητα τίς ἂν ἄλλη προσφορωτέρα γένοιτο βοήθεια τῆς κατὰ τὴν ἠσκημένην ἀναπνοὴν ἐνεργείας; τὸ γὰρ πνεῦμα τὴν ἐν ἡμῖν θερμασίαν τῷ πολυκινήτῳ τῆς φορᾶς κατὰ τὴν παράτριψιν ἐγείρει καὶ ζωπυρεῖ, τοσαύτην ἀποτελοῦν διὰ τὸ τῆς ἐνεργείας ἀδιάλειπτον ἐν τῷ σώματι πύρωσιν, ὥστε, εἰ μὴ παρὰ ἕκαστον ἀναψύχοιμεν ἑαυτοὺς τῇ διὰ τῆς ἀναπνοῆς καταψύξει, λαθεῖν ἂν ὅμοια παθόντας τοῖς εἰς πολ-
20 λὴν ἐμπεσοῦσιν [ἔγκαυσιν. Τὴν γοῦν ἀπανάλωσιν] τῆς πλείονος ἐν ἡμῖν ὑγρασίας καὶ τὴν τῆς σφοδροτάτης καταψύξεως ἐπανόρθωσιν οἱ κατὰ τρόπον πεφωνασκηκότες [ὅτι] καλῶς ἔχουσιν,

surabondent;

suite de la dilatation des canaux, une grande dépense d'humeurs, soit qu'elles s'échappent imperceptiblement à la surface du corps, soit
19 qu'on les rejette en soufflant par le nez et par la bouche. Quel autre remède serait plus utile que l'activité produite pendant l'exercice intelligent de la respiration à ceux qui demandent à être échauffés pour cause de froideur? car le souffle, au moyen de son mouvement de progression très-varié, excite et allume en nous, pendant le frottement, la chaleur interne, et cause, par la continuité de son action, un tel incendie dans notre corps, que, si nous ne nous rafraîchissions pas à chaque instant par le refroidissement inhérent à l'inspiration, il nous arriverait, sans que nous nous en fussions aperçus, la même chose qu'à ceux qui sont surpris par un accès de chaleur.
20 Nous venons de démontrer que ceux qui exercent convenablement la voix dépensent l'excès d'humidité qui est en eux et corrigent

– il échauffe ceux qui sont refroidis;

1. ἀπανάζωσις CM; ἐπανάλωσις *Syn.*; ἐπανάστασις C 2ª m.

2-3. ἐκφυσωμένου ABC 1ª m. MV.

3. στόματος] αἵματος A 1ª m.

Ib. ἀναθερμάνσεως ex em.; ἀναθερμασίας ABV, *Syn.*, Paul.; ἀθερμασίας C; θερμασίας C 2ª m., M, Aët.

8. τό ex em.; τήν Codd.

9. ἀναψύχομεν ABMV.

Ib. ἑκατούς C; del. 2ª m.

11. ἔγκαυσιν. Τὴν γοῦν ἀπανάλωσιν conj.; om. Codd. *sine lacuna.*

12. καὶ τῇ τῆς BV; καὶ ὅτι τὴν τῆς C 2ª m.

13. ὅτι ex em.; om. Codd.

εἴρηται. Τό γε μὴν ξηρὸν ἢ τὸ θερμὸν ἐὰν ἐν τοῖς σώμασι 21
πέρα τοῦ μετρίου δοκῇ πλεονάζειν, ὁ πολὺς διὰ τὴν εὐρύτητα
τῶν πόρων κατὰ τὴν ἀναπνοὴν εἰσιὼν ἀὴρ ἀνυγραίνοι ἂν μάλιστα τὰ κατεξηραμμένα, καὶ μαλάσσοι τὴν ὑπὸ τῆς ξηρασίας
ἀπειργασμένην σκληρότητα, λεπτομερέστερος ὢν καὶ ὑγρότερος παντὸς ὕδατος. Τήν γε μὴν ἐν τοῖς σώμασι τοῦ μετρίου 22
πλείονα θερμασίαν τί χρὴ λέγειν, ὡς οὐδὲν ἂν καταψύξαι καὶ
σβέσαι μᾶλλον τοῦ κατὰ τὴν ἀναπνοὴν ἑλκομένου διηνεκῶς
ἀέρος; Δεῖ τοίνυν ἀναγινώσκειν τε πολλάκις προφέρεσθαί τε, 23
τὸ σῶμα ἅπαν ἀνιέντας, καὶ, κεχυμένης τῆς σαρκὸς εἰς ἀραίωσιν, διιστάντας ἐπίτηδες τήν τε ἀρτηρίαν καὶ τὰς ἄλλας διεξόδους τοῦ πνεύματος, κατὰ τὰς βαρυτάτας φθέγγεσθαι τῆς φωνῆς
ἀπηχήσεις, τοῖς μὲν ἐπὶ τὰς νήτας ἐκ προσαγωγῆς φιλοτέχνως
ἀναβαίνουσι φθόγγοις πολλὰ χαίρειν λέγοντας· ἰσχύος μὲν
γὰρ καὶ δυνάμεως καὶ ἐπιτά|σεως πόρων ἀλλοτριώτατον φωνῆς 101

— d'un autre côté il humecte quand les parties sont trop desséchées,

l'excès de refroidissement. Quand, au contraire, le sec ou le chaud 21
semble prédominer outre mesure dans le corps, la grande quantité
d'air qui entre pendant l'inspiration, par suite de la dilatation des
conduits, humectera fortement les parties desséchées, et ramollira
la dureté causée par la sécheresse, car l'air est plus subtil et plus

— et éteint la chaleur.

humide que toute espèce d'eau. Est-il encore besoin de dire que 22
rien ne refroidira et n'éteindra mieux la chaleur démesurée du
corps que l'air attiré incessamment pendant l'inspiration? Il faut, 23

Règles générales pour l'exercice de la voix.

par conséquent, lire et déclamer souvent, en relâchant tout le corps,
et, quand la chair est devenue assez diffluente pour se raréfier, on
doit, en s'efforçant de dilater la trachée et les autres conduits de l'air,
déclamer dans les notes les plus graves de la voix et renoncer sans
hésiter aux sons qui montent graduellement, avec une recherche
artistique, à la note de la dernière corde, car l'acuité de la voix est
ce qu'il y a de plus contraire à la force, à la puissance et à la di-

1. *μή* A. — 2. *παρά* A.
3. *ἀνυγραίνει* B text. V.
10. *ἅπαν Syn.*, Aët.; *πᾶν* Codd.
12. *κατά*] *καί* Aët.
Ib. *βαρυτάτας Syn.*, Aët.; *βαρύτητας* Codd.; *βαρυτέρας* Paul.
14. *ἰσχύος μέν* ex em.; *ἰσχύομεν* Codd.

Matth. 101.

DES EXERCICES.

ὀξύτης, εὐμελείᾳ δὲ καὶ ποικιλίᾳ φθόγγων μεταβολαῖς [τε] εὐκράτοις μελῶν πρόσφορον, ὧν οὐδὲν ἂν εἰς σώματος ὑγιεινὴν ἀσφάλειαν εὑρεθείη χρήσιμον· ταῖς δὲ κατὰ τὰς ὑπάτας ἐκφωνήσεσι πλατύνειν, ὡς οἷόν τε μάλιστα, τὸν ἦχον βιαζομένους· φανερώταται γὰρ ἀπαναλώσεις γίνονται τῆς ἔνδον ὑγρασίας τοῖς ἀναγινώσκουσιν ἀκουστὸν, ἢ διαλεγομένοις.
24 Δηλοῖ δὲ ὅ τε θεωρούμενος ἐπὶ τῶν ἀναγινωσκόντων ἀθροῦς ἐκ τοῦ στόματος ἐξιὼν ἀτμὸς καὶ τῶν παλαιοτέρων χυμῶν αἱ κατὰ τὰς ἀποτεταγμένας ἑκάστῃ τῶν διεξόδων διεκκρινόμεναι περιττώσεις, οὐ μόνον κατὰ τὰς λεγομένας ἐκπνοὰς, ἀλλὰ καὶ παραχρῆμα φανερῶς διά τε πτυέλων καὶ μύξης καὶ φλέγματος ἐν ταῖς ἀποχρέμψεσι, διὰ ὧν ἁπάντων ἀποτρίβεται τὸ σῶμα τὰς
25 νοσοποιοὺς αἰτίας. Χρηστέον δὲ ταῖς εἰρημέναις τῆς φωνῆς ἐνερ-

latation des conduits, tandis qu'elle est favorable à la beauté du chant, à la variété des sons ainsi qu'aux modulations bien ménagées dans le chant, mais on trouvera qu'aucune de ces choses n'est bonne pour raffermir la santé du corps ; il faut étendre, autant que possible, l'émission de la voix dans les notes graves en forçant le son ; car il se fait une dépense très-évidente de l'humidité intérieure chez ceux
24 qui lisent ou qui parlent tout haut. Ceci se reconnaît par la vapeur abondante qu'on voit sortir de la bouche chez ceux qui lisent, par l'excrétion des superfluités retenues depuis longtemps et qui s'échappent à travers les conduits qui leur sont respectivement destinés, non-seulement par ce qu'on appelle l'expiration, mais aussi, immédiatement, d'une manière perceptible aux sens, par les crachats, le mucus et la pituite pendant l'expuition ; et par tous
25 ces moyens le corps se débarrasse des causes morbifiques. Il ne faut pas employer au hasard et imprudemment les exercices de

On doit apporter beaucoup

1. εὐμελείᾳ ex em. ; εὐμέλεια V ; εὐμέλειαι ABCM.
Ib. ποικιλίᾳ ex em. ; ποικιλίαν A ; ποικιλίαι BCMV.
Ib. τε ex em. ; om. Codd.
3. εὑρέθη V.
Ib. χρησιμότερον C 2ᵃ m.
4-5. βιαζομένη CM ; βιαζόμενος C 2ᵃ m. — 5. φανερώτατον B text.
7. ἀναγινωσκούντων C.
8. ἀξιὼν A ; ἐξὼν C 1ᵃ m.
Ib. αἱ ex em. Matt. ; οἱ Codd.
10. περιπτώσεις C.
13. τὰ εἰρημένα BV.

γείαις οὔτε εἰκῆ, οὔτε ἀπερισκέπτως, καὶ μάλιστα τοῖς ἀσυνήθως ἐπὶ τὴν εἰρημένην ἄσκησιν ἐρχομένοις, ἀλλὰ μήτε Φαύλων καὶ διεφθαρμένων μεστοὺς ὄντας ὑγρῶν, μήτε ἐπὶ μεγάλαις τοῦ στομάχου καὶ Φανεραῖς ἀπεψίαις ἐπὶ τὴν διὰ τῆς Φωνῆς γυμνασίαν ἀφικνεῖσθαι, ὅπως ἂν μὴ ϖλείων ἀνάδοσις τῶν διεφθαρμένων ἀτμῶν εἰς τὸ σῶμα γένηται διὰ τῆς κατὰ τὴν εἰσπνοὴν καὶ ϖάλιν ἐκπνοὴν ἐνεργείας εὐτονωτέρας τε καὶ βιαιοτέρας γινομένης ἐν τῇ τῆς Φωνῆς εἰς μέγεθος καὶ ϖλῆθος ϖαραυξήσει.

ια'. Περὶ γυμνασίων, ἐκ τῶν Γαληνοῦ.

San. tu. II, 2; t. VI, p. 85.

Οὐ ϖᾶσα κίνησις γυμνάσιόν ἐστιν, ἀλλὰ ἡ σφοδροτέρα μόνη· 1
ἐν δὲ τῷ ϖρός τι τὸ σφοδρόν· εἴη ἂν οὖν ἡ αὐτὴ κίνησις ἑτέρῳ
μὲν γυμνάσιον, ἑτέρῳ δὲ οὐ γυμνάσιον. Ὅρος δὲ τῆς σφοδρό- 2

de précaution dans cet exercice.

la voix dont nous venons de parler, recommandation qui s'applique surtout à ceux qui se livrent à cet exercice sans y être accoutumés; on ne doit donc pas s'y livrer ni quand on est rempli d'humeurs mauvaises et corrompues, ni quand on souffre d'une indigestion considérable et évidente, de peur qu'il ne se fasse dans le corps une distribution trop forte de vapeurs corrompues causée par l'activité de l'inspiration et de l'expiration devenue plus intense et plus forcée pendant qu'augmentent la grandeur et l'étendue de la voix.

11. DES EXERCICES.

(Tiré de Galien.)

Ce qu'on doit appeler un exercice.

Tout mouvement n'est pas un exercice, mais seulement les mou- 1
vements plus ou moins forts, or la force est quelque chose de relatif; par conséquent le même mouvement sera pour tel homme un
exercice, tandis qu'il ne l'est pas pour tel autre. La limite de la 2

1. οἰκεῖ V; οἰκῇ 2ª m.
Ib. ϖερισκέπτως C 1ª m.
3. μεγάλας BV.
4-5. τὸ δ. τ. Φ. γυμνάσιον Aët.
6. χυμῶν ἢ ἀτμῶν Aët.
Ch. 11. Tit. γυμνασίας B.
10. Οὐ] Ἐμοὶ μὲν δὴ δοκεῖ μὴ Gal.
Ib. εἶναι γυμνάσιον Gal.
Ib. μόνον ABCV.
11. ἐπεὶ δ' τῷ (sic) Gal.
Ib. οὖν om. Gal., Ras.

τητος ἡ τῆς ἀναπνοῆς ἀλλοίωσις, ὡς ὅσαι γε κινήσεις οὐκ
3 ἀλλοιοῦσι τὴν ἀναπνοὴν, οὔπω καλοῦσι ταύτας γυμνάσια. Ἐπεὶ τοίνυν κίνησίς ἐστι σφοδρὰ τὸ γυμνάσιον, ἀνάγκη τρία μὲν πρῶτα ταῦτα γίνεσθαι πρὸς αὐτοῦ κατὰ τὸ γυμναζόμενον σῶμα, τήν τε σκληρότητα τῶν ὀργάνων ἀλλήλοις παρατριβομένων καὶ τῆς ἐμφύτου θερμότητος αὔξησιν, τήν τε τοῦ πνεύματος κίνησιν βιαιοτέραν, ἕπεσθαι δὲ τούτοις τἆλλα σύμπαντα κατὰ μέρος ἀγαθὰ τοῖς σώμασιν ἐκ γυμνασίων γινόμενα, διὰ μὲν τὴν σκληρότητα τῶν ὀργάνων τήν τε δυσπάθειαν αὐτῶν καὶ τὴν πρὸς τὰς ἐνεργείας εὐτονίαν, διὰ δὲ τὴν θερμότητα τήν τε τῶν ἀναδιδομένων ὁλκὴν ἰσχυροτέραν καὶ τὴν ἀλλοίωσιν ἑτοιμοτέραν, καὶ τὴν θρέψιν βελτίονα, καὶ χύσιν αὐτῶν τῶν σωμάτων,

San. tu. II, 2; p. 87-88.

force de l'exercice est le changement de la respiration, en sorte que, pour les mouvements qui ne changent pas la respiration, on
3 ne se sert pas encore du nom d'exercice. Ainsi, puisque l'exercice est un mouvement fort, les trois premières conséquences suivantes en résulteront indispensablement pour tout corps qui s'exerce : les organes deviennent plus durs en se frottant l'un contre l'autre, la chaleur innée est augmentée et le mouvement du *pneuma* devient plus violent; ces conséquences donnent lieu, à leur tour, à tous les autres avantages partiels que les corps retirent des exercices; la dureté des organes amène leur résistance aux causes morbifiques et la force pour l'exécution des fonctions, la chaleur [augmentée], une attraction plus forte des matières à distribuer, une transformation plus facile, une nutrition meilleure et une fonte des parties

Effets immédiats de tout exercice;

1. ἐπὶ τὸ δασύτερον ἀλλοίωσις *Syn.*, Paul.; ἐπὶ τὸ ταχύτερον ἀλλοίωσις Aët. — Ib. ὅσαι] αἱ ABCV.
2. ταύτας ὀνομάζουσι Gal.
2-3. Ἐπειδὴ γάρ ἐστι κίνησις Gal.
3-4. μὲν πρῶτα] μόνον Gal.
4. γενέσθαι Gal. — Ib. αὐτὴν Gal.
6. καί] τήν τε Gal.
7. βιαιοτέρων A. — Ib. τἆλλα σύμπατα B; ἄλλα σύμπαντα Gal.
8. σώμασιν om. BV.
Ib. γινωσκόμενα C.
8-9. διὰ....ὀργάνων om. BV.
9-10. καὶ πρὸς ἐνεργείας Gal.
10-11. εὐτονίαν....ἀναδιδομένων om. A 1ª m.
11. ἰσχυρὰν Gal.
12. θρέψιν] ὄρεξιν *Syn.*
Ib. αὐτῶν] ἁπάντων Gal.; *singularum* Ras.

ἐπὶ ἡ χύσει τὰ μὲν στερεὰ μαλακώτερα, τὰ δὲ ὑγρὰ λεπτότερα,
τοὺς πόρους δὲ εὐρεῖς γίνεσθαι συμβαίνει· διὰ δὲ τὴν τοῦ
πνεύματος ἰσχυρὰν κίνησιν ἐκκαθαίρεσθαι τοὺς πόρους ἀναγκαῖον ἔσται καὶ κενοῦσθαι τὰ περιττώματα. Θερμαίνει μὲν οὖν 4
καὶ ξηραίνει τὰ γυμνάσια διαφοροῦντα τὰς περιττὰς ὑγρότη-
τας· νόσους δὲ ἐργάζεται ψυχρὰς ἢ ὑγρὰς κατὰ συμβεβηκός·
ἐπὶ γοῦν τῶν ἠθροικότων Φλέγμα πλέον χεῖ τὸ συνεστὸς τοῦ
χυμοῦ, καὶ ῥυῆναι πρός τι τῶν κυρίων μερῶν ἀναγκάζει, καὶ
οὕτω, ψυχθέντος ἢ ὑγρανθέντος κυρίου τινὸς μορίου, τὸ ὅλον
σῶμα ψυχρὰν ἢ ὑγρὰν ἔχει διάθεσιν. Καὶ τοίνυν καὶ ἀργίαι 5
κατὰ μὲν τὸ πλεῖστον ἀθροίζουσι πλῆθος ψυχρόν· ἐν δὲ τῷ
σπανίῳ καὶ θερμαίνουσιν, ὅταν ἡ Φύσις τοῦ σώματος ᾖ δύσκρατος, ὡς ἀποῤῥοὰς ἔχειν δριμείας· ἐπεὶ γὰρ ἐν ταῖς παντελέσιν

E deperd. lib.

[Cf. San. tu. II, 9; p. 137-38.]

[Cf. San. tu. II, 2; p. 88, et V, 12; p. 375; all. succ. 3; p. 763-64.]

[Cf. Comm. in Aph. IV, 13; p. 673.]

[Cf. San. tu. V, 11; p. 365-71.]

elles-mêmes, fonte par laquelle les parties solides deviennent plus
molles, les fluides plus ténus et les conduits plus larges [qu'aupa-
ravant]; par le mouvement violent du *pneuma* indispensablement
les conduits seront purgés et les superfluités seront évacuées. Les 4
exercices donc échauffent et dessèchent, en dissipant les fluides
superflus; mais, accidentellement, ils causent des maladies froides
ou humides; chez ceux donc qui ont une accumulation de pituite,
les exercices fondent la partie coagulée de cette humeur et la forcent
à couler vers quelqu'un des organes principaux; de cette manière une
partie capitale étant refroidie ou humectée, tout le corps est atteint
d'une maladie froide ou humide. L'oisiveté engendre ordinairement 5
une pléthore froide, mais, dans quelques cas rares, elle réchauffe
aussi, quand la nature du corps est si mal tempérée, qu'il devient
le siége de secrétions âcres; en effet, comme ces secrétions sont re-

– effets accidentels.

Effets de l'oisiveté.

1. *μαλάττεσθαι* Gal.
Ib. *λεπτύνεσθαι* Gal.
2. *διὰ μὲν τήν* BV.
4. *ἐστι* Gal.
5. *ξηραίνει*] *refrigerant* Ras.
7. *χεῖτο τὸ συνετός* C; *γεῖτο συνετός* A; *διαχεῖ συνεχῶς* C 2ª m.
7-8. *τὸν χυμόν* C 2ª m.
9. *ἢ*] *καί* C 2ª m.
Ib. *ὑγρασθέντος* AC 1ª m.
10. *ἴσχει* ABV.
Ib. *ἀργεῖαι* BCV, *ἀργεία* A.
11-12. *τῷ σπληνὶ* ф BV.
13. *ἐπί* AB.

6 ἀργίαις ἴσχονται, καὶ πυρεκτικὴν ἀθροίζουσι θερμότητα. Καὶ μέντοι καὶ ξηραίνουσιν ἀργίαι κατὰ συμβεβηκὸς, ἀῤῥώστους ἐργαζόμεναι τὰς δυνάμεις, κατὰ ἃς ἀνάδοσίς τε τῆς τροφῆς [αὐτῶν τε τῶν μορίων ἡ θρέψις γίνεται, ὃν τρόπον καὶ ἀπου-
7 σία τροφῆς] τὰ σΊερεὰ μόρια ξηραίνει. Χρὴ δὲ οὐδαμῶς ἀμελεῖν τῶν τοῦ σώματος κινήσεων, ὥσπερ ἔνιοι τῶν περὶ τὰ μαθήματα φιλοπόνως ἐχόντων, ἀλλὰ, ὡς οἷόν τε, κινητέον ὅλον τε αὐτὸ καὶ τὰ μόρια κινήσεις ἰσοσθενεῖς, πάντα μεταχειριζόμενον τὰ τῶν γυμνασίων εἴδη, διὰ ὧν ἕκασΊον τῶν μορίων τὰς
8 οἰκείας ἐνεργείας ἐνεργήσει. Χρησιμώτεραι δέ εἰσι κινήσεις αἱ ἐξ ἡμῶν αὐτῶν γινόμεναι, τὴν ὁρμὴν ἐκ βάθους ἔχουσαι καὶ ἐνέργειαι ἡμέτεραι τυγχάνουσαι.

ιβʹ. Τίς καιρὸς γυμνασίου;

1 Ἀλλὰ εἴπερ ταῦτα δύναται γυμνάσιον, οὐ χαλεπὸν ἔτι τὸν

San. tu. II, 2;

tenues pendant l'oisiveté absolue, ils vont même jusqu'à allumer
6 une chaleur fébrile. Cependant l'oisiveté dessèche aussi par accident, en affaiblissant les forces qui président à la distribution de la nourriture [et à la nutrition des parties elles-mêmes, de la même
7 manière que le défaut d'aliments] dessèche les solides. On ne doit pas du tout négliger les mouvements du corps, comme le font quelques-uns de ceux qui cultivent les sciences avec ardeur; il faut, au contraire, autant que possible, le mouvoir tout entier aussi bien que ses parties par des mouvements de force égale, en se livrant à toutes les espèces d'exercices, au moyen desquels chaque partie
8 exécutera sa fonction propre. Les mouvements que nous faisons par nous-mêmes sont les plus utiles, parce qu'ils ont leur point de départ dans la profondeur du corps et que ce sont nos actions propres.

Il ne faut pas imiter les gens de lettres, qui ne font jamais d'exercices.

12. QUEL EST LE TEMPS CONVENABLE POUR LES EXERCICES.

1 Puisque les exercices peuvent produire ces effets, il n'est pas dif-

Le temps

1. ἔχονται A. — 4-5. αὐτῶν..... τροφῆς e conj.; om. Codd.; λείπει τι C 2ª m.; λείπει ὅθεν ξηραίνονται C 2ª m. (HB). — Ch. 12; l. 13. ταῦτα ποιεῖ τὸ γυμνάσιον Gal.

καιρὸν τῆς χρήσεως ἐξευρεῖν αὐτοῦ· διότι μὲν γὰρ ἀναδόσει
συνεργεῖ, οὐ χρὴ πλῆθος ὠμῶν καὶ ἀπέπτων μήτε σιτίων μήτε
χυμῶν ἢ κατὰ τὴν κοιλίαν ἢ ἐν τοῖς ἐντέροις περιέχεσθαι·
κίνδυνος γὰρ αὐτοῖς ἑλχθῆναι πρὸς ἅπαντα τοῦ ζώου τὰ μόρια
πρὶν χρηστοῖς γενέσθαι πεφθεῖσιν. Διότι δὲ καθαίρει τοὺς πό- 2
ρους καὶ κενοῖ τὰ περιττώματα, κάλλιον αὐτὸ πρὸ τῶν σιτίων
[Hipp. *Aph.* II, 10.] παραλαμβάνεσθαι· τὰ γὰρ μὴ καθαρὰ σώματα ὁκόσῳ ἂν μᾶλλον θρέψῃς, μᾶλλον βλάψεις, ὥστε ἐκ τῶν εἰρημένων εὔδηλον,
ὡς οὗτος ἄριστός ἐστι γυμνασίων καιρὸς, ἡνίκα ἂν ἡ μὲν χθιζὴ
τροφὴ τελέως ᾖ κατειργασμένη τε καὶ πεπεμμένη τὰς δύο
πέψεις τήν τε ἐν τῇ γαστρὶ καὶ τὴν ἐν τοῖς ἀγγείοις, ἑτέρας

Le temps convenable pour les exercices se règle d'après leurs effets mêmes.

ficile de déterminer le temps où ils conviennent; en effet, comme
ils sont favorables à la distribution de la nourriture, il faut que
l'estomac ou les intestins ne contiennent pas une surabondance d'a-
liments mal digérés ou d'humeurs crues, car alors il y aurait
danger que ces matières ne fussent attirées vers toutes les parties
du corps avant que la coction ne les eût rendues propres à la nutrition. Les exercices détergeant les conduits et évacuant les super- 2
fluités, il vaut mieux les employer avant le repas; car, plus vous
nourrirez un corps impur, plus vous lui nuirez; de ce que nous
venons de dire il ressort par conséquent que le meilleur temps pour
les exercices est le moment où le repas de la veille est parfaitement
élaboré, et a subi les deux coctions, celle qui se fait dans l'estomac
et celle qui se fait dans les vaisseaux, et où le temps de prendre un

Le temps le plus convenable est celui où la nourriture est entièrement distribuée dans le corps;

1. αὐτοῦ om. Gal.
Ib. ἀναδόσεσι Gal.
2. συνεργεῖ χρὴ μήτε πλ., ABCV *Syn.*, Aët.
2-3. οὔτε σιτίων οὔτε χυμῶν Gal.
3. ἐντέροις] ἀγγείοις Gal.
4. αὐτὰ ἀχθῆναι Aët.
Ib. ἅπαντα τὰ τοῦ ζώου μόρια ABCV *Syn.*, Aët.
5. πεφθεῖσι σχολὴ ᾖ Gal.
Ib. ἐκκαθαίρει Gal.
7. ἀναλαμβάνεσθαι Gal.; παραλαμβάνειν Aët.
Ib. τὰ μὲν γάρ Gal.
Ib. τῶν σωμάτων Gal.
7-8. ὁκόσον ἂν θρέψῃς Gal.
8. τρέφῃς ABCV.
9. ἂν om. Gal.
Ib. χοίζη AC; χθεσινή C 2ª m.; χρονίζῃ A 2ª m.; χθιζινή Gal.
10. κατεργασμένη BCV.
11. τε τῇ ABC 1ª m. V.

3 δὲ ἐφεδρεύῃ τροφῆς καιρός. Εἰ δὲ ἤτοι τοῦδε πρόσθεν ἢ ὄπισθεν γυμνάζοις, ἢ χυμῶν ἀπέπτων ἐμπλήσεις τὸ ζῷον, ἢ τὴν
4 ὠχρὰν χολὴν ἐπιτρέψεις γεννηθῆναι πλείονα. Γνώρισμα δὲ τοῦ
τοιούτου καιροῦ τῶν οὔρων ἡ χρόα· τὸ μὲν οὖν ὑδατῶδες ἄπεπτον ἔτι σημαίνει τὸν ἐκ τῆς γαστρὸς ἀναδοθέντα χυμὸν ἐν
τοῖς ἀγγείοις περιέχεσθαι, τὸ δὲ πυῤῥὸν καὶ χολῶδες ἐκ πολλοῦ κατειργάσθαι, τὸ δὲ μετρίως ὠχρὸν τῆς δευτέρας ἄρτι πέψεως γεγενημένης ἐστὶ σημεῖον· τηνικαῦτα γοῦν ἄγειν ἐπὶ τὰ
γυμνάσια προαποθέμενον ὅσον ἂν ἐν τῇ κύστει καὶ τοῖς ἐντέροις τοῖς κάτω περιεχόμενον ᾖ περίττωμα· κίνδυνος γὰρ κἀκ
τῶν τοιούτων εἰς τὴν ἕξιν τοῦ σώματος ἐνεχθῆναί τι τῇ ῥύμῃ
τῆς ἐν τοῖς γυμνασίοις θερμότητος ἀναρπασθέν.

3 nouveau repas s'approche. Si vous permettez à quelqu'un de s'exercer avant ou après ce temps, vous remplirez son corps d'humeurs
mal digérées, ou vous donnerez lieu à la formation d'une quantité
4 trop grande de bile pâle. Le moyen de déterminer ce temps est
fourni par la couleur de l'urine; ainsi l'urine aqueuse signifie que
les vaisseaux contiennent encore les humeurs mal digérées qu'ils
ont reçues du ventre, l'urine jaune et bilieuse indique que ces humeurs sont élaborées depuis longtemps, et l'urine légèrement teinte
de jaune est un signe que la seconde coction vient d'être achevée;
c'est alors par conséquent qu'il faut permettre les exercices après
que toutes les superfluités contenues dans la vessie et dans la partie
inférieure des intestins ont été évacuées; car il y a danger qu'une
certaine quantité de ces superfluités ne se porte vers les parties solides du corps, entraînée par le mouvement de la chaleur qui se développe pendant les exercices.

– moyen de déterminer ce temps.

1. δὲ ἤτοι ex em.; δή τοι A 2ᵃ m. BCV; δή που A; δ' ἢ τό Gal.
2. γυμνάζους C; γυμνάζεις A 1ᵃ m. C 2ᵃ m.
3. γεννηθῆναι ABV; γεννᾶσθαι Gal.
Ib. πλείονας A.
Ib. Γνωρίσματα Gal., *Syn.*, Paul.
4. καιροῦ om. B.
Ib. χροιά B; χροιά Gal.; εὔχροια Aët.
5. ἐστι ABV.
Ib. ἀναδιδόμενον Gal.
7. κατεργάσθαι V.
8. γενομένης Gal.
10-11. κίνδυνος κακῶν τοιούτων A 2ᵃ m. BCV; κίνδ. γὰρ κακῶν τοι. A C 2ᵃ m.
11. ῥώμῃ ABCV Ras.
12. τῇ ἐν τοῖς B.

ιγ'. Περὶ τρίψεως παρασκευαστικῆς.

San. tu. II, 2; p. 89-91.

Εἰ μὲν οὖν εὐθέως ἀποδυσάμενός τις ἐπὶ τὰς ἰσχυροτάτας 1
ἔρχοιτο κινήσεις πρὶν μαλάξαι τε σύμπαν τὸ σῶμα καὶ λεπτῦναι τὰ περιττώματα καὶ τοὺς πόρους εὐρῦναι, κίνδυνος μὲν καὶ
ῥῆξαί τι καὶ σπάσαι τῶν στερεῶν σωμάτων, κίνδυνος δὲ καὶ
τὰ περιττώματα τῇ τοῦ πνεύματος ῥύμῃ κινήσαντος τοὺς πόρους ἐμφράξαι. Ὅπως οὖν ταῦτα μὴ γίνοιτο, χρὴ προθερμῆναί 2
τε μετρίως ἀνατρίψαντα σινδόνι τὸ σῶμα, κἄπειτα διὰ ἐλαίου
τρίβειν· οὐ γὰρ δή γε εὐθέως χρῆσθαι τῷ λίπει συμβουλεύω
πρὶν θερμανθῆναί τε τὸ δέρμα καὶ τοὺς πόρους εὐρυνθῆναι,
καὶ συλλήβδην εἰπεῖν, εὐτρεπισθῆναι τὸ σῶμα πρὸς τὸ καταδέ-
ξασθαι τοὔλαιον· ἱκαναὶ δὲ εἰς τοῦτο παντάπασιν ὀλίγαι πε-

13. DE LA FRICTION PRÉPARATOIRE.

Dangers de l'exercice aussitôt après s'être déshabillé.

Si, après s'être déshabillé, on passe immédiatement aux mouve- 1
ments très-forts avant que tout le corps se soit ramolli, que les superfluités soient atténuées et que les conduits soient dilatés, il y a
danger de rupture ou de tiraillement de quelqu'une des parties
solides, il y a danger aussi que les superfluités n'obstruent les con-

Utilité de la friction préparatoire.

duits par la rapidité du *pneuma* qui les met en mouvement. Afin 2
donc que cela n'arrive pas, il faut auparavant réchauffer le corps
en le frottant modérément avec un linge de coton, ensuite avec de
l'huile; car je ne conseille pas d'employer l'huile avant que la peau
ne soit réchauffée, que les conduits ne soient dilatés et, pour le
dire en un mot, que le corps ne soit préparé à recevoir l'huile;
pour obtenir ces conditions il suffit de passer, un très-petit nombre

CH. 13; l. 1. ἰσχυροτέρας Gal.
2. κινήσεις περιμαλάξαι ABC 1ª m.
Ib. σύμπαντος ὦμά A.
2-3. καίπερ λεπτῦναι V 1ª m.
4. τι om. B.
5. κινήσαντα C 1ª m. V.
6. γένοιτο C Gal.
7. τῷ σινδόνι Gal.
Ib. τὸ σύμπαν σῶμα Gal.
8. γε om. Gal. — Ib. τὸ χρῆσθαι Gal. — Ib. τῷ λίπει om. V.
10-11. σῶμα προκαταδέξασθαι ABCV; σῶμα πρὸς τὸ δύεσθαι C 2ª m.
11. τὸ ἔλαιον Gal.

DES EXERCICES.

ριαγωγαὶ τῶν χειρῶν ἄθλιπτοί τε καὶ μετρίως ταχεῖαι, σκοπὸν
3 ἔχουσαι θερμῆναι τὸ σῶμα χωρὶς τοῦ θλίψαι. Καὶ δὴ καὶ
φανεῖταί σοι, τούτων ὧδε γινομένων, ἔρευθος εὐανθὲς ἐπιτρέχον
ἅπαντι τῷ δέρματι· τότε οὖν ἤδη τὸ λίπος ἐπάγειν αὐτῷ, καὶ
τρίβειν γυμναῖς ταῖς χερσὶ συμμέτρως ἐχούσαις σκληρότητός
τε καὶ μαλακότητος, ὅπως μήτε συνάγηται καὶ σφίγγηται τὸ
σῶμα, μήτε ἐκλύηται καὶ χαλᾶται περαιτέρω τοῦ προσήκοντος,
4 ἀλλὰ ἐν τῇ φύσει φυλάττηται. Τρίβειν δὲ κατὰ μὲν τὰς πρώτας
ἐπιβολὰς ἀτρέμα, τοὐντεῦθεν δὲ ἤδη κατὰ βραχὺ παραύξοντα
καὶ μέχρι γε τοσούτου τὴν τρῖψιν ἐπὶ τὸ ῥωμαλεώτερον ἀνάγειν, ὡς θλίβεσθαι μὲν ἤδη σαφῶς τὴν σάρκα, μὴ θλᾶσθαι δέ.
5 Μὴ πολλῷ δὲ χρόνῳ τὴν οὕτως ἰσχυρὰν τρῖψιν ἐπάγειν, ἀλλὰ
ἅπαξ ἢ δὶς ἐπὶ ἑκάστου μέρους· οὐ γὰρ ὥστε σκληρῦναι τὸ
σῶμα τοῦ παιδὸς, οὕτω τρίβομεν, ὅταν ἤδη τοῖς πόνοις προσά-

de fois, avec une vitesse modérée, les mains sur le corps sans le
comprimer, en ayant pour but de le réchauffer sans le froisser.
3 Après avoir agi de la sorte vous verrez une belle rougeur s'étendre
sur toute la surface de la peau; alors il est temps d'appliquer
l'huile et de faire frotter avec les mains nues; elles ne doivent être
ni trop dures ni trop molles, afin que le corps ne soit ni condensé
et resserré, ni affaibli et relâché plus qu'il ne faut, mais qu'il reste
4 dans son état naturel. On doit frotter doucement pendant les premières passes, ensuite on augmentera peu à peu et on se rapprochera
de la friction rude, en l'arrêtant au point où le corps est évidem-
5 ment comprimé, mais où il ne subit pas encore de contusion. Il ne
faut pas faire pendant longtemps une friction aussi forte, mais seulement une ou deux fois sur chaque partie; car nous ne frottons
pas ainsi pour endurcir le corps, quand nous faisons passer un

Effets de cette friction.

Manière de frictionner, en général et suivant les âges.

1. ἄλυποί Gal.
2. Καὶ γὰρ καί Gal.
3. ὧδε om. Gal.
4. τό om. ABCV.
5. γυμνοῦν ABV.
7. λύηται ABC 1ª m. V. — Ib. χαλάηται C 1ª m. — Ib. δέοντος Gal.
8. Τριβέν BC 1ª m. V.
9. ἀτρέμας B. — Ib. δέ om. ABCV. Ib. παραύξαντα Gal.
10. τοσαύτην τρῖψιν AC V; τοσαύτη τρίψειν B.
10-11. ἄγειν V Gal.
11. τρίβεσθαι A.
14. ὅταν] ὅν Gal.
Ib. et p. 472, 1. προσάγομεν Gal.

γωμεν, ἀλλὰ ὑπὲρ τοῦ προτρέψαι τε πρὸς τὰς ἐνεργείας
καὶ συσΊρέψαι τὸν τόνον καὶ τὴν ἐκ τῆς μαλακῆς τρίψεως ἀραιότητα σφίγξαι· σύμμετρον γὰρ αὐτοῦ τὸ σῶμα φυλάτΊεσθαι
προσῆκε, καὶ οὐδαμῶς οὔτε σκληρὸν οὔτε ξηρὸν ἀποτελεῖσθαι,
μή πως ἐπίσχωμέν τι τῆς κατὰ φύσιν αὐξήσεως. Τοῦ δὲ χρό- 6
νου προϊόντος, ὅταν ἤδη μειράκιον ἡμῖν γίνηται, τότε καὶ τῇ
σκληροτέρᾳ τρίψει χρησόμεθα καὶ ταῖς μετὰ τὰ γυμνάσια ψυ-
San. tu. II, 3; p. 92-93. χρολουσίαις. Πολυειδεῖς δὲ ταῖς ἐπιϐολαῖς τε καὶ περιαγωγαῖς 7
τῶν χειρῶν αἱ τρίψεις γινέσθωσαν, οὐκ ἄνωθεν κάτω μόνον,
ἢ κάτωθεν ἄνω φερομένων αὐτῶν, ἀλλὰ καὶ πλαγίων καὶ λοξῶν,
ἐγκαρσίων τε καὶ σιμῶν ἕνεκα τοῦ συμπάσας, ὡς οἷόν τε, τῶν
Ibid. II, 7; p. 127-28. μυῶν τὰς ἶνας ἐκ παντὸς ἀνατρίϐεσθαι μέρους. Δεῖ δὲ καὶ τὸν 8
οἶκον, ἐν ᾧ γυμνάζεσθαι μέλλει, μήτε θερμότερον, μήτε ψυ-

jeune garçon aux exercices, mais pour exciter son activité, pour
condenser la tonicité, et pour compenser la raréfaction produite
par la friction molle; il convient en effet de conserver son corps
dans un état moyen et de ne le rendre en aucune façon ni trop dur
ni trop sec, de peur d'empêcher en quelque chose son accroissement naturel. Quand il avance en âge et qu'il va devenir jeune 6
homme, nous nous servirons aussi d'une friction plus rude et des
bains froids après les exercices. Il faut, dans les frictions, appliquer 7
et passer les mains de plusieurs façons, et les mouvoir non-seulement de haut en bas et de bas en haut, mais aussi suivant une
ligne qui se rapproche de la perpendiculaire, obliquement, horizontalement, enfin suivant une ligne qui se rapproche de l'horizontale (*voyez la figure dans les notes*), afin que toutes les fibres
Disposition de la chambre où l'on fait des muscles soient, autant que possible, frottées de tous côtés. La 8
pièce dans laquelle il va s'exercer ne doit être ni trop chaude ni

1. πρός] εἰς Gal.
2. πόνον B.
Ib. τῆς om. Gal.
4. χρή Gal.
5. δέ del. C 2ª m.
6. περιόντος B. — Ib. καί om. A. — Ib. τῇ del. C 2ª m.
7. τά] ταῦτα AC 1ª m.
7-8. ψυχρολουσίας AC 1ª m.
8. ἐπιϐουλαῖς ABV.
9. ἀνατρίψεις Gal.
12. Προσήκει Gal.
Ib. et p. 473, 1. οὐδὲ θερμ. ἢ ψυχρ. Gal.

χρότερον ὑπάρχειν, ὡς εὔκρατον ἀκριβῶς ἀποτελεσθῆναι τὸ σῶμα κατὰ τὸν τῆς τρίψεως καιρόν· εἰ γὰρ ἤτοι θερμότερος ἢ ψυχρότερος εἴη περαιτέρω τοῦ προσήκοντος, ἐν μὲν τῷ θερμοτέρῳ φθάσειεν ἂν ἱδρῶσαι πρὶν αὐτάρκως μαλαχθῆναι· κατὰ δὲ τὸν ψυχρότερον οὐδὲ ἂν ἐκθερμανθείη τὴν ἀρχὴν, οὐδὲ μαλαχθείη ποτὲ καλῶς, οὐδὲ ἐπανθήσειεν ἔρευθος εὐανθὲς, οὐδὲ εἰς ὄγκον ἀρθείη τὸ σῶμα· ταῦτα γὰρ τὰ γνωρίσματα συμμέτρου τρίψεώς ἐστιν ἐν ἀέρι συμμέτρῳ περὶ τὴν εὔκρατον ἕξιν τοῦ σώματος.

ιδ'. Περὶ τῶν εἰδῶν τοῦ γυμνασίου καὶ τῆς δυνάμεως αὐτοῦ.

1 Τὸ μὲν δὴ κοινὸν ἁπάντων γυμνασίων ἐστὶ θερμότητος αὔξησιν ἐξ ἑαυτῶν τοῖς ζώοις ἐργάσασθαι· τὰ δὲ ἴδια τῶν — San. tu. II, 9; p. 139-41.

— la friction.

trop froide, afin que le corps prenne une température exactement tempérée durant la friction; car, si la chambre était plus chaude ou plus froide qu'il ne le faut, on commencerait à suer dans la chambre chaude avant que le corps ne fût suffisamment ramolli, et dans la chambre froide le corps n'arriverait pas même à être réchauffé ni bien ramolli [sous l'influence des exercices], il ne s'élèverait pas de belle rougeur et le corps ne se tuméfierait pas; en effet ce sont là les signes d'une friction modérée pratiquée dans un air tempéré chez un individu d'une complexion tempérée.

14. DES DIVERSES ESPÈCES D'EXERCICES ET DE LEUR EFFICACITÉ.

— Effets communs à tous

1 Ce qui est commun à tous les exercices c'est qu'ils procurent à l'économie une augmentation de chaleur propre; quant aux pro-

1. εἶναι Gal.
2-3. θερμότερον ἢ ψυχρότερον A.
3. τῷ om. A.
5-6. τὴν.... μαλαχθείη om. BV.
6. ἐρυθρός B.
7. οἶκον ABC 1ª m. V.
Ib. ἀχθείη *Syn.*, Paul.
Ib. γὰρ δὴ τά Gal.
9. σώμ. ἔρευθός τε καὶ ὄγκος Gal.
Chap. 14; l. 10. κοινόν] τοι κἂν C 1ª m.
Ib. ἄπαν τῶν γυμνασίων V 1ª m.
Ib. ἐμφύτου θερμ. Gal.
11. ἔνδοθεν καὶ ἐξ αὐτῆς Gal.
Ib. ἐργάζεσθαι B.
Ib. τὰ δὲ διά ABCV.

κατὰ ἕκαστα γυμνασίων, τὸ μὲν εὔτονον γυμνάσιον, τουτέστι
τὸ βιαίως ἄνευ τάχους διαπονοῦν, εἰς εὐτονίαν παρασκευάζει
τούς τε μῦς καὶ τὰ νεῦρα. Τοιαῦτα δέ ἐστι τὸ σκάπτειν, τὸ 2
τέτταρας ἵππους ἅμα κατέχειν, ἢ φορτίον ἀράμενον μέγιστον
ἢ μένειν κατὰ χώραν, ἢ προβαίνειν μικρά. Καὶ οἱ ἀνάντεις 3
δὲ περίπατοι τούτου τοῦ γένους εἰσὶ καὶ τὸ ἀναῤῥιχᾶσθαι διὰ
σχοινίου καὶ τὸ προτείναντα ἢ ἀνατείναντα τὼ χεῖρε πὺξ
ἔχειν ἀτρεμίζειν τε μέχρι πλείστου, καὶ τὸ κελεύειν τὼ χεῖρε
καθέλκειν μὴ ἐνδιδόντα, καὶ μᾶλλον εἴ τι βάρος ἄκραις ταῖς
χερσὶ περιλαβὼν, οἷοί πέρ εἰσιν οἱ ἀλτῆρες, ἀτρέμας ἔχοι,
San. tu. II, 9; προτείνας ἢ ἀνατείνας αὐτάς. Μυρία δὲ ἕτερα τοιαῦτα κατὰ 4

les exercices ; -aux exercices de force en particulier.

priétés spéciales des exercices particuliers, l'exercice qui exige de la
force, c'est-à-dire qui fatigue efficacement sans que les mouvements
soient rapides, tend fortement les muscles et les parties fibreuses.

Énumération des exercices de force ;

Bêcher, retenir quatre chevaux à la fois, soulever un poids consi- 2
dérable en restant en place ou en avançant un peu, appartiennent
à ce genre d'exercice. Se promener sur un terrain montant, grim- 3
per le long d'une corde, tenir les poings serrés en étendant ou en
soulevant les bras et rester pendant longtemps dans cette position,
résister aux efforts d'une personne qu'on a engagée à vous faire
baisser le bras étendu, surtout si on porte dans ses mains quelques
poids comme sont les haltères, et qu'on les tienne immobiles en
étendant ou en soulevant les bras, rentrent dans la même catégorie.
Il y a dans la palestre des milliers d'autres exercices analogues qui 4

1. *καθ' ἕκαστα τῶν* Gal.; *τῶν καθ' ἕκαστον Syn.*

2. *διαπνοῦν* ABC 1ª m. V.

Ib. *εὐρωστίαν* Gal.

3. *τούς*] *τάς* ABCV.

4. *κατέχειν ἡνίαις* Gal.

Ib. *φορτίον ὁτιοῦν* Gal.

5-6. *οἱ.....περίπατοι*] *οἷον περιπατεῖν* Aët.; *οἷον ἄν τις δύναιτο περιπατοῖ* Paul. — 6. *δέ* om. Gal.

7. *τό* om. A 1ª m.

8. *τινα κελεύειν* Gal.

9. *καθέλκειν κάτω* Gal.

Ib. *ἐνδιδόντα αὐτόν* Gal.

Ib. *πολὺ δὲ δὴ μᾶλλον* (om. *καί*) Gal.

Ib. *εἴ τι*] *ἔτι* C 1ª m.

10. *περιλαβὼν ἑκατέραις* Gal.

Ib. *οἷοί*] *οἵ* C 1ª m.

Ib. *πέρ οἱ κατὰ παλαίστραν εἰσίν.* Gal.

Ib. *ἀρτῆρες* AC 1ª m., *et sic fere semp.* — Ib. *ἀτρέμα* ABCV; om. Ras.

Ib. *ἔχει* Gal.; om. Ras.

DES EXERCICES.

p. 143.

παλαίσ7ραν ἐσ7ὶν εὔτονα γυμνάσια, περὶ ὧν ἁπάντων ἐμπειρίαν τε ἅμα καὶ τριϐὴν ὁ παιδοτρίϐης ἔχει, ἕτερός τις ὢν ὅδε

5 τοῦ γυμνασ7οῦ, καθάπερ ὁ μάγειρος τοῦ ἰατροῦ. Ὅσα μὲν οὖν εὔτονα, καὶ δὴ λέλεκται· μεταϐαίνειν δὲ ἤδη καιρὸς ἐπὶ τὰ ταχέα χωρὶς εὐτονίας καὶ βίας· δρόμοι δέ εἰσι ταῦτα καὶ σκιαμαχίαι καὶ ἀκροχειρισμοὶ καὶ τὸ διὰ τοῦ κωρύκου τε καὶ τῆς

San. tu. II, 10; p. 144-46.

6 μικρᾶς σφαίρας γυμνάσιον. Τοιοῦτόν τι καὶ τὸ ἐκπλεθρίζειν ἐσ7ὶ καὶ τὸ πιτυλίζειν· τὸ δὲ ἐκπλεθρίζειν ἐσ7ὶν, ἐπειδάν τις ἐν πλέθρῳ πρόσω τε ἅμα καὶ ὀπίσω διαθέων ἐν μέρει πολλάκις ἐπὶ ἑκάτερα χωρὶς καμπῆς ἀφαιρῆται τοῦ μήκους ἑκάσ7οτε βραχὺ καὶ τελευτῶν εἰς ἓν κατασ7ῇ βῆμα· τὸ δὲ πιτυλίζειν, ἐπειδὰν ἐπὶ ἄκρων τῶν ποδῶν βεϐηκὼς ἀνατείνας τὼ χεῖρε κινῇ τάχισ7α, τὴν μὲν ὀπίσω φέρων, τὴν δὲ πρόσω.

exigent de la force; l'expérience et l'habitude de tous ces exercices se trouvent chez le *pédotribe*, personnage aussi différent du gymnaste

5 que le cuisinier l'est du médecin. Nous venons donc d'énumérer les exercices qui exigent de la force; il est temps maintenant de passer aux exercices rapides sans intensité ni violence; à ce genre appartiennent les courses, le combat simulé, la gesticulation, l'exer-

— des exercices rapides;

6 cice du *corycos* et celui de la petite balle. Ceux qu'on appelle *eclpéthriser* et *pityliser* sont également de la même espèce : *ecpléthriser*, c'est courir à diverses reprises tour à tour en avant et en arrière, en se restreignant dans un espace de cent pieds, en ne se retournant pas et en diminuant un peu à chaque course la longueur de l'espace parcouru, jusqu'à ce qu'on s'arrête à la fin à un point fixe; *pityliser*, c'est marcher sur la pointe des pieds, soulever les bras et les faire mouvoir très-rapidement, l'un en arrière, l'autre en avant.

1-2. τὴν ἐμπειρίαν Gal.
2. τε om. C 1ª m.
Ib. ἕτερος δέ τις Gal.
4. ἤδη om. Gal.
5-6. σκιαμαχία ABC 1ª m. V; σκιομαχίαι Gal.
7. Τοιοῦτον δέ τι Gal.
Ib. ἐκπλεθριδίζειν BV; ἐκπαλαιθριδίζειν A; ἐκπαλαισ7ριδίζειν C 1ª m.
8. ἐσ7ί om. Gal.
Ib. τὸ δὲ ἐκπλ. ἐσ7ὶν om. ABCV.
10. ἀπό A.
Ib. ἀφαιρῇ Gal.
13. φέρων] ἀείρων C 1ª m.

Ταχεῖαι δὲ κινήσεις εἰσὶν, οὐ μὴν βίαιοί γε καὶ ὅσαι κατὰ 7
παλαίσῖραν ἐπιτελοῦνται, καλινδουμένων ὀξέως μετὰ ἑτέρων
τε καὶ καταμόνας. Ἐγχωρεῖ δὲ καὶ ὀρθοὺς ἐνειλουμένους τε ἅμα 8
καὶ μεταλαμβάνοντας ἐν τάχει τοὺς πέλας ὀξὺ γυμνάσασθαι
γυμνάσιον. Ἐγχωρεῖ δὲ καὶ διὰ τῶν σκελῶν μόνων ὀρθὸν ἐπὶ 9
ἑνὸς χωρίου γυμνάσασθαι γυμνάσιον ὀξὺ, πολλάκις μὲν εἰς
τοὐπίσω μόνον ἀφαλλόμενον, ἔσῖιν ὅτε δὲ καὶ εἰς τοὔμπροσθεν,
ἀναφέροντα τῶν σκελῶν ἑκάτερον ἐν μέρει. Καὶ μὲν δὴ καὶ διὰ 10
τῶν χειρῶν ἔσῖιν ὀξὺ γυμνάσιον ὁμοίῳ τρόπῳ γυμνάσασθαι,
χωρὶς τοῦ κατέχειν ἁλτῆρας ἐπισπεύδοντα τὰς κινήσεις αὐτῶν
εἰς πυκνότητά τε ἅμα καὶ τάχος, εἴτε πὺξ ἐθέλοι τις, εἴτε
χωρὶς πυγμῆς ἀνασείειν ἁπλῶς. Τοιοῦτον μὲν δή τι καὶ τὸ ταχὺ 11
γυμνάσιόν ἐσῖιν, ἐν οἷς εἴπομεν εἴδεσιν ἀφωρισμένον · ἐπὶ δὲ

D'autres exercices rapides, mais n'exigeant point de force, sont ceux 7
qu'on fait dans la palestre en se roulant rapidement soit plusieurs
ensemble, soit tout seul. On peut aussi s'entrelacer étant debout, 8
et exécuter un exercice du genre rapide en saisissant vivement tour
à tour ceux qui sont près de vous. On peut encore exécuter debout 9
un exercice du même genre pour les jambes seulement, en restant
à la même place, en sautant plusieurs fois non-seulement en arrière, mais quelquefois aussi en avant et en soulevant tour à tour
chacune des jambes. On peut aussi exécuter de la même manière 10
un exercice du même genre pour les bras, si l'on s'évertue à les
mouvoir à la fois fréquemment et rapidement sans tenir des haltères, soit qu'on tienne le poing serré, soit qu'on se contente de
lever vivement le bras sans fermer le poing. Tel est l'exercice rapide, 11
borné aux espèces que nous venons d'énumérer; il est temps de

- des exercices violents.

1. Ὠκεῖαι Gal. — Ib. ὅσα V.
2. κυλινδουμένων Gal.
Ib. κατά Gal.
4. μεταβάλλοντας C 2ª m. Gal.
Ib. τόν Gal., Ras.
Ib. γυμνάζεσθαι V.
5-6. γυμνάσιον ..... γυμνάσασθαι om. ABC 1ª m. V.
6. γυμνάσιον del. C 2ª m.
7. ἀφελόμενον B text.
9. ἔνεσῖιν Gal.
Ib. ὁμοιόῤῥοπον Gal.
10. ἐπιπνεύοντα C 1ª m.
12. ἀναχθήσειεν Gal.; γρ. ἀναχθήσειεν C 2ª m. — Ib. Τοιοῦτον ᾧ μέν ABV. — Ib. τι om. Gal.

τὸ σφοδρὸν ἰέναι καιρός · ἔσῖι δὲ τοῦτο σύνθετον ἐξ εὐτόνου
τε καὶ ταχέως · ὅσα γὰρ εὔτονα τῶν γυμνασίων εἴρηται, τούτοις ἅπασιν ὡς σφοδροῖς ἄν τις χρῷτο, κινήσεις ταχείας προσ-
12 τιθείς. Οὐχ ἥκισῖα δὲ καὶ τὰ τοιαῦτα γυμνάσια σφοδρά,
σκάψαι καὶ δισκεῦσαι καὶ πηδῆσαι συνεχῶς ἄνευ τοῦ διανα-
παύσασθαι · οὕτω δὲ καὶ τὸ ἀκοντίζειν ὁτιοῦν τῶν βαρέων βε-
λῶν, συνείροντα τὴν ἐνέργειαν, ἢ βαρέσιν ὅπλοις ἐσκεπασμέ-
13 νον ἐνεργεῖν ὀξέως. Ταῦτα οὖν ἅπαντα γυμνασίων ἐσῖὶν εἴδη,
τάς τε νῦν εἰρημένας ἔχοντα διαφοράς, καὶ πρὸς τούτοις ἔτι
τὸ τὰ μὲν ὀσφὺν μᾶλλον ἢ χεῖρας ἢ σκέλη διαπονεῖν, τὰ δὲ
14 τὴν ῥάχιν ἢ τὸν θώρακα μόνον, ἢ τὸν πνεύμονα. Βάδισις μὲν
καὶ δρόμος ἴδια σκελῶν γυμνάσια · ἀκροχειρισμοὶ δὲ καὶ σκιαμαχία χειρῶν · ὀσφύος δὲ τὸ ἐπικύπῖειν καὶ ἀνακύπῖειν συνε-

San. tu. II, 11; p. 146.

passer à l'exercice violent, qui est composé de l'exercice qui réclame de la force et de l'exercice rapide; car on peut se servir comme d'exercices violents de tous ceux que nous venons de ranger dans la classe des exercices qui réclament de la force, pourvu qu'on y
12 ajoute la rapidité du mouvement. Les exercices suivants sont certainement aussi du nombre des exercices violents : bêcher, lancer des disques, sauter constamment sans se reposer, de même lancer un projectile lourd quel qu'il soit en rassemblant ses forces, ou
13 travailler rapidement étant couvert d'une armure pesante. Par conséquent tous ces exercices sont des espèces qui diffèrent par les points dont nous venons de parler, et, en outre, parce que les uns fatiguent davantage les lombes, les bras ou les jambes, d'autres
14 l'épine du dos, ou la poitrine seulement, ou le poumon. La marche et la course sont des exercices propres des jambes; la gesticulation et le combat simulé, des exercices propres des bras; se baisser et se relever continuellement est un exercice propre aux

Quelles parties sont mises en mouvement suivant les exercices.

2. εὕρηται AB.
3. κινήσει BV. — Ib. ταχείᾳ BCV.
5. κ. δισκ. καὶ κινῆσαι κ. πηδ. Gal.
9. τάς . . . διαφ. om. ABCV Ras.
10. χεῖρα A. — Ib. σκέλη] κεφαλήν BV. — Ib. διαπνοεῖν B.
11. ῥάχιν ὅλην Gal.
Ib. πνεύμονα μόνον Gal.
12-13. σκιομαχία C 2ª m. Gal.
13. ἴδια χειρῶν Gal. — Ib. ἐπικ. κ. ἀνακ. ex em.; ἐπικ. τε κ. ἀνακ. Gal.; ἀνακ. κ. ἐπικ. ABCV.

San. tu. II, 11; p. 147.

Ib. p. 150-52.

χῶς. Θώρακος δὲ καὶ πνεύμονος αἱ μέγισται τῶν ἀναπνοῶν 15
οἰκεῖα γυμνάσια, καθάπερ γε καὶ αἱ μέγισται φωναὶ πρὸς τοῖς
εἰρημένοις ἁπάντων τῶν φωνητικῶν ὀργάνων. Ἐξ ἑαυτῶν μὲν 16
οὖν τοῖς ζώοις ἐγγίνονται κινήσεις ἃς ἔμπροσθεν εἶπον· ἔξωθεν
δὲ κατά τε τοὺς πλοῦς καὶ τὰς ἱππασίας καὶ τὰς αἰωρήσεις,
ὅσαι τε ἐπὶ τῶν ὀχημάτων γίνονται, καὶ ὅσαι διὰ σκιμπόδων
κρεμαμένων, ἢ λίκνων σειομένων, ἢ ἐν ταῖς τροφῶν ἀγκάλαις
τοῖς βρέφεσιν· ἐκ δὲ τῶν ἔξωθεν κινήσεων εἴη ἂν καὶ ἡ ἀνά-
τριψις. Ἔνιαι μέντοι κινήσεις εἰσὶ μικταὶ, καθάπερ καὶ ἡ ἱπ- 17
πασία· οὐ γὰρ, ὥσπερ ἐν τοῖς ὀχήμασιν, οὕτω κἂν ταῖς τῶν
ἵππων ὀχήσεσι συμπίπτει σείεσθαι μόνον ὑπὸ τοῦ φέροντος,
ἐνεργοῦντα μηδὲν, ἀλλὰ τήν τε ῥάχιν ὀρθίαν ἀπευθύνειν χρὴ,
καὶ τοῖς μηροῖς ἀμφοτέροις ἀκριβῶς ἔχεσθαι τῶν πλευρῶν τοῦ

lombes. Les respirations très-grandes sont des exercices propres de 15
la poitrine et du poumon, de même que les vociférations très-fortes
sont en même temps des exercices propres des parties susdites et de
tous les organes de la voix. Nous tenons de nous-mêmes les mouve- 16
ments dont nous venons de parler; les suivants, au contraire, nous
viennent de l'extérieur: la navigation, l'équitation et les déplace-
ments qui se font dans les voitures et les lits suspendus ou dans les
berceaux qu'on remue, ou pour les petits enfants dans les bras de
leurs nourrices; on peut aussi ranger la friction dans la classe des
mouvements qui viennent de l'extérieur. Quelques mouvements 17
sont mixtes, par exemple, l'équitation; car il n'en est pas pour ce
mouvement comme pour le transport en voiture, pendant lequel
on est uniquement secoué par son véhicule sans rien faire par soi-
même, mais, dans l'équitation, il faut tenir l'épine droite, serrer

Des exercices passifs.

Des exercices mixtes.

2. γε om. Gal.
5. τε om. Gal.
Ib. ἀωρήσεις AB.
6. ἐπί] ἐκ Gal.
7. ἐκκρεμαμένων Gal.
Ib. λικνῶν A; κοιτίδων C 2ª m.; κλινῶν C 3ª m. (HB).
9-10. αἱ ἱππασίαι Gal.
10. κἂν τοῖς τῶν ABCV.
11. ὀχήμασι Gal. — Ib. φρέατος AC 1ª m.; ....ατος τοῦ (sic) BV.
12. τε om. Gal.
Ib. ὄρθιον Gal.
13. τῶν πλευρῶν om. C.

ἵππου, καὶ τετάσθαι τὰ σκέλη, καὶ προορᾶσθαι τὰ πρόσθεν·
ἐν τούτῳ δὲ καὶ ἡ ὄψις γυμνάζεται, καὶ ὁ τράχηλος πονεῖ.
18 Σείεταί γε μὴν οὐδὲν ἧτΊον καὶ τὰ σπλάγχνα τοῖς ἱππαζομέ-
νοις· ἐν μέντοι ταῖς ἐπὶ τῶν ὀχημάτων αἰωρήσεσιν ἧτΊον,
ὥσΊε, εἴ τις θέλοι τὰ κάτω τῶν Φρενῶν σπλάγχνα κινῆσαι
βιαιότερον, ἐπί τε τοὺς εἰρημένους ἡκέτω πόνους, καὶ πρὸς
19 τούτοις ὅσα διὰ τῆς τῶν ἀμμάτων περιθέσεως τρίβουσιν. Συγ-
κινοῦσιν ἡμῖν καὶ τὰ κάτω τῶν Φρενῶν σπλάγχνα καὶ αἱ μέ-
γισΊαι τῶν ἀναπνοῶν τε καὶ Φωνῶν, ὥσπερ γε καὶ αἱ ἐκΦυ-
σήσεις· καὶ αὐτὴ δὲ ἡ κατάληψις τοῦ πνεύματος γυμνάσιόν
ἐσΊιν οὐχ ἧτΊον τῶν κατὰ ἐπιγάσΊριον ἢ τῶν κατὰ θώρακα
20 μυῶν. Τοιαῦται μέν εἰσιν αἱ ἔξωθεν ἐγΓινόμεναι κινήσεις.

exactement avec les deux cuisses les côtés du cheval, tenir les jambes
tendues et regarder en avant; et par là on exerce aussi la vue et on
18 fatigue le cou. Les viscères ne sont pas moins secoués, quand on va
à cheval, mais moins quand on se promène en voiture; si, par conséquent, on veut mettre en mouvement avec une certaine force les
viscères au-dessous du diaphragme, il faut passer aux exercices
susdits, en outre aux frictions qu'on pratique à l'aide de bandes qui
19 entourent le corps. Respirer et vociférer très-largement et souffler
fortement secouent aussi les viscères situés au-dessous du diaphragme; enfin la rétention du souffle elle-même n'est pas moins
un exercice des muscles du ventre que de ceux de la poitrine.
20 Tels sont les mouvements qui viennent de l'extérieur.

Effets des exercices de la respiration et de la voix.

2. ἐκ τούτου V.
Ib. δέ] γάρ Gal.
Ib. καί ἡ om. C.
Ib. πονεῖ, μάλισΊα δὲ ἐν τῷ τοιούτῳ γυμνασίῳ σείεται τὰ σπλάγχνα C 2ª m. Gal., Ras.
3. γε om. Gal.
Ib. καί om. Gal.
3-4. ὑπαζομένοις C 1ª m.; ἀλλομένοις C 2ª m. Gal.
5. ἐθέλοι Gal.
Ib. κατά C V.
Ib. τῶν om. Gal.
6. γε ABV.
Ib. ἱκέτω V.
8. ἡμῖν καί] μὲν καί C 2ª m.; μέν πως Gal. — Ib. αἱ om. AB.
10. αὔτη V.
12. Τοιαῦται . . . . . κινήσεις] Ἀλλὰ περὶ μὲν ταύτης αὖθις εἰρήσεται Gal.

ιε'. Πῶς χρὴ γυμνάζειν;

San. tu. II, 12; p. 159-61.

Ἀποδυέσθω δὲ τὸ μειράκιον, ὡς καὶ πρόσθεν εἶπον, ἐπὶ 1
πεπεμμένοις ἀκριβῶς τοῖς οὔροις· ἐφεξῆς δὲ τριβέσθω [συμ-
μέτρως· τὴν δὲ τῆς τρίψεως δηλώσει] συμμετρίαν τό τε ἐπιτρέχον ἄνθος αὐτῷ καὶ τὸ ῥᾳδίως ἐπαλλάττειν τὰ κῶλα, καὶ
τὸ πρὸς τὰς κινήσεις ἁπάσας ἑτοίμως ἔχειν. Μετὰ ταῦτα δὲ 2
ἤδη γυμναζέσθω, μέχρις ἂν εἰς ὄγκον αἴρηται τὸ σῶμα, καὶ
εὐανθὲς ὑπάρχῃ, καὶ αἱ κινήσεις ἑτοῖμοί τε καὶ ὁμαλεῖς καὶ
εὔρυθμοι γίνωνται· ἐν τούτῳ δὲ καὶ ἱδρῶτα θεάσῃ θερμὸν
ἀτμῷ συμμιγῆ. Παύεσθαι δὲ τηνικαῦτα πρῶτον, ἐπειδὰν ἕν τι 3
τῶν εἰρημένων ἀλλοιωθῇ, οἷον εἰ φανείη σοι συστελλόμενος ὁ
τοῦ σώματος ὄγκος, αὐτίκα παύειν τὸ μειράκιον· εἰ γὰρ ἐπὶ

15. COMMENT IL FAUT S'EXERCER.

Comment on doit s'exercer; signes à l'aide desquels on reconnaît qu'on n'a pas dépassé les limites;

Que le jeune homme se déshabille, comme je l'ai déjà dit aupa- 1
ravant, quand les urines sont arrivées à une maturité complète,
qu'il soit ensuite frotté modérément; on reconnaîtra le degré modéré de la friction à la rougeur fleurie qui se répand, à la facilité de croiser les bras et les jambes et à la promptitude pour
toute sorte de mouvement. Qu'il s'exerce alors jusqu'à ce que son 2
corps se tuméfie, prenne une rougeur fleurie, et que les mouvements soient faciles, égaux et bien cadencés; durant ce temps vous
verrez aussi apparaître de la sueur chaude mêlée à de la vapeur.
Mais il faut s'arrêter aussitôt qu'un des signes énumérés vient à se 3
modifier, comme par exemple si on voit que la tuméfaction du
corps s'affaisse, on fera de suite cesser l'exercice; car, si vous laissez

— qu'on doit s'arrêter.

Ch. 15. Tit. Μέχρις ὅτου C 2^a m.
1. καὶ....εἶπον] ὁ Αἰγίμιος ἐκέλευσεν Gal.
2-3. τριβέσθω.......συμμετρίαν] τῆς μὲν ἀνατρίψεως ὁ σκοπὸς, ὡς μαλαχθῆναι τὰ μόρια· δηλώσει δέ Gal.
Ib. συμμέτρως om. ABC 1^a m. V.
3. τὴν.....δηλώσει conj.; om. Codd. — Ib. συμμετρίαν del. C 2^a m.
4. τό om. B.
Ib. ἐκμαλάττειν ABCV.
5. δή C. — 7. εὔτονοι Paul.
Ib. ὁμαλαί C 2^a m. Gal.
8. ῥᾴθυμοι Paul.; εὔτονοι Aët.
Ib. ἐν δὲ τούτῳ A. — Ib. ἱδρῶτες A. — Ib. θερμῷ Gal.
9. Παύσασθαι Gal. — Ib. ἕν] ἂν C.
10. οἷον] καὶ γάρ Gal.

πλέον γυμνάσαις, ἐκκενώσεις τι καὶ τῶν χρηστῶν, ὥστε ἰσχνό-
τερον ἀποδείξειν τὸ σῶμα καὶ ξηρότερον καὶ ἀναυξέστερον.
4 Ὡσαύτως δὲ καὶ εἰ τὸ τῆς χρόας εὐανθὲς μαραίνοιτο, παύεσθαι·
καὶ γὰρ καταψύξεις τὸ σῶμα καὶ διαφορήσεις, εἰ ἐπὶ πλέον
5 γυμνάζοις ἔτι. Καὶ μὲν δὴ καὶ τὸ τῶν κινήσεων ἑτοῖμον ἢ εὔ-
ρυθμον ἢ ὁμαλὲς ἐπειδὰν ἐνδιδόναι που φαίνηται καὶ ὀκλάζειν,
καταπαύειν αὐτίκα· καὶ εἰ περὶ τὸν ἱδρῶτα γίνοιτό τις ἢ κατὰ
τὸ πλῆθος ἢ κατὰ τὴν ποιότητα μεταβολή· πλείονα γὰρ αὐτὸν
ἀεὶ καὶ μᾶλλον χρὴ γίνεσθαι καὶ θερμότερον, εἰς ὅσον ἂν αἱ
6 κινήσεις ἀνάγωνται πρὸς τὸ σφοδρότερον. Ὅταν δὲ ἐλάττων ἢ
ψυχρότερος γίνηται, διαφορεῖταί τε ἤδη τὸ σῶμα καὶ ψύχεται
7 καὶ ξηραίνεται περαιτέρω τοῦ προσήκοντος. Ἀκριβῶς οὖν προσέχειν τὸν νοῦν τῷ γυμναζομένῳ σώματι, καὶ διαναπαύειν εὐ-

le jeune homme s'exercer davantage, vous donnerez lieu aussi
à l'évacuation de quelque chose d'utile, en sorte que vous ren-
drez par là son corps plus maigre et plus sec, et que vous en em-
4 pêcherez la croissance. On doit s'arrêter de même, quand la fraî-
cheur de la couleur se fane; car vous refroidirez le corps et vous
dissiperez ses particules par la perspiration, si vous continuez à
5 l'exercer. Puis, quand la facilité, la cadence et l'égalité des mouvements paraissent compromises et anéanties, on fera aussitôt reposer
le jeune homme; de même, s'il s'opère quelque changement dans
la sueur, par rapport à la quantité ou à la qualité; car elle doit devenir toujours de plus en plus abondante, plus forte et plus chaude
6 à mesure que les mouvements augmentent d'intensité. Si elle devient moindre ou plus froide, le corps s'évapore déjà, se refroidit et
7 se sèche plus qu'il ne convient. Par conséquent on donnera une
attention suivie à celui qui s'exerce, et on le fera reposer immé-

Il faut donner une grande attention

1. γυμνάσῃς A; γυμνάζοις Gal. — 2. ἀποδείξεις Gal. — 5. Καὶ μέντοι καί C. — Ib. τῶν om. Gal. — 5-6. ἑτοῖμον........ὁμαλές] ὀξύ Aët. — 6. ἐνδιδόναι προφαίνηται Gal. — 6-7. ὀκλ. κατά τι, παύειν Gal. — 10. Ὅταν δέ] Ὅταν οὖν ἢ Gal. — Ib. ἔλαττον AC 1ᵃ m.; ἐλάττω BV. — 11. τε om. Gal. — 13. διαπαύειν Gal.

θέως, ἐπειδὰν προφαίνηταί τι τῶν εἰρημένων σημείων· οὐ μὴν
αὐτίκα γε ἀπολύειν λουσόμενον, ἀλλὰ τῆς μὲν ἀκμῆς τῶν γυμνασίων ἐπισχεῖν, καὶ σῆναι κελεῦσαι, καὶ, εἰ βουληθείης,
μετὰ κατοχῆς πνεύματος πληρῶσαι τὴν λαγόνα, περιχέοντα
Syn. ad. III, 2; p. 167. δὲ ἔλαιον ἀποθεραπεύειν τοὐντεῦθεν. Διττὴ δέ ἐστιν αὕτη κατὰ 8
γένος, ἡ μέν τις ὡς μέρος, ἡ δὲ ὡς εἶδος γυμνασίου· περὶ μὲν
δὴ τῆς ὡς εἶδος ἑξῆς ἐροῦμεν.

ιϛʹ. Περὶ τρίψεως ἀποθεραπευτικῆς.

Ib. p. 167-68. Περὶ δὲ τῆς ὡς μέρος ἤδη λέγωμεν. Ἅπαντος γυμνασίου 1-2
καλῶς ἐπιτελουμένου τὸ τελευταῖον μέρος ἀποθεραπεία καλεῖ-
ται· δύο δὲ αὐτῆς οἱ σκοποὶ, κενῶσαί τε τὰ περιττώματα, καὶ
ἄκοπον φυλάξαι τὸ σῶμα. Κοινὸς μὲν ὁ πρότερος ὅλῳ τῷ γυ- 3
μνασίῳ· καὶ γὰρ κἀκείνου δύο τοὺς πάντας ἐλέγομεν εἶναι σκο-

à celui qui s'exerce et ne pas négliger l'*apothérapie*.

diatement dès qu'un des symptômes susdits se montre; cependant on ne l'enverra pas de suite au bain, mais on modérera la force des exercices et on lui ordonnera de s'arrêter, et, si on veut, on pourra remplir les lombes par la rétention du souffle, et passer à
l'*apothérapie* en versant de l'huile sur le corps. Or l'apothérapie est 8
de deux sortes, l'une est une partie de l'exercice et l'autre en est une espèce; nous parlerons dans la suite de celle qui est une espèce d'exercice.

Il y a deux espèces d'*apothérapie*.

16. DE LA FRICTION *APOTHÉRAPEUTIQUE*.

Ce que c'est que l'*apothérapie*; double but de cette dernière partie de l'exercice :

Traitons maintenant de l'*apothérapie* qui est une partie de l'exer- 1
cice. La dernière partie de tout exercice qui se fait comme il faut 2
s'appelle apothérapie; elle a deux buts, celui d'évacuer les superfluités et de préserver le corps de la fatigue. Le premier lui est 3
commun avec l'exercice considéré comme un tout; car nous disions

4. περιέχοντα ABC 1ª m. V; περιχέοντας *Syn.*; περιχέαντα Paul.
5. δέ om. B Gal.
Ib. τοὔλαιον Gal.
6. τι ABCV. — 6-7. μὲν οὖν δή B; μέντοι C; μὲν οὖν V; δή Gal.
Ch. 16; l. 8. μέρους ABCV.
Ib. λέγομεν ABCV.
11. μὲν οὖν Gal.
Ib. πρότερος σκοπός Gal.

πούς, ἐπιῤῥῶσαί τε τὰ στερεὰ μόρια τοῦ ζώου, καὶ κενῶσαι τὰ
4 περιττώματα. Ὁ δὲ ἴδιος τῆς ἀποθεραπείας σκοπὸς ἐνστῆναί τε καὶ διακωλῦσαι τοὺς εἰωθότας ἐπιγίνεσθαι τοῖς ἀμετροτέροις γυμνασίοις κόπους· ὁποίαν δέ τινα ποιητέον αὐτὴν, ἡ τῶν σκοπῶν φύσις ἐνδείξεται· ἐπειδὴ γὰρ πρόκειται τῶν ἐν τοῖς στερεοῖς τοῦ ζώου μέρεσι περιττωμάτων ὅσα θερμανθέντα καὶ λεπτυνθέντα πρὸς τῶν γυμνασίων ἔτι μένει κατὰ τὸ σῶμα κένωσιν ἀκριβῆ ποιήσασθαι, χρὴ δήπου τάς τε διὰ ἑτέρων ἀνατρίψεις παραλαμβάνεσθαι μετὰ τάχους καὶ πολλαῖς χερσὶ γινομένας, ἵνα, ὡς οἷόν τέ ἐστι μάλιστα, μηδὲν ᾖ μέρος τοῦ τριβομένου γυμνὸν, ἐν τούτῳ δὲ καὶ συνεντείνειν τὰ τριβόμενα μόρια, καὶ πρὸς τούτοις ἔτι τὴν καλουμένην τοῦ πνεύματος
5 κατάληψιν. Χρὴ δὲ ἔλαιον δαψιλὲς περικεχύσθαι τῷ τριβομένῳ σώματι· καὶ γὰρ εἰς τάχος τοῦτο καὶ εἰς μαλακότητα τῇ τρίψει συνεργεῖ, καὶ πρόσεστιν αὐτῷ τι καὶ ἄλλο μέγιστον ἀγαθόν·

San. tu. III, 2; p. 169-70. — *Ib.* p. 171. — *Ib.* p. 170. — *Ib.* p. 171.

que l'exercice avait en tout deux buts, celui de renforcer les parties
4 solides du corps et celui d'évacuer les superfluités. Le but propre de l'apothérapie est de combattre et d'empêcher la fatigue qui suit habituellement les exercices plus ou moins immodérés, et la nature du but nous indiquera comment il faut faire l'apothérapie; car, comme on se propose d'évacuer exactement les superfluités des parties solides de l'économie qui, après avoir été échauffées et atténuées par les exercices, restent encore dans l'organisme, il faut employer la friction qui se fait par un grand nombre de mains étrangères avec rapidité, afin qu'autant que possible aucune partie de l'individu que l'on frictionne ne soit à découvert; on doit tendre pendant la friction les parties qu'on frotte, et, en outre, on prescrira
5 ce qu'on appelle la *rétention du souffle*. Il faut verser beaucoup d'huile sur le corps de celui qu'on frotte, car cette huile aide à la rapidité et à la douceur de la friction, et en même temps elle procure

évacuer les superfluités; combattre la fatigue.

L'apothérapie est constituée par les frictions avec les mains;

1. *κενῶσαι καὶ τά* AC 1ª m. — Ib. *ὡς μηδὲν εἶναι* Gal. — 7. *μὲν εἰ* ABC 1ª m. V. — 9. *εἰς τάχος* Gal. — 10. *ἵνα* om. Gal. — 11. *συνεκτείνειν* C 2ª m.; *συντείνειν* Gal. — 15. *συντελεῖ* Gal.

ἐκλύει γὰρ τὰς τάσεις καὶ μαλάττει τὰ πεπονηκότα κατὰ τὰς
San. tu. III, 2; p. 171-72. σφοδροτέρας ἐνεργείας. Μέση δὲ ἔστω μαλακῆς καὶ σκληρᾶς 6
ἡ τρῖψις, ἥπερ δὴ καὶ σύμμετρός ἐστιν. Ἐνεργηθήσεται δέ, 7
τῶν μὲν τοῦ τρίβοντος χειρῶν ἐρρωμένως ἐπιβαλλομένων, ὡς
ἐγγύς τι τὴν ἀπὸ αὐτῶν θλίψιν εἶναι τῇ σκληρᾷ τρίψει. Δεῖ 8
δὲ τὸ πλῆθος τοῦ λίπους καὶ τὸ τάχος τῆς φορᾶς ἐκλύειν εἰς
τοσοῦτον, ὡς ἀκριβῶς γίνεσθαι σύμμετρον. Τείνειν δὲ ἀξιοῦμεν 9
ἐν τούτῳ τὰ τριβόμενα μόρια χάριν τοῦ πᾶν ὅσον ἐστὶ μεταξὺ
τοῦ δέρματος καὶ τῆς ὑποκειμένης σαρκὸς περίττωμα διὰ τοῦ
Ib. p. 172-73. δέρματος ἐκκενοῦσθαι. Διὰ τὰ αὐτὰ δὲ ταῦτα καὶ ἡ τοῦ πνεύματος 10
κατοχὴ καὶ κατάληψις οὐ μικρὸν μόριον ἀποθεραπείας ἐστίν,
Ib. p. 176-78. ἥτις γίνεται, τεινομένων μὲν ἁπάντων τῶν τοῦ θώρακος μυῶν,
ἀνιεμένων δὲ τῶν κατὰ ἐπιγάστριόν τε καὶ φρένας· οὕτω γὰρ

un autre avantage très-considérable, celui d'affaiblir la tension et
de ramollir les parties qui se sont fatiguées pendant les exercices
un peu forts. Que la friction tienne le milieu entre la friction molle 6
et la friction rude, ce qui constitue en effet la friction moyenne.
Ceci aura lieu si les mains de celui qui frotte sont fortement appli- 7
quées, de sorte que la pression qu'elles causent se rapproche en
quelque sorte de la friction rude. Il faut modérer la quantité de 8
l'huile et la rapidité du mouvement des mains, jusqu'à ce que la
friction tienne exactement le milieu. Nous sommes d'avis de tendre 9
alors les parties qu'on frotte afin d'évacuer à travers la peau toutes
les superfluités qui se trouvent entre elle et la chair sous-jacente.
par la rétention du souffle ; C'est pour la même raison qu'une partie importante de l'apothérapie 10
consiste dans la suspension et *la rétention du souffle* (fig. 1) qui se fait
par la tension de tous les muscles de la poitrine et par le relâchement
de tous ceux du ventre et du diaphragme; ainsi les excréments se-

1. γάρ om. ABCV.
Ib. τῆς τάσεως V; τῆς στάσεως AC 1ª m.; τῆς ἄσεως (sic) B.
3. καί om. C.
5. τι] πη C 2ª m. Gal.
Ib. τρίψιν B.
Ib. Διά C 2ª m. Gal.
6. ἐκλυομένων Gal.; γρ. ἐκλυομένου C 2ª m.
8. ἐν om. ABCV. — Ib. τά om. Gal.
11. μετοχή C 1ª m.
Ib. σμικρὸν μέρος Gal.
13. ὑπογάστριον V.
Ib. τὰς φρένας Gal.

11 ἐνεχθήσεται κάτω τὰ περιττώματα. Δευτέραν δὲ ἔχει τάξιν ἡ
μετρίως ἐντείνουσα τοὺς κατὰ ἐπιγάστριον μῦς ὑπὲρ τοῦ τὰ
12 κάτω τῶν φρενῶν ἀποθεραπεῦσαι σπλάγχνα. Τῶν δὲ αὐτῶν
τούτων ἕνεκα καὶ αἱ τῶν ἀμμάτων περιφοραὶ γινέσθωσαν,
συνεντεινομένου μὲν ἁπάσαις αὐταῖς τοῦ τριβομένου, συνε-
πιστρεφομένου δὲ οὐχ ἁπάσαις· οὐδὲ γὰρ συνεχεῖς ἔτι αὐτὸν
ἐπὶ τῆς ἀποθεραπείας χρὴ ποιεῖσθαι τὰς κινήσεις, ὥσπερ
οὐδὲ σφοδράς, ἀλλὰ ποιεῖσθαι μέν τινας· ἐκ διαλειμμάτων δὲ
ἐχόντων τρίψεις· διὸ πολλάκις μὲν ἐνανειλείσθω, πολλάκις
δὲ καὶ ἀπωθείσθω, πολλάκις δὲ καὶ μεταβαλλέτω τὸν προγυμναζόμενον ἐν τούτῳ τῷ καιρῷ, πολλάκις δὲ καὶ κατὰ νώτου
γινόμενος αὐτὸς ἑκάτερον ἐν μέρει τῶν σκελῶν περιπλέκων

11 ront poussés vers le bas. En second lieu il faut, pour soumettre à
l'apothérapie les viscères sous-diaphragmatiques, recourir à l'espèce de rétention du souffle qui tend modérément les muscles du
12 ventre. C'est pour obtenir le même effet qu'il convient d'employer
les frictions opérées par des enroulements de bandes autour du
corps; celui qu'on frotte doit se roidir contre tous les mouvements
des bandes, mais il ne sera pas entraîné par tous, car, pendant
l'apothérapie, il ne doit plus se livrer ni à des mouvements continuels
ni à des mouvements forts, mais il en fera quelques-uns qui seront
interrompus par des frictions; voilà pourquoi il doit être souvent
enroulé dans les bandes, souvent repoussé; souvent aussi, vers ce
temps, il doit changer de place avec le progymnaste, souvent enfin,
étant placé derrière lui, il enlacera ses jambes, tantôt l'une, tantôt
l'autre, autour du progymnaste, avec une certaine tension qui ne

— par la friction avec enroulement dans des bandes, combinée avec la friction ordinaire.

3. τῶν om. ABC 1ª m. V.
4. αἱ om. ABCV.
5. συντεινομένου ABCV.
6. δέ] καί Gal. — Ib. συνεχεῖν A.
7. ἀπό C 2ª m. Gal., Ras.
8. σφοδράν A.
Ib. τινα C 2ª m.
9. ἐχούσας C 2ª m.
Ib. ἀναλείσθω ABC; ἀνελείσθω V; ἐναλειλείσθω C 2ª m.
9-10. πολλάκις... ἀπωθείσθω om. ABC 1ª m. V.
10. μεταβαλλέσθω B text. V 1ª m.
10-11. προγυμναζόμενον ex em.; προσγυμναζόμενον ABCV Gal.
11. νῶτον Gal.

τῷ προγυμναστῇ μετὰ ἐντάσεώς τινος οὐκ ἠπειγμένης ὑπὸ ἑτέρων εὐκαίρως ἐπαφωμένων τριβέσθω· οὕτω γὰρ ἂν μάλιστα διαφυλάττοι τε τὴν ἐν τοῖς γυμνασίοις ηὐξημένην θερμότητα, καὶ συνεκκρίνοι ταῖς ἰδίαις ἐντάσεσί τε καὶ κινήσεσι τὰ περιττώματα, πρὸς ὃ δὴ καὶ ἡ τοῦ πνεύματος κατάληψις οὐκ
San. tu. III, 2; p. 178-79.
ὀλίγον ἔοικε προσβοηθεῖν. Καὶ τοίνυν καὶ τῶν γυμνασίων 13
αὐτῶν μεταξὺ παραλαμβάνουσιν οἱ ἄριστοι γυμνασταὶ κατάληψιν πνεύματος, ὥσπερ γε καὶ τὴν προειρημένην ἀποθεραπευτικὴν τρῖψιν, ἅμα μὲν ἀναπαύοντες, ὅταν ἄρχωνται καμεῖν, ἅμα δὲ κατὰ βραχὺ διακαθαίροντες τοὺς πόρους, ἵνα εὔπνουν τε ἅμα καὶ καθαρὸν ᾖ τὸ σῶμα πρὸς τοὺς ἑξῆς πόνους, ὡς κίνδυνός γε, μηδενὸς τοιούτου προνοήσαντα τὸν γυμναστὴν ἐμφράξαι μᾶλλον ἢ καθᾶραι τοὺς πόρους· αἱ γάρ τοι σφοδρό-

doit pas être trop forte; dans cette position il doit être frotté par des gens qui le massent convenablement; car c'est là la meilleure manière de conserver l'augmentation de chaleur qu'il doit à ses exercices, et en même temps d'évacuer les superfluités par ses tensions et ses mouvements propres; il semble aussi que la rétention
Les meilleurs gymnastes emploient l'apothérapie au milieu des exercices.
du souffle aide assez efficacement à produire cet effet. Les meil- 13
leurs gymnastes emploient donc aussi entre les exercices la rétention du souffle ainsi que la friction *apothérapeutique*, que nous venons de décrire; par là ils font reposer du même coup, quand ils commencent à être fatigués, ceux qu'on exerce, et ils détergent peu à peu les conduits, afin de rendre le corps pur et en même temps propre à la perspiration pour les exercices qui vont suivre; en effet, si le gymnaste ne prenait pas de pareils soins, il encourrait le danger de voir plutôt les conduits s'obstruer que se nettoyer; car les mouvements un peu forts des matières sont de nature à causer des

1. προγυμναστῇ ex em.; προσγυμναστῇ ABCV; γυμναστῇ Gal.
Ib. τινος om. ABC 1ª m. V.
2. τρίβεσθαι BV.
Ib. ἂν καὶ μάλιστα Gal.
4. συνεκκρίνει V.
5. δή om. Gal.
6. ἔοικέ μοι ἐπιβοηθεῖν Gal.
Ib. τοίνυν τῶν ABCV.
9. κάμνειν Gal.
12. προνοήσαντος V; προνοηθέντος Gal. — Ib. γυμναστικὴν CV.
13 et p. 487, 1. σφοδρόταται φοραί Gal.

τεραι κινήσεις τῶν ὑλῶν τὰ ἐναντία πεφύκασιν ἐργάζεσθαι, κατὰ διαφέροντας καιροὺς καὶ τρόπους ἐνεργούμεναι, ἐμφράξεις μὲν, ὅταν ἀθρόον τε ἅμα καὶ παχὺ καὶ πολὺ τὸ φερόμενον ᾖ, καθάρσεις δὲ, ἐπειδὰν ὀλίγον καὶ λεπτομερὲς ὑπάρχον μὴ πάνυ
14 κατεπείγηται καὶ καταναγκάζηται πᾶν ἀθρόως ἐκκενοῦσθαι. Διὰ ταῦτα μὲν δὴ τοὺς ἐν μέσοις τοῖς πόνοις ἀποθεραπείᾳ χρωμένους ἐπαινῶ, καὶ μάλισῖα ἐπὶ τῶν τοὺς βαρεῖς καλουμένους ἄθλους ἀσκούντων.

San. tu. III, 2; p. 180.

ιζ'. Περὶ τῆς ἰδίως τρίψεως.

1 Ἡ τρίψις ἐνίοτε μὲν αὐτὴ κατὰ ἑαυτὴν ἐργάζεταί τι περὶ τοῖς σώμασιν ἡμῶν χρησῖόν· ἐνίοτε δὲ τοῖς ἐργαζομένοις ὑπηρετεῖν πέφυκεν· ὑπηρετεῖ μὲν ἐν τοῖς γυμνασίοις, παρασκευάζουσά τε πρὸς αὐτὰ, καὶ μετὰ ταῦτα παραλαμβανομένη,

Ibid. II, 6; p. 121-22.

effets opposés, s'ils se produisent dans des circonstances dissemblables et d'une manière différente ; ils produisent des obstructions, si la matière mise en mouvement est épaisse et abondante et si elle se précipite en grande quantité à la fois ; ils produisent, au contraire, des détersions, si elle est peu abondante, subtile, si elle ne marche pas très-rapidement, et si elle ne fait pas des efforts pour être éva-
14 cuée d'un seul coup. Voilà pourquoi j'approuve ceux qui emploient l'apothérapie au milieu des exercices, surtout chez ceux qui s'occupent des combats d'athlètes appelés *lourds*.

17. DE LA FRICTION CONSIDÉRÉE EN ELLE-MÊME.

Effets de la friction considérée en elle-même, suivant la *quantité*

1 Quelquefois la friction est de nature à produire par elle-même quelque chose d'utile pour le corps, quelquefois aussi elle est l'auxiliaire des moyens qui agissent dans le même sens ; elle est auxiliaire quand il s'agit d'exercices, aussi bien quand elle y prépare

3. τό om. ABCV.
3-4. ἡ κάθαρσις ABC 1^a m. V.
4. ὀλίγον τε καί Gal.
Ib. ὑπάρχοι A. — 5. τε καί Gal.
6. δὴ καὶ τούς Gal.; δή V.
7. τῶν om. B.

CH. 17. Tit. ἰδίας C 2^a m.
9. αὐτήν V; αὑτήν A.
10-11. ὑπηρ. πεφ.· ὑπηρ.] ὑπηρετεῖ· ὑπηρετοῦσι Gal.
11-12. ἡ παρασκ. πρός Gal.
12. καὶ ἡ μετά Gal.

καὶ καλεῖται παρασκευαστικὴ μὲν ἡ προτέρα, ἀποθεραπευτικὴ
δὲ ἡ ἑτέρα, περὶ ὧν ἔμπροσθεν εἰρήκαμεν. Ἡ δὲ κατὰ ἑαυτὴν 2
San. tu. II, 3; p. 93-94. [Hipp. De off. med. § 17; t. III, p. 322.]
ἐργαζομένη τι χρηστὸν τρίψις δύναται λῦσαι, δῆσαι, σαρκῶσαι,
μινυθῆσαι, ἡ σκληρὴ δῆσαι, ἡ μαλακὴ λῦσαι, ἡ πολλὴ μινυθῆσαι, ἡ μετρίη σαρκῶσαι· τέτταρες γὰρ αὗται διαφοραὶ κατὰ
γένος ἐπὶ τέτταρσι δυνάμεσί τε καὶ χρείαις ἁπασῶν τῶν τρίψεων εἰσίν. Εἰ δὲ δὴ καὶ τὰς μέσας αὐτῶν προσλογιζοίμεθα, 3
συνεμφαινομένας ταῖς εἰρημέναις, ἓξ αἱ ἅπασαι διαφοραὶ γε-
Ib. II, 4; p. 106.
νήσονται· εἰ γὰρ ἡ μὲν σκληρὰ δύναται δεῖν, ἡ μαλακὴ δὲ
λύειν, ὅσα μὲν ἐκλέλυται πέρα τοῦ μετρίου σώματα σκληρῶς
ἀνατριπτέον, ὅσα δὲ ἔσφιγκται μαλακῶς· εἰ δέ τι συμμέτρως

... et la qualité de la friction.

que quand on l'emploie après eux; dans le premier cas, elle est
appelée *préparatoire*, dans le second *apothérapeutique;* nous en avons
déjà parlé précédemment. La friction qui produit par elle-même un 2
effet utile peut relâcher, resserrer, donner de l'embonpoint et amaigrir : resserrer, si elle est rude, relâcher, si elle est molle, amaigrir, si
elle est prolongée, donner de l'embonpoint, si elle est modérée; car
ce sont là les quatre différences, eu égard au genre, dans lesquelles
rentrent toutes les frictions, établies sur leurs quatre propriétés et
sur leur quadruple utilité. Si nous y ajoutons encore les espèces 3
moyennes dont nous saisissons la nature par la considération des
espèces fondamentales, nous aurons en tout six espèces; car, si la
friction rude peut resserrer, et la friction molle relâcher, il faut
frictionner rudement les corps qui sont affaiblis outre mesure et
mollement ceux qui sont resserrés; mais, s'il y a un corps qui se
trouve dans une situation moyenne, il est clair qu'il ne faut le

1. προσαγορεύεται ἀποθερ. Gal.
4. μινυθῆσαι] ἤγουν ἰσχναίνειν C 2ª m. — Ib. ἡ σκληρὰ δῆσαι C 2ª m.; ἡ σκληριδῆσαι BV.
Ib. μαλακὴ δῆσαι ABCV; μαλακὰ δῆσαι C 2ª m.
Ib. ἡ πολλά C 2ª m.; ἡ πολύ BV.
5. ἡ μετρίη B; ἡ μετρία C 2ª m.
6. τέσσαρσι Gal.
Ib. τῶν om. Gal.
7. δή om. Gal.
Ib. προσλογιζόμεθα ABCV.
8. πᾶσαι ABCV.
9. γάρ] καί C 2ª m.; γαί V.
Ib. δεῖν] δασύνειν Paul.
10. ἐκλύεται Gal., *Syn.*, Aët., Paul.
Ib. παρὰ τὸ μέτρον A.
11. ἐσφῖκται V; σφίγηται A.

ἔχοι, τοῦτο εὔδηλον ὡς οὔτε σκληρῶς, οὔτε μαλακῶς, ἀλλὰ, ὅσον
4 οἷόν τε, τὰς ὑπερβολὰς ἑκατέρας Φυλατlόμενον. Ὥσπερ δὲ ἐν ταύταις ταῖς κατὰ ποιότητα διαφοραῖς οὐ σκληρὰ καὶ μαλακὴ μόνον ἔσlιν, ἀλλὰ καὶ σύμμετρος, οὕτω κἂν ταῖς κατὰ ποσότητα οὐ πολλὴ καὶ ὀλίγη μόνον, ἀλλὰ καὶ μετρία· δυοῖν γὰρ ὄντων πραγμάτων ὅλῳ τῷ γένει κεχωρισμένων, εἴ γε δὴ τὸ ποιοῦν τοῦ ποιουμένου τῷ γένει διενήνοχεν, αἱ μὲν τρίψεις ἐκ τῶν ποιούντων εἰσὶν, αἱ δὲ ὑπὸ αὐτῶν ἀποτελούμεναι κατὰ τὸ σῶμα ἡμῶν διαθέσεις ἐκ τῶν ποιουμένων, ὥστε καὶ τὰς ἐναντιότητας ἀναγκαῖον ἑτέρας μὲν ἔν τε τῷ τῶν τρίψεων, ἑτέρας δὲ ἐν τῷ τῶν διαθέσεων γένει ὑπάρχειν, ἐν μὲν τῷ τῶν τρίψεων τήν τε μαλακὴν καὶ τὴν σκληρὰν καὶ τὴν πολλὴν καὶ τὴν ὀλίγην, ἐν δὲ τῷ τῶν διαθέσεων τήν τε οἷον δέσιν τε καὶ λύσιν τῶν σω-

San. tu. II, 4; p. 107-08.

frotter ni rudement ni mollement, mais en évitant autant que pos-
4 sible les deux extrêmes. De même que, dans ces différences qui tiennent à la qualité, il n'y a pas seulement une friction rude et une friction molle, mais encore une friction modérée, de même, dans les différences selon la quantité, il n'y a pas seulement une friction prolongée et une friction de courte durée, mais aussi une friction moyenne; en effet, comme il y a deux choses qui diffèrent entièrement en genre, c'est-à-dire l'actif qui diffère en genre du passif, les frictions appartiennent au genre actif et les modifications qu'elles produisent dans notre corps, au genre passif; voilà pourquoi il existe indispensablement des séries de qualités opposées qui tiennent aux frictions elles-mêmes, et d'autres qui tiennent aux modifications qu'elles produisent; celles qui tiennent aux frictions sont la friction molle et la friction rude, la friction prolongée et la friction de courte durée, tandis que l'acte qui consiste à resserrer et à relâcher les corps, ainsi que celui d'amaigrir et de

1. ἔχει A Gal.
2. τε μάλισlα Gal.; om. C 1ª m.
2-3. ταύταις om. Gal.
3. μόνον] μᾶλλον ABCV.
4. τὸ πόσον Gal.; ποιότητα C 1ª m.
5. μετρία μόνον, ἀλλὰ καὶ ὀλίγη ABCV.
7. αἱ μέν om. C 1ª m.
8. αὐτῷ A.
10. τε om. Gal.
Ib. τῷ γένει τῶν C 2ª m.
10-11. ἑτέρας. . . . τρίψεων om. ABCV Ras.
13. τὴν οἷον ABCV.

μάτων, καὶ τὴν ἰσχνότητα καὶ σάρκωσιν. Ἡ μὲν οὖν προτέρα 5
τῶν διαθέσεων ἐναντίωσις ὑπὸ τῆς προτέρας κατὰ τὰς τρίψεις
ἐναντιώσεως γίνεται· ἡ δευτέρα δὲ οὐκ ἔτι· συμβαίνει γὰρ
ἐπὶ αὐτῆς τὴν μὲν ἰσχνότητα πρὸς τῆς πολλῆς γίνεσθαι τρίψεως, τὴν δὲ ἀνάθρεψιν ὑπὸ τῆς μετρίας· ἡ γὰρ ὀλίγη σαρκοῦν
οὐ δύναται, διότι δεῖται μὲν τὸ σαρκωθησόμενον αἵματός τε
παραθέσεως συμμέτρου καὶ δυνάμεως εὐρώστου, καὶ ταῦτα
ἄμφω καλῶς αὐτῷ πρὸς τῆς συμμέτρου γίνεται τρίψεως, οὐ-
San. tu. II, 4; p. 110-11.
δέτερον δὲ ἱκανῶς οὐδὲ αὐτάρκως ὑπὸ τῆς ὀλίγης. Ἀναγαγὼν 6
γοῦν ὥσπερ εἰς στοιχεῖά τινα τὰς ἁπλᾶς διαφορὰς ὁ Ἱπποκράτης
ἅπαντα τὸν περὶ τῆς τρίψεως λόγον ἐδίδαξεν, ὅπως αὐτάρκως
θρέψεις, ἢ καθαιρήσεις, ἢ μαλάξεις, ἢ σφίγξεις τὸ σῶμα. Τού- 7
τοις δὲ εὐθέως συνεμφαίνεται τά τε μέσα τῶν ἔργων καὶ τὰ κατὰ
συζυγίαν ἀποτελούμενα, μέσα μέν, ὅταν μήτε λῦσαι, μήτε δῆσαι

donner de l'embonpoint tiennent aux modifications. La première 5
série d'effets opposés quant aux modifications est produite par la
première série de qualités opposées quant à la friction, mais il n'en
est plus ainsi pour la seconde; car, dans cette série, l'amaigrissement
est produit par la friction prolongée, et l'embonpoint par la friction
modérée; en effet la friction de courte durée ne saurait donner de
l'embonpoint, parce que la partie dans laquelle nous voulons produire cet effet a besoin d'un appel modéré de sang et d'une force
réelle, et que ces deux conditions sont remplies comme il faut par
la friction modérée, tandis que ni l'une ni l'autre ne l'est com-
HIPPOCRATE a enseigné toute la doctrine des frictions.
plétement et suffisamment par la friction de courte durée. Par consé- 6
quent, en ramenant, pour ainsi dire, à leurs éléments les différences
simples entre les frictions, Hippocrate a exposé toute la doctrine
qui s'y rapporte, enseignant comment on nourrira, on amaigrira,
Classification des effets des frictions.
on ramollira ou on resserrera suffisamment le corps. Les effets 7
moyens et ceux qui sont produits par les combinaisons se comprennent tout de suite aussitôt qu'on connaît les effets principaux; il y

5. ἀνάτριψιν B; συμμετρίαν Aët.
6. τε om. Gal.
7. εὐρώστου, ταῦτα V.
9. αὔταρκες ἐπὶ τῆς Gal.
10. οὖν V. — Ib. ἁπλῶς A.
11-12. ὅπως αὐτάρκως θρέψῃς A V; ὅπως ἀναθρέψεις Gal.
14. ὅταν ἤτοι μήτε ABCV.

DES EXERCICES.

τὸ σῶμα, μήτε σαρκῶσαι, μήτε μινυθῆσαι προελώμεθα, κατὰ συζυγίαν δὲ, ὅταν, εἰ οὕτως ἔτυχεν, ἅμα δῆσαι καὶ σαρκῶσαι σῶμα προελώμεθα· τίς γὰρ οὐκ ἂν ἐπινοήσειεν, ὡς, ἐπειδὰν σκληρᾷ σαρκὶ σαρκῶσαι σῶμα προαιρώμεθα, τὴν σκληρὰν ἡμῖν τρῖψιν ἅμα συμμέτρῳ ποσότητι παραληπτέον ἐστὶν, ὥσπερ γε, κἀπειδὰν μαλακῇ, τὴν μαλακήν τε ἅμα καὶ σύμμετρον ἐν τῷ πόσῳ, καὶ κατὰ τὰς ἄλλας συζυγίας ἀνάλογον; αἱ γὰρ τρεῖς διαφοραὶ τῶν κατὰ ποιότητα τρίψεων ταῖς τρισὶ διαφοραῖς τῶν κατὰ ποσότητα τρίψεων ἐπαλλαττόμεναι συζυ-
8 γίας ἀποτελοῦσιν ἐννέα. Ἐκθήσομαι δὲ αὐτὰς ἐπὶ διαγράμματος, ἐν ᾧ διαγράμματι τὸν μὲν πρότερον στοῖχον ἄνωθεν κάτω ποιοτήτων χρὴ νοεῖν, τὸν δὲ δεύτερον ποσοτήτων.

San. tu. II, 4; p. 112.

a un effet moyen, par exemple, si nous ne voulons ni relâcher, ni resserrer le corps, ni lui donner de l'embonpoint, ni l'amaigrir; il y a une combinaison, si nous voulons en même temps resserrer le corps et lui donner de l'embonpoint; qui ne comprendra pas en effet que, si nous voulons donner au corps de l'embonpoint constitué par une chair dure, il faut employer une friction rude qui soit en même temps moyenne eu égard à la quantité? de même, si nous voulons procurer au corps un embonpoint constitué par une chair molle, il faut employer une friction molle mais moyenne par rapport à la quantité; il en est de même pour les autres combinaisons; car, si on combine alternativement les trois différences de frictions selon la qualité avec leurs trois différences
8 selon la quantité, on obtiendra neuf combinaisons. Je vais les exposer dans un diagramme, dans lequel il faut comprendre que la première série de haut en bas se rapporte aux qualités, et la seconde aux quantités.

3. σῶμα προελώμεθα om. Gal.
3-4. τίς. . . . . προαιρώμεθα om. ABCV Ras.
6. γε om. Gal.
Ib. μαλακῇ, τήν om. ABCV.
7. κατά om. ABCV.
8. τὴν ποιότητα Gal.; ποσότητα Paul. — 9. τῶν] ταῖς ABC.
Ib. ποιότητα ABC Paul.
Ib. ἀπαλλαττόμεναι C; ἐπιπλεκόμεναι Gal. (en transp. ce mot avant ταῖς τρισί, l. 8).
11. διαγράμματι om. Gal.
Ib. σῖιχον V 2ª m.
11-12. κατὰ ποιοτήτων AB; κατὰ ποιότητα V.

Ποιότητες.	Ποσότητες.
Σκληρά..........	Πολλή.
Σκληρά..........	Ὀλίγη.
Σκληρά..........	Σύμμετρος.
Μαλακή..........	Πολλή.
Μαλακή..........	Ὀλίγη.
Μαλακή..........	Σύμμετρος.
Σύμμετρος........	Πολλή.
Σύμμετρος........	Ὀλίγη.
Σύμμετρος........	Σύμμετρος.

ιη'. Περὶ τῆς ἑωθινῆς ἀνατρίψεως.

San. tu. III, 13; p. 228-30.

Περὶ δὲ τῆς ἑωθινῆς ὧδέ πως σκοπεῖσθαι χρὴ κατά γε τὸ σῶμα τὸ εὔκρατον· εἰ μὲν γὰρ ἄμεμπΊον ὑπάρχοι, περίεργόν ἐσΊιν ἀνατρίϐειν αὐτὸ, πλὴν εἴ ποτε ἀναγκαῖον εἴη συνενε- 1

QUALITÉS.	QUANTITÉS.
Rude..............	Prolongée.
Rude..............	Courte.
Rude..............	Moyenne.
Molle..............	Prolongée.
Molle..............	Courte.
Molle..............	Moyenne.
Moyenne...........	Prolongée.
Moyenne...........	Courte.
Moyenne...........	Moyenne.

18. DE LA FRICTION DU MATIN.

Dans quels cas on doit employer la friction du matin.

Voici à peu près l'opinion qu'il faut se former sur la friction du matin, du moins quand il s'agit d'un individu dont le corps est bien tempéré : si l'individu est dans un état irréprochable, il est superflu de le frictionner, à moins qu'il ne soit parfois dans la né- 1

1. Ce *diagramme* pris dans Gal. est donné imparfaitement par les mss.
CH. 18 ; l. 10. *δέ* om. B.
Ib. *ὧδέ πῶς κοπεῖσθαι χρή* AB ; *ὧδε ἐπισκοπεῖσθαι βέλτιον* Gal.
11. *γάρ*] *οὖν* Gal.
Ib. *ὑπάρχει* Gal.
12. *ἀνατρίϐειν ἢ ἀλείφειν* Gal.

χθῆναι κρύει καρτερῷ· τηνικαῦτα γὰρ, ὡς τοὺς μέλλοντας ψυχρολουτεῖν, οὕτω τῇ τρίψει παρασκευάζομεν· εἰ δέ τις αἴσθησις εἴη κόπων, ἀλείφειν χρὴ τηνικαῦτα καὶ ἀνατρίβειν μαλακῶς.
2 Οὕτω δὲ καὶ, εἰ ξηρότης εἴη πλείων τοῦ δέοντος, ἀλειπτέον ἐλαίῳ γλυκεῖ· τέγγει γὰρ τοῦτο τὸν ξηρὸν χρῶτα· τριπτέον δὲ ἐλάχιστα μὲν, ἀλλὰ μήτε σκληρᾷ τρίψει, μήτε μαλακῇ· προτρέψαι γὰρ μόνον δεόμεθα τὴν ἀνάδοσιν, οὔτε ἀλλοιῶσαι τὴν ἕξιν, οὔτε διαφορῆσαί τι τῶν περιεχομένων, ἐργάζεται δὲ ἄμφω μὲν ἡ μαλακὴ, θάτερον δὲ ἡ σκληρὰ τρίψις, εἴ γε δὴ πυκνοῖ μὲν αὕτη καὶ σκληρύνει τὸ δέρμα, διαφορεῖ δὲ ἡ μα-
3 λακὴ καὶ ἀραιὸν καὶ ἁπαλὸν ἀπεργάζεται τὸ σῶμα. Πύκνωσιν μέντοι τοῦ σώματος ἐπανορθώσασθαι βουλόμενοι τὴν μὲν ἐπὶ

cessité de résister à un froid intense; car, dans ce cas, nous préparons cet individu par la friction de la même manière que ceux qui vont prendre un bain froid; s'il y a quelque sentiment de fatigue,
2 alors il faut oindre et frictionner doucement. De même, s'il existe une sécheresse exagérée, on doit oindre avec de l'huile douce (car cette pratique humecte le corps quand il est sec), mais on frottera très-peu, et la friction ne sera ni rude ni molle; car il nous faut seulement activer la distribution de l'aliment et non pas changer la complexion ou dissiper par la perspiration quelque matière contenue dans le corps; or la friction molle produit ces deux effets et la friction rude seulement l'un des deux, puisque la dernière resserre et durcit la peau, tandis que la friction molle favorise la perspira-
3 tion, raréfie le corps et le ramollit. Si nous voulons remédier à un resserrement du corps produit par des frictions rudes accom-

1. κρατερῷ Gal.
1-2. ψυχρολουτρεῖν Gal.; ψυχρολογεῖν ABC 1ª m. V.
2. οὕτω καὶ τούτους τῇ Gal.
Ib. παρασκευάσομεν Gal.
3. κόπτων A 2ª m. BC 1ª m. V; κόπου Gal. — Ib. τε χρή Gal.
4. ξηρότερόν γε Gal.
Ib. πλείω Gal.
4-5. ἀλειπτέον μὲν ἐλαίῳ Gal.
5. τέττει A 2ª m. BC 2ª m.; πέττει ACV. — Ib. ῥιπτέον AC 1ª m.
7. οὔτε δ' ἀλλοιῶσαι Gal.
8. τοῦ δέρματος ἢ τῆς σαρκὸς τὴν ἕξιν Gal. — Ib. οὐδέ A. — Ib. περιεχομένων ἐν αὐτοῖς Gal.
11. ἁπαλόν] μαλακόν Gal.
12. σώματος] δέρματος Gal.

ταῖς σκληραῖς ἀνατρίψεσι καὶ λαβαῖς καὶ σφοδρῷ γυμνασίῳ
καὶ κόνει πολλῇ γεγενημένην, ἐλαίῳ δαψιλεῖ καὶ γλυκεῖ χρώμενοι, μαλακῶς ἀνατρίψομεν· τὴν δὲ ἐπὶ ψύξει πρώταις μὲν
ταῖς ξηραῖς τε ἅμα καὶ ταχείαις τρίψεσι, δευτέραις δὲ ταῖς διὰ
ἐλαίου θερμαίνοντες εἰς τὸ κατὰ φύσιν ἐπανάξομεν. Ἀραιότητα 4
δὲ τὴν ἐπί τε λουτροῖς πλείοσι καὶ τρίψεσι μαλακαῖς ἀφροδισίων τε χρήσεσι γεγενημένην ὀλίγαις μὲν ταῖς ξηραῖς ἀνατρίψεσιν, ὀλίγαις δὲ ἐφεξῆς αὐτῶν ταῖς σὺν ἐλαίῳ τινὶ τῶν
σΊυφόντων ἰασόμεθα. Τὰς δὲ ἐπὶ πλείοσι ποτοῖς ὑγρότητας 5
ξηραὶ τρίψεις μόναι θεραπεύουσι διά τε σινδόνων ἢ χειριδίων
ἐπιτελούμεναι, καὶ αὐτῶν μόνων ἐνίοτε τῶν χειρῶν χωρὶς
λίπους τινὸς, ἢ σὺν ἐλαχίσΊῳ τινί· ἔσΊω δὲ τὸ ἔλαιον τοῦτο
διαφορητικὸν, ἁπάσης ἀπηλλαγμένον ψυχούσης ποιότητος.

pagnées de pincements, ou par des exercices violents, ou par ceux
pour l'exécution desquels on a employé beaucoup de poussière, nous
frictionnerons mollement en usant abondamment d'huile douce;
quant aux parties resserrées par suite de refroidissement, nous les
ramènerons à l'état normal en réchauffant d'abord par des frictions
sèches et rapides, en second lieu, par des frictions faites avec
de l'huile. La raréfaction qui tient à des bains fréquents, à des fric- 4
tions molles ou aux rapprochements sexuels, se guérira par des
frictions sèches et peu nombreuses, suivies de frictions également
peu nombreuses, mais pratiquées avec quelque huile astringente.
Quant à l'humidité produite par les excès de boisson, il n'y a que 5
les frictions sèches avec des linges de coton ou des gants qui la guérissent, quelquefois aussi celles qui se font avec les mains toutes
seules sans huile ou avec très-peu d'huile, mais il faut que cette
huile favorise la perspiration et soit privée de toute qualité refroidissante.

2. γεγενημένη ἢ ἐλαίῳ AC 1ª m. 3. ἐπὶ ψύχει V 1ª m.; ἐπὶ τῇ ψύξει Gal. — Ib. πρώτως Gal. 4. ξηραῖς om. ABC 1ª m. V. — Ib. τε ἅμα om. ABCV, Ras. — Ib. καὶ ταχείαις om. ABCV. — Ib. ἀνατρίψεσιν Gal. — Ib. δευτέρως Gal. 7. σκληραῖς ABCV. 9. πλέοσι Gal. 10. αἱ ξηραὶ Gal. Ib. χειρίδων Gal.; χειριοδίων C. 11-12. ἢ χωρὶς λίπους παντός Gal. 12-13. τοῦτο γλυκὺ, ἵνα ᾖ διαφ. Gal. 13. ψυχούσης] σΊυφούσης Gal., Ras.

ιθ'. Περὶ τῆς ἑσπερινῆς ἀνατρίψεως.

San. tu. III, 13; p. 230-32.

1 Ὧδε μὲν ἔχει περὶ τῆς ἑωθινῆς ἀνατρίψεως· ἡ δὲ εἰς ἑσπέραν ἤτοι κοπώδεσιν ἱκανῶς ὑπάρχουσιν, ἢ κατεξηραμμένοις, ἢ
2 ἀτροφοῦσιν ἐπιτήδειος. Ἀλλὰ τὸ μὲν τῆς ἀτροφίας σύμπτωμα τό γε νῦν ἐξῃρήσθω τοῦ λόγου, μετὰ τῶν ἄλλων ἁπάντων νοσωδῶν συμπτωμάτων ἑτέρωθι λεχθησόμενον· ἐπὶ δὲ τῆς εὐκράτου φύσεως, ὅταν ἤτοι κόπος ἰσχυρὸς ἢ ξηρότης τις ἄμετρος ὑπάρχῃ κατὰ τὸ σῶμα, τὸ μὲν ἄρισΊον ἔλασσον γινέσθω, πλείων δὲ ὁ μεταξὺ χρόνος ἄχρι τοῦ δείπνου, τὰ πολλὰ δὲ ἐπὶ ἡσυχίας· ὀλίγον δέ τι καὶ περιπατείτωσαν, ὡς ὑποκαταβῆναι τὰ σιτία, ταῖς ὀρθαῖς κινήσεσι κατασεισθέντα· βέλτιον δὲ, εἰ καὶ ἀποπατῆσαι δυνηθεῖεν· τούτων γὰρ πάντων γενο-

19. DE LA FRICTION DU SOIR.

Dans quels cas il faut recourir à la friction du soir.

1 Voilà pour la friction du matin; quant à la friction du soir, elle convient à ceux qui sont très-fatigués, ou desséchés ou atrophiés.
2 Mais ne parlons pas pour le moment du défaut de nutrition, symptôme que nous traiterons ailleurs avec tous les autres symptômes morbides; au contraire, chez un individu d'une nature bien tempérée, s'il existe une fatigue très-prononcée ou une sécheresse démesurée du corps, il faut que le déjeuner soit léger, qu'il y ait un intervalle assez long entre ce repas et le dîner, que la majeure partie de cet intervalle se passe dans le repos; il doit néanmoins se promener un peu aussi pour faire descendre les aliments qui sont secoués et poussés vers le bas par les mouvements qui se font debout; le résultat sera encore meilleur, si on peut aller à la selle; car, après tout cela, on peut frictionner sans danger avec de l'huile

Ch. 19; l. 2. κατεξηρασμένοις Gal. — 4. ἐξῃρήσθω ex em.; ἐξηρείσθω A BCV; ἐξαιρείσθω Gal. — 5. νοσωδῶν om. ABCV. — Ib. ἑξῆς προχειρισθησόμενον Gal. — 5-6. ἀκράτου C; ὑποκειμένης Gal. — 7. ἐλάτΊων Gal. — 8. πλεῖον ABCV. — 10. ὀρθίαις Gal. — Ib. βελτίων AB. — 11. καὶ εἰ Gal. — Ib. δυνηθείη A BCV. — Ib. ἁπάντων καλῶς Gal. — Ib. et p. 496, 1. γινομένων A; γινόμενον C.

μένων, ἀκίνδυνον ἀνατρίβειν ἐλαίῳ γλυκεῖ, μὴ πάνυ τι τῆς
γαστρὸς ἐφαπτόμενον· εἰ δὲ μή γε, κίνδυνος αὐτά τε τὰ σιτία
πεφθῆναι χεῖρον, ἀναδοθῆναί τέ τινα χυμὸν ἐξ αὐτῶν ἡμί-
πεπτον, ἐπιθολωθῆναί τε τὴν κεφαλὴν καὶ ἀνατραπῆναί τε
τὸν στόμαχον. Ἄριστον μὲν οὖν ἐστι μηδὲ ὅλως ἅπτεσθαι τῆς 3
γαστρός· εἰ δέ ποτε τῶν ἐπὶ αὐτῇ μυῶν ἤτοι κοπώδης τις
αἴσθησις εἴη, ἢ πλείων ἐμφαίνοιτο ξηρότης, ἀλείφειν τὰ μέτρια,
πράως ἐφαπτόμενον.

κ'. Περὶ τρίψεως ἀνασκευαστικῆς, ἐκ τῶν Ἡροδότου, ἐκ τοῦ Περὶ ποιουμένων βοηθημάτων λόγου.

Τὰς δὲ τρίψεις τὰς παραλαμβανομένας ἕνεκα πυρετῶν λύ- 1

douce, pourvu qu'on ne malaxe pas trop le ventre; si on ne prend
pas cette précaution, on court risque de rendre plus difficile la digestion des aliments, de faire remonter de ces aliments dans le corps
une humeur à demi digérée, de voir la tête se troubler et l'orifice de
l'estomac se retourner. Le mieux par conséquent est de ne pas fric- 3
tionner du tout au ventre; mais, s'il existe quelquefois un sentiment
de fatigue ou s'il survient une sécheresse trop grande dans les
muscles qui forment ses parois, il faut oindre modérément, en ma-
laxant doucement.

20. DE LA FRICTION COMME MOYEN CURATIF.

(Tiré d'Hérodote.)

[Du livre *Sur ce que les malades doivent faire pour se traiter.*]

Epoque

Les frictions qu'on emploie pour guérir les fièvres doivent se 1

1-2. μὴ πάνυ τι γαστρός C; μὴ πάντη τῆς γ. Gal.
2. γε om. Gal.
4. ἀναθολωθῆναι A 2ª m., Aët.; ἀναθοθῆναι A.
Ib. τὰς κεφαλάς Gal.
Ib. καί om. Gal.
5-8. Ἄριστον . . . . . ἐφαπτόμενον] ὅθεν ναρδίνῳ μύρῳ ἐπιχέειν τῇ γαστρὶ προσήκει χωρὶς ἀνατρίψεως Aët.
5. ἐστι τὸ μηδέ Gal.
6. εἰ] ἢν Gal.
Ib. ἀμφὶ αὐτήν Gal.
Ib. ἤτοι] εἴτε ABCV.
7. εἴη ex em.; ᾖ AC; ἦν BV; om. Gal. — Ib. φαίνοιτο Gal. — Ib. τε μέτρια ABV; τε μετρίως C; μετρίως 2ª m.
8. ἐφαπτομένην Gal.
Ch. 20. Tit. ἐκ ante τοῦ om. C.

σεως ἐν τοῖσδε τοῖς καιροῖς παραληπτέον· περὶ γὰρ τὴν
ἀκμὴν τῆς νόσου τυγχάνουσιν ἐπιτήδειοι, οὐ κατὰ πάντα δὲ
τὰ μέρη, ἀλλὰ περὶ τὰ ἔσχατα, ὡς μὴ μακρὰν τῆς παρακμῆς
2 εἶναι. Τῶν δὲ κατὰ τοὺς παροξυσμοὺς καιρῶν αἱρετέον τὸν ἐν
3 τῇ παρακμῇ πρῶτον. Ὑφορατέον δὲ τοὺς περὶ τοῖς μέσοις
φλεγμονὰς ἔχοντας, ὧν παρουσῶν, ἀδύνατόν ἐσ7ι λυθῆναι τὸν
4 πυρετόν. Πεφυλάχθαι δὲ δεῖ καὶ τὰς δυσπνοίας καὶ τοὺς ἐπι-
φαινομένους ἱδρῶτας ἀτάκτως περὶ ὅλῳ τῷ σώματι, ἢ περὶ
5 τῷ προσώπῳ καὶ τραχήλῳ. Τοὺς οὖν κριθέντας ἐπιτηδείως ἐν
τῇ τῆς παρακμῆς ἀρχῇ θέρους καὶ φθινοπώρου ἐν εὐκράτῳ
τόπῳ κατακλιτέον· ἔχοιμεν δὲ ἂν ὑδρέλαιον θερμὸν ἐν ἑτοίμῳ,
6 συνεμβεβλημένου ἀφρονίτρου ὀπ7οῦ. Ἡ δὲ τρίψις ἐπὶ μὲν τῶν
νεωτέρων καὶ βραχυτέρων γινέσθω διὰ τεσσάρων· ἐπὶ δὲ τῶν
7 ἀκμαζόντων καὶ μειζόνων διὰ ἓξ τριβέσθωσαν. Τριβέτωσαν δὲ οἱ

faire aux époques suivantes : elles conviennent pendant l'acmé de
la maladie, mais non pendant toutes les parties de cette période,
mais seulement vers la fin, de sorte qu'elles soient assez rappro-
2 chées du déclin. Quant aux diverses époques de l'accès, il faut pré-
3 férer le commencement du déclin. On doit se défier des inflammations des parties centrales, car, dès que ces inflammations existent,
4 il est impossible de faire cesser la fièvre. On se défiera aussi des
respirations difficiles et des sueurs qui se montrent irrégulièrement
5 soit sur tout le corps, soit à la figure et au cou. Quant à ceux
donc qui ont eu une crise au commencement du déclin, il faut
les coucher, en été et en automne, dans un endroit tempéré;
et on aura tout prêt un mélange chaud d'huile et d'eau auquel on
6 a ajouté de l'*aphronitre* grillé. La friction doit être pratiquée, chez
les sujets jeunes et de petite taille, par quatre hommes, et par six
hommes chez ceux qui ont atteint l'âge viril et qui ont une taille plus
7 élevée. Les uns frotteront les membres supérieurs jusqu'aux doigts,

À laquelle il faut frictionner dans les fièvres considérées en général, et dans les accès.

Manière de pratiquer la friction.

2-3. δὲ μέρη M.
3. μακράν C 1ª m.; μακρόν C 2ª m. (p).
4. Τῶν . . . τόν om. A 1ª m. — Ib. αἱρετέον τόν ex em. Matth.; αἰετέον τήν Codd.; παραληπ7έον M marg.
10. θερμάς ABC 1ª m., M text. V.
Ib. φθινοπώρους AB; φθινοπώροις C 1ª m. V.
12. δή C.

μὲν βραχίονας μέχρι τῶν ἐν χερσὶ δακτύλων, οἱ δὲ θώρακα
μέχρι βουβώνων, οἱ δὲ σκέλη μέχρι ποδῶν. Περιχυθέντος δὲ 8
τοῦ λίπους, παραγέτωσαν ἄνωθεν κάτω τὰς χεῖρας, πᾶν μέρος
τρίβοντες· εἶτα | πρηνῆ σχηματίσαντες ἀναλόγως τριβέτωσαν. 103
Καὶ κατὰ μὲν τὰς ἀρχὰς τῇ παραγωγῇ κούφῃ καὶ βραδείᾳ 9
χρήσθωσαν· ὕστερον δὲ ταχείᾳ καὶ πεπιεσμένῃ· τὸ δὲ τελευταῖον ἀνειμένῃ καὶ κατὰ πάντα ἐμφερεῖ τῇ πρώτῃ. Διαψηλα- 10
φάσθω δὲ καὶ τὰ περὶ τὴν κεφαλὴν καὶ τὸν αὐχένα, ἐμβεβλη-
μένου τοῦ λίπους. Τριβέσθω δὲ ἕκαστον μέρος ἐπὶ μὲν τῶν 11
νεωτέρων ὡς ἑκατοντάκις· ἐπὶ δὲ τῶν ἀκμαζόντων διακοσιάκις·
ἐπὶ δὲ τῶν ἀθλητικῶς βιούντων διπλασιαζέσθω τὸ πλῆθος. Ἐν 12
δὲ τῷ τρίβεσθαι πολλῆς τῆς εὐαρεστήσεως οὔσης, καὶ τοῦ
πυρετοῦ συναποπαυομένου, παρούσης εὐπνοίας καὶ εὐχροίας,
καὶ τοῦ περὶ τὸν σφυγμὸν μεγέθους μὴ παρὰ πολὺ ταπεινου-
μένου, μηδὲ πυκνουμένου, προσανοιδούσης δὲ καὶ τῆς σαρκὸς

d'autres le tronc jusqu'aux aines, d'autres enfin les membres inférieurs jusqu'aux pieds. Après avoir versé sur le corps le mélange 8
gras, on doit frictionner chaque partie en passant les mains de haut
en bas, ensuite on couchera le malade sur le ventre et on le friction-
nera de la même manière. Au commencement, la friction devra être 9
légère et lente, ensuite elle deviendra rapide et accompagnée de pression, tandis que, vers la fin, la friction redeviendra douce et en tout
semblable à celle du commencement. Ceux qui frottent doivent aussi 10
malaxer la tête et le cou après avoir versé dessus le mélange gras.
Chaque partie doit être frictionnée environ cent fois chez les jeunes 11
gens, deux cents fois chez les adultes; chez ceux qui mènent une
vie d'athlète, il faut doubler le nombre des frictions. S'il se déve- 12
loppe, durant les frictions, une sensation très-appréciable de bien-
être, si la fièvre cesse en même temps, si la respiration est facile, si
les malades ont une bonne couleur, si l'ampleur du pouls ne diminue pas beaucoup, s'il ne devient pas plus fréquent et si la chair

Signes qui servent à régler les frictions.

4. πρίνης A.
7. ἀνημένῃ M marg.; ἀναμένει A 1ª m. C 1ª m., M text.
8. δέ om. CM text.
10. δικοσιάκις ABV.
15. μηδέ] καί A.
Ib. προσανοδούσης C; προσαναδούσης 2ª m.

13 μετὰ ἐρυθήματος, προσθετέον τῷ πλήθει. Εἰ δὲ καὶ τριβομέ-
νοις ἱδρὼς γένοιτο, πρότερον μὴ γενόμενος, εἰδέναι δεῖ καλῶς
τε προσηγμένην τὴν τρίψιν καὶ ὠφελούμενον τὸν νοσοῦντα,
14 ἔχοντα μέντοι χρείαν καὶ δευτέρας πείρας. Εἰ δὲ ἐπὶ τῶν ἴσων
παροξυσμῶν μείνειαν, μηδενὸς ἀπαντήσαντος ὡς πρὸς αἴσθησιν
μήτε ὠφελίμου, μήτε βλαβεροῦ, παρὰ ἑαυτῶν λαμβάνοντας
τὴν προτροπὴν ἐπιμένειν δεῖ τοῖς κριθεῖσιν· ἔσται γὰρ φανερὰ
15 τὰ τῆς ὠφελείας ἐκ τῆς δευτέρας προσαγωγῆς. Πᾶσι δὲ μετὰ
τὰς τρίψεις ὕδατος θερμοῦ τὸ αὔταρκες ἐπιδοτέον, καί, εἰ μὲν
104 παρεῖεν οἱ τῆς ἀνέσεως καιροί, μετὰ τὴν ἀπὸ | τοῦ βοηθήματος
ταραχὴν καὶ τὴν ἀποκατάστασιν τοῦ βρασμοῦ θρεπτέον· ἐπὶ
δὲ τῶν μηδέπω ἐξανιεμένων, περιμείναντες τὰς παντελεῖς
ἀνέσεις θρέψομεν, ἐν τοῖς μέσοις χρόνοις ἄφθονον ποτὸν
16 διδόντες, καὶ μᾶλλον τοῖς ἐν τῇ ξηρότητι μείνασιν. Τὰς δὲ

13 se tuméfie et rougit, il faut augmenter le nombre des frictions. Si,
pendant les frictions, il survient une sueur qui n'existait pas auparavant, il faut savoir que la friction a été employée à propos, qu'elle
a fait du bien au malade, que cependant il a encore besoin d'une
14 répétition de ce traitement. Si les accès restent les mêmes et qu'il
ne se montre aucun symptôme ni bon ni mauvais qui soit appréciable aux sens, il faut que le médecin, trouvant ses raisons d'agir
dans soi-même, s'en tienne au traitement qu'il a jugé bon d'abord;
car l'utilité de ce traitement se manifestera par la seconde appli-
15 cation. Après les frictions il faut administrer à tous les malades une
quantité suffisante d'eau chaude, et, s'il y a coïncidence de rémission,
on les nourrira quand l'ébullition et le trouble causés par le traitement sont apaisés; quant à ceux qui n'éprouvent pas encore de
rémission, nous les nourrirons après avoir attendu la rémission
complète, et en attendant nous leur donnerons à boire abondam-
16 ment, surtout à ceux qui restent dans un état de sécheresse. Il faut

Ce qu'on doit faire après les frictions, surtout en ce qui concerne la nourriture.

3. προσηγμένην ex em. Matth.; προηγμένην Codd.
4. χρείαν] πεῖραν B. — Ib. καί] μή C. — Ib. Εἰ δέ ex em.; Οὐδέ Codd.
5. μείνειεν C 2ª m.
10. μετά] τά C 1ª m.
12. μηδέπως CM.
Ib. μὴ περιμ. C 2ª m.

τροφὰς δοτέον ὑγρὰς καὶ θερμάς. Εἰ δὲ χειμὼν εἴη, τὰ τῆς 17
ἐπιμελείας ἐν θερμοτέρῳ γινέσθω τόπῳ καὶ τῷ ἐλαίῳ ἀφρό-
νιτρον μικτέον καὶ οἴνου τὸ δέκατον μέρος. Ἐν δὲ ταῖς ἐκ δευ- 18
τέρου προσαγωγαῖς εἰ μὴ χαλασθεῖεν, ἐρρωμένης τῆς δυνάμεως
καὶ τῶν σφυγμῶν ἐπὶ τοῦ ἰδίου μεγέθους μενόντων, ἔτι δὲ τῆς
ἀναπνοῆς οὐδεμιᾶς ταραχῆς ὑπόνοιαν ἐμφαινούσης, ἀναλαμβά-
νοντας ἀπὸ τῶν τρίψεων ἐγκαθίζειν δεῖ τινας καὶ ἐξαντλεῖν,
ὡς ἐντεῦθεν χαλασθησομένων τῶν σωμάτων, καὶ τῆς κατὰ τοὺς
ἱδρῶτας [θερμότητος] ὅμοιόν τι μετασυγκρίσει ἀπεργαζομέ-
νης. Αἱ δὲ ὠφέλειαι ποικιλώτερον συναντῶσιν· ἢ γὰρ μένου- 19
σιν, ὥσπερ ἔφην, ἐπὶ τῶν αὐτῶν, πρὸς τὴν διάθεσιν ὠφελη-
μένοι, ἢ μεταπίπτουσιν οἱ τύποι εἰς ἑτερογενεῖς χαρακτῆ-
ρας, ἢ διακοπὰς λαμβάνουσιν, ἢ σφοδρυνθέντες αὐτῆς ἡμέρας
ἐπαύσαντο· πολλάκις δὲ ἀσφαλεῖς ἐπιφέρουσι διαμονάς, μετὰ

donner des aliments humides et chauds. Si c'est en hiver, on em- 17
ploiera ce traitement dans un lieu suffisamment chaud; on mêlera à l'huile de l'*aphronitre* et un dixième de vin. Si, pendant la 18
répétition du traitement par les frictions, les malades ne sont pas
relâchés, si les forces restent intactes, si le pouls conserve son
ampleur et si la respiration ne montre aucune apparence de trouble, il faut les restaurer après les frictions, leur donner un bain
de siége et faire des affusions, car les parties se relâcheront par
ce traitement, et la sueur produira par sa chaleur quelque chose
de semblable à la *métasyncrise*. Les bons effets des frictions se 19
révèlent de diverses manières; d'abord les malades peuvent présenter les mêmes symptômes qu'avant, comme je l'ai déjà dit, et
n'éprouver de l'amélioration que par rapport à leur situation générale; ensuite les types de la maladie peuvent se changer en formes
d'une autre espèce, ou revêtir le caractère intermittent, ou bien la
maladie s'arrête après s'être aggravée le jour même; souvent les
frictions amènent une persistance de la maladie exempte de danger,

Comment se révèlent les bons effets des frictions.

1. δέ γε χειμών V.
2. ἐν] ἂν C 1ª m.
9. θερμότητος conj.; om. Codd.
12-13. χαρακτ. ἢ om. CM text.

Matth. 104-105.

ἂς τὸν ἀγωνισΊικὸν τῆς τρίψεως ϖαραιτητέον τρόπον· ἐπὶ μὲν
γὰρ τῶν ϖροτέρων μενετέον, οὐ διὰ μικροῦ τὸ ἀποτέλεσμα
105
20 |ϖροσδοκῶντας. Εἰ δὲ τῆς τῶν χειρῶν ἐπιθέσεως μὴ ἀνέχοιντο,
ἑλκώδους τῆς ἀφῆς αἰσθανόμενοι, ϖαύεσθαι δεῖ τῆς τρίψεως.
21 Εἰ δὲ τριϐόμενοι ϖλείονος τῆς ϖερὶ αὐτοὺς Θέρμης ἀντιλαμ-
ϐάνοιντο, καὶ τοῦτο ἀεὶ καὶ μᾶλλον ϖάσχοιεν, ϖαρείη δέ τι
καὶ ἄλλο δυσαρεσΊικὸν σύμπΊωμα, καὶ οὕτως ἀποσΊατέον τῆς
τοιαύτης βοηθείας, ἄποπΊον αὐτοῖς Θερμὸν διδόντας, καὶ τοὺς
τῆς ἀνέσεως ϖεριμένοντας χρόνους εἰς τὴν τῶν λοιπῶν ϖροσα-
22 γωγήν. Εἰ δὲ τῆς τρίψεως ἐπὶ χρονίων καὶ διαλειπόντων τῶν
ϖυρετῶν ϖαραληφθείσης, συμϐαίη συνεχῆ καὶ σφοδρὸν ϖυρετὸν ἐπακολουθῆσαι, οὐ δεῖ ταράτΊεσθαι, ὡς τοῦ ϖράγματος
ἐπὶ κακῷ γεγονότος· ταχὺ γὰρ τὸ ἐντεῦθεν ἀποκαθίσταται.
23 ΧρησΊέον δὲ ἀνασκευῆς χάριν ϖυρετῶν τρίψει καὶ ἐπὶ ὧν μα-

cas dans lequel on renoncera à l'application héroïque de ce traitement, car alors il faut s'en tenir au traitement adopté auparavant et s'attendre à ce que son efficacité ne se montre qu'après un long
20 espace de temps. Si les malades ne supportent pas l'application des mains, parce qu'elle leur donne la même sensation que lorsqu'on
21 touche une plaie, il faut arrêter la friction. Si, pendant la friction, les malades sentent une chaleur plus forte dans leur intérieur, que ce symptôme aille toujours en augmentant, et qu'il y ait encore quelque autre signe de malaise, il faut, dans ce cas aussi, renoncer à ce traitement, administrer de l'eau bouillie refroidie, et attendre le temps de
22 la rémission pour appliquer les autres moyens de traitement. S'il arrivait que l'emploi de la friction dans des fièvres intermittentes de longue durée fût suivi d'une fièvre continue et intense, il ne faut pas s'en effrayer, comme s'il était survenu quelque chose de mau-
23 vais; car, plus tard, cet accident disparaît en peu de temps. On emploiera les frictions pour guérir les fièvres chez ceux où la fièvre,

Circonstances qui doivent faire suspendre les frictions;

— de leur emploi dans les fièvres.

3. ϖροσδοκῶν τὰ σει δὲ B; ϖροσδοκῶν τάσει δέ CM; ϖροσδοκῶν τάσεως δέ C 2ª m.

Ib. ἐπιθέσεως om. CM.

5. αὐτούς ex em.; αὑτούς Codd.

6. τοι AC.

λακοὶ πυρετοὶ καὶ χλιώδεις ἤτοι ἐξ ἀρχῆς συσΊάντες παρέμειναν ὁμοειδῶς, ἢ ἀπὸ σφοδρῶν καὶ χαλεπῶν πυρετῶν παρακμάσαντες εἰς τοιαῦτα μεγέθη περιῆλθον. Ἐπειδὰν δὲ ἤτοι 24
τοὺς μὴ δεομένους τρίψεως ἐπιτηδείους κρίνωμεν, ἢ μὴ ἀσφαλῶς καταλάβωμεν τοὺς καιρούς, οὐ μὴν ἀλλὰ καὶ παρὰ τὴν ἰδιοσυγκρισίαν τοῦ νοσοῦντος [προσαγάγωμεν τὸ βοήθημα, ἐπὶ ἀξιολόγῳ κακῷ γενέσθαι οἰητέον τοῦ νοσοῦντος·] διόπερ ἀναγκαῖον τὰς ἐκ τούτων ἐπιθεωρεῖν βλάβας· ὅταν γὰρ οἱ γενόμενοι ἀπὸ τῆς τρίψεως πυρετοὶ σφοδροὶ μὲν ὦσιν, ἀκλινεῖς τε εἶεν, εἰδέναι δεῖ, μὴ ἐπὶ ἀγαθῷ προσηγμένον τὸ βοήθημα· ὁμοίως, εἴπερ νωθεῖς καὶ ὑπνωδέσΊεροι παρὰ ὅλην γίνοιντο τὴν θερμασίαν, κοπῶδές τε τὸ σῶμα καὶ τὴν ἀναπνοὴν ταχυ|τέραν, καὶ τοὺς σφυγμοὺς μικροὺς καὶ ἀμυδρούς, ἔτι τε 106

ayant été faible et sans grande chaleur dès son origine, est restée toujours dans le même état, ou chez ceux dont les fièvres, d'abord fortes et graves, se sont transformées, à leur déclin, en des fièvres égales en intensité aux premières. Si nous avons prescrit les frictions 24
à ceux qui n'en avaient pas besoin, ou si non-seulement nous n'avons pas su saisir avec sûreté le temps opportun, mais si, de plus, nous les avons employées en opposition avec l'idiosyncrasie, il faut admettre que cela leur a fait beaucoup de tort; par conséquent il est nécessaire de considérer les inconvénients qui résultent de cette manière d'agir : si la fièvre qui suit les frictions est forte et ne se transforme pas, il faut savoir que le traitement a été employé à tort; de même, si les malades deviennent lourds et plus ou moins somnolents durant toute la période de chaleur, s'ils ont le corps fatigué, la respiration plus rapide qu'auparavant, le pouls petit, faible et, de plus, fréquent, il faut juger également que la

Moyen de reconnaître si les frictions ont été faites à contre-temps.

2-3. παρακμάσαντες ex em. Matt.; παρακμασάνταις A 2ª m.; παρακμάσαντας M; παρακμάσαντος ABV; παρακμάζοντες C.
4. ἐπιτηδείους del. C 2ª m.
5. καταβλάβωμεν AC 1ª m. M.
5-6. περὶ τὴν ἴδιος συγκρισίαν A.
6-7. προσαγάγωμεν . . . . . νοσοῦντος conj.; om. Codd.
12. κοπΊώδεις M; καὶ πΊῶδες A; κοπῶδες κοπΊῶδες 2ª m.
Ib. δέ CM.
13. ταχυτέραν ex em.; παχυτέραν Codd.

Matth. 106.

ϖυκνοὺς ἔχοιεν, ἐπὶ κακῷ ϖροσηγμένην κριτέον τὴν τρίψιν· γένοιτο δὲ ἂν καὶ τρόμος καὶ σπασμὸς ἐξ ἀκαίρου καὶ ϖολλῆς τρίψεως· ὁμοίως, κἂν ἄλγημά τι γένηται ἢ Φλεγμονὴ, ϖεριοιδούσης τῆς κατὰ ὅλον τὸν ὄγκον σαρκός. Τούτοις δὴ τοῖς συμπτώμασιν ἀκριϐῶς ϖαρακολουθοῦντας ἐξ ἑτοίμου δεῖ ϖορίζεσθαι τὰς Θεραπείας.

κα΄. Περὶ ϖεριπάτου, ἐκ τῶν Ἀντύλλου, ἐκ τοῦ δ΄ λόγου τοῦ Περὶ ϖοιουμένων βοηθημάτων.

1 Δύο εἴδη Θετέον τοῦ ϖεριπάτου, τὸ μὲν ἐν βοηθήματος μοίρᾳ ϖαραλαμϐανόμενον, τὸ δὲ εἰς ἀποθεραπείαν τοῦ σώματος.
2 Ὡς βοήθημα μὲν οὖν ἐγκρίνομεν ϖερίπατον ἐπὶ τῶν ϖερὶ τὴν κεφαλὴν συμϐαινόντων ϖαθῶν καὶ τῶν ϖερὶ τοὺς ὀφθαλμοὺς καὶ τὸν γαργαρεῶνα, καὶ ἐπὶ τῶν κατὰ τὸν Θώρακα ϖλὴν

friction a été appliquée à tort; il peut se produire aussi des tremblements et des convulsions par des frictions inopportunes et répétées; il en est de même s'il survient quelque douleur ou quelque inflammation pendant que la chair de tout le corps se tuméfie. On fera soigneusement attention à ces symptômes, et on leur opposera immédiatement le traitement convenable.

21. DE LA PROMENADE.

(Tiré d'Antyllus.)

[Du quatrième livre : *Sur ce que les malades font eux-mêmes pour se traiter.*]

Il y a deux espèces de promenades. Cas dans lesquels on prescrit la promenade

1 Il faut distinguer deux espèces de promenades; celle qu'on emploie comme moyen de traitement et celle qu'on emploie pour res-
2 taurer le corps. Nous prescrivons donc la promenade comme moyen de traitement dans les affections de la tête, des yeux, de la luette, et dans celles de la poitrine, en exceptant le crachement de sang;

2. ἀκ. κατὰ ϖολλῆς ABC 1ª m. MV.
3. καὶ ἀλγ. τι V; καὶ ἀλγήματι B.
Ib. γένηται om. M text.
Ch. 21. Tit. δ΄ ex em.; λ΄ Codd.
9. τήν om. CM.
11. κατὰ Θώρακα A.

αἵματος πτύσεως· χρήσιμος δὲ ἐν τοῖς μάλιστα καὶ στομάχῳ πλαδῶντι καὶ ὀδυνωμένῳ καὶ ἀποξύνοντι καὶ διαφθείροντι τὰς τροφὰς, καὶ γυναιξὶν ἐπεχομέναις κάθαρσιν, ἐπιτήδειος καὶ γαστρὸς ἰσχομένης, καὶ σιτίων μετεώρων ὄντων, καὶ οὔρου ἰσχομένου. Ὀνίνησι καὶ τοὺς ἰσχιαδικοὺς οὐ μετρίως, καὶ καθό- 3
λου ἐπὶ ὧν δεῖ ἢ ἄνωθέν τι μεταρρυῆναι εἰς τὰ κάτω χωρία, ἢ
κάτω μὲν τὴν ῥοπὴν ἔχοντα, δεόμενα δὲ ἐκ|κρίσεως. Ἀποθερα- 107 4
πευτικῷ δὲ χρώμεθα περιπάτῳ μετὰ στιβαρώτερα γυμνάσια, καὶ μετὰ καθάρσεις τὰς ἀπὸ φαρμάκων, μετὰ ὑπάλειψίν τε ὀφθαλμῶν, καὶ μετὰ ἔμετον πολὺν, καὶ ἁπλῶς, περίπατος δύναται ὁ ἀποθεραπευτικὸς ἀνεῖναι μὲν ψυχὴν, καὶ μεταστεῖλαι πνεῦμα καὶ εἰς τάξιν ἀγαγεῖν, λῦσαί τε τὰ συντεταμένα, καθᾶραί τε τὸν θώρακα καὶ εὔπνουν παρασκευάσαι, ἐπιρρῶσαί τε τὰ αἰσθητήρια, καὶ ῥῶσαι τὴν γαστέρα, τὸ δὲ μέγιστον,

comme moyen de traitement.

elle est éminemment utile quand l'orifice de l'estomac est saturé d'humidité ou douloureux, qu'il rend acides ou corrompt les aliments; elle convient aussi quand les femmes ont une rétention des règles, quand le ventre est resserré, quand les aliments surnagent dans l'estomac, quand il y a rétention d'urine. Elle fait beaucoup de bien 3
aussi à ceux qui ont la sciatique, et, en général, à tous ceux chez qui quelque humeur doit couler d'en haut vers les parties inférieures, ou chez qui les matières, bien qu'elles aient une tendance vers le bas, ont néanmoins besoin d'excitation pour être excrétées.

De la promenade *apothérapeutique*.

Nous employons la promenade *apothérapeutique* après les exercices 4
lourds, les purgations produites par les médicaments, l'onction des yeux, les vomissements abondants; en un mot la promenade *apothérapeutique* peut détendre l'âme, déplacer le *pneuma* et le ramener à l'état normal, relâcher les parties tendues, purger la poitrine, faciliter la respiration, renforcer les organes des sens et l'estomac, et, ce qui est le plus important, dissiper tout état pénible

3. ἀπεχομέναις A 1ª m.
6. ἀπό AB.
Ib. ἢ om. A.
Ib. καταχώρια AC 1ª m. M.
8. στιβαρώτερα] ἤγουν πυκνά C 2ª m.
12. συντεταγμένα A.
12-13. καὶ καθᾶραι AB.

Matth. 107.

5 πᾶσαν κοπώδη διάθεσιν ἐνοχλοῦσαν διαλῦσαι. Δεῖ δὲ τὸν μὲν ἕνεκα βοηθείας παραλαμβανόμενον πλῆθός τε εἶναι πολὺν καὶ σύντονον, μετά τε ἀπερείσεως τῶν σκελῶν καὶ τῆς ἐπὶ τῶν πτερνῶν βάσεως ἤπερ ἐπὶ τῶν στηθῶν τῶν ποδῶν γίνεσθαι μετὰ ἐντάσεως ἰγνυῶν, καὶ κατὰ μὲν τὰς ἀρχὰς ἠρεμαῖον, αὖθις δὲ συντονώτερον, ἔπειτα πάλιν ἀνειμένον· πλῆθος δὲ τὸ πρὸς δύναμιν ἐκλογιζέσθω· τὸν δὲ ἀποθεραπευτικὸν ὀλίγον τε καὶ προσηνῶς ἀνέντατον ἠρεμαῖόν τε μετὰ διαχύσεως τῆς
6 ψυχῆς καὶ τοῦ σώματος. Οἱ μὲν οὖν ἠρεμαῖοι χρήσιμοι τοῖς ἀσθενεστέροις, ἔτι δὲ τοῖς μετὰ τροφὴν χρωμένοις τῷ περιπάτῳ, καὶ τοῖς ἄρτι ἐκ τῶν ὕπνων ἀναστᾶσι, καὶ τοῖς πρὸ γυμνασίων μειζόνων χρωμένοις εἰς προπαρασκευὴν αὐτῷ, καὶ τοῖς διὰ ὀδύνην ἡντιναοῦν· οἱ δὲ εὔτονοι τοῖς ἰσχυροτέροις,

Conditions que doit remplir la promenade faite comme moyen de traitement;

5 qui ressemble à la fatigue. La promenade, employée comme moyen de traitement, doit être longue et accompagnée de déploiement de force; elle doit se faire en appuyant fortement les pieds et en marchant plutôt sur les talons que sur la plante des pieds et en tendant le jarret; au début elle doit être douce, ensuite plus forte, et après cela elle doit de nouveau se ralentir; on calculera la durée d'après les forces; la promenade *apothérapeutique*, au contraire, doit être courte, douce, sans tension, modérée et accompagnée de
6 distractions de l'âme et du corps. Les promenades douces conviennent aux gens faibles, à ceux qui font usage de la promenade après le repas, à ceux qui viennent de se lever après le sommeil, à ceux qui en usent pour se préparer à de grands exercices, à ceux qui y ont recours à cause d'une douleur quelconque; les promenades dans lesquelles on emploie de la force conviennent aux gens

— la promenade *apothérapeutique*. Cas dans lesquels convient la promenade douce;

— les promenades fortes;

1. ἅπασαν A.
2. βοηθείας] θεραπείας BV.
Ib. τε om. V.
Ib. πολύν ex em.; πολύ Codd.
3. ἀπερείσεως] ἤγουν στηρίξεως C 2ª m.
3-4. ἐπὶ. . . . ἤπερ om. BV.
4. στηθῶν ποδῶν C.
5. ἐντάσεως ex em. Matth.; ἐνστάσεως Codd. — Ib. μετά C.
6. ἀνειλόμενον C 1ª m.
12. αὐτῶν M.
13. ἡντινοῦν ABC 1ª m. V. — Ib. ἄτονοι C 1ª m. — Ib. ἰσχνοτέροις BV.

καὶ τοῖς κατεψυγμένοις, καὶ τοῖς δυσκίνητον καὶ νωθρὸν | μετὰ 108
δυνάμεως ἔχουσι τὸ πνεῦμα, καὶ τοῖς ἀργότερον τὸν ὄγκον
τοῦ σώματος κεκτημένοις καὶ τοῖς ἀναλαμβάνουσι σάρκα πε-
ριβεβλημένοις ἀναληθῆ. Οἱ δὲ μετὰ συνεντάσεως τῶν σκελῶν, 7
ἢ μετὰ τοῦ τὰς πτέρνας ἀπερείδειν καταλληλότατοι κεφαλῇ πε-
πονθυίᾳ πεῖσιν ἥν δή τινα, καὶ θώρακι ὑγροτέρῳ, καὶ ὑστέρᾳ
ἀνεσπασμένῃ, καὶ καθάρσει ἐπεχομένῃ, καὶ ἀτροφίᾳ τῶν
κάτω μερῶν, καὶ ὅλως οἷς ὕλη τὴν ῥοπὴν ἄνω ποιεῖται. Οἱ 8
δὲ ἀσύντατοι τοῖς ἀτρεμαίοις ὅμοιοι τυγχάνοντες εἰς τὰ αὐτὰ
χρήσιμοι. Οἱ δὲ ἐπὶ ἄκρων γινόμενοι τῶν δακτύλων ἰδίως 9
ὀφθαλμιῶσι τετήρηνται χρησιμεύοντες, καὶ γαστρὶ ἐπεχομένῃ·
οἱ δὲ ἀνάντεις θώρακι βραχυπνοοῦντι καὶ πρὸ τροφῆς, καὶ
ὅταν ἀντὶ μειζόνων τινῶν γυμνασίων περίπατος παραλαμβά-

vigoureux, à ceux qui sont refroidis, à ceux chez qui le *pneuma* est difficile et long à mettre en mouvement, bien qu'ils conservent leurs forces, à ceux qui ont le corps un peu paresseux, et aux convalescents qui ont un faux embonpoint.
– les promenades avec tension des jambes ;
Celles qui sont accompagnées d'une 7
forte tension des jambes et dans lesquelles on appuie sur les talons sont très-avantageuses, si la tête souffre d'une maladie quelconque, si la poitrine est trop humide, si l'utérus est rétracté vers le haut, si les règles sont arrêtées, si les parties inférieures sont mal nourries, en un mot dans tous les cas où la matière tend à se porter en haut. Les promenades qui ne sont pas accompagnées de tension 8
étant semblables aux marches modérées, conviennent dans les mêmes cas.
– la marche sur la pointe des pieds ; – la promenade en montant ;
On a observé que la marche qui se fait sur la pointe des pieds 9
est spécialement utile contre les ophthalmies et la constipation, et que la promenade qui se fait en montant convient quand la respiration est courte, ainsi qu'avant le repas, et quand cette promenade

4. ἀναληθῆ] ἀναλήψει M marg. — Ib. συντάσεως BV. — 5. ἀπερείδειν] ἤγουν στηρίζειν C 2ª m. — 6. πεῖσιν ἥν ex em.; πισσίνην Codd. — 7. ἀνασπασμένῃ A. — 9. αὐτά om. BV. — 13. ὀπτᾶν AC 1ª m. M text. — Ib. et p. 407, 1. παραλαμβάνηται ex em. Matt.; περιλαμβάνηται ABC V; περιλαμβάνεται M.

10 νηται. Οἱ δὲ κατάντεις σκέλεσι μὲν κάματον ἐμποιοῦσι, τὴν
δὲ ὕλην μᾶλλον τῶν ἄλλων περιπάτων καταβιβάζουσιν, ἀπὸ
11 τῆς κεφαλῆς κάτω συγκατάγοντες. Οἱ δὲ ἀνώμαλοι χρήσιμοι
12 τοῖς καὶ ταχέως ἀπαυδῶσι πρὸς περίπατον. Οἱ δὲ ἐν πεδίῳ
κοπωδέστεροι μὲν τούτων· καταστῆσαι δὲ καὶ πνεῦμα καὶ σῶμα
109
13 τούτων ἱκανώτεροι. Οἱ δὲ ἐν ἀποκρότῳ | κεφαλῆς συμπληρω-
14 τικοί. Οἱ δὲ ἐν ψάμμῳ, καὶ μάλιστα βαθείᾳ, γυμνάσιον μὲν
ἕν τι τῶν ἐμβριθεστάτων εἰσὶ, τονῶσαι δὲ πᾶν μέρος τοῦ σώματος ἱκανώτατοι, καὶ μεταγαγεῖν ὕλην ἐκ τῶν ἄνω μερῶν
15 δυνατώτατοι. Οἱ δὲ ἐν μαλακῇ γῇ ἐγγίζουσί πως τοῖς ἐν ψάμμῳ.
16 Οἱ δὲ ἐν λειμῶνι προσηνέστατοι καὶ ἀπληκτότατοι καὶ ἀσυγ-
κινητότατοι· συμπληρωτικοὶ δέ εἰσι κεφαλῆς διά τε τὴν εὐωδίαν
17 καὶ τὴν ἐν αὐτοῖς ὑγρότητα. Οἱ δὲ ἐν ταῖς ὁδοῖς τῶν ἐν περι-

10 remplace quelque grand exercice. Se promener en descendant fatigue
les jambes, mais est plus propre que les autres promenades à faire
11 descendre les matières en les entraînant de la tête vers le bas. La
promenade irrégulière convient à ceux que cet exercice ennuie
12 promptement. Les promenades dans la plaine sont plus fatigantes
que ces dernières, mais elles ramènent plus facilement à leur état
13 naturel le pneuma aussi bien que le corps. Celles qui se font sur
14 une pente rapide remplissent la tête. Celles qui se font dans le sable,
surtout s'il est épais, constituent un des exercices les plus lourds
et ont une grande efficacité pour renforcer toute partie du corps
15 et pour faire descendre les matières des parties supérieures. Celles
qui se font dans de la terre molle se rapprochent en quelque sorte
16 de celles qui se font dans le sable. Celles qui se font dans une
prairie sont très-douces, ne frappent point fortement [la tête] et ne
produisent pas de trouble, mais elles remplissent la tête à cause
17 des odeurs parfumées et de l'humidité propre aux prairies. Les promenades sur les routes sont moins fatigantes que les promenades

- la promenade en descendant; - la promenade irrégulière. Effets des promenades suivant le lieu où on les fait;

4. *καί* om. CM.
5. *δέ* om. C.
6. *ἐν* om. A.
Ib. *ἀποκρ.*] ἤγουν σκληρῷ C 2ª m.
11-12. *ἀσυγκινητότατοι* ex em. Ras.; *ἀσυγκινώτατοι* ABCMV; *ἀσυγκοινώτατοι* B interl.
13. *τῶν* ex em. Matt.; *τοῖς* Codd.

πάτοις ἀκοπώτεροι. Οἱ δὲ ἐξελιγμοὺς ἔχοντες βλαβεροὶ τοῖς 18
περὶ τὴν κεφαλήν. Οἱ δὲ ἐπιμήκεις τοῖς ἐν ταῖς ὁδοῖς εἰσι πα- 19
ραπλήσιοι. Οἱ δὲ ὑπερῷοι πάντων περιπάτων προκριτέοι· τῆς 20
γὰρ ἐκ τῆς γῆς ἀναθυμιάσεώς εἰσιν ἀπηλλαγμένοι, ἀέρα τε
καθαρώτερον ἔχουσιν· καὶ τούτων ἐπιτηδειότεροι οἱ ἐπὶ σα-
νίδων κατεστρωμένων γινόμενοι· ὑπείκουσαι γὰρ τήν τε κεφαλὴν κουφίζουσι καὶ τὴν ὕλην κατασπῶσιν. Ὀλιγότης δὲ 21
περιπάτου ὀνίνησι τοὺς κεκμηκότας, τοὺς ἀπὸ γυμνασίων μὴ
λουμένους, τοὺς ἐπὶ τροφῇ δεομένους περιπάτου, τοὺς βαρύ-
τητος ἀντιλαμβανομένους περὶ τὸ σῶμα. Πολὺς δὲ περίπατος 22
ὠφελεῖ τοὺς περὶ κεφαλὴν ἢ θώρακα διάθεσιν ἔχοντας, καὶ
τοὺς τὰ κάτω μέρη τοῦ σώματος ἠτροφηκότας, καὶ τοὺς | γυμνα- 110
σίου στιβαρωτέρου δεομένους. Καὶ οἱ μὲν παρὰ θάλασσαν 23
ξηραντικοὶ καὶ λεπτυντικοὶ τῶν ὑλῶν. Οἱ δὲ παρὰ ποταμοῖς 24

dans les promenoirs. Celles où on fait beaucoup de détours nuisent 18
à la tête. Les promenades dans lesquelles on va toujours en ligne 19
droite sont semblables à celles qui se font sur les routes. Les pro- 20
menades qui se font dans les étages supérieurs du promenoir sont
préférables à toutes les autres, car on est à l'abri de l'évaporation de
la terre, et on jouit d'un air plus pur que dans les autres; celles de
cette espèce qui se font sur un plancher sont les plus convenables, car
les planches, en cédant, rendent la tête légère et attirent la matière
vers le bas. Se promener peu convient quand on est fatigué, quand 21
on ne prend pas de bain après les exercices, quand on a besoin de se
promener après le repas et quand on se sent le corps pesant. Se pro- 22
mener beaucoup profite à ceux qui ont une affection de la tête ou
de la poitrine, à ceux dont les parties inférieures du corps sont
mal nourries et à ceux qui ont besoin d'un exercice un peu lourd.
Les promenades le long de la mer dessèchent et atténuent les ma- 23
tières. Les promenades près des rivières ou des lacs humectent, mais 24

- suivant la manière de se promener.

Cas dans lesquels il convient de se promener peu ou beaucoup.

Suite des effets de

2. εἰσι om. AB.
6. κατασΊρωμένοι A.
7. κουφίζουσαι V.
9. λουομένους M.
12-13. γυμν. σΊιβ. ex em.; ἐν γυμνασίῳ σΊιβαρωτέρου ABMV; ἐν γυμνασίῳ σΊιβαροτέρῳ C; πυκνοῦ ἢ σΊεῤῥοῦ C 2ª m.
13. περί A.
14. τῶν μελῶν V 1ª m.

Matth. 110.

25 ἢ λίμναις ὑγραντικοί· κακίους δὲ οἱ παρὰ λίμναις. Οἱ δὲ ἐν
μεσογείοις τῶν μὲν ἄλλων τῶν προειρημένων βελτίους εἰσίν·
26 τῶν δὲ παρὰ θάλασσαν ἀπολείπονται. Οἱ δὲ ἐν δρόσῳ τοῖς
27 παρὰ λίμναις ἀφωμοίωνται. Οἱ δὲ ἐν ἀναπεπταμένοις διαφο-
ρητικώτατοι καὶ κουφιστικώτατοι παρὰ πάντας εἰσίν· παρα-
28 πλησίως δὲ καὶ οἱ ἐπὶ ὑψηλῶν χωρίων. Οἱ δὲ ἐν κοίλοις χωρίοις
καὶ φάραγξι [κακοί·] δύσκρατος γὰρ ὁ ἐν αὐτοῖς ἀὴρ καὶ μο-
29 χθηρός. Ὁμοίως δὲ καὶ οἱ κατάστεγοι χείρους τῶν ὑπαιθρίων·
συμπληρωτικοὶ γάρ, καὶ μάλιστα εἰ ταπεινὰ τὰ τῆς στέγης
30 εἴη. Καὶ οἱ μὲν ἐν νηνέμῳ διαφορητικοί τε καὶ διασκορπιστικοὶ
31 τῶν περιττωμάτων καὶ ἀνετικοὶ καὶ ἄπληκτοι. Τῶν δὲ ἐν
πνεύματι οἱ μὲν ἐν βορείῳ βηχὸς γεννητικοὶ καὶ θώρακος

25 celles qui se font au bord des lacs sont les plus mauvaises. Les promenades au centre du pays sont meilleures que les autres dont nous
venons de parler, mais elles sont inférieures aux promenades le long
26 de la mer. Les promenades dans la rosée sont semblables à celles
27 qui se font près des lacs. Dans des plaines ouvertes, elles sont plus
propres à favoriser la perspiration et à rendre légers que toutes
les autres; il en est de même pour celles qui se font dans les endroits
28 élevés. Les promenades dans les vallées profondes et les précipices
[sont mauvaises], car l'air dans ces endroits est mal tempéré et
29 vicieux. De même, les promenades sous un toit sont pires que celles
qui se font en plein air, car elles remplissent la tête, surtout si le
30 toit est bas. Les promenades par un temps calme favorisent la perspiration, dissipent les superfluités, relâchent et ne frappent pas [la
31 tête]. Quant aux promenades qu'on fait au vent, celles qui se font
au vent du nord produisent de la toux et nuisent à la poitrine, mais

la promenade suivant les lieux où on la fait;

— suivant l'état du ciel;

3. θάλατΊαν ABCV.
3-4. τοῖς μὲν παρά M.
4. ἀπεπλαμένοις C; ἀπεπΊαμένοις BM.
5. καὶ κουφισΊικώτατοι om. BV.
Ib. παρὰ πάντας ex em. Matth.; παρὰ πάντων BV; περιπάτων ACM.
6. Ὁ AC.
7. κακοί conj.; om. Codd.; λεί-πει τι C 2ª m.
7-8. μονοχθηρός A.
10. οἱ ex em. Matth.; ὁ Codd.
Ib. ἐν ἐννηνέμῳ M; ἐν V 1ª m.
11. ἀνεδικοί C.
12. βήχους ACM.

βλαπτικοί· στόμαχον δὲ ἐκλυόμενον τονοῦσι καὶ δύναμιν διαρ-
ρέουσαν συνιστᾶσιν· εὐαισθησίας δὲ ποιητικοί· οἱ δὲ νοτιώτεροι συμπληρωτικοὶ κεφαλῆς καὶ τῶν αἰσθητηρίων ἀμβλυν-
τικοί· κοιλίαν δὲ μαλάσσουσι καί εἰσι διαλυτι|κοί· οἱ δὲ περὶ 111
ζέφυρον γινόμενοι πάντων ἄριστοι τῶν ἐν πνεύματι· τὰς μὲν
γὰρ ἀηδίας τῶν βορείων οὐκ ἔχουσιν αὐτῶν μετὰ προσηνείας
ἅμα καὶ διαχύσεως· οἱ δὲ ἐν ἀφηλιώτῃ κακοί, πληκτικοί. Οἱ 32
δὲ ἐν ἡλίῳ διαχυτικοὶ καὶ συμπληρωτικοὶ κεφαλῆς καὶ ἀνωμαλίας ποιητικοί. Οἱ δὲ ὑπὸ δένδροις βελτίους τῶν ὑπὸ στέγην· 33
ῥιπίζεται γὰρ ὁ ἀὴρ καὶ ὑγιεινότερος γίνεται· κατὰ δὲ τὴν
ποιότητα τῶν δένδρων ὠφέλειαν ἢ βλάβην τοῖς σώμασι παρέχουσιν. Καὶ οἱ μὲν ἐν αἰθρίᾳ κουφιστικοί, διαφορητικοί, λε- 34
πτυντικοί, εὐπνοίας καὶ εὐκινησίας παρασκευαστικοί. Οἱ δὲ 35
ὑπονέφελοι συμπληρωτικοὶ μὲν κεφαλῆς καὶ βάρους ἐμποιη-

elles renforcent l'orifice de l'estomac quand il est affaibli, rassemblent
les forces qui se dissipent et rendent les sens plus subtils; au vent du
sud elles remplissent la tête, obscurcissent les organes des sens, mais
elles relâchent le ventre et elles affaiblissent; au vent d'ouest, elles
sont les meilleures de toutes celles qui se font au vent, car elles
n'ont pas les désavantages des promenades au vent du nord, et de
plus elles sont douces et donnent de la distraction; les promenades
au vent d'est sont mauvaises et frappent [la tête]. Les promenades 32
au soleil donnent de la distraction, remplissent la tête et produisent
du malaise. Sous les arbres, elles sont meilleures que sous un toit, 33
(car l'air y est renouvelé et devient plus salubre); elles font du bien
ou du mal au corps, selon la nature des arbres. Les promenades, 34
quand le ciel est pur, rendent léger, favorisent la perspiration,
atténuent et rendent la respiration et les mouvements faciles. Quand 35
le ciel est couvert, elles remplissent la tête, produisent de la pe-

1-2. διαῤῥύουσαν B.
4. κοιλίας C.
5-6. μὲν παρηδείας ABC 1ª m. MV.
7. ὁμοῦ MV. — Ib. ἀναφηλώτῃ C; ἐν ἀπηλιώτῃ 2ª m.
9. στέγειν M marg.; στέγει C 2ª m.
10. δέ ex em. Matth.; τε Codd.
11-12. παρέχονται ABCM.
13. εὐπ. καὶ ἀκινησίας παρασκ. C 1ª m.; om. BV.

DES EXERCICES.

36 τικοί· διαφοροῦσι δὲ ἧσσον. Καὶ οἱ μὲν ἑωθινοὶ κοιλίαν μαλάσσουσι, καὶ τὰς νωθρότητας ἐκ τῶν ὕπνων ἀποδιαλύουσι,
37 πνεύματα λεπτύνουσιν. Δειλινοὶ δὲ περίπατοι πρὸς ὕπνον
παρασκευάζουσι, καὶ τὰς ἐμπνευματώσεις σκορπίζουσιν.

κβ'. Περὶ δρόμου, ἐκ τοῦ αὐτοῦ λόγου.

1 Ὁ δρόμος σύντονος ὢν περίπατος ἐν τοῖς συντόνοις κατα-
112 τάσσεται γυμνασίοις· ἐπιτή|δειος δὲ κατὰ τὴν χειμερινὴν ὥραν·
2 ὁμοίως δὲ καὶ θέρους μέσου. Χρήσιμος δὲ εἰς τὸ θερμᾶναι τὸ
σῶμα, ὀρέξεις ἀνακαλέσασθαι καὶ ἐπιῤῥῶσαι τὰς τῆς φύσεως
ἐνεργείας καὶ σ7όμαχον τονῶσαι καὶ ῥεῦμα σ7ῆσαι· εἰ γὰρ καὶ
τὴν πρώτην δοκεῖ παροξύνειν τὰ ῥεύματα, ἀλλὰ ἐξ ὑσ7έρου
3 σ7ελεῖ τοὺς ῥευματισμούς· πληροῖ δὲ κεφαλήν. Ἐπὶ δὲ νεφριτικῶν καὶ γονοῤῥοϊκῶν ὡς τετηρημένον βοήθημα δρόμον παρ-

suivant l'heure de la journée.

36 santeur, mais favorisent moins la perspiration. Les promenades du matin relâchent le ventre, dissipent la lourdeur produite par le
37 sommeil et atténuent le pneuma. Celles du soir préparent au sommeil et dissipent les accumulations de gaz.

22. DE LA COURSE.

(Tiré du même livre.)

La course est un exercice violent; temps dans lequel elle convient; ses effets en général. Maladies dans lesquelles la course est utile.

1 La course, étant une promenade violente, se range parmi les exercices violents; elle convient bien en hiver et aussi au milieu de l'été.
2 Elle sert à réchauffer le corps, à rappeler l'appétit, à fortifier l'activité naturelle, à renforcer l'orifice de l'estomac et à arrêter les fluxions, car, quoiqu'elle semble aggraver les fluxions le premier
3 jour, elle les réprimera dans la suite, mais elle remplit la tête. Dans les maladies des reins et dans la *gonorrhée* nous employons la course comme un moyen de traitement éprouvé par l'expérience. La course

1. κοιλία A; κοιλίας C.
1-2. μᾶλλον μαλάσσουσι A 1ª m.
4. ἐκπνευματώσεις V.
Cʜ. 22; l. 6. δὲ καὶ κατὰ BV.
7. οὐχ ὁμοίως C 2ª m. — Ib. μέσου ex emend. Matth.; μέσα Codd.
8. ὀρέξις CM; ὄρεξιν C 2ª m.
9. ἐναργείας A.
Ib. καί ante σ7όμαχον om. M.
11. σ7έλλει ABCM.

εἰλήφαμεν. Ὀνίνησιν ἰσχιαδικοὺς, ἐπὶ μὲν τὴν ἀρχὴν τοῦ 4
δρόμου μόγις παραγινομένους, ἐν αὐτῷ δὲ τῷ τρέχειν ὥσπερ
ἐπιλανθανομένους τῆς διαθέσεως. Ἐπὶ δὲ στροφουμένων καὶ 5
μύκητας βεβρωκότων καὶ σκορπιοπλήκτων αὐτοὶ παρεφυλά-
ξαμεν ὠφελοῦντα δρόμον. Τὰς μὲν οὖν διαφορὰς τάς τε παρὰ 6
ποιότητα καὶ ποσότητα καὶ τὰς παραπλησίους ληψόμεθα ἐκ
τῶν πρόσθεν εἰρημένων ἐπὶ τῶν περιπάτων· περὶ δὲ τῶν
οὐκ εἰρημένων, εἰσὶ δὲ βραχεῖαι, νῦν ῥητέον. Ἔστι μὲν οὖν ὁ 7
μέν τις εἰς τοὔμπροσθεν ἐπὶ εὐθείας, ὃς αὐτὸ τοῦτο εἴληφεν
ὄνομα· ὁ δέ τις εἰς τοὐπίσω, ὅν τινα καὶ ἀνατροχασμὸν κα-
λοῦσιν· ὁ δὲ ἐν κύκλῳ, καὶ τοῦτον περιτροχασμὸν καλοῦσιν.
Ὁ μὲν οὖν εἰς τοὔμπροσθεν τὰ ἤδη προειρημένα δύναται. Ὁ δὲ 8-9
εἰς τοὐπίσω ὁ ἀνατροχασμὸς κεφαλῇ καὶ ὄμμασι καὶ τένουσι

est utile aux gens affectés de sciatique, qui ont de la peine, il est 4
vrai, à commencer à courir, mais qui oublient pour ainsi dire leur
maladie quand ils sont en train. Nous avons observé nous-même 5
que la course profite à ceux qui ont des coliques, qui ont mangé
des champignons [vénéneux] et à ceux qui ont été piqués par un
scorpion. Quant aux diverses espèces de courses, d'après la qualité, 6
la quantité et de semblables points de vue, nous les déduirons de ce
que nous avons dit auparavant sur les promenades, et nous parlerons actuellement de celles dont il n'a pas encore été question, et
qui sont peu nombreuses. Il y a donc d'abord une espèce de course 7
qui consiste à marcher en avant en ligne droite et qu'on a appelée
du nom générique de *course;* il y en a une autre qui consiste à marcher en arrière et qu'on appelle *anatrochasme;* enfin il y en a une
troisième espèce qui consiste à marcher en cercle et qu'on nomme
péritrochasme. La course en avant a les propriétés que nous avons 8
déjà énumérées. L'*anatrochasme* fait du bien à la tête, aux yeux, à la 9

Effets particuliers des diverses espèces de courses.

2. μέν om. BC. — 3. παρακινο[υ]μένους C 2ª m. — 11. τις εἰς τοὐπίσω ex em.; εἴ τι τουπ. C; εἰς τουπ. ABMV; ἐπὶ τουπ. C 2ª m. — Ib. καί om. V. — Ib. ἀνατροχασμόν ex em.; ἀνατροχισμόν Codd.; de même l. 12 et 14. — 13. εἴδη BV. — 14. ὄμμασι] ὤμοις M marg.

καὶ στομάχῳ καὶ ὀσφύϊ χρήσιμος, οὐ ταχὺς γινόμενος· διὸ
113 οὐδὲ | συμπληροῖ τὴν κεφαλήν· ἥ τε ἀναβάδισις ἀναγκάζουσα
στερεώτερον βαίνειν καὶ ἐπὶ ἄκρων τῶν ποδῶν ὑπὲρ τοῦ μὴ
10 καταπεσεῖν καθέλκει τὴν ὕλην κάτω. Περιτροχασμὸς δὲ θώρακι μὲν καὶ σκέλεσι κατάλληλός ἐστιν· τοῖς δὲ περὶ κεφαλὴν
11 ἀνάρμοστος. Οἱ μὲν οὖν μετὰ τοῦ σκέπεσθαι τὸ σῶμα δρόμοι
12 θερμαίνουσι τὴν σάρκα καὶ ἱδρῶτας κινοῦσιν. Οἱ δὲ χωρὶς
τοῦ σκέπεσθαι ἱδρώτων μὲν οὐ πολλῶν εἰσι γεννητικοί, κατὰ
δὲ τὸ ἄδηλον ἰσχυρῶς διαφοροῦσι, καὶ σκληρύνουσι δὲ καὶ
ἀναξηραίνουσι τὰ σώματα.

κγʹ. Περὶ αἰώρας, ἐκ τοῦ αὐτοῦ λόγου.

1 Τὰ μὲν ἄλλα γυμνάσια ἐν τῇ τοῦ σώματος κινήσει κεῖται· ἡ δὲ αἰώρα συμμιγής ἐστιν ἔκ τε κινήσεως καὶ σχέσεως, τῶν μὲν μερῶν τοῦ σώματος ἀτρεμούντων, παντὸς δὲ ὑπὸ τῆς φο-

nuque, à l'orifice de l'estomac et aux lombes, parce qu'elle n'est
pas rapide (pour cette raison elle ne remplit pas non plus la tête) et
que la rétrogression, en forçant d'appuyer plus fortement et de
marcher sur la pointe des pieds de peur de tomber, attire les ma-
10 tières vers le bas. Le *péritrochasme* est favorable à la poitrine et aux
11 jambes, mais il ne convient pas aux affections de la tête. Les courses
avec des vêtements échauffent la chair et produisent de la sueur.
12 Les courses sans vêtements ne produisent pas beaucoup de sueurs,
mais elles dissipent efficacement [les humeurs] par la perspiration
insensible et elles durcissent et dessèchent le corps.

23. DU MOUVEMENT PASSIF.

(Tiré du même livre.)

Nature et utilité du mouvement passif;

1 Les autres exercices consistent dans le mouvement du corps; mais le mouvement passif a pour éléments le mouvement et la position qu'on observe, les parties du corps étant en repos, tandis

1. ὀσφύσι M 1ᵃ m.
4. Περιτροχισμός C 2ᵃ m.
7. ἱδρῶτα V.
8. οὐ om. B.

CH. 23; l. 13. μέν G, Aët.; om. ABCMV. — Ib. πλείστων μερῶν Aët.
Ib. ἀτρεμούντων G; ἀνατρεμούντων ABCMV; ἀτρεμεῖν δοκούντων Aët.

ῥᾶς κινουμένου· ἐντεῦθεν μὲν ὠφελιμώτατόν τε γυμνάσιον καὶ προσηνέσΊατον, οὐδὲ κόπον ἐμποιοῦσα τοῖς σώμασι κινοῦσά τε αὐτὰ οὐδὲν ἧσσον τῶν μεγάλων γυμνασίων. Δύναται δὲ αἰώρα 2
πᾶσα ἐπεγείρειν τὸ ἔμφυτον θερμὸν, σκορπίζειν τε πλῆθος ὕλης τονοῦν τε τὴν ἕξιν καὶ ἐπεγείρειν τὰ ναρκωμένα τῶν ἐνεργημάτων· πρὸς δὲ καὶ νωθρότητος διαλυτικὴ καὶ ταράχου τοῦ περὶ σῶμα κατασΊαλτικὴ, ὕπνου τε τοῖς ἠγρυπ|νηκόσι 114
παρασκευασΊικὴ, καὶ ἐκ τῶν ἐναντίων ἐπισΊροφῆς τε καὶ ἐγρηγόρσεως τοῖς νωθροῖς καὶ διαλελυμένοις· τὸν μὲν γὰρ ὕπνον ἐπάγει τῷ διαφορεῖν τά τε ἀπὸ τῆς κεφαλῆς καὶ τοῦ σΊομάχου περισσώματα, τούτων μάλισΊα τῶν μερῶν ἀγρυπνίας ὄντων ποιητικῶν· τὴν δὲ ἐγρήγορσιν ἐργάζεται, ἐπισΊρέ-

que le tout est mu par impulsion; voilà pourquoi c'est un exercice très-utile et très-doux, qui ne fatigue pas les parties, quoiqu'il ne les mette pas moins en mouvement que les grands exercices. Tout 2
– ses effets en général.
mouvement passif peut exciter la chaleur innée, disperser la surabondance des matières, renforcer les parties solides et exciter les fonctions engourdies; en outre il chasse la lourdeur, apaise le trouble du corps, procure du sommeil aux gens frappés d'insomnie; il excite, au contraire, l'attention et produit la veille chez ceux qui sont lourds ou affaiblis, car il amène le sommeil en dissipant les superfluités de la tête et de l'orifice de l'estomac, puisque ce sont justement ces parties qui ont le plus d'influence pour la production de l'insomnie, tandis qu'il devient une cause de veille parce qu'il

1. μέν om. BCGMV.
Ib. γε BV.
2. οὐδὲ.....σώμασι G, Aët.; om. ABCMV.
3. γυμνασίων] κινήσεων B text.
Ib. αἰώρα G, Aët.; αἰωρία BC 2ª m. V; αἰωρέα ACM.
4. ἐπεγέρειν A; ἐπεγείρη G; ῥιπίζειν τε καὶ ἐπεγείρειν Aët.
5. ναρκηκότα Aët.
6. ἐνεργειῶν σωμάτων G.
Ib. νωθρότητος G, Aët.; νωθρότητας ABCMV.
6-7. καὶ... κατασΊαλτ. om. A 1ª m.
Ib. ταράχων τάς G.
11. περιτΊώματα G.
12. ποιητικῶν, ὥσΊε ἀγρυπνίας αἴτια τὰ ἐν τῇ κεφαλῇ καὶ σΊομάχῳ περὶ σώματος G.
12 et p. 515, 1. ἐπισΊρέφουσα G; εὐσΊρέφουσα ABCM; εὖ σΊρέφουσα V.

Cap. 21.

3 φουσα καὶ ἐπιῤῥωννύουσα τὸν τόνον. Διαφοραὶ δὲ αἰώρας ἄνευ
τῶν κοινῶν ἃς εἰρήκαμεν ἐν τῷ Περὶ τοῦ περιπάτου λόγῳ,
ἴδιοι αἵδε, ἥ τε ἐπὶ κλίνης, διπλῆ δὲ αὕτη, ἢ κρεμαμένης τῆς
κλίνης, ἢ ὑπόβαθρα ἐχούσης κατὰ τοὺς διαγωνίους πόδας, ἡ ἐν
φορείῳ, διπλῆ δὲ καὶ ἥδε, ἤτοι καθεζομένων τῶν αἰωρουμένων
ἢ κατακειμένων, ἡ ἐπὶ ζεύγους, ἡ ἐπὶ νεὼς, καὶ τῆς ἐπὶ νεὼς
4 δὲ ἡ μέν τις οὐριοδρομοῦσιν, ἡ δὲ ἐρεσσομένοις. Θετέον δὲ ἐν
αἰώρας μέρει καὶ ἱππασίαν, εἰ καί τινες περὶ αὐτὴν ἰδίᾳ διαλέ-
5 γονται. Τῇ μὲν οὖν ἐπὶ κλίνης αἰώρᾳ χρηστέον ἐπί τε πυρεσ-

Enumération des espèces de mouvements.

3 excite et renforce la tension des parties. Outre les différences communes dont nous avons déjà parlé dans le chapitre [21] *Sur la promenade*, le mouvement passif présente encore les espèces suivantes,
qui lui sont propres : le mouvement dans un lit, qui est de deux
sortes, selon que le lit est suspendu ou qu'il a des supports aux
pieds qui sont diagonalement opposés; le mouvement dans une
litière, qui est double aussi, puisque, dans quelques litières, ceux
qu'on transporte sont assis, et que, dans d'autres, ils sont couchés;
le mouvement dans une voiture, le mouvement dans un navire qui
4 diffère aussi selon qu'il s'agit d'un navire à voiles ou à rames. Il
faut encore ranger l'équitation parmi les mouvements passifs,
5 quoique quelques auteurs en traitent séparément. On emploiera
le mouvement dans le lit chez les fébricitants ou chez ceux qui

Cas dans lesquels il faut

1. τόπον AC. — Ib. αἰῶραι B.

2. κοινῶν ἃς ex em. Matth.; κοινωνίας ABCGMV.

Ib. εἰρημένων V text.

3. ἴδιαι M; ἴδιοι δέ C 2ª m.; ἰδιάζονται δέ Aët. — Ib. διπλῆ δὲ αὕτη G; om. ABCMV, Aët. — Ib. ἢ κρεμαμένης Aët.; ἢ κρεμασμένη G; om. A BCMV. — 3-4. τῆς κλίνης G; om. ABCMV, Aët.

4. γωνιαίους Aët. — Ib. ἡ ἐν BMV.

6. ἡ (ἥ γε B) ἐπὶ ζ. BMV, Aët.

Ib. ἡ ἐπί M.

Ib. νεώς G; νηώς BMV; de même p. 517, l. 11, et p. 518, l. 6 et 8; A donne deux fois νηώς, deux fois νηός et une fois νεώς; C a trois fois νηώς, une fois νεώς et une fois νυιός, trois fois de 2ᵉ main νηός.

7. ἡ μέν... Θετέον δέ om. A 1ª m.

Ib. τις G; τῆς ABCMV.

Ib. οὐριοδρομοῦσιν G; οὐριοδρομούσης ACMV; οὐριαδρομούσης B.

Ib. ἐρεσσομένοις ex em.; ἐρεσσομένης ABCMV; ἐρισσομένης G.

8. μέρος G. — Ib. ἱππασίας G. — Ib. ἴδια G.

8-9. διαλέγονται ex em.; λέγονται AB interl. CGMV; λέγουσι B text.

9. Τήν G. — Ib. τε om. B.

σόντων, ἢ τῶν ἀῤῥωστίαν χρονίαν ἀῤῥωστούντων, ἐπί τε ἐλλε-
ϐοριζομένων, ἔν τε ἀναλήψει χρήσιμος ἐπὶ τῶν ἀτονούντων
ἔτι, καὶ τοῖς ἀγρυπνοῦσι, τοῖς ὀκνηρῶς διακειμένοις, τοῖς
ἐπιτεταμένοις κυνωδῶς τὰς ὀρέξεις, παύουσα τὴν ἐπίτασιν, τοῖς
βραδέως διοικοῦσι τὰς τροφὰς, τοῖς πρὸς τἆλλα γυμνάσια ἀδυ-
νάτως ἔχουσιν· κατὰ τὸ ἀνάλογον δὲ καὶ τοῖς χρονίως ἀῤῥω-
στοῦσιν ὠφέλιμος. Ἀλλὰ τὸ μὲν ἕτερον εἶδος τὸ διὰ τοῦ κρε- 6
μαστοῦ κλινιδίου καὶ πρὸ τροφῆς καὶ ἐπὶ τροφῇ χρήσιμον· τὸ
δὲ ἕτερον ἄχρηστον μὲν ἐπὶ τροφῇ· ὁ δὲ τρόπος τῆς χρήσεως 115
VIII, 6. αὐτῶν ἐν τῷ Περὶ ἐλλεϐόρου δεδήλω|ται. Ἐν φορείῳ δὲ κατα- 7
κειμένους αἰωροῦμεν πυρέσσοντας, τούτων δὲ ληθαργικούς τε
μᾶλλον καὶ κατεχομένους, τούς τε ἁπλῷ καὶ ἐμμόνῳ καὶ χρονίῳ
πυρετῷ κατεχομένους. Δεῖ δὲ, εἰ τὰ τῆς δυνάμεως ὑπείη, ἐπὶ 8

employer les diverses espèces de mouvements : - lit ;

sont affectés d'une maladie chronique, ainsi que chez les individus traités par l'ellébore; il est utile aussi pendant la convalescence à ceux qui sont encore faibles, à ceux qui souffrent d'insomnie,
qui ont une disposition à la paresse, qui ont la faim canine (car il
fait cesser la tension), chez qui les aliments se distribuent lentement
dans le corps, enfin qui sont trop faibles pour supporter les autres
exercices; c'est de la même manière qu'il soulage ceux qui sont
depuis longtemps malades. Mais l'une des espèces de mouvement 6
dans le lit, celui qui se fait dans le lit suspendu est également bonne
avant le repas et après, tandis que l'autre ne saurait s'employer
après le repas; quant à la manière de l'employer, nous l'avons expliquée dans le chapitre *Sur l'ellébore* (VIII, 6). Nous donnons un mou- 7
- litière ; vement passif aux fébricitants dans une litière où ils sont couchés,
surtout à ceux qui ont du *léthargus* ou de l'assoupissement, et à ceux
qui sont affectés d'une fièvre simple, enracinée et longue. Si les 8
forces ne font pas défaut, on doit prolonger la durée du mouvement

3-4. τοῖς μὲν τεταμένοις G.
5-6. δυνάτως ABM text. V.
6. τὸν ἀνάλογον ABC 1ª m. V.
Ib. τοῖς om. C.
7. ὠφέλιμον A.
9. τροφήν G.
10-11. κατακειμένῳ, αἰωρὸν μέν G.
11. τούτους BV.
12. ἐν μόνῳ BV.

Matth. 115.

πλεῖον κεχρῆσθαι τῇ αἰώρᾳ· ἡ γὰρ ἐπὶ ἔλαττον ἀνακινοῦσα τὰ
9 σώματα, ἐνίοτε παροξύνει τοὺς πυρετούς. Ἐπὶ μὲν οὖν πυρεσ-
σόντων τοὺς εἰς ἄνεσιν εἰλικρινῆ παραγινομένους, ἢ μακράν
γε τὴν ἄνεσιν ἔχοντας, ἢ ἐν πυρετοῖς μακροῖς, κἂν μὴ μεγάλα
ᾖ τὰ διαλείμματα, τῶν δὲ ἀπυρέτων [τοὺς. . . . . .] καθεδρίῳ
10 σχήματι αἰωρητέον. Ἀσκέπαστον μᾶλλον ἤπερ ἐσκεπασμένον
11 ἔστω τὸ φορεῖον. Τοὺς δὲ καιροὺς τῆς αἰώρας καὶ τοὺς τόπους,
ἐν οἷς αἰωρητέον, καὶ τρόπους, κατὰ οὓς παραληπτέον, εὑρή-
12 σομεν ἐκ τῶν εἰρημένων ἐν τοῖς Περὶ περιπάτου λόγοις. Ἡ δὲ
ἐπὶ ζεύγους αἰώρα μοχλευτικὸν ἔχει τι καὶ κινητικὸν τῶν ἐμ-
13 μόνων νοσημάτων. Τῆς δὲ ἐπὶ νεὼς αἰώρας ἡ μὲν διὰ ἐρεσίας
ὡς τὰ πολλὰ βραχεῖά τε καὶ παρὰ τὴν γῆν γίνεται καὶ ἐν

Cap. 21.

passif; car celui qui meut le corps pendant un court espace de temps
9 rend quelquefois la fièvre plus forte. S'il s'agit de fébricitants, on
donnera un mouvement passif, dans une litière où on s'assied, à
ceux qui arrivent à une rémission complète, ou qui ont au moins une
rémission de longue durée, et aussi dans les fièvres qui durent longtemps, même quand les intervalles ne sont pas de longue durée;
10 s'il s'agit d'individus apyrétiques [aux . . . .]. Une litière dé-
11 couverte est préférable à une litière fermée. Quant au temps approprié au mouvement passif, aux endroits où on le met en usage et
à la manière dont on l'emploie, nous les déduirons de ce que nous
12 avons dit dans le chapitre [21] *Sur la promenade*. Le mouvement
passif dans une voiture agit, en quelque sorte, comme un levier: il
13 met en mouvement les maladies enracinées. De tous les mouvements
passifs produits par un vaisseau, celui qu'on fait dans un navire à
rames est ordinairement peu considérable; on le fait près de la

- voiture;

- navigation.

2-3. Ἐπὶ. . . . πυρεσσόντων] Καθεζομένους δὲ ἐν φορείῳ αἰωροῦμεν Aët.
3-9. ἢ μακρὰν. . . . . . λόγοις om. Aët.
4. κἂν] ἢν A.
5. τοὺς. . . . conj.; om. Codd.
6. ἐκκεπασμένον C 1ª m.; σκεπασμένον G.
8. καθώς G.
9. τοῖς περιπάτου ACM; τοῖς τοῦ περιπάτου B; τοῖς περιπάτῳ G.
10-11. ἐμμήνων G.
11. διὰ ἐρεσίας G; διαίρεσις ABC MV. — 12. τε om. C.
Ib. περὶ γῆν Aët.; παρὰ τήν CM text.; del. C 2ª m.

ἀκύμονι τῇ θαλάσσῃ· κλόνον οὖν οὐ πολὺν ἔχει οὐδὲ αἰκισμὸν,
ὥστε σχεδόν τι τούτοις ἁρμόδιός ἐσΊιν, οἷς καὶ [ἡ] διὰ τοῦ
ὀχήματος, πλήν γε δὴ τοῦτο ἔχει περιτΊότερον, ὅτι ἐν καθαρῷ
τε | ἀέρι γίνεται καὶ ἀναθυμιάσεις ὑγρὰς οὐκ ἔχοντι, ἀλλὰ ξηρὰς 116
τε καὶ δριμείας· διὸ προκριτέα. Ἡ δὲ διαπόντιος αἰώρα, πνεύ- 14
ματι Φερομένης νεὼς, ποικιλωτάτη τε καὶ ἐκ τῶν ἐναντιωτάτων
συνεσΊῶσα· κίνησίν τε γὰρ ὀξυτάτην καὶ σφοδροτάτην καὶ
ἀδιάπαυσΊον κατὰ τὴν τῆς νεὼς Φορὰν ἔχει, συμμιγής τέ ἐσΊιν
ἔκ τε ῥαθυμίας καὶ Φόβου· μεταβολὰς γὰρ ῥάσΊας καὶ ταχίσΊας
ἔχει, αἱ δὲ τοιαῦται μεταβολαὶ πᾶσαν χρονίαν διάθεσιν νόσων
ἀνασκευάζουσιν. Ὁ δὲ γινόμενος σάλος ἐν τῷ πλῷ δύναμιν ἔχει 15
παραπλησίαν ἐλλεβόρῳ κούφῳ λευκῷ.

terre et dans une mer sans vagues; par conséquent il ne produit pas beaucoup de trouble, ni de ballottement; aussi convient-il à peu près dans les mêmes cas que le mouvement en voiture; seulement il a l'avantage de se faire dans un air pur qui contient des évaporations sèches, âcres et non pas humides; pour
cette raison il est préférable. Le mouvement passif dans un navire 14
mu par le vent dans la haute mer est très-varié et composé d'éléments diamétralement opposés; car il se fait avec un mouvement incessant très-rapide et très-intense par suite de la marche du navire; il est accompagné à la fois de quiétude et de peur, puisqu'il amène des changements très-faciles et très-rapides; or, de pareils changements guérissent de toute disposition invétérée aux maladies.
Le ballottement pendant la navigation a la même efficacité qu'un 15
traitement léger par l'ellébore blanc.

2. καί del. C 2ª m.
Ib. ἡ ex em. Matth.; om. Codd.
4. ἔχοντες B.
5-6. πνεύματος G.
6. ποικιλοτάτης G.
7. κίνησί τε γὰρ ὀξυτάτη καὶ σφοδροτάτη G.
8. συμμιγή AC 1ª m. M.
9. ῥαθ. καὶ φ. καὶ κινδύνου Aët.
10. ἴσχει G.
Ib. νοῦσον G.
11. γενόμενος G. — Ib. πλείῳ G.
12. παραπλησία G.
Ib. ἐλλεβόρων λευκῶν G.

κδ'. Περὶ ἱππασίας τοῦ αὐτοῦ, ἐκ τοῦ αὐτοῦ λόγου.

1 Τῆς δὲ ἱππασίας ὀλίγη χρῆσίς ἐσʼ1ιν ἐπὶ νοσούντων· εἰ μὲν γὰρ ἠρέμα ὁ ἵππος ἐλαύνοιτο, οὐδὲν ἂν ϖλέον ϖαρέχοι ϖλὴν κόπου, καὶ μάλισʼ1α βουϐώνων· εἰ δὲ σφοδρῶς ἐλαύνοιτο, κλονεῖ μὲν ἅπαν τὸ σῶμα ἐπιπόνως· ὅμως δὲ ἔχει τι χρήσιμον· τονοῖ γὰρ ὑπὲρ ϖάντα τἆλλα γυμνάσια τὸ σῶμα, καὶ μάλισʼ1α τὸν σʼ1όμαχον, καθαίρει τε τὰ αἰσθητήρια καὶ ὀξύτερα ἐργάζεται· θώρακι δὲ κάκισʼ1ον γυμνάσιον.

117 |κε'. Περὶ τῆς ἐν ϖυρετοῖς ἁρμοζούσης αἰώρας, ἐκ τῶν Ἡροδότου, ἐκ τοῦ Περὶ ϖοιουμένων βοηθημάτων λόγου.

1 Μέτρον δὲ αἰώρας ἔσʼ1ω ἐπὶ μὲν ϖυρετῶν, τῆς διὰ φορείου ἢ

24. DE L'ÉQUITATION.

(Tiré du même livre.)

L'équitation est rarement employée comme moyen de traitement ; ses effets.

1 L'équitation est peu employée chez les malades; car, si le cheval marche doucement, l'équitation ne produira d'autre effet que de la fatigue, surtout aux aines; si, au contraire, il marche avec véhémence, l'équitation secoue tout le corps d'une manière pénible; cependant elle a quelque chose d'utile, car elle renforce le corps et surtout l'orifice de l'estomac plus que tous les autres exercices; elle purge les organes des sens et les rend plus déliés, mais c'est un exercice très-nuisible à la poitrine.

25. DU MOUVEMENT PASSIF QUI CONVIENT DANS LES FIÈVRES.

(Tiré d'Hérodote.)

[Du livre *Sur ce que les malades font pour se traiter.*]

Comment

1 La mesure du mouvement passif dans une litière ou dans une

Ch. 24. Tit. ἱππηλασίας BV.
Ib. ἐκ τοῦ αὐτοῦ om. ABCM.
1. δέ om. G.
2. γάρ om. G. — Ib. ἐλαύνεται G.
3-4. σφόδρα ἐλαύνεται G; ἀποδιώκοιτο Aët.
4. κλίνει G. — Ib. ἅπαν G, Aët.; ϖᾶν ABCMV. — Ib. ἐπὶ ὄνως G.
5. χρήσιμον ἐπὶ τῶν ἰσχυόντων Aët.
Ib. καὶ ϖνεῦμα καὶ σῶμα Aët.
6. Après αἰσθ. G répète καί... σʼ1όμαχον.
7. γυμνάσιόν ἐσʼ1ιν G.
Ib. λόγου om. B.

καθέδρας γινομένης αἰώρας, τὸ πρῶτον μήτε ἔλαττον σταδίων
πέντε, μήτε πλεῖον τοῦ διπλασίου, τηρουμένου τοῦ αὐτοῦ μέτρου καὶ τῇ δευτέρᾳ τῶν ἡμερῶν· ἀπὸ δὲ τῆς τρίτης προστι-
θέσθω πέντε στάδια κατὰ ἑκάστην ἡμέραν ἄχρι τῶν τριάκοντα
σταδίων. Οἱ δὲ μακροτέρας αἰώρας δεόμενοι τῆς διὰ χειραμάξης 2
χρῄζουσιν, οὓς ἀπὸ τριάκοντα σταδίων ἀρξάμενοι κινεῖν ἐπὶ
τὰ διπλασίονα προάξομεν. Τοὺς δὲ ἀγρύπνους ἐν πυρετοῖς 3
μέχρι τῶν ὕπνων αἰωρεῖν δεῖ, καὶ τοὺς ἐν ὀδύνῃ τυγχάνοντας
ἢ ἐν ἄλλῳ τινὶ τοιούτῳ συμπτώματι μέχρι τῆς ὑπεξαιρέσεως
τοῦ διοχλοῦντος. Τῆς δὲ διὰ τοῦ κρεμαστοῦ κλινιδίου αἰώρας 4
μέτρον ἀριθμῷ μὲν οὐκ εὐόριστον· συλλογιστέον δὲ χρόνον
τὸν ἐν ᾧ τις φορείῳ φερόμενος ἀνύσαι σταδίων τεσσαράκοντα
μῆκος. Τοὺς δὲ ἐν ζευκτοῖς αἰωρουμένους ἀπὸ σταδίων ἀρχο- 5

il faut régler, eu égard à la durée et à l'espèce, le mouvement passif dans les fièvres, suivant les cas.

chaise, qu'on prescrit en cas de fièvre, doit ne pas rester d'abord au-
dessous de cinq stades, et ne pas dépasser non plus dix stades; le
second jour il faut s'en tenir également à la même distance, mais, à
partir du troisième jour, on ajoutera, chaque jour, cinq stades, jusqu'à
ce qu'on arrive à trente stades. Ceux qui ont besoin d'un mouvement 2
passif plus prolongé doivent se servir d'un char à bras; on com-
mencera en leur faisant faire trente stades, et on ira jusqu'à soixante.
Ceux qui ont de l'insomnie dans les fièvres doivent être soumis au 3
mouvement passif jusqu'à ce que le sommeil les prenne; de même
les individus qui éprouvent une douleur, ou quelque autre accident
semblable, doivent continuer le mouvement passif jusqu'à la sup-
pression de l'accident qui les incommodait. Il n'est pas facile d'ex- 4
primer en nombres la mesure du mouvement passif qui se fait dans
le lit suspendu, mais on calculera le temps dans lequel on ferait
quarante stades, si on était porté dans une litière. Ceux qui se font 5

1. ἔλασσον B.
2. πλεῖον] πλειόνων τῶν B text.; πλειόνων corr. — 3. μερῶν V.
3-4. προτιθέσθω V; προστιθέσεως G.
4. τριακοστοῦν G.
6. τριακοστῶν G.
6-7. ἐπὶ τά G; ἔπειτα ABCMV.
10. κλινιδίου om. A 1ª m.
11. ἀριθμῷ ex em. Matth.; ἀριθμῶν AB interl. CMV; ἀριθμόν B text. G.
Ib. εὐάριστον A.

Matth. 117-118.

μένους τριάκοντα ἢ τεσσαράκοντα προβιβάζειν δεῖ μέχρι τῶν
6 διπλῶν. Πλείονος δὲ προσδέονται μέτρου οἱ ταῖς ἱππασίαις
εἰωθότες χρῆσθαι, ὅπερ δοκιμασΊέον κατά τε τὰς φύσεις αὐτῶν
118
7 καὶ τὰς συνηθείας. Τοῖς δὲ διὰ πλοίων αἰωρουμένοις | ἀπὸ ἑξή-
κοντα σΊαδίων ἀρχομένους καταλήγειν ἐπὶ τὰ διπλάσια δεῖ.

κϛʹ. Περὶ κρικηλασίας, ἐκ τῶν Ἀντύλλου, ἐκ τοῦ δʹ λόγου Τῶν ποιουμένων βοηθημάτων.

1 Ἡ κρικηλασία δύναται μαλάξαι τὰ συντεταμένα τῶν σωμάτων, καὶ εὐκαμπῆ παρασκευάσαι τὰ κατεσκληκότα διὰ τοὺς ἐξελιγμοὺς καὶ τὴν ποικιλίαν τῶν τοῦ σώματος σχημάτων, νεῦρά τε ἐπιῤῥῶσαι καὶ χαλάσαι ἠτονηκότα, καὶ θερμασίαν ἐγεῖραι, καὶ διάνοιαν ἐπΊοημένην τε καὶ μελαγχολῶσαν κατα-

transporter par un attelage doivent faire, au commencement, trente
6 ou quarante stades et aller jusqu'au double. Ceux qui ont l'habitude
de monter à cheval ont besoin d'un mouvement passif plus prolongé;
7 on le détermine d'après leur nature et leurs habitudes. Ceux qui
font usage du mouvement passif dans un navire doivent faire, au
commencement, soixante stades, et s'arrêter au double.

26. DE L'EXERCICE DU CERCEAU.

(Tiré d'Antyllus.)

[Du quatrième livre, *Sur ce que les malades doivent faire eux-mêmes pour se traiter.*]

Effets de l'exercice du cerceau.

1 L'exercice du cerceau (fig. 2) peut ramollir les parties tendues et rendre flexibles celles qui sont desséchées, par les mouvements qu'on fait pour éviter le cerceau et par la multiplicité des positions du corps; il peut renforcer et relâcher les nerfs affaiblis, exciter la chaleur, et rétablir une intelligence stupéfiée ou dérangée par l'effet de la bile

2-3. ἵππαις αἷς εἰωθότες G. — 4. πλείων V; πλεῖον G; πλειόνων B. — Ch. 26; l. 6. συντεταγμένα A. — 7. κατεσκληροκότα C 2ª m. — 8. σχήματος σωμάτων C. — 9. ἠτονηκότα om. AB. — 10. τε om. AB.

στεῖλαι. Ἐλάσσονα δὲ ἐχέτω ὁ κρίκος τὴν διάμετρον τοῦ μή- 2
κους τοῦ ἀνθρώπου, ὥστε τὸ ὕψος αὐτοῦ μέχρι τῶν μαστῶν
ἐξικνεῖσθαι. Ἐλαυνέσθω δὲ μὴ κατὰ μῆκος, ἀλλὰ καὶ πεπλα- 3
νημένως. Ἔστω δὲ ὁ ἐλατὴρ σιδηροῦς ξύλινον ἔχων τὴν λαβήν. 4
Τοὺς μέντοι λεπτοὺς κρίκους τοὺς περικειμένους τῷ τροχῷ
ᾠήθησάν τινες εἶναι περιττούς· τὸ δὲ οὐχ οὕτως ἔχει, ἀλλὰ ὁ
ψόφος ὁ γινόμενος ἐξ αὐτῶν διάχυσιν ἐργάζεται καὶ ἡδονὴν τῇ
ψυχῇ. Δεῖ δὲ κατὰ μὲν τὰς ἀρχὰς ὀρθοὺς ἐλαύνειν τοὺς κρί- 6
κους, μετὰ δὲ τὸ ἀναθερμανθῆναι τὸ σῶμα καὶ νοτερὸν γενέσθαι, τότε διεκπηδᾷν τε καὶ διατρέχειν, ἐπὶ τέλει δὲ πάλιν
ὀρθοὺς ἐλαύνειν εἰς τὸ καταστεῖλαι τὴν σύστασιν τὴν ἀπὸ τοῦ
γυμνασίου. Καιρὸς δὲ ὁ πρὸ τροφῆς ἢ πρὸ λουτροῦ, καθάπερ 7
καὶ ἐπὶ τῶν ἄλλων τῶν μεγάλων γυμνασίων.

Forme du cerceau; manière de le conduire.

noire. Que le diamètre du cerceau soit moindre que la taille de 2
l'homme [qui s'en sert], de sorte qu'il lui vienne jusqu'aux mamelles. Il ne faut pas pousser le cerceau [seulement] en ligne droite, 3
mais aussi en zig-zag. La baguette doit être en fer et avoir un manche 4
de bois. Les petits anneaux qui sont à l'intérieur du cerceau ont été 5
regardés par quelques-uns comme superflus, mais il n'en est pas
ainsi, car le bruit qu'ils font donne de la distraction et du plaisir à
l'âme. Au début, on poussera le cerceau en se tenant droit, mais, 6
quand le corps est devenu chaud et humide [de sueur], alors il faut
sauter et courir çà et là; vers la fin on poussera de nouveau le cerceau en se tenant droit afin d'apaiser le trouble produit par l'exercice. Le temps convenable pour le cerceau comme pour les autres 7
exercices, c'est-à-dire pour les grands, est celui qui précède le repas
ou le bain.

1. σχέτω C 2ª m.
Ib. ἄμετρον V.
3. Ἐλειννέσθω A; Ἐλαύνεσθαι C 2ª m.
3-4. ἀλλὰ καταπεπλανημένον C 2ª m.
9. καὶ τονότερον B; καινότερον CM; κενότερον C 2ª m., M 2ª m.
11. ἐπελαύνειν CMV.
Ib. τὴν ἀπό om. BV.
13. τῶν μεγάλων om. A.

119 |κζ'. Περὶ νήξεως, ἐκ τοῦ αὐτοῦ λόγου.

1 Ὀλίγοις μὲν τῶν χρονίων παθῶν ἡ νῆξις ἁρμόδιος καὶ ὀλιγάκις· παραλαμβάνεται δὲ θέρους μόνον, καὶ δύναται ἰσχναίνειν, διαφορεῖν, τονοῦν, θερμαίνειν, λεπτύνειν, δυσπάθειαν
2 παρασκευάζειν. Ἡ μὲν οὖν ἐν θαλάττῃ ὑδερώδεσι, ψωρώδεσι, τοῖς ὑπὸ ἐξανθημάτων ἐνοχλουμένοις, ἔτι δὲ τοῖς ἐλεφαντιῶσι καὶ τοῖς ῥεῦμά τι κατὰ σκέλος ἢ μέρη τινὰ τοῦ σώματος ἐσχηκόσι κατάλληλος, καὶ ἀτρόφοις, καὶ τοῖς ἐκ νόσου παρῳδηκόσιν· κεφαλῇ δὲ ἀσύμφορος οὐχ ἡ ἐν θαλάττῃ μόνον, ἀλλὰ
3 καὶ ἡ πανταχοῦ. Ἡ δὲ ἐν τοῖς γλυκέσιν ὕδασιν ἀσθενῶς καὶ ἀτόνως δύναται τὰ προειρημένα· διὸ καὶ παραιτητέα ὡς τὸ

27. DE LA NATATION.

(Tiré du même livre.)

La natation est rarement employée; ses effets en général; — dans la mer; — dans l'eau douce;

1 La natation ne convient que rarement et dans un nombre restreint de maladies chroniques; on n'y a recours qu'en été; elle peut amaigrir, favoriser la perspiration, renforcer, réchauffer, atténuer
2 et donner la faculté de résister aux causes morbifiques. Si elle se fait dans la mer, elle convient aux hydropiques, à ceux qui ont la *psore* ou des dartres; elle convient aussi aux malades affectés d'éléphantiasis et à ceux qui ont des fluxions aux jambes ou à quelque [autre] partie du corps; elle est également favorable aux individus émaciés et à ceux qui ont de l'enflure à la suite d'une maladie; mais la natation est nuisible à la tête, qu'elle se fasse dans
3 la mer ou partout ailleurs. La natation dans l'eau douce produit les mêmes effets à un degré faible et peu intense; voilà pourquoi il faut la défendre ordinairement, car elle est nuisible au tissu nerveux à

Ch. 27; l. 2-3. ἰσχαίνειν A 2ª m. B MV; ἰσχαίειν C 1ª m.; ἰσχηρίνειν A.
3. τὸν νοῦν B.
4. Εἰ ABCV.
Ib. ὑδερώδεσι ex em.; ὑδεριώδεσι Codd.
Ib. ψωρώδεσι om. C.
5. ἐνοχλουμένους ABC 1ª m.
6. ῥεῦμά.....ἢ conj.; ῥευματικὰ σκέλεσι A; ῥευματικὰ σκέλη A 2ª m. BCMV; ῥευματικὰ σκέλη ἢ C 2ª m.
Ib. τοῦ ὅλου σώματος C 2ª m.
7. κατάλληλα A.
10. ἀτόπως CM text.

πολύ· καὶ γὰρ κακοῖ τὸ νευρῶδες διὰ τὴν ψύξιν καὶ τὴν ὑγρότητα τοῖς ἐγχρονίσασιν. Ἡ δὲ ἐν τοῖς θερμοῖς τοῖς αὐτοφυέσι 4
νῆξις ἀνάρμοσῖος, συμπληρωτικὴ τυγχάνουσα· ἔτι δὲ μᾶλλον
παραιτητέος κόλυμβος ἐξ ὕδατος τεθερμασμένου. Ἀλλὰ, εἴτε 5
θαλάτῖῃ, εἴτε καὶ ἄλλῳ τις ὕδατι ἐννήχοιτο, δεῖ προαλειψάμενον μετρίως καὶ τρίψει προθερμάναντα τὸ σῶμα ἐξαπίνης ἐμπίπῖειν τῷ ὕδατι.

κη'. Περὶ πάλης. 120

Ἡ μὲν σύντονος πάλη πνεύματος εὐτονίαν καὶ ἰσχὺν ἐργά- 1
ζεται, καὶ τὸ σῶμα σῖερεὸν καὶ μυῶδες, νεῦρά τε κρατύνει, καὶ τὰ αἰσθητήρια παροξύνει, καὶ τὰς φυσικὰς ἐνεργείας ἐπιῤῥώννυσιν· σάρκα δὲ πυκνὴν μὲν καὶ νασῖὴν, ὀλίγην δὲ παντάπασι περιβάλλει· πιμελῆς δὲ καὶ οἰδημάτων καὶ ὄγκων,
ὑδέρων τε πάντων καταλυτική· θώρακι δὲ ἀνάρμοσῖος. Ἡ δὲ 2

cause du froid et de l'humidité qu'elle produit chez ceux qui restent
longtemps dans l'eau. La natation dans les eaux minérales chaudes 4
ne convient pas parce qu'elle remplit [la tête]; il faut rejeter, à plus forte raison, la natation dans de l'eau chauffée artificiellement. Mais, que l'on nage dans la mer ou dans quelque autre eau, 5
on doit toujours auparavant s'oindre modérément, réchauffer le corps par la friction et ensuite se précipiter brusquement dans l'eau.

- dans les eaux minérales chaudes.

Précautions à prendre avant de nager.

28. DE LA LUTTE.

Effets de la lutte violente,

La lutte violente donne au *pneuma* de l'activité et de la force 1
d'expansion, rend le corps ferme et musculeux, renforce les nerfs, aiguise les sens et augmente l'activité des fonctions naturelles; elle donne de la chair dense et serrée, mais très-peu abondante; elle détruit la graisse, les œdèmes, les tumeurs et toutes sortes d'hydro-
pisies, mais elle convient peu à la poitrine. La lutte modérée, au 2

- de la lutte

6. προθερμήναντα C 2ª m. — Ib. τό om. A 1ª m. — Ch. 28. Tit. κθ' AB. — 8. σύντομος AM text. — 11. νασῖήν ex em.; ἀνασῖήν AB CMV; ἀνατσσουσαν C 2ª m.

Matth. 120-121.

πραεῖα ἀντιστρόφως σαρκὸς πολλῆς κατασκευαστική· διὸ τοῖς
3 ἀρχομένοις ἀναλαμβάνειν χρησιμωτέρα τῆς ἑτέρας. Ἔτι ἡ μὲν
ὄρθιος πάλη ὠφέλιμος κεφαλῇ καὶ θώρακι, καὶ τονοῖ τὰ νεῦρα.
4 Ἡ δὲ ἐπὶ τοῦ ἐδάφους ὀνίνησιν ὀσφὺν καὶ γόνατα καὶ ὑποχόνδριον καὶ ἔντερα κεκακωμένα· κεφαλῇ δὲ ἀνοικειοτέρα.

κθʹ. Περὶ σκιαμαχίας, ἐκ τοῦ δʹ λόγου.

1 Σκιαμαχία δὲ χρήσιμος εἰς τὸ κοπώδη τε διάθεσιν παῦσαι,
καὶ ὤμους τονῶσαι, καὶ νεύρων ἀκράτειαν καὶ τρόμον καταστῆ-
2 σαι. Ἔστι δὲ καὶ ὕλης ὑποβιβαστικὴ καὶ μάλιστα τοῖς μιμου-
μένοις τοὺς πύκτας ἐπὶ ἄκρων τῶν ποδῶν· χρήσιμος δὲ καὶ
νεφροῖς καὶ κώλῳ, καὶ μέντοι καὶ τοῖς περὶ θώρακα συμβαί-
121
3 νουσιν. Δεῖ δὲ μὴ μόνον | ταῖς χερσὶ σκιαμαχεῖν, ἀλλὰ καὶ τοῖς

contraire, produit beaucoup de chair; voilà pourquoi elle est plus
3 utile que l'autre à ceux qui commencent à se rétablir. Ensuite la
lutte qui se fait debout est favorable à la tête et à la poitrine, et ren-
4 force les nerfs. Celle qui se fait à terre est avantageuse pour les
lombes, les genoux, les hypocondres et les intestins, s'ils sont
malades, mais elle convient moins bien à la tête. (V. fig. 5, 6, 7 et 8.)

modérée; – de la lutte qui se fait debout; – à terre.

29. DU COMBAT SIMULÉ.

[Tiré du quatrième livre.]

1 Le combat simulé sert à dissiper un état qui tient de la fatigue,
à renforcer les épaules et à guérir le désordre des nerfs et le trem-
2 blement. Il fait aussi descendre les matières, surtout chez ceux qui
imitent les pugilateurs, en marchant sur la pointe des pieds; il est
encore bon pour les reins et pour le colon ainsi que pour les acci-
3 dents de la poitrine. Il faut simuler le combat, non-seulement avec

Effets du combat simulé.

3. ὄρθιοι C; ὀρθία 2ª m.
5. κεκομμένα V 1ª m.
Ch. 29. Tit. σκιαμαχίας ex em.; σκιομαχίας Codd.; de même dans tout ce chapitre et dans le suivant.
6. τε] δέ C; om. 2ª m.
9. πάντας C; πύκτους 2ª m.
10. καὶ μὲν δὴ καί AV.

σκέλεσι, ποτὲ μὲν ὥσπερ ἀλλομένους, ποτὲ δὲ ὥσπερ λακτί-
ζοντας.

λ'. Περὶ χειρονομίας, ἐκ τοῦ αὐτοῦ λόγου.

Ὀρχήσεως καὶ σκιαμαχίας μεταξὺ χειρονομία ἐσ7ίν· μᾶλ- 1
λον μὴν ἔχεται σκιαμαχίας. Χρήσιμος δὲ ἐπὶ τῶν αὐτῶν ἐπὶ 2
ὧν σκιαμαχία· προκριτέα δὲ ἐπὶ παίδων καὶ γυναικῶν καὶ
γερόντων καὶ τῶν σφόδρα ἰσχνῶν καὶ ἀῤῥώσ7ων τὸ σῶμα·
πρόσφορον γὰρ τούτοις καὶ οἰκεῖον γυμνάσιόν ἐσ7ιν.

λα'. Περὶ ἀφαλμοῦ καὶ ἐξαλμοῦ, ἐκ τοῦ αὐτοῦ λόγου.

Διαφέρει τὸ ἀφάλλεσθαι τοῦ ἐξάλλεσθαι· ἡ μὲν γὰρ ἄφαλ- 1
σις δρόμῳ προσέοικεν, ἐν τῷ αὐτῷ τόπῳ μένοντος τοῦ σώματος μετὰ τοῦ κάμπ7ειν τὰς ἰγνύας· ὁ δὲ ἐξαλμὸς κομιδῇ σκε-

les bras, mais aussi avec les jambes, en faisant semblant tantôt de sauter, tantôt de donner des coups de talon.

30. DE LA GESTICULATION.

(Tiré du même livre.)

Effets de la gesticulation.

La gesticulation tient le milieu entre la danse et le combat si- 1
mulé, mais elle se rapproche davantage du dernier. Elle convient 2
dans les mêmes cas que le combat simulé, mais elle mérite la préférence chez les enfants, les femmes, les vieillards et ceux qui ont
le corps très-maigre ou très-faible; car cet exercice leur est spécialement utile.

31. DU SAUT SIMPLE ET DU SAUT PROGRESSIF.

(Tiré du même livre.)

Différence du saut simple et du saut progressif.

Le saut simple diffère du saut progressif, car le saut simple res- 1
semble à une course où le corps reste dans le même endroit en fléchissant le jarret; le saut progressif, au contraire, est un mouve-

1-2. λακτίσοντας C.   Ch. 31; l. 10. κομιδῆ M.

Matth. 121-122.

2 λῶν ἐστι συνεχής. Παράκειται δὲ τούτοις τὸ πρὸς πυγὴν ἅλλεσθαι, ᾧ καὶ αἱ Λάκαιναι γυναῖκες τὸ πρόσθεν ἐχρῶντο· τοῦτο δέ ἐστιν ἄφαλσις, καμπτομένων τῶν σκελῶν, ὥστε τὰς πτέρνας τῶν πυγῶν προσάπτεσθαι, ποτὲ μὲν ἐναλλὰξ τῶν
3 σκελῶν ἀναλακτιζόντων, ποτὲ δὲ ἀμφοτέρων ἅμα. Ἄφαλσις μὲν τοῖς περὶ κεφαλὴν χρονίοις νοσήμασι χρησίμη, καὶ θώ-
122 ρακι, καὶ ὕλῃ ῥοπὴν ἐχούσῃ πρὸς τὰ ἄνω μέρη, καὶ | σκέλεσιν ἀτόνοις καὶ ἀτρόφοις καὶ ἀσάρκοις καὶ ναρκώδεσι καὶ τρομώ-
4 δεσιν. Ἔξαλμὸς δὲ ἀφάλσεως ὕλην μὲν ὑποβιβάζει μᾶλλον· σείων δὲ τὸν θώρακα καὶ τοῖς περὶ αὐτὸν πάθεσιν ἀνάρμοστος· εὐκίνητον δὲ καὶ ἑτοῖμον πρὸς τὰς πράξεις ἱκανῶς πα-
5 ρασκευάζει τὸ σῶμα. Ἡ δὲ πρὸς πυγὴν ἄλσις κεφαλὴν καθαίρει καὶ ξηραίνει, προκαλεῖται δὲ καὶ ἔμμηνα γυναιξὶ, καὶ ἔμβρυα ἀσύστατα ἐκβάλλει, καθάπερ καὶ Ἱπποκράτης ἐν τῷ
6 «Περὶ παιδίου φύσεως» ἀνέγραψεν. Ἐκβάλλει δὲ καὶ δεύτερα

T. VII, § 13, p. 499.

2 ment continu de progression des jambes. Le saut contre les fesses, dont les Lacédémoniennes se servaient anciennement, se rapproche de ces exercices; c'est un saut simple où l'on fléchissait les jambes à un degré tel, que les talons touchaient aux fesses en frappant du talon, tantôt alternativement avec une seule jambe, tantôt avec les
3 deux jambes à la fois. Le saut simple convient aux maladies chroniques de la tête, à la poitrine, aux individus chez qui les matières ont de la tendance vers le haut, et à ceux dont les jambes sont faibles, mal nourries, décharnées, engourdies ou tremblantes.
4 Le saut progressif fait descendre les matières plus efficacement que le saut simple, mais, comme il secoue la poitrine, il ne convient pas aux affections de cette partie; cependant il procure au corps la faculté de se mouvoir très-facilement et le rend très-apte
5 aux occupations journalières. Le saut contre les fesses purge et dessèche la tête, provoque les règles chez les femmes, et fait avorter les embryons qui ne sont pas encore formés, comme Hippocrate nous
6 l'a rapporté dans le livre *Sur la nature de l'enfant.* Ce saut fait sortir

Du saut des Lacédémoniennes.

Effets du saut simple;

– du saut progressif;

– du saut des Lacédémoniennes. Observation d'HIPPOCRATE à cet égard.

3. καμπτωμάτων A. — 8. στρόφοις A 1ª m. — 13. προσκαλεῖται M. 14. ἀσύστατα ex em.; εὐσύστατα Codd. — 15. ἐμβάλλει C 1ª m.

κατεχόμενα, καὶ ὑσῖέρας ἀναδρομῆς κατασπασῖικὸν, καὶ αἱμοῤῥοΐδος προκλητικόν.

λβ'. Περὶ σφαίρας, ἐκ τοῦ αὐτοῦ λόγου.

Τὸ ἀπὸ τῆς σφαίρας γυμνάσιον εὐκινητοτέρους τοὺς χρωμέ- 1
νους ἀπεργάζεται καὶ τὰς ζωτικὰς ἐνεργείας ῥώννυσιν. Διαφο- 2
ραὶ δὲ αὐτοῦ παρὰ τὰς διαφορὰς τῆς σφαίρας· ἡ μὲν γάρ ἐσῖι
μικρὰ, ἡ δὲ μεγάλη, ἡ δὲ μέση, ἡ δὲ εὐμεγέθης, ἡ δὲ κενή.
Τῆς δὲ μικρᾶς ἐν μεγέθει εἴδη τρία· κατὰ ἕκασῖον δὲ τῶν 3
εἰδῶν ἓν γυμνάσιον· ἡ μὲν γάρ ἐσῖι σφόδρα μικρά· γυμνάζονται δὲ αὐτῇ, συνερεισάντων μάλισῖα τὰ σώματα τῶν συσφαιρισῖῶν τάς τε χεῖρας ταῖς χερσὶ συσφαιριζούσας ἐγΓυτάτω κατασῖησάντων· καί ἐσῖι τὸ ἀπὸ αὐτῆς γυμνάσιον σκέλεσι μὲν ἐπιτηδειότατον, ἅτε μετὰ ἐντάσεως γινόμενον

aussi l'arrière-faix, quand il est retenu; il fait redescendre l'utérus quand il est remonté et provoque les hémorrhoïdes.

32. DU JEU DE PAUME.

(Tiré du même livre.)

Les effets du jeu de paume tiennent à la diversité des balles qu'on emploie.

Le jeu de paume facilite les mouvements de ceux qui s'y livrent, 1
et fortifie les fonctions vitales. Ses diverses espèces tiennent à la 2
différence des balles dont on se sert, car il y a une petite balle,
une grande balle, une balle moyenne, une très-grande balle et une
balle creuse. Il y a trois espèces de petites balles qui diffèrent selon 3
la grandeur, et qui servent chacune à un exercice spécial : il y a d'abord une balle qui est très-petite, avec laquelle les joueurs s'exercent en appuyant fortement le corps l'un contre l'autre, et en tenant les mains très-rapprochées pour lancer la balle; cet exercice est très-profitable aux jambes, puisqu'il est accompagné de tension de ces

1. κατασπασῖικόν ex em.; κατασπασῖικόν ἐσῖι C 2ª m.; καταπασῖικόν AC 1ª m. M; καταπαυσῖικόν BV.

Ch. 32; l. 9. συνερεισάντον ex em.; συναιρίσαντες Codd.

Ib. τὰ σώματα ex em.; τοῦ σώματος Codd. — 9-10. σφαιρισῖῶν B; συσφαιρισῖικῶν V.

11. κατασῖησάντων ex em.; κατασῖήσαντες Codd. — 12. γενόμενον A.

Matth. 122-123.

123 τῶν σκελῶν· χρήσιμον δὲ καὶ μεταφρένῳ καὶ πλευ|ραῖς τε-
θηλυσμέναις καὶ αὐτοῖς βραχίοσιν· ἔστι δὲ καὶ σαρκὸς στε-
4 ρεωτικόν. Ἄλλο δὲ σφαιρίον, ὀλίγῳ τοῦδε μεῖζον, ᾧ χρῶνται, τοὺς μὲν πήχεις τοῖς πήχεσι τῶν γυμναζομένων ἐπιβάλ-
λοντες, οὔτε τοῖς σώμασιν ἐγχριμπτόμενοι τοῖς ἀλλήλων, οὔτε
προσνεύοντες, ποικίλως δὲ καὶ κινούμενοι καὶ μεταβαίνοντες
5 διὰ τοὺς μετασφαιρισμούς. Καί ἐστι κάλλιστον τῶν ἀπὸ σφαίρας τόδε τὸ γυμνάσιον, ὅτι καὶ τὸ σῶμα ὑγιὲς καὶ εὐκίνητον
μετὰ ῥώμης παρέχεται, καὶ τὴν ὄψιν τονοῖ, καὶ οὐδὲ κεφαλὴν
6 συμπληροῖ. Τρίτον δὲ σφαιρίον μεῖζον τοῦδε, ᾧ σφαιρίζουσιν
ἐξ ἀποστήματος διεστῶτες· τούτου δὲ τὸ μὲν στάδιόν ἐστι, τὸ
δὲ δρομικόν· οἱ μὲν γὰρ ἑστῶτες ἀφιᾶσι τὴν σφαῖραν μετὰ
σφοδρότητος καὶ συνεχείας, καὶ ὀνίνανται βραχίονάς τε καὶ
7 ὄμματα. Τὸ δὲ δρομικὸν βραχίονας μὲν καὶ ὄψιν ὁμοίως ὀνί-

parties; il l'est aussi au dos et aux côtés, ainsi qu'aux bras eux-
mêmes, quand ces parties sont affaiblies; enfin il rend la chair ferme.
4 Il y a une autre espèce de balle un peu plus grande que la première;
on s'en sert en appliquant l'avant-bras contre l'avant-bras des autres joueurs, mais sans que les corps se touchent et sans s'incliner
les uns vers les autres tandis qu'on exécute des mouvements variés
et qu'on change de place à cause du passage de la balle d'un des
5 joueurs à l'autre. Cette espèce de jeu de paume est le plus beau des
exercices qu'on fait avec la balle, parce qu'il rend le corps sain,
qu'il facilite ses mouvements, en lui donnant en même temps de
6 la force, qu'il fortifie la vue et qu'il ne remplit pas la tête. Il y a
une troisième espèce de petite balle, qui est plus grande que la dernière, et avec laquelle on joue en se plaçant à une certaine distance;
ce jeu est de deux espèces, selon qu'on le fait en restant en place
ou en courant; quand on reste debout en place, on lance la balle
avec force et en la suivant de la main; on en retire de l'avantage
7 pour les bras et pour les yeux. Le jeu de paume qu'on fait en cou-

1-2. τεθηλυσαμέναις A; τεθηλυμένων C 2ª m.
2-3. στερωτικόν B.
5. ἐγχριπτόμενοι A.
11. στατικόν C 2ª m.; στάσιμον M marg.
12. ἐφιᾶσι C.
14. ὄψεις V.

νησι τῷ προειρημένῳ, ὠφελεῖ δὲ καὶ σκέλη διὰ τὸν δρόμον,
καὶ ῥάχιν διὰ τὰς γινομένας ἐν τῷ δρόμῳ καμπάς. Ταῦτα μὲν 8
περὶ τῆς μικρᾶς σφαίρας· τὸ δὲ ἀπὸ τῆς μεγάλης σφαίρας
γυμνάσιον οὐ μόνον διαφέρει διὰ τὸ μέγεθος αὐτῆς τῶν προειρημένων, ἀλλὰ καὶ παρὰ τὸ σχῆμα τῶν χειρῶν· ἐν μὲν γὰρ
ἐκείνοις πᾶσιν ἀεὶ τῶν ὤμων ἐν ταπεινοτέρῳ σχήματί εἰσιν
αἱ χεῖρες ἄκραι· ἐν δὲ τούτῳ τῆς κεφαλῆς ὑψηλότεραι· διὰ
τοῦτο καὶ ἡ λαγὼν ἀνακλίνεται κατὰ τοῦτο τὸ γυμνά|σιον. 124
Ἐνίοτε καὶ ἐπὶ ἄκρων βαίνουσι τῶν ποδῶν, ὑψῶσαι τὴν χεῖρα 9
πειρώμενοι· ἄλλοτε δὲ καὶ ἐξάλλονται, τῆς σφαίρας ὑπερπε-
τοῦς φερομένης. Τονωτικὸν δέ ἐστι παντὸς τοῦ σώματος, καὶ 10
κεφαλῇ χρήσιμον, ὑποβιβάζον τὴν ὕλην. Ἡ δὲ ὑπερμεγέθης 11
σφαῖρα τοὺς μὲν βραχίονας ἐν τῷ βάλλεσθαι τονοῖ· βάλλεται δὲ διὰ τὸ μέγεθος ἀμφοτέραις ταῖς χερσίν· πληγὰς δὲ

rant est tout aussi avantageux aux bras et aux yeux que le précédent,
mais, en outre, il est utile aux jambes à cause de la course, et à l'épine
du dos à cause des flexions qui ont lieu pendant la course. Voilà 8
ce que nous avons à dire de la petite balle; quant à l'exercice avec
la grande balle, il ne diffère pas seulement des précédents par la
grandeur de l'instrument, mais aussi par la pose des bras; car, dans
toutes les espèces dont nous avons parlé, les mains sont toujours
placées plus bas que les épaules, tandis que, dans celui-ci, elles sont
au-dessus de la tête, et par là la partie charnue des lombes est portée
en arrière pendant cet exercice. Quelquefois aussi on marche sur la 9
pointe des pieds en tâchant d'élever le bras, d'autres fois on saute,
quand la balle passe par-dessus la tête. Cet exercice renforce tout le 10
corps, et il convient à la tête parce qu'il fait descendre la matière.
La très-grosse balle renforce les bras, pendant qu'on la lance (on 11
la lance des deux mains, à cause de sa grandeur), mais, comme elle
donne des coups rudes, elle est nuisible non-seulement aux malades

Effets du jeu de paume avec la grosse balle;

— avec la très-grosse balle;

2. γενομένας B. — 6. εἰσιν om. B. 8. ἀνακρίνεται ABMV. 10. πειρώμενοι] βουλόμενοι BV. Ib. δέ om. A 1ª m. 10-11. ὑπερπεσοῦς C; ὑπέρτερον 2ª m. 11. σφαιρομένης BV. Ib. καί] τῇ B.

Matth. 124.

ἀτεράμνους ἔχουσα οὐ μόνον τοῖς νοσοῦσιν ἢ τοῖς ἐκ νόσου ἀναλαμβάνουσιν ἄχρηστος, ἀλλὰ ὁμοῦ τι καὶ τοῖς ὑγιαίνουσιν.
12 Ἡ δὲ κενὴ σφαῖρα, ἥτις καὶ θύλακος προσαγορεύεται, γυμνάζει μὲν παραπλησίως τῷ δρομικῷ, οὐ πάνυ δὲ εὔκολον, οὐδὲ εὔσχημον· διὸ παραιτήσεως ἄξιον.

λγ'. Περὶ κωρύκου, ἐκ τοῦ αὐτοῦ λόγου.

1 Κώρυκος ἐπὶ μὲν τῶν ἀσθενεστέρων ἐμπίπλαται κεγχραμί-
2 δων, ἢ ἀλεύρων· ἐπὶ δὲ τῶν ἰσχυροτέρων ψάμμου. Τὸ δὲ μέ-
3 γεθος αὐτοῦ πρός τε δύναμιν καὶ ἡλικίαν συναρμοζέσθω. Κρεμάννυται δὲ ἐν τοῖς γυμνασίοις ἄνωθεν ἐξ ὀροφῆς, ἀπέχων τῆς γῆς τοσοῦτον, ὥστε τὸν πυθμένα κατὰ τὸν ὀμφαλὸν εἶναι τοῦ
4 γυμναζομένου. Τοῦτον διὰ χειρῶν ἔχοντες ἀμφοτέραις αἰωροῦσιν οἱ γυμναζόμενοι, τὴν μὲν πρώτην ἡσύχως, ἔπειτα σφοδρότερον, ὥστε καὶ ἐπεμβαίνειν ἀποχωροῦντι αὐτῷ, καὶ πάλιν

et aux convalescents, mais aussi, sous quelques rapports, aux gens
12 bien portants. La balle creuse, qu'on appelle aussi *sac*, produit, comme exercice, le même effet que le jeu de paume qui a lieu en courant; mais il n'est ni très-facile, ni très-élégant; c'est pourquoi il faut le rejeter.

– avec la balle creuse.

33. DU *CORYCOS*.

(Tiré du même livre.)

Manière de s'exercer au *corycos*;

1 On remplit le *corycos* de graines de figues ou de farine pour les
2 gens faibles, et de sable pour les gens forts. La grandeur doit être
3 appropriée aux forces et à l'âge. On le suspend en haut au plafond des gymnases à une distance du sol telle que le fond est à la
4 hauteur du nombril de celui qui s'exerce. Ceux qui s'en servent le tiennent avec les mains et le font balancer avec les deux à la fois, d'abord doucement et ensuite plus fortement, de façon à courir

1. ἀτεράμνους] ἤγουν σκληρούς C 2ª m.
2. τι] τε B.
5. εὔχυμον C; χρήσιμον 2ª m.; εὔχρηστον 2ª m. (p).
Ib. περαιτήσεως B.

CH. 33; l. 9. ὀρόφους C.
10. εἶναι om. C.
11. διὰ χειρῶν M marg.; διχείρως ABCMV.
11-12. αἰωροῦσιν del. C 2ª m.
12. οἱ om. B.

34.

προσιόντος ὑπείκειν ἐξωθουμένους ὑπὸ τῆς βίας· τὸ δὲ τελευταῖον ἀφιᾶσιν αὐτὸν, ἔξω τῶν χειρῶν ἀπώσαντες, ὥστε
ὑποστρέψαντα σφοδρότερον ἐμπίπτειν τῷ σώματι ἐκ τῆς
προσελεύ|σεως· τὰ δὲ ὕστατα ἐπὶ πλεῖστον αἰκίσαντες αὐτὸν 125
ἀποπέμπουσιν, ὥστε ἐκ τῆς προσόδου, εἰ μὴ σφόδρα προσ-
έχοιεν, ἀποστρέφεσθαι. Ποτὲ μὲν οὖν ταῖς χερσὶν ἀντιβαίνουσιν 5
αὐτῷ προσιόντι, ποτὲ δὲ τῷ στέρνῳ, τὰς χεῖρας ἀναπετάσαν-
τες, ἄλλοτε δὲ ἐπιστρέφοντες κατὰ μετάφρενον. Δύναται μὲν 6
οὖν μυῶσαι σῶμα καὶ τόνον περιβαλεῖν, καὶ ὤμοις καὶ παντὶ
τῷ σώματι δυνατὸν γυμνάσιον· σπλάγχνοις δὲ πᾶσι κατάλ-
ληλον διὰ τὰς πληγάς.

λδʹ. Περὶ ἁλτηριοβολίας, ἐκ τοῦ αὐτοῦ λόγου.

Σκληρὸν γυμνάσιον ἁλτηρίων βολή· στομάχῳ δὲ ῥευματι- 1

après quand il s'en va, et à l'éviter quand il revient, pour ne pas
être repoussés avec force; ensuite ils le lancent hors de leurs mains,
en le poussant, de sorte qu'en revenant il frappe plus fortement le
corps lorsqu'il le touche; enfin ils le lancent en le frappant très-
fortement, de manière à être repoussés quand il revient, s'ils ne
sont pas très-attentifs. Quelquefois ils vont à sa rencontre pour le 5
recevoir dans les mains, d'autres fois ils le reçoivent sur la poitrine
les bras étendus, d'autres fois enfin ils se retournent et le reçoivent
(– effets de cet exercice.) sur le dos. Le *corycos* peut rendre le corps musculeux et donner 6
de la force; c'est un exercice efficace pour les épaules et pour tout
le corps, et il est profitable à tous les viscères à cause des coups
qu'on reçoit.

34. DE LA MANIÈRE DE LANCER LES *HALTÈRES*.

(Tiré du même livre.)

(Cas dans lesquels) Le jeu des haltères (fig. 3 et 4) est un exercice rude; il convient 1

1. ὑπήκειν ABC 1ª m. V.
2. ἔξωθεν CM.
2-3. ὑποστρέψαντες B text. C.
4. αἰκίσαντες ex em. Matth.; οἰκίσαντες ABCMV; ὠθήσαντες C 2ª m.
6. ἀποτρέφεσθαι V 1ª m.
7. προσιέντι B corr.
9. περιβάλειν B.
CH. 34. Tit. λόγου om. C.
12. βολίς ABC 1ª m. MV.

Matth. 125-126.

ζομένῳ καὶ ἀτονοῦντι καὶ ἀποξύνοντι, καὶ γαστρὶ δυσχερῶς
πεττούσῃ κατάλληλον· γυμνάζει δὲ καὶ ὤμους εὖ μάλα καὶ
2 σαρκοῖ· κεφαλῇ δὲ οὐ χρήσιμον, οὐδὲ θώρακι. Διαφορὰ δέ
ἐστιν αὐτῶν τῶν ἁλτήρων· ἢ γὰρ βάλλονται, παρὰ μέρος τῶν
χειρῶν ἐκτεινομένων τε καὶ συγκαμπτομένων· ἢ κρατοῦνται
μόνον, ἐν προτάσει τῶν χειρῶν ἡσυχαζουσῶν, ὡς τὰ πολλὰ
βραχεῖάν τε κίνησιν κινουμένων, αὐτῶν τε τῶν γυμναζομένων
ἐμβαινόντων καὶ ἀνασειόντων τοῖς πύκταις ὁμοίως· ἢ κατὰ
σύννευσιν τῆς ῥάχεως ταῖς χερσὶ παρεγκαμπτόντων τῶν γυ-
3 μναζομένων. Τὸ μὲν οὖν πρῶτον εἶδος τὰ προειρημένα δύναται·
126 τὸ δὲ δεύτερον σκελῶν κρα|τυντικὸν καὶ νεύρων, καὶ ὕλης ὑπο-
βιβαστικόν· τὸ δὲ τρίτον ῥάχιν μὲν καὶ ὀσφὺν ὀνίνησιν· κεφαλὴν δὲ κάκιστα διατίθησιν.

les haltères conviennent.

à l'orifice de l'estomac affecté de fluxion, de faiblesse ou d'aigreur,
et à l'estomac quand il digère difficilement; il exerce aussi fortement les épaules et les rend charnues, mais il ne convient ni à
2 la tête ni à la poitrine. Il y a une différence quant à la manière de
lancer les haltères eux-mêmes; tantôt on les lance en étendant et en
fléchissant tour à tour les bras; tantôt on les tient seulement [dans les
mains] en étendant les bras au-devant de soi sans les mouvoir; ordinairement on fait aussi subir aux bras un petit mouvement, et
ceux qui s'exercent marchent et les secouent à la manière des pugilateurs; quelquefois on fléchit l'épine du dos en faisant accorder
3 ce mouvement avec une flexion légère des bras. Le premier genre
d'exercice produit les effets énumérés; le second fortifie les jambes
et les nerfs et fait descendre les matières; le troisième fait profiter
l'épine du dos et les lombes, mais il met la tête dans un état très-
fâcheux.

Des diverses espèces de cet exercice; effets correspondants.

1. *καὶ ἀποξύνοντι* om. V.

3. *κεφαλῆς* A.

5. *συγκαπτομένων* ABC 1ª m. V; il en est de même l. 9.

9. *συνήευσιν* C; *σύνευσιν* C 2ª m. V; *σύνεσιν* A.

11. *σκελῶν κρατυντικόν* ex em. Matth.; *σκελοκρατυντικόν* Codd.

λε'. Περὶ τῆς ἐπὶ τῶν σιμῶν διαβάσεως, ἐκ τοῦ αὐτοῦ λόγου.

Πνεύματος τονωτικὸν τοῦτο τὸ γυμνάσιον καὶ εὐκαμπείας 1
τῆς περὶ τὸ σῶμα, μάλισlα δὲ τῆς περὶ σκέλη ποιητικὸν
μετὰ τοῦ καὶ ἰσχὺν περιποιεῖν τοῖς κινουμένοις μέρεσιν· ἔσlι δὲ
καὶ μακροτονίας παρασκευασlικὸν, καὶ νεύρων καταλλάξεως ἐπι-
τρεπlικόν· μεταβιβάζει καὶ ὕλην, καὶ περιτlώματα μετέωρα
πρὸς τὰς ἐξόδους ἀπωθεῖ. Εἰ δὲ καὶ μετὰ κρατήσεως ἁλτη- 2
ρίων παραλαμβάνοιτο, τῶν σlιβαρωτάτων γυμνασίων ἕν τι
γίνεται, διαπονοῦν ὁμοίως καὶ τὰ ἄνω καὶ τὰ κάτω τοῦ σώματος.

λϛ'. Περὶ ὁπλομαχίας, ἐκ τοῦ αὐτοῦ λόγου.

Οὐ τῶν παλαιῶν γυμνασίων τοῦτο, λέγω δὲ τῶν τοῖς κά- 1

35. DE LA MARCHE SUR UN TERRAIN ACCIDENTÉ.

(Tiré du même livre.)

Effets de la marche simple sur un terrain accidenté;

Cet exercice fortifie le *pneuma*, rend le corps, et surtout les jambes, 1
flexibles, en même temps qu'il donne de la force aux parties mises
en mouvement; il donne aussi une fermeté durable et force à employer alternativement toutes les parties fibreuses; il déplace les
matières et pousse les superfluités turgescentes vers les conduits
excréteurs. Si on fait, en outre, porter des haltères à ceux qui mar- 2
chent sur un terrain inégal, cet exercice devient un des plus lourds,
parce qu'il met également en activité les parties supérieures et les
parties inférieures du corps.

– en portant des haltères.

36. DU COMBAT EN ARMES.

(Tiré du même livre.)

Le combat

Le combat en armes ne fait pas partie des exercices anciens, je 1

Ch. 35; l. 2. δὲ τοῖς περὶ σκ. BV. — 4. μακροτινόας C 2ª m. — 5. ἐπι- σlρεπlικόν BCMV. — 6. ἀποδεῖ C 1ª m. — 8. διατονοῦν C 2ª m.

Matth. 126-127.

μνουσιν ὠφελίμων, ἐπεὶ ἄλλως ἡ ἐν ὅπλοις ἄσκησις παλαιά.
2 Ῥωμαῖοι δὲ ἐξεῦρον τὴν ὁπλομαχίαν τήνδε, πρῶτον δὲ ὑπὲρ
τῆς εἰς πόλεμον παρασκευῆς· τὸ δὲ νῦν ὑπὲρ τοῦ διαπονεῖν
οἵ γε οὖν σΊρατιῶται· μονομάχων γὰρ ὅπλα ἐνδυόμενοι ἢ πρὸς
127 ἀντιπάλους, ἢ πρὸς κίονα, ὡς πρὸς ἀντίπαλον, | διαμάχονται.
3 Δύναται δὲ τοῦτο τὸ γυμνάσιον εὐκίνητόν τε ποιῆσαι τὸ σῶμα
καὶ εὔσαρκον· πλαδαρὰν μέντοι σάρκα περιποιεῖ· κεφαλῇ δὲ
ἀλυσιτελὲς διά τε τοῦ σκέπεσθαι λίαν αὐτὴν ὑπὸ τῶν πίλων
καὶ τῆς περικεφαλαίας, διά τε τὸ μοχθεῖν ὑπὸ τοῦ βάρους.
4 Μέγισῖον δὲ ἐπάγΓελμα τοῦδε τοῦ γυμνασίου μακρόπνοια καὶ
συντονία τοῦ σώματος, ἔνθεν οἱ προεθίσαντες αὐτῷ πᾶσαν
ἄλλην ἀποδίωξιν πνεύματος ὑποφέρειν εἰσὶν ἱκανοί.

veux dire de ceux qu'on prescrivait aux malades; car, du reste, le ma-
2 niement des armes est ancien. Mais les Romains inventèrent l'espèce
de combat en armes dont il s'agit ici; d'abord on s'en servit pour se
préparer à la guerre; actuellement on y a recours pour mettre le
corps en activité, du moins pour les soldats, car ils se battent armés
à la manière des gladiateurs, soit contre des adversaires, soit contre
3 une colonne, comme si c'était un adversaire. Cet exercice peut faciliter les mouvements du corps et procurer de l'embonpoint, mais
la chair qu'il donne est pétrie d'humidité; il est nuisible à la tête,
parce qu'elle est fortement couverte par les feutres et le casque,
4 et qu'elle souffre sous ce poids. Ce qu'on vante surtout dans cet
exercice, c'est qu'il renforce le corps et qu'il agrandit le champ de
la respiration, raison pour laquelle ceux qui s'y sont d'abord accoutumés sont capables de supporter toute autre expulsion rapide du
souffle.

en armes, comme exercice, était ignoré des anciens; il a été inventé par les Romains;

— ses effets.

Ch. 36; l. 1. ἐπεὶ δὲ ἄλλως M. — 3. διαποιεῖν A. — 6. ἀκίνητον C 1ª m. — 8. σκέπεσθαι ex em. Matth.; σκέπΊεσθαι ABCMV; σκεπᾶσθαι ἤγουν θερμαίνεσθαι C 2ª m. — 11. ἔνθεν ex em.; ἔνθα Codd. — Ib. προενθίσαντες ACM; προενθήσαντες C 2ª m.; προεντύσαντες C 2ª m. (HB). — 12. ἀποδίωσιν C; ἀπωθήσεως 2ª m.

λζ'. Περὶ ἀφροδισίων, ἐκ τῶν Γαληνοῦ.

Ars med. 24; t. I, p. 371-72.

Ἀφροδισίων δὲ κατὰ μὲν Ἐπίκουρον οὐδεμία χρῆσις ὑγιεινή· 1
κατὰ δὲ τἀληθὲς ἐκ διαλειμμάτων τηλικούτων, ὡς ἐπὶ ταῖς χρήσεσι μήτε ἐκλύσεως αἰσθάνεσθαι, καὶ κουφότερον αὑτὸν αὑτοῦ
δοκεῖν γεγονέναι καὶ εὐπνούστερον. Ὁ δὲ καιρὸς τῆς χρήσεως, 2
ὅταν ἀκριβῶς μέσον ᾖ τῶν ἔξωθεν περιστάσεων ἁπασῶν τὸ σῶμα,
μήτε ὑπερπεπληρωμένον, μήτε ἐνδεές, μήτε ὑπερεψυγμένον,
μήτε ὑπερτεθερμασμένον ἢ ἐξηραμμένον ἢ ὑγρασμένον ἀμέτρως.
Εἰ δὲ καὶ διαμαρτάνοιέν ποτε κατά τι, μικρὸν μὲν ἔστω τὸ ἁμαρ- 3
τανόμενον· ἄμεινον δὲ τὸ τεθερμασμένῳ μᾶλλον ἢ ἐψυγμένῳ,

37. DU COÏT.

(Tiré de Galien.)

Galien condamne le sentiment défavorable d'Épicure sur le coït.

Quel est le temps le plus favorable pour le coït;

Selon Épicure le coït n'est jamais favorable à la santé; mais, en 1
vérité, il l'est, lorsqu'on y a recours à des intervalles assez longs
pour qu'on ne sente aucun affaiblissement et qu'on semble être devenu plus léger et avoir la respiration plus facile que de coutume.
Le temps le plus favorable pour le coït est celui où le corps, étant 2
dans un état exactement moyen par rapport à toutes les influences
extérieures, n'est ni trop chargé de nourriture, ni sous l'empire du
besoin, ni trop refroidi, ni trop échauffé, ni desséché, ni imbibé d'humidité outre mesure. Si, par fois, on s'écarte en quelque chose de 3
cet état moyen, cet écart doit être peu considérable, et il vaut mieux
recourir au coït quand le corps est échauffé que quand il est

Ch. 37; l. 1. δέ] μέν Gal.[a]. — 2. τὸ ἀληθές Gal. — 3. μήτε.....αἰσθάνεσθαι, καί] ἄνθρωπον Gal.[a]. — Ib. ἑαυτοῦ Gal. — 4. ἁπλούστερον C. — 5. ἔξωθεν ἀπατῶν C. — 6. μή τί περ πεπληρωμένον, μήτε ἐνδεές G; μετὰ ὑπερπεπλ. μετὰ ἐνδεές C; μήτε ὑπερπεπλ. (om. μήτε ἐνδ.) V. — 6-7. μήτε ὑπερεψ., μήτε ὑπερθερμασμένον G; ὑπερεψυγμένον C; μήτε τεθερμασμένον, μήτε ὑπερεψ. 2[a] m.; om. V. — 7. ἢ ἐξηρασμ. ἢ ὑγρασμ. M Gal.; μήτε ἐξηρασμ., μήτε ὑγρασμ. Gal.[a]; om. CG. — 8. διαμαρτάνοια C. — Ib. ποτε καί τι G. — 8-9. σμικρὸν μὲν ἔσται τὸ διαμαρτανόμενον Gal. — 9. τό ex em.; τῷ ABCGV Gal.[a]; om. Gal. — Ib. τεθερμασμένον G. — Ib. ἐψυγμένον G; ὑπερεψυγμένῳ Gal.

καὶ πεπληρωμένῳ μᾶλλον ἢ ἐνδεεῖ, καὶ ὑγρασμένῳ ἢ ἐξηραμ-
4 μένῳ τῷ σώματι χρῆσθαι τοῖς ἀφροδισίοις. Οἱ μὲν οὖν ἀσθενῆ
τὴν δύναμιν ἔχοντες ὑπὸ τῆς λαγνείας εἰς ἐσχάτην ἀῤῥωσΊίαν
ἀφικνοῦνται· οἱ δὲ ἰσχυρὰν καὶ νοσοῦντες ἀπὸ φλέγματος οὔτε
καταλυθήσονται καὶ ξηραίνουσι τὴν τοῦ φλέγματος περιουσίαν
τῷ διαφορεῖν ἐπὶ πλέον τοὺς χυμούς· ἀβλαβῆ γὰρ ἀφροδίσια
τοῖς ὑγροῖς καὶ θερμοῖς ἐσΊι καὶ ὅσοι φύσει πολύσπερμοι.
5 Ἀλλὰ καὶ θερμαίνει τὸ σῶμα τοῖς ἐῤῥωμένην ἔχουσι τὴν δύναμιν ἡ λαγνεία· τοῖς δὲ ἀσθενέσιν ἐν μὲν τῷ παραχρῆμα
6 θερμαίνει· ψύχει δὲ μετὰ ταῦτα γενναίως. Ἔνιοι μὲν οὖν εὐ-

Comm. V in Ep. VI, §23; p. 284.

San. tu. VI, 4; p. 402.

Comment. in Epid. VI, I. I.

Loc. aff. VI.

refroidi, quand il est chargé de nourriture que quand il éprouve du
besoin, quand il est imbibé d'humidité que quand il est desséché.
4 Le coït amène au comble de la faiblesse ceux dont les forces sont
peu considérables, tandis que ceux dont les forces sont intactes
et qui sont malades par l'effet de la pituite n'en seront point
abattus; l'excès de pituite sera desséché par un surcroît d'évaporation d'humeurs, car le coït est sans inconvénient pour les individus
humides et chauds, et pour tous ceux qui ont naturellement beau-
5 coup de sperme. Mais le coït réchauffe aussi le corps de ceux dont
les forces sont intactes; les gens faibles, au contraire, il les réchauffe
aussi au moment même, mais il les refroidit ensuite considérablement.
6 Quelques-uns, dès leur jeune âge, deviennent faibles après le coït;

– ses effets suivant les circonstances où on s'y livre.

Accidents

1. πεπληρωμένον G Ras.; ὑπερπεπληρωμένῳ Gal.

Ib. μᾶλλον om. Gal.

Ib. ἢ κεκενωμένῳ καὶ ὑγρασμένῳ μᾶλλον ἢ Gal.[a]; om. ABCGV.

1-2. ἐξηρασμένῳ Gal. utrobique.

2-3. τὴν ἀσθενῆ δύναμιν ἔχοντες Gal.[a]; ἀσθενεῖς Gal.

3. ἀπὸ τῆς Gal.[a].

Ib. ἔσχατον ἀῤῥωσΊίαν G; ἔσχατον ἀῤῥωσΊίας Gal.

4. ἀφικόμενοι βλαβήσονται μεγάλως Gal. — Ib. ἰσχυρὰν ἔχοντες τὴν δύναμιν Gal.

4-5. οὔτε . . . φλέγματος om. ABCV Gal.[a].

5. καταλ. καὶ ὠφεληθήσονται, ξηραινούσης τῆς λαγνείας τὴν Gal. — Ib. περιουσίας Gal.[a]; C 2[a] m. a λείπει τι.

6. κατὰ τὸ διαφορεῖν Gal.

Ib. ἀβλαβής AC 1[a] m.

Ib. γὰρ ἀφροδίσια] ἔχουσι τὴν χρῆσιν αὐτῶν· οὕτω γάρ Gal.[a].

7. μόνοις τοῖς Gal.

8. ἀῤῥωμένην C 1[a] m.; ἐῤῥωμένως B; ἐῤῥωμένοις G.

9. δέ om. C 1[a] m. — Ib. τῷ om. A.

10. θερμαίνειν· ψύγειν G.

5; t. VIII, p. 418-19.

θέως ἀπὸ νεότητος ἐπὶ ταῖς συνουσίαις ἀσθενεῖς γίνονται· τινὲς δὲ, εἰ μὴ συνεχῶς χρῷντο, βαρύνονταί τε τὴν κεφαλὴν, ἀσώδεις τε καὶ πυρετώδεις γίνονται, καὶ χεῖρον ὀρέγονται, καὶ ἧτ7ον πέτ7ουσιν· τοιαύτης γοῦν ἐνίους ὄντας φύσεως, εἶτα ἐγκρατεῖς ἀφροδισίων χρήσεως γενομένους ναρκώδεις τε καὶ δυσκινήτους ἔγνωμεν ἀποτελεσθέντας, ἐνίους δὲ καὶ σκυθρωποὺς ἀλόγως καὶ δυσέλπιδας ὁμοίως τοῖς μελαγχολικοῖς, ταῦτα
δὲ παυόμενα ταχέως ἐπὶ ταῖς τῶν ἀφροδισίων χρήσεσιν. Ταῦτα 7
γοῦν ἀναλογιζομένῳ μοι μεγάλως φαίνεται βλάπ7ειν ἡ τοῦ σπέρματος ἐπίσχεσις, ἐπὶ ὧν αὐτό τε φύσει κακοχυμότερον καὶ πλεῖον, ἀργότερός τε ὁ βίος, καὶ τῶν ἀφροδισίων ἡ χρῆσις πρότερον μὲν ἱκανὴ πάνυ, μετὰ ταῦτα δὲ ἀθρόως ἐγκρα-

qui peuvent survenir soit par le coït, soit par la continence.

d'autres, s'ils n'en usent pas habituellement, ont la tête lourde, sont pris d'anxiété et de fièvre, perdent l'appétit et digèrent moins bien; nous avons donc observé que quelques-uns de ceux qui avaient une nature semblable, après s'être abstenus du coït, sont devenus engourdis et paresseux, que d'autres sont devenus bourrus sans aucune raison, et découragés comme ceux qui souffrent de la bile
noire, et que tous ces accidents cessent rapidement par le coït. En 7
réfléchissant à ce fait, il me paraît que la rétention du sperme nuit considérablement aux individus forts et jeunes, chez qui le sperme est naturellement abondant et formé d'humeurs non entièrement irréprochables, qui mènent une vie tant soit peu oisive, qui usaient auparavant très-fréquemment du coït, et qui, tout d'un coup,

Quels sont les sujets auxquels la rétention du sperme est toujours nuisible.

1. ἐπὶ ταῖς συν. ἀπὸ νεότητος ABCGV Gal.[a].
2. χρῶνται Gal.[a].
Ib. τε om. ABCV Gal.[a].
2-3. νοσώδεις AB.
5. ἀφροδισίας C.
Ib. χρήσεως ὑπὸ αἰσχύνης Gal.
6. δέ] τε G.
8. Τὰ τοιαῦτα Gal.
9. γοῦν om. ABCGV Gal.[a].
Ib. μοι κατὰ ἐμαυτόν Gal.
Ib. ἐφαίνετο μείζονα δύναμιν ἔχειν εἰς βλάβην σώματος Gal.
10. ἐπίχυσις AC 1[a] m. GV; ἐπίσχεσις τῆς τῶν καταμηνίων Gal.
Ib. ἐπὶ ἐκείνων τῶν σωμάτων ἐπὶ ὧν Gal.
Ib. κακοχ. ἐσ7ι Gal.
11. πλέον Gal., Gal.[a].
Ib. καὶ τῶν ἀφρ. μὲν ἡ Gal.[a]; ἥ τε τῶν ἀφρ. Gal.
12. ἔμπροσθεν ἱκανῶς πολλή Gal.
Ib. et p. 539, 1. δὲ. . . . . ἐγενήθησαν Gal.[a]; δὲ ἀθρόα τις ἀποχὴ τῶν πρόσθεν Gal.; om. ABCGV; λείπει τι C 2[a] m.

San. tu. III, 11; p. 223.

τεῖς ἐγενήθησαν ἰσχυροί τε καὶ νέοι· τούτοις ἡ τοῦ σώματος
ἕξις εἰς ἀραιότητα πλέον ἤπερ ἡ δύναμις εἰς ἀῤῥωστίαν ἀλ-
λοιοῦται, καὶ τοίνυν ἡ ἐπανόρθωσις διὰ τῶν συναγόντων τε καὶ
σφιγγόντων γίνεται αὐτοῖς, ὁποῖόν ἐστι τὸ παρασκευαστικὸν
8 γυμνάσιον. Εἰ δὲ δὴ καὶ ψύξις τις ἐπὶ τοῖς ἀφροδισίοις ἐγγί-
νοιτο, καὶ κατὰ τοῦτο ἂν εἴη τῷ παρασκευαστικῷ γυμνασίῳ
9 χρηστέον· ἐπεγείρει γὰρ τὴν θερμότητα. Τῆς δὲ ὥρας τοῦ
10 ἔτους ἐπιτρεπούσης, οὐδὲ τῆς ψυχρολουσίας ἀφεκτέον. Ἐδέσματα
δὲ τῷ πλήθει μὲν ἐλάττω, τῇ ποιότητι δὲ ὑγρότερα δοτέον,
ἵνα καὶ πέψῃ καλῶς αὐτά, καὶ τὴν ἐκ τῶν ἀφροδισίων ἐπανορ-
11 θώσηται ξηρότητα. Χρὴ δὲ οὐδὲ ψυχρότερα τὴν κρᾶσιν, ἀλλὰ
τῆς μέσης ἰδέας τῶν θερμαινόντων ὑπάρχειν αὐτά· διότι γὰρ

Ib. p. 224.

gardent ensuite la continence; chez ces individus, le changement
qu'éprouve la complexion du corps en se raréfiant prédomine sur
celui qu'éprouvent les forces en s'affaiblissant; aussi se restaurent-ils
par les moyens qui contractent et resserrent; à cette classe appartient
8 l'*exercice préparatoire*. Dans le cas où le coït amène du refroidissement, il faut également avoir recours à l'*exercice préparatoire*, car
9 il excite la chaleur. Si la saison le permet, il ne faut pas s'abstenir
10 non plus du bain froid. On donnera des aliments humides en petite
quantité, afin qu'on les digère bien et qu'on guérisse la sécheresse
11 causée par le coït. Quant au tempérament de ces aliments, ils ne
doivent pas être trop froids non plus, mais modérément chauds;

Moyen de remédier aux accidents causés par le coït.

1. ἰσχυρότεροι Gal.
Ib. ἐν τούτοις Gal.
2. ἀριθμότητα ABV.
3. τοίνυν om. Gal.[a].
Ib. ἡ] τις Gal.[a]; om. ABCGV.
Ib. συναγαγόντων B.
Ib. τε om. ABCV Gal.[a].
4. γίνεται αὐτός G; om. Gal.
4-5. ὁποῖόν.... τοῖς om. V.
4. ἐστι καὶ τό Gal.; ἐστι Gal.[a].
5. καί om. ABGV.
5-6. ἐγγίνεται τοῖς σώμασι Gal.
7. γὰρ ἐκεῖνο τήν Gal.
8. ἔθους G. — Ib. ἀφικτέον AC 1[a] m. G; ἀφεκτέον ἐστὶν Gal.
9. δέ om. C.
Ib. τῷ] ἔστω Gal. — Ib. πλῆθος Gal. — Ib. δὲ καὶ ὑγρότερα Gal.[a]; διυγροτέρῳ G; δὲ ὑγρότερον AC; δὲ ὑγροτέραν C 2[a] m.
10. ἐκ τῶν om. Gal.[a].
11. ψυχροτέραν ABC 1[a] m. G.
11-12. ἀλλὰ ἤτοι τῆς μέσης ἰδέας ἢ τῶν θερμοτέρων Gal.

ἐξ ἀφροδισίων ἀραιότερον ἅμα καὶ ἀσθενέστερον ψυχρότερόν τε καὶ ξηρότερον ἀποτελεῖται τὸ σῶμα, χρὴ δήπου τὰ πυκνοῦντα καὶ θερμαίνοντα καὶ ὑγραίνοντα καὶ τὴν δύναμιν ἀναῤῥωννύντα προσφέρεσθαι, καὶ τούτους εἶναι τοὺς σκοποὺς ἐπὶ αὐτοῖς.

λη'. Περὶ ἀφροδισίων, ἐκ τῶν Ῥούφου· ἔχει δὲ καὶ δίαιταν.

Καθόλου μὲν αἱ μίξεις ψυχρότερον τὸ σῶμα ἀπεργάζονται. 1
Ἧσσον μέν εἰσι βίαιοι αἱ πρὸς τὸ θῆλυ γινόμεναι· διὸ καὶ 2
ἧσσον λυπηραί· αἱ | δὲ πρὸς τὸ ἄῤῥεν σύντονοι μέν· πονεῖν 201
δὲ μειζόνως ἀναγκάζουσιν. Ὡσαύτως δὲ καὶ αἱ ὀρθαὶ κοπωδέ- 3
στεραι καὶ αἱ μετὰ πλησμονήν τε καὶ μέθην· αἱ δὲ πρὸ τοῦ
σίτου ῥᾷσται μὲν καὶ τάχισται· ἔνι δέ τι ἐν αὐταῖς ἀσθενικόν.

car, puisque le coït raréfie, affaiblit, refroidit et dessèche à la fois le corps, il faut, en effet, donner des aliments qui condensent, réchauffent, humectent et renforcent, et c'est là ce qu'il faut se proposer comme but chez ces sujets.

38. DU COÏT.

(Tiré de Rufus.)

[Ce chapitre contient aussi le régime.]

Effets comparatifs du coït et de la pédérastie; — du coït suivant la position et eu égard aux repas.

En général le coït refroidit le corps. Toutefois le coït avec une 1-2
femme est moins violent : voilà pourquoi il est aussi moins pénible; le coït avec un homme, au contraire, est violent; il oblige à
faire de plus grands efforts. De même le coït qui se fait debout 3
est assez fatigant, ainsi que celui qu'on exerce après un repas abondant ou un excès de boisson, tandis que le coït avant le repas est le plus facile et le plus rapide, mais il n'est pas très-vigoureux.

1. ἀραιότερον ἅμα Gal.[a]; ἀραιότ. ἄρα ABCGV; ἀραιότ. τε καὶ ψυχρότερον ἅμα Gal. — Ib. ψυχρότερόν τε Gal.[a]; om. ABCGV Gal.

3. καὶ ὑγραίνοντα *ad Eun.*; om. ABCGV Gal., Gal.[a], Ras.

4. τούς om. ABCGV Gal.

CH. 38. Tit. δέ om. B.

6. μέν om. G. — Ib. αἱ om. B.

7. αἱ om. B.

9. αἱ μετά ex em. Matth.; αἵματα ABMV; αἵματος A 2[a] m. CG.

Ib. μέθην M marg.; θέρμην ABC GM text. V.

10. ἔνι, ἀντὶ τοῦ ἔνεστι C 2[a] m.

Ib. αὐτοῖς G.

4 Αἱ δὲ ἐν τῷ πλησιάζειν μεταξὺ καταλήψεις σπέρματος νεφροῖς
5 καὶ κύστει πονηρόταται. Οὐ μὴν παντάπασι κάκιστα ἀφροδί-
σιά ἐστιν, εἰ καὶ τὸν καιρὸν καὶ τὸ μέτρον σκοπεῖν ἐθέλοις·
ὠφέλειαι δὲ ἐξ αὐτῶν εἰσιν αἵδε· πλησμονήν τε κενῶσαι, καὶ
ἐλαφρὸν παρασχεῖν τὸ σῶμα, καὶ εἰς αὔξησιν προτρέψαι,
καὶ ἀνδρωδέστερον ἀποφῆναι, κατὰ δὲ ψυχὴν συνεστηκότα τε
λογισμὸν διαλύει, καὶ ὀργῆς ἀκρατοῦς ἐπανίησιν· διὸ καὶ τῶν
μελαγχολικῶν, ὥς τι καὶ ἕτερον, ἴαμα ἐπιτηδειότατον μίσγε-
6 σθαι. Καθίστησι δὲ εἰς τὸ ἐμφρονέστερον καὶ τοὺς ἄλλον τρόπον ἐκμανέντας, καί τινας καὶ ἐπιλήπτους ἔπαυσεν ἐν τῇ με-
202 ταβολῇ τοῦ ἡβάσκειν καί τινας βαρυνο|μένους καὶ ἀλγοῦντας

4 La rétention du sperme au milieu de l'acte lui-même est très-per-
5 nicieuse aux reins et à la vessie. Le coït, en vérité, n'est pas absolument mauvais sous tous les rapports, pourvu qu'on fasse attention
aussi bien au temps qu'à la mesure; les avantages qu'il procure
sont les suivants : il évacue la pléthore, il rend le corps léger, provoque la croissance et augmente la virilité; en outre, il dissipe les
idées fixes de l'âme et adoucit les passions indomptables : voilà pourquoi il n'existe aucun autre remède aussi éminemment utile contre
6 la mélancolie. Il ramène aussi à un état d'esprit plus sensé ceux qui
délirent d'une autre manière; je sais qu'il a suspendu l'épilepsie chez
quelques sujets au moment de la puberté; chez d'autres il a dissipé la

Avantages du coït.

1. πλησιάζειν ἐν αὐτῇ μεταξύ G. Ib. σπέρματα G. 2. μή M; μέν B. 3. εἴσιν G. Ib. μέτρον καὶ τὴν ὑγιεινὴν κατάστασιν τοῦ χρωμένου Aët. 4. τε] ἐξ αὐτῶν G. 6. ἀγροτέστερον C; ἤγουν ἐλαφρότερον 2ª m. 7. ὀργῆς ἀκρατοῦς ex em.; ἐξ ὀργῆς ἀκρατοῦς Paul.; ὀργῆς ἀκράτου ABCGMV *Syn.*; ὀργὰς μεγίστας Aët. 7-8. τῶν μελαγχολικῶν *Syn.*; τῶν μελαγχολικῷ A; τῷ μελαγχολικῷ BCGMV Paul.; τῷ μελαγχολικῷ κατηφεῖ καὶ μισανθρώπῳ ὄντι Aët. 8-9. ἐπιτηδειότατον . . . . . . ἐμφρονέστερον *Syn.*, Paul.; om. ABCGMV; ἐπιτηδειότατον μίσγεσθαι· καὶ καθίστησι δὲ εἰς τὸ σωφρονέστερον Aët. 9. ἄλλον *Syn.*; τὸν ἄλλον ABCGMV Paul.; κατὰ ἄλλον Aët. 11. βαρυνουμένους ABCMV.

Ep. VI, v, 15; t. V, p. 321.

κεφαλήν. Ἱπποκράτης δὲ ἑνὶ λόγῳ ἀφροδίσια ἔφη τοῖς ἀπὸ 7
φλέγματος νοσήμασιν εἶναι κράτιστα. Πολλοὶ δὲ καὶ ἐκ νόσων 8
ἄτροφοι ἀνεκομίσθησαν εὐπετέστερον· οἱ δὲ καὶ εὐπνούστεροι ἀντὶ δυσπνουστέρων ἐγένοντο, καὶ εὐσιτότεροι ἀντὶ ἀποσίτων· οἱ δὲ καὶ ὀνειρωγμῶν συνεχῶν ἀπηλλάγησαν, ὅπερ πεπίστευται μὲν ἧσσον εἶναι λυπηρόν· ἐμοὶ δὲ οὐ δοκεῖ· διαλελυμένον
γοῦν τὸ σῶμα προσδιαλύουσιν ἐν τοῖς ὕπνοις. Τὰ μὲν οὖν 9
πρῶτα τοῦ λόγου ὧδε ἔχει· φύσεις δὲ ἐπιτήδειοι πρὸς ἀφροδίσια αἱ θερμότεραι καὶ ὑγρότεραι· δίαιτά γε μὴν καὶ ὥρα ἔτους ἡ θερμοτέρα καὶ ὑγροτέρα, καὶ ἡλικία ὡσαύτως· ὥρα μὲν τὸ ἔαρ· ἡλικία δὲ ἡ τοῦ νεανίσκου· δίαιτα ἡ θερμο-

Sentiment d'Hippocrate sur ce point. Exemples des bons effets du coït.

pesanteur et les maux de tête. Hippocrate a dit en un seul mot : 7
« Le coït est excellent contre les maladies qui tiennent à la pituite. »
Plusieurs individus, qui étaient émaciés à la suite de maladies, se 8
restaurèrent aussi plus facilement (par le coït), d'autres acquirent une respiration facile, tandis qu'elle était auparavant gênée; chez eux l'appétit succéda au dégoût pour les aliments, d'autres enfin furent délivrés de pollutions nocturnes continuelles; on admet, il est vrai, que ces pertes de semence sont moins pénibles, mais je ne suis pas de cet avis, car les pollutions relâchent encore davantage le corps, qui est déjà relâché pendant le sommeil. Ce sont là 9
les points essentiels de mon sujet; quant aux natures aptes au coït, ce sont les natures plus ou moins chaudes et humides; il en est de même pour le régime, la saison, ainsi que pour l'âge; pour la saison, c'est le printemps; pour l'âge, c'est la jeunesse; pour le régime plus ou moins propre, celui qui s'y prête mieux que les autres doit

Circonstances favorables ou défavorables pour le coït.

2. Πολλὺ δὲ καὶ A; πολλαῖς οἱ καί G. — 3. ἀτρόφων ABCGV.
Ib. ἀνεκοιμήθησαν G.
Ib. εὐπεπλέστεροι C.
4. ἀποσίτων Aët.; ἀσίτων ABCG MV, *Syn.*, Paul.
5. συνόχων G; συχνῶν *Syn.*
6. ἴσον G; εὔτονσσον (sic) A 1ª m.
Ib. δὲ καὶ οὐ C.
7. προσδιάλυσιν BV.
8-9. ἀφροδισίαν ABCMV.
9. καὶ ὑγρότεραι om. BV.
Ib. δίαιτά γε ex em.; δίαιτα δέ C M; διὰ τόδε ABGV.
11. ἡ om. C. — Ib. τοῦ νεανίσκου] τῶν ἀκμαζόντων Aët. — Ib. δίαιτα δέ V. — Ib. et p. 543, 1. ἡ τοῦ θερμοτέρα ACGM.

203 τέρα καὶ ὑγροτέρα ϖλέον τῶν ἄλλων εἰς λα|γνείαν εὔφορος· ἥκισ7α δὲ δίαιτα μὲν ἡ ξηραίνουσα καὶ ψύχουσα· ἡλικία δὲ ἡ τοῦ γέροντος· ὥρα δὲ ἡ τοῦ Φθινοπώρου· Φύσις δὲ ἡ τούτοις
10 μάλισ7α εἰκασμένη. Καί μοι ϖρόεισιν ἤδη ὁ λόγος εἰς ὅπερ ἐξ ἀρχῆς ὡρμήθη· καὶ γὰρ δίαιται καταφαίνονται ϖρὸς μίξεις καὶ Θεραπεῖαι τῷ ἀδυνάτῳ μίσγεσθαι ἐπιτήδειοι· χρὴ γὰρ τὴν δίαιταν ὑγρὰν καὶ Θερμὴν ϖαρέχειν· εἴη δὲ ἂν ϖόνων τε με-
11 τριότης καὶ σίτου εὐωχία. Τὸ μὲν κεφάλαιον τοῦτο τῆς διαίτης· κατὰ ἕκασ7α δὲ ϖόνων μὲν σύντονοι ϖερίπατοι καὶ σχολαῖοι δρόμοι καὶ ἱππασίαι μήτε ἄγαν σύντονοι, μήτε ἄγαν ϖολλαί· ταλαιπωρεῖσθαι γὰρ ἐν τούτῳ μειζόνως καὶ ὀσφὺν
12 καὶ διδύμους ἀνάγκη. Τῷ δὲ ψυχροτέρῳ ϖάντα καὶ ϖλεῖον καὶ ὀξύτερον ϖοιεῖν συμφέρει, καὶ τῷ ὑγροτέρῳ· τὸν δὲ ξη-

être un peu chaud et humide; les circonstances les moins favorables sont le régime desséchant et refroidissant, la vieillesse et l'automne, ainsi que les natures qui se rapprochent le plus des conditions
10 énumérées. Me voilà déjà amené par la suite de mon raisonnement au point où je voulais arriver dès le commencement; car le régime approprié au coït, et le traitement de ceux qui ne peuvent pas en user se révèlent maintenant clairement à nous; en effet, le régime dont il s'agit doit être humide et chaud, et les éléments de ce régime seront la modération dans les exercices et
11 l'abondance des aliments. C'est là, en résumé, ce qui regarde le régime; quant aux détails, les exercices consisteront en promenades violentes à pied, en courses douces et en promenades à cheval ni trop violentes ni trop prolongées, car inévitablement les lombes
12 et les testicules se fatiguent considérablement dans ce cas. Celui qui a une constitution froide ou humide doit se livrer à tous ces exercices plus fréquemment et plus rapidement, tandis qu'il suffira,

Du régime approprié au coït.

1. λαγνείαν] τὴν χρῆσιν Aët.
3. τῶν γερόντων Aët.; τοῦ γέροντος, ἡλικία δὲ ἡ τοῦ Φθινοπώρου G.
Ib. δὲ τοῦ C.
5. γάρ om. G.
Ib. καταφαίνουσαι C 2ª m.
6. Θεραπεία ABV.
Ib. μίγεσθαι BV.
9. ἕκασ7ον G.
Ib. μέν om. B.
Ib. σύντονοι σύμφοροι ϖερίπατοι G.
13. συμφορεῖ G.

ρότερον ἀναπαύων καταστήσεις εἰς τὸ δέον. Ὥσπερ δὲ οἱ εἰρη- 13
μένοι πόνοι ἁρμόζουσιν, οὕτω καὶ οἱ αὐτῶν τῶν ἀφροδισίων·
προτρέπουσί τε γὰρ εἰς τὸ ἔργον, καί τινα ῥασΊωνὴν τῷ
ἐθισμῷ | παρέχουσιν, ὡς πολλοί γε δὴ, τὸν ἐθισμὸν ἐκλεί- 204
ποντες, οἱ μὲν καὶ πάνυ ἀδύνατοι ἐγένοντο μίσγεσθαι· οἱ δὲ
ταλαιπώρως αὖθις αὐτὸ ἔδρασαν· μόνον δὲ χρὴ τῇ ἐφεξῆς δια-
ταγῇ τὸ σῶμα ἀνακομίζειν εἰς τὴν ἰδίαν τάξιν. Ἧσσον δὲ ἀγα- 14
θοὶ πόνοι τοῖς παροῦσι πάλαι τε καὶ τρίψεις πολλαὶ καὶ χει-
ρονομίαι καὶ ἀκοντισμοί· τῇ μὲν ῥώμῃ συμφέρουσιν, ἀλλὰ
περιάγουσι τὴν τροφὴν ἑτέρωσε μᾶλλον· δεῖ δὲ, εἴ πέρ τινος
ἄλλου, καὶ τροφῆς περιουσίας. Ταῖς μὲν οὖν ταλαιπωρίαις ὧδε 15
ἄν τις χρῷτο προσφόρως· ποτοῖς δὲ καὶ σιτίοις, ποτοῖς μὲν

quand on a affaire à un individu d'une constitution plutôt sèche,
de le faire reposer pour le mettre dans la disposition requise. Ce 13
ne sont pas seulement les exercices susdits qui conviennent, mais
il en est ainsi du coït lui-même; car il excite aux rapprochements sexuels, et il devient un peu plus facile par l'habitude; en
effet, plusieurs gens qui en avaient perdu la coutume devinrent,
les uns, tout à fait incapables de l'exercer, tandis que d'autres ne
s'y livrèrent de nouveau qu'en se fatiguant beaucoup; seulement
il faut ramener le corps à son état propre et normal par le régime
qu'on suit après. La lutte et les frictions répétées, la gesticulation 14
et le lancement du javelot sont des exercices moins convenables
dans le cas dont il s'agit; elles favorisent, il est vrai, le développement des forces, mais elles détournent le cours circulaire de
la matière nutritive, et on a besoin, avant tout, de matière nutritive abondante. Voilà comment on se servira avec avantage des 15
exercices; quant aux aliments et aux boissons, on prendra pour

1. καταπαύων καταδιασΊήσεις G.
2. καὶ οἱ G *Syn.*, Paul.; καί BCM V; κατά A.
Ib. ἀφροδισίων ἐθισμός C 2ª m.
3. τινα G *Syn.*, Paul.; τήν ABC MV. — Ib. ῥασΊωνὴν ἢ τῷ BV.
4-5. ἐλλείποντες M text.
6. μόνον ex em.; οὐ μόνον Codd.
Ib. τήν V; om. B.
7-8. ἀγαθόν BV.
8. πάλαι] πολλαί G.
Ib. τε ex em.; δέ Codd.
8-9. πολλαὶ δὲ καὶ χ. G.
11. ὧδε] μήδε M marg.
12. προσφόροις G. — Ib. ποτοῖς δὲ καὶ σκοτίοις A 1ª m.; om. B.

DES EXERCICES.

205 οἴνοις κιῤῥοῖς· οὗτοι γὰρ μετριώτατοι οἴνων, καὶ | οὔτε κατὰ κύστιν ἄγαν πόριμοι, ὥσπερ οἱ λευκοὶ, οὔτε ξηροί τε καὶ παχεῖς, ὥσπερ οἱ μέλανες· κεφαλῇ δὲ εὐφορώτατοι καὶ πέψεσιν, ὧν ἁπάντων δεῖ· σίτῳ δὲ, ἄρτοις μὲν καθαροῖς ἰπνίταις· ὑγρότεροι γὰρ τῶν ἄλλων· ὄψοις δὲ, κρέασιν ἐρίφων καὶ ἀρνῶν καὶ χοίρων, καὶ ὄρνισιν ἀλεκτορίσιν, καὶ ἀτλαγῆσι, καὶ πέρδιξι, καὶ χησὶ, καὶ νήσσαις· πάντα γὰρ τὰ
16 εἰρημένα τροφιμώτατα. Ἰχθύων δὲ οἱ πολύποδες· καὶ γὰρ καὶ ἄλλως πεπίστευνται ἐρεθίζειν· καὶ ὅσα μαλάκια· λαχάνων δὲ τὸ ὅρμινον καὶ τὸ ἐρύσιμον καὶ τὸ εὔζωμον καὶ ἡ γογγυλίς·

boisson des vins paillets, car ces vins-là tiennent le plus exactement le milieu entre les autres vins; ils ne passent pas trop vite par la vessie, comme les vins blancs, et ils ne sont pas secs ou épais non plus comme les vins noirs, tandis qu'ils sont très-bien supportés par la tête et digérés très-facilement; or ce sont justement là des effets qu'on doit obtenir; quant aux aliments, on prendra du pain exempt de son, cuit au four chauffé de tous côtés, car ces pains-là sont plus humides que les autres; pour mets secondaires on prendra de la chair de jeune bouc, d'agneau, de jeune porc, et, en fait de volailles, des poules, des coqs de bruyère, des perdrix, des oies
16 et des canards, car toutes ces choses sont très-nourrissantes. On prendra, en fait de poissons, des poulpes (on admet en effet que ces animaux ont de plus une vertu excitante) et toutes les espèces de mollusques; en fait d'herbages, de l'ormin, de l'*erysimum*, de la roquette et des navets, mets qui peuvent aussi servir comme mé-

1. οὔτε] οὗτοι G.
2. γλεύκοι AG.
3. δέ] τε G.
4. σίτῳ G; σιτίῳ M; σιτίων ABV; σιτία C.
Ib. δέ om. V 1ª m.
4-5. ἰπνῖται ACGM; ἰπνίταις προσφάτοις Aët.
5. ὄψεις AC; ὄψαις C 2ª m.
Ib. κρέατα C 2ª m.
6. καὶ ὄρνισι καὶ ἀλεκτορίσι V; καὶ ὀρνίθων ἀλεκτορίδων C 2ª m.
Ib. καί G; om. ABCMV Aët.
6-7. ἀτλαγήνων C 2ª m.; ἀτλαγες G.
7. καὶ περδίκων καὶ χηνῶν καὶ νησσῶν C 2ª m.
9. πεπίστευται G.
10. ὅρμινον καὶ τό om. BV.
Ib. εὔζυμον G.

ταῦτα δὲ καὶ ὡς Φάρμακα· ὀσπρίων δὲ κύαμοί τε καὶ ἐρέϐινθοι καὶ ὦχροι καὶ δόλι|χοι καὶ πίσσοι, πνεύματος ὑποπιμπλάντες 206
καὶ τῇ ἀφθονίᾳ τῆς τροφῆς, ὥσπερ καὶ τὸ πήγανον, ὅτι πνεύματα συμπέσσει καὶ ἀφανίζει, διὰ τοῦτο καὶ τὰς μίξεις ἀμϐλύνει. Μεγάλως δὲ ἐπαινῶ καὶ τοὺς βότρυς εἰς τὴν νῦν δίαι- 17
ταν· τῇ τε γὰρ ὑγρότητι ὑπερϐάλλουσι, καὶ ἐν ὀλίγοις δὲ καλῶς ὑπιόντες καλῶς καὶ τρέφουσι, τό τε αἷμα τῷ ἀνθρώπῳ πληροῦσι πνεύματος, ὃ δὴ ἐξορμᾷ μάλισ7α. Οἰκεῖον δὲ δήπου 18
καὶ τοὺς καιροὺς σκέψασθαι τοῖς ἀφροδισίοις, ἵνα μηδενὸς ἐπιδεὴς ᾖ ὁ λόγος· καιροὶ δὲ ἐπὶ πᾶσι μὲν πολλοί εἰσιν, ὡς τις παρασκευῆς τυγχάνοι ἔχων· τὸ δὲ οὖν κεφάλαιον ἐν τοῖς παροῦσιν· πλησμονὰς προσφάτους φυλακτέον καὶ μέθας· ἐπὶ

dicaments; en fait de légumes secs, des fèves, des pois chiches, des gesses à fleurs jaunes, des haricots, des *pois grecs*, qui sont utiles, non-seulement parce qu'ils fournissent une nourriture abondante, mais aussi parce qu'ils remplissent de flatuosités, de même que la rue amortit les désirs vénériens, en amenant les flatuosités à coction et en les faisant disparaître. Je recommande fortement aussi 17
les raisins pour le régime dont il s'agit maintenant, car ils sont abondamment remplis d'humidité; comme, en outre, ils passent plus facilement par le bas que la plupart des autres aliments, ils nourrissent très-bien aussi et remplissent le sang de flatuosités, circonstance qui produit une excitation efficace. Pour traiter complétement 18
mon sujet, il convient de considérer aussi le temps propre au coït; dans toutes les circonstances le temps varie beaucoup, il est vrai, selon la disposition où on se trouve, mais, pour le cas actuel, le point principal, c'est d'éviter les repas copieux et les excès de boisson peu de temps auparavant, car, dans ces circonstances, tout autre exer-

Du temps propre au coït;

– ce qu'il faut éviter pour s'y livrer avec avantage;

1. φάρμακα καὶ ὡς τροφὴν G. — 2. καὶ δολιχοὶ καὶ πισοί G, *Syn.*, Paul.; φάσιλοι, πισοὶ, λοϐοί Aët. — Ib. ὑποπιμπλάντες *Syn.*, Paul.; ὑποπιμπλάντα ABGMV; ὑποπίμπλατα C; τε ἐμπιπλῶντες Aët. — 4-5. διὰ.... ἀμϐλύνει om. B. — Ib. ἀμϐλύνει καὶ ἀφανίζει ACM. — 5. καί *Syn.*, Aët.; om. ABCGMV, Paul. — Ib. τὴν καλλίσ7ην σ7αφυλὴν Aët. — 6. γάρ om. B. — 7. τε] δέ C. — Ib. τῶν ἀνθρώπων BV; τοῦ ἀνθρώπου CM. — 11. τυγχάνει CGM; τυγχάνειν A. — 12 et p. 547, 1. μέθος γάρ C.

DES EXERCICES.

207 Matth. 206-207-208.
19 γὰρ τούτοις οὐδὲ ἄλλος πόνος ἐπιτήδειος. | Φυλακτέον δὲ καὶ
τὰς ἐνδείας· εὐαπαλλακτότεραι μὲν γάρ εἰσι τῶν πλησμονῶν,
20 ἀλλὰ ἀσθενέστεραι. Φυλακτέον δὲ καὶ ἀπεψίας· διὸ δὴ τὰ με-
σούσης νυκτὸς ἀφροδίσια σφαλερὰ, ἐπὶ μὴ κατεργασθέντι τῷ
σίτῳ γινόμενα, καὶ τὰ πρὸς τὴν ἕω, τάχα μὲν καὶ ἀπέπτων ἔτι
ἐνόντων τῶν ἐν τῇ γαστρὶ, καὶ ὅτι οὔπω τὸ περίσσωμα οὔτε
οὔρησεν ἅπαν, οὔτε ἀπεπάτησε, κακὸν δὲ καὶ ἐπὶ περισσώ-
ματι μίσγεσθαι· πρὸ δὲ τῶν γυμνασίων καὶ τῶν λουτρῶν ἧσσον μὲν σφαλερόν· τῷ δὲ τὰ εἰωθότα ποιεῖν μέλλοντι ἀσθενές.
21 Κάλλιστον οὖν ἐπὶ σίτῳ μίσγεσθαι μὴ ἐμπλησθέντα· καὶ γὰρ
πρὸς τὴν ἰσχὺν συμφέρει, καὶ ψύξεις αἱ ἐπιγινόμεναι μείους
208 γίνονται· τὸ δὲ ἐνθένδε, | εἰ μὲν ἐπὶ τῷ ἀρίστῳ τις προθυμη-

19 cice ne convient pas. On évitera aussi l'insuffisance d'alimentation; on
se débarrasse, il est vrai, plus facilement de cet inconvénient que de
celui des repas copieux; cependant cette insuffisance est un peu af-
20 faiblissante. Il faut éviter aussi les digestions incomplètes; voilà pourquoi le coït au milieu de la nuit est trompeur, parce qu'alors les aliments ne sont pas encore élaborés; il en est de même pour le coït
qu'on exerce de grand matin, parce qu'il pourrait se faire qu'il y eût
encore des aliments mal digérés dans l'estomac, et parce que toutes
les superfluités n'ont pas encore été évacuées par l'urine et par les
selles, car il est mauvais d'exercer le coït avec des superfluités dans
le corps; il est moins dangereux d'exercer le coït avant les exercices
et le bain, et celui qu'on accomplit avant de se livrer à ses occu-
21 pations habituelles est peu vigoureux. Le mieux, par conséquent,
c'est d'exercer le coït après le repas, pourvu qu'il n'ait pas été trop
copieux, car cela favorise le développement des forces, puis le refroidissement qui vient habituellement après est moindre; si donc

– temps le plus favorable.

2. μέν om. G.
3. δή] δέ C.
4. ἐπὶ μὴ κατεργασθέντι ex em.; ἐπὶ μὴ ἐργαζομένῳ M marg.; ἐπεὶ μὴ ἔργῳ A 2ª m. BC 1ª m. GM text. V; ἐπεὶ μὲν ἔργῳ A.
5. γινόμενα ex em.; γινόμενον G; γενόμενα ABCMV.
Ib. τῶν om. G.
7-8. περισσώμασι BGMV.
8. μίγνυσθαι G.
8-9. πρὸ . . . . . σφαλερόν] καὶ ἀπὸ γυμνασίων καὶ λουτρῶν Aët.
9. πονεῖν μέλλοντα G.
10. σιτίῳ C.
12. τι A 2ª m.; om. ABV.

Matth. 208.

θείη, ἀναπαύσασθαι χρὴ, μέχρι καταστῇ ἐκ τοῦ πολλοῦ πό-
νου· εἰ δὲ ἐπὶ τῷ δείπνῳ, ὑπνοῦν ἀνάγκη· τοῦτο δὲ ἡ μεγίστη ἀνάπαυσίς ἐστιν. Ἔοικε δὲ καὶ ἡ φύσις εἰς τὸ αὐτὸ τῷ 22
λόγῳ συμβαίνειν, πρῶτον μὲν τηνικαῦτα μάλιστα παρορμῶσα,
ἔπειτα ἐκ τοῦ περιόντος εὐφορώτερον ἢ ἐκ τοῦ ἴσου ἀποκρί-
νουσα. Καὶ οἱ ἰατροὶ δὲ, ταῦτα σκεψάμενοι, παρακελεύονται 23
πρὸς τὰς παιδοποιίας τὸν μὲν ἄνδρα ἐδηδοκότα καὶ τεθωρηγμένον, τὴν δὲ γυναῖκα ἐνδεέστερον διῃτημένην παραγίνεσθαι,
ὅτι τὸν μὲν δοῦναι δεῖ, τὴν δὲ ὑποδέξασθαι. Χρὴ δὲ πρὸς τοῖς 24
εἰρημένοις ἐπιβλέπειν καὶ τὰς ἄλλας διαθέσεις τοῦ σώματος·
καὶ γὰρ ἐπὶ πόνοις πονηρὸν ἀφροδισιάζειν, καίτοι διαλύειν
πεπίστευται τοὺς πόνους· οὐ μὴν ὀρθῶς· οὐ γάρ ἐστιν ἡ ἀσθέ-

on veut exercer le coït après le déjeuner, il faut se reposer jusqu'à
ce qu'on ait entièrement réparé les fatigues multipliées; si on veut
le faire après dîner, il est nécessaire d'aller dormir, car c'est là
le repos le plus complet. Il semble ici que la nature est d'accord 22
avec le raisonnement, car d'abord c'est dans cette circonstance
qu'elle excite le plus fortement, et ensuite, quand elle a des matériaux en abondance, elle opère plus facilement la sécrétion que si
elle n'a justement que ce qu'il lui faut. C'est pour avoir pris cela en 23
considération que les médecins recommandent, quand on veut avoir
des enfants, que l'homme se livre aux rapprochements sexuels
après avoir mangé et bien bu, tandis que la femme doit suivre un
régime moins fortifiant, parce qu'il faut que l'un donne et que
l'autre reçoive. Outre les circonstances dont nous venons de parler, 24
on doit faire attention aussi aux autres états du corps, car il ne convient pas non plus de se livrer au coït après les exercices, quoiqu'on
admette qu'il dissipe la fatigue, mais c'est à tort, car la faiblesse ne

Expérience des médecins sur ce point.

Autres circonstances qu'il faut éviter pour se livrer au coït.

1-2. ἐκ τοῦ πολλοῦ πόνου G; ἐκ τ. π. ὕπνου ABCMV; τὸ σιτίον Aët.
2. ὑπνοῦν G; ὕπνου ABCMV; ὑπνοῦν πρὸς ὀλίγον Aët.
4. συμβαίνει ABV.
Ib. μᾶλλον V.
7-8. τεθωρηγμένον ex em.; τεθωρημένον ABCV; τεθεωρημένον G; τεθωρηκότα M; ἤγουν πεπωκότα C 2ᵃ m.
9. δέξασθαι BV.
12. ἡ om. V.

209 νεια τῶν κόπων ἴαμα· ὁρμὰς δέ τινας | ἐνδιδόασιν οὗτοι τῇ θερ-
25 μασίᾳ τῶν κατὰ ὀσφὺν νεύρων. Κόπους δὲ δὴ φυλακτέον, καὶ ἐμέτους μέλλοντάς τε καὶ ὀλίγον ἔμπροσθεν γεγενημένους, καὶ καθάρσεις ὡσαύτως, καὶ διάῤῥοιαν ἐξαπιναίαν· τὴν δὲ κεχρονισμένην ἐπιξηραίνουσιν· καὶ ὅσα ἐν θώρακι νοσήματα ἢ ἔστιν, ἢ ἔσεσθαι προσδοκᾶται, καὶ τὰς τῶν νεύρων κακίας· διὸ δὴ καὶ τὰς σφοδρὰς ἐπιθυμίας οὐκ ἐπαινῶ, ἀλλὰ κελεύω τότε δὴ πλέον ἀντέχειν ἢ ἄλλοτε, καὶ μάλιστα οἷς νόσημά τί ἐστι περὶ κύστιν καὶ νεφρούς, ἢ ᾧ ἐπιληψία ἐστὶν ἢ μανία· μελλόντων γὰρ ἥξειν τῶν νοσημάτων, ὁρμαὶ σύντονοι γί-
26 νονται. Ἄριστον δὲ πάντων, ἄνδρα συνιέναι, ἡνίκα μὲν τῇ γνώμῃ προθυμεῖται, ὁπηνίκα δὲ τῷ σώματι, καὶ τὰ μὲν

guérit pas la fatigue, seulement la fatigue excite certains désirs par
25 la chaleur des nerfs des lombes. Il faut, par conséquent, éviter la fatigue et les vomissements, aussi bien ceux qu'on prévoit que ceux qui viennent d'avoir lieu; il en est de même pour les purgations et pour la diarrhée qui survient subitement, car le coït tarit la diarrhée chronique; il en est encore de même pour les maladies de la poitrine, qu'elles existent ou qu'on les attende, et pour les affections des nerfs : voilà pourquoi je n'approuve pas les désirs intenses, et que je recommande de résister plus, dans ce cas que dans tout autre, surtout à ceux qui ont une maladie de la vessie ou des reins, ou qui sont sujets à l'épilepsie ou à la manie, car, si les maladies
26 sont sur le point de venir, il survient des désirs intenses. Le mieux est que l'homme s'adonne aux rapprochements sexuels, quand il est pressé en même temps par le désir de l'âme et par le besoin

Il ne faut obéir qu'aux désirs réels.

1. πόνων A 2ª m. M.

5. ἔστιν ὅτε ξηραίνει τὰ ἀφροδίσια Aët.

6. προσδοκάτου C; προσδοκοῦνται 2ª m.

7. δή om. C.

Ib. κελεύω] καὶ νεύω AM; om. G.

9. ἐστι om. V.

Ib. περὶ κύστιν ἢ νεφρούς V; περὶ κύστιν καὶ νεφρῶν G; ῥᾷον ἐκ τῆς χρήσεως βλαπτόμενον Aët.

11. πάντα BCGM.

Ib. συνιέναι om. Ç.

11-12. ἡνίκα..προθ. om. A 1ª m.

12. προθυμεῖται A 2ª m.; προθυμῇ προθυμεῖται BCV; προθυμῇ προθυμεῖνται C 2ª m.; προθύμῃ προθυμεῖται GM.

Ib. ὁπηνίκα G; πηνίκα ABCMV.

Ib. καὶ τῇ C; κατά G.

τῆς γνώμης ὑπερϐάλλεσθαι, τῷ δὲ σώματι ὑπηρε|τεῖν· οὐ γὰρ 210
δόξαι εἰσὶν, ἀλλὰ προοίμια τῆς φύσεως κενωθῆναι χρηζούσης,
οἷα δὴ καὶ τἄλλα ζῷα καταλαμϐάνειν εἴθισται. Αἱ μὲν οὖν 27
δίαιται ὧδε ἔχουσιν· εὔπορον δὲ ἐνθένδε καὶ θεραπείας εὑρί-
σκεσθαι τοῖς οὐ δυναμένοις ἀφροδισιάζειν· ὁ μὲν γὰρ ἀφικόμενος πρὸς ἡμᾶς ἐκ Κορίνθου ἔφη μὲν καὶ πάνυ ἐφίεσθαι μι-
γῆναι, μισγόμενος δὲ θορὴν μὲν μὴ ἀφιέναι, πνεῦμα δὲ πολὺ
ἐκφυσᾶν. Τούτῳ ἐτεκμηράμην ξηρότητα εἶναι τὸ πάθος, καὶ 28
ἔδειξεν ἡ ἴασις· ὡς γὰρ τάχιστα ὑγρῶς διῃτήθη, καὶ θορὴν
ἀφῆκεν. Ὁ δὲ νεανίσκος ὁ Μιλήσιος ἦν μὲν ἀμφὶ ἔτη δύο καὶ 29
εἴκοσιν· ἔλεγε δὲ, εἰ μὲν μίσγοιτο, μὴ δύνασθαι ἀφιέναι, 211
καθεύδοντι δέ οἱ | πολὺ ὑπέρχεσθαι τοῦ σπέρματος. Ἐδόκει δή 30

Observations faites par Rufus sur divers individus.

du corps, mais le désir de l'âme doit avoir le dessous et obéir au
corps, car ce ne sont pas là de pures chimères, mais ce sont des
préludes de la nature qui a besoin d'évacuation, préludes tels que
les autres animaux en éprouvent de même habituellement. Tel est, 27
par conséquent le régime; il est facile d'en déduire un traitement
pour ceux qui ne peuvent pas exercer le coït; par exemple, l'homme
qui vint nous voir de Corinthe disait qu'il désirait beaucoup exercer
le coït, mais que, quand il s'y adonnait, il n'éjaculait pas de sperme,
mais rendait [seulement] beaucoup de vent. Je soupçonnai que son 28
affection résidait dans la sécheresse, ce qui fut confirmé par la guérison, car, aussitôt qu'il fit usage d'un régime humide, il éjacula
du sperme. Le jeune homme de Milet avait environ vingt-deux 29
ans; il disait que, quand il se livrait au coït, il ne pouvait éjaculer
du sperme, tandis qu'il en perdait beaucoup pendant le sommeil. Il me semblait qu'à cause d'un fort refroidissement humide 30

1. ὑπειρετεῖν V; ὑπερετεῖς G.

2. προμίαι AM; προνομίαι A 2ª m., M 2ª m.; προνομεῖαι C; προθυμίαι G.

3. δεῖ ABMV. — Ib. τὰ ἄλλα BV. — Ib. εἴθισται. Αἱ G; ἠθισταῖαι AB M; ἠθιστέαι M marg.; ἠθισταῖα V.; ἐπισταῖαι C.

5. τοῖς ὀδυναμένοις G; τ. ὀδυνομέναις C; τ. ἀδυνάμοις M. — 6. πᾶν BV.

7. μιγόμενος V.

Ib. θορὴν] ἤγουν σπέρμα C 2ª m.

7-8. πνεῦμα..... ἐκφυσᾶν om. B.

10. ἔφημεν C; ἐφῆκεν 2ª m.

Ib. Ὁ δὲ] ἤγουν ἕτερος C 2ª m.

10-11. εἴκοσι δύο C 2ª m.; om. 1ª m.; εἰκοσαέτης Aët.

12. δή] δέ BV.

Matth. 211.

μοι διὰ πολλὴν ὑγρὰν ψύξιν οὐκ ἐκπυριᾶσθαι ταῖς μίξεσιν, ἐν δὲ τοῖς ὕπνοις θερμαίνεσθαι πλέον, καθότι δύνανται ὕπνοι τὰ μὲν εἴσω θερμαίνειν, τὰ δὲ ἔξω ψύχειν· ἀτὰρ οὖν καὶ ἐξήρκεσεν αὐτῷ πόνων μὲν ἡ ἱππασία· φαρμάκων δὲ ὄρχις κάστορος πινόμενος· δίαιτα δὲ ἡ ἄλλη πᾶσα ξηρὰ καὶ θερμή.

ce jeune homme n'était pas très-échauffé pendant le coït, tandis qu'il était échauffé davantage pendant le sommeil, car on sait que le sommeil a la faculté de réchauffer l'intérieur et de refroidir l'extérieur; aussi n'eut-il pas besoin d'autre traitement, en fait d'exercice, que de se promener à cheval, et, pour médicament, de boire du castoréum, tandis que tout le reste du régime était sec et chaud.

1. ἐκπυριᾶσθαι ex em. Matth.; ἐκπυριάσαι ACM; ἐκπυριοῦσθαι BV; ἐκπυριάσειε G. — 3. ἔσω G. — 5. πινόμενον G.

NOTES.

LIVRE I.

Titre. Ὀρειβάσιος] Nous avons suivi la règle donnée par l'*Etym. magn.* (p. 630, l. 22) : «Τὰ ἀπὸ δοτικῆς τῶν εἰς ος οὐδετέρων συντιθέμενα γίνεται τοῦτον τὸν τρό-«πον· εἰ μὲν φωνῆεν ἐπιφέρεται, ἢ ἓν ἁπλοῦν σύμφωνον, φυλάτ7εται ἡ ει δίφθογγος· «εἰ δὲ δύο σύμφωνα ἐπιφέρηται, ἀποβάλλουσι τὸ ε.» Ailleurs le même *Etym.* (p. 161, l. 25) semble donner comme la bonne orthographe Ὀροβάσιος ou Ὀριβάσιος. Dans les autres auteurs, où il est question d'Oribase, on lit tantôt Ὀρειβάσιος, tantôt Ὀριβάσιος.

P. 2, l. 7, συνάξω.... καθότι] Ce passage a beaucoup souffert; M. Dubner nous propose : («συνάξω, πάλιν τὰ Γαληνῷ μόνῳ ῥηθέντα, μηδὲν παραλιπὼν, «τάξας καθότι» «ayant de nouveau arrangé, sans en rien omettre, les dires de «Galien, d'après cette considération, etc.»). Si on voulait conserver le texte des mss., en ajoutant seulement τά, il faudrait lire : «συνάξω, πάλαι [τὰ] Γαληνῷ «μόνῳ ῥηθέντα μηδὲν παραλιπὼν τάξας, καθότι.» Ainsi ce n'est plus à τάξας, mais à συνάξω que se rapporte καθότι, et πάλαι.... τάξας devient une sorte de parenthèse. La traduction serait celle-ci : «Je réunirai uniquement les textes de ceux «qui ont le mieux écrit (ayant déjà autrefois arrangé les dires de Galien, n'ou-«bliant rien), d'après la considération que Galien l'emporte, etc.» A ne considérer que notre texte, μηδὲν παραλιπών peut avoir deux sens : 1° n'omettant rien, c'est-à-dire, *apportant tout le soin possible;* 2° n'oubliant rien de ce qui est πρὸς αὐτὸ τὸ τέλος τῆς ἰατρικῆς; mais, si l'on compare le texte de Photius (voy. les variantes) avec le nôtre, le premier sens disparaît nécessairement, et, à sa place, il s'en présente un nouveau : *n'omettant rien de ce que contenait la première Collection.* Pour trouver ce sens, qui nous paraît, du reste, le plus probable, dans le texte actuel d'Oribase, il faudrait, à notre avis, lire ῥηθέντα ὧν μηδὲν παραλιπῶ. La conjecture de M. Dubner, justifiée paléographiquement, lève presque toutes les difficultés, et fournit une construction régulière. — Oribase ne s'écarte que pour un seul sujet (XLV, 17 et 21) de l'ordre exposé dans cette préface.

Ch. 1, p. 4, l. 5, κάρυα] Κάρυον et le mot latin *nux* s'emploient dans deux sens, l'un très-étendu, l'autre très-restreint. Ainsi, suivant le *Scholiaste* de Nicandre (*Alex.* 99), κάρυον se dit de tout fruit qui a une enveloppe ligneuse : «Κάρυα δὲ ὅλα τὰ ξυλῶδες λέπος ἔχοντα.» Isidore de Séville (*Orig.* XVII, 7) dit: «Nuces generaliter dicuntur omnia poma tecta corio duriori, ut pineæ nuces, «avellanæ, glandes, castaneæ, amygdalæ.» — Voy. aussi Athénée (II, ch. 38), Macrobe (*Sat.* II, 14). Les botanistes actuels emploient à peu près de la même manière le mot *noix* comme un terme générique. Mais les mots *κάρυα* ou *nuces*, sans adjectif, ou sans désignation de l'arbre qui a produit les fruits, se disent exclusivement des fruits du noyer. La preuve en est fournie par Galien (*Al. fac.* II, 28, t. VI, p. 609) : « Βασιλικά τινες ὀνομάζουσι κάρυα τὰ νῦν ὑπὸ πάντων ὀνο-«μαζόμενα κάρυα, » et par le pseudo-Démocrite dans les *Géop.* (X, 73) : « Κάρυον «οὖν ἐστι βασιλικὸν τὸ νῦν παρ' ἡμῖν λεγόμενον κάρυον. » Varron, *De ling. lat.* (V, 102), dit également : « Nux juglans . . . . eadem nux, » et Isidore (*loc. laud.*) : « Nux . . . . . . hanc alio nomine Latini *juglandem* vocant. »

P. 4, l. 6, πτισάνης] Ce mot est évidemment dérivé, comme le dit l'*Etym. magn.*, de πτίσσω, j'écorce, je monde. Athénée (X, p. 455 c) et Eustathius (*ad Il.* δ', p. 332, 17) le dérivent (le dernier d'après le grammairien Pausanias), de πτίσσειν et de ἀνεῖν ou αἰνεῖν, deux verbes qui signifieraient la même chose; mais le mot ἀνεῖν ou αἰνεῖν, ainsi que l'observe Casaubon (ad Athen. *loc. laud.*), n'est qu'une pure invention des grammairiens, et άνη n'est qu'une terminaison. Par le mot πτισάνη, les anciens désignaient, s'ils l'employaient sans adjectif ou sans indication d'origine, soit *l'orge mondée*, soit *la bouillie qu'on en fait*. Le premier sens ressort entre autres de la définition de Suidas, « Πτισάνη ἡ κεκομμένη «κριθή, » et de l'*Etym. magn.* λελεπισμένη κριθή, quoique, dans ce sens, on dise souvent πτισάνη ὠμή. (Voy. plus bas IV, 1, p. 260, l. 7, et Gal., *De Ptisana*, 4, t. VI, p. 821, et *Comm. I in Vict. acut.* § 17, t. XV, p. 459.) Le second est appuyé par ce passage de Galien (*De Ptis.* cap. 1; *ibid.* p. 817) : « Πτισάνη κατασκευά-«ζεται ἐκ κριθῆς πτισθείσης καλῶς, ὅ ἐστιν ἐκλεπισθείσης, καὶ ὕδατος καὶ τοιᾶσδε «ἑψήσεως. » Athénée (*l. l.*) définit la ptisane sous forme d'énigme :

Κριθῆς ἄφλοιον χυλὸν ὀργάσας πίε.

Didymus, dans les *Géop.* (II, 34), nous apprend la manière de fabriquer et de conserver l'orge mondée : « Τὴν κριθὴν πτίσας ξήρανον ἐν ἡλίῳ καὶ αὖθις πτίσας «ξήρανον ἐν ἡλίῳ· ἀποτιθέμενος δὲ αὐτὴν παρέμπασσε αὐτῇ τὸ γενόμενον ἐξ αὐτῆς «λεπτὸν ἐν ταῖς πτίσεσιν· διατηρήσει γὰρ αὐτήν. » — Voy. aussi *Ib.* III, 9; ce passage, tiré de Varron et des frères Quintilius, n'est que l'abrégé du premier. — Le mode de préparation de la bouillie d'orge mondée est exposé avec soin plus bas, *Collect. méd.* IV, 1, p. 259-60, et plus brièvement ch. 11, p. 302, l. 3 sqq. Si l'on veut avoir plus de détails sur la ptisane, on pourra recourir à Galien (*De ptis.* 4, *l. l.*), à Dioscoride (II, 108), à Apicius (IV, 4, et V, 5), à la *Synopsis* d'Oribase (IV, 35 et 37), à Paul d'Égine (I, 78). On remarquera que les anciens distinguaient la πτισάνη non passée ou *ptisane proprement dite* et la *crème* ou *suc de ptisane*, c'est-à-dire la décoction d'orge mondée passée. (Cf. Gal. *Comm. I in Vict. acut.* § 25, t. XV, p. 478 et 479.) — Outre la ptisane d'orge, il est encore question dans les écrits d'Hippocrate (*De Affect.* § 44, t. VI, p. 254; et *De morb. mul.* I, p. 617, 39, éd. Foës) et d'Aristote (*Probl.* I, 36), d'une ptisane de froment; Galien assure que c'était la bouillie d'alica (voy. note sur χόνδρος, ch. 5, p. 16), et il nous apprend, en outre, que Dioclès et Philotime s'étaient également servis de cette expression. Dans les *Géoponiques* (III, 9) nous lisons aussi : « Γίνεται καὶ ἐκ τοῦ σίτου » (voy. Notes aux mots δημητριακοῖς καρποῖς et ὄψον, ch. 25, p. 39, l. 9; et liv. II, ch. 4, p. 81, l. 7) « πτισάνη ὁμοίως. » Enfin Pline (XVIII, 15, ol. 7) et Horace (*Sat.* II, 3, 155) parlent de *ptisane de riz*.

P. 5, l. 9, *ἀλεύρων*] Pour Érotien (p. 64, éd. Fr.) et pour l'auteur de l'*Etym. magn.* (*sub voce*), *ἄλευρον* et *ἄλητον* sont synonymes. Dans le *Glossaire* de Galien sur Hippocrate, on lit, au mot *ἄλφιτα* : « *Ἄλφιτα τοίνυν παντὸς ἀληλεσμένου καρ-* « *ποῦ τὸ σύμμετρον τῷ μεγέθει θραῦσμα ὀνομάζεται· τὰ μὲν γὰρ μείζω κρίμνα, τὰ* « *δὲ ἐλάττω ἄλευρα.* » Cette espèce de différence entre *ἄλευρον* et *ἄλφιτον* n'est pas celle à laquelle les auteurs paraissent s'être le plus arrêtés; ils la cherchent plus volontiers dans la nature de la graine. Ainsi on lit dans Hésychius : « *Ἄλευρα* « *κυρίως τὰ τοῦ σίτου, ἄλφιτα τὰ τῶν κριθῶν,* » et c'est dans ce sens que ces deux mots sont employés par Platon (*De repub.* II, p. 372 b) et Aristote (*Problem.* I, 36). Il y a beaucoup d'exceptions à cette règle; on trouve, entre autres, la mention de *κρίθινον ἄλευρον* dans Alex. d'Aphrod. (*Probl.* 2) et dans Dioscoride (I, 94, 95). Du reste *ἄλφιτον* s'applique également aux farines de fèves, d'ers, etc. — Voy. *Thes. gr. ling.* éd. Didot, *sub voce*, et note du chap. 2, p. 10, l. 6.

P. 7, l. 4, *προσῆκεν*] Dans Hérodien (*ad calcem* Mœridis, éd. Koch, p. 425-6) on lit : « *Τὸ ἔχρην, τὸ ἔδει ἐπὶ παρεληλυθότος, τὸ προσήκει, τὸ χρὴ, τὸ δεῖ ἐπὶ* « *ἐνεστῶτος.* » Cet avertissement prouve que, du temps de ce grammairien, on employait l'imparfait dans la signification du présent. — Voy. aussi Thomas Magister, p. 287, éd. Ritschel.

P. 7, l. 7, *κείμενα.*] On trouve des renseignements assez complets sur les magasins de blé chez les anciens dans Théophraste (*Hist. Plant.* VIII, 11, et *Caus. Plant.* IV, 17, éd. Schneider), Philon le Mécanicien (p. 86 à 88, éd. Thevenot), Florentinus, dans les *Géopon.* (II, 27, sqq.), Caton (92), Varron (*De re rust.* I, 57), Columelle (I, 6, 10—17), Palladius (I, 19) et Pline (XVIII, 72, ol. 30). — Il y avait deux espèces de magasins; les uns étaient des greniers auxquels on montait avec une échelle (Colum.), les autres des fosses souterraines appelées *σιροί* ou *σειροί*. D'après Varron, elles étaient surtout usitées dans la Cappadoce, la Thrace, l'Espagne, et, d'après Hirtius (*De bello Afric.* 65), aussi en Afrique, mais Columelle les regarde comme inadmissibles en Italie, à cause de l'humidité du sol. Tacite (*De morib. Germ.* 16) rapporte que les Germains cachaient aussi leurs grains dans des souterrains. Les Hongrois se servent encore de fosses; elles sont aussi très-communes en Algérie, où on les appelle *silos*, et dans le midi de la France. L'essai qu'en a fait M. Ternaux à Saint-Ouen est loin d'être heureux. — Columelle voulait qu'on laissât le blé en repos dans les magasins, prétendant que les charançons ne pénètrent pas au delà de quatre doigts, tandis que la couche qui est en dessous reste intacte, mais Pline et Palladius n'ont pas adopté cet avis, qui ne paraît pas non plus avoir de partisans de nos jours.

P. 7, l. 11, *ἐκ μεταβολῆς*] Dans l'antiquité, on admettait généralement qu'une espèce de plante pouvait se transformer en une autre par dégénérescence. Ainsi on lit dans Pline (XIX, 57, ol. 10) : « Ocimum senecta degenerat in serpyllum « et sisymbrium in calaminthan. Et ex semine brassicæ veteris rapa fiunt atque « invicem; » et dans un autre endroit (XVIII, 44, ol. 7) : « Hordeum in avenam « degenerat. » Des choses analogues sont racontées par Martial dans Palladius (*Avril*, 3, 4) et par Paxamus et Florentinus dans les *Géopon.* (XII, 17 et 21). Théophraste est plus prudent; il affirme, il est vrai (*H. P.* II, 4, 1; VIII, 8, 3, et *C. P.* V, 6, 12), que, dans l'espace de trois ans, le petit et le grand épeautre se changent en froment, si on les sème après les avoir écorcés, mais, dans le premier passage, il dit : « Le sisymbrium *semble* se transformer en menthe « et le froment en ivraie ; » et, dans le second : « L'ivraie provient de froment et « d'orge dégénérés, ou, du moins, s'il n'en est pas ainsi, elle aime à croître « parmi le froment. » Ailleurs (*C. P.* V, 7, 1), il considère la transformation du *sisymbrium* en menthe et du basilic en serpolet plutôt comme une apparence trompeuse que comme un fait réel. Dans le même passage et aussi *C. P.* IV, 5, 7, il raconte que le peuplier blanc devient, par les progrès de l'âge ou par le défaut de nourriture, semblable au peuplier noir ; il ajoute que de pareils changements d'une espèce voisine en une autre ne seraient en effet pas étonnants, puisqu'on voit des faits analogues chez les animaux, où les chenilles se changent en papillons, et où certains oiseaux changent de plumage de manière à devenir entièrement méconnaissables, soit par les progrès de l'âge, soit aux approches de l'accouplement. Pour Galien, la question de la transformation des plantes les unes dans les autres était parfaitement décidée ; dans le passage même d'où le texte d'Oribase est tiré, il nous apprend que son père avait, dans le but de résoudre cette question, pris du froment et de l'orge, qu'il en avait fait séparer avec le plus grand soin toutes les graines étrangères, qu'il avait ensuite semé ce froment et cette orge, mais que tous ces soins n'empêchèrent pas qu'il ne poussât beaucoup d'ivraie dans le froment et beaucoup d'égilope dans l'orge ; le père de Galien répéta encore la même expérience pour les autres graines. — Voy. aussi le pseudo-Aristote, *De plantis*, I, 7, et Plut. *Sympos.* VIII, 9, 3.

P. 7, l. 12, *ἄρακοι*] Pour mettre d'accord ce passage avec le chapitre 25 (p. 39, l. 10), il faudrait lire *ἄραχοι*, mais tous les manuscrits donnent ici *ἄρακοι*, et la plante qui est nommée ici *ἄρακος*, et, chap. 25, *ἄραχος*, nous semble être la même que celle que Théophraste (*H. P.* VIII, 8, 3) nomme *ἄρακος*, et dont il dit (I, 6, 12) : « *τὸ ὅμοιον τῷ ἀράκῳ* et *τὸ ἀρακῶδες.* »

P. 7, l. 13, *καθάπερ...... ὀρόβους*] Pour faire accorder cet endroit avec Galien, il faudrait traduire : « que le gaillet, et, dans l'ers, l'orobanche, » mais le texte d'Oribase comporte à peine cette interprétation.

P. 9, l. 8, *σιτάνιον*] Schneider (ad Theophr. *H. P.* VIII, 2, 3) a établi, contrairement à l'opinion de Sprengel (ad Theophr. *eod. loc.*), qu'il faut distinguer entre *πυρὸς σιτανίας* ou *σιτάνιος*, espèce particulière de froment, et *πυρὸς σητάνιος* ou *τητάνιος* (voyez, pour la signification et l'étymologie de ce dernier mot, Galien, *Gloss.* et *Comm. II in lib. De Art.* § 41, t. XVIII a, p. 469, *Etym. magn.* p. 711, l. 43, Hesychius sub voce *τῆτες*), qui signifie froment d'été, c'est-à-dire, froment qu'on sème dans le printemps pour le récolter vers la fin de l'été. Ce passage d'Oribase est un nouvel argument en faveur de l'opinion de Schneider ; toutefois on remarquera que, pour la soutenir, on ne doit tenir aucun compte de l'orthographe *σιτάνιος* ou *σητάνιος* telle que nous la trouvons dans nos textes actuels. Pour prouver le peu d'importance qu'on peut attacher à cette différence, à moins que les textes ne soient tirés de manuscrits très-anciens, nous citerons le *Glossaire* de Galien, où tous les manuscrits semblent donner *σιτάνιος*, tandis que l'ordre alphabétique indique évidemment qu'il faut lire *σητάνιος*. Dans le passage cité plus haut, Théophraste raconte que les céréales (*τὰ σιτηρά*, voy. not. à la p. 39, l. 9) n'ont qu'une tige simple, à l'exception de certaines espèces de froment appelées *σιτανίας* et *κριθανίας*, qui poussent des rameaux latéraux. Galien (*Comm. in Art. l. l.*) dit qu'il connaît une espèce de froment, dont la pâte est extrêmement glutineuse et qu'on appelle *πυρὸν σιτάνιον*. Du reste, le *πυρὸς σιτάνιος* était lui-même un froment d'été. Cela ressort d'une phrase extrêmement corrompue de Galien (*l. l.*) : «*Σπείρονται μὲν οὗτοι πυροὶ κατὰ τὸ ἔαρ εἰσϐάλλον,* «*ὡς αὐτὸς διμηνιαίοις καὶ καλὰ καὶ κατὰ τὴν ὥραν τοῦ πλείονος ὀνομαζομένοις*» (il faut sans doute lire *οὗτοι οἱ π., ὡσαύτως τοῖς διμ.* et supprimer *καὶ καλά*), et d'un passage des Quintilius dans les *Géoponiques* (III, 3, 11), où on recommande de semer au mois de mars le *σῖτον λευκὸν, τὸν σιτάνιον ἐπικαλούμενον*. Ces deux textes semblent même prouver que le *πυρὸς σιτάνιος* était un froment qui mûrissait très-vite, car les mêmes auteurs dans les *Géoponiques* (III, 2), conseillent de semer le *τριμηνιαῖον* (voy. pour ce mot la note à la p. 12, l. 11) au mois de février. Un autre argument indirect en faveur de l'opinion de Schneider, c'est l'assertion de Galien (*Al. fac.* I, 6, t. VI, p. 469), suivant qui le mot *σιτάνιον* (employé ici comme substantif, ainsi que dans notre texte) se trouve rarement chez les anciens, parce qu'ils comprenaient le *σιτάνιον* sous la dénomination générale de froment; or, si *σητάνιος* et *σιτάνιος* signifiaient la même chose, c'est-à-dire *blé d'été*, il était impossible que Galien eût dit que ce blé était rarement mentionné par les anciens; il en résulte tout naturellement que *σιτάνιος* était autre chose que *σητάνιος*. Du reste, dans les manuscrits, on ne fait aucune distinction entre *σιτάνιος* et *σητάνιος*; ainsi ce mot se trouve assez souvent dans Hippocrate (par ex. *Vict. acut.* § 30 et 37, t. II, p. 518 et 524; *De artic.* § 36, t. IV, p. 160; *Morb. mul.* II, p. 638, 3; 639, 7, et 667, 17, éd. Foës), et, ce qui est le plus remarquable, dans le seul endroit (*De artic.*) où, d'après le Commentaire de Galien, il s'agit de l'espèce particulière de froment appelée *σιτάνιος*, neuf sur les seize manuscrits collationnés par M. Littré donnent *σιτάνιος*, tandis que, dans les deux autres endroits (*Vict. acut.*) où, grâce à M. Littré, nous avons une collation complète des manuscrits, tous sans distinction donnent *σητάνιος*. Notons encore que, pour le pays où on cultivait surtout le *σιτάνιον*, Oribase n'est pas d'accord avec Galien, qui nomme comme tel (*Comm. in Art. l. l.*) l'île de Cos et toute la partie de l'Asie habitée par des Grecs.

Ch. 2, p. 10, l. 6, *οἱ μὲν . . . . σεμιδαλῖται*] Dans Pline (XVIII, 20, ol. 10) on lit : «Similago ex tritico fit laudatissima..... Ita autem appellant in tritico quod «florem in siligine.» (Voyez, sur le *siligo*, note du liv. IV, 1, p. 256, l. 6.) Ce texte porte naturellement à traduire *σεμίδαλις* par *fleur de farine*, et peut-être aurions-nous dû préférer cette traduction, au lieu de celle que nous avons adoptée, et qui ne fait que franciser le mot grec. — Tous les auteurs affirment d'un commun accord que la *σεμίδαλις* et les pains qu'on en faisait sont des aliments très-nourrissants (Hippocr. *Vict. rat.* II, § 42, t. VI, p. 540; Diphilus de Siphnos et Philistion de Locres, ap. Athen. III, p. 115 cd; Celse, II, 12; Gal. *Att. vict. rat.* 6, t. VI, éd. Chart. p. 413 c). Nous croyons donc que le froment *σεμιδαλίτης* était du froment qui donnait beaucoup de fleur de farine, car la phrase «*Σεμιδαλίτης δὲ μήτε τούτων τῶν πυρῶν, μήτε ἄλλων παραλαμϐανέσθω διὰ τὸ* «*ἰσχυρόν*» de notre chap. 11, l. IV (p. 301, l. 6), prouve évidemment que la *σεμίδαλις* n'était pas faite avec une espèce particulière de froment. Quant au froment ἀλευρίτης, nous voyons qu'Athénée l'oppose, conjointement avec le *sitanique*, au sémidalique, et que, selon lui, le sitanique est léger, spongieux et blanc. Dieuchès (plus bas, IV, 5, p. 281, l. 3), Diphilus de Siphnos et Philistion de Locres opposent également le froment ou le pain ἀλευρίτης ou ἀλεύρινος au σεμιδαλίτης : ce qui nous fait croire que le pain ἀλευρίτης était fait avec une espèce particulière de farine, beaucoup plus légère que la σεμίδαλις appelée plus spécialement ἄλευρον, et que le froment ἀλευρίτης était du froment qui donnait beaucoup de cette farine.

P. 11, l. 10, τοῖς καύσοις] Nous ne croyons pas que le mot καῦσος se rencontre ailleurs dans ce sens. Quant à la coutume elle-même de brûler le bois pour fertiliser le sol, on sait qu'elle est très-ancienne et très-répandue, quelque peine qu'on se donne pour la détruire dans les pays civilisés. Fraas nous dit (*Klima und Pflanzenwelt*, Landshut, 1847, in-8°, p. 67) que cela se pratique encore en Grèce.

P. 12, l. 11, τριμηνιαίους] Πυρὸς τρίμηνος ou τριμηνιαῖος signifie tantôt du *blé d'été*, tantôt une espèce particulière de ce blé. Ainsi on lit dans Théophraste (*H. P.* VIII, 1, 4) : «Πυρῶν τι γένος ὃ καλοῦσι τρίμηνον διὰ τὸ ἐν τοσούτῳ τελειοῦσθαι,» et, dans un autre endroit (*C. P.* IV, 11, 3), le πυρὸς τρίμηνος καὶ δίμηνος est opposé au χειμοσπορούμενος. Dioscoride (II, 107) dit : «Οἱ τριμηνιαῖοι «πυροὶ, λεγόμενοι ὑπό τινων σητάνιοι.» De même Pline (XVIII, 12, ol. 7) : «Eadem causa (nimia frigora) et trimestre invenit, detinentibus terras nivibus, «quod tertio fere a satu mense. . . .metitur.» Dans un autre endroit (XXII, 68, ol. 25) on lit : «Sitanius panis, hoc est e trimestri.» Comme il est assez souvent question du *blé d'été* dans Théophraste, on est en droit d'en conclure que cette culture était répandue de son temps en Grèce, et c'est là un des principaux arguments que M. Fraas (*l. l.* p. 93 sqq.) invoque pour démontrer que le climat de la Grèce a changé depuis Théophraste, car, de nos jours, l'excès de chaleur et de sécheresse de l'été rendrait une pareille culture impossible.

P. 14, l. 4, ἐρυσιβούμενοι] Par ἐρυσίβη, les anciens comprenaient les maladies des céréales que, dans l'état actuel de la science, on sait être produites par des champignons microscopiques de la famille des urédinées, et dont les trois espèces les plus répandues et les plus pernicieuses sont connues sous les noms de *rouille*, de *carie* et de *charbon*. Les opinions émises par Athénée dans Oribase, sur la cause de l'ἐρυσίβη, s'accordent à peu près avec celles émises par Théophraste (*H. P.* VIII, 10, 1 et 2; *C. P.* III, 22, 1 et 2, 24, 4; IV, 14, 1-3), par Pline (XVIII, 44, ol. 17; 68, ol. 28) et par Berytius (*Geop.* V, 5). — En général les auteurs latins en attribuent uniquement la cause à la colère du dieu *Robigo* ou *Rubigo*, qui devait les préserver de ce fléau, et en l'honneur duquel on célébrait le 26 avril une fête appelée *Robigalia* (Pline, XVIII, 69, ol. 29, et Varron, *De re rust.* I, 1, 6). Schneider a, dans ses notes sur l'endroit cité de Varron et sur Columelle, X, 342-3, rassemblé avec soin tous les endroits des anciens qui se rapportent au culte de ce dieu, ainsi qu'aux traces d'un culte analogue chez les Grecs.

P. 14, l. 7, καύσωνες] Le participe λεγόμενοι semble indiquer que l'auteur a voulu parler ici d'un vent spécial, propre à certains pays ou à certaines saisons; cependant, autant que nous le savons, le mot καύσων n'est employé comme nom d'un *vent* chez aucun autre auteur, si ce n'est dans la version des LXX, où il semble signifier *un vent brûlant.* Comme on ignore où Athénée, qui était natif de la Cilicie (Gal. *De dign. puls.* I, 3, t. VIII, p. 787, Cœlius Aurel. *Acut.* II, 1, p. 74), a passé sa vie, il serait très-hasardeux de vouloir déterminer quel est le vent dont il s'agit; cependant nous ne pouvons nous empêcher de faire remarquer l'analogie qu'il y a entre le *καύσων* d'Athénée et le vent dont parle Pline (II, 47) : «Favonio contrarius est quem Subsolanum appellavimus. Datus est «autem huic exortus Vergiliarum sex diebus ante Majas idus quod tempus aus«trinum est.» Il nous semble, du reste, qu'Athénée ne parle plus ici de la rouille, mais de l'accident que Théophraste appelle *ἐξανεμοῦσθαι* et qu'il décrit dans *H. P.* VIII, 10, 3.

Ch. 3. Il est difficile de s'expliquer comment Oribase a inséré ici un chapitre sur les aliments tiré du règne animal, tandis que la série des autres chapitres qui se rapportent à ce sujet ne commence que livre II, 28.

P. 15, l. 9, *κίχλα*] D'après les nouveaux éditeurs du *Trésor grec*, la forme ancienne était *κίχλη*, et la forme plus récente *κίχλα*. Ils se fondent, par analogie, sur la règle que donne Athénée (VII, p. 324, c) pour les mots qui se terminent en *λα*.

P. 15, l. 10, *συκαλίς*] On voit, d'après Athénée (II, ch. 69) et Galien (*Comm. IV, in Vict. acut.* § 88, t, XV, p. 882), que cet oiseau s'engraissait surtout dans cette saison, parce qu'alors il mange des figues mûres.

P. 16, l. 1, *ἰχθύων*] Sous le nom *ἰχθύς*, on comprend tous les animaux marins; si on excepte Aristote, il en est presque toujours ainsi chez les anciens. Oppien, par exemple (*Hal.* I, 542), dit:

> *Καρκινάδες δειλαὶ καὶ καρκίνοι ἠδὲ καὶ ἄλλοι*
> *ἰχθύες.*

Dans un autre endroit (II, 238), les poulpes sont appelés des poissons. — Voy. aussi plus bas Xénocrate, p. 127, l. 9.

P. 16, l. 3, *ὅταν ἀρχ. ἐπωάζεσθαι.*] La même chose est dite par Aristote (*H. P.* VIII, 30, p. 607 b, l. 8) et Xénocrate (II, 58, p. 125, l. 4).

Ch. 5, tit. *χόνδρου*] Galien assure, dans deux passages (*Alim. fac.* I, 6, p. 496, et *Comm. I in Vict. acut.*, § 27, t. XV, p. 455), que le nom de *χόνδρος* se trouve rarement chez les anciens, mais que cependant on avait eu tort de croire que cet aliment était inconnu du temps d'Hippocrate, puisqu'il en était question dans ses écrits (cf. par ex. *De affect.* § 44, t. VI, p. 254; et *De vict. rat.* II, § 42 et 45; *ibid.* p. 540 et 542) ainsi que dans certains endroits des poëtes comiques (voy. Athénée III, p. 127 b-c); cependant, dit-il, on comprenait habituellement le *χόνδρος* sous la dénomination générale de froment. Il est question du *χόνδρος* dans Philistion de Locres (ap. Athen. III, p. 115 d). Théophraste mentionne le *χόνδρος* (*C. P.* IV, 16, 2; et *H. P.* IV, 4, 9 et 10). Dans le dernier passage, il compare le riz pelé au *χόνδρος.* Les détails sur la nature et le mode de préparation du *χόνδρος* manquent complétement chez les Grecs; on sait seulement que le froment en faisait la base, et, pour savoir à quoi s'en tenir sous ce double rapport, il faut s'adresser aux Latins, chez qui le mot *alica* répond à *χόνδρος*. Un commentateur de Galien, Étienne (*Scholia in Hipp. et Gal.* éd. de Dietz, t. I, p. 298), l'affirme en ces termes : « *Χόνδρον ἐκάλουν οἱ παλαιοὶ* « *τὸν ἄλικα.* » Ici se présente un nouvel embarras : il y avait, suivant Pline (XVIII, 29, ol. 11), trois espèces d'*alica* eu égard à l'espèce de céréale avec laquelle on la préparait; il importe donc de savoir à laquelle de ces espèces d'*alica* correspondait le *χόνδρος*, c'est ce que nous allons essayer de faire. La première se faisait avec une espèce particulière d'épeautre, cultivée surtout dans la terre de Labour, et entre Pouzzoles et Naples (Pline, III, 9, ol. 5); pour la blanchir on se servait de craie. La seconde espèce se faisait avec l'épeautre dégénéré de l'Afrique. Ni l'une ni l'autre de ces espèces d'*alica* ne peut se rapporter au *χόνδρος* des anciens, que nous savons être fait avec du froment. Les indications que fournit Pline pour la préparation de cette deuxième espèce étant à peu près identiques avec celles qui sont fournies par les frères Quintilius dans les *Géoponiques* (III, 7), nous les donnons d'après cet auteur. « Pisunt cum arena; sic « quoque difficulter deterunt utriculos, fitque dimidia nudi mensura; posteaque « gypsi pars quarta inspergitur (*καὶ εἰς λεπτὸν σηστέον*, *Geop.*), atque ut cohæsit, « farinario cribro subcernunt. » Pour la troisième espèce, qu'il appelle, ainsi que la seconde, *alica adulterina*, Pline donne les préceptes suivants : « Ex tritico « candidissima et grandissima eligunt grana ac semicocta in ollis postea arefa- « ciunt sole ad initium (*sic*) rursusque leviter aspersa molis frangunt. Candorem « autem ei pro creta lactis incocti mistura confert. » — C'est, à notre avis, en prenant en considération cette dernière espèce d'*alica*, qu'on peut faire concorder ensemble les passages des anciens, où le *χόνδρος*, comme dans celui qui nous occupe, est considéré comme une préparation de froment, avec ceux où il est donné comme une préparation d'épeautre. Il faut pour cela supposer que la troisième espèce d'*alica* de Pline est le véritable *χόνδρος* des Grecs, dont il est déjà question dans Hippocrate et dans d'autres auteurs anciens. Cette supposition est confirmée par la circonstance que Pline (*l. l.*) et Caton (*De re rustica*, 86) donnent aussi à cette troisième espèce d'*alica* le nom de *granea* ou *granum*, lequel est la traduction littérale de *χόνδρος*. On conçoit alors comment Pline (*l. l.* et XXII, 61, ol. 25) a pu dire que l'*alica* (bien entendu l'*alica* proprement dite ou la première espèce) était quelque chose de propre à l'Italie, inventée par les Romains, et qui n'était pas même encore connue du temps de Pompée le Grand. — Il faut supposer que les endroits où Caton (*l. l.* 76 et 85) prescrit d'employer l'*alica* pour faire un gâteau ou de la bouillie carthaginoise se rapportent à la seconde espèce d'*alica* de Pline. — Quant à l'espèce particulière d'épeautre dont on faisait l'*alica*, Dioscoride (II, 118) nous dit que c'est la *ζειὰ δίκοκκος*, et Pline nous apprend (XVIII, 10, ol. 7) qu'on la semait au printemps. C'est donc probablement la même espèce que celle dont Columelle (II, 6, 3) dit, dans le passage où il énumère les diverses espèces d'épeautre : « Semen trimestre quod « dicitur halicastrum idque pondere et bonitate est præcipuum. » Dans un autre endroit, Columelle (II, 9, 8) cite encore le *halicastrum* parmi les céréales qui se prêtent le mieux à la culture d'été. Dans un passage il semble que Galien parle aussi de cette espèce d'*alica* : c'est lorsqu'il cite parmi les graines qui tiennent le milieu entre le froment et l'épeautre (*Al. fac.* I, 13; t. VI, p. 520) celle dont on fait l'*alica* en Italie. Nous avons vu plus haut (p. 9, l. 8) que, dans cet endroit, les manuscrits d'Oribase donnent σιτάνιον au lieu de ἐξ..... ποιοῦσιν. Notons enfin que le mot ἄλιξ se rencontre dans les œuvres de Galien dans une recette d'un certain médecin appelé Socration, et que Galien avait empruntée à Criton (*Sec. loc.* V, 2, t. XII, p. 835; — voy. aussi *Eupor.* I, 11, t. XIV, p. 373). — Dans Paul d'Égine (I, 78), l'ἄλιξ et le χόνδρος sont présentés comme deux choses différentes.

P. 17, l. 2, γλυκέος] Galien (*Simpl. med.* I, 38, t. XI, p. 451) dit qu'il n'y a aucune différence entre le mot γλυκύς et le mot *mielleux*. Dans un autre endroit (*Ib.* IV, 11, p. 654), le miel est encore cité comme le type des γλυκέα, et plus bas (II, 62, p. 169, l. 4) nous lisons : «Μέλι δὲ ἄριστόν ἐστι τὸ γλυκύ-«τατόν τε καὶ δριμύτατον.» Telles sont les principales raisons qui nous ont déterminé à traduire γλυκύς par *sucré, d'un goût sucré,* et non par *doux,* comme on le fait habituellement.

P. 17, l. 3, ἐλαίου] Quand les anciens se servent du mot ἔλαιον sans adjectif, il s'agit toujours de l'huile d'olives, qui était pour eux l'huile proprement dite. — Voy. Galien, *Simpl. med.* II, 7; et VI, t. XI, p. 483 et 868.

Ch. 6, p. 17, tit. ἀμύλου] Le mot ἄμυλον est dérivé de l'α privatif et de μύλη, meule; c'est proprement un adjectif neutre avec lequel il faut sous-entendre ἄλευρον, farine; il signifie donc *farine faite sans meule.* La manière de préparer cet aliment est décrite plus bas (IV, 8, p. 294, l. 9), ainsi que dans Caton (87), Dioscoride (II, 123), Pline (XVIII, 17, ol. 7), et le scholiaste de Théocr. (IX, 21). On verra que la seule différence entre l'ἄμυλον des anciens et notre *amidon* consiste en ce que les anciens le faisaient avec du bon froment, tandis qu'actuellement, où l'amidon sert presque uniquement à coller, on le fait avec l'orge ou le froment grossièrement moulu et avarié. Pline et Dioscoride nous apprennent, l'un que ce mets a été inventé dans l'île de Chios, et l'autre qu'on faisait aussi de l'amidon avec l'épeautre. Selon le scholiaste de Théocrite (*loc. laud.*), il y avait aussi une espèce de pain appelé ἄμυλος, fait sans meule.

Ch. 7, p. 18, l. 5, ταγηνῖται] Pour le mot τάγηνον et ses dérivés, nous avons suivi l'orthographe qui est de beaucoup la plus fréquente dans les manuscrits d'Oribase; dans le chapitre de Xénocrate, au contraire (p. 128, 7; et 154, 5), nous avons écrit τήγανον, parce que cette leçon était fournie par le plus grand nombre des manuscrits. Du reste, il paraît qu'il y avait beaucoup de variété sur ce point, et l'assertion de Galien ne semble même pas parfaitement exacte, car, dans Athénée (III, p. 108 b-d; et VI, ch. 14), on trouve des exemples de l'orthographe τήγανον chez les poëtes comiques. Quant à la friture en question, la description détaillée qu'Oribase a empruntée à Galien concorde parfaitement avec la définition beaucoup plus courte qu'en donne Athénée (XIV, p. 646 e). Dans un passage du Commentaire d'Alexandre sur les *Météor.* d'Aristote (ad IV, 3, p. 129), on voit que les poêles des anciens étaient en fer.

P. 19, l. 8, πλακοῦντος] Autant qu'on peut en juger par ce passage et par les nombreuses espèces de gâteaux qu'énumère Athénée (XIV, 51-58; — cf. aussi Archestrate, ap. Athen. III, p. 101 d-e), la différence entre un πέμμα (*fri-*

ture) et un ϖλακοῦς (*gâteau*) consistait dans l'addition de miel, de lait, de vin, de fromage, de graine de pavot ou de sésame, ou d'autres ingrédients destinés à rehausser le goût.

P. 20, l. 3, ἰτρίων] Si on compare entre eux les passages des anciens où il est question d'ἴτρια, on verra que c'était un aliment léger, fait avec de la farine de froment sans ferment, fortement cuit (voy. plus bas ch. 9 et liv. IV, ch. 11, p. 24, l. 5, et p. 304, l. 1; et Gal. *Al. succ.* 4, t. VI, p. 768). Galien nous apprend (*De Sem.* I, 4, t. IV, p. 526-27) que les pâtissiers faisaient cet aliment, en enduisant d'une couche mince de pâte légèrement mouillée un ustensile plat en bronze chauffé préalablement. On mangeait les *itria* avec du miel, du lait (voy. Ath. III, p. 126 a), de l'huile (Gal. *loc. aff.* I, 4, t. VIII, p. 35), du fromage (Gal. *Al. succ. l. l.*), ou de la graine de pavot (Gal. *Simpl. med.* VII, t. XII, p. 73), ou on les broyait de nouveau pour en faire une bouillie (plus bas IV, ch. 7 et 11, p. 286, 11; 292, 10 et 304, 3), ou un nouveau gâteau (Ath. XIV, p. 648 b); enfin Hippocrate (*Vict. acut.* § 39, t. II, p. 528) les fait entrer dans une recette contre l'hydropisie. Galien dit (*Al. succ. l. l.*) que les anciens appelaient ces mets ἴτρια, tandis que, de son temps, on les appelait λάγανα et ῥυήματα; toutefois le mot λάγανον paraît être assez ancien, puisque Athénée (III, p. 110 a-b) cite des passages de Dioclès et d'Aristophane où il en était question. Notons cependant que la citation d'Aristophane semble se rapporter à un endroit (*Eccl.* 843) où on lit actuellement ϖόπανα, mot qui, d'après Dieuchès (voy. IV, 7, p. 292, l. 10 et la note) est un synonyme d'ἴτρια. Celse (VIII, 7) recommande de manger des *lagana* dans le cas de fracture de la mâchoire inférieure. Quant au mot ῥύμματα, nous avons suivi l'orthographe des manuscrits d'Oribase; du reste Galien donne dans un seul endroit (*De Sem. l. l.*) la même orthographe, tandis que, dans les autres (*Al. fac.* I, 4; et III, 15, t. VI, p. 492 et 687; *Al. succ. l. l.; Comm. in Nat. hom.* I, § 35, t. XV, p. 90), il a ῥυήματα. Ἴτριον se trouve déjà dans Solon (ap. Ath. XIV, p. 645 c). — Voy. aussi le *Lex. Cœlianum* d'Almeloveen au mot λάγανα.

P. 20, l. 5, Πάντα γοῦν, κ. τ. λ.] Cf. III, 25, p. 237, l. 2.

Ch. 8, p. 22, l. 8, ζύμην] Pline (XVIII, 26, ol. 11) nous donne des détails assez circonstanciés sur les diverses substances que, de son temps, on employait comme ferment. La plus usitée était une partie de la pâte de la veille qu'on mettait en réserve, avant d'y ajouter le sel, pour la laisser aigrir. Le meilleur pain se faisait avec l'écume qu'on séparait du vin en fermentation, au temps de la vendange, pour la mêler avec de la farine de millet, et dont on faisait ensuite des gâteaux qu'on séchait au soleil pour les conserver pendant toute l'année (cf. *Geop.* II, 33). Dans les Gaules et en Espagne, on se servait de l'écume de bière comme ferment, ce qui rendait le pain plus léger dans ces pays-là que partout ailleurs (Plin. XVIII, 12, ol. 7).

P. 22, l. 9-10, ϖλυτὸν ἄρτον] En ne considérant que les passages où Galien (*Comm. II in Prorrh.* I, § 74, t. XVI, p. 661; et *De Consuetud.* ed. Dietz; Regiom., 1832, p. 118) a parlé de la confection du pain, on serait en droit de croire que le pain des anciens ressemblait complétement au nôtre; le texte dont nous nous occupons prouve le contraire, et cette remarque est confirmée par ce que Pline (voy. la note précéd.) dit du pain dans les Gaules et en Espagne, ainsi que par la recommandation de Dieuchès (*Coll. med.* IV, 5, p. 280, l. 2) de faire la pâte aussi ferme que possible. Il faut conclure que le *pain lavé* des anciens était à peu près l'équivalent de notre pain, tandis que leurs autres pains étaient plus lourds que le nôtre. Le pain lavé semble, du reste, être le même que celui qu'Hippocrate (*Vict. rat.* II, § 42, t. VI, p. 540) appelle *τὸν τῷ χυλῷ πεφυρημένον* : il ne doit pas avoir été très-différent de celui dont parle Pline (XVIII, 27, ol. 11) : «Non pridem etiam e Parthis invecto, quem aquaticum vocant, quoniam aqua «trahitur, tenuem et spongiosa inanitate, alii Parthicum.» La manière de faire du pain lavé est exposée dans Orib. IV, 11, p. 301, l. 4 sqq. — Cf. aussi ce qui est dit de l'*alica lavé* au chapitre 1 de ce livre, p. 258, l. 8.

P. 23, l. 6, *κλιβανῖται . . . . . ἰπνῖται*] Dans la traduction des mots *κλίβανος* et *ἰπνός*, nous nous sommes guidé d'après les deux figures ci-jointes, tirées du ms. 1889 :

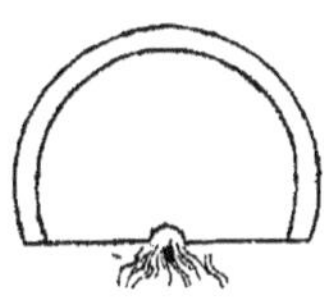

ἰπνός.

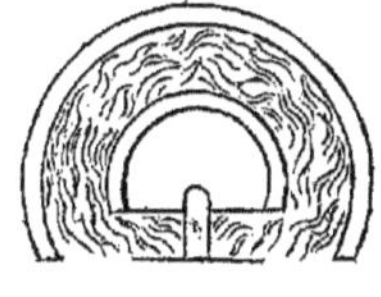

κλίβανος.

Pour *ἰπνός*, le sens n'était guère douteux; et c'est bien à tort que Reiske (ad Const. Porphyr. voy. plus bas) a confondu le véritable four (*ἰπνός*) avec le *κλίβανος*. Quant à *κλίβανος*, on trouve dans Moschopule (*Περὶ σχεδῶν*, p. 99, éd. 1545) la définition suivante : «*Κλίβανος σκεῦός τι σιδηροῦν, ἐφ' ᾧ τοὺς ἄρτους* «*ὀπτοῦσι* (l. *ὀπτῶσι*) *πῦρ ὑποκαύσαντες καὶ πυρακτώσαντες αὐτόν*,» et, dans Cassiodore (*ad. Ps.* 70, éd. de 1491), on lit : «Clibanus est coquendis panibus ænei «vasculi deducta rotunditas, quæ sub urentibus flammis ardet intrinsecus.» Il paraît cependant que le *κλίβανος* n'était pas toujours en métal, mais souvent aussi en terre cuite; du moins, Galien (*Simpl. med.* XI, 1, § 26; t. XII, p. 347) parle de «*τὸ τῶν κλιβάνων ὄστρακον*» et le nom latin *testu* ou *testum* de cet ustensile semble aussi impliquer qu'il était en terre cuite. Un *Glossaire* cité par Burmann (ad Petron. 35, p. 149) porte : «Cliban. argenteus] Furnus mobilis, pla«centis et pani coquendis aptus; alias e testa, ferro, vel ære fiebat.» Souvent on mettait les *κλίβανοι* sur la table, afin de conserver les gâteaux chauds. Ancileube, dans son *Glossaire* inédit (Bibl. nat. fonds S. Germ. n° XII et XIII, f°. 62 r°), a : «Clibanicius, Panis in testo coctus.» — Le *κλίβανος* était en forme de voûte; cela ressort de deux endroits de Columelle (V, X, 4 et *De arb.* 19, 2) où on lit : «Scrobis clibano similis sit imus summo patentior.» Le pseudo-Galien, *De mot. man. et obsc.* (éd. Ch. t. V, p. 398 d) appelle la poitrine *clibanus*. Il n'y a qu'un point, sur lequel la figure du ms. n'est pas d'accord avec le témoignage des anciens : c'est qu'on n'y voit qu'une seule ouverture au fond, tandis que, dans Dioscoride, on lit (II, 81) : *Τρήματα ἐκ τῶν ὑπὸ ποδὸς ἔχον, ὥσπερ οἱ κλίβανοι.* Le mot *ὑποκαύσαντες*, employé par Moschopule, semble indiquer qu'on chauffait seulement par le bas; mais ici il est en contradiction avec Cassiodore, qui dit

« *sub ardentibus flammis;* » Moschopule a donc probablement voulu dire, par le mot *πυρακτώσαντες*, qu'on mettait aussi du feu de tous les côtés; d'ailleurs, on lit dans Caton (*De re rust.* 76) : « Placentam imponito testo caldo, operito pruna « insuper et circum operito. » Bien que la manière d'employer le *κλίβανος* indique qu'il était portatif (voy. Brodæus, *Misc.* V, 21, p. 195 sq.), il paraît cependant avoir eu quelquefois un volume assez considérable; du moins, Caton (*l. l.*) y fait cuire un énorme gâteau composé de six livres de farine, deux d'alica, quatorze de fromage et quatre et demie de miel, et, si le *clibanus* dont parle Celse (II, 17 et III, 21) et qu'il range parmi les *sudationes siccæ*, était le même instrument, quoique servant à un autre usage, il doit même avoir été assez grand pour contenir un homme. On sait encore par Constantin Porphyrogénète (*Cerem. aulæ Byz.* ch. 89, p. 223 d et Reiske, *ad hunc loc.*) que les *κλιβάνια* servaient à chauffer les appartements. — Voy. aussi Artémidore (*Oneirocrit.* II, 10). — Mais on ne sait rien sur la forme de ces *κλιβάνια* et on s'explique assez difficilement comment ceux figurés dans notre ms. et décrits par Moschopule et Cassiodore pouvaient servir à cet usage. — Quant à l'orthographe du mot *κλίβανος*, les grammairiens grecs disent que les auteurs attiques écrivaient toujours *κρίβανος*. Ils recommandent donc de suivre cette orthographe et dérivent ce mot de *κρῖ*, « orge, » et *βαῦνος*, « four. » — Voy. *Trés. gr.* — Hesychius et Pollux (VI, 13) écrivent aussi *κρίβανος*. Cependant Athénée (III, p. 110 c) donne des exemples qui prouvent que l'orthographe *κλίβανος* était ancienne aussi, du moins en dehors de l'Attique. Les recommandations des grammairiens semblant prouver que, de leur temps, l'orthographe *κλίβανος* était la plus usitée, nous nous en sommes tenu à celle-là dans les chapitres tirés des ouvrages de Galien, quoique, dans les manuscrits, on lise bien plus fréquemment *κρίβανος* (voy. p. 19, l. 11 variante). Le texte imprimé de Galien et les mss. de cet auteur que nous avons consultés donnent presque toujours *κλίβανος*. Dans le chapitre de Dieuchès (IV, 5, p. 280-81), au contraire, nous avons écrit *κρίβανος*. Du reste, toutes les espèces de pain dont il est question dans ce chapitre et quelques autres encore se retrouvent dans Hippocrate (*Vict. rat.* II, § 42, t. VI, p. 540) et dans plusieurs autres auteurs anciens cités par Athénée (III, ch. 74-83). La manière de faire du pain cuit sous la cendre, pain qu'on appelait *ἐγκρυφίαν*, est décrite plus bas par Dieuchès (IV, 5, p. 280, l. 10).

Ch. 9, p. 24, tit.] Il ne paraît guère douteux que λ′ ne soit ici, aussi bien qu'au titre du chap. 11, une faute, et qu'il ne faille lire α′.

P. 24, l. 7, *δίπυροι*] Il est également question de ces pains dans Hippocrate (*De intern. affect.* § 25, t. VII, p. 232), dans Archestrate et chez le poëte comique Eubule (ap. Athen. III, p. 110 a).

P. 25, l. 2, *οἱ θερμοὶ καὶ πρόσφατοι*] Athénée adopte l'opinion de Philistion de Locres, qui dit (ap. Athen. III, p. 115 d) : « *Πάντες δ' οἱ θερμοὶ ἄρτοι τῶν ἐψυγμέ-* « *νων εὐοικονομητότεροι, πολυτροφώτεροί τε καὶ εὐχυλότεροι, ἔτι δὲ πνευματικοὶ* « *καὶ εὐαναδοτοι. Οἱ δ' ἐψυγμένοι πλήσμιοι, δυσοικονόμητοι. Οἱ δὲ τελείως παλαιοὶ* « *καὶ κατεψυγμένοι ἀτροφώτεροι σΊατικοί τε κοιλίας καὶ κακόχυλοι.* » Hippocrate, au contraire (*Vict. acut.* § 10, t. II, p. 300), soutient que le pain chaud cause de la soif et une plénitude soudaine, à cause de ses qualités desséchantes et de la lenteur avec laquelle il passe. Siméon Seth (éd. de Bogdanus, p. 149) dit : «*Οἱ μὲν θερμοὶ ἄρτοι εὔπεπτοί εἰσι καὶ πολύτροφοι, βραδύποροι δέ· οἱ δὲ κατ' αὐτὴν τὴν ἡμέραν ἢ δύο προσφερόμενοι εὔπεπτοι καὶ εὐδιάδοτοι, οἱ δὲ μετὰ πλείονας ἡμέρας μεταλαμβανόμενοι οὐκ εὔχρηστοι.*»

Cʜ. 10, p. 25, l. 5, *αἱ δὲ κριθαὶ ψυκτικόν, κ. τ. λ.*] Cf. III, 32, p. 250, l. 5.

P. 25, l. 8, *ἄλφιτα*] Dans la note au mot *ἄλευρον* (ch. 1, p. 5, l. 9), nous avons cité Galien, suivant qui *ἄλφιτον* signifie, chez Hippocrate, toute espèce de graine concassée en morceaux de grandeur moyenne; aussi, Foës (*Œcon.* Hippocr. *sub voce*) a-t-il rassemblé plusieurs endroits d'Hippocrate, où il est question d'*ἄλφιτον* de froment, de lentilles ou d'ers. Cependant Théophraste dit déjà (*H. P.* VIII, 8, 2) : «*Ἀθήνησι γοῦν αἱ κριθαὶ τὰ πλεῖστα ποιοῦσιν ἄλφιτα·*» de même Pline (XVIII, 14 ol. 7) : «Polentam quoque Græci non aliunde (quam ex hordeo) præferunt.» En général, chez tous les auteurs plus récents, *ἄλφιτον* s'emploie exclusivement dans le sens d'orge torréfiée; dans Hippocrate, on le trouve déjà avec cette signification (*Vict. rat.* II, § 40, t. VI, p. 536). La manière de faire cet *ἄλφιτον* là est exposée dans Orib. (l. IV, ch. 1, p. 257, l. 9), ainsi que dans Pline (*l. l.*) et dans Palladius (*Jan.* 7, 12). Dieuchès (IV, 6, p. 283, l. 2) donne une recette pour faire avec l'avoine un *ἄλφιτον* de la même manière qu'on le fait habituellement avec l'orge.

Cʜ. 11, p. 26, l. 1, *γυμναί*] Théophraste (*H. P.* VIII, 4, 1) et Pline (XVIII, 10, ol. 7), qui le copie, appellent *nue* l'orge en général; mais, comme l'ont remarqué Schneider (ad Theophr. *l. l.*) et Link (*Actes de l'Académie de Berlin*, en allemand, 1816-17, p. 126), cette épithète se rapporte, dans ce cas, à la circonstance que l'involucre des fleurs de l'orge est composé de bractées raides et étroites qui ne l'entourent pas entièrement. Dans le passage dont nous nous occupons, ainsi que p. 9, l. 9, l'expression *γυμνὴ κριθή* désigne probablement une variété d'orge, dont la glume n'adhère pas à la graine, à l'époque de la maturité.

P. 26, l. 3, *δίστοιχοι*] Nous avons corrigé ce mot d'après Théophraste (*H. P.* VIII, 4, 2). Comme il n'est question ici que de *κριθὴ δίστοιχος* et *μονόστοιχος*, et qu'on ne connaît que de l'orge à deux, à quatre ou à six rangées de grains, il nous paraît probable qu'Athénée comptait seulement les rangées qui se trouvaient à l'un des côtés de l'axe de l'épi, de sorte que son *κριθὴ δίστ.* et *μονόστ.* répond à notre orge à quatre et à deux rangées.

P. 26, l. 4, *πυῤῥῶν*] On s'étonnera peut-être qu'il soit ici question d'une orge rousse, mais Théophraste (*H. P.* VIII, 4, 2) parle aussi d'une *κριθὴ ἐπιπορφυρίζουσα* et Willdenow (*Enum.* 1037) a décrit, sous le nom de *hordeum nigrum*, une espèce ou variété d'orge à graines rougeâtres. Quant à la leçon *πυρῶν*, elle était complétement inadmissible, puisque, en effet, les grains du froment ne sont pas disposés en rangées autour de l'axe de l'épi; Théophraste (*l. l.*) donne au froment, considéré sous ce dernier rapport, l'épithète d'*ἄστοιχος*.

Cʜ. 12, p. 26, tit. *μάζης*] Dans Érotien (*sub voce*), on lit : «*Μᾶζα φύραμα ἐξ ἀλφίτων γινόμενον, ποτὲ μὲν μετ' ὀξυμέλιτος, ποτὲ δὲ μετ' ὀξυκράτου ἢ ὑδρομέ-*

«λιτος, ἢ μεθ' ὕδατος.» On la faisait aussi avec de l'eau et de l'huile (Hésychius), avec du lait ou avec une autre liqueur (Athénée, XIV, p. 663 b). Ce dernier définit la μᾶζα : «Τὴν δημοτικὴν καὶ κοινὴν τροφὴν τὴν ἐκ τῶν ἀλφίτων.» La maza était, en effet, anciennement la nourriture habituelle des Athéniens et de plusieurs autres peuples de la Grèce. Du temps de Galien, il en était encore ainsi dans plusieurs endroits, comme il nous l'apprend dans le chapitre dont notre texte est tiré. Dans Hippocrate (*Vict. rat.* II, t. VI, § 40, p. 536 et 538) et dans Athénée (III, ch. 82), on trouve la description ou l'énumération de diverses espèces de *maza*. Suivant Athénée (IV, p. 137 f.), il était question de la μᾶζα dans Solon et dans Homère; mais les mots d'Homère qu'il cite ne se trouvent pas dans le texte actuel. Hésiode (*Op. et dies*, 588) parle également de la μᾶζα. — Cf. aussi Foës (*Œcon.* Hipp. *sub voce*) et Ermerins (*Adnot. in. lib.* Hipp. *De Vict. rat. ac.* p. 169).

P. 27, l. 2, Μᾶλλον δὲ διαχωρεῖ, κ. τ. λ.] Cf. III, 23, p. 231, l. 7.

Ch. 13; p. 27, l. 6, *οἱ μὲν οὖν ὀλύρινοι*] Cette phrase est une des preuves, assez nombreuses du reste, de la négligence avec laquelle Oribase faisait par fois ses extraits; pour trouver le mot ἄρτοι, auquel se rapporte l'adjectif ὀλύρινοι, il faut aller jusqu'à la p. 28, l. 1; chez Galien, il se trouve dans la phrase précédant immédiatement celle qui est la première dans notre chapitre.

P. 28, l. 10, *συγκομισΊοῦ*] Cf. IV, 1, p. 257, l. 7.

P. 28, l. 11, *ἔχει μὲν ἔξωθεν λέμμα*] Cf. IV, 1, p. 256, l. 2.

P. 29, l. 2, *ἀπόθερμον*] Galien (*Att. vict. rat.* II, t. VI, p. 415 c, éd. Chart.) explique ainsi ce mot : «Id est condimentum aliquod acre cujusmodi est quod «ex sinapi vel oleo et aceto solo fit.» On lisait autrefois dans Arétée (*Caus. et sign. diut. morb.* II, 1) : «Γέροντες μὲν πάντα παθέειν ἑτοῖμοι ἀπόθερμοι· ψυχρὸν «γὰρ τὸ γῆρας,» mais M. Ermerins a supprimé le mot ἀπόθερμοι comme une glose (voy. *Index*). C'est là, autant que nous avons pu le constater, le seul endroit où ἀπόθερμος est employé comme adjectif. Dans d'autres auteurs on ne rencontre que le neutre ἀπόθερμον employé comme substantif pour désigner quelque préparation alimentaire froide, qui cependant n'est pas toujours la même. Nous avons déjà vu ce que c'est que l'ἀπόθερμον pour Galien; le scholiaste de Théocrite (IX, 21) donne le mot ἀπόθερμον comme synonyme d'ἄμυλον, et le scholiaste d'Aristophane (*Plut.* 1121) comme synonyme de μελιτΊοῦτα, c'est-à-dire de μᾶζα au miel (voy. Athénée, II, p. 114 f; et Thom. Mag. p. 229). Enfin, dans Apicius (II, 2), on trouve, sous le nom d'*apodermum*, une préparation tout à fait différente, qui consistait en amandes, pignons, qu'on lavait avec de la craie pour les blanchir, auxquels on ajoutait des raisins secs, et sur lesquels on versait du vin doux cuit ou du vin sec. Dans les écrits hippocratiques et surtout dans les traités relatifs aux maladies des femmes (*Nat. mul.* t. VII, § 70, p. 402, § 73, 404, § 85, 408, § 91 et 92, 410, 412; *Morb. mul.* I, p. 608, l. 23; et II, p. 674, 4; et 43, éd. Foës), on rencontre souvent (du moins dans la plupart des éditions) le mot ἀπόθερμον dans la phrase καὶ θερμῷ λουέσθω καὶ ἀπόθερμον πινέτω. Mais les manuscrits varient beaucoup, la plupart ont ἀπόθερμον, quelques-uns ἀπὸ θερμοῦ, d'autres ἀπὸ θερμῶν, d'autres enfin ὑπόθερμον. Foës adopte pour sa traduction ἀπὸ θερμοῦ. Cornarius, qui, dans son édition grecque, a tantôt *ἀπόθερμον*, et tantôt *ὑπόθερμον*, adopte toujours ce dernier mot dans son édition latine. Mercuriali, inspiré peut-être par le passage d'Oribase qui nous occupe, interprète *ἀπόθερμον* dans le sens d'*une boisson;* M. Littré tient pour l'opinion de Foës et traduit *après le bain*, en écrivant tantôt *ἀπὸ Θερμοῦ*, tantôt *ἀπὸ Θερμῶν*.

Ibid. σιραίου] Voy. la note au mot *ἕψημα*, chap. 14, p. 29, l. 11.

P. 29, l. 3, *Τὴν δὲ εὐγεν. ὄλυραν, κ. τ. λ.*] Cf. IV, 1, p. 256, l. 1.

P. 29, l. 4, *τράγον*] Après ce que nous lisons dans Oribase sur le *τράγος*, Galien ajoute : «Quelques-uns prétendent que cette graine est de même genre «que l'épeautre, mais qu'elle n'est pas de la même espèce.» Dans un autre endroit (*Comm. I in Vict. acut.* § 17, t. XV, p. 455), Galien dit que le *τράγος* est fait de *ζειά*; mais, en lisant le chap. de Galien, d'où notre texte est tiré, on peut se convaincre que les mots *ὄλυρα* et *ζειά*, s'ils n'étaient pas synonymes, comme le pense Hérodote (II, 36), désignaient du moins deux espèces d'épeautre très-voisines l'une de l'autre. Dioscoride (II, 115) affirme que le *τράγος* est beaucoup moins nourrissant que la *ζειά*. Pline (XVIII, 16, ol. 7) dit qu'on fait le *tragos* avec du froment dans la Campanie et en Égypte. Varron et les frères Quintilius, dans les *Géoponiques* (III, 8), donnent des règles plus détaillées pour la préparation du *tragos;* ils prescrivent de le faire avec du froment d'Alexandrie; mais, à la fin du chap., l'auteur ajoute : «On se sert des mêmes procédés pour «sécher et mettre en magasin le *tragos* fait d'*ὄλυρα* de qualité supérieure.» La conclusion la plus vraisemblable à tirer de toutes ces contradictions me semble que *tragos* était primitivement le nom du gruau fait avec une variété particulière de grand épeautre, et que plus tard on a étendu ce nom à des préparations analogues faites avec d'autres céréales voisines.

Ch. 14, p. 29, l. 11, *ἑψήματος*] Pline (XIV, 11, ol. 9) et Galien, dans un grand nombre d'endroits (*Gloss. sub voce; Al. fac.* III, 2, t. VI, p. 667; *Meth. med.* VI, 3 et XII, 8, t. X, p. 404, 867 et 868; *Sec. loc.* VII, 1; t. XIII, p. 8; *Sec. gen.* III, 3, *ib.* p. 612; *Comm. III in Vict. acut.* § 2, t. XV, p. 632; *Comm. VI in Epid. VI*, § 3, t. XVII b, p. 322), donnent *ἕψημα* comme synonyme de *σίραιον*, qui veut dire aussi *décoction de figues.* Galien dit (*Sec. loc. l. l.*) que ceux qui affectaient l'Atticisme nommaient *σίραιον* le vin doux cuit, tandis que les Grecs d'Asie l'appelaient *ἕψημα*. Cependant ce dernier mot est déjà assez ancien, puisqu'il se rencontre dans Hippocrate (*Vict. rat.* II, § 52, t. VI, p. 556). Notons aussi que le mot *ἕψημα* se rencontre souvent dans Oribase avec le sens de bouillie, par ex. IV, 7, p. 285, l. 11; p. 291, l. 3 et 9; p. 292, l. 5 et 10; p. 293, l. 8.

Ch. 15, p. 30, l. 7, *σιτηρῶν*] Voy. note aux mots *δημητριακοῖς καρποῖς*, p. 39, l. 9.

Ch. 17, p. 32, l. 2, *χυλός*] Comme les mots *χυλός* et *χυμός* sont continuellement confondus dans les mss., nous nous sommes permis de lire toujours celui de ces deux mots que le sens semblait exiger, même quand tous les mss. donnaient l'autre. — La différence entre ces mots est exposée par Galien (*Simpl. med.* I, 38, t. XI, p. 449-50) de la manière suivante : «Ὀνομάζεται μὲν οὖν ὑπὸ τῶν περὶ Θεό-

«Φρασίόν τε καὶ Ἀρισίοτέλην καὶ Μνησίθεον τὸν ἰατρὸν ἡ γευσίὴ δύναμις χυμὸς, «ἀπὸ τοῦ μ σίοιχείου τῆς δευτέρας συλλαβῆς ἀρχομένης· ἡ δ᾽ ἐξ ὑγροῦ καὶ ξηροῦ «σύσίασις ὑπὸ θερμότητος πεφθέντων χυλὸς, ἀπὸ τοῦ λ τῆς δευτέρας ἀρχομένης «συλλαβῆς· παρὰ μέντοι τοῖς παλαιοτέροις αὐτῶν οὐκ Ἀτίικοῖς μόνον, ἀλλὰ καὶ «Ἴωσιν ἑκατέρα διὰ τοῦ μ γέγραπίαι· καὶ γὰρ καὶ παρὰ Πλάτωνι τῷ φιλοσόφῳ καὶ «παρ᾽ Ἱπποκράτει καὶ παρὰ τοῖς παλαιοῖς κωμικοῖς οὕτως εὑρίσκεται.» — Dans le *Comm. I in Hum.* § 1, t. XVI, p. 23, on lit : «Χυμὸς ὑγρότης τίς ἐσίιν ἐν τῷ τοῦ «ζώου σώματι εὑρισκομένη, χυλὸς δὲ ὑγρότης ἐσίὶν ἥπερ ἐν τοῖς καρποῖς οὓς φά- «γομεν (sic) ἢ καὶ θλίβομεν εὑρίσκεται.» — Voy. aussi *Definition. med.* (462, t. XIX, p. 457). — En un mot, *χυμός*, lorsqu'il signifie humeur, désigne celle qui est contenue naturellement dans notre corps, ou dans la substance même des animaux, tandis que *χυλός* signifie l'humeur qui y est contenue accidentellement, ou le jus produit artificiellement. — Comparez, en outre, *Etym. Orion. in voce*, et Coray (Ad Gal. *Al. fac. ad calc.* Xenocratis, p. 216 sqq.).

P. 32, l. 4, *γάρῳ*] Pline (XXXI, 43, ol. 7) définit le *garon* de la manière suivante : «Aliud etiamnum liquoris exquisiti genus, quod garon vocavere, intestinis piscium ceterisque quæ abjicienda essent, sale maceratis, ut sit illa «putrescentium sanies. Hoc olim conficiebatur ex pisce quem Græci *garon* vo- «cabant.» De même Isidore de Séville (*Orig.* XX, 3) dit : «Garum est liquor «piscium salsus, qui olim conficiebatur ex pisce quem Græci *γάρον* vocabant, et, «quamvis nunc ex infinito genere piscium fiat, nomen tamen pristinum retinet, «a quo initium sumpsit;» mais, dans aucun autre auteur, il n'est question d'un poisson appelé *γάρος*. L'usage du *γάρον* était assez ancien, puisque Athénée (II, 75) cite des passages d'Eschyle, de Sophocle et des poëtes comiques Cratinus, Phérécrate, et Platon, où il est mentionné. Plus tard le *γάρον* reçut, chez les Romains, le nom de *liquamen* (Cœl. Aurel. *Chron.* II, 2 et 7, p. 358 et 385; Isidore, *l. l.* et Tarentinus, dans les *Géopon.* XX, 46). Du temps de Strabon et de Pline (Strabo, III, p. 159; Pline, *l. l.* — Cf. Gal. *Sec. loc.* III, 1, t. XII, p. 637), le garon le plus renommé était le garon des alliés (*garum sociorum*), qu'on faisait avec les maquereaux pêchés près de Carthagène en Espagne. Archigène (Gal. *Sec. loc.* III, 1, t. XII, p. 622; cf. aussi Cornarius, *in eamd. lib.* p. 358) appelait *garon d'Espagne* celui qu'Asclépiade nommait *garon des alliés* ou *garon noir* (*Sec. loc.* III, 1, t. XII, p. 622). Cornarius (*loc. cit.* p. 361 et 362) pense que le *garum arcanum* et le *g. fæcosum* de Martial (VII, 27, 8; XIII, 102, 2), ainsi que le *γ. πρωτεῖον* de Paul d'Égine (III, 59, p. 113, l. 28), étaient le même que le *garon des alliés*. Du reste, Martial, en plus d'un endroit (*loc. citt.* et VII, 94, 2; XI, 27, 2; XIII, 82, 2), a célébré le garon. Pline parle d'un garon fait de poissons sans écailles, qui est probablement le même que le *garon de silure*, mentionné par Cœlius Aurelianus (*l. l.* p. 358). — Les *Géoponiques* (*l. l.*), nous ont conservé trois recettes pour faire du *garon*; la première espèce se faisait avec des intestins de poissons auxquels on ajoutait des athérines, de petites mendoles, de petits rougets, des anchois ou enfin une espèce quelconque de petits poissons. La seconde espèce, dite de Bithynie, se faisait avec des mendoles ou avec des anchois, des maquereaux, des saurels ou de l'*alex*; or l'*alex* était le résidu des ingrédients dont on avait exprimé le garon (selon Pline (*l. l.*), on faisait aussi de l'*alex* avec du nonnat, des huîtres, des oursins, des acalèphes, des crevettes, des foies de rouget). La troisième espèce de *garon*, qui était réputée la meilleure et qu'on nommait *αἱμάτιον*, se faisait avec les viscères et les branchies des thons et aussi avec le sang et les autres liquides qui en découlaient. Manilius (*Astron.* V, 671) a parlé de ce garon :

Hinc sanies pretiosa fluit, etc.

Tous ces ingrédients étaient salés et ensuite exposés au soleil pendant deux ou trois mois, après quoi on exprimait le garon; quelques-uns y mêlaient aussi du vin. Si on voulait accélérer la préparation, on chauffait les ingrédients au feu. — Le garon était employé pour assaisonner des légumes, des fruits, des viandes (voy. par ex. Gal. *Al. fac.* II, 11, p. 586, Apicius VII, 8). Pline nous rapporte qu'il y avait aussi une espèce de *garon* très-liquide qu'on buvait; et Isidore traite du *γάρον* dans le chapitre *des boissons*. Dans Paul d'Égine (III, 37), et dans Théophane Nonnus (ch. 156), l'*hydrogarum*, qui était probablement du garon mêlé d'eau, est aussi recommandé comme boisson. L'*oxygarum*, c'est-à-dire le garon mêlé avec du vinaigre, dont parle Athénée (IX, p. 366 c), pourrait bien être une boisson. Enfin, dans Aëtius (III, 82 et XVI, 121) et dans Marcellus Empiricus (ch. 30), on trouve des recettes de *garum* médicinaux; Apicius donne encore (I, 34) deux recettes d'oxygarum, pour favoriser la digestion. Outre ces espèces de garon, Julius Africanus (*Cest.* p. 300, éd. Thev.) indique un moyen pour préparer du garon sans poissons, et Dioscoride (II, 34) parle aussi de *γάρον* fait avec de la viande. — Ce n'est probablement que par analogie que le faux Démocrite (*Geop.* XIII, 1) appelle *γάρον* un liquide fait avec des sauterelles salées et dont il se sert pour prendre d'autres sauterelles. — L'usage du garon paraît s'être conservé, au moins jusqu'au XVIe siècle; du moins Pierre Belon (*Observ.* I, 75) nous rapporte que, de son temps, l'usage en était très-répandu à Constantinople et dans toute la Turquie[1], et Rondelet (*De pisc.* l. V, ch. 14, p. 141; Lugd. 1554) raconte qu'il en avait mangé d'excellent chez M. l'évêque de Montpellier.

P. 32, l. 6, *Φακῇ*] Dans Hérodien (*Ad calc.* Phrynichi, ed. Lobeck, p. 455), on lit : « *Φακή* et *Φακός* se disent des lentilles crues, mais *Φακῇ* des lentilles « cuites. » Il paraît cependant que quelquefois le mot *Φακῇ* désignait une manière particulière de préparer les légumes secs, et ne se rapportait pas exclusivement aux lentilles; du moins on lit dans Phanias d'Érèse (ap. Athen. X, p. 406 c) : « *Πᾶσα γὰρ χεδροπώδης ἥμερος Φύσις ἐνσπέρματος ἣ μὲν ἑψήσεως ἕνεκα σπείρεται,* « *οἷον ὁ κύαμος, πίσος· ἐτνηρὸν γὰρ ἐκ τούτων ἕψημα γίνεται· τὰ δὲ πάλιν αὖθις* « *λεκιθώδη, καθάπερ ἄρακος· τὸ δὲ Φακῆς, οἷον ἀφάκη, Φακός· τὸ δὲ χόρτου ἕνεκα* « *τῶν τετραπόδων ζώων, οἷον ὄροβος μὲν ἀροτήρων βοῶν, ἀφάκη δὲ προβάτων.* »

P. 32, l. 9, *ἡ δὲ ἀφῃρημένη*] Cf. III, 30, p. 248, l. 4.

P. 33, l. 3, *Τὴν δὲ ὄψιν ἀμβλύνει*] Cf. II, 5, p. 76, l. 6; et III, 33, p. 252, l. 6. — Dioscoride (II, 129), d'accord avec Galien pour la lentille, est d'un

[1] «Nous l'auons trouué (le *garum*) en Turquie en aussi grand cours qu'il fut jamais. Il «n'y a boutique de poissonnier qui n'en ait à vendre à Constantinople. Tels vendeurs «estoient nommez *cetarii*, qui n'ont encore gaigné aucun nom françois, qui ne les voudroit nommer harenniers.......Les Romains les nomment *piscigaroli* : qui est diction «procédante de l'appellation du poisson et du garum.»

avis opposé pour le chou (II, 146); mais l'opinion de Galien semble avoir été la plus répandue. M. Sichel, qui a bien voulu mettre son érudition à notre service, serait tenté de croire que ce préjugé populaire tient, pour le chou du moins, à une de ces étymologies absurdes mais si fréquentes chez les grammairiens; ainsi *κράμϐη* serait dérivé de *κόρη* «pupille, vue,» et *ἀμϐλύνω* «j'obscurcis» (voy. Suidas *sub voce*). Le scholiaste d'Aristophane (*Equit.* 539) dit même que les Attiques écrivaient *κοράμϐλη* : *Παρὰ δὲ τοῖς Ἀτ7ικοῖς κοράμϐλη διὰ τὸ τὰς κόρας βλάπ7ειν*, orthographe confirmée par ce vers de Columelle (X, 178) :

Nunc veniat, quamvis oculis inimica, coramble.

Mais nous remarquerons, d'une part, que le préjugé populaire pourrait précisément avoir donné naissance à l'étymologie dont nous nous occupons, au lieu d'en être une conséquence; d'une autre part, que l'étymologie même est contestée par l'*Etymologicum magnum* (*sub voce*) copié par l'*Etym. Gudianum.* Voici le texte : «Κράμϐη· *Τινὲς κοράμϐη ἡ ἀμϐλύνουσα τὰς κόρας. Βέλτιον δὲ ἡ τῷ κόρῳ ἀντιϐαί-* «*νουσα· ὅθεν καὶ πρῶτον ἐν τοῖς συμποσίοις δίδοται.*» — Un des scholiastes d'Aristophane (*l. l.*) est aussi du même avis, et il ajoute : «*Οἱ Αἰγύπ7ιοι πρὸ τῶν* «*ἄλλων ἐδεσμάτων ἑφθὰς κράμϐας ἤσθιον διὰ τὸ μὴ μεθύσκεσθαι.*» Siméon Seth (*Alim. facult. sub voce*, p. 47, ed. Bogdanus) répète, d'après Aëtius, qui lui-même est l'écho de Galien, que le chou est nuisible à la vue. Mais Dioscoride ne se trouve pas tout à fait isolé; il a pour lui Mnésithée de Cyzique (IV, 4, p. 278), Pline et Paxamus. Pline (XX, 34, ol. 9) s'exprime ainsi : «Hunc cibum (bras- «sicam) et oculorum claritati conferre multum : succum vero crudæ vel angulis «tantum tactis cum attico melle plurimum.» Paxamus (*Geop.* XII, 17) regarde aussi le chou comme utile dans l'amblyopie, et Marcellus Empiricus (ch. 8, p. 55, éd. de Bâle) contre les douleurs des yeux. Galien semble avoir connu l'opinion opposée à la sienne et s'être ménagé un échappatoire, en admettant, dans le second des deux passages, que le chou et la lentille peuvent cesser d'être nuisibles à l'œil lorsque cet organe est humide, et en ajoutant dans la phrase suivante que le chou est plus humide que la lentille.

Ch. 18, p. 33, l. 5, *ἔτνος*] Galien (*Al. succ.* 5, t. VI, p. 782) définit de la manière suivante les mots *ἔτνος* et *λέκιθος* : «*Ἔτνος οὖν ὀνομάζω τὸ ἐκ τῶν ἐρει-* «*χθέντων ὀσπρίων τε καὶ χεδρόπων σκευαζόμενον, λέκιθον δὲ τὸ ἐκ τῶν ἀλεσθέντων* «*ἄλευρον ἑψόμενον ἐν ὕδατι, προσεμϐαλλομένου τινὸς λίπους.*»

P. 33, l. 10, *ὄν7ος δὲ τοῦ*] Cf. III, 23, p. 231, l. 5.

Ch. 19, p. 34, tit. *πίσσων*] Conformément à l'opinion des nouveaux éditeurs du *Trésor* d'Étienne, nous avons cru devoir écrire ce mot avec deux *σ*, quand il s'agit d'auteurs qui n'appartiennent pas à la meilleure époque de la littérature grecque; du reste les mss. donnent, aussi bien ici que p. 194, 9, 208, 11 et 230, 8, *πισσός*. Il n'y a que dans le chap. de Dieuchès (IV, 8, p. 297, 8) que les mss. ACM donnent *πίσινον*, tandis que BV ont, comme toujours, *πίσσινον*. L'époque où vivait l'auteur de ce chapitre nous a engagé à préférer dans cet endroit le *σ* simple.

Ch. 20, p. 35, l. 5, *καὶ τοὺς ἐν νεφροῖς*] Cf. III, 24, p. 233, l. 1.

P. 35, l. 8, *περιττωματικοί*] Galien (*Al. fac.* III, 41, t. VI, p. 745) dit : « *Ὀνο-* « *μάζω δὲ περιττωματικὰς (σάρκας) τὰς ἐχούσας ἐν ἑαυταῖς ὑγρότητα παρεσπαρ-* « *μένην φλεγματικωτέραν.* » Mais, comme, dans notre chapitre, il s'agit de légumes secs, et que Galien (voy. par ex. *Nat. fac.* II, 8, t. II, p. 113-125) combat toujours à outrance l'opinion que les quatre humeurs cardinales qui, selon les anciens, formaient pour ainsi dire la base de l'économie, préexistaient dans les aliments, il faut bien admettre que *περιττωματικός* est ici à peu près synonyme de *φλεγματικός*. On serait donc presque amené à croire que, si Oribase a voulu s'en tenir au système physiologique de Galien, comme cela est probable, il a eu tort de faire deux classes distinctes des aliments pituiteux (III, 8, p. 204) et des aliments *περιττωματικοί* (III, 11, p. 206).

Ch. 21, p. 36, l. 3-4, *ὁ καλούμενος ἰδίως ὠμὸς χυμός*] Les anciens admettaient que les aliments, pour se changer en la substance de notre corps, devaient subir trois transformations auxquelles ils donnaient le nom de *πέψις* ou coction (voy. par ex. Gal. *Al. succ.* 5, t. VI, p. 786-87) ; la première se faisait dans l'estomac et correspond à la *digestion*; la seconde se faisait dans le foie et dans les veines et constituait à peu près l'équivalent de l'*hématose*, et la troisième, qui se faisait simultanément dans toutes les parties du corps, correspondait à la *nutrition*. Si la seconde de ces transformations ne s'accomplissait qu'imparfaitement, il se formait, au lieu de sang, des humeurs crues ou autrement dit de la *pituite* (voy. *San. tu.* IV, 4, t. VI, p. 255; *Nat. fac.* II, 9, t. II, p. 140). Mais, comme cette opération physiologique pouvait se pervertir à plusieurs degrés, ou de plusieurs manières, on admettait plusieurs espèces de pituite ou d'humeurs crues (cf. Gal. *De atra bile*, 2, t. V, p. 108; *De plenit.* 11, t. VII, p. 575 et 576; *Comm. I in Hum.* § 1, t. XVI, p. 53), et, parmi ces espèces, il y en avait une à laquelle Praxagore avait donné le nom de *vitreuse* (Rufus, *App. part.* p. 44, ed. Clinch, et Gal. *De diff. febr.* II, 6, t. VII, p. 347) et qu'un médecin beaucoup plus récent, appelé Philippe, avait plus spécialement désignée sous le nom d'*humeur crue* (Gal. *l. l.*). C'est là ce qui explique la contradiction apparente qu'on pourrait trouver entre plusieurs passages de Galien, qui tantôt (par ex. *De San. tu. l. l.*) donne les expressions de *pituite* et d'*humeur crue* comme synonymes, tantôt, au contraire, semble opposer l'humeur crue à la pituite (voy. par ex. *Al. fac.* III, 33, t. VI, p. 735 et *Sec. loc.* X, 2, t. XIII, p. 332). — Si on se demande maintenant ce qui a pu donner lieu à la création de cette humeur vitreuse, on sera peut-être déjà mis sur la voie par le mot lui-même, mais on le sera bien plus encore par les détails que Galien donne sur ce sujet (*Al. fac.* I, 2, t. VI, p. 488, *De plenit. l. l.; Comm. in Hum. l. l.*) : « Cette humeur, dit-il, ressemble au sédiment sem- « blable au pus ou à de la purée de fèves qu'on voit se former dans l'urine, soit « de ceux qui ont des fièvres tenant à la surabondance de cette humeur, soit chez « les gens bien portants qui, après s'être beaucoup fatigués, ont mangé des mets « durs et difficiles à digérer. Cependant cette humeur ne ressemble au pus que « pour la couleur et pour la consistance, car elle n'a pas de mauvaise odeur et « n'est pas visqueuse. Quelquefois on la voit évacuer par l'anus chez les gens qui « ne prennent point d'exercice, qui mangent beaucoup, ou qui se baignent après

« le repas. » On voit qu'il s'agit ici des mucosités glaireuses et à demi transparentes, qui sont quelquefois rejetées avec les selles, surtout dans certaines affections des intestins, et dont l'origine ne remonte ordinairement pas plus haut que le rectum; on sait que de semblables mucosités sont quelquefois évacuées par les voies urinaires dans plusieurs maladies de la vessie. Il est facile de comprendre comment ces mucosités ont fait croire aux anciens qu'une semblable humeur existait parfois dans toute l'économie et y causait des désordres.

Ch. 22, p. 37, l. 4, Χυλὸς δὲ ἑψηθείσης] Cf. III, 29, p. 241, 7.

Ch. 23, p. 37, tit. ὤχρων] Le mot αὖχος, qui est donné ici comme synonyme par le ms. O, ne se trouve ailleurs que dans l'auteur anonyme du traité Περὶ τροφῶν, publié par M. Ermerins (*Anecd. med. græca*, p. 225, Lugd. Bat. 1840, 8°), et dans l'auteur anonyme de l'opuscule Περὶ χυμῶν, βρωμάτων καὶ πομάτων, publié par Ideler (*Phys. et Med. Græci min.* t. II, 257 sqq.). Ces deux auteurs n'ont guère fait que copier les listes formant le liv. III de la *Coll.* d'Oribase, en en retranchant beaucoup, en y faisant çà et là de petites additions et en remplaçant un grand nombre de mots, qui probablement n'étaient plus usités de leur temps, par des mots grecs-byzantins. Dans les deux passages d'Oribase (III, 18 et 23, p. 225, 9 et 231, 4), où ces auteurs ont trouvé ὦχρος, ils ont mis à la place αὖχος (ch. 7 et 19, p. 247 et 267, Erm.; ch. 3 et 17, p. 260, et 265, Idel.). M. Ermerins était donc autorisé à traduire αὖχος par *ervilia;* cependant nous n'oserions pas affirmer que l'αὖχος des Byzantins ait été le même légume que l'ὦχρος des anciens, du moins M. Fraas (*Flora classica*, p. 52) nous affirme que *la gesse à fleur jaune* ne se rencontre actuellement, ni à l'état cultivé, ni même à l'état sauvage en Grèce, et Link (*Actes de l'Acad. de Berlin,* 1818-19, p. 7) dit que les Grecs modernes appellent nos pois αὖχος. Sur ce point, cependant, il est en désaccord avec M. Fraas (*l. l.*), qui donne πιζέλια comme synon. vulg. grec moderne pour les pois.

P. 37, l. 9, Καὶ ταῦτα] Le commencement de ce chapitre, ainsi que celui d'un grand nombre d'autres (par ex. 24, 25, 26, 27, 31, 34, 36, 38, 47, 48, 50, 52, 54, 56-65; II, 5, 6, 7, 12-14, 16, 20-24, 26, 29, 31, 37, 38, 40, 43-45, 47-50, 56, etc.), semblent prouver que les titres ont été faits en même temps que les chapitres et proviennent par conséquent d'Oribase. Une preuve d'un autre ordre pour l'ancienneté de ces titres, c'est que, dans une scholie du livre XLV, ch. 24, on cite par son numéro d'ordre le chapitre 32 du livre VI; dans nos textes ce chapitre est devenu le 33e.

Ch. 25, p. 39, l. 6, *δυσεψητότεροι, καὶ διὰ τοῦτο καὶ δυσπεπτότεροι*] Nous avons vu plus haut ce qu'on entendait par πέψις en physiologie (note aux mots *ὁ καλούμενος ἰδίως ὠμὸς χυμός*, p. 36, l. 3-4); c'était là, selon Olympiodore (ad Arist. *Meteor.* IV, fol. 63), la πέψις proprement dite, et cette opération est définie par Alexandre (*ad Meteor.* IV, fol. 128) de la manière suivante : « Ἡ ὑπὸ τῆς θρεπτικῆς « ψυχῆς διὰ τοῦ φυσικοῦ τε καὶ οἰκείου θερμοῦ τῆς τροφῆς τελείωσις, ὡς τὴν δυνάμει « τροφὴν ἐνεργείᾳ γενέσθαι. » Cependant on employait souvent aussi le mot πέψις pour désigner toute action de la chaleur par laquelle une substance quelconque était amenée à un état plus parfait; dans ce sens Aristote (*Met.* IV, 2, t. I, p. 379[b], éd. Bekk.) définit ainsi la πέψις : «Τελείωσις ὑπὸ τοῦ φυσικοῦ καὶ οἰκείου «θερμοῦ ἐκ τῶν ἀντικειμένων παθημάτων.» Pour lui cette définition n'exclut pas l'action d'une chaleur externe («οἷον ἡ τροφὴ συμπέτΊεται διὰ λουτρῶν καὶ ἄλλων «τοιούτων»). Comme espèces de πέψις, Aristote cite la πέπανσις, c'est-à-dire la maturation des fruits, l'ἕψησις et l'ὄπΊησις. L'ἕψησις est, selon Aristote (*l. l.* p. 380[b]) : «Πέψις ὑπὸ θερμότητος ὑγρᾶς τοῦ ἐνυπάρχοντος ἀορίσΊου ἐν τῷ ὑγρῷ·» ensuite il ajoute : «Ἡ δὲ πέψις γίνεται ἀπὸ τοῦ ἐν τῷ ὑγρῷ πυρός,» et un peu plus bas (p. 381) : «καὶ τὰ ὑγρὰ δὲ ἕψεσθαι λέγομεν, οἷον γάλα καὶ γλεῦκος, ὅταν ὁ «ἐν τῷ ὑγρῷ χυμὸς εἰς εἶδός τι μεταβάλλῃ ὑπὸ τοῦ κύκλῳ καὶ ἔξωθεν πυρὸς θερ-«μαίνοντος.» Olympiodore (fol. 65) dit que c'est là l'ἕψησις proprement dite, parce que le vin doux, le lait et toutes choses semblables ne cuisent pas dans un liquide étranger. Voici enfin la définition aristotélique d'ὄπΊησις (p. 381[b]) : «Πέψις ὑπὸ θερμότητος ξηρᾶς καὶ ἀλλοτρίας.» — Restait à savoir si la friture dans une poêle devait être rangée sous l'ἕψησις ou sous l'ὄπΊησις. Aristote (p. 381) pense que c'est une ὄπΊησις. Alexandre (*l. l.* fol. 131) étend et explique la courte définition qu'Aristote avait donnée du mot ὄπΊησις. On voit que le mot ἕψησις correspond exactement au mot français *bouillir*, tandis que ὄπΊησις signifie toute cuisson à sec y compris la friture dans une poêle. Notons cependant que ἕψησις est quelquefois pris dans un sens plus général, qu'alors il est presque synonyme de πέψις, pris dans son acception la plus générale, et que la seule différence était, à ce qu'il paraît, que le mot ἕψησις servait à désigner l'action d'une chaleur plus forte. Ainsi Mégasthène (ap. Strab. XV, p. 693) dit, pour dépeindre la chaleur du climat de l'Inde : «Ce qu'on appelle chez nous matura-«tion (πέψις) des fruits devient là une véritable cuisson (ἕψησις).»

P. 39, l. 9, δημητριακοῖς καρποῖς] Nous avons traduit ici ces mots par *céréales*, parce que cette expression est étymologiquement identique avec le mot grec, quoique nous n'ignorions pas que le mot grec a une signification plus étendue que le mot français. Ainsi, dans Galien (*De Atten. vict. rat.* éd. Chart. t. VI, fol. 44 f), on lit : «Ad aliud genus seminum est transeundum quæ cerealia appel-«lant : hæc autem eorum appellatio in toto eorum genere Græcis est usitatior «quam leguminum nomen quæ nonnulli chedropa etiam nuncupant. Omnia «autem generaliter vocantur legumina : speciatim vero ea sola ex eis appellantur «chedropa quæ manu carpuntur; alia cuncta quæ falce putantur frumenta : qui-«dam autem solum triticum frumentum vocant; alii hordeum quoque ei adjun-«gunt.» On devine facilement que *frumentum* ou *frumenta* est la traduction de σῖτος, σιτώδη ou σιτηρά, et *legumina* celle de ὄσπρια. Cela est, d'ailleurs, confirmé en partie par un autre endroit de Galien (*Comm. I in Vict. acut.* § 7, t. XV, p. 454) : «Σῖτον δὲ ὀνομάζουσιν οἱ ἄνθρωποι μάλισΊα μὲν τοὺς πυροὺς, ἤδη δὲ καὶ «τὰς κριθὰς προσνέμουσι καὶ τὰς ζειὰς, ἐπὶ πλεῖον δὲ ἐκτείνοντες τὴν προσηγο-«ρίαν καὶ τὰ δημήτρια καλούμενα σπέρματα συγκαταλέγουσι, φακοὺς δηλονότι, «καὶ κυάμους, καὶ θέρμους καὶ λαθύρους ἔλυμόν τε καὶ κέγχρον, καὶ πίσον, καὶ «τῆλιν, καὶ βρόμον, καὶ τίφας ἐρεβίνθους τε καὶ ὅσα τἄλλα τοιαῦτα.» Comme le mot σῖτος s'employait tantôt dans un sens plus restreint et tantôt dans un sens plus large (voy. la note ou mot ὄψον, liv. II, ch. 14, p. 81, l. 7), il n'est pas éton-nant qu'il en ait été de même pour ses dérivés σιτώδη et σιτηρά. Ainsi on trouve, dans un passage de Théophraste (*H. P.* VIII, 1, 1), ce mot employé dans la même phrase dans deux sens différents : «Περὶ δὲ σίτου καὶ τῶν σιτωδῶν λέγομεν.....δύο δὲ αὐτοῦ γένη τὰ μέγιστα τυγχάνει· τὰ μὲν γὰρ σιτώδη, οἷον πυροὶ, κριθαὶ, τίφαι, ζειαὶ, τὰ ἄλλα τὰ ὁμοιόπυρα ἢ ὁμοιόκριθα· τὰ δὲ χέδροπα, οἷον κύαμος, ἐρέβινθος, πίσος καὶ ὅλως τὰ ὄσπρια προσαγορευόμενα· τρίτον δὲ παρ' αὐτὰ κέγχρος, ἔλυμος, σήσαμον καὶ ἁπλῶς τὰ ἐν τοῖς θερινοῖς ἀρότοις ἀνώνυμα κοινῇ προσηγορίᾳ.» Dans plusieurs autres passages du même auteur (par ex. *C. P.* IV, 7, 4 et 9, 1), les σιτώδη sont toujours opposés aux χέδροπα. On voit que, dans son acception la plus large, σιτώδη était synonyme du grec δημητριακά, tandis que, dans son acception plus restreinte, qui paraît avoir été la plus usitée, il est à peu près synonyme du mot français *céréale*. — Quant aux mots χέδροπα et ὄσπρια, ceux qui se sont occupés des substances alimentaires des anciens se sont beaucoup disputés sur la question si ces deux mots sont synonymes ou non. La signification de χέδροπα est très-précise : l'étymologie de χείρ et de δρέπω donnée par Galien (*Att. vict. rat. l. l.*), Érotien (*in voce*) et Jean d'Alexandrie (ad Hippocr. *De nat. pueri*, éd. Dietz, t. II, p. 213), et à laquelle Nicandre (*Ther.* 752-53) fait aussi allusion, est assez claire. D'ailleurs, Théophraste (*H. P.* VIII, 2, 2) dit : «Τὰ δὲ δὴ χέδροπα φανερῶς πάντα δίθυρα καὶ σύνθετα.» Les χέδροπα sont donc évidemment les légumineux, les graines à gousse, ni plus ni moins. Érotien et Hésychius (*in voce*) donnent ὄσπρια comme synonyme de χέδροπα, et Théophraste (voy. plus haut) semble être à peu près du même avis. Galien, au contraire (voy. plus haut), paraît prendre ce mot dans deux acceptions différentes; dans la première, ὄσπρια était synonyme de χέδροπα, et, dans la seconde, qui paraît avoir été la plus usitée de son temps, il le donne comme synonyme de δημητριακά. La dernière explication est à peu près conforme avec la définition que Galien donne, dans un autre endroit, du mot ὄσπρια (*Al. fac.* I, 16, t. VI, p. 524) : «Ὄσπρια καλοῦσιν ἐκεῖνα τῶν δημητρίων σπερμάτων ἐξ ὧν ἄρτος οὐ γίνεται, κυάμους, πίσους, ἐρεβίνθους, φακοὺς, θέρμους, ὄρυζαν, ὀρόβους, λαθύρους, ἀράκους, ὤχρους, φασήλους, τῆλιν, ἀφάκην, εἴ τέ τι τοιοῦτον.» En effet, cette définition doit être interprétée de telle façon que toutes les graines qu'on mangeait sous une autre forme que celle de pain, lors même que, dans d'autres occasions, ces mêmes graines étaient employées à en faire, appartenaient aux ὄσπρια : cela ressort évidemment de certains endroits de Galien (voy. par ex. *San. tu.* IV. 4; et V, 8, t. VI, p. 261 et 351) où l'orge mondée et le grand épeautre sont rangés parmi les ὄσπρια. Il n'y a que le froment qui ne soit jamais désigné par le mot ὄσπριον, bien que, d'après Galien (*Al. fac.* I, 7, t. VI, p. 499-500; voy. plus haut ch. 4, p. 16, l. 7), les paysans le mangeassent quelquefois en grains. Les ὄσπρια de Galien comprenaient donc, outre les χέδροπα, tous les σιτηρά, à l'exception du froment, et toutes les graines que Théophraste désigne par les mots «τὰ ἐν τοῖς θερινοῖς ἀρότοις ἀνώνυμα κοινῇ προσηγορίᾳ.» Le scholiaste de Nicandre prend aussi ὄσπρια dans une acception plus générale que χέδροπα, puisque, aux mots ὄσπρια χέδροπά τε (*Ther.* 753), il dit ὅμοιον τῷ ἑρπηστὰς ἔχιάς τε ἀπὸ γενικοῦ εἰς εἰδικόν. En latin Varron (*De re rustica* I, 23, 2 et 32, 2) donne pour *legumina* la même étymologie que Galien et Érotien pour χέδροπα, et il l'emploie aussi dans la même signification, tandis que Columelle (II, 7) lui donne une acception aussi large que Galien au mot ὄσπρια.

Ch. 27, p. 40, l. 6, Οἱ δὲ ἀφεψηθέντες δὶς, κ. τ. λ.] Cf. III, 33, p. 253, l. 2.

Ch. 29, p. 42, l. 3, ψυκτικήν· διὰ τοῦτο, κ. τ. λ.] Cf. III, 32, p. 251, l. 4.

Ch. 33, p. 43, l. 8, Ἀφροδισίας ὁρμάς] Dans Dioscoride on lit à ce sujet (I, 135) : « ὠνόμασται δὲ ἄγνος διὰ τὸ τὰς ἐν τοῖς Θεσμοφορίοις ἁγνευούσας γυναῖκας « εἰς ὑπόστρωμα χρῆσθαι αὐτῇ, » ce qui a été traduit par Pline (XXIV, 38, ol. 9): « Alii *agnon* (voçant), quoniam matronæ Thesmophoriis Atheniensium castitatem « custodientes his foliis cubitus sibi sternunt. »

Ch. 35, p. 45, l. 9, χαίρει δὲ, κ. τ. λ.] Cf. IV, 1, p. 263, l. 1.

P. 45, l. 10, ἔνιοι δὲ κενοῦντες αὐτῆς] Dans un fragment des *Géorgiques* de Nicandre, cité par Athénée (IX, p. 372 e), ce poëte donne des détails circonstanciés sur cette manière de conserver les courges. On les coupait par morceaux, on les enfilait et on les suspendait dans la fumée. Quant aux qualités de cet aliment, Nicandre n'est pas tout à fait de l'avis de Galien, puisqu'il assure que c'est un excellent mets pour les esclaves en hiver, quand ils n'ont rien à faire. Il recommande de manger ces courges avec des champignons, des herbages mis en réserve pour l'hiver (σειράς τε πάλαι λαχάνοισι πλακείσας) et du chou crépu. Malgré le blâme de Galien, il paraît que cette manière de dessécher les courges est restée longtemps encore en usage dans certains pays : du moins Lister nous assure (ad Apicium, III, 4) que, de son temps, c'est-à-dire au commencement du XVIIIe siècle, cette coutume existait encore à Gênes. Pline (XIX, 24, ol. 5) et les Quintilius (*Geop.* XII, 19, 17) nous apprennent aussi d'autres manières de conserver les courges pour l'hiver.

Ch. 36, p. 46, l. 8, χολερικοὺς ἀποτελεῖν εἴωθεν] Cf. III, 20, p. 228, l. 9.

Ch. 39, p. 48, l. 5 et 6, ὀπώραις...... ὡραίοις] Suivant Galien (*Comm. I in Epid. I*, § 1, t. XVII^a, p. 17-18), quelques-uns divisaient l'année en sept saisons, en faisant de l'hiver trois subdivisions et de l'été deux. Dans cette division de l'année qui, suivant Galien, se trouve déjà exposée dans le traité hippocratique *Des Semaines* (voy. *Introd.* aux Œuvres d'Hipp. par M. Littré, t. I, p. 388), la seconde moitié de l'été s'appelait ὀπώρα : elle commençait au lever de la Canicule et finissait au lever d'Arcture (Gal. *l. l.* — Cf. *Comm. in Hum. III*, § 19, t. XVI, p. 433; *Comm. in Aphor. III*, 14, t. XVII^b, p. 599; *De antid. I*, 15, t. XIV, p. 103). Dans un autre endroit (*Al. fac.* II, 2, t. VI, p. 558. — Cf. aussi *Comm. in Hum. l. l.; Comm. in Epid. VI*, IV, 19, t. XVII^b, p. 184 et surtout *De puero epil.* 6; t. XI, p. 377), le même Galien nous dit que les Grecs appelaient ὥρα la partie moyenne de l'été qui durait quarante jours, et au milieu de laquelle la Canicule se levait; cette même époque est déterminée clairement dans un vers d'un oracle de Delphes conservé par Athénée (I, p. 22 a):

Εἴκοσι τὰς πρὸ κυνὸς καὶ εἴκοσι τὰς μετέπειτα.

On voit que la dernière moitié de l'ὥρα était comprise dans l'ὀπώρα. Chacune de ces deux époques de l'année avait donné son nom à une classe de fruits. Suivant Galien (*Al. fac. l. l.*), on appelait ὡραῖοι tous les fruits qui mûrissaient sous la Canicule, non-seulement parce qu'ils mûrissaient pendant ce temps, mais aussi pour les distinguer de ceux qui pouvaient se conserver. La signification du mot ὀπώρα, comme dénomination d'une classe de fruits, était beaucoup plus restreinte d'après Galien, puisqu'il dit (*Al. succ.* 8; t. VI, p. 792) : « ἣν ὀνομάζουσιν ἰδίως « οἱ Ἕλληνες ὀπώραν ἐν σύκοις καὶ σΊαφύλαις οὖσαν. » Cependant la phrase qui commence notre chapitre 41 (p. 51, l. 5) semble déjà prouver que les ὀπῶραι comprenaient encore d'autres fruits que les figues et les raisins, et, dans les *Géoponiques* (X, 74), Démocrite fait la distinction suivante entre les ὀπῶραι et les ἀκρόδρυα : « Ὀπώρα λέγεται ἡ χλοώδη τὸν καρπὸν ἔχουσα, οἷον δωρακινὰ, μῆλα, ἀπίδια, « δαμασκηνὰ, καὶ ὅσα μὴ ἔχει ἔξωθέν τι ξυλῶδες· ἀκρόδρυα δὲ καλεῖται ὅσα ἔξωθεν « κέλυφος ἔχει, οἷον ῥοιὰ, ϖισΊάκια, κάσΊανα καὶ ὅσα ξυλώδη ἔχει τὸν καρπὸν « ἔξωθεν. » Dans un fragment du traité de Chrysippe de Tyane *Sur la confection du pain*, conservé par Athénée (XIV, p. 647-648), le mot ὀπώρα est employé dans un sens encore plus étendu, puisqu'il s'applique aux amandes, aux noisettes. Bodæus a Stapel (ad Theophr. *H. P.* p. 204) et Niclas (*ad Geopon. l. l.*) ont rassemblé un grand nombre de passages d'Hippocrate, de Théophraste, de Xénophon et d'Athénée qui prouvent indubitablement que, pour ces auteurs, ἀκρόδρυα se disait indistinctement de toute espèce de fruits comestibles qui provenaient des arbres; Niclas en conclut donc que l'emploi de ce mot, tel que le recommande Démocrite, n'était usité que chez les campagnards. Dans l'*Introduction* attribuée à Galien (3, t. XIV, p. 679), on cite aussi comme exemple d'ἀκρόδρυα les poires et les coings. On voit donc que les trois expressions ὡραῖοι καρποὶ, ὀπώρα et ἀκρόδρυα, ou du moins les deux dernières, sont employées tantôt dans un sens plus restreint, tantôt dans un sens plus étendu, et, quoiqu'ils ne soient pas complétement synonymes, comme, d'ailleurs, l'endroit dont nous nous occupons le prouve évidemment, il est impossible de tracer toujours des limites exactes entre ces diverses classes de fruits.

P. 49, l. 5, τῷ τάχει, κ. τ. λ.] Cf. III, 23, p. 232, 1.

P. 49, l. 9, οὐ ϖάνυ γὰρ, κ. τ. λ.] Cf. III, 16, p. 219, 9.

P. 49, l. 11, Δύναμιν δὲ ἔχουσι, κ. τ. λ.] Cf. III, 24, p. 234, l. 5.

P. 49, l. 13, ἥπατι δὲ καὶ σπληνὶ, κ. τ. λ.] Cf. III, 25, p. 236, l. 5.

P. 50, l. 3, ἐμπεφραγμένοις, κ. τ. λ.] Cette phrase fournit une des preuves les plus évidentes pour démontrer qu'Aëtius s'est servi ordinairement des auteurs originaux et non de la *Collection* d'Oribase, car Galien a ici après εἰσιν (l. 6) : « Καὶ διὰ τοῦτο ταύτας διδόασι μετὰ θύμων ἢ ϖεπέρεως, ἢ ζιγΓιβέρεως, ἢ γλήχωνος, « ἢ θύμβρας, ἢ καλαμίνθης, ἢ ὀριγάνου, ἢ ὑσσώπου ϖρὸ ϖολλοῦ γε τῆς τροφῆς « ἔνιοι τῶν ἰατρῶν ἐπὶ τῶν εἰρημένων ἐν ἥπατι καὶ σπληνὶ διαθέσεων. » Or, dans Aëtius, on lit : « Ἐμπεφραγμένοις καὶ σκιῤῥουμένοις μετὰ θύμων ἢ γλήχωνος, ἢ θύμ-« βρας, ἢ καλαμίνθης, ἢ ὀριγάνου, ἢ ϖεπέρεως, ἢ ζιγΓιβέρεως ϖρὸ ϖολλοῦ γε τῆς « τροφῆς διδόασιν οἱ ἰατροί. »

P. 50, l. 6, Ὅσοι δὲ μετά τινος, κ. τ. λ.] Cf. III, 15, p. 217, l. 1.

Ch. 40, p. 51, l. 3, Πυθαγόρας. . . . Εὐρυμένη] Nous avons corrigé ces noms propres d'après Diogène Laërte (VIII, 12 et 13, éd. Cobet) : « Λέγεται δὲ καὶ « ϖρῶτος (ὁ Πυθαγόρας) κρέασιν ἀσκῆσαι ἀθλητάς· καὶ ϖρῶτόν γε Εὐρυμένην (καθά

« *φησι Φαβωρῖνος ἐν τρίτῳ « τῶν Ἀπομνημονευμάτων »), τῶν πρότερον ἰσχάσι ξηραῖς « καὶ τυροῖς ὑγροῖς, ἀλλὰ καὶ πυροῖς σωμασκούντων αὐτούς, καθάπερ ὁ αὐτὸς Φαβω- « ρῖνος ἐν ὀγδόῃ Παντοδαπῆς ἱστορίας φησίν· οἱ δὲ Πυθαγόραν ἀλείπτην τινὰ « τοῦτον σιτίσαι τὸν τρόπον, μὴ τοῦτον· τοῦτον γὰρ καὶ τὸ φονεύειν ἀπαγορεύειν, « μὴ ὅτι γεύεσθαι τῶν ζώων κοινὸν δίκαιον ἡμῖν ἐχόντων ψυχῆς.* » Porphyre (*De abstin.* I, 26, p. 40, éd. de Rhoer), sans doute d'après Claude de Naples, et Pline (XXIII, 63, ol. 7), disent que Pythagore l'alipte ou l'athlète (*exercitator*) a enseigné aux athlètes à manger de la viande. Pausanias, au contraire (VI, 7, 10), présente un certain Dromée de Stymphale comme l'inventeur de ce régime. Dans l'endroit de Diogène où il énumère les homonymes de Pythagore (VIII, 46), il parle d'un Pythagore l'*alipte* qui était à peu près contemporain du philosophe, mais, comme cet alipte était de Phliase, et que Rufus indique Samos comme la patrie de l'athlète qui fut le premier soumis au régime animal, il paraît que Diogène n'a pas voulu parler de cet alipte-là : du moins Dodwell (*Dissert. de ætate Pythag. philos.* Lond., 1704, in-8°, p. 145 et 220 sqq.) applique les témoignages de Diogène, de Rufus, de Pline et de Porphyre, à un certain Pythagore, dont Diogène (*l. l.* 25) dit : « *Καὶ ἕτερον Δωρικὰ πεπραγματευμένον, ὡς « Διονύσιος ἱστορεῖ. Ἐρατοσθένης δέ φησι (καθὸ καὶ Φαβωρῖνος ἐν τῇ ὀγδόῃ Παντο- « δαπῆς ἱστορίας παρατίθεται) τοῦτον εἶναι τὸν πρῶτον ἐντέχνως πυκτεύσαντα ἐπὶ « τῆς μη' Ὀλυμπιάδος κομήτην καὶ ἁλουργίδα φοροῦντα, ἐκκριθέντα τε ἐκ τῶν παίδων « καὶ χλευασθέντα αὐτίκα προσβῆναι τοὺς ἄνδρας καὶ νικῆσαι.* » Quoique Diogène ne nous dise rien de la patrie de ce Pythagore, Dodwell le désigne par le nom de Pythagore de Samos, et la plupart des auteurs qui ont parlé après lui sur ce sujet paraissent avoir adopté son opinion. (Voy. Hecker, *Geschichte der Heilk.* t. I, p. 108; Krause, *Die Gymnastik und Agonistik der Hellenen*, p. 524 et 655.)

Ch. 41, p. 52, l. 11, *ἀποτιθεμένων*] Outre les manières de conserver les raisins dont il est question dans ce chapitre, il en existait encore plusieurs autres, comme on peut le voir dans Dioscoride (V, 3), Galien, dans le chapitre dont Oribase a fait ses extraits, Berytius et Didymus dans les *Géopon.* (IV, 11 et 15), Pline (XIV, 3, ol. 1; XV, 18, ol. 17; et XXIII, 6 et 7, ol. 1), Columelle (XII, 44), Palladius (*Sept.* 17, et *Nov.* 12).

P. 53, l. 2-3, *ἐν τῷ γλεύκει*] Nous avons cru devoir suivre la leçon des manuscrits d'Oribase; en effet, dans Dioscoride (V, 3), Athénée (XIV, p. 653 e), Pline (XIV, 3, ol. 1; et XXIII, 7, ol. 1) et Didymus dans les *Géopon.* (IV, 15, § 8), il est question de raisins conservés dans le vin. Cependant la leçon de Galien *κατὰ τοῦ γλεύκους* n'est pas non plus à rejeter, car Columelle (XII, 44, 2) et Didymus dans les *Géop.* (IV, 15, 16) décrivent une manière de conserver les raisins qui consiste à les suspendre dans un vase de vin doux de façon qu'ils ne touchent pas au vin, mais qu'ils soient seulement pénétrés par ses exhalaisons.

P. 53, l. 8, *οἰνώδεις*] L'explication de ce mot, donnée par le manuscrit C 2ª m., est tirée de Galien lui-même. Ici le mot *οἰνώδης* a un tout autre sens que dans l'expression hippocratique *οἶνος οἰνώδης* (voy. Galien, *Comm. III in Vict. acut.* § 1, t. XV, p. 628). On voit par Érotien (*sub voce*) que quelques-uns avaient pris le mot *οἰνώδης* de l'expression *οἶνος οἰνώδης* dans le même sens que lorsqu'il s'agit de raisins.

P. 54, l. 11, κεφαλῆς ἅπτεται] Cf. III, 21, p. 230, l. 3.

Ch. 42, p. 56, l. 2, σκυβελίτιδες] Les *raisins scybélitiques* étaient très-probablement ceux qui produisaient le vin scybélite, lequel était un vin très-épais et d'un goût fortement sucré (voy. V, 6, p. 349, l. 3), tirant son nom d'un endroit de la Galatie (Pline, XIV, 11, ol. 9). Galien, au contraire, dit que les raisins scybélitiques croissaient dans la Pamphylie. Nous ignorons si on avait introduit ailleurs la culture de ces raisins, ou si on les tirait de leur patrie.

P. 56, l. 7, γίγαρτον δὲ ὅλως οὐδὲν ἔχουσαι] Théophraste (*C. P.* III, 14, 6; V, 5, 1 et 6, 13) assure que, si on ôte la moelle d'une branche de vigne qu'on va mettre en terre, on obtient des raisins sans pepins; Columelle (*De arb.* 9, 3) et Pline (XVII, 25, ol. 21), qui s'en rapporte à Columelle, répètent la même chose, en donnant des préceptes plus détaillés pour obtenir ce résultat. Le faux Démocrite (*Geop.* IV, 7) et Palladius (*Febr.* 29), qui s'en rapporte ici aux Grecs, ajoutent encore aux règles données par Columelle plusieurs autres précautions ou artifices tendant au même but. Galien dit que les raisins sans pepins venaient de la Cilicie, qu'ils étaient jaunâtres et très-petits; on voit que les manuscrits d'Oribase donnent ici la vraie leçon αὐστηραὶ καὶ βραχεῖαι, et que la leçon de Galien στερεαὶ καὶ παχεῖαι doit être rejetée. Scaliger (*Comment.* ad Theophr. *Caus. Plant.* III, 21. Lugd. 1566, p. 197) nous dit : «Nobis satis compertum est in «viridario quas vites habemus agigartas, medulla non carere, eas ex Taurinis «huc curavimus; exigui sunt acinuli; Corinthiacos vocant. In libris Indicarum «navigationum scriptum est, Orientalibus locis grandissimis acinis peculiares «esse sine ligno. Hoc anno qui fuit humidissimus, ex vinea nostra anthosmia, «quam imperitum vulgus *moschatam* vocat, etiam hesterna cœna exhibuimus «usitatæ magnitudinis tum racemos tum acinos in eis, nullo intus grano, cum «anno præcedenti qui fuit æstuosissimus, nec sine comete et pareliis, terna etiam «gigarta continerent, ea quæ tum maxima, tum durissima.» — On sait qu'il arrive tous les ans du Levant de grandes quantités de petits raisins secs sans pepins, mais nous ignorons s'ils sont produits par l'artifice de culture indiqué par Théophraste.

Ch. 43, p. 57, l. 3, συκάμινα] Par ce nom on désignait quelquefois aussi les fruits du sycomore. — Voy. Athénée (II, 51) et Dioscoride (I, 181).

P. 57, l. 3, καθαρᾷ μὲν ἐμπεσόντα, κ. τ. λ.] Cf. III, 29, p. 243, l. 1.

Ch. 44, p. 58, l. 8, κεφαλαλγεῖ] Comme nous ne connaissons pas d'autre exemple du verbe κεφαλαλγέω employé dans un sens actif, nous aurions pu facilement changer ce mot en κεφαλαλγῇ, mais la leçon de Galien κεφαλαλγήσει se prête déjà plus difficilement à cette correction. D'ailleurs, dans le livre V, ch. 3 (p. 335, l. 10), le verbe ποδαλγέω est également employé dans un sens actif.

Ch. 48, p. 60, l. 5, ἐν τῷ τῶν περσικῶν γένει] Les anciens considéraient ordinairement les abricots comme une espèce de pêches. — Voy. par ex. Dioscoride (I, 165), Pline (XV, 11, ol. 12) et Palladius (*Nov.* 7, 4). — Par contre,

Diphilus de Siphnos nous dit (ap. Athen. III, p. 82 f) que quelques-uns rangeaient les pêches parmi les prunes.

Ch. 49, p. 61, l. 3, Ὅσα μὲν στύφει, κ. τ. λ.] Cf. III, 32, p. 250, l. 8.

P. 61, l. 7, τὰ μὲν στύφοντα, κ. τ. λ.] Cf. III, 30, p. 245, l. 8.

P. 62, l. 4, τοῖς ὑσὶ βάλλεται] Qu'il nous soit permis de citer ici le passage d'Horace (*Epist.* I. 7, 14) où il dit, en s'adressant à Mécène :

> Non, quo more piris vesci Calaber jubet hospes,
> Tu me fecisti locupletem. Vescere sodes.
> Jam satis est. At tu quantumvis tolle. Benigne.
> Non invisa feres pueris munuscula parvis.
> Tam teneor dono, quam si dimittar onustus.
> Ut libet : hæc porcis hodie comedenda relinques.

Du reste Columelle (VII, 9, 8) recommande aussi de donner aux cochons, selon la saison, des pommes, des prunes, des poires, toutes sortes de fruits secs, et des figues.

P. 63, l. 1 et 3, στρυφνά....αὐστηρῶν] Théophraste (*De sensu et sensili*, 89) donne στρυφνός comme synonyme de στυπτικός. Dans un autre endroit (*Caus. plant.* VI, 1, 5) il dit : «Στρυφνὸν (χυμὸν) τὸν ξηραντικὸν ἢ πηκτικὸν ἠρέμα «ταύτης (τῆς ἐν τῇ γλώττῃ συμφύτου ὑγρότητος).....αὐστηρὸν τὸν ῥυπτικὸν τῆς «αἰσθήσεως ἢ τῆς ὑγρότητος τῆς ἐν αὐτῇ, ἢ τῆς ἐπιπολῆς ὑγρότητος δηκτικὸν ἢ «πηκτικὸν, ἢ ξηραντικὸν, ἢ ἁπλῶς στρυφνότητά τινα ἠρεμαίαν καὶ μαλακήν.» Platon, dans sa théorie toute mécanique des saveurs, ne reconnaît également qu'une différence graduelle entre la signification des mots στρυφνός et αὐστηρός, quand il dit (*Tim.* p. 65 d) : «Les particules les plus rudes paraissent *acerbes* «(στρυφνός), celles qui le sont moins paraissent un peu *sûres* (αὐστηρός).» Dans Galien il existe beaucoup de passages où les saveurs στρυφνός et αὐστηρός ne sont présentées que comme des degrés différents de la saveur astringente. — Cf. *Al. fac.* II, 21; *Al. succ.* 4; *Loc. aff.* II, 9; *Meth. med.* IV, 7; *Simpl. med.* IV, 7 et 8, IX, Præf.; *Sec. loc.* V, 8; *Sec. gen.* IV, 5; t. VI, p. 595 et 778; t. VIII, p. 113 et 114; t. X, p. 298; t. XI, p. 639 et 647; t. XII, p. 160 et 960; t. XIII, p. 698; et pseudo-Gal. *De subfig. empir.* éd. Chart. t. II, p. 344, e. — Mais, dans l'endroit où Galien traite spécialement des saveurs (*Simpl. med.* I, 39, t. XI, p. 452), il reconnaît une différence essentielle entre la saveur âpre (celle des coings, des pommes, des baies de myrte et des nèfles) et la saveur astringente : «Τὰ μὲν γὰρ «στύφοντα ἢ ψύχοντα συναγεῖν ἔσω φαίνεται τὸ ψαῦον ἡμῶν μόριον ἐκ παντὸς «μέρους ὁμαλῶς, οἷον ὠθοῦντά τε καὶ πιλοῦντα καὶ συνάγοντα, τὰ δ' αὐστηρὰ κατὰ «βάθους τε διαδύεσθαι δοκεῖ καί τινα τραχεῖάν τε καὶ ἀνώμαλον αἴσθησιν ἐπάγειν, «ὡς ἀναξηραίνοντα καὶ πᾶσαν ἐκβοσκόμενα τὴν ἰκμάδα τῶν αἰσθητικῶν σωμάτων, «ὥσθ' ἑτέραν εἶναι τὴν τῶν παθῶν ἰδιότητα, μηδὲ ῥηθῆναι σαφῶς δυναμένην ἀπό τε «τῶν στυφόντων ἡμᾶς σωμάτων καὶ τῶν αὐστηρῶν χυμῶν.» Ensuite il ajoute (p. 453) que Théophraste n'a pas parlé de la saveur astringente proprement dite.

Ch. 51, p. 64, l. 5, Περὶ μήλων, κ. τ. λ.] Cf. III, 30 et 32, p. 246, l. 3; et p. 250, l. 11.

P. 64, l. 9, μενάτας] C'est par erreur que nous avons laissé ce mot dans le texte; la seule bonne leçon est *μναίας* et doit être traduite *poires d'une mine.* Il s'agit très-probablement ici de l'espèce de grandes poires que Pline (XV, 11) appelle *pira libralia,* et qu'on appelle encore de nos jours *poires à la livre.*

Ch. 53, p. 65, l. 6, *καρυωτοί*] Cette espèce de dattes était l'objet d'une culture très-importante dans la Palestine et surtout à Jéricho, comme on peut le voir dans Strabon (XVI, p. 763; et XVII, p. 800). Pline (XIII, 9, ol. 4) énumère cependant encore quatre espèces de dattes préférables aux *caryotes,* mais ce qu'il en dit ressemble beaucoup à des fables.

P. 66, l. 8, *γλυκύτης*] Peut-être faut-il chercher ici la vraie leçon dans Siméon Seth et lire *γλυκύς τις.*

Ch. 54, p. 67, l. 2, *ἀλμάδες καὶ κολυμβάδες*] Voy. note du livre II, 69, p. 184, l. 10.

P. 67, l. 4, *ἐπιτηδειόταται, κ. τ. λ.*] Cf. III, 19, p. 226, l. 8.

Ch. 55, p. 68, l. 1, *Πέττεται, κ. τ. λ.*] Cf. III, 17 et 19, p. 222, l. 12; et p. 226, l. 10.

P. 68, l. 4, *ὑγρὸν μὲν ὄν, κ. τ. λ.*] Cf. III, 29, p. 243, l. 4.

Ch. 58, p. 69, l. 9, *Δαμασκῷ*] Athénée (II, p. 49 d) et Pline (XV, 12, ol. 13) disent également que les meilleures prunes venaient de Damas, et le dernier nous apprend qu'on avait depuis longtemps introduit la culture de cette espèce de prune en Italie. Dans Athénée (*loc. cit.*), nous voyons aussi que, de son temps, le mot *δαμασκηνά* était déjà employé comme dénomination générique des prunes. De même, on lit dans Démocrite (*Geopon.* X, 73), là où l'auteur explique, pour les fruits, les anciens noms tombés en désuétude : « *Κοκκύμηλόν ἐστιν ὃ καλοῦμεν δαμασκηνόν,* » et dans Palladius (*Nov.* 7, 15 et 16) : « Pruna.... hæc sunt quæ *damascena* dicuntur. » Paul d'Égine (I, 81) et Siméon Seth (p. 22 sqq.) appellent aussi les prunes *δαμασκηνά.*—Après les prunes de Damas, les meilleures, selon Galien (*loc. cit.*), étaient les prunes d'Espagne, qu'il leur préférait même, lorsqu'il s'agissait de provoquer des évacuations alvines (*loc. cit.* cf. aussi *San. tu.* V, 9, t. VI, p. 353; *Simpl. med.* VII, t. XII, p. 32 et 33).

Ch. 59, p. 70, l. 1, *ἀθυρόντων*] Il est difficile de savoir quelle est ici la véritable leçon; d'un côté, il est peu probable que Galien, qui blâmait toujours avec aigreur ceux qui voulaient parler comme les Athéniens d'il y a six cents ans, ait employé un mot aussi ancien qu'*ἀθύρω*, lequel ne se rencontre guère que chez les poëtes et qui, probablement, n'était plus usité de son temps; mais, d'un autre côté, on ne saurait admettre qu'Oribase, ou bien quelque copiste, ait mis un mot si poétique à la place du mot beaucoup plus commun *ἀκρατούντων* de Galien qui, en outre, n'a pas même une signification identique.

Ch. 60; p. 70, l. 4, *χολώδη*] Le commencement du chap. 10, l. III (p. 205, l. 11), qu'Oribase n'a pu qu'emprunter au même endroit de Galien, dont il a tiré ce chapitre-ci, montre évidemment que *χολώδη* est la seule vraie leçon, bien que, sans cela, l'épithète de ξυλώδη s'applique aussi très-bien aux caroubes.

Ch. 63, p. 72, l. 2, μοχθηρὸν ὑπάρχειν ἐν Πέρσαις] Bolus, le sectateur de Démocrite (*Schol.* Nic. *Ther.* 764), et l'auteur anonyme du ms. de la Bibl. de Rhediger, à Breslau (ap. Schneider. *ad Theophr. Hist. Plant.* IV, 2, 5), racontent que, du temps de Cambyse, les Perses avaient transplanté en Égypte un arbre vénéneux de leur pays, pour empoisonner les Égyptiens, mais que, contre leur attente, cet arbre, par l'effet du changement de climat, commença à porter des fruits bons à manger et qu'enfin cet arbre était la *persée.* Callimaque, au contraire (*Schol.* Nic. *Alex.* 101), dit que le héros Persée a introduit la culture de cet arbre de l'Éthiopie en Égypte. Pline (XV, 13) mentionne les deux traditions. — Cf. aussi Diodore de Sicile (I, 34, 7). — Plusieurs autres auteurs (Dioscor. I, 187; Gal. *Sec. loc.* II, 2, t. XII, p. 569; Plutarch. *De Is. et Osir.* 68; Colum. X, 404; pseudo-Arist. *De plant.* I, 7) disent également que ce fruit, qui était vénéneux en Perse, était devenu bon à manger en Égypte. Il n'y a que Nicandre (*Alex.* 100) qui prétende que Persée ait transplanté cet arbre de l'Éthiopie à Mycène, tandis que les autres auteurs parlent de la persée comme d'un arbre exclusivement propre à l'Égypte (Theophr. *H. P.* III, 3, 5; *C. P.* II, 3, 7; Pausan. V, 14, 3; Gal. *Sec. loc., l. cit.*); c'est tout au plus, si quelques-uns y ajoutent les pays voisins, comme la Syrie, la Palestine, l'Arabie, l'Éthiopie (Strabon, XVI, p. 773; XVII, p. 823; Athénée, XIV, p. 649 d; pseudo-Aristote, *loc. cit.*). L'orthographe du nom de cette plante varie beaucoup; on trouve ϖερσέα, ϖέρσεια, ϖερσία, ϖερσαία et ϖέρσειον (voy. Schneider, *Index* ad Theophr. et Sprengel, ad Theophr. *H. P.* IV, 2, 5). Galien nous dit (*Sec. loc., l. cit.*) qu'on l'appelait aussi ϖέρσιον. Cette dernière synonymie a engagé Sprengel (*ad Diosc. loc. cit.*) à essayer d'éclaircir la fable sur le changement des propriétés de la persée, en supposant qu'on l'avait confondue avec le σΊρύχνος μανικός, espèce vénéneuse de morelle, qui, d'après Dioscoride (IV, 74), portait également le nom de ϖέρσιον.

P. 72, l. 8, εἴ τις ὡς φαρμάκῳ, κ. τ. λ.] Cf. III, 18 et 19, p. 226, l. 1; et p. 227, l. 9.

Ch. 65, p. 73, tit. τῶν ἀγρίων φυτῶν] Nous ne savons pourquoi Oribase a rattaché au premier livre ce chapitre, qui paraît avoir plus de rapport avec le commencement du second, où il est également question d'herbes potagères. — Les anciens, surtout les Grecs, faisaient un usage très-fréquent d'herbes potagères sauvages; on en rencontre un grand nombre de preuves dans Théophraste (*H. P.* VII, 7, 1 et 2), dans Dioclès (ap. Athen. II, p. 62 c et 68 e), dans Galien (voy. entre autres, *Al. fac.* II, 70, t. VI, p. 657 et *Att. vict. rat.* 3, éd. Chart. t. VI, p. 412; *De diff. feb.* I, 4, t. VII, p. 285). Sibthorp nous apprend qu'en Grèce on mange encore un grand nombre d'herbes sauvages, et il nous cite quelques-unes de ces herbes (Walpole, *Travels in various countries of East, etc.*, t. II, p. 102 et 103). On sait, du reste, que la mère d'Euripide vendait des herbes sauvages sur le marché. — Voy. Arist. *Thesm.* 387; et Schol. *Ach.* 478.

LIVRE II.

Ch. 1, p. 74, l. 1, *λαχάνων*] Sous ce nom, on comprenait toutes les plantes herbacées qui servaient à la nourriture de l'homme et qui n'étaient pas comprises dans la classe des *σιτηρά* et des *ὄσπρια* (voy. note aux mots *δημητριακοῖς καρποῖς*, p. 39, l. 9), qu'elles fussent cultivées ou sauvages. Pour s'en convaincre, on n'a qu'à lire Théophraste (*H. P.* VII, 1-7), où ce sujet est amplement traité. Il n'y a que le faux Aristote (*De plant.* I, 4) qui emploie ce mot dans un sens un peu différent, quand il divise les plantes en quatre classes : *δένδρα, θάμνοι, λάχανα, βοτάναι* : car cette distribution paraît répondre exactement à celle de Théophraste, qui distingue (*H. P.* I, 3, 2) des *δένδρα*, des *θάμνοι*, des *φρύγανα* et des *πόαι*, en définissant les *φρύγανα* · «Τὰ ἀπὸ ῥίζης πολύκλαδα.»

Ch. 4, p. 75, l. 9, *χρήσιμον δὲ, κ. τ. λ.*] Cf. III, 24, p. 233, l. 7.

Ch. 5, p. 76, l. 5, *Ξηραίνει μὲν οὖν, κ. τ. λ.*] Cf. III, 33, p. 252, l. 5.

Ch. 6, p. 76, l. 10, *Ὑδατωδέστατα λαχάνων, κ. τ. λ.*] Cf. III, 34, p. 254, l. 9.

Ch. 10, p. 78, l. 9, *δραστήριον γάρ ἐστιν, κ. τ. λ.*] Cf. III, 32, p. 251, l. 8.

Ch. 11, p. 79, l. 3, *τὰ δὲ οὖν ἀκανθώδη, κ. τ. λ.*] Cf. III, 19, p. 226, l. 12.

Ch. 14, p. 81, l. 6, *λεπτομερῆ*] Selon Galien (*Simpl. med. fac.* I, 11 et IV, 3, t. XI, p. 399 et 627), on appelle *λεπτομερές* tout ce qui se dissout ou se casse facilement en petites particules. — Voy. l. XIV, ch. 33.

P. 81, l. 6 et 7, *τροφῇ.... ὄψον*] En général, les anciens distinguaient deux classes d'aliments : le *σῖτος*, qui était, du moins en théorie, le principal, et les *ὄψα*, qui n'étaient que l'accessoire. Ainsi Plutarque (*Sympos.* IV, 4, 3) définit l'*ὄψον* · «Τὸ τὴν τροφὴν ἐφηδύνον,» et Arrien (*Indica*, p. 189) dit, en parlant des Ichthyophages, que, pour eux, le poisson est le *σῖτος* et que le pain est l'*ὄψον*. Dans le livre hippocratique de *Sal. vict. rat.* (§ 1, t. VI, p. 72-74), on prescrit successivement pour chaque saison ce qu'il faut manger en fait de *σῖτος* et en fait d'*ὄψα*. Nous avons vu plus haut (note aux mots *δημητριακοῖς καρποῖς*, p. 39, l. 9) que les anciens désignaient par le nom *σῖτος*, tantôt le froment seul (cette acception du mot *σῖτος* paraît la plus récente, puisque c'est la seule qu'on trouve dans les *Géop.*, tandis qu'on ne la rencontre que rarement chez des auteurs plus anciens), tantôt toutes les céréales alimentaires, et enfin, dans l'acception la plus générale, toutes les graines farineuses, aussi bien les céréales que les légumineuses et autres. On ne s'étonnera donc pas que, dans plusieurs endroits, les *ὄψα* soient opposés au pain (Athen. V, p. 186 e), comme ils le sont ailleurs au *σῖτος*. Dans le livre *De salub. vict. rat.*, sous la rubrique de *σῖτος*, il n'est jamais question que de pain ou de *μᾶζα*. Quant à *ὄψον*, nous ne croyons pas nous tromper en affirmant qu'il comprenait tous les aliments qui n'étaient pas du σῖτος. Athénée dit, il est vrai (VII, p. 277 a), qu'ὄψον signifie proprement tout ce qui est préparé par le feu pour être mangé, mais la phrase qui suit immédiatement («ἤτοι γὰρ ἑψόν ἐστι ἢ παρὰ τὸ ὠπτῆσθαι ὠνόμασται») montre assez que cette définition n'est qu'un jeu étymologique, et Galien range parmi les ὄψα des herbes potagères sauvages (*Al. fac.* II, 70, t. VI, p. 657), des dattes, des olives, des raisins, du sel, du miel (*San. tu.* VI, 7, t. VI, p. 413 et *Sec. loc.* II, 1, t. XII, p. 537), et même de la ptisane (*Comm. I, in Fract.* § 16, t. XVIII [b], p. 406). Du reste Plutarque (*Sympos.* VIII, 6, 4) donne encore une autre étymologie du mot ὄψον : «Ὄψον δὲ τὸ παρασκευαζόμενον εἰς δεῖπνον αὐτοῖς (τοῖς «ἀρχαίοις)· ὀψὲ γὰρ δειπνεῖν ἀπὸ τῶν πράξεων γενομένους (φασίν).» Mais, comme, dans l'opinion des anciens, le poisson était, de beaucoup, le meilleur de tous les ὄψα, la coutume prévalut de donner exclusivement ce nom aux poissons. C'est là ce que nous disent Athénée (VII, p. 276 e) et Plutarque (*loc. cit.* 4, 2), et il ne serait pas difficile de confirmer leur assertion par de nombreux exemples. — Voy. par ex. Xénocrate (II, 58, p. 134, 8). — Quant à l'ortie elle-même, on sait que, dans les pays du nord, on mange encore au printemps les jeunes pousses de cette plante comme légume.

Ch. 15, p. 81, l. 9, Τὸ γιγγίδιον, κ. τ. λ.] Cf. III, 19, p. 227, l. 3.

Ch. 16, p. 82, l. 5, εἰ τριφθὲν ἐμβληθείη] Des fables analogues sont racontées par Dioscoride (I, 170), Pline (XX, 48, ol. 12) et Sotion (*Geop.* XI, 28).

Ch. 17, p. 82, tit. ἀσπαράγων] Au commencement du chapitre de Galien dont cet endroit est tiré, on lit : «Je ne me propose pas de rechercher maintenant si on doit écrire par un φ ou par un π le mot ἀσπάραγος, car ce livre «n'est pas écrit pour ceux qui s'évertuent à parler attique, mais pour ceux qui «veulent conserver leur santé; lors même que, pour me servir des mots de Platon (*Leg.* III, p. 689 d), ils ne connaîtraient ni la grammaire ni la natation [1]. «Mais, puisque presque tous les Grecs nomment ἀσπαράγους les jeunes tiges, «quand elles poussent pour produire des fruits ou des graines, parlons de leurs «propriétés, en permettant à chacun de les nommer comme il veut.» Ce texte de Galien est, pour ainsi dire, la contre-partie de Phrynichus (éd. Lobeck, p. 110), qui expose comment on commet une double faute par rapport à ce mot, d'abord en l'écrivant avec un π, et ensuite en l'employant comme une dénomination générale, tandis que c'est le nom spécial d'une plante particulière. Sous ce dernier rapport, Athénée (II, p. 62 e) est d'accord avec Phrynichus, et tous les deux recommandent de se servir du mot ὄρμενον, quand il s'agit de tiges en général; mais, après avoir invoqué le témoignage de plusieurs auteurs en faveur de l'orthographe avec φ, Athénée cite les poëtes comiques Antiphane et Aristophon, qui avaient écrit ἀσπάραγος. — Voy. aussi Phrynichus in Bekkeri *Anecd.* p. 24.

[1] C'est un proverbe grec qu'on appliquait aux gens qui n'avaient rien appris. — Le texte de Galien porte, mais à tort, νοῦν au lieu de νεῖν.

Ch. 18, p. 83, tit. *γογγυλίδος ἤτοι βουνιάδος*] Partout dans Galien ces deux mots sont donnés comme synonymes, tandis que, pour Nicandre, Diphilus de Siphnos (ap. Athen. IX, p. 369 b-d) et Dioscoride (II, 134 et 136), ils désignent deux espèces différentes de navets.

P. 83, l. 10, *Καλλίστη δέ, κ. τ. λ.*] Cf. IV, 1, p. 263, l. 9.

Ch. 19, p. 84, l. 3, *Ἡ ῥίζα τοῦ ἄρου, κ. τ. λ.*] Cf. IV, 1, p. 263, l. 10, sqq.

Ch. 20, p. 85, l. 4, *Καὶ τούτου τὴν ῥίζαν, κ. τ. λ.*] Cf. IV, 1, p. 264, l. 3.

Ch. 21, p. 85, l. 7, *Ἡ ῥίζα τούτου, κ. τ. λ.*] Cf. IV, 1, p. 264, l. 5.

P. 85, l. 8, *ἀποτίθεται, καὶ διὰ λιμόν*] La contradiction qu'il y a entre ces deux membres de phrase est moins apparente chez Galien, lequel insère, après le premier membre, la citation du vers d'Hésiode (*Opp. et dies*, 41) où ce poëte dit que la mauve et l'asphodèle offrent une grande ressource. La contradiction n'en existe pas moins, et c'est ce qui a engagé Sprengel (*Antiq. bot.* Lips. 1798, in-4°, p. 78) à supposer que Galien avait confondu une autre plante avec le véritable asphodèle. Mais, comme nulle part dans l'antiquité l'asphodèle n'est, ainsi que le prétend Sprengel (p. 77), présenté comme un mets recherché, qu'il est, au contraire, toujours regardé comme un aliment assez commun, on peut bien supposer que l'asphodèle recommandé par Hésiode n'était pas non plus entièrement exempt d'amertume.

Ch. 23, p. 87, l. 10, *καρῷ*] Nous nous sommes permis de changer l'accent de ce mot; nos mss., ainsi que le texte de Galien et les livres d'Oribase *ad Eunapium*, donnent toujours *κάρῳ*. Seulement le ms. C a une fois *σκάρος* ou *σκάρον*· C 2ª m. corrige toujours en *κάρος* ou *κάρον*, une fois en *κάρυον*; Aëtius a ordinairement *κάρος*, rarement *καρῷον*; la *Synops.* toujours *καρῷον*. Dans les lexiques, on ne trouve que les formes *κάρον, κάρεον* et *κάρυον*, dont la dernière nous semble du moins très-douteuse.

Ch. 24, p. 88, l. 4, *οὐδεμίαν ἔχει σαφῆ ποιότητα*] Quoique les truffes aient été employées comme aliment, dès les temps les plus anciens, elles ne paraissent pas avoir été en général un aliment aussi recherché que de nos jours. Probablement les anciens n'ont pas connu nos truffes noires; ils se servaient de quelque autre espèce d'un goût moins prononcé, à moins qu'on ne veuille retrouver les premières dans une espèce particulière appelée *μίσυ*, qui croissait aux environs de Cyrène et dont parle Théophraste (*H. P.* I, 6, 13); cette espèce était, à ce qu'il dit, très-agréable et avait une odeur de chair; il nomme encore une autre espèce particulière à la Thrace. Cet endroit a été reproduit par Athénée (II, p. 62 a) et par Pline (XIX, 12, ol. 3).

Ch. 27, p. 90, l. 7, *φείδεσθαι*] Cf. III, 1, p. 187 l. 1.

Ch. 28, p. 91, l. 4, *ἡ σὰρξ τῶν ὑῶν*] Les anciens sont inépuisables dans leurs louanges du porc. (Voy. par ex. Hipp. *App. au Rég.* § 19, t. II, p. 492, le poëte comique Platon, ap. Clem. Alex., *Strom.* VII, 6, p. 304, Celse, II, 18, Plutarque, *Symp.* IV, 4, 4 et 5, 1, Oppien, *Halieut.* III, 442, Élien, *Nat. anim.* IX, 28.) Cependant la prédilection pour cette viande ne remonte pas jusqu'à l'origine de la littérature grecque, car, dans l'*Iliade*, les héros mangent presque toujours *des dos de bœuf*, comme on peut le voir dans Dioscoride[1] (ap. Suid. *voc.* Ὅμηρος et Athen. I, p. 8 e et 9 a), lequel avait rassemblé, dans son traité *Sur les coutumes chez Homère*, les endroits qui se rapportent à ce sujet. Dans l'*Odyssée*, il est assez souvent question aussi de viande de porc, de mouton et de chèvre (par ex. β′ 56; ξ′ 73 sq.), cependant le porc ne prédomine pas. Au VIe siècle avant notre ère, Ananias (ap. Athen. VII, p. 282 c) dit encore que le bœuf engraissé est un mets agréable, aussi bien au milieu de la nuit que pendant le jour. Cependant nous croyons que, vers cette époque, le porc a dû commencer à prévaloir; du moins, Philostrate (*De gymnastica*, éd. Kayser, Heidelb. 1840, in-8°, p. 4 et 6) dit que les athlètes mangeaient autrefois du bœuf, du taureau et du bouc, et que le porc ne commença à faire partie de leur régime qu'à l'époque où la médecine s'ingéra dans la gymnastique, pour la rendre molle et efféminée (Voy. note à la p. 51, l. 2.) Dans le traité hippocratique *Sur le régime* (II, § 46, t. VI, p. 544 et 546), l'auteur accuse le bœuf d'être lourd et difficile à digérer; depuis, cette opinion a régné sans contradiction. Peut-être cette préférence pour le porc pourrait-elle s'expliquer par la croyance vulgaire que la chair de porc était celle qui ressemblait le plus à la chair de l'homme (Gal. *Al. fac.* III, 2, t. VI, p. 663 et *Simpl. med.* X, t. XII, p. 254)[2]. On en devait tirer la conclusion qu'elle était plus capable aussi que toute autre à nourrir l'homme. C'est sans doute de cette erreur populaire et aussi de la prédilection que les anatomistes du moyen âge avaient pour disséquer les cochons qu'est née cette autre croyance, encore en vigueur de nos jours, que c'est le corps du cochon qui ressemble le plus à celui de l'homme pour les parties intérieures. — Voy. III, 13 et 15, p. 207, 3; et 215, 2. — Cf. aussi Castellani, *De esu carnium, ap. veteres* dans Gronovius, *Ant. Græc.* t. IX, p. 362.

P. 91, l. 11, Οἱ μόσχοι δὲ, κ. τ. λ.] Cf. III, 17, p. 222, l. 9.

P. 92, l. 7, κακόχυμος δὲ καὶ, κ. τ. λ.] Cf. III, 16, p. 218, l. 3.

P. 93, l. 3, Καὶ ἡ τοῦ λαγωοῦ, κ. τ. λ.] Cf. III, 16, p. 218, l. 7.

P. 93, l. 10, καμήλων] Aristote dit, au contraire (*Hist. Anim.* VI, 26, p. 578, l. 14), que la chair de chameau est très-agréable, et Diodore (I, 54, 6) rapporte que, dans l'Arabie, on en faisait un grand usage. Suivant Hérodote (I, 133), dans la Perse, les riches se faisaient servir, le jour de leur fête, des bœufs, des ânes, des chevaux, des chameaux rôtis en entier. Quant aux ânes et aux chevaux, il en est parlé dans le traité hippocratique *Sur le régime* (II, § 46, t. VI, p. 546) comme d'un mets usité; cependant nous verrons plus tard (ch. 68, p. 178, l. 6) que ces mets n'étaient pas très-estimés. Longtemps après, Mécénas

[1] Il s'agit ici probablement de Dioscoride, le disciple d'Isocrate, qui vivait vers l'an 400 avant notre ère. (Voy. Casaubon, ad Athen. *loc. cit.*)

[2] On voit par ces passages de Galien que certains aubergistes avaient même profité de cette ressemblance pour donner de la chair humaine en guise de cochon; un de ces aubergistes perdit toutes ses pratiques, qui finirent par craindre de servir aussi un jour à l'alimentation des autres voyageurs.

(Pline, VIII, 68, ol. 43) renouvela la coutume de manger de jeunes ânes, coutume qui cependant se perdit de nouveau peu après. Du temps de Galien, ce n'était guère qu'à Alexandrie qu'on mangeait encore de l'âne et du chameau (*Al. fac.* I, 2, t. VI, p. 486 et *Meth. med. ad Glauc.* II, 12, t. XI, p. 142). Enfin, d'après Élien (*Nat. anim.* XI, 35), Bathylis de Crète se guérit de la phthisie en mangeant de la chair d'âne. Dioclès de Caryste, suivant Cœlius Aurelianus (*Chron.* V, 1, p. 556), conseillait, dans la sciatique, les viscères d'ânes pour nourriture.

P. 94, l. 3, *κυνῶν*] Il semble ressortir d'un endroit de Mnésithée (voy. plus bas, p. 181, l. 3) que, de son temps, les jeunes chiens étaient un mets assez estimé. Pline (XXIX, 14, ol. 4), qui invoque le témoignage de Plaute, affirme la même chose pour les anciens Romains. Ananias (ap. Athen. VII, p. 282 b) dit que la meilleure saison, pour manger du chien, est le temps de la vendange. Hippocrate expose (*Vict. rat.* II, § 46, t. VI, p. 564) les qualités alimentaires du chien et du jeune chien; et, ailleurs (*Intern. affect.* § 56, t. VII, p. 222), il recommande de manger de la chair de chien adulte. Dans plusieurs autres passages des écrits hippocratiques (par ex. *Morb. sac.* § 1, t. VI, p. 356; *Int. affect.* § 27, t. VII, p. 240, *et pass.; De morb.* II, § 56, t. VII, p. 88), la chair de chien est présentée comme un aliment usité. Du temps de Galien, le chien et le renard paraissent avoir été moins estimés; du moins, il se réjouit de n'avoir jamais été obligé de manger de si mauvais aliments (*Att. vict. rat.* 8, t. VI, éd. Chart. p. 414 d). On voit aussi dans Sextus Empiricus (*Pyrrh. Hypot.* III, 24, § 225) que la chair de chien était considérée, de son temps, comme un mets impur; il ajoute que quelques peuplades thraces passaient pour *cynophages*, que manger du chien était une habitude chez les anciens Grecs, et que Dioclès, de la famille des Asclépiades, avait ordonné à quelques malades de la chair de jeune chien. — Voy. aussi Cœlius Aurel. *Chron.* I, 4, p. 320-21.

P. 94, l. 6, *ἀλωπέκων*] Galien nous dit (*Al. fac.* III, 2, t. VI, p. 665 et *Comm. IV in Vict. acut.* § 88, t. XV, p. 882) que la bonté de la chair des renards en automne tient à ce qu'ils mangent du raisin à cette époque. Ananias (ap. Athen. VII, p. 282 b) dit aussi que le renard est bon en automne. Hippocrate (*Vict. rat.* II, § 46, t. VI, p. 564) et Mnésithée (voy. plus bas, ch. 68, p. 181, l. 7) parlent également de la chair de renard.

P. 94, l. 7, *Γινώσκειν δὲ δεῖ*] Cf. Ananias (ap. Athen. VII, p. 282 b), Hipp. (*App. au Rég.* § 19, t. II, p. 492), Athénée le médecin (voy. plus haut, I, 3, p. 15, l. 1, sqq.), Galien (*Comm. IV, in Vict. acut.* § 88, t. XV, p. 881 et 882 et *Comm. I, in Artic.* § 27, t. XVIII a, p. 358-59) et Rufus (IV, 2, p. 270, l. 6).

CH. 29, p. 95, tit. *κοχλιῶν*] Quoique les escargots aient été employés assez anciennement comme aliment, puisque les poëtes comiques Épicharme et Alexis, ainsi qu'Héraclide de Tarente, en font mention (ap. Athen. II, p. 63 c, e, et 64 a), ce ne fut que du temps de la guerre civile entre Pompée et César que Fulvius Hirpinus (Plin. IX, 82, ol. 56) s'avisa de construire des parcs d'escargots. Varron (*De re rust.* III, 14) expose comment on construisait ces parcs.

P. 95, l. 6, *Ὑπάρχει δὲ αὐτοῖς, κ. τ. λ.*] Cf. III, 29, p. 241, l. 12.

P. 95, l. 9-10, *Εἰ δὲ θελήσαις, κ. τ. λ.*] Cf. IV, 1, p. 265, l. 1.

Ch. 30, p. 97, l. 4, *Βελτίους δὲ οἱ πόδες, κ. τ. λ.*] Cf. III, 15, p. 215, l. 11.

Ch. 35, p. 100, l. 9, *ἀμείνων γίνεται, κ. τ. λ.*] Cf. IV, 1, p. 267, l. 10.

Ch. 38, p. 102, tit. *πιμελῆς καὶ στέατος*] Dans Aristote (*Hist. anim.* III, 17, p. 520, l. 6), on lit : « La *πιμελή* et le *στέαρ* diffèrent entre eux, car le *στέαρ* « peut se casser dans tous les sens et se fige quand il se refroidit ; la *πιμελή*, au « contraire, est fondue et ne se fige pas. De même le bouillon des animaux à « *πιμελή*, comme le cheval et le cochon, ne se fige pas, tandis que celui des ani- « maux à *στέαρ*, comme le bœuf et la chèvre, se fige. Il existe aussi une différence « (entre ces deux éléments du corps), selon les parties où ils se trouvent, puisque « la *πιμελή* se rencontre entre la peau et les chairs et que le *στέαρ* n'existe que dans « la profondeur des chairs. Enfin, les animaux dont les dents s'affrontent exacte- « ment ont de la *πιμελή* ; ceux qui ne sont pas dans cette condition ont du *στέαρ*. » — Voy. aussi *Part. anim.* II, 5, p. 650, l. 20 ; Galien, dans l'endroit dont ce chapitre est tiré, et *Simpl. med.* (IV, 6, t. XI, p. 635), où il semble considérer le *στέαρ* comme une espèce particulière de *πιμελή*, et surtout dans le même traité (XI, t. XII, p. 324), Pline (XI, 85, ol. 37), le faux Galien (*De util. resp.* t. V, éd. Chart. p. 412 a), Suidas, *voce πιμελή*, Schol. Oppian. (*Hal.* I, 170). — Rufus, au contraire (*Appell. part.* p. 64), prend *πιμελή* et *στέαρ* comme synonymes, puisqu'il dit : « *Πιμελὴ δέ ἐστι παρέγχυμα λευκὸν λιπῶδες ὃ καὶ στέαρ κα- « λοῦσιν.* » Meletius (*De hom. fabrica,* ch. 30, p. 133, éd. Cramer) dit que la graisse diffère du suif, en ce qu'elle ne se fige pas, quand elle est refroidie, tandis que le suif se fige, de façon à pouvoir être cassé ; cette différence est au moins fort exagérée.

Ch. 39, p. 102, l. 7, *συκωτόν*] Dans deux autres passages encore (*Al. succ.* 4, t. VI, p. 771 ; *Comm. III in Vict. acut.* § 11, t. XV, p. 657), Galien donne les mêmes louanges au foie gras ; du reste, il paraît que les foies gras étaient une invention romaine ; du moins, Pline dit (VIII, 77, ol. 51) : « On met aussi au foie des fe- « melles de porcs, ainsi qu'à celui des oies, une certaine recherche qui est une « invention de M. Apicius[1] ; on les engraisse avec des figues sèches et on les tue « par sursaturation, en leur donnant subitement du vin miellé à boire. » Athénée dit, il est vrai (IX, p. 384 c) : « Quant aux foies d'oie, si estimés à Rome, Eu- « bule en parle dans ses *Marchandes de couronnes ;* » mais il ne semble pas qu'on doive conclure de ces mots que les foies dont parlait Eubule étaient des foies gras. Cœlius Apicius appelle les foies gras du nom latin de *ficatum* (VII, 2), et on

[1] Il est probable qu'il s'agit ici du plus ancien des quatre amateurs de la bonne chère, nommés Apicius, qui nous sont connus (voy. Casaub. ad Athen. I, 7 a), car il semble résulter des mots de Pline que les foies gras de truie étaient plus anciens que les foies gras d'oie, et l'Apicius dont nous voulons parler fut la cause du bannissement de P. Rutilius Rufus, lequel fut consul l'an de Rome 649 (voy. Athén. IV, p. 168 d), tandis que Métellus Scipion, l'un des deux contemporains qui se disputaient l'honneur d'avoir inventé les foies gras d'oie (v. plus bas note aux mots *ὥσπερ δὲ ἐπὶ τῶν ὑῶν*, ch. 44, p. 107, l. 10) fut consul en 702.

admet généralement que le nom du *foie*, dans la plupart des langues dérivées du latin, vient de ce mot-là.

Ch. 42, p. 105, l. 1, Τὸ *γένος ἁπάντων, κ. τ. λ.*] Cf. III, 17, p. 221, l. 9.

P. 105, l. 6, *πυργῖται*] Galien (*San. tu.* VI, 11, t. VI, p. 435) parle de moineaux qui nichent dans les tours et qu'on appelle *πυργῖται*. De même, on lit dans Aëtius (IX, 31) : « L'alouette ressemble aux moineaux qui habitent les murs des « villes et qu'on appelle *πυργῖται* ou *τρωγλῖται*. » Le même oiseau est plus amplement décrit par Aëtius (XI, 11). Voy. aussi Paul d'Égine, III, 45 et VII, 3, *sub voce τρωγλοδύτης*, le faux Galien (*De ren. morb.* 5, t. XIX, p. 677 et 678) et Nicolaus Myr. (I, 60), qui l'appelle *σπιλιπιπίς*. — Conf. note, III, 2, p. 195, l. 4.

P. 105, l. 9, *Φασιανῶν*] Pour l'orthographe de ce mot, nous avons suivi l'opinion d'Athénée, qui dit (IX, p. 387 c), après avoir cité les témoignages d'Aristophane, de Mnésimaque, de Théophraste, d'Aristote et de Speusippe sur les faisans : « *Φασιανὸν δὲ οὗτοι κεκλήκασιν αὐτὸν καὶ οὐ Φασιανικόν*. » Cependant, il cite aussi (*ibid.* a) un autre endroit d'Aristophane où l'oiseau est appelé *Φασιανικός*.

Ch. 44, p. 107, l. 10, *Ὥσπερ δὲ ἐπὶ τῶν ὑῶν*] Oribase, ou plutôt Galien, est ici en désaccord avec tous ceux qui ont traité du même sujet, car Pline (VIII, 77, ol. 51), Horace (*Sat.* II, 8, 88) et Palladius (*De Re rust.* I, 30, 4) s'accordent à dire que les oies qu'on élevait à cause de leur foie doivent être nourries avec des figues sèches, comme on le faisait d'ailleurs également pour les truies (voy. note au mot *συκωτόν*, à la page 102, l. 7). Les frères Quintilius (*Geopon.* XIV, 22, 10-16) recommandent d'abord la même méthode; mais, en outre, ils exposent une autre manière plus compliquée d'engraisser qui avait à la fois l'avantage d'augmenter le volume du foie et de rendre la chair excellente. Elle consistait d'abord en froment ou orge, ensuite en bols (*κολλύρια*) qu'on faisait avaler aux oies et dont on augmentait graduellement le nombre, mais dont les auteurs ne nous ont pas appris la composition, plus tard en ferment trempé dans une décoction chaude de mauve et en eau miellée pour boisson; enfin, les derniers jours, on mêlait au ferment des figues sèches écrasées. Nous ne serions pas éloigné de croire que Galien ait confondu l'engraissage des oies avec celui des poules; du moins, Pline (X, 71, ol. 50) rapporte que, lorsque, onze ans avant la troisième guerre punique, la loi somptuaire de Fannius eut défendu de manger des poules engraissées, on s'avisa de tremper les aliments de ces oiseaux dans du lait, pour rendre leur chair plus agréable. De même, Columelle (VIII, 7, 4) dit : « Si vous tenez à ce que les « poules soient non-seulement grasses, mais tendres aussi, il faut tremper leurs « aliments dans de l'eau miellée; d'autres les trempent dans un mélange d'une « partie de bon vin et trois parties d'eau. » Pline nous apprend encore (X, 27, ol. 22) qu'on ignorait si Métellus Scipion ou son contemporain, le chevalier M. Seius, avait inventé l'art de faire des foies gras d'oie.

P. 108, l. 5, *Καὶ τὰ πτερὰ, κ. τ. λ.*] Cf. III, 17, p. 222, l. 1.

P. 108, l. 12, *Ἐπαινοῦσι*] Dans un autre endroit (*Simpl. med.* XI, t. XII,

p. 336), Galien dit qu'il a éprouvé par l'expérience les vertus de l'estomac du labbe et qu'il les a trouvées nulles. Malgré cette assertion, il paraît que ce médicament jouissait d'une grande vogue, et qu'on poursuivait l'oiseau, uniquement pour avoir son estomac; Philostrate (*Imag.* II, 17, p. 808 et 809) l'atteste de la manière suivante: «Les hommes poursuivent les labbes, non pas certes pour leur «chair, qui est mauvaise, malsaine et désagréable, même quand on a faim, mais «pour fournir aux médecins leur estomac, qui est capable de donner de l'appétit «à ceux qui en mangent et de les rendre légers.» Le même auteur donne des détails fort intéressants sur la chasse du labbe. Pour ce qui regarde l'autruche, Élien (*Nat. anim.* XIV, 7) recommande non pas l'estomac même de cet oiseau, mais les pierres qu'on y trouve, comme un moyen contre la mauvaise digestion; et *Kyranides* (I, 18) prescrit de suspendre ces pierres au cou dans le même but. Galien (*Eupor.* II, t. XIV, p. 468) prétend que l'estomac de l'autruche est un remède contre la diarrhée.

Ch. 45, p. 109, l. 4, Ἀμείνω μέν] Héraclide de Syracuse et Épénetus (ap. Athen. II, p. 58 b) disent, au contraire, que les meilleurs œufs sont ceux de paon, ensuite ceux de l'oie d'Égypte, et que les œufs de poule ne viennent qu'en troisième lieu. — Voy. aussi III, 15, p. 212, l. 10.

Ch. 50, p. 114, l. 5, Εἰ δὲ καὶ ἰλυῶδες] Il paraît que Mnésithée d'Athènes professait l'opinion contraire, car il dit (ap. Athen. VIII, p. 358 b): «Dans les «bas-fonds, où il n'y a pas de vents très-forts, surtout s'il y a quelque part des «villes dans le voisinage, la plupart des genres de poissons sont meilleurs que «partout ailleurs, tant sous le rapport du goût que sous celui de la facilité de la «digestion et de la nourriture qu'ils donnent au corps.» — Voy. aussi ch. 51, p. 115, l. 6, sqq.; et liv. III, ch. 15, p. 213, l. 3, sqq.

Ch. 51, p. 116, l. 6, ὅταν, ὕδατος] Cf. IV, 1, p. 267, l. 11, et Gal. *Meth. med. ad Glauc.* II, 12; *Simpl. med.* XI; et *Sec. loc.* II, 7, t. XI, p. 144; et t. XII, p. 312 et 517.

P. 116, l. 9, τοῖς ἐκνοσηλευομένοις] De même Mnésithée d'Athènes (ap. Athen. VIII, p. 357 f) dit que les poissons à chair molle sont très-utiles dans la convalescence. (Voy. aussi plus bas ch. 68, p. 179, l. 3; et liv. III, ch. 15, p. 214, l. 11.) Plutarque (*Symp.* IV, 4, 3), rapporte que les médecins Zénon et Craton donnaient, de préférence à tout autre mets, des poissons aux malades. Presque tous les médecins de l'antiquité nourrissaient très-souvent leurs malades avec des poissons. Nonnius (*De re cibaria* I, 12. Antverp. 1646, in-4°) a rassemblé un grand nombre de citations qui se rapportent à ce sujet, et il ne serait pas difficile d'en augmenter encore de beaucoup le nombre. Peut-être Mercuriali (*Var. lect.* I, 12) a-t-il raison quand il émet l'opinion, que l'habitude des anciens de manger beaucoup de poissons dans l'état de santé est précisément la cause de leur emploi dans le régime des maladies, les médecins ne voulant pas forcer les malades à s'écarter trop de leur régime habituel.

P. 117, l. 1-2, ἡ μαλακὴ καὶ ψαθυρὰ τροφή] Cf. III, 15, p. 214, l. 12.

Ch. 54, p. 120, l. 7, Ἀστακοὶ καὶ πάγουροι] Cf. III, 30, p. 247, l. 4.

P. 121, l. 4, ὀστρέων] Nous avons traduit ici *huîtres* conformément à la distinction exposée par Galien (*Simpl. med.* XI, t. XII, p. 343) : « Quelques-uns, « dit-il, appellent ὄστρεια tous les animaux qu'Aristote appelait ὀστρακόδερμα : « ils regardent comme une espèce d'ὄστρειον l'animal que le vulgaire appelle « ὄστρεον, en énonçant la seconde syllabe sans ι; ils comprennent dans les ὄστρεια « les buccins, les pourpres, les cames, les jambonneaux et tous les animaux sem« blables. » Peut-être aurions-nous dû traduire *testacé* ou *coquillage*, puisque la distinction dont parle Galien ne paraît pas avoir été généralement adoptée, et que, dans Aristote, l'usage n'est pas non plus le même. En premier lieu ὄστρεον et ὄστρειον sont tous les deux employés dans le sens de *coquille* (*H. A.* IV, 1, p. 524, l. 20 et 24). Dans un autre endroit (*ib.* I, 6, p. 490^{b}, l. 10) ὄστρεον et ὀστρακόδερμον sont donnés comme synonymes, or les ὀστρακόδερμα sont définis par Aristote (*ib.* IV, 1, p. 523^{b}, l. 9) de la manière suivante : « Ils ont les « parties charnues au dedans et les parties solides au dehors, et celles-ci sont de « nature à ne se pas rompre seulement mais à se briser et se casser en morceaux. » — Voy. aussi *P. A.* I, 4, p. 644^{b}, l. 10, où nous trouvons le mot ὄστρεια employé dans le même sens. — Dans un autre endroit encore (*H. A.* V, 15, p. 547^{b}, l. 20), les ὄστρεα sont présentés comme un genre des ὀστρακώδη, qui naît surtout dans les endroits bourbeux, tandis que, dans un troisième passage, les ὄστρεα sont distingués des peignes (*H. A.* VIII, 30, p. 607^{b}, l. 3; et *P. A.* IV, 5, p. 680^{b}, l. 22). On voit que, dans les trois derniers passages, il s'agit d'huîtres. Chez les auteurs cités par Athénée dans les chapitres consacrés aux testacés (III, 30-46), le mot ὄστρεον se trouve tantôt employé dans le sens de *testacé* et tantôt dans celui d'*huître*, mais Athénée (p. 92 ef) fait une autre distinction entre ὄστρεον et ὄστρειον, en disant que c'étaient surtout les anciens auteurs qui se servaient du mot ὄστρειον, et il cite à l'appui Épicharme et Cratinus; or, dans le vers cité d'Épicharme (cf. p. 85 d), ὄστρειον est évidemment employé dans le sens que Galien réserve exclusivement pour ὄστρεον. Notons enfin que Diphilus de Siphnos (*ib.* p. 90 c) emploie le mot ὄστρεα dans un sens tout à fait différent de celui des autres auteurs, quand il dit qu'on appelait ainsi les petites espèces de cames rugueuses.

Ch. 55, p. 121, l. 8, Μαλάκια] Si on s'en tenait à la définition qu'Oribase donne ici du mot μαλάκιον, on serait tenté de croire que cette classe comprend tous les animaux marins qui n'ont pas d'enveloppe dure, et il paraît en effet qu'Élien (*Nat. Anim.* XI, 37) l'emploie dans ce sens, quand il cite comme exemples de μαλάκια les poulpes, les seiches, les calmars et les orties. Aristote semble aussi se conformer à cet usage (*H. A.* IV, 8, p. 534^{b}, l. 12), lorsque, après avoir parlé des animaux supérieurs, il dit : « Les autres genres d'animaux sont divisés en « quatre classes qui comprennent toute la multitude des autres animaux : ce sont « les μαλάκια, les crustacés, les testacés et les insectes. » Mais, dans un autre endroit (*P. A.* IV, 5, p. 681^{b}, l. 1) il affirme que les *orties* sont en dehors des genres qu'il a établis, et, en outre, dans le premier endroit, il ajoute immédiatement : « Les μαλάκια, les crustacés et les insectes ont tous les sens. » De même dans *P. A.* IV, 5 (p. 679, l. 4), on lit que tous les μαλάκια ont le sac à encre; et *ib.* 9

(p. 684^b, l. 7) : « Les *μαλάκια* ont à l'extérieur la masse du corps qui est in-« forme, et au devant d'elle les pieds vers la tête, du côté interne des yeux, au-« tour de la bouche et des dents. » On voit qu'il ne s'agit ici que de céphalopodes.

Ch. 58, p. 124, l. 3, *συγκρίσεις*] Dans la philosophie atomistique de Leucippe, de Démocrite et d'Épicure, on appelait *σύγκρισις* la manière dont les atomes se combinaient pour former des corps, et on désignait soit par le même mot soit par celui de *σύγκριμα*, les corps qui, suivant cette doctrine, se formaient par la combinaison des atomes. — Voy. Arist. (*De gener. et corrupt.* I, 2), Galien (*De elem.* I, 2, t. I, p. 418), Diogène Laërte (IX, 44; et X, 40). — Oserons-nous conclure de l'emploi de ce mot que Xénocrate était un partisan soit de la doctrine d'Asclépiade, qui avait adopté l'atomisme modifié d'Héraclide du Pont (voy. Sprengel, *Beiträge zur Geschichte der Medicin* II, p. 76; et *Pragmat. Geschichte der Arzneyk.* t. II, p. 13, 2e éd.), soit de celle des Méthodiques, qu'on peut considérer en quelque sorte comme un asclépiadisme modifié?

P. 124, l. 5, *σινόδοντες*] Nous avons suivi l'orthographe du ms. de Leyde (p. 125, l. 5). Il nous semble en effet meilleur de dériver le nom de ce poisson de *σινῶ* « je nuis, » et *ὀδούς* « dent, » que de lui appliquer exclusivement l'épithète de *συνόδους* (*à dents qui s'affrontent exactement*), qui convient tout aussi bien à presque tous les autres poissons. Du reste, il semble que les deux orthographes étaient en usage. (Voy. Ath. VII, 119.)

P. 126, l. 5, *σμυρίδος*] Puisque le myre est une espèce de murène, et que, chez les anciens, il est bien moins souvent question du myre que de la murène, nous avons cru que la leçon *μυραίνας*, adoptée par Coray d'après le ms. de Leyde, n'était qu'une glose de *σμυρίδος*.

P. 127, l. 1, *ποιοῦσί τε εὐχρόους*] Nous avons préféré la leçon fournie par le ms. de Leyde, parce qu'elle donne le sens le plus simple. Si on voulait conserver celle des autres manuscrits, il faudrait traduire : « Car, s'ils donnent « une bonne couleur, c'est parce qu'ils produisent, etc. »

P. 127, l. 6, *ἰχθύος*] Il semble qu'il manque ici un mot comme *γεννητική*. Coray lit *καὶ οἱ ἐν Ἀνίωνι λίμνῃ τε τῇ κατὰ Φαλερνοὺς ὁμοφυεῖς ἰχθύες*. Du reste les bars du Tibre, dont parle ici Xénocrate, étaient probablement ceux qu'on prenait entre les deux ponts, et desquels Lucilius (ap. Macrob. *Saturn.* III, 12), Horace (*Sat.* II, 2, 32), Pline (IX, 79, ol. 54) parlent comme d'un aliment très-estimé; on croyait que la peine que ces poissons se donnaient pour remonter le cours de l'eau les rendait tendres (Colum. VIII, 16, 4); sans cela les bars qu'on prenait dans l'eau douce étaient peu estimés. (Voy. Varron, *De re rust.* III, 3, 9.) Enfin Columelle (VIII, 17, 8) mentionne aussi les bars pointillés. Quant aux bolty du Nil, Athénée (VII, p. 309 a) en parle aussi comme d'un poisson excellent.

P. 127, l. 9. *νηχαλέα*] On voit que le mot *νηχαλέα* est pris ici dans un sens plus restreint qu'au commencement du chapitre (p. 124, l. 1); il semble ici comprendre tous les poissons véritables excepté les sélaciens, cependant personne n'a jamais refusé à ces derniers la faculté de nager : peut-être Xénocrate a-t-il été entraîné à cette singulière distinction par le passage d'Aristote (*H. A.* I, 5, p. 489^b, l. 32), où, ne reconnaissant pas les nageoires des raies comme telles, le philosophe dit de ces poissons qu'ils n'en ont point, mais qu'ils nagent par leur largeur même. — Cf. *P. A.* IV, 13, p. 696, l. 22; et *De incessu anim.* 9, p. 709 b, l. 15.

P. 129, l. 2, *ἐντατικὸς πρὸς συνουσίας*] Selon Pline (XXXII, 49, ol. 10), on n'a qu'à manger soit ce poisson, soit un rouget ainsi préparé, pour produire l'effet mentionné : par contre Terpsiclès (ap. Athen. VII, p. 325 d) prétend que, si on boit du vin où on a étouffé un rouget, cette boisson rend les hommes impuissants et les femmes stériles.

P. 129, l. 6, *θυννίς*] Nous avons traduit ici thonine d'après Aristote (*H. A.* V, 9 et 10, p. 543, 9 et b 12), où le mot *θυννίς* désigne évidemment la femelle du thon; cependant, dans un autre endroit (*ib.* VI, 17, p. 570, l. 10), il est tout aussi évident que par ce mot Aristote désigne des jeunes thons. On retrouve la même signification double du mot *θυννίς* dans Athénée (VII, p. 303 b et d).

P. 130, l. 3, *κύνες*] On s'étonnera peut-être que les anciens aient mangé des requins, mais Archestrate (ap. Athen. VII, p. 310 d; et IV, p. 163 d, dit que le ventre de requin est un mets divin; quelques-uns, ajoute-t-il, ne veulent pas en manger, parce que le requin dévore des hommes, mais tous les poissons mangent de la chair humaine quand ils peuvent s'en procurer, et ceux qui ont de pareils scrupules n'ont rien de mieux à faire que d'aller cultiver la philosophie pythagoricienne. (Voy. Athénée VII, p. 308 e, et Plut. *Sympos.* VIII, 8.)

P. 132, l. 7, Κόραξος] Aucun autre auteur que Xénocrate n'a mentionné un poisson de ce nom : voilà ce qui a engagé Coray à croire qu'il faut lire *κόραξ*, et qu'il s'agit ici du poisson également inconnu appelé en latin *corvus*, et qui est mentionné par Diphilus de Siphnos (ap. Athen. VIII, p. 356 b), par Celse (II, 18) et par Pline (XXXII, 53, ol. 11).

P. 133, l. 1, *μηνῶν δυεῖν*] Pour trouver un sens raisonnable à ce membre de phrase, il faut admettre que ce qui est dit plus bas, *τάδε μὲν περὶ πελαγίου*, ne se rapporte qu'aux mots *εὐστόμαχος.... εὐέκκριτος* : car il semble impossible de constater l'âge d'un poisson qu'on prend dans la haute mer. Pour ce motif, Coray a préféré, peut-être avec raison, la leçon *μείων* et supprimé le mot *δυεῖν*.

P. 133, l. 3, *δεξαμεναῖς*] Pline (IX, 80, ol. 54), après avoir parlé des parcs d'huîtres, poursuit ainsi : « Vers le même temps, Licinius Muræna inventa les « réservoirs pour les autres poissons. » Cependant Platon (*Polit.* p. 264 c) parle déjà des poissons apprivoisés de l'Égypte et des lacs du roi de Perse, et Diodore de Sicile (XI, 25, 4, cité aussi par Athénée, XIII, p. 541 e) donne beaucoup de détails sur un magnifique vivier qu'on fit construire à Agrigente du temps de Gélon, tyran de Syracuse, et par conséquent lors de l'invasion de Xerxès en Grèce. — Cf. Arist. *De color.* 5. — L'invention de Licinius consistait donc dans la construction de viviers pour les poissons de mer : du moins Varron (*De re rust.* III, 3, 9 et 10) assure que ce fut de son temps qu'on commença à introduire la mer dans les viviers. On pourra lire plus de détails sur ces viviers somptueux dans Varron (*l. c.* III, 17) et Columelle (VIII, 16 et 17). Florentinus (*Geop.* XX, 1) donne des préceptes pour la construction des viviers ordinaires. — Voy. aussi note au mot *ξιφύδρια*, p. 152, l. 1.

P. 134, l. 5, *πολὺς ἐγκάτοις*] Épicharme (ap. Athen. VII, p. 319 f) défend de jeter les ordures du scare, et Martial (*Epigr.* XIII, 84) loue beaucoup les viscères de ce poisson. Du reste, le scare est un poisson qu'on trouve uniquement dans la partie orientale de la Méditerranée (voy. Columelle VIII, 16, 9); et ce ne fut qu'avec beaucoup de peine qu'on réussit, du temps de l'empereur Claude, à l'acclimater sur les côtes occidentales de l'Italie (Pline, IX, 29, ol. 17).

P. 135, l. 9, Κνίδαι] Cf. Diphilus de Siphnos (ap. Athen. III, p. 90 a).

P. 137, l. 1, Βαλάνων] Cf. Hicésius (ap. Athen. III, p. 87 f) et Diphilus de Siphnos (*ibid.* p. 91 a).

P. 137, l. 9, Γλυκυμαρίδες προφέρουσι] Conf. p. 152, l. 9; et p. 153, l. 6.

P. 138, l. 10, ἐχῖνον] Dans Hésychius on lit : « Ἐχῖνοι. . . . τῶν δρυῶν οἱ κύτλαροι καὶ τῶν πλατάνων ὁ καρπός, » et dans le schol. d'Aristophane (*Vesp.* 1111) : « ἔστι δὲ κύτταρος ἡ πυελὶς ἡ περικειμένη τοῖς βαλάνοις. » Dans un autre endroit de ces *scholies* (*Pac.* 198), on trouve encore que, selon Ératosthène, Lycophron a appelé *κύτταρος* l'enveloppe des fruits du chêne grec, mais qu'il a tort; et un peu plus loin : « Théophraste appelle proprement *κύτταρος* une sorte de préfloraison des diverses espèces de pin, qui est faite comme un petit épi provenant « d'un grand grain de blé, lequel, en se desséchant, se change en poche et « tombe. » De même, dans l'endroit cité en premier lieu, un second scholiaste a ajouté : « Κύτταροι τὰ τῆς πεύκης καὶ τὰ τῆς πίτυος προανθοῦντα στροβίλια. » Suidas *voce* *κύτταρος* a excerpé et amalgamé ces deux scholies. Schneider (ad Theophr. *H. P.* III, 3, 8) a bien reconnu dans la description bizarre et obscure du scholiaste les fleurs mâles du pin, et, en effet, il paraît que c'est de ces fleurs-là que Théophraste (*l. l.* et *ibid.* 7, 3) a voulu parler, tandis que, dans un autre endroit, il appelle *ἐχῖνον* le calice des fruits du hêtre (*ὀξύα*) et du châtaignier. Dans l'endroit de Xénocrate qui correspond à celui-ci (p. 152, l. 11), on lit au lieu de τραχεῖαι. . . . φερόμεναι : « Κατὰ μὲν τὴν τμῆσιν τραχύτητας ἔχουσαι προσεοικυίας ταῖς τῶν δρυΐνων βαλάνων πτελέαις. » Nous avons pensé avec Schneider (*Curæ sec.* ad Arist. *H. A.* p. 374) que *πτελέα* était ici un synonyme de *ἐχῖνος*, quoique ce mot ne se rencontre pas ailleurs en ce sens; et nous avons donc traduit *calice*. Dans Pline (XVI, 8, ol. 6), on lit aussi : « Cerro tristis, horrida « (glans), echinato calyce, ceu castaneæ. »

P. 139, l. 1, Κτένες] Cf. Hicésius (ap. Athen. III, p. 87 c), Diphilus de Siphnos (*ibid.* p. 90 f), et Pline (XXXII, 53, ol. 11).

P. 139, l. 12, καὶ ἣν νεαροί] Ici Coray propose de lire ἢ ἡμίνηροι. (Voy. p. 181, dans l'éd. d'Anc., et, pour le sens du mot *ἡμίνηρος*, la note au mot *ὠμοτάριχος*, p. 157, l. 2.)

P. 140, l. 7-8, ταριχευόμενοι] Plus bas (p. 151, l. 1; et 153, l. 4) il est question de solens salés et de cames salées, mais nous ne nous rappelons pas qu'aucun autre auteur ait parlé de l'usage alimentaire de coquillages salés; cependant Dioscoride (II, 8) recommande des *tellines* salées comme médicament, et Pline également (XXXII, 24, ol. 7) des peignes salés et (XXXII, 38 et 50, ol. 10) des limaçons d'eau douce salés. Dans un quatrième endroit (XXXII, 39, ol. 10) il parle aussi de strombes conservés dans le vinaigre.

P. 141, l. 2, φυκίοις] Nous avons cru avec Ancora que *φυκίοις* servait ici uniquement à indiquer la couleur; Coray persiste à prendre *φυκίοις* dans le sens d'algues; il conserve par conséquent *ἐμφέρει* et propose de transporter tout ce membre de phrase dans le paragraphe sur les *κολούλια*, p. 143, l. 2 sqq.

P. 141, l. 5, Κήρυκες] Conf. Hicésius (ap. Athen. III, p. 87 d) et Diphilus de Siphnos (*ibid.* 91 d).

P. 141, l. 7, τραχήλου.....μήκωνος] Ces deux mots sont déjà employés par Aristote pour désigner des parties distinctes du corps de la *pourpre*, lorsqu'il dit (*H. A.* V, 15, p. 547, l. 15) : «Ils ont la teinture au milieu entre le cou et le «*mécon.*» Tous les interprètes modernes d'Aristote sont d'accord pour reconnaître que le *mécon* est le foie des mollusques, mais, pour l'explication du mot τράχηλος, ils sont plus réservés; nous croyons que, dans l'endroit cité, il signifie la tête et la trompe de l'animal. Cependant il paraît que les auteurs postérieurs à Aristote, se souciant peu de distinctions anatomiques rigoureuses, prirent ces deux mots dans un sens plus vague, et qu'ils divisèrent pour ainsi dire l'animal en deux parties, le *mécon* et le cou, appelant *mécon* toute la partie qui se trouvait au fond de la coquille, et *cou* celle qui était plus proche de son ouverture, surtout quand elle avait une forme allongée. Ainsi plus bas (p. 149, l. 4) il est parlé du cou des jambonneaux; là certainement le mot *cou* semble ne pouvoir désigner autre chose que le pied. Dans un autre endroit (p. 142, l. 4) *mécon* et *fond* sont donnés comme synonymes, et Épénetus (ap. Athen. III, p. 88 c) dit qu'on appelle *mécon* la partie intérieure des jambonneaux.

P. 142, l. 6, Ἀνατολικῆς σελήνης] Plus haut (p. 139, l. 3) la même chose a été dite spécialement des peignes. Aristote (*H. A.* V, 12, p. 544, l. 19) et Athénée (III, p. 74 c et 88 c) affirment quelque chose d'analogue pour les oursins, et il y a encore un grand nombre d'autres auteurs qui attribuent à la lune la même puissance sur la croissance des testacés. — Voy. Lucilius ap. Aul. Gell. XX, 8; Horat. *Sat.* II, 4, 30; Manilius, *Astron.* II, 93-4; Pline, II, 41 et 102, ol. 99; Ptolémée, *De Apotelesm.* I, 2; ibique Proclus; Oppien, *Halieut.* V, 589; Élien, *Nat. anim.* IX, 6; Isid. de Sév., *Orig.* XII, 6. Pline (IX, 50, ol. 31) et Élien (*loc. cit.*) étendent la même observation aux crustacés. Si on cherche ce qui a pu donner lieu à cette opinion des anciens, on en trouvera peut-être la raison dans Aristote, qui dit (*Gen. anim.* IV, 10, p. 777 [b], l. 25) : «La lune est pour ainsi dire comme un second petit soleil : voilà pourquoi elle «contribue à la génération et l'achèvement de toute chose, car le chaud et le «froid, s'ils ne dépassent pas certain degré modéré, donnent lieu à la généra«tion et après cela aussi à la destruction.»

P. 142, l. 7, Πορφύραι] Cf. Hicésius (ap. Athen. III, p. 87 e) et Diphilus de Siphnos (*ibid.* p. 91 f).

P. 143, l. 2, κολούλια ἢ κορύφια] Cf. Pline, XXXII, 27, ol. 7, et 53, ol. 11.

P. 143, l. 9, Κοχλίαι] Cf. Pline, XXXII, 53, ol. 11.

P. 144, l. 4, [ἡ] προσφορὰ πείθει] Hicésius (ap. Athen. III, p. 87 d) emploie une expression analogue, en disant que les moules sont πρὸς τὴν γεῦσιν ἀπειθεῖς.

P. 145, l. 4, Λεπάδες] Cf. Hicésius (ap. Athen. III, p. 87 c) et Diphilus de Siphnos (*ibid.* p. 91 e).

P. 145, l. 8, Μύακες] Cf. Hicésius (ap. Athen. III, p. 87 c), Diphilus de Siphnos (*ibid.* p. 90 d) et Pline (XXXII, 31, ol. 9).

P. 147, l. 2, Ὄστρεα] Cf. Hicésius (ap. Athen. III, p. 87 c), Diphilus de Siphnos (*ibid.* p. 92 a) et Pline (XXXII, 21, ol. 6).

P. 147, l. 5, *χαίρει γὰρ, κ. τ. λ.*] Coray a lu ici *ἐπικιρναμένη γλυκέσι θαλάσσῃ γλυκυχ. προσαύξοντα σάρκας*, mais nous croyons qu'il n'y a rien à changer et que l'auteur s'est seulement exprimé d'une manière entortillée, comme c'est assez souvent son habitude. Il en est de même p. 149, l. 8, où Coray propose de lire *φυσώδης* au lieu de *φύσεως*.

P. 147, l. 8, *καταβόλους*] D'après Pline (IX, 79, ol. 54), ce fut Sergius Orata qui établit le premier des parcs d'huîtres. Il paraît cependant que longtemps auparavant on avait déjà tenté des essais dans ce genre : du moins Aristote rapporte (*Gen. anim.* III, 11, p. 763^b, l. 1) que des habitants de Chios transportèrent de la ville de Pyrrha dans l'île de Lesbos des huîtres vivantes, qu'ils les mirent dans une partie de la mer exposée aux battements des flots et semblable à celle où elles avaient été prises (*εὐριπώδεις καὶ ὁμοίους*; d'autres manuscrits ont *εὐρωτιώδεις καὶ ὁμόρους*); « mais, dit Aristote, ces huîtres ne de« vinrent pas plus nombreuses, quoiqu'elles devinssent beaucoup plus grandes. » Il paraît que ce fait a fortement établi dans l'esprit d'Aristote la conviction que les testacés naissaient par génération spontanée : du moins, dans plusieurs endroits de ses écrits, il défend cette opinion avec une certaine ardeur. (Cf. *H. A.* IV, 11, p. 537, l. 31; V, 15, p. 546^b, l. 23; VIII, 30, p. 607^b, l. 3; *Gen. Anim.* I, 1, p. 715^b, l. 16; I, 14, p. 720^b, l. 6; I, 23, p. 731^b, l. 8; III, 11, p. 761^b, l. 13; p. 762, l. 28, et p. 763, l. 26.)

P. 148, l. 6, *πίνναι*] Cf. Diphilus de Siphnos (ap. Athen. III, p. 91 e).

P. 150, l. 2, *σωλῆνες*] Cf. Diphilus de Siphnos (ap. Athen. III, p. 90 d) et Pline (XXXII, 53, ol. 11).

P. 150, l. 5, *πρόφρακτοι*] Nous trouvera-t-on trop téméraires d'avoir mis à la place du mot *πρόσφατοι*, qui ne donnait pas de sens acceptable, un mot qui ne se trouve dans aucun lexique, mais qui s'accorde merveilleusement avec les données de l'histoire naturelle?

P. 151, l. 1, Τήθεα] Cf. Hicésius (ap. Athen. III, p. 88 a) et Pline (XXXII, 31, ol. 9).

P. 151, l. 4, *ποιότητα*] De Matthæi et Coray, approuvés par M. Dübner, proposent ici de lire *πιότητα*. En effet, il s'agit ici de la liqueur graisseuse que laissent suinter les papilles, qui, chez certaines ascidies, marquent la section des vaisseaux longitudinaux avec les vaisseaux transverses (voy. Savigny, *Mém. sur les anim. sans vert.* I, 11, p. 103); mais cette action pourrait s'exprimer aussi bien par le mot *ποιότητα*, que, pour cette raison, nous avons cru devoir conserver.

P. 151, l. 5, *τὰ δερματώδη*] Nous avons suivi l'interprétation de Coray (p. 154), suivant qui il s'agit ici plus spécialement des ascidies à test mou, que les Grecs modernes appellent *φούσκας*, tandis qu'il nomment *πετροφούσκας* les ascidies à test cartilagineux, cependant la phrase *δυσέκκριτον.....ποιότητα* semble prouver qu'on mangeait principalement les ascidies à test mou et spécialement les phallusies (*Phallusia* Sav.; *Ascidia papillosa* L.). Les éditeurs antérieurs avaient traduit *τὰ δερματώδη* par : « Les parties qui servent de peau; » mais il nous semble difficile à croire qu'on ait jamais mangé le test même mou des ascidies.

P. 151, l. 9, *προτρόπου*] Dans Pline (XIV, 11, ol. 9) on lit : « Quelques-uns « appellent *protropum* le vin doux qui coule de soi-même, avant qu'on foule le

« raisin. On le verse immédiatement dans des bouteilles pour le laisser fermen« ter; pendant l'été suivant, on l'expose au soleil durant quarante jours au temps « de la Canicule. » Dioscoride, au contraire, dit (V, 9) : « Le vin au goût sucré « qu'on fait avec du raisin séché au soleil sur des claies, ou torréfié (par le « soleil) sur le sarment et foulé ensuite, est appelé *crétois, protropus* ou pram« nien. » Mais la comparaison avec Pline (*loc. cit.*) et Columelle (XII, 39) prouve évidemment que la boisson décrite par Dioscoride n'est pas le véritable *protropum,* mais le *passum* ou vin sec. Nous ne savons pas si le *protropum* de Pline, dont nous venons de parler, est parfaitement identique avec le vin à goût sucré de Mytilène, que, d'après Athénée (II, 30 b), on appelait ϖρότροπον ou ϖρόδρομον. Du reste il est assez souvent aussi question du ϖρότροπος dans Galien (voy. *Att. vict. rat.* 12, éd. Chart. t. VI, p. 416 b; *Sec. loc.* III, 1 *bis*; VI, 9; VII, 1 *bis* et 3; VIII, 3; IX, 4; t. XII, p. 635, 636 et 1000; t. XIII, p. 17, 49, 85, 165 et 283), ainsi que dans Cœl. Aurel. *Chron.* II, 7, p. 382.

P. 152, l. 1, Τελλῖναι ἢ ξιφύδρια] Cf. Diphilus de Siphnos (ap. Athen. III, 90 c). Quant au second nom, sa forme dorique σκιφύδρια se trouve déjà dans Épicharme (ap. Athen. III, p. 85 d). Peut-être appelait-on encore ξιφία ces mêmes animaux : ce qui nous le fait penser, c'est un fragment d'un poëme byzantin inédit, publié récemment par M. Miller (*Journal des Savants,* sept. 1850). Ce fragment contient une énumération des poissons qu'on mettait dans les viviers; or on y lit, vs. 6, ξιφοία. M. Miller propose de lire ξιφίαι, mais il est difficile à croire qu'on ait jamais mis des poissons aussi grands que les espadons dans des viviers, et, dans cette énumération, on trouve aussi des huîtres et des oursins. Du reste, nous avons regardé ξιφύδρια comme un diminutif non de ξίφος « épée, » mais de ξίφη « doloire, » parce qu'en effet il n'existe, à notre connaissance, aucun testacé qui offre la moindre ressemblance avec une épée.

P. 152, l. 9, Τῶν δὲ χημῶν] Cf. Hicésius (ap. Athen. III, p. 87 b) et Diphilus de Siphnos (*ibid.* p. 90 c).

P. 154, l. 3, Τὰ δὲ καλούμενα ὠτία] Cf. Diphilus de Siphnos (ap. Athen. III, p. 91 a).

P. 154, tit. κητωδῶν] Plus haut (ch. 57, p. 123, l. 6) on a vu quels animaux Galien range parmi les κητώδη, et on en concluera facilement que, par ce mot, on désignait tous les animaux marins de grande taille : aussi le scholiaste d'Oppien (*Hal.* I, 611) dit-il : « Πανταχοῦ τοὺς μεγάλους ἰχθῦς κήτη λέγει. » Aristote, quand il veut parler des cétacés proprement dits, ajoute presque toujours une épithète au mot κήτη ou κητώδη (*H. A.* VI, 12, p. 566^b, l. 2, τὰ κήτη ὅσα μὴ ἔχει βράγχια ἀλλὰ φυσητῆρα; VIII, 2, p. 589^b, l. 1, τῶν κητωδῶν ὅσα ἔχει αὐλόν; *P. A.* III, 6, p. 668, l. 8, τὰ ἀναφυσῶντα κήτη; *Gen. anim.* I, 9, p. 718^b, l. 31, τὰ τοιαῦτα κήτη, ayant parlé auparavant de dauphins et de baleines). Ailleurs (*H. A.* III, 20, p. 521^b, l. 24) il range lui-même les phoques parmi les κήτη. Coray (p. 108, 189 et 199) a donc grand tort, lorsque, dans l'endroit cité de Galien, il veut lire φώκαιναι au lieu de φῶκαι, parce que, dit-il, le phoque est un amphibie et non un cétacé; il ne se rappelait pas sans doute que, dans Athénée (II, p. 71 e), les hippopotames et les crocodiles sont considérés comme des κήτη. Mais il y a encore une autre signification du mot κητώδης. On lit dans Alex. de Tralles (I, 15, p. 67) : Τοὺς δὲ λιπαροὺς ϖαραιτείσθωσαν, καὶ κητώδεις οἷον σκόμβρον, πηλαμύδας. De plus Élien (*Nat. Anim.* XIII, 16) rapporte que les Italiens et les Siciliens aimaient à appeler κητεία la pêche des thons, et κητοθηρία l'endroit où ils conservaient leurs grands filets et autres engins de pêche. De même Pline (IX, 19, ol. 15), dans un endroit où il s'agit uniquement de maquereaux, appelle *cetariæ* les magasins des pêcheurs, et Columelle (VIII, 17, 12) nomme *cetarii* les marchands de salaisons; enfin C. Matius (ap. Colum. XII, 46, 1) avait intitulé *cetarius* le second livre de son traité sur les aliments, où il parlait probablement des salaisons. De plus Athénée (VII, p. 301 d) dit des poissons inconnus appelés ἠλακατῆνες : «Εἰσὶ δὲ κητώδεις, ἐπιτήδειοι εἰς «ταριχείαν,» et dans Eustathius (*ad Odyss.* p. 1423, 12) on lit : «Ἠλακατῆνες «ἰχθύες οὗτοι κωβιώδεις ταριχευόμενοι, ὥς φησι Παυσανίας.» On est donc en droit de conclure que κητώδης se disait souvent des poissons qui se prêtaient bien à être salés, qu'on mangeait plus souvent salés que frais, sans tenir compte de leur taille. Cela est encore confirmé par Galien (*Al. fac.* III, 31, t. VI, p. 728) lorsqu'il dit de Philotime : «Ἑξῆς δὲ κύνας ἔγραψεν, οὓς ἐν τοῖς κητώδεσιν ἐχρῆν «ἀριθμεῖσθαι, σκληρὰν καὶ περιττωματικὴν ἔχοντας τὴν σάρκα καὶ διὰ τοῦτο τεμαχι«ζομένας τε καὶ ταριχευομένας.» On ne s'étonnera donc pas que, dans ce paragraphe, les cogniols (p. 155, l. 5) et les maquereaux (p. 156, l. 6) soient rangés parmi les κητώδη. C'est, d'ailleurs, uniquement en prenant le mot κητώδης dans ce sens, qu'on peut se rendre compte de la phrase de Xénocrate (p. 157, l. 11) : «Τρί«γλαι δὲ κ. φ. σκλ.» Il y a voulu dire qu'il ne parle pas dans ce chapitre des rougets et des pagels salés, parce que ces poissons, ayant la chair dure, n'appartiennent pas aux κητώδη.

P. 154, l. 8, τάριχοι] Suidas (*sub voce*) dit qu'on appelle τάριχος toute chair saupoudrée de sel (cf. la note de Bernhardy); mais, à l'exception de la *Synopsis* (VIII, 4), où le nom de τάριχος est donné à du miel scillitique préparé d'une manière particulière, nous ne connaissons aucun endroit où on désigne par ce mot autre chose que du poisson salé. Nous verrons même plus bas (p. 157, l. 9) qu'on réservait plus spécialement ce nom aux salaisons de thon et de maquereau.

P. 155, l. 6, Ἰβηρικοί] Diphilus de Siphnos (ap. Athen. III, p. 121 a) et Pline (XXXII, 53, ol. 11) louent aussi les cogniols d'Espagne, qu'on appelait *Saxitanes, Sexitanes* ou *Hexitanes,* d'après une ville située près de Malaga, que Strabon (III, p. 156) appelle la ville des Hexitanes (ap. Athen. *l. l. Saxitania*), Pomponius Méla (II, 7) *Hexi,* et Ptolémée (I, 4) Σέξ : ce sont là les Sexitanes dont parle Galien. (Voyez plus bas IV, 1, p. 267, l. 9.) Le faux Hésiode, au contraire, cité par Euthydème (ap. Athen. III, 116 c) loue les cogniols de Parium, ville de l'Hellespont (voy. Strabon, X, p. 487; et Pline, V, 40 ol. 32); de même Aristote (*H. A.* VIII, 13, p. 598 b, l. 28) dit que les meilleurs cogniols sont ceux de la Propontide, tandis que Xénocrate (voy. plus bas p. 156, l. 9) loue les maquereaux de Parium. Mais, puisque les cogniols et les maquereaux sont des poissons très-peu différents, il ne faut pas s'étonner que les mêmes endroits fussent à la fois célèbres pour l'un et l'autre de ces poissons; ainsi Horace (*Sat.* II, 8, 46) loue aussi les maquereaux d'Espagne (voy. Notes au mot γάρον, liv. I, ch. 17, p. 32, l. 4), et, près de Carthagène, il y avait même, suivant Strabon (III, p. 159), une île, et, suivant Ptolémée (II, 5), un promontoire, qu'on appelait *Scrombroaria*, à cause de la grande quantité de maquereaux qu'on y prenait; il paraît que Pline (XXXI, 43, ol. 8) appelle cet endroit *Spartaria*.

P. 155, l. 6, Πηλαμύς] Dans l'antiquité on admettait, et aujourd'hui c'est encore la croyance la plus généralement répandue, que tous les ans les thons quittent l'Océan, traversent la Méditerranée dans toute sa longueur et se rendent dans la mer Noire et la mer d'Azof pour y faire leur frai, et que, dans l'automne, ils retournent par le même chemin. Les anciens donnaient plusieurs noms très-différents aux thons selon l'époque de leur vie et l'endroit de la mer où ils avaient été pris : ainsi on lit dans Aristote (*H. A.* VI, 17, p. 571, l. 14) : «La croissance des petits thons est rapide; en effet, quand les poissons ont lâché leur «frai dans le Pont, il sort des œufs ce que quelques-uns appellent *σκορδύλας*, «mais les habitants de Byzance *αὐξίδας*, parce qu'ils croissent en peu de jours; ils «sortent en automne avec les petits thons et reviennent au printemps, étant déjà «devenus des pélamydes.» De même on lit dans Pline (IX, 18, ol. 15) : «Cordyla «appellatur partus qui fœtas redeuntes in mare autumno comitatur. Limosæ vero «a luto pelamides incipiunt vocari, et cum annuum excessere tempus, thynni.» Sostrate (ap. Athen. VII, p. 303 b) prétendait qu'on appelait *pélamyde* le petit thon, *thon* celui qui est devenu plus grand, *ὄρκυνον* celui qui était devenu encore plus grand, et qu'il devenait un *κῆτος* quand il parvenait à une croissance énorme. Dans un manuscrit d'Oppien (voy. Schol. in Theocritum, Nicandrum et Oppianum, ap. Didot. Paris, 1849, p. 449) nous avons trouvé la note suivante : «*Ἰστέον ὅτι ὁ τζίρος σκόμβρος γίνεται, ὁ σκόμβρος κολοιὸς, ὁ κολοιὸς* «*πηλαμὺς, ἡ πηλαμὺς λακέρδα, ἡ λακέρδα θύννος, ὁ θύννος ὄρκυνος, ὁ ὄρκυνος* «*κῆτος.*» Archestrate, au contraire (ap. Athen. VII, p. 301 f), donne comme synonymes *θύννον σπουδῇ μέγαν, ὄρκυνον* et *κῆτος*. On voit que la signification des divers noms qu'on donnait aux thons selon leur âge, n'était pas toujours exactement déterminée (voy. aussi Ath. III, p. 120 f), et que parfois ce que l'un appelait *θύννος* ou *ὄρκυνος* était appelé par l'autre *πηλαμύς* ou *θύννος*. Ainsi il nous paraît évident que Xénocrate appelle ici *πηλαμὺς μικρά* ce qu'Aristote et Pline nomment *κορδύλη*.

P. 155, l. 7, Κύβιον] Presque tous les éditeurs de Xénocrate, d'Athénée et de Pline ont supposé, d'après Festus, que *κύβιον* venait de *κύβος*, et signifiait qu'on découpait la chair du thon en morceaux carrés; en effet il semble avoir ce sens dans Pline (IX, 18, ol. 15), qui dit : «Pelamides in apolectos particulatimque «consecta in genera cybiorum dispartiuntur.» Mais ici, ainsi que dans Athénée (III, p. 120 ef) et dans un autre endroit de Pline (XXXII, 53, ol. 11), il signifie la salaison qu'on faisait avec le thon à une époque exactement déterminée de sa vie; dans Oppien (*Hal.* I, 183), *κυβεία*, et dans Festus (*in voce*) *cybium* est même le nom d'un poisson vivant, probablement du thon dont on faisait la salaison susdite. Dans Galien (*Sec. loc.* V, 5, t. XII, p. 893) il est aussi question du *κύβιον*.

P. 155, l. 8, *μετὰ* [*τὰς*] *τεσσαράκοντα ἡμέρας*] Nous avons cru devoir insérer l'article, supposant qu'il s'agissait ici du milieu de l'été vers le lever de la Canicule, époque que les Grecs désignaient entre autres par l'expression de *τεσσαρ. ἡμ.* (Voy. plus haut note au mot *ὡραίοις καρποῖς*, liv. I, ch. 39, p. 48, l. 6.) Cependant aucun de ceux qui avant nous se sont occupés de Xénocrate n'a été arrêté par ce passage, quoiqu'il fût en contradiction flagrante avec tout ce que les autres auteurs nous rapportent des thons. En effet, suivant Aristote (*H. A.* V, 12, p. 596^b, l. 30), les thons commencent leur voyage de retour après l'équinoxe d'automne, ou au plus tard, quand le temps est doux (*ibid.* 13, p. 598^b, l. 7), après le coucher des Pléiades (commencement de novembre), et au printemps ils ne se mettent en chemin qu'après l'équinoxe (p. 596, *loc. cit.*). Ailleurs Aristote (*ibid.* 15, p. 599^b, l. 10) dit que la pêche des thons se fait depuis le lever des Pléiades (fin d'avril ou commencement de mai) jusqu'au lever d'Arcture (vers le milieu de septembre), et, dans un autre endroit, que, selon quelques-uns (*Ibid.* V, 18, p. 598^b, l. 25), les thons, dès qu'ils sentent le solstice d'hiver, s'arrêtent où ils sont et ne continuent plus leur voyage. Élien (*Nat. Anim.* IX, 42) affirme aussi que les thons s'arrêtent immédiatement dans l'endroit où ils sont surpris par le commencement de l'hiver. L'hivernage des thons dure donc au moins trois mois et non quarante jours. Nous ne croyons pas cependant que, par l'insertion de l'article, la phrase soit rétablie dans son intégrité : nous aurions volontiers lu *κατά* au lieu de *μετά*. Ainsi Xénocrate serait d'accord avec Élien (*loc. cit.* XV, 3), suivant qui les thons s'acheminent vers le Pont quand Sirius se lève et que les rayons du soleil sont le plus ardents, tandis que, d'après Aristote (voy. plus haut), Oppien (*Hal.* I, 595; et III, 622) et Pline (IX, 18, ol. 15), cela se fait au printemps. Ce qui nous a empêché de faire ce changement, c'est que, dans l'endroit correspondant de Pline (XXXII, 53, ol. 11), on lit : «Cybium : ita vocatur «concisa pelamis quæ post XL dies a Ponto in Mæotin revertitur.»

P. 155, l. 8, *ἀπὸ Πόντου*] Xénocrate semble être d'accord ici avec Oppien, qui rapporte (*Hal.* IV, 514 sqq.) que, la première année de leur vie, les petits thons passent l'hiver dans un certain endroit du Pont-Euxin appelé Mélas, tandis qu'Aristote semble être d'avis qu'ils accompagnent les autres thons dans leur voyage de retour lorsqu'il dit (*H. A.* V, 13, p. 598^b, l. 9) que c'est vers ce temps (le coucher des Pléiades) qu'on prend les petits thons dans les environs de Byzance, parce qu'ils n'y font pas un séjour bien prolongé. Oppien, au contraire (*ibid.* IV, 531 sqq.), décrit la manière dont les habitants de la Thrace prenaient les petits thons au milieu de l'hiver à l'aide d'un certain engin de pêche qui pénétrait à une grande profondeur. Cette pêche semble témoigner fortement en faveur de l'opinion des naturalistes, qui admettent que les voyages attribués aux thons n'ont pas lieu en effet, mais que ces poissons se cachent seulement pendant l'hiver à de grandes profondeurs où ils sont inaccessibles aux pêcheurs. Il en est de même de l'opinion rapportée dans la note précédente que les thons s'arrêtent aux approches de l'hiver, en quelque endroit qu'ils se trouvent.

P. 155, l. 9, *ὡραῖον*] On a émis jusqu'à six opinions sur la signification de ce mot. Daléchamp (ad. Athen. III, p. 116 a) voulait le changer en *οὐραῖον*, admettant qu'il s'agissait de morceaux pris dans la queue du thon. Il s'appuie sur un endroit d'Archestrate (ap. Athen. VII, p. 303 e) où ce poëte loue la queue du thon, et sur ce qu'on lit dans Pline (XXXII, 53, ol. 11) : «Triton «pelamidum generis magni : ex eo uræa cybia fiunt.» Mais, d'abord, la confusion entre l'o et l'u est si fréquente dans les manuscrits latins, qu'on ne saurait attacher un grand poids à cette citation de Pline, et nous ne croyons même pas que les *uræa cybia* de Pline soient les mêmes salaisons que les ὡραῖα de Xénocrate, puisque, chez Pline, il s'agit d'un grand thon, tandis que le passage où Xénocrate parle des ὡραῖα montre qu'ils sont pris dans les petits thons. D'ailleurs, dans Plaute (*Capt.* IV, 2, 71), on lit *horæum*, et il est tout à fait inadmissible que, dans tous les endroits très-nombreux d'Athénée et de quelques autres auteurs, par exemple Pollux (VI, 48; et VII, 27), Arétée (*Cur. Diut.* II, 13), où on lit invariablement ὡραῖον, ce mot soit toujours une corruption de οὐραῖον. Enfin l'arrangement de notre chapitre même prouve contre l'opinion de Daléchamp, puisque, depuis p. 155, l. 6, jusqu'à p. 156, l. 8, Xénocrate parle de la différence entre les salaisons de thon selon l'âge des poissons, la saison de l'année et la partie de la mer où ils ont été pris, tandis que, p. 156, l. 9 et p. 157, l. 9, il traite de leur différence d'après les parties du corps du thon. Gesner semble hésiter entre plusieurs interprétations; tantôt il croit que ὡραῖον a été dit pour οὐραῖον (*De aquat.* p. 817 et 819), tantôt il pense que ὡραῖον signifie ici tout simplement *beau*, tantôt il conjecture que les ὡραῖα sont des salaisons qui ne sont ni trop fraîches, ni trop vieilles (*ibid.* p. 973). Coray (p. 163) émet l'opinion que ὡραῖον signifie une salaison faite avec du thon pris justement à l'âge et à la saison de l'année les plus opportunes, et, pour défendre ce sentiment, il s'appuie sur Strabon, qui dit (VII, p. 320): « Εἰς δὲ Σινώπην « προϊοῦσα ὡραιοτέρα πρός τε τὴν θήραν καὶ τὴν ταριχείαν ἐσΊίν. » On a encore l'interprétation d'Hésychius, qui dit : « Ὡραῖον τάριχον· τὸν κατὰ τὸ ἔαρ συντιθέ- « μενον. » Mais la seule explication qui nous semble admissible, c'est que τάριχος ὡραῖος est la salaison qu'on apprêtait en été, de sorte que le mot ὡραῖος a ici la même signification que dans l'expression ὡραῖος καρπός (voy. note sur cette expression, I, 39, p. 48, l. 6). La raison de notre préférence est que Dioclès (ap. Athen. III, p. 116 e) et Diphilus (*ibid.* p. 120 e) rangent tous les deux les ὡραῖα parmi les salaisons maigres, et que justement, vers le milieu de l'été, les thons, étant épuisés par le frai, sont en effet très-maigres. (Voy. Cetti, *Storia naturale di Sardegna*, t. III, p. 155.) On nous objectera peut-être que, dans la plupart des endroits où il est question du ὡραῖον, cette salaison est présentée comme un mets excellent, tandis que, suivant Aristote (*H. A.* VIII, 13, p. 598, l. 17) le thon est mauvais en été, et ne redevient bon qu'après le lever d'Arcture, mais, dans cet endroit, Aristote a uniquement voulu parler des thons infestés par les cymothoés (οἶσΊροι). On nous demandera encore quelle était, suivant notre opinion, la différence entre les κύϐια et les ὡραῖα, puisque les κύϐια étaient aussi faits avec des thons pris pendant les quarante jours; mais nous ferons observer que la différence entre ces deux espèces de salaisons doit avoir été très-petite puisque Diphilus (*loc. cit.*) les range tous les deux sous les salaisons maigres, et qu'il considère même le ὡραῖον comme une espèce de κύϐιον, quand il dit : « Κυϐίῳ, « ἐξ οὗ γένους ἐσΊὶ καὶ τὸ ὡραῖον. »

P. 156, l. 1, Τρίτομον κύϐιον] Coray (p. 165) a supprimé le mot κύϐιον, mais, si on prend ici ce mot dans son acception générale, en regardant τρίτομον comme un adjectif, et que, dans la ligne suivante, on entende κύϐιον dans son sens spécial (voy. note au mot κύϐιον, p. 155, l. 7), il semble qu'il peut être conservé. Ancora (p. 122) propose de changer τρίτομον en τριτών pour mettre Xénocrate d'accord avec Pline (voy. note au mot ὡραῖον, p. 155, l. 9), et il paraît en effet que l'un des deux auteurs doit être corrigé, mais il nous semble difficile à déterminer lequel des deux a la bonne leçon.

P. 156, l. 2, Ὄρκυνος] Pline (XXXII, 53, ol. 11) dit : « Orcynus, hic est « pelamidum generis maximus neque redit in Mæotin similis tritoni, vetustate « melior. » Ce passage a engagé Coray (p. 165, sq.) à ajouter μή dans notre phrase, à supprimer ὑγιής et à lire ἐμφερής au lieu de ὅμοια; mais le mot ὑγιής peut très-bien se défendre quand on admet que Xénocrate oppose ici le thon restauré par l'hivernage au thon épuisé par le frai en été. D'ailleurs Xénocrate n'est pas en contradiction directe avec Pline, car ὑπὸ τὴν λίμνην signifie vers le Palus-Mæotis, dans la direction du Palus-Mæotis et non pas dans le Palus-Mæotis.

P. 156, l. 5, Ἀπόλεκτον] Dans Pline (XXXII, 53, ol. 11) on lit : « Pelamis : « earum generis maxima apolectus vocatur durior tritone, » ce qui semble prouver que Xénocrate a procédé très-méthodiquement dans ce paragraphe, qu'il a parlé d'abord du thon qui venait de naître pour arriver degré par degré aux individus les plus grands.

P. 156, l. 6, Σάρδα] Voy. plus bas IV, 1, p. 267, l. 7, Galien (*Al. fac.* III, 31, t. VI, p. 728-29), Pline (XXXII, 53 ol., 11). Le témoignage de Diphilus de Siphnos (ap. Athen. III, p. 120 f), portant que la sarde est de la grandeur du cogniol, montre qu'il s'agit ici d'un jeune thon. Du reste nous ne savons pas si l'épithète ἐπιμήκης indique que l'auteur parle ici d'une espèce particulière.

P. 156, l. 9, Παρίῳ] Voy. plus haut p. 155, l. 6, note au mot Ἰϐηρικοί.

P. 156, l. 10, Θύννων] Coray (p. 169) dit dans sa note à cet endroit : « Jus- « qu'ici l'auteur a parlé des pélamydes et des orcyns, maintenant il passe aux « thons, » ce qui semble prouver que θύννος doit être, à son avis, pris dans son sens le plus restreint, qui signifie le thon à une époque spéciale de sa vie. (Voy. note au mot πηλαμύς, p. 155, l. 6.) Nous croyons, au contraire, que Xénocrate commence ici une distinction des salaisons d'après un autre point de vue, et que par conséquent θύννος peut bien signifier ici toute espèce de thon, du moins tous ceux qui sont assez grands pour être coupés par morceaux. Quant à la glose donnée par le ms. V*, voy. Boisson. ad Greg. Corinth. éd. Schæf. p. 614.

P. 157, l. 2, αὐχήν] Pline (IX, 18, ol. 15) loue aussi le cou des thons, et, dans cet endroit, ainsi que chez Hicésius (ap. Athen. VII, p. 315 d), il est désigné par le nom de κλείδιον; chez Aristophon (*ibid.* p. 303 a) et Diphilus (*ibid.* VIII, p. 357 a) par celui de κλείς.

P. 157, l. 2, ὠμοτάριχος] Nous croyons avec Coray (p. 170) que les trois mots ὠμοτάριχος, ἡμίνηρος (p. 159, l. 3) et ἀκρόπαστος (p. 158, l. 10), quand ils sont employés comme adjectifs, signifient au fond la même chose, c'est-à-dire *incomplétement salés, à moitié imbibés de sel,* tandis que, s'ils sont substantifs, ὠμοτάριχος se dit plus spécialement des thons, ἡμίνηρος des bolty et ἀκρόπαστος des muges; or ὠμοτάριχος ou ὠμοτάριχον se rencontre comme substantif chez Dioscoride (II, 33) et Diphilus (ap. Athen. III, p. 121 b); ἡμίνηρος est employé comme substantif par Diphilus (*ibid.* c), et comme adjectif par le poëte comique Sopater (*ibid.* p. 119 a); le même (*ibid.*) emploie aussi comme adjectif ἀκρόπαστος.

P. 157, l. 3, Κοιλία] Pline (IX, 18, ol., 15) loue aussi le ventre du thon, ainsi que Hicésius (ap. Athen. VII, p. 315 e), Diphilus (*ibid.* VIII, p. 357 a) et plusieurs poëtes comiques (*ibid.* VII, p. 302 d). De nos jours la panse du thon est encore regardée comme le meilleur morceau. (Voy. Cetti *loc. cit.* p. 137.)

P. 157, l. 7, μελάνδρυα] Dans Pline (IX, 18, ol. 15) on lit : «Hi (thynni) «membratim cæsi cervice et abdomine commendantur.... cetera parte plenis pul«pamentis sale asservantur; melandria vocantur cæsis quernis assulis similia,» et en effet la partie intérieure et noirâtre du bois des chênes est appelée par Théophraste (*H. P.* I, 6, 2; et V, 3, 1) μελάνδρυον et par Homère (*Od.* ξ' 12) μέλαν δρυός. C'est pourquoi Schneider (*Ind. ad auct. De re rust.* voce *pelamis*) propose, non sans raison, de lire σχιζῶν pour ῥιζῶν. Du reste le mot μελάνδρυον, ou au moins son dérivé ὑπομελανδρυῶδες se lit aussi dans Épicharme (ap. Athen. III, p. 121 b), et, dans un autre endroit d'Athénée (VII, p. 315 d), on trouve μελανδρύαι. Quant au mot κοσ7αί, il se rencontre aussi chez Diphilus (ap. Athen. VIII, p. 357 a), qui vécut au temps des successeurs immédiats d'Alexandre (Athen. II, p. 51 a), et Coray (p. 172), bien qu'il ait connu cet endroit, émet l'opinion que κοσ7αί représente le mot latin *costæ*.

P. 158, l. 1, Σιντικῆς] Il nous a paru impossible d'admettre que, du temps de Xénocrate, on fît venir de l'Inde des poissons salés, et, qui plus est, des salaisons peu estimées. Nous avons donc conjecturé que les copistes de Xénocrate avaient commis une erreur qu'on retrouve dans le scholiaste de Nicandre (*Ther.* 45); dans la scholie en question on lit Ἰνδικῇ là où la comparaison des endroits parallèles du faux Aristote (*Mirab. auscult.* 125) et d'Étienne de Byzance (*De Urb. sub voc.*) montre évidemment qu'il faut lire Σιντικῇ. Or les Sintes étaient une peuplade de la Thrace qui s'établit dans l'île de Lemnos (*Exc.* Strab. VII, p. 331). Peut-être y aurait-il quelque vraisemblance à supposer qu'il s'agit ici du grand poisson du Danube appelé ἀντακαῖος, dont parlent Antiphane et Sopater (ap. Athen. III, p. 118 e et 119 a), dont Élien (*Nat. An.* XIV, 26) a amplement décrit la pêche sous la glace et qu'on croit être l'*Accipenser Huso* L. (Voy. Artedi, *Synon. pisc.* éd. Schneider, p. 126.) C'est probablement encore ce poisson qu'Archestrate avait en vue, lorsque, en parlant de salaisons du Bosphore, il cite un poisson qu'il est impossible de nommer dans un vers hexamétrique (ap. Athen. VII, p. 284 e).

P. 158, l. 4, σίμους] Athénée (VII, p. 312 b) cite parmi les poissons du Nil le σῖμος; il est également question de ce poisson dans Artémidore (*De somn. interp.* II, 14).

P. 158, l. 6, Τῆς δὲ μέσης ὕλης] Voy. plus bas ch. 63, p. 173-74, et Celse, II, 18.

P. 158, l. 7, μενδήσιοι] Cette salaison est également mentionnée par le poëte comique Sopater (ap. Athen. III, p. 119 a).

P. 158, l. 9, βωρεῖς] Coray (p. 89) nous rapporte que les Grecs modernes appellent encore βοῦροι des salaisons d'une espèce de muge.

P. 159, l. 6, κνῖσαν] Coray (p. 179), prenant ce mot dans son acception primitive, a changé ἐξάγει en ἐπάγει, mais, puisque Galien (voy. par ex. *Loc. aff.* I, 4, t. VIII, p. 37; *Meth. med.* VIII, 5, t. X, p. 572) emploie assez souvent le verbe κνισοῦν en parlant des mets qui produisent des éructations nidoreuses, nous avons pensé que κνῖσα pouvait bien signifier ici une pareille éructation.

P. 159, l. 8, βωρίδια] Si l'on doit considérer ce mot comme un diminutif de *βωρεῖς* (p. 158, l. 9), l'analogie exigerait qu'on écrivît *βωρείδια*, mais, puisque les Grecs modernes (voy. note au mot *βωρεῖς*, p. 158, l. 9) disent *βοῦροι* au lieu de *βωρεῖς*, et que, dans Alexandre de Tralles (XII, 8, p. 766), il est aussi question d'une salaison appelée *βουρίδια*, nous n'avons pas cru devoir changer le texte des manuscrits. A l'aide de l'endroit cité d'Alexandre, on pourrait encore augmenter de trois le nombre des noms analogues de salaisons; ce sont la salaison appelée *ἐγκατηρά*, qu'on faisait probablement avec des viscères de poissons, les *μαινομένια* et les *μεμβρίδια*, mais Xénocrate n'a probablement pas parlé ici des deux dernières, parce que, à en juger d'après les noms, elles se faisaient avec de petits poissons marins, la première avec des mendoles, la seconde avec de petites aloses. (Voy. Arist. *H. A.* VI, 15, p. 569 [b], l. 25; Artedi, *Syn. pisc.* p. 14.) Il existe encore plusieurs autres poissons marins qu'on mangeait quelquefois salés chez les anciens, mais qu'il serait trop long d'énumérer ici; c'est probablement parce qu'ils n'appartenaient pas à la classe des *κητώδεις* (voy. note p. 154) que Xénocrate n'en a pas parlé, à moins qu'on ne veuille admettre que Xénocrate ait bien traité ce sujet, mais qu'Oribase n'a pas cru nécessaire d'admettre dans sa collection ce qui avait trait à ces poissons.

Ch. 59, p. 162, l. 8, *σχίσις*] Il paraît qu'on réservait ce nom pour la coagulation du lait à l'aide d'un refroidissement subit; Dioscoride (II, 77) et Pline (XXVIII, 33 ol. 9) nomment le lait ainsi préparé *σχιστόν*, mais le premier ne connaît que celui qu'on fait avec l'oxymel, et le second ne parle que du *σχιστόν* de chèvre fait avec du vin miellé. Galien, au contraire, nous rapporte (*Simpl. med.* X, 2, 19, t. XII, p. 292) que, de son temps, quelques médecins appelaient, quoique à tort, *σχιστόν* le lait traité par les cailloux rougis au feu (voy. plus bas III, 30, p. 246, l. 5; Cœl. Aurel. *Chron.* IV, 3, p. 513), et en effet nous trouvons qu'Alexandre de Tralles (VIII, 8, p. 437) emploie le mot *σχιστόν* dans ce sens; Paul d'Égine (I, 88) semble appliquer ce nom aussi bien à l'une qu'à l'autre de ces espèces de lait.

P. 163, l. 3, *πυριάτης ἢ πυρίεφθος.*] Galien ajoute que les anciens appelaient ce laitage *πυριαστόν*, tandis que, de son temps, on lui donnait en Asie le nom de *πυρίεφθος*; cependant, chez Aristophane (*Pac.* 1150), l'amouille est appelée *πυός* (ici le scholiaste dit : « *Τὸ πρῶτον γάλα ὃ καὶ ἑψόμενον πήγνυται, ὃ καὶ* « *ἡμεῖς χυτρίτην λέγομεν. . . . . γάλα νέον μετὰ χθεσινοῦ γάλακτος ἀμελχθέν* »), et, chez le poëte comique Philippide (ap. Athen. XIV, p. 658 e), *πυριέφθης*. Chez Aëtius (II, 99 et 241) il est désigné par le nom de *πρωτόγαλα*, et chez Pline (XI, 96, ol. 41, et XXVIII, 33, ol. 9) par celui de *colostrum*.

Ch. 60, p. 164, tit. *ὀξυγάλακτος*] Pline (XXVIII, 35 et 36, ol. 9) décrit deux manières de faire de l'*oxygala*: l'une consiste à enlever la partie coagulée qui, pendant la préparation du beurre, se porte à la surface, et à y mettre du sel; l'autre à ajouter du lait aigre à du lait frais. Sous le même nom d'*oxygala*, Columelle (XII, 8) décrit un laitage tout à fait différent, qu'on préparait en séparant d'une manière particulière le sérum du lait de brebis, et en assaisonnant la partie coagulée avec du sel et un assemblage assez bizarre de plantes aromatiques. Quant à l'usage de l'*oxygala*, Ctésias (ap. Phot., p. 48, éd. Bekker) nous assure que les Indiens le buvaient, ce qui prouve qu'il ne s'agit pas ici de l'*oxygala* décrit par Columelle; et Polyène (Περὶ στρατηγημάτων, IV, 3, 31) raconte qu'on servait de l'*oxygala* aromatisé (ἡδυσμένον) sur la table du roi de Perse. Outre l'*oxygala*, Galien mentionne encore quelques autres laitages analogues, comme 1° l'ἀφρόγαλα, qui était très-estimé à Rome (*Al. succ.* 13, et *Meth. med.* VII, 4; t. VI, p. 811, et t. X, p. 468), et dont le nom semble indiquer qu'il ne différait pas beaucoup de la première espèce d'*oxygala* de Pline, laquelle est, d'ailleurs, aussi mentionnée par Africanus (*Geop.* XVIII, 12, 8); 2° la *melca*, qui n'était pas moins estimée à Rome (Gal. *loc. cit.*), et dont le nom semble indiquer une origine germanique; Alexandre de Tralles (VII, 5, p. 330) et Paul d'Égine (III, 37) parlent aussi de ce laitage; Paxamus (*Geop.* XVIII, 19) nous enseigne une des manières de le préparer; 3° l'ἀργιτρόφημα (Gal. *Al. succ. loc. cit.*), qui était probablement la même chose que l'ἀργυροτρόφημα, que Chrysippe de Tyane (ap. Athen. XIV, p. 647 e) range parmi les gâteaux faits avec du fromage.

Ch. 61, p. 167, l. 6, ἠδέ] Dans le *Glossaire* de Galien on lit ἠδέ· ἔτι δέ, ce qui prouve que, de son temps, on rencontrait cette conjonction dans les écrits d'Hippocrate; mais on l'y chercherait vainement de nos jours; soit qu'elle se trouvât dans des écrits aujourd'hui perdus ou qu'elle ait été supprimée par des glossateurs qui ont mis καί à la place. Dans Arétée on trouve pour ainsi dire à chaque page le mot ἠδέ. Voilà ce qui nous a fait supposer que Rufus, très-partisan des vieilles formes, s'est également servi de cette particule; mais il est peut-être plus prudent de lire καὶ δή, comme nous le propose M. Dübner.

P. 167, l. 8, ἐνιαυτόν] L'emploi méthodique du lait remonte aux temps les plus anciens de la Grèce : ainsi Hippocrate (*Vict. acut.* § 1; t. II, p. 226) avait déjà reproché aux médecins de Cnide, que, dans les maladies chroniques, ils ne connaissaient pas d'autre traitement que de prescrire des médicaments purgatifs ou de faire boire du lait ou du petit lait en été (τὴν ὥρην). Cet endroit d'Hippocrate a inspiré à M. Ermerins (dans son édition du livre susdit d'Hippocrate, p. 105) l'opinion que les livres de la collection hippocratique, où un pareil traitement est souvent recommandé, doivent être écrits par des médecins cnidiens; or les livres où on prescrit fréquemment de boire du lait ou du petit lait en été sont le livre II du traité *De morb.* (§§ 66, t. VII, p. 100; 68, p. 104; 73, p. 112), et le traité *De affect. intern.* (§§ 1, p. 172; 3, p. 176; 6, p. 180 et 182; 10, p. 190; 14, p. 200; 16, p. 206; 18, p. 212), et ce sont ces livres, que, pour d'autres raisons, Foës (p. 690, 696 et 701) avait déjà cru devoir attribuer à des médecins de Cnide. (Cf. aussi les *Remarques* de M. Littré, t. VII, p. 304 sqq.) Dans des temps plus récents, Pline (XXV, 53, ol. 8) rapporte qu'en Arcadie on buvait du lait au printemps en guise de médicament. Du temps de Galien, l'endroit de prédilection pour faire un traitement par le lait était Tabie, située dans les montagnes qui avoisinent le golfe de Naples du côté du midi, à environ trente stades de la mer; la position de cet endroit est décrite par Galien avec beaucoup de détails (*Meth. med.* V, 12, t. X, p. 363-365).

Ch. 62, p. 169, l. 9, Ὑμήττιον] Dioscoride (II, 101), Rufus (voy. plus bas ch. 63, p. 172, l. 5), Pline (XI, 13) et Diophane (*Geop.* XV, 7) préconisent tous le miel du mont Hymette comme le meilleur; le faux Galien (*De Ther. ad Pis.* 14, t. XIV, p. 268) dit que l'excellence du miel de l'Hymette tenait au thym qui croissait abondamment sur cette montagne.

P. 170, l. 1, Κυκλάδων] Dioscoride (II, 101), Rufus (II, 63, p. 172, l. 5) et Diophane (*Geop.* XV, 7) louent également le miel de ces îles; Galien (*Antid.* I, 14, t. XIV, p. 77) raconte qu'on en apportait beaucoup à Athènes pour le vendre comme du miel d'Attique.

P. 170, l. 3, Εἰς ἀρετήν, κ. τ. λ.] Séduits par le phénomène météorologique qu'on appelle *blanc mielleux*, les anciens croyaient assez généralement que le miel tombait du ciel et que les abeilles ne faisaient que le recueillir sans y apporter de grands changements, comme on peut le voir dans Pline (XI, 12) et Galien (*Al. fac.* III, 39, t. VI, p. 739). Aristote donne encore d'autres raisons pour prouver que les abeilles ne font pas le miel, mais le recueillent seulement, en disant (*H. A.* V, 22, p. 553 [b], l. 27): «Les cellules (κηρίον) proviennent des «fleurs, et les abeilles tirent les matériaux de la cire (κήρωσιν) de la gomme «(δακρύου) des arbres, mais le miel est ce qui tombe de l'air;» et un peu plus loin (l. 32, sqq.): «Ce qui prouve que les abeilles ne font pas le miel, mais re-«cueillent seulement celui qui tombe, c'est que les éleveurs d'abeilles trouvent «dans l'espace d'un ou de deux jours les ruches pleines de miel. Puis en au-«tomne il y a des fleurs, mais il ne se fait pas de miel, si on ôte celui qui exis-«tait auparavant.» — Théophraste semble professer des opinions plus conformes à la vérité sur le miel, quand il en distingue trois sortes (*Fragm. De melle*, éd. Schneid. p. 837). 1° Celui qui provient des fleurs : c'est le miel proprement dit; 2° celui qui tombe du ciel : c'est la manne, comme la suite de ce fragment le démontre; 3° celui qui se forme sur les roseaux : c'est l'espèce de sucre qui exsude spontanément des nœuds du roseau de l'Inde (*Bambusa arundinacea*) et qu'on appelle actuellement *tabashir*, la seule espèce de sucre que les anciens aient connue. Si on désire des renseignements plus amples sur les deux dernières espèces de miel de Théophraste et sur la connaissance que les anciens en avaient, on les trouvera dans Saumaise (*Homon. hyl. iatr.* p. 255), Schneider (ad Theophr. *loc. cit.*) et Sprengel (ad. Diosc. II, 104). Sénèque semble aussi hésiter entre les deux opinions sur l'origine du miel véritable quand il dit (*Epist.* 34) : «De illis (apibus) non satis constat, utrum succum ex floribus ducant, «qui protinus mel sit, an quæ collegerunt in hunc saporem mixtura quadam et «proprietate spiritus sui mutent : quibusdam enim placet, non faciendi mellis «scientiam esse illis, sed colligendi.»

P. 170, l. 6, Θερμαὶ καὶ ξηραί, κ. τ. λ.] Cf. III, 24, p. 234, l. 13.

P. 170, l. 10, εἰ δέ τις ἐκλείχοι, κ. τ. λ.] Cf. III, 29, p. 244, l. 13.

P. 170, l. 11, πλέον δὲ, κ. τ. λ.] Cf. III, 20, p. 228, l. 8.

Ch. 63, p. 173, l. 1, Ὑβλαῖον] Dioscoride (II, 101), Pline (XI, 13) et Diophane (*Geop.* XV, 7) louent également ce miel, et Varron (*De re rust.* III, 16, 14) dit en général que le miel de la Sicile l'emporte sur tous les autres, parce que le thym y est bon et abondant.

P. 173, l. 1, Κρητικόν] Selon Diophane (*Geopon.* XV, 7), le miel du promontoire Sammonie était le plus célèbre. (Voy. la note de Niclas à cet endroit.)

Ch. 68, p. 178, tit.] Pour ne pas troubler l'ordre reçu des chapitres nous avons conservé ce titre; cependant le contenu de ce chapitre indique assez clairement que ce n'est qu'un titre marginal qui a passé dans le texte, car il n'y est question des solipèdes que jusqu'à la p. 179, l. 1, tandis que tout ce qui se lit dans ce chapitre se rangerait très-bien sous le titre du chapitre 67. On remarquera aussi que le manuscrit B n'a point ici de nombre de chapitre, et que, pour ce manuscrit, notre chapitre 69 est le 68 (p. 182).

P. 178, l. 10, ϖάντα] Peut-être faut-il lire ici ϖάντων ou ϖάντη.

P. 181, l. 12, Μύας δὲ τοὺς ἀπὸ τῶν δένδρων] Schneider (*Curæ sec.* ad. Arist. *H. A.* t. III, p. 470) pense que Mnésithée a ici en vue les loirs. Nous traiterons cette question au mot ἐλειός, p. 182, l. 3.

P. 182, l. 2, χελώνας] Élien (*Nat. Anim.* XVI, 14) rapporte que les tortues de l'Inde ont la chair agréable et grasse et ne sont pas amères comme les tortues de mer; on sait en effet que la tortue franche, dont la chair est excellente, ne se rencontre pas dans la Méditerranée et était par conséquent presque inconnue aux anciens. Il n'est donc pas étonnant que les tortues soient traitées ici comme un mets abject, et que ces animaux ne soient que très-rarement cités comme aliment chez les anciens. On ne pourrait guère en citer comme exemple que la fameuse salaison d'Éléphantine dont parle Cratès (ap. Ath. III, p. 117 c), et qui était composée de tortue de mer, de crabes et du poisson appelé λύκος (peut-être l'uranoscope. Voy. Hicésius, ap. Athen. VII, p. 282 d). Ceci nous paraît, avec Brunck (ad Aristoph. *Fragm.* p. 166), le vrai sens de ce passage; d'autres ont expliqué τάριχος ἐλεφάντινον, salaison dure comme de l'ivoire ou de la peau d'éléphant. (Voy. les notes de Casaubon et de Schweighaeuser sur ce passage.) Pline (IX, 12, ol. 11) parle aussi d'une espèce de tortue de mer excellente, mais rare, qu'on trouve chez les Troglodytes; et, dans un autre endroit (XXXII, 14, ol. 4), il dit qu'il est bon contre les tumeurs glanduleuses du cou, celles de la rate et contre l'épilepsie, de manger des tortues. On pourrait encore citer à ce propos le bouillon bizarre préparé par Crésus pour éprouver la véracité des oracles de la Grèce. (Voy. Hérod. I, 47 et 48.) Enfin le dicton de Terpsion, le maître d'Archestrate dans l'art culinaire (ap. Athen. VIII, p. 337 b) :

Ἢ δεῖ χελώνης κρέα φαγεῖν ἢ μὴ φαγεῖν,

dicton qui passa plus tard en proverbe, prouve bien qu'on mangeait quelquefois des tortues.—Voyez, pour l'explication de ce proverbe, Zénobius, VI, 19, et les notes de M. Schneidewin sur ce passage dans ses *Paræmiographi Græci.*

P. 182, l. 2, σαύρους] Nous ne connaissons aucun autre endroit où il soit question de l'usage alimentaire des lézards, si ce n'est Pline (XXIX, 23, ol. 4); dans ce passage on dit qu'il est bon contre le venin de la salamandre de manger un lézard.

P. 182, l. 3, ἐλειούς] Les loirs étaient un mets très-recherché chez les Romains; il en est déjà question dans Plaute (ap. Nonium, p. 119); sous le consulat de M. Æmilius Scaurus (115 ans avant J. C.), une loi somptuaire en défendit l'usage. (Cf. Pline, VIII, 82, ol. 57; et XXXVI, 2, ol. 1.) Malgré cette loi, Q. Fulvius Lupinus ou Hirpinus (voy. Pline, VIII, 78, ol. 52; et 82, ol. 57), qui était contemporain de Varron (*De re rust.* III, 12), s'avisa de les élever.

Varron (*ibid.* III, 15) nous apprend qu'on remplissait ce but de deux manières, soit dans une espèce de parc, soit dans un tonneau[1]; on les y engraissait avec des faînes ou des châtaignes (Varron, *loc. cit.,* Pline, XVI, 7, ol. 6); Apicius (VIII, 9) énumère les sauces auxquelles on les mangeait. On lit dans Pétrone (ch. 31) : « Ponticuli ferruminati sustinebant glires melle et papavere sparsos. » On estimait les loirs d'autant plus qu'ils pesaient davantage; pour cette raison on apportait des balances dans les banquets (Ammian. Marcell. XXVIII, 4, 13). Gesner (*De Quadrup. vivip.*) nous apprend que, de son temps, on les salait dans le midi de l'Allemagne (*Rhætia*); il paraît qu'on en mange et qu'on en élève encore beaucoup dans la Carinthie, la Carniole et la Styrie. (Cf. Matthiole, in Diosc. p. 203, éd. 1554; Hacquet, *Itin. Alp.* t. I, p. 85; Valvasor, *Hist. Carinthiæ,* III, p. 439, et Schneid. in Varr.) En Italie, on mange encore des loirs, mais on ne les élève plus dans des parcs. En Grèce, l'usage des loirs comme aliment paraît avoir été beaucoup moins répandu; du moins, dans les nombreux fragments des poëtes comiques que nous possédons, et où il est si souvent question d'aliments de toute sorte, les loirs ne sont jamais nommés; l'endroit dont nous nous occupons actuellement semble être le seul où un auteur grec, avant la domination des Romains, en ait parlé. On n'est pas même bien sûr quel est le nom grec du loir; les uns disent que c'est l'*ἐλειός*, dont Aristote (*H. A.* VIII, 17, p. 600^{b}, l. 12) raconte qu'il fait son sommeil d'hiver sur les arbres, et que, pendant ce temps, il s'engraisse beaucoup; d'autres disent que c'est le *μυωξός*, dont Oppien (*Cyneg.* II, 574) raconte à peu près la même chose. Cependant *ἐλειός* et *μυωξός* ne sont pas synonymes, car Galien (*Al. fac.* III, 2, t. VI, p. 666) rapporte que, dans la partie de l'Italie appelée Lucanie, il y a un animal appelé *μυωξός*[2], qui tient le milieu entre les souris des champs et ceux qu'on appelle *ἐλειούς*, et que cet animal se mange aussi bien dans sa patrie que dans plusieurs autres endroits. Saint Épiphane (*Hæres.* 64, p. 604, éd. Petav.) semble aussi parler du *μυωξός* comme d'un animal susceptible d'être mangé. Schneider a donc conclu, ce nous semble, avec raison (*Adnot.* ad Arist. *loc. cit.* t. II, p. 638; et ad Varronem, *De re rust.* III, 15), que le *μυωξός* est le loir; reste à déterminer quel est l'*ἐλειός*. Schneider pense que c'est le lérot, mais ici il est en contradiction avec l'endroit cité de Galien, puisque le lérot est plus petit que le loir. Nous ajoutons donc foi aux gloses que donne Hésychius sur les formes dialectiques d'*ἐλειός* et qu'on trouve rassemblées dans Gesner (*Quadrup. vivip.*), dans Schneider (ad Arist. *l. l.*) et dans le *Trésor* (*sub voce ἐλειός*). Dans quelques-unes de ces gloses, *σκίουρος*, qui signifie écureuil, est donné comme synonyme d'*ἐλειός*; nous croyons donc que l'*ἐλειός* est l'écureuil, parce que ce qu'Aristote rapporte de l'*ἐλειός* s'applique aussi bien à l'écureuil qu'au loir et au lérot, et que, sous le rapport de sa forme et de ses habitudes, le loir tient en effet le milieu entre une souris et un écureuil. Nous ne saurions taire cependant que l'explication de Schneider, aussi bien que la nôtre, est en contradiction avec

[1] Un tonneau de ce genre est encore conservé dans le Musée de Naples.

[2] Nous suivons ici la leçon donnée par la marge de l'édition des Juntes; dans le texte imprimé les mots *τὸν μυωξὸν καλούμενον* manquent; à leur place les deux manuscrits de la Bibliothèque nationale ont *καὶ μύοξιν*, mots qu'ils placent avant *καὶ τῶν καλουμένων ἐλειῶν*.

deux endroits du faux Dioscoride (*Eupor.* I, 57) : «Κἂν τὸ ἐκ τοῦ λίπους ἔλαιον «ὃ (καὶ τὸ λίπος ἐκ τοῦ ἐλειοῦ ὅς Moibanus et Gesner) καλεῖται γλῆρις· καὶ γὰρ «ὁ ἐπανοσοκιώρους (lisez καὶ γὰρ τὸ ἅπαν γένος σκίουρος) λέγεται,» et II, 71 : «ἔλαιον τὸ ἐκ τοῦ λίπους ὃ (τὸ τοῦ ἐλειοῦ λίπος ὅν Moib.et G.) ῥωμαϊσ7ὶ γλῆρις «καλοῦσιν.» Peut-être pourrait-on, avec nos corrections et celles de Moibanus et Gesner, concilier ce texte avec notre explication, en supposant que le mot *glis*, en latin, fût devenu, pour ainsi dire, un nom générique, servant à désigner aussi bien les loirs que les écureuils et d'autres espèces voisines, et qu'il en était de même du mot σκίουρος en grec. En résumé, si on adopte l'interprétation de Schneider pour les mots μύας τοὺς ἀπὸ τῶν δένδρων (voy. note sur ces mots, p. 181, l. 13) et la nôtre pour ἐλειός, il faudra traduire *écureuils* au lieu de *loirs*; si, au contraire, on adopte pour les deux mots l'interprétation de Schneider, on lira au même endroit *lérots*. Si on veut s'en tenir, pour l'interprétation du mot ἐλειός, au texte du faux Dioscoride, il est impossible d'admettre l'interprétation de Schneider pour μύας τ. ἀ. τ. δ. : on admettra, dans ce cas, que Mnésithée a seulement voulu désigner par ces mots les véritables souris qu'on trouve quelquefois accidentellement dans les troncs des vieux arbres, mais cette supposition est assez invraisemblable, parce que Mnésithée, quoiqu'il n'approuve pas l'usage des μ. ἀ. τ. δ., en parle cependant évidemment comme d'un mets usité, tandis qu'il regarde les ἐλειούς comme un mets abject. Enfin on pourrait adopter l'explication de Schneider pour μ. ἀ. τ. δ. et lire (l. 3) ἑλείους au lieu de ἐλειούς ; alors il faudrait traduire, comme l'a fait Rasarius, les *lézards de montagne et de marais*. Il resterait alors à expliquer quels sont les *lézards de marais* de Mnésithée.

Ch. 69, p. 182, l. 5, ῥοφήματα] Dans la collection hippocratique, on entend par ῥόφημα une préparation alimentaire, qui, sous le rapport de la consistance, tient le milieu entre les boissons et les aliments solides; ainsi on lit (*De prisc. med.* § 5 t. I; p. 583) : «On crut devoir leur donner» (à ceux qui ne pouvaient triompher même d'une petite quantité de nourriture) «quelque chose de plus faible et «l'on inventa les bouillies (ῥοφήματα), où l'on mêle peu de substance à beaucoup «d'eau, et où l'on enlève ce qu'il y a de substantiel par le mélange et la cuisson.» De même (*De morb. mul.* II, p. 638, 1 sqq. éd. Foës) les ῥοφήματα sont très-clairement présentés comme un intermédiaire entre les aliments et les boissons. On trouvera plus bas dans le livre IV, chap. 7, (p. 284, sqq.) la description d'un grand nombre de ῥοφήματα.

P. 182, l. 8-9, κυρήβια] Voy. *Œcon.* Hippocr. *in voce.*

P. 183, l. 6, ἀνεκτόμων] On trouvera peut-être que nous avons changé arbitrairement ce mot, mais on peut facilement s'expliquer la transformation de la manière suivante : Un individu châtré s'appelle aussi bien ἐκτομίας que ἔκτομος. Nous supposons donc que la leçon primitive était ἀνεκτόμων : un glossateur qui préférait la forme ἐκτομίας à ἔκτομος aura écrit dessus μι, et ces deux lettres, étant tombées dans le texte, auront donné le mot informe ἀνεμικτόμων, qu'on aura corrigé plus tard en ἀνεμίκτων. Si cependant on pouvait être sûr que la leçon marginale du ms. M provient d'une bonne source, elle ferait peut-être penser que la vraie leçon était ἀναμήτων, mot qu'on dériverait de ἀμάω «je coupe avec une faux,» et qui signifierait par conséquent la même chose que ἀνεκτόμων.

P. 184, l. 10, ἐλαῶν.] Niclas (*ad Geop.* IX, 3, 3) a bien établi que, dans l'antiquité, on distinguait trois espèces d'olives, eu égard à leur degré de maturité et à l'époque de l'année où on les récoltait, et qu'à chacune de ces espèces d'olives répondait une espèce spéciale d'huile. Les olives dont on exprimait la première espèce d'huile (*oleum acerbum*) étaient appelées *olives blanches*, comme Columelle le dit (XI, 2, 83). Quoique le nom d'*æstivum*, que Columelle (XII, 52, 1) donne à l'huile tirée de ces olives, semble devoir faire supposer une récolte plus précoce encore des olives blanches, il dit lui-même (XII, 49, 1) qu'on les récoltait aux mois de septembre et d'octobre, pendant la vendange. L'espèce d'olives dont on exprimait la seconde espèce d'huile (*oleum viride*) est déterminée par Columelle (XI, 2, 83) de la manière suivante : « Tum et olea de« stringenda est ex qua velis viride oleum efficere, quod fit optimum ex varia « oliva, quum incipit nigrescere. » Les deux espèces d'huile dont nous avons parlé jusqu'ici sont indistinctement désignées en grec par les deux noms d'ὀμφάκινον et d'ὠμοτριβές. Cela ressort évidemment de Dioscoride (II, 29), de Galien (*San. tu.* III, 6, t. VI, p. 196; et *Simpl. med.* VI, t. XI, p. 868), où ces deux mots sont synonymes, et de Pline (XII, 60, ol. 27; XV, 2, ol. 1), qui appelle *druppæ* les *olivæ variæ*. Athénée (II, 47) donne δρυπεπεῖς comme synonyme de *druppæ*. En considérant le chapitre dont il s'agit en ce moment dans son ensemble, on reconnaîtra que les πυραλλίδες de Philotime appartiennent au genre des *variæ olivæ*, quoiqu'on ne rencontre πυραλλίς chez aucun autre auteur comme nom d'une espèce d'olives; on ne le connaissait que comme un nom d'oiseau. (Voy. Étienne, *Trés. gr.*) C'était principalement avec les *olivæ variæ*, à ce qu'il paraît, qu'on faisait les κολυμβάδες; du moins Didymus (*Geopon.* IX, 33, 1) commence ainsi son chapitre sur ce sujet : « Τὰς καλουμένας κολυμβάδας « τὰς ἁδρὰς, ὅταν ἀκμάζωσι καὶ πρὸς τῷ περκάζειν ὦσι, λαβών. » Mais Cœlius Aurel. (*Chron.* I, 1, p. 277) définit les *colymbades* : « Olivas ex viridi novitate messas. » En général, pour préciser autant que possible le sens du mot κολυμβάδες, nous croyons qu'il faut le considérer sous trois points de vue : 1° Athénée (IV, p. 133 a) donne ἁλμάδες comme synonyme de κολυμβάδες, et Dioscoride (*loc. cit.*) parle de la saumure (ἅλμη) des κολυμβάδες, mais cela n'avance pas beaucoup la question; car, sauf les olives très-douces, qu'on conservait en les desséchant (Pline, XV, 4 ol., ol. 3), les olives conservées dans le marc de raisins (Didymus, *in. Geop.* IX, 31) et deux autres préparations mentionnées par Caton (119) et Columelle (XII, 49, 8), les olives sont toujours conservées dans un liquide dont le sel fait partie; 2° on observera que le mot κολυμβάδες et celui de νηκτρίδες, que Pollux (VI, 45) donne comme son synonyme, sont tous les deux dérivés d'un verbe qui signifie *nager*, ce qui semble indiquer que les κολυμβάδες étaient des olives conservées dans quelque liquide : c'est dans ce sens que Pline (*l. l.*) et Columelle (XII, 50, 5) emploient κολυμβάδες. 3° enfin, immédiatement après l'endroit de Pline cité en dernier lieu, on lit : « Franguntur eædem, » d'où on peut déduire que Pline oppose les *colymbades* aux olives écrasées (fractæ, contusæ, θλασταί), et qu'on appelait spécialement *colymbades* les olives qu'on conservait sans les écraser. (Voy. aussi Aristophane, ap. Athen. II, p. 56 b; et ap. Pollucem, VI, 45.) Ainsi les κολυμβάδες sont des olives entières nageant dans un liquide salé. Palladius (*Nov.* 22, 1) emploie le mot *colymbades* dans un sens très-général, lorsqu'il commence son chapitre sur la conservation des olives par les mots : « Colymbades olivæ fiunt sic, » en rangeant même sous cette rubrique un procédé dans lequel il n'est pas employé de liquide, et un autre où les cendres tiennent la place du sel. Quant à l'époque de la récolte des *olivæ variæ*, Columelle (XI, 2, 83) et les *Géoponiques* (III, 13, 5) s'accordent à en placer le commencement vers la fin d'octobre, et Palladius, qui a réuni tout ce qu'il y avait à dire sur la conservation des olives en un seul chapitre, l'a inséré au livre qui traite des occupations de novembre. Pour faire la troisième espèce d'huile que Columelle (XII, 52, 1) appelle *maturum*, et Paxamus (*Geop.* IX, 17, 1) *κοινόν*, ce dernier auteur recommande de récolter les olives, « *ὅταν τὸ πλέον τοῦ ἡμίσεως μέρους τοῦ καρποῦ φανῇ μελανίζον.* » Il paraît que la récolte de cette espèce d'olives se prolongeait jusqu'à une saison très-avancée, du moins Pline (*loc. cit.*) parle d'une variété d'olives qui ne noircissait que dans la première moitié de février, et qui, si on les laissait sur l'arbre, ne tombait qu'au mois de mars. Aussi Columelle fait-il une triple distinction entre les olives noires (XII, 50 et 51) en parlant d'abord des « *olivæ quæ jam nigruerunt nec tamen permaturæ sunt*, » ensuite des *maturæ*, et en troisième lieu des *maturissimæ*. D'après Philémon (ap. Athen. *loc. cit.*) les olives noires s'appelaient aussi *στεμφυλίδες*, et Galien (*Simpl. med. loc. cit.*) les nomme *δρυπετεῖς* lorsqu'il oppose l'huile tirée des *δρυπετεῖς* à l'*ὀμφάκινον*. On a beaucoup agité la question (voy. *Interpp. ad Mœridem*, p. 126; Alberti, ad Hesychium, *voce δρυπετής*; Kuster et Bernhardy, *ad Suidam*, voc. *γεργέριμος*, *δρυπέπης* et *ἔλαα*; Kühn, *ad Pollucem*, VI, 45; Ermerins, ad Aretæum *Cur. acut.* I, 1, p. 165. Voy. aussi *Lex.* Zonar., p. 429, 569 et 571; *Lex.* Bachm. p. 201), s'il fallait admettre en grec l'existence de deux mots différents, l'un, *δρυπετής*, dérivé de *δρῦς*, qui était anciennement le nom générique de toute espèce d'arbre (voy. *Schol.* Nic. *Ther.* 28 et *Schol.* Theocr. XV, 112), et de *πίπτω* « je tombe, » et *δρυπέπης* ou *δρυπεπής*, dérivé de *δρῦς* « arbre, » et *πέπτω* « je fais mûrir, » et si, en acceptant ces deux mots, on devait les traduire tous les deux par *olives vertes* ou par *olives mûres*, ou l'un par *olives vertes* et l'autre par *olives mûres*. Nous avons tâché de prouver plus haut que les *δρυπέπεις* étaient des *olivæ variæ* ou à moitié mûres, et les *δρυπετεῖς*, au moins pour Galien, des olives *nigræ* ou mûres. Cette explication est, il est vrai, en contradiction avec Pline (XV, 2 ol., 1), qui donne *drupetas* comme synonyme de *drupas*, et peut-être avec Celse (II, 24), qui recommande des « olivas nigras quæ in arbore bene permaturuerunt, » mais ces auteurs ont pu facilement confondre *δρυπετής* et *δρυπέπης*. Cependant, si on doit considérer *δρυπετής* comme l'équivalent du mot latin *caduca*, il désigne toute olive qui tombe de l'arbre à quelque époque de sa maturité que ce soit. Or les oliviers sont très-sujets à perdre leurs fruits à une époque peu avancée de leur maturité : cela ressort d'un endroit de Columelle où il dit (XII, 52, 1) : « Sed acerbum oleum facere patrisfamilias rationibus non conducit, quoniam exiguum fluit, nisi bacca tempestatibus in terram decidit, et necesse est eam sublegere. » Ce sont les mêmes olives que le schol. de Lucien (*Lexiph.* 13, t. IV, p. 155) a en vue quand il dit : « Χαμαιπετεῖς· *ἃς καλοῦμεν δρυπετεῖς· αὗται γὰρ, εἰ μὴ ἀφ' ἑαυτῶν ἀποῤῥυῶσι τοῦ δένδρου, οὐ σκευάζονται οὕτως.* » Il paraît que Caton (58) appelle ces olives *caducas;* mais Columelle (XII, 52, 22) semble appeler *caducas* des olives mûres qui sont tombées de l'arbre. Il n'est donc pas indispensable de corriger l'une par l'autre la glose d'Hésychius, « δρυπετεῖς· ἀπὸ δένδρου πεπτωκυίας, ὠμάς, et l'expression μὴ ὠμῆς, qu'on lisait autrefois dans Arétée (*Cur. acut.* I, 1) après δρυπετοῦς ἐλαίης et que Wigan, Petit et M. Ermerins ont rejetée du texte comme une glose. Si on s'étonne qu'on ait appelé δρυπεπεῖς, c'est-à-dire *qui ont mûri sur l'arbre*, des fruits à moitié mûrs, nous répondrons que Pline (XV, 3) blâme ceux qui appelaient mûres les olives noires, et semble être d'avis qu'il faut réserver ce nom pour les *olivæ variæ*. Théophraste paraît encore être du même avis, car il dit (*C. P.* II, 8, 2; et VI, 8, 4) qu'on appelle σῆψις le développement ultérieur des δρυπεπεῖς, et il compare ce développement au ramollissement des nèfles après la récolte.

P. 185, l. 5, ἐν ὄξει συγκ.] Les olives conservées dans le vinaigre formaient, à ce qu'il paraît, une subdivision des κολυμβάδες (voy. note préc.), car l'usage du vinaigre n'excluait pas celui du sel, de l'eau salée ou de l'eau de mer. Quelquefois on ajoutait l'un de ces trois ingrédients en même temps que le vinaigre (Caton, 117 et 118; Columelle, XII, 49, 6; Palladius, *Nov.* 22, 1; Didymus, *in. Geop.* IX, 33, 3); d'autres fois on exposait d'abord les olives pendant quelques jours à l'influence des ingrédients salés, et on les transvasait ensuite dans quelque autre liquide (Columelle, XII, 49, 5, 6, 7 et 50, 2, 3, 5; Palladius, *Nov.* 22, 2, 3, 6; Florentinus, *in. Geop.* IX, 28, 1 et 30, 1; et Didymus, *ibid.* 33, 5); il semble qu'on employait surtout cette dernière méthode pour les olives noires afin d'en retirer le marc (*amurca*. — Col. XII, 49, 9, 50, 2 et 3). Le plus souvent on employait le vinaigre conjointement avec d'autres fluides (Caton, 117, 118 et 119; Columelle, XII, 49, 5, 6, 7 et 50, 3; Palladius, *Nov.* 22, 1, 2, 3, 5, 6; Didymus, *in Geop.* IX, 33, 3). Nous n'avons trouvé que deux procédés où, après avoir ôté les olives de l'eau salée, on les mettait dans du vinaigre pur (Columelle, XII, 49, 6 et 50, 5), encore, dans ces deux cas on ne les trempait dans ce liquide que pendant quelques jours pour les transvaser ensuite de nouveau dans un troisième liquide. On pourra voir dans les auteurs *De re rustica* (Caton, 7, 117 à 119; Varron, I, 60; Columelle, XII, 49-51; Palladius, *Nov.* 22), dans les *Géoponiques* (IX, 28 à 33), dans Celse (II, 24), et dans Pline (XV, 4, ol. 3), la liste sans fin des liquides et des ingrédients qu'on employait pour conserver ou pour aromatiser les olives.

P. 185, l. 10, θλαστα[í]] Sous ce nom, Didymus (*Geop.* IX, 32) décrit un procédé pour conserver les olives blanches; il paraît en effet que c'étaient ces olives-là qu'on conservait le plus souvent écrasées (voy. Caton, 117; Columelle, XII, 49, 1 et 2). Cependant Diphilus de Siphnos (ap. Athen. II, ch. 47) parle aussi d'olives écrasées noires, et dans le procédé de Columelle (XII, 51), les *olivæ maturissimæ* sont réduites en pâte (*sampsa*) pour être conservées. Pollux (VI, 45) nous rapporte que les poëtes comiques appelaient aussi les olives écrasées πυρῆνας.

LIVRE III.

Ch. 1, p. 192, l. 6, τὴν ποικιλίαν] Aristote (*Probl.* I, 15) et Pline (XI, 117, ol. 53) blâment également une alimentation variée; Asclépiade (ap. Celsum, III,

6) prétendait, au contraire, que des aliments variés étaient plus faciles à digérer que des aliments uniformes, opinion qui n'est pas adoptée par Celse lui-même. Dans Plutarque (*Sympos.* IV, 1) et dans Macrobe (*Sat.* VII, 4 et 5) on peut trouver des arguments pour chacune de ces deux opinions. Notons aussi qu'Arétée (*Cur. acut.* II, 2 et 3) et Cœlius Aurel. (*Acut.* II, 11, p. 107) prescrivent quelquefois une alimentation variée dans le traitement des malades.

Ch. 2, p. 194, l. 2, σίνωνος] Nous avons mieux aimé écrire σίνων que σίσων, quoique cette dernière forme ait été adoptée dans le langage systématique de la botanique; la raison de cette préférence, c'est que, dans tous les endroits de Galien où il parle de cette plante (*Meth. med.* VIII, 5, t. X, p. 578; *Meth. med. ad Glauc.* II, 8, t. XI, p. 113, *Sec. loc.* VIII, 5; et IX, 4, t. XIII, p. 100, 279, 282, 285 et 286), à l'exception d'un seul (*Simpl. med.* VII, t. XII, p. 123), on lit invariablement σίνων, et encore, dans l'endroit qui fait exception, l'ordre alphabétique montre que la vraie leçon est σίνων. Cependant, dans Dioscoride on lit σίσων (III, 57). Pline (XXVII, 109, ol. 13) a aussi *sinon*, que Hardouin veut à tort corriger en *sison*. — Les nouveaux éditeurs du *Trésor* ont adopté σίνων.

P. 195, l. 4, ἐκ τῶν πύργων] Dans Varron (*De re rust.* III, 7, 1 et 2) on lit : « Duo genera columbarum in περιστεροτροφείῳ esse solent : unum agreste, ut « alii dicunt, saxatile, quod habetur in turribus ac columinibus villæ, a quo « appellatæ columbæ, quæ propter timorem naturalem summa loca in tectis cap- « tant, quo fit ut agrestes maxime sequantur turres in quas ex agris evolant « suapte sponte ac remeant. Alterum genus illud columbarum est clementius « quod cibo domestico contentum intra limina januæ solet pasci. Hoc genus « maxime est colore albo; illud alterum agreste sine albo, vario. » Ces tours sont également mentionnées par Columelle (VIII, 8, 1), Pline (X, 53, ol. 37), Didymus (*Geop.* XIV, 2, 5) et Manilius (V, 383). Galien parle encore dans deux autres endroits (*San. tu.* VI, 11, t. VI, p. 435; et *Sec. gen.* II, 10, t. XIII, p. 515) des pigeons des tours; dans le premier il les appelle aussi νομάδας, et dans le second βοσκάδας. Nous ne savons pas si les moineaux appelés πυργῖται devaient également leur nom à ces tours-là. (Voy. note au mot πυργῖται, liv. II, ch. 42, p. 105, l. 6.) Il nous semble très-vraisemblable que les pigeons des tours étaient les πελειάδες d'Aristote, et les pigeons domestiques ses περιστεραί. Du moins (*H. A.* V, 13, p. 544 [b], l. 1) on lit : « La πελειάς diffère de la περιστερά : la πελειάς « est plus petite, mais la περιστερά s'apprivoise plus facilement; la πελειάς est « noire, petite, et a des pieds rouges et rugueux (τραχύπουν), voilà pourquoi « personne ne l'élève. » Dans un autre passage (*ibid.* VIII, 11, p. 597 [b], l. 3), Aristote dit que les πελειάδες émigrent, mais que les περιστεραί restent. — Voy. du reste, pour la manière d'élever les pigeons, Varron et Columelle (*loc. cit.*), Palladius (I, 24), et *Geop.* (XIV, 1-6).

P. 196, l. 12, καίτοι μαλακὴν ἔχοντα τὴν σάρκα] Puisque ce texte, tel que nous l'avons donné d'après tous les manuscrits de la *Collection médicale*, est en contradiction évidente non-seulement avec la nature, mais aussi avec ce que Galien rapporte ailleurs (II, 55, p. 121, l. 11), nous aimerions mieux suivre la leçon de quelques manuscrits et de la traduction imprimée de la *Synopsis* qui donnent σελαχίων au lieu de μαλακίων; la même leçon est donnée comme variante à la marge de l'édition des Juntes. Les autres manuscrits de la *Synopsis* donnent *μαλακίων τε καὶ σελαχίων.*

P. 198, l. 8, *ἀμυγδαλῶν*] Quoique partout ailleurs dans Oribase les amandes soient appelées *ἀμύγδαλα*, nous n'avons pas cru devoir nous écarter de la leçon des manuscrits. — Voyez, du reste, sur l'orthographe de ce mot, Athénée (II, p. 52 f) et Galien (*Al. fac.* II, 29, t. VI, p. 612).

Ch. 4, p. 202, l. 1, *γιγγινίδια*] Nous avons cru devoir corriger cet endroit d'après le scholiaste de Nic. (*Al.* 432), où on lit : « *Κίχορα· ἡμεῖς μὲν γιγγινίδια, οἱ δ' Ἀττικοὶ κιχόρια,* » car il nous semble impossible d'admettre que Galien ait rangé une plante ombellifère comme le *γιγγίδιον* parmi les chicoracées.

Ch. 5, p. 202, l. 11, *καλλωσόν*] La couenne de lard, surtout celle de sanglier, était un mets très-estimé chez les Romains (*callus*); il en est assez souvent question dans Plaute (par ex. *Capt.* IV, III, 4; *Pseud.* I, II, 33; *Persa*, II, V, 4); Caton avait fait un sujet de reproche de l'usage de ce mets (voy. Pline, VIII, 77, ol. 51), et Apicius en parle dans son VIe livre (ch. I), intitulé *Polyteles* sive *sumptuosus*. D'après Florentinus, dans les *Géoponiques* (XIX, 6), cette partie s'appelait en grec *κόλλοψ*. (Voy. aussi *Etym. magn.*, *Gud.*, et *Or.*, Étienne, *voce κόλλοψ*, et Hésychius *voc. κόλλοψ* et *ἐκολλόπωσε.*) En effet nous voyons que, dans un fragment d'Aristophane (421), il est question du *κόλλοψ* d'un jeune sanglier. Galien, dans l'endroit d'où ceci a été tiré (*Al. succ.* 4, t. VI, p. 773), n'emploie ni l'un ni l'autre mot, mais il se sert de la périphrase *τὸ δέρμα τῶν λιπαρῶν ὑῶν.* — *Κόλλοψ* signifie toute peau dure, soit qu'on la mange, soit qu'on en fasse de la colle. Les Latins se servaient de *callus* dans le sens exclusif de couenne de lard propre à être mangée; c'est ce mot qui est représenté en grec par *καλλωσόν.* Mais on ne prenait pas indifféremment dans toutes les parties cette couenne si recherchée; on préférait surtout la peau épaisse de la partie supérieure du dos et de la partie postérieure du cou, lorsqu'elle formait des excroissances, sous lesquelles se cachaient des petits amas de graisse, c'est ce qu'on appelait *glandia.* Plaute (*Capt.* IV, IV, 7) dit :

Arripuit gladium, prætruncavit tribus tergoribus[1] glandia.

Pline (XVI, 73, ol. 38) compare les excroissances des arbres aux *glandia* des cochons; dans un autre passage (XVII, 4, ol. 6) il dit, en parlant de la coutume des habitants des Gaules et de la Bretagne d'amender les terrains avec de la marne : « Est autem quidam terræ adeps, ac velut glandia in corporibus, ibi se densante « pinguitudinis nucleo. » Ces *glandia* sont encore mentionnées par Plaute dans plusieurs autres endroits (*Curc.* II, III, 44; *Men.* I, III, 27; *Stich.* II, II, 36). Une loi somptuaire en avait défendu l'usage à Rome (Pline, VIII, 78, ol. 51, et XXXVI, 2, ol. 1). — Schneider (ad Colum. VII, 9, 1) confond ces *glandia* avec les véritables *glandes*[2], qui étaient aussi recherchées chez les anciens. (Voy. liv. II, 32, p. 98 et 99.) — Suivant Ducange (*Gloss. græc. voce τραγανόν*) les

[1] Schneider (*l. inf. l.*) veut lire *pecoribus*, mais le contexte s'oppose à cette correction.
[2] Schneider semble tantôt distinguer les *glandia* des *glandulæ*, et tantôt les confondre.

glandia s'appelaient aussi τραγανόν. — Voy. aussi Pelagonius dans les *Hippiatrica* (26, p. 89).

Ch. 14, p. 211, l. 2, σηρικὰ.....ζίζυφα] Dans un vieux lexique médical cité par Bodæus a Stapel (ad Theophr. *H. P.* p. 329), σηρικά ou σιρικά[1] est donné comme synonyme de ζίζυφα. On pourrait donc attribuer la mention du même fruit sous deux noms différents, à si peu de distance, au peu d'attention d'Oribase, lorsqu'il mettait bout à bout ses extraits de Galien; mais, comme ce dernier place son chapitre sur les σηρικά (*Al. fac.* II, 32, t. VI, p. 614) au milieu des chapitres sur les fruits cultivés, et qu'il énumère les ζίζυφα parmi les fruits sauvages (*ibid.* 38, p. 621), nous avons cru que les premiers étaient les jujubes cultivées et le second les jujubes sauvages. On pourrait soutenir cependant aussi que les ζίζυφα de Galien étaient les fruits du margousier (*Melia Azedarach* L.), en se basant sur les raisons suivantes : Columelle (IX, 4, 3) énumère entre les arbres qui plaisent aux abeilles le *ziziphus* rouge et le *ziziphus* blanc. Dans Pline (XV, 14) on lit : « Peregrina sunt zizipha et tuberes quæ et ipsa non pridem venere « in Italiam, hæc ex Africa, illa ex Syria. Sext. Papinius, quem consulem vidi- « mus, primus utraque attulit Divi Augusti novissimis temporibus.......baccis « similiora quam malis ....Tuberum duo genera : candidum et a colore sericum « dictum. » Les *tuberes* sont un fruit très-difficile à déterminer, que quelques-uns ont pris pour une variété de pêches, d'autres pour une variété de pommes, d'autres pour des jujubes (voy. Schneider ad Colum. XI, 2, 11), mais ce qu'il nous importe ici le plus de savoir, c'est qu'aucun autre auteur n'a parlé de deux espèces de *tuberes.* Mercuriali (lettre à Latinius insérée dans les *Lettres* de Latinius, p. 233) et Bodæus a Stapel (*loc. cit.*) ont donc supposé avec raison que soit Pline lui-même, soit quelque copiste, a commis ici une erreur, et que, pour mettre la dernière phrase de notre citation d'accord avec les faits, il faut lire au lieu de *tuberum, ziziphorum.* Alors les σηρικά seraient les *zizipha* rouges, qui sont évidemment nos jujubes, comme il ressort de la comparaison avec Crescentius, qui les décrit (V, 28) sous le nom de *zezula.* Quant aux *zizipha* blancs, Schneider (ad. Pallad. *Apr.* 4, 1) croit que ce sont les fruits du margousier; son opinion est indirectement confirmée par l'autorité de Pierre Bélon (*Observ.* I, 18 et 26; et II, 90), qui atteste que, dans la Grèce et dans la Syrie, il y avait deux espèces de jujubiers, l'un *blanc* et l'autre *rouge,* appelés tous deux *zinziphion;* il ajoute que le jujubier blanc est cultivé à Paris sous le nom d'*olivâtre,* mais que ses fruits n'y mûrissent pas.

Ch. 16, p. 221, l. 5, ὁ φαῦλος Βιθυνὸς ὁ ἐν τοῖς μεγάλοις κεραμίοις] D'après Galien (*Meth. med.* XII, 4, t. X, p. 835), il paraît qu'en Sicile on mettait au contraire le bon vin dans les grandes cruches et le mauvais dans les petites. Anatolius (*Geop.* VI, 3, 9-11) préfère toujours les petites cruches.

Ch. 18, p. 225, l. 3, μαλακόδερμα] Il est évident qu'Oribase appelle ici μαλακόδερμα les animaux qu'on appelle ordinairement en grec μαλάκια, quoique, à

[1] Peut-être aurions-nous dû suivre les nouveaux éditeurs du *Trésor,* qui lisent σιρικά au lieu de σηρικά.

notre connaissance, il n'y ait que ce chapitre d'Oribase et les chapitres correspondants de la *Synopsis*, des livres *ad Eunapium* et d'Aëtius, où le mot *μαλακόδερμον* soit employé dans ce sens. Dans l'endroit correspondant de Galien (*Al. fac.* III, 35, t. VI, p. 736) ce mot ne se trouve pas.

Ch. 20, p. 229, l. 2, *ἀλλὰ οὐχ*] L'insertion de ces mots était impérieusement exigée pour mettre Oribase d'accord avec Galien (*Al. fac.* II, 5, t. VI, p. 566), où on lit : «Τὸ *δὲ εἰς ἔμετον ἐξορμᾷν ὁμοίως τοῖς πέποσιν οὐκ ἔχουσιν* (*οἱ μηλοπέ*-«*πονες*).» Cependant les mots *ἀλλὰ οὐχ* manquent également dans les endroits correspondants de la *Synopsis*, du livre I *ad Eunap.* et d'Aëtius.

Ch. 23, p. 231, l. 10, *ὁ Κυρηναϊκὸς. . . . σιλφίου ὁ ὀπός*] C'est sans doute par inattention qu'Oribase mentionne ici deux fois, à une si petite distance, la même substance sous deux noms différents; cependant la même négligence se retrouve dans les chapitres correspondants de la *Synopsis*, du livre I *ad Eunap.* et d'Aëtius. La mention de l'*ὀπὸς Κυρηναϊκός* est tirée du livre VIII, *Simpl. med.* t. XII, p. 91, et celle du *σιλφίου ὀπός* du même livre, p. 123.

Ch. 31, p. 249, l. 5 et 6, *ῥαφανίς. . . . . ῥαφανίς*] Nous nous sommes guidé ici, dans notre traduction, d'après les passages de Galien où Oribase a puisé. La première mention des radis se retrouve dans *Al. fac.* II, 70 (t. VI, p. 657) et la seconde, *ibid.* 58, p. 642.

LIVRE IV.

Ch. 1, p. 256, l. 6, *σιλιγνίτας*] Celse (II, 18), Pline (XVIII, 27, ol. 11) et Actuarius (*Spir. anim.* II, 5) disent également que le pain de siligo est le meilleur. Galien, dans l'endroit cité à la marge ainsi que dans un autre passage (*Sec. loc.* VII, 1, t. XIII, p. 12) rapporte que *siligo* était un mot latin et qu'il n'existait pas de mot grec équivalent : aussi les auteurs grecs anciens n'en parlent-ils jamais, tandis qu'il en est souvent question chez les Latins, qui le considèrent tantôt comme une espèce particulière de céréale (Cat. 35, 1; Pline, XVIII, 19, ol. 8), tantôt comme un genre de froment (Celse, *loc. cit.*; Colum. II, 6, 2). Pline (*loc. cit.*) appelle le siligo *tritici delicias;* Columelle, au contraire (II, 9, 13), le regarde comme une dégénérescence du froment : «Nec nos, dit-il, tam-«quam optabilis agricolis fallat siligo. . . . . quamvis candore præstet, pondere «tamen vincitur.» Pline (*loc. cit.*) dit également que le *siligo* excelle plus par la blancheur que par le poids. Columelle (*loc. cit.*) et Palladius (I, 6, 6) nous assurent que, dans un sol marécageux, tout froment se change en *siligo* à la suite de trois ensemencements; mais Pline raconte (*loc. cit.*) que, de l'autre côté des Alpes, le *siligo* se change en froment dans l'espace de deux ans. De toutes ces données, Bradley (*Survey of the ancient husbandry*, p. 77) et Tozzetti (*Raggionamenti sull' agricoltara Toscana*, p. 123) ont eu raison, ce nous semble, de conclure que le siligo est la variété de froment que Linné appelait *triticum hibernum*, et qu'on nomme ordinairement en français *blé blanc*.

P. 257, l. 7, συγκομισ7οί] Dans le *Commentaire II sur le traité du Régime dans les maladies aiguës* (§ 34, t. XV, p. 577), ainsi que dans son *Glossaire*, Galien donne la même définition des ἄρτοι συγκομισ7οί. — Voy. aussi *Meth. med. ad Glauc.* II, 9, t. XI, p. 120, ainsi que Diphilus de Siphnos (ap. Athen. III, p. 115 d) et Celse (II, 18). Actuarius (*Spir. anim.* II, 5) dit au contraire : « Συγκομισ7οὺς δὲ τοὺς μόνον τὸ πιτυρῶδες ἀφῃρημένους. »

P. 260, l. 10, ὑποδήματα τοῖς ὑποζυγίοις] Gesner et Schneider (*Indd. ad auct. De re rust.* voce *solea*) ont suffisamment prouvé que les anciens ne ferraient pas leurs chevaux, et que les auteurs les plus anciens où il soit question de cette coutume sont les vétérinaires du moyen âge (Jordanus Rufus, Laurentius Rusius, Petr. de Crescentiis); cependant, en cas de maladie aux pieds, ou pour une route raboteuse et longue, on munissait les pieds des chevaux de chaussures faites ordinairement de spart; on en mettait aussi bien aux chevaux qu'aux ânes, aux mulets, aux chameaux et aux bœufs. — Müller (*Archæol.* p. 684) prétend avoir vu, sur un vase antique, des chevaux qu'on ferrait.

P. 261, l. 5, κυκεῶνα] On lit dans Érotien : « Κυκεών· πόμα μετ' ἀλφίτου « τεταραγμένον, » chez Athénée (XI, p. 492 d) : « Κυκεών ἐσ7ι πόσις ἐν τῷ κράματι « τυρὸν ἔχουσα καὶ ἄλφιτον, » et chez Galien (*Comm. in Ep.* VI, VI, 5, t. XVII[b], p. 333) : « Νῦν δὲ ὁ Ἱπποκράτης ἔμιξεν ἀμφότερα καὶ τὴν τροφὴν καὶ τὸ πόμα· « τοιοῦτον γάρ τι κρᾶμά ἐσ7ιν ὁ κυκεών. » Nous croyons que ce sont là en effet les vrais caractères distinctifs du κυκεών, et que Palladius (*Comm. in Epid.* VI, VI, 5, éd. Dietz, t. II, p. 161) et le scholiaste d'Homère (*Il.* λ. 624) ont donné à tort une définition plus restreinte, en disant l'un : « Κυκεών ἐσ7ι μίγμα ἐξ οἴνου καὶ « ἀλφίτου, » l'autre « κυκεὼν λέγεται τὸ ἐξ οἴνου καὶ μέλιτος καὶ ἀλφίτων καὶ ὕδατος « καὶ τυροῦ ἀναμεμιγμένον πόμα. » (Voy. aussi Hésych. *voce.*) Du moins Hippocrate parle successivement (*De vict. rat.* II, t. VI, § 41, p. 538) du κυκεών fait avec de l'eau, du vin, du miel, du lait. On peut trouver des exemples de κυκεών dans Homère (*Il.* λ' 630 et *Od.* κ' 234) et dans Hippocrate (*De intern. affect.* § 12, t. VII, p. 196; et *De morb. mul.* II, p. 639, l. 44).

P. 262, l. 4, τοῖς πολλοῖς] Puisque les lentilles étaient plutôt un aliment des gens du peuple que des riches, nous avons préféré la leçon πολλοῖς, quoique sans cela le mot μάγειρος se dise plus souvent des cuisiniers employés par les particuliers que de ceux des gargotes (*ganea*).

P. 264, l. 1, ἔχεται τῷ φυτῷ] Nous ne nous rappelons pas d'autre exemple d'une construction pareille du verbe ἔχω.

P. 264, l. 5, Ἐπειδὰν, κ. τ. λ.] Cf. III, 30, p. 247, l. 11.

P. 266, l. 9, Σεξιτανά] Voy. plus haut la note au mot Ἰϐηρικοί, liv. II, 58, p. 155, 6.

P. 267, l. 7, Γαδειρικὰ ταρίχη] Les salaisons de Cadix étaient renommées dès la plus haute antiquité; il en est déjà question chez Hippocrate (*Intern. affect.* § 25, t. VII, p. 232, et § 30, p. 244-6) et chez les poëtes comiques Antiphane et Nicostrate (ap. Athen. III, p. 118 de).

CH. 2, p. 271, l. 10, Χαλάζας] Dans Aristote (*H. A.* VIII, 21, p. 608 b, l. 16) on trouve des données analogues sur la ladrerie des cochons; seulement il ajoute un troisième signe de cette maladie; c'est que les soies qu'on arrache du cou (λοφιᾶς) sont trouvées sanguinolentes; puis il dit qu'on guérit la ladrerie en donnant du petit épeautre à manger aux cochons. On voit dans Aristophane (*Eq.* 375-381) que les cuisiniers ouvraient la bouche des porcs avec un levier pour voir s'ils avaient des grêlons sous la langue. (Voy. aussi le scholiaste, lequel a été transcrit par Suidas *sub voce χαλαζᾷ.*) C'est là à peu près tout ce que l'antiquité nous a légué sur la ladrerie des cochons; Columelle, qui consacre un chapitre spécial (VII, 10) aux maladies des cochons, ne dit pas un seul mot de cette maladie-là. Pline (VIII, 77, ol. 51) et Didymus (*Geop.* XIX, 7, 2) en parlent très-passagèrement, comme il résulte de la comparaison de ces auteurs avec Aristote, mais sans la nommer. En outre Arétée (*Sign. diut.* II, 13) et Archigène (ap. Aët. XIII, 120) comparent les gens affectés d'éléphantiasis aux cochons ladres, et Androsthène (ap. Athen. III, p. 93 c) compare les perles aux grêlons de ces animaux.

P. 271, l. 11, *γινομένας ὡς ἐν*] Schneider (ad Arist. *H. A.* t. III, p. 655) propose de lire ici *γινομένας μάλιστα δὲ ἐν.*

P. 272, l. 9, *τῆς κράδης*] De même Pline (XXIII, 64, ol. 7) dit que le suc de figuier donne une saveur agréable à la viande, et un peu plus bas : «Bubulas «carnes additi caules (caprifici) magno ligni compendio percoquunt.» Dans Dioscoride (I, 184) on lit que des rameaux de figuier sauvage facilitent la cuisson du bœuf, et dans Galien (*Simpl. med.* VIII, t. XII, p. 133), que les rameaux de figuier qu'on fait bouillir avec du bœuf dur rendent cette viande tendre (*τακερά*). Psellus (*Omnifaria doctr.* 157 ap. Fabr. *Bibl. græca,* ed. vetus ad calcem, t. V, p. 184) va plus loin encore; selon lui il suffit de suspendre la viande à un figuier pour la rendre cassante (*εὔθρυπτα*). — Voy. aussi Plut. *Symp.* VI, 10.

P. 272, l. 10, *ὑποτρίμματα*] Les *ὑποτρίμματα* (en latin *intritæ*) étaient une espèce de sauces épaisses, qu'on préparait en triturant une substance solide le plus souvent âcre dans un liquide quelconque. (Voy. Rhodius, *Index* ad Scribonium Largum *voce intritum.*) — Plus bas (ch. 3, p. 276, l. 10, et 277, l. 5) Dioclès appelle *τρίμματα* les substances solides qui servaient à cet usage. Dans Columelle (XII, 57) il est question d'une *intrita* qui est à peu près identique avec notre moutarde. D'autres exemples d'*ὑποτρίμματα* se trouvent dans Apicius (I, 35) et Alex. Trall. (VIII, 7, p. 429), qui se sert cependant du mot *ἔμβαμμα.* Voy. aussi Hésychius *voce ὑπότριμμα.* Le *moretum* ou *moretarium* était quelque chose d'analogue (Apicius, I, 35).

P. 272, l. 10, *μυττωτόν*] Le *μυττωτός* dont il est déjà question dans Ananius et Hipponax (ap. Athen. VII, p. 282 b et 304 b) était un assaisonnement dont le principal ingrédient était l'ail. Du reste ceux qui en ont parlé (Érotien, p. 246, éd. Franz; Galien, *Gloss.;* Dioscoride, II, 181; *Schol.* Aristoph. *Acharn.* 174, *Eq.* 771; *Vesp.* 62; *Schol.* Luc. *Tim.* 54 et *Lexiph.* VI, éd. Jacobitz, t. IV, p. 51 et 151; Virgile, *Moret.* 88 sqq.) ne sont pas d'accord entre eux sur les autres ingrédients. Théophraste (*H. P.* VIII, 4, 11) rapporte qu'on se servait surtout de l'ail de Chypre pour faire cette sauce, parce qu'il se gonflait beaucoup quand on le triturait. Érotien donne encore deux autres significations attribuées au mot *μυττωτός*, mais, puisqu'il ne les admet pas lui-même, nous avons cru pouvoir les passer sous silence.

P. 273, l. 5 sq. *ποιεῖν δὲ. . . . καταπονηθῇ*] Peut-être vaudrait-il mieux transporter ces mots après τραγοριγάνου (l. 2) et prendre alors les mots τὰ δὲ ἄλλα (l. 6) dans un sens adverbial.

CH. 3, p. 277, l. 3, ὀξεῖ γλυκεῖ] Nous ne serions pas éloigné de croire qu'il faut lire ici ὀξυγλύκει. — Voy. VII, 3.

CH. 5, p. 280, l. 5, ἄμητι] Peut-être y a-t-il ici quelque corruption; du moins, chez aucun autre auteur, le mot ἄμης n'est employé pour désigner une espèce de four; partout ailleurs il signifie une espèce de gâteau. — Voy. la nouvelle éd. du *Trésor grec*. — On serait tenté de lire λέβητι.

CH. 6, p. 282, l. 1 et 3, ἢ εἰς] Ce qui nous a engagé à changer ici la leçon des manuscrits, c'est que les deux préparations décrites l. 1-5 ne constituent pas une troisième et une quatrième manière de se servir de l'*alphiton*, mais que la première (l. 1-3) est probablement le ϖότημα indiqué par Dieuchès, p. 281, l. 11, et la seconde (l. 3-5) l'ἕψημα.

CH. 7, p. 284, l. 6, ἐρεικίδας] Galien (*Gloss. sub voce*) nous dit que les ἐρεικίδες sont de l'orge cassée en gros morceaux, et que quelques-uns avaient prétendu à tort que ce mot ne signifiait que les grains d'orge cassés en deux morceaux.

P. 285, l. 6, κάχρυδα] Eustathius (*ad Od.* σ', p. 1835, l. 42) dit que κάχρυς signifie de l'orge torréfiée pour la réduire plus facilement en farine, et l'*Etym. magn.* p. 495, l. 10, que ce mot désignait proprement l'orge torréfiée et par extension tout ce qui est torréfié. Voy. aussi Hés. *sub voce* καχρυδίων. On voit que, pour Dieuchès, κάχρυς et ἄλφιτον sont complétement synonymes; peut-être d'autres y trouvaient-ils la différence que κάχρυς était l'orge torréfiée en grains et ἄλφιτον cette même orge torréfiée réduite en farine.

P. 286, l. 11, ϖόπανα] Plus bas (p. 292, l. 11) Dieuchès donne ϖόπανα comme synonyme d'ἴτρια, mais, sur ce point, il n'est pas complétement d'accord avec les autres définitions de ce mot que nous ont conservées différents grammairiens ou scholiastes, et qu'on trouve réunies dans le *Trésor* d'Étienne. D'après ces définitions, ϖόπανον était une espèce de gâteau qu'on employait surtout dans les sacrifices; aussi Eustathius (*ad Il.* α', p. 437, l. 4) dérive-t-il ϖόπανον de ϖόποι et de ἄνα, deux mots dont on se servait en invoquant les dieux.

P. 288, l. 10, κοτύλην] C'est presque toujours ainsi à l'accusatif que les médecins grecs mettent les mots qui désignent un poids ou une mesure, quand ils écrivent des recettes. On en trouvera d'autres exemples plus bas, p. 292, l. 1; ch. 8, p. 296, l. 12; p. 297, l. 7 et 12; et ch. 11, p. 302, l. 4. — Voy. aussi Niclas, *ad Geop.* XVI, 11, 2.

P. 289, l. 2, ϖεριαχυρισθῇ καί] Voy. Dindorf, dans le *Trésor* d'Étienne, *voce* ϖεριαχυρίζω.

P. 291, l. 3-4, τοῦ κώνου τὸ κάρυον, ὃ καλοῦσι στρόβιλον] Les deux mots στρόβιλος et κῶνος signifient tantôt toute l'inflorescence des pins, tantôt le fruit comestible de cet arbre. Cependant le mot κῶνος paraît avoir été plus anciennement employé dans ce sens que στρόβιλος : cela résulte de trois passages de Galien

(*Al. fac.* II, 17, t. VI, p. 591; *Sec. loc.* VII, 1, t. XIII, p. 10; *Comm. IV in Vict. acut.* § 63, t. XV, p. 848) où on lit : «Les anciens Grecs ou les auteurs «attiques appelaient ce fruit *κῶνος*, tandis que les médecins contemporains l'ap-«pellent presque toujours *στρόβιλος.*» Par une singulière contradiction, il dit, dans un quatrième passage (*Al. succ.* 4, t. VI, p. 771) : «le fruit nommé *κῶνος*, «que les anciens appellent *στρόβιλος.*» Mais ici il a contre lui le témoignage de Phrynichus (p. 396, éd. Lobeck), qui défend de se servir du mot *στρόβιλος* dans un autre sens que celui de *tourbillon de vent.* On se tromperait cependant, si on croyait que l'usage du mot *στρόβιλος* employé dans le sens de *pomme de pin* ou celui de *pignon* est très-récent, car on le trouve déjà dans le premier sens chez Théophraste (par ex. *H. P.* III, 9, 1), et dans le second chez Diphilus de Siphnos (ap. Athen. II, ch. 49) ainsi que chez Dieuchès lui-même (plus haut p. 287, l. 1). Chez des auteurs beaucoup plus récents (par ex. Dioscoride, Plutarque), le mot *στρόβιλος* sert aussi à désigner l'espèce de pin qui produit les pignons doux. On trouvera des exemples nombreux de l'emploi divers des mots *κῶνος* et *στρόβιλος* dans Étienne (*Trés. grec*), Schneider (*Ind.* ad Theophr. *voce στρόβιλος*) et Lobeck (ad Phryn. *loc. cit.*). Outre les noms de *κῶνοι* et de *στρόβιλοι*, les pignons doux portaient encore en grec les noms de *κόκκαλοι* (Hippocr. *Vict. acut.* § 11, t. II, p. 466), *κόκκωνες* (Solo, ap. Phryn. *l. l.*) et *ὀστρακίδες* (Mnesitheus, ap. Athen. *l. l.*).

P. 292, l. 1, *τεταρτημόριον αὐτῆς*] Il semble que, dans le mot *αὐτῆς*, il se cache le nom d'une mesure. Nous ne parlerons pas ici de l'emploi du mot *τεταρτημόριον* dans le sens de *quart d'une obole,* puisqu'il est assez connu, mais nous croyons qu'il n'est pas inutile de remarquer que, dans Hippocrate, on trouve quatre fois (*Morb. mul.* I, p. 627, l. 7 et 15; II, p. 673, l. 3; et 681, l. 11) le mot *τεταρτημόριον* et une fois le mot *τριτημόριον* (*ibid.* p. 673, l. 36) employés sans énonciation du poids ou de la mesure dont il faut prendre le quart ou le tiers dans des passages où il ne saurait être question d'oboles; dans les passages du livre I, il semble qu'il s'agit du quart d'un cotyle, et dans ceux du livre II, du quart ou du tiers d'une choée. Peut-être aurions-nous donc fait mieux en traduisant *quart de cotyle* au lieu de *quart de mine.*

P. 293, l. 12, *μέγεθος σεμιδάλεως ἢ χόνδρου*]. Nous avons vu plus haut (note au mot *χόνδρος*, liv. I, ch. 5, p. 16, tit.) que Pline distingue trois espèces d'*alica* eu égard à l'espèce de graine qui servait à sa confection; pour chacune des deux premières espèces il établit une triple subdivision d'après la grandeur des grains. Pour la première il dit (XVIII, 29, ol. 11) : «Ita fiunt alicæ tria genera, mini-«mum ac secundarium : grandissimum vero apheræma appellant;» et pour la seconde : «Farinario cribro subcernunt. Quæ in eo remansit exceptitia appel-«latur et grandissima est. Rursus quæ transit arctiore cernitur et secundaria «vocatur. Item cribraria quæ simili modo in tertio remansit cribro angustissimo «et tantum harenas transmittente.» On voit que, jusqu'ici, les plus petits grains d'alica étaient toujours encore plus gros qu'un grain de sable. Pour la troisième espèce, qui est pour nous le véritable *χόνδρος* des anciens, Pline dit seulement : «Molis frangunt.» Mais Aristote (*Probl.* XXI, 21) assimile en quelque sorte le *χόνδρος* à l'*ἄλευρον*, nom qui désigne, selon Galien (*Gloss.* voce *ἄλφιτον*), les plus petits morceaux provenant de la mouture des céréales (*καρποί*). On peut donc conclure de ceci que les grains du *χόνδρος* étaient assez petits; la même conclusion peut encore se tirer de la circonstance que Dieuchès assimile ici le *χόνδρος* avec la *σεμίδαλις*, qui était, selon Pline (XVIII, 20, ol. 10), la fleur de farine de froment. Nous croyons que c'est ici l'occasion de remarquer que les préparations de céréales, tels que l'*ἄλευρον*, l'*ἀλητὸν*, l'*ἄλφιτον*, qui constituent, dans l'antiquité, l'équivalent de notre farine, ne paraissent pas avoir été à l'état de poudre impalpable; du moins on doit le conclure du mot *fragment* (*θραῦσμα*) appliqué par Galien aussi bien à l'*ἄλευρον* qu'à l'*ἄλφιτον* et au *κρίμνον*. Cela résulte encore pour nous d'un passage d'Actuarius (*Spir. anim.* II, 5) où il dit : « *Ἀκριβῶς δὲ σίτου ἀληλεσμένου τὸ μὲν αὐτοῦ λεπτότατόν ἐστιν, ὃ δὴ καὶ παιπάλην* « *καλοῦσι, τὸ δ' αὖ παχύτατον ὃ καὶ πιτυρῶδές φασιν, ἐν τῷ μεταξὺ δ' ἀμφοῖν τό* « *τ' ἄλευρον οὕτω καλούμενον καὶ ἡ σεμίδαλις, ἁδρομερεστέρα μὲν ἀλφίτων*[1] *οὖσα,* « *καθαρωτέρα δέ.* » S'il existait une préparation appelée *παιπάλη*, plus fine que l'*ἄλευρον*, ce dernier ne pouvait pas être à l'état de poudre impalpable; on n'objectera sans doute pas l'âge d'Actuarius, car la *παιπάλη* est une préparation ancienne. *Παιπάλη* est évidemment la même chose que *πάλη*, puisque le premier de ces mots est dérivé du verbe *παιπάλλω* (voy. Hésychius) et le second du verbe *πάλλω*, qui signifient tous les deux *secouer;* or il est plusieurs fois question de *πάλη* dans Hippocrate (*Morb. mul.* I, p. 614, 53; II, p. 638, 4, 667, 31, éd. Foës; et *Epid.* II, II, 1, t. V, p. 84). On lit aussi dans le Schol. Ven. de l'*Iliade* (κ 7) : « *Παλή· οὕτω γὰρ ὀξυτόνως* (voy. sur l'accent du mot *πάλη* Étienne, *Trésor*) *καλεῖται τὸ ἐκπασσόμενον λεπτομερέστατον τοῦ ἀλεύρου,* » et dans Érotien : « *Πάλη λέγεται τὸ λευκότατον καὶ λεπτότατον τοῦ ἀλφίτου.* »

P. 294, l. 6-7, *μείζονι τοῦ ὄγκου*] Nous avons rapporté *μείζονι* à *αὐτῷ* et fait dépendre *τοῦ ὄγκου* de *ἕνεκα* sous-entendu (voy. p. 292, 9, et p. 298, 10); peut-être vaudrait-il mieux lire *τὸν ὄγκον*.

Ch. 9, p. 299, l. 3, *ὀμφάκινον*] Voy. la note au mot *ἐλαῶν*, II, 69, p. 184, l. 10.

Ch. 10, p. 300, l. 2, *ἀλητῷ*] Nous avons regardé ce mot comme le neutre (sous-entendu *ἄλευρον* ou quelque autre substantif analogue) d'un adjectif verbal, dérivé du verbe *ἀλέω* ou *ἀλήθω* : voilà pourquoi nous avons adopté l'accentuation d'Hésychius (*sub voce*), quoique nos manuscrits donnassent *ἀλήτῳ*; pour la même raison nous avons traduit farine *obtenue par la mouture,* quoique, pour Érotien et l'*Etym. magn.*, *ἄλευρον* et *ἄλητον* soient synonymes. (Voy. plus haut note au mot *ἄλευρον*, liv. I, ch. 1, p. 5, l. 9.)

Ch. 11, p. 304, l. 14, *κολοκύνθη*] On voit que les courges sont rangées ici parmi les *λάχανα*, tandis que Galien les compte parmi les *ὡραῖοι καρποί* (*Al. fac.* II, 1, t. VI, p. 557). Il ajoute cependant lui-même que quelques médecins les comptaient parmi les légumes (*λάχανα*), et en effet nous voyons qu'Hippocrate (*Vict. rat.* II, § 54, t. VI, p. 560), Théophraste (*H. P.* VII, 1, 2) et Arétée (*Cur. acut.* II, 11) les considèrent de cette manière-là, tandis que le poëte comique Épicrate

[1] On voit aussi par un passage d'Antyllus (voy. plus loin ch. 11, p. 304, l. 3) que, de son temps, on faisait de l'*alphiton* très-fin.

(ap. Athen. II, 59, e f) raille les disciples de Platon, qui discutaient la question, si la courge était un arbre, une herbe ou un légume. On peut faire une remarque analogue pour l'ἐρύσιμον et l'ὅρμινον, que Galien (*Al. fac.* I, 30 et 33, t. VI, p. 547 et 549) compte parmi les ὄσπρια, tandis que Rufus (VI, 38, p. 545, l. 10) les range parmi les λάχανα.

LIVRE V.

Ch. 1, p. 308, l. 4, ἀτεράμονα καὶ ἀτέραμνα] Les grammairiens et les lexicographes ne s'accordent pas sur les inflexions de la dernière syllabe d'ἀτεράμων. Dans l'*Etym. magn.* (p. 163, l. 11) on lit : « Ἀτεράμων ὁ σκληρὸς..... « πλεονασμῷ τοῦ ν ἀτέραμνος· τὸ οὐδέτερον ἀτέραμνον.....λέγεται ἀτέραμνα « (ἀτέρεμνα *Etym. Gud.* p. 90, l. 40) καὶ τὰ μὴ ἑψόμενα ὄσπρια, ἃ καὶ κερασϐόλα « προσαγορεύεται. » Ainsi, pour l'auteur de l'*Etym.*, le neutre singulier et pluriel dérivent régulièrement de la forme ἀτέραμνος. Il en est à peu près ainsi pour Hésychius, suivant qui ἀτέραμνα et ἀτεράμονα sont équivalents; mais il n'en est pas de même pour Suidas, suivi en partie par Zonaras; il admet le neutre ἀτέραμνον, et rejette ἀτέραμνος, ἀτέραμνοι et ἀτέραμνα; la forme ἀτεράμων et les inflexions ἀτεράμονες et ἀτεράμονα lui paraissent seules légitimes. Cette opinion est en contradiction évidente avec les textes. Ainsi on trouve ἀτέραμνος deux fois dans Arétée (*Sign. diut.* I, 14, p. 97; et II, 11, p. 141, éd. Ermerins) et ἀτεράμνους dans Hippocrate (*Aer. loc. et aq.* 4, t. II, p. 20). — Il faut ajouter, pour montrer que les deux formes étaient, pour ainsi dire également employées, qu'ἀτεράμων est donné par Aristophane (*Vesp.* 730) et Platon (*Leg.* IX, *initio*). Le scholiaste d'Aristophane pourrait induire en erreur sur la leçon de Platon, car il cite ainsi le texte, sans doute de mémoire : « Μή τις γένηται τῶν πολιτῶν κε« ρασϐόλος ἢ ἀτέραμνος, » mais toutes les éditions donnent κερασϐόλος, ὃς ἀτεράμων. Théophraste (*C. P.* IV, 12) avait adopté ἀτεράμων avec toutes les inflexions. Du reste, Étienne (*Trésor grec*, éd. anglaise, *sub vocib.* τεράμων et τέραμνος) et Cyrillus (*Lexique*) paraissent accorder une égale autorité aux deux formes. — Quant à ἀτέραμνα, il se rencontre dans Hippocrate (*l. l.* § 7, p. 30. — Cf. Foës, *Œcon. Hipp. sub voce*), dans Aristote (*De gener. animal.* IV, 2, p. 767, l. 34), et à une époque comparativement récente, dans le scholiaste d'Aristophane (*Vesp.* 730), et dans Eustathius, à propos de ce vers d'Homère (*Od.* ψ, 167) :

Κῆρ ἀτέραμνον ἔθηκαν Ὀλύμπια δώματ' ἔχοντες.

— Les grammairiens et les lexicographes ne sont d'accord ni sur l'identité des formes τέρεμνος et τέραμνος, ni sur leur étymologie. Les uns font dériver τέραμνος de τείρω « je brise, » et τέρεμνος de σῖερρός « dur, » qui aurait donné primitivement la forme σῖέρεμνος; les autres voudraient tirer les deux formes, ceux-ci de τείρω, ceux-là de σῖερρός. Quoi qu'il en soit, avec la racine σῖερρός dans ἀτέραμνος ou ἀτέρεμνος, l'ἀ serait *intensif*, et avec la racine τείρω il serait privatif. — Voy. Lobeck, *Pathologia Serm. græci*, p. 158; Alberti, ad Hesychium *sub voce* τέρεμνος; et le *Trésor grec*, éd. angl. *sub voce* τεράμων et τέραμνος. — Du reste, par le texte qui nous occupe et qui est tiré de Galien, on voit que les deux formes étaient également reçues par les écrivains. Plutarque (*Symp.* VII, 2), Théophraste (*C. P.* IV, 12), Pollux (I, 223) écrivent ἀτεράμονα. Galien se sert volontiers des formes ἀτέραμνα et ἀτεραμνώδη (Foës, *l. l.*). — Ἀτέραμνα ou ἀτεράμονα se disait d'abord spécialement des grains qui ne cuisent pas bien, ainsi qu'on le voit par Théophraste (*l. l.*) et par Suidas : « Κυρίως δὲ τὰ μὴ ἑψόμενα τῶν « ὀσπρίων ἀτεράμονα λέγονται ; » mais Galien nous apprend (*Comm. IV in Epid.* VI, § 10, t. XVII[b], p. 157, et § 19, p. 187) que les anciens avaient par analogie transporté cette épithète aux eaux impropres à la cuisson des grains, et c'est précisément dans ce sens qu'Hippocrate et Aristote (*l. l.*) emploient ἀτέραμνα. — D'après Théophraste (*l. l.* § 3) quelques-uns donnaient aussi cette épithète à la terre qui portait des grains réfractaires à la cuisson. — Théophraste (*C. P.* IV, 12) a longuement disserté sur les grains ἀτεράμονα et sur les circonstances qui les rendent tels. Il donne la définition suivante (§ 2) : « Πρῶτον ἐκεῖνο « λεκτέον, ὅτι τὸ τέραμον καὶ ἀτέραμον πρὸς τὴν πύρωσιν λέγεται καὶ διάχυσιν, καί, « ὡς ἁπλῶς εἰπεῖν, πρὸς τὴν τροφὴν τὴν ἡμετέραν· τὸ μὲν γὰρ εὐδιάχυτον καὶ τῇ « ἑψήσει ταχὺ ἀλλοιούμενον τέραμον, τὸ δὲ ἀδιάχυτον ἢ ἀναλλοίωτον ἢ βραδέως « ἀλλοιούμενον ἀτέραμον. — Nous avons vu, par l'*Etym. magn.* et par le passage de Platon cité plus haut, qu'ἀτέραμνος était pour ainsi dire synonyme de κερασβόλος. Cette synonymie tient à une ancienne croyance populaire suivant laquelle les graines qui tombaient sur les cornes du bœuf pendant qu'on les semait devenaient ἀτεράμονα. (Voy. Plut. *Sympos.* VII, 2 ; *Geop.* II, 19, 4 ; Pollux, I, 223 ; Schol. Platon., *in loc. laud.* ; Eustathius, *l. l.* ; Schol. Arist. *Vesp.* 730.) Théophraste, élevé à l'école d'Aristote, ne pouvait guère admettre une pareille croyance. « Les graines, dit-il (§ 13), qui tombent sur la pierre, qui est beaucoup « plus dure que la corne de bœuf, devraient être extrêmement réfractaires; or « personne n'a jamais avancé une pareille chose. » Clément d'Alexandrie (*Pædag.* II, 10, p. 83) n'est point aussi rationaliste; il admet l'ancienne superstition.

P. 309, l. 1, διὰ πώρου τινὸς ἢ γῆς ἠθεῖται] C'est avec raison que Niclas (*ad Geop.* VII, 12, 10, p. 485) blâme les éditeurs de Théophraste (*loc. infra cit.*) d'avoir écrit πόρος au lieu de πῶρος pour désigner la pierre poreuse. Il est certain que ce mot, par la place qu'il occupe dans les lexiques de Suidas et d'Hésychius et dans les *Etym. magn. et Gudian.*, était écrit par un ω et non par un ο. C'est également l'opinion des nouveaux éditeurs du *Trésor grec* et de tous ceux qui ont imprimé récemment des textes où ce mot se rencontre. (Voy. aussi Pollux, VII, 123, et X, 173 et les notes, ainsi que la note d'Alberti à Hésychius.) Il y a du reste, à notre avis, un témoignage décisif, celui de l'*Etym. Gud.* : « Πῶρος « πένθος σκληρὸν, καὶ λίθος. Πῶρος κύριον, μέγα· πόρος δὲ ἡ διάβασις μικρόν. » On lit dans Théophraste (*De Lapidibus*, 7) : « Καὶ ὁ πόρος (*l.* πῶρος) ὅμοιος τῷ « χρώματι καὶ τῇ πυκνότητι τῷ Παρίῳ, τὴν δὲ κουφότητα μόνον ἔχων τοῦ πόρου. » De ce texte, que Pline (XXXVI, 28, ol. 17) a traduit, il résulte qu'il y avait deux pierres appelées πῶρος : l'une était la pierre poreuse par excellence, et sur laquelle Théophraste ne donne aucun détail; l'autre était une espèce de pierre poreuse qui n'avait de commun avec la première que la légèreté, et qui, du reste, avait la densité et la couleur du marbre de Paros. (Voy., sur cette dernière, Schneider ad Theophr. t. IV, p. 544.) Les renseignements fournis par les anciens sur la pierre poreuse par excellence, laquelle comprenait sans doute plusieurs espèces ou variétés, sont assez rares; il faut les rassembler pour savoir à peu près à quoi s'en tenir sur cette pierre. Le passage le plus important, celui qui se rapporte le plus directement à notre sujet, est tiré de Pline (XXXI, 28, ol. 3) : «Aqua semper dulcis in argillosa terra, frigidior in topho; namque «et hic probatur; dulces enim levissimasque facit, et colando continet sordes.» Ces eaux douces et légères sont précisément les eaux excellentes, et le tuf qui sert de filtre est une espèce de pierre poreuse sur laquelle les anciens aimaient beaucoup rencontrer l'eau, ainsi que le prouve une inscription rapportée par Gruter (p. 178) :

IMP. DIOCLETIANVS. C. AUG. PIVS. FELIX.
PLVRIMIS. OPERIBVS. IN. COLLE. HOC. EXCAVATO. SAXO.
QUÆSITAM. AQVAM. IVGI. PROFLVVIO.
EX. TOFO. HIC. SCATENTEM. INVENIT.
MAR. (*Marcia?*) SALVBRIOREM. TIBER. (*Tiberina?*) LEVIOREM
CVRANDIS. ÆGRITVDINIBVS. STATERA. IUDICATAM.

Ces deux témoignages réunis nous semblent prouver que les *πῶροι* de Galien sont du tuf, réputé d'ailleurs très-mauvais, par les anciens, pour la bâtisse, à cause de sa friabilité (Pline, XXXVI, 48, ol. 22; Isid. *Orig.* XIX, 10). Pline parle également d'une pierre poreuse (*e poro lapide*) pour donner le poli au marbre (*l. l.* 9, ol. 6.) — Quant aux eaux qui sourdent à travers la terre, Hippocrate (*De aere, loc. et aq.* § 7, t. II, p. 30), les loue également en ces termes : «*Ἄρισ7α δὲ ὁκόσα ἐκ μετεώρων χωρίων καὶ λόφων γεηρῶν.*» Et Pline (XXXI, 23, ol. 3) dit : «Ex quonam ergo genere maxime probabilis (aqua) continget? «Puteis nimirum, ut in oppidis constare video; sed his quibus exercitationis ratio «crebro haustu contingit, et illa tenuitas colante terra. Salubritati hæc satis sunt.»

P. 310, l. 11, *ἀπὸ κρυσ7άλλου καὶ χιόνος*] Cf. V, 3, p. 328, 1. — Hippocrate (*Aer., aq. et loc.* § 8, t. II, p. 36. Cf. aussi § 7, *initio* p. 26) a proscrit sans restriction l'usage des eaux de neige et de glace pour toute espèce d'usage. A l'appui de son opinion, le médecin de Cos invoquait une expérience d'où il résultait pour lui qu'une quantité d'eau déterminée diminuait pendant la congélation, aux dépens de ses parties les plus ténues et les plus subtiles; par conséquent l'eau qui restait était lourde. Or, au commencement de ce paragraphe, il a soin de dire que les eaux les plus légères sont les meilleures. — M. Guérard (*Dict. de méd. ou Répert. des sc. méd.* t. XI, p. 5, art. *Eau*) a jugé ainsi cette théorie d'Hippocrate : «Le vase qui servait à l'expérience était sans doute entièrement rempli «de liquide, dont une partie se répandait au dehors par suite de l'augmentation «de volume qui précède la congélation : le glaçon formé remplissait à la vérité «le vase, mais il ne représentait qu'une portion de l'eau employée. L'eau de «glace ne diffère de toute autre espèce d'eau que parce qu'elle ne renferme «pas d'air au moment de sa liquéfaction; mais, si on a le soin de la tenir assez «longtemps exposée au contact de ce fluide, elle ne tarde pas à en dissoudre.» — Si on se rappelle qu'Hippocrate, ou du moins quelqu'un de son école, connaissait la présence de l'air dans l'eau (*Epid.* VI, IV, § 8; et Gal. *in hunc loc.* t. XVII[b], p. 153 seq.), et qu'à propos de la congélation de l'eau, il est question de la disparition des parties légères de l'eau (τὸ κοῦφον ἐκκρίνεται), on serait tenté de croire que déjà, à une époque aussi reculée, on avait entrevu l'un des phénomènes les plus importants de la congélation, le dégagement de l'air[1]. — Galien partage le sentiment d'Hippocrate, comme on le voit par l'extrait qui fait le sujet de cette note, et qu'Oribase a tiré du *Commentaire*, aujourd'hui en grande partie perdu[2], sur le traité *des Airs, des Eaux et des Lieux*. Ailleurs le même Galien (*Comm. III in lib. de Hum.* § 4, t. XVI, p. 364-5) cite avec complaisance le texte d'Hippocrate relatif aux eaux de neige et de glace. Rufus est du même avis, cela ressort du passage parallèle rappelé en tête de cette note. Aulu-Gelle (*Noct. Att.* XIX, 5) pense aussi que l'eau de neige et de glace est mauvaise[3], et il s'appuie sur un problème d'Aristote rapporté également, pour le même motif, par Macrobe (*Saturn.* VII, 12). Le texte d'Aristote, qui du reste reproduit la théorie d'Hippocrate, ne se retrouve plus dans les manuscrits actuels des *Problèmes*[4]. Voici le passage d'Aulu-Gelle : « Vir bonus ex Peripatetica disci- « plina bene doctus.....nos aquam multam ex diluta nive bibentes coërcebat « severiusque increpabat; adhibebat nobis auctoritates nobilium medicorum et « cum primis Aristotelis, qui aquam nivalem frugibus sane et arboribus secundam « diceret, sed hominibus potu nimio insalubrem : tabemque et morbos sensim « atque in diem longam visceribus inseminare. » (Cf. Hipp. *Aphor.* V, 24; et Gal. *Comm. in hunc locum*, t. XVII[b], p. 813).....« Aristotelis librum eumque ad « nos offert; verba ipsa Aristotelis ex eo libro pauca sumpsi et adscripsi : Διὰ τί « τὰ ἀπὸ χιόνος καὶ κρυστάλλου ὕδατα φαῦλά ἐστιν; Ὅτι παντὸς ὕδατος πηγνυμέ- « νου τὸ λεπτότατον διαπνεῖται καὶ κουφότατον ἐξατμίζει. Σημεῖον δὲ ὅτι ἔλαττον « γίνεται ἢ πρότερον ὅταν τακῇ παγέν. Ἀπεληλυθότος οὖν τοῦ ὑγιεινοτάτου ἀνάγκη « τὸ καταλειπόμενον χεῖρον εἶναι..... » « Postea, ajoute Aulu-Gelle, ego bellum « et odium nivi indixi; alii inducias cum ea varie factitabant. » — Cf. aussi Ideler, *Meteor. vet. Græc. et Rom.* § 4, p. 32. — Tous les médecins de l'antiquité n'ont pas repoussé aussi énergiquement l'eau de neige et de glace. Ainsi, Pline (XXXI, 21, ol. 3) nous apprend que beaucoup avaient l'eau de neige et de glace en grande estime, opinion qu'il croit, du reste, très-préjudiciable à la santé : « Nives « præferunt imbribus (levissima imbrium aqua), nivibus etiam glaciem, velut « affinium coacta subtilitate; leviora enim hæc esse, et glaciem multo leviorem « aqua. Horum sententiam refelli interest vitæ.....nullo pene momento pon- « deris aquis inter se distantibus....Nec vero pauci inter ipsos (medicos) a con- « trario ex gelu et nivibus insaluberrimos potus prædicant.....minui certe li-

[1] Le pseudo-Galien *De utilit. respir.* (éd. Chart. t. V, p. 410 e) est beaucoup plus explicite et dit : « Nec aqua est elementum nec aer : fit enim ex aqua glacies, expressione « aeris, qui in ea erat; » l'auteur dit plus loin qu'Aristote nie et admet alternativement l'existence de l'air dans l'eau.

[2] Le passage extrait par Oribase se retrouve dans les Fragments conservés de ce *Commentaire;* cela prouve bien, contre l'opinion de quelques critiques, que ces Fragments appartiennent réellement au travail original de Galien.

[3] Il s'agit moins ici de l'usage habituel de l'eau de neige, que de la coutume d'user de cette eau comme moyen de se rafraîchir (voy. note de la p. 311, l. 11); toutefois les arguments mis en avant répondent très-bien à notre sujet.

[4] Voy. la note d'Ideler, dans son édition des *Météorologiques* d'Aristote (t. II, p. 194).

«quorem omnem congelatione deprehenditur.» (Voy. aussi II, 61, ol. 60, où cette même proposition se retrouve.) Ailleurs le même auteur, en parlant du moyen de rafraîchir l'eau en la plaçant dans des vases entourés de neige (voy. note à la p. 311, l. 11), ajoute : «Ita voluptas frigoris contingit sine vitiis nivis.» (Voy. la note d'Hardouin sur ce passage.) — Athénée (II, 16, p. 42 c-d) doit être rangé parmi ceux que blâme Pline, car il loue les eaux de neige et de glace en ces termes : «*Τὰ δὲ ἐπίῤῥυτα καὶ ἐξ ὀχετοῦ, ὡς ἐπίπαν, βελτίω τῶν σ7ασίμων «κοπ7όμενά τε μαλακώτερα γίνονται. Διὰ τοῦτο καὶ τὰ ἀπὸ χιόνος δοκεῖ χρησ7ὰ «εἶναι· καὶ γὰρ ἀνάγεται τὸ ποτιμώτερον, καὶ τοῦτο κεκομμένον ἐσ7ὶ τῷ ἀέρι· διὸ «καὶ τῶν ὀμβρίων βελτίω, καὶ τὰ ἐκ κρυσ7άλλου δὲ διὰ τὸ κουφότερα εἶναι· σημεῖον «δὲ ὅτι καὶ ὁ κρύσ7αλλος αὐτὸς κουφότερος τοῦ ἄλλου ὕδατος.*» On voit que Pline et Athénée ont puisé leur texte à la même source, l'un pour blâmer, l'autre pour approuver. — Celse (II, 18) plaçait les eaux de neige, pour la bonté, après les eaux de fontaine, de fleuve et de puits, au même rang que les eaux de pluie, mais au-dessus de celles de lac et d'étang. — Bien avant ces auteurs, Théocrite (*Idyl.* XI, v. 47-8) avait célébré en beaux vers l'eau de neige que fournit le mont Etna, et qu'il appelle une *liqueur d'ambroisie :*

> *Ἐντὶ ψυχρὸν ὕδωρ, τό μοι ἁ πολυδένδριος Αἴτνα*
> *Λευκᾶς ἐκ χιόνος ποτὸν ἀμβρόσιον προΐητι.*

On voit donc que, dans l'antiquité, les opinions étaient partagées sur la question; on a vu aussi plus haut comment les modernes la résolvent.

P. 311, l. 11, *ἔχοντες μὲν χιόνα*] Nous n'avons pas là prétention de faire dans les notes qui vont suivre un exposé complet de tout ce qui regarde les procédés auxquels les anciens avaient recours pour refroidir les boissons, nous nous contenterons de donner l'historique des méthodes dont parle Oribase, qui, du reste, étaient les plus usitées, renvoyant le lecteur, pour le reste, d'abord à Athénée (III, p. 94 sqq.), puis aux traités spéciaux de Butius (*De calido, frigido et temperato antiquorum potu, etc.*; dans le *Thesaurus* de Grævius, t. XII, p. 1); à Th. Bartholin (*De nivis usu medico observ. variæ,* ch. 14 et suiv. Hafniæ, 1660, in-8°); à Parisio (*Del bever caldo degli antichi Romani,* Venez., 1593, in-8°); à Freinsheim (*De calidæ potu,* dans *Thes.* de Gronov., vol. IX, p. 492); à Gebauer (*De caldæ et caldi ap. vet. potu,* Lips. 1721, in-8°); à Rink (*De aqua calda,* Altorf, 1741, in-4°); enfin à Beckmann (*Histoire des découvertes,* éd. anglaise, Londres, 1846, vol. II, p. 142 et suiv.). — Le procédé de réfrigération qui consistait à entourer de neige le vase dans lequel était contenu le liquide, ne remonte pas plus haut que Néron, qui même en est l'inventeur, s'il faut en croire Pline (XXXI, 23, ol. 3) : «Neronis principis inventum est decoquere aquam vitroque «demissam in nive refrigerare.» C'est là cette fameuse *decocta,* si célèbre chez les Romains. — Cf. encore XIX, 19, ol. 4. — Les interprètes s'accordent aussi à regarder le début de la 85e *Epigr.* du 2e livre de Martial :

> Vimine clausa levi niveæ custodia coctæ,

comme se rapportant au même procédé. Athénée ne mentionne pas ce procédé; il parle seulement de la coutume de manger de la neige (III, 97) ou de la mêler à la boisson (*ibid.* 98 et 99), pour tempérer les ardeurs de l'été. Pline dit, en termes pompeux (XIX, 29, ol. 4) : «Hi nives, illi glaciem potant, pœnasque «montium in voluptatem gulæ vertunt. Servatur algor æstibus, excogitaturque ut «alienis mensibus nix algeat.» On lit dans Martial (IX, 23, et XIV, 17) :

Et faciant nigras nostra Falerna nives.

Non potare nivem, sed aquam potare rigentem
De nive, commenta est ingeniosa sitis.

C'est même pour opérer un mélange plus intime entre le liquide et la neige qu'on se servait du *colum nivarium* (XIX, 103) ou du *saccus nivarius* (*ibid.* 104). — Voy. aussi note au mot ὑλιστήρ, p. 337, l. 6. Cette coutume de manger de la neige ou de la mélanger aux boissons, comme moyen de rafraîchissement, dont il est souvent question dans les anciens, particulièrement dans les poëtes, et que Galien regarde comme la source de plusieurs accidents (*adv. Erasistrateos Romæ deg.* 3, t. XI, p. 205), n'a rien de commun avec l'usage des eaux de neige comme boisson habituelle et dont il est question dans la note précédente. Plutarque (*Sympos.* VI, iv, 3) n'a pas manqué de parler de cette manière de refroidir l'eau en entourant le vase de beaucoup de neige, et il ajoute que cela était particulier aux grands de Rome (τοῖς βασιλεῦσιν). — Outre les passages extraits par Oribase, il en existe encore d'autres de Galien, où il est également question de rafraîchir l'eau en entourant le vase de neige. Je crois d'abord qu'il faut rapporter à ce procédé la phrase du traité *De marcore* (8, t. VII, p. 698) : «Κάλλιστον (τῶν ψυχόντων) δὲ ᾧ μάλιστα χρώμεθα κατὰ τὸν καιρὸν τῶν ὀμφάκων· «ἐνθλίψαντες γὰρ αὐτῶν τὸ ὑγρὸν ἐμβάλλομεν ὅλμῳ μετὰ τῶν ἀνδραχνῶν, εἶτα «κόψαντες ἐκπιέζομεν, ἐνστήσαντες τό τε ἀγγεῖον ὕδατι ψυχρῷ· κάλλιον δὲ εἰ καὶ «χιόνος ἔχει τι.» Ce dernier membre de phrase signifie certainement : «Le mieux «est qu'il y ait de la neige avec l'eau.» Dans le traité *De meth. med.* (VII, 4, t. X, p. 467-8) on lit : «Vous avez vu des individus guéris en une journée, bien plus, «en une heure, par le traitement à l'eau froide. A quelques-uns je ne me suis pas «contenté de donner de l'eau de fontaine, mais de l'eau refroidie à l'aide de la «neige, comme c'est la coutume chez les Romains, qui font d'abord chauffer «l'eau et qui l'appellent *decocta.*» Ailleurs (*Comm. IV in Epid. vi*, § 19, t. XVII[b], p. 182; Cf. aussi *Meth. med.* VIII, 3, t. X, p. 554), Galien dit également qu'on entourait le vase de neige pour refroidir les liquides qui y étaient contenus. — Cf. aussi *De Alim. succ.* 13, t. VI, p. 813; et *Sec. loc.* II, 1, t. XII, p. 508. — On voit par le dernier passage qu'il y avait à Rome, à Pergame et dans la plupart des villes de l'Asie et de la Grèce, des fontaines froides et des réservoirs de neige[1]. — Dans tous les passages que nous venons de citer il n'est question que de neige et jamais de glace; en effet la neige est beaucoup moins rare que la glace dans les pays chauds, où l'on n'avait pas encore imaginé l'importation de la glace des régions froides, et où l'on ne paraît pas avoir connu nos véritables *glaces*, qui font aujourd'hui les délices des gourmets du monde entier. — Toutefois, dans un des commentaires sur Hippocrate, attribué à Palladius (*Comm. IV in Epid. vi*, § 9, dans Dietz, *Schol. in Hipp. et Gal.* t. II, p. 115),

[1] Sur la manière de conserver la neige, voy. entre autres Athénée (III, 97); Plut. (*Symp.* VI, vi); Butius (*loc. supra cit.* cap. 18) et Beckmann (*loc. cit.*).

auteur d'un âge incertain, mais qui ne remonte certainement pas au delà du ve siècle, on trouve un texte où il est question de glace en même temps que de neige (περιπλάττομεν τὸ ἀγγεῖον ἢ χιόνι ἢ κρυστάλλῳ). Du reste l'usage de la neige, comme moyen de réfrigération, paraît fort ancien; il nous semble qu'il faut y rapporter l'aphorisme suivant d'Hippocrate (V, 24) : « Τὰ ψυχρὰ, οἷον χιὼν, « κρύσταλλος, τῷ στήθεϊ πολέμια. » Saint Jérôme (*De sit. et nom. hebr.* voce *Aermon*) nous apprend qu'on apportait à Tyr de la neige du mont Hermon *ob delicias*. On a aussi donné comme un argument en faveur de l'antiquité de cet usage le *Proverbe* XXV, 13 : « Sicut refrigerium nivcs in die messis, etc.; » mais il paraît, d'après les hébraïsants que nous avons consultés, que le texte signifie simplement : *comme serait un froid de neige* (un froid vif) *un jour de moisson*.

P. 312, l. 5, ἐνστήσαντες δὲ Φρέασιν] Cette coutume de rafraîchir les boissons dans les puits, qui est encore la ressource des personnes qui n'ont ni cave ni glace à leur disposition, paraît avoir été également assez répandue dans l'antiquité; mais c'était un des moyens les moins nobles, et qui arrive presque toujours le dernier dans l'énumération de ceux que nous font connaître les auteurs anciens. Il en est trois fois question dans Athénée : la première (III, 97) d'une façon un peu obscure. Alexis, dans le *Parasite*, dit :

. . . . . πρᾶγμα δ' ἐστί μοι μέγα
Φρέατος ἔνδον ψυχρότερον Ἀραρότος. . . . .

Athénée ajoute : « Ὀνομάζει δὲ καὶ Ἕρμιππος ἐν Κέρκωψι Φρεατιαῖον ὕδωρ οὕτως. » Dans le second passage (*ibid.* 98), Strattis dit clairement que le vin était refroidi dans le puits, et, de plus, qu'il était mélangé avec de la neige. Quelques lignes plus loin, il est encore fait allusion à ce procédé dans des vers tirés de Lysippe, où l'on voit en même temps que les Grecs étaient assez sévères pour leurs enfants, puisque l'interlocuteur se plaint d'avoir été descendu par son père dans un puits, comme un vase d'eau qu'on veut refroidir :

. . . . τί δ' ἄλλο γ' ἢ
Ὁ πατὴρ ἄνωθεν ἐς τὸ Φρέαρ ἡμᾶς δοκεῖ
Ὥσπερ τὸν οἶνον τοῦ Θέρους καθεικέναι.

Le passage le plus curieux sur ce sujet se trouve dans Plutarque (*Sympos.* VI, IV). En voici la traduction : « Mes esclaves préparèrent, pour un étranger bon « vivant qui buvait froid, de l'eau de puits froide de la manière suivante : Après « avoir tiré de l'eau dans un vase, ils suspendaient ce vase dans le puits sans « qu'il touchât à la surface de l'eau; ils le laissaient ainsi pendant une nuit, et, « au repas suivant, elle se trouvait beaucoup plus froide que de l'eau récemment « tirée. » Au passage de Galien indiqué à la marge de la page 312, il faut encore en ajouter plusieurs autres où il est également question du puits. Ainsi, dans le même commentaire auquel Oribase a emprunté se trouve un autre texte (§ 19, p. 182) où il est question de deux manières de se servir du puits, l'une qui consiste à mettre le vase dans l'eau du puits même, l'autre à le suspendre au-dessus de l'eau. — Voy. aussi même *Comm.* § 10, p. 164-165; *Meth. med.* VIII, 3, t. X, p. 553-554; *Simpl. med.* II, 7, t. XI, p. 480. — Dans les deux derniers passages l'auteur recommande que le vase touche l'eau du puits; autrement, dit-il, l'eau serait moins froide. — Palladius, dans son *Commentaire* sur le même livre (§ 9, p. 115), fait précisément la recommandation contraire. Aujourd'hui ce dernier avis a généralement prévalu.

P. 312, l. 11, *ὡς ἐν Αἰγύπτῳ κρεμάσαντες τὸ ἀγγεῖον*] Oribase a omis quelques-uns des détails que donne Galien sur ce procédé et qui méritent d'être consignés ici : «Quand le soleil se couche on suspend aux fenêtres, tourné du côté «du vent, le vase rempli d'eau préalablement chauffée; on le laisse là toute la «nuit, et, avant que le soleil se lève on met le vase à terre, on l'arrose d'eau «froide, on l'entoure de feuilles froides, quelquefois de feuilles de vigne ou de «laitue.» — Cf. *Sec. loc.* II, 1, t. XII, p. 508. — Il faut, ce nous semble, rapprocher de ce procédé celui dont la description est empruntée par Athénée (III, 98) à Protagoridès, et qui consistait à placer, pendant la nuit, sur la partie la plus élevée de la maison, le vase rempli d'eau chauffée au soleil; deux esclaves arrosaient continuellement le vase avec de l'eau; on filtrait deux fois l'eau avant de la mettre sur le toit, et on la retirait; on plaçait enfin le vase dans la paille, et de cette façon on n'avait pas besoin de neige. Bruyerus (*De re cibaria*, XVI, 15, p. 893, éd. de Lyon, 1560) rapporte que de son temps on refroidissait l'eau sur les galères du roi en attachant le vase aux mâts, ce qui revient précisément au procédé décrit par Galien. — On trouvera dans Plutarque (*Sympos.* VI, v) la manière de refroidir l'eau avec des cailloux ou des lames de plomb; et Aristénète (I, *Ep.* 3, p. 17, éd. Boisson.) a décrit un moyen élégant de rafraîchir le vin en faisant flotter les flacons dans le courant d'une eau très-froide.

P. 313, l. 10, *τοῖς ἄλλοις*] D'après Plutarque (*Symp.* VI, 3, 2; et VII, 1, 1), Érasistrate était un de ces illustres médecins suivant qui l'eau n'était qu'un véhicule de l'aliment.

P. 314, l. 9, *χεῖρα*] Galien nous dit qu'on s'était moqué de lui pour avoir mêlé si peu de vin à l'eau. Érasistrate, dans certains cas, n'ajoutait que deux ou cinq gouttes de vin à chaque cyathe d'eau. (Voy. Celse, IV, 11; Cœl. Aurel. *Acut.* III, 21, p. 262.) C'est presque de l'homœopathie.

P. 315, l. 8, *ἐπὶ μόνῳ ποτῷ*] Hippocrate, dans son traité *du Régime dans les maladies aiguës*, a établi trois degrés dans le régime : 1° la ptisane non passée (§ 4, t. II, p. 244 sqq.); 2° le suc de ptisane ou la ptisane passée (§ 4, 5, p. 254 sqq.; — voy. aussi la note au mot *πτισάνη*, p. 4, l. 6); 3° enfin les simples boissons, au nombre desquelles était l'eau pure (§ 5 et 8, p. 254 et 278). Cette dernière boisson n'était donnée que dans des cas exceptionnels, et jamais pendant toute la durée de la maladie, car Hippocrate lui reconnaît de graves inconvénients (§ 17, p. 358). Galien ne fait que paraphraser le médecin de Cos.

Ch. 3, p. 325, l. 12, *συνιέναι*] Cette restitution nous a été fournie par plusieurs passages du traité hippocratique Περὶ ἑλκῶν, et particulièrement par un passage du § 8 (t. VI, p. 404) que Rufus semble avoir eu sous les yeux : «*Ἕλκεα «οὐ κεκαθαρμένα οὐκ ἐθέλει ξυνιέναι ξυναγόμενα.*»

P. 325, l. 13, *τὰ ἐν Αἰγύπτῳ ἕλη ὑγιεινά ἐστιν*] Cette exception en faveur des eaux des marais d'Égypte tient à ce qu'elles étaient renouvelées par les inondations du Nil, et qu'elles ne se putréfiaient pas. — Cf. Galien, *Comm. III in* Hipp. *De hum.* § 3, t. XVI, p. 363.

P. 329, l. 5-6, *ἡ μὲν παρὰ τῆς χώρας, ἡ δὲ ὅτι οὐχ ἀποῤῥεῖ*] Cette phrase doit, ce nous semble, être comprise de la manière suivante : La plupart des eaux exposées au midi sont stationnaires, et les eaux stationnaires ont deux inconvénients, l'un, *relatif*, qui dépend du sol sur lequel elles reposent et peut-être aussi de leur exposition géographique, l'autre, *absolu*, qui tient à ce que toutes les eaux qui ne coulent pas sont mauvaises, ainsi que cela est dit au commencement de ce chapitre. — Cf. sur les eaux stagnantes, Pline (XXXI, 21, ol. 3) et Columelle (I, 5).

P. 332, l. 11, *ἐν Δήλῳ*] Cf. Pline (II, 106, ol. 103), qui compare ce lac au Nil. — Voy. aussi la note d'Hardouin, et Tournefort, *Voyage dans le Levant*, t. I, p. 347, éd. in-8°.

P. 332, l. 12, *Φρέατα τὰ ἐν Πυθοπόλει*] Dans les endroits parallèles tirés d'Antigone de Caryste (178, p. 220 sq.), qui compare aussi ce puits au Nil, et d'Aristote (*Mirab. auscult.* 55, p. 112 sq.), Beckmann a conservé la leçon ordinaire, Μυθόπολις; dans les notes sur Aristote, il conjecture Ἰουλιόπολις, mais, dans les notes sur Antigone de Caryste, il a admis, avec Holsténius (ad Steph. *De Urb. et pop.*), la leçon Πυθοπόλει. Du reste, dans un autre passage parallèle d'Alexandre ab Alex. (*Dies genial.* VI, 2) on lit : « Aristoteles tradit de *Pythopoli* urbe ad Asconiam paludem cujus putei hieme exsiccantur, æstate vero ad superficiem « redundant. » Westermann, dans sa nouvelle édition des *Mirabilia* (Brunswigæ, 1839, in-8°) a admis Πυθόπολις dans son texte. Gadaldinus, dans sa traduction (voy. *De bonit. aq.* t. VI, p. 493, éd. Chart.), a lu ou corrigé Πυθόπολις. — Beckmann pense qu'il s'agit de quelques-unes de ces fontaines périodiques qui doivent leur crue pendant l'été à la fonte de la neige des montagnes voisines; il cite à l'appui plusieurs exemples pris dans les auteurs modernes. — On pourra aussi consulter, sur ces fontaines périodiques, Astruc, *Hist. nat. du Languedoc*, p. 382.

P. 334, l. 4, *ἐν Λεοντίνοις*] Antigone de Caryste (175, p. 218 sq.) dit : « Ἐν « δὲ τῇ Λεοντίνων ἱστορεῖν Λύκον, τοὺς ὀνομαζομένους (δείλλους seu κρατῆρας[1]) « ἀναζεῖν μὲν ὡς θερμότατον τῶν ἑψομένων, τὰς δὲ πηγὰς ἔχειν ψυχρὰς, τῶν δὲ « πλησιαζόντων αὐτοῖς τὸ μὲν τῶν ὀρνίθων γένος ἀποθνήσκειν εὐθὺς, τοὺς δὲ ἀνθρώ« πους μετὰ τρίτην ἡμέραν. » — Cf. aussi Pline (XXXI, 19, ol. 2), qui rapporte seulement les derniers mots de Lycus.

P. 334, l. 5, *ἐν Φενεῷ, κ. τ. λ.*] Cf. Antig. de Caryste (174, p. 217), Pline (XXXI, 19, ol. 2). Ces propriétés merveilleuses doivent sans doute être rapportées à un dégagement de vapeurs sulfureuses ou de gaz acide carbonique. Quelques anciens pensaient qu'on recevait la mort en buvant de ces eaux; mais c'était pour ainsi dire en les respirant qu'on était asphyxié; les oiseaux, qui tombaient morts lorsqu'ils volaient au-dessus, en sont la preuve. — Voy. aussi la fin de la note suivante.

P. 334, l. 6, *ἐν Θρᾴκῃ*] Cf., sur ces eaux de Thrace, Sotion (*De flum.* 15, éd. Westerm. p. 185), Aristote (*Mirab. auscult.* 131, p. 269 et la note de Beckmann) Ant. de Caryste (156, p. 202-203), Pline (XXXI, 19, ol. 2). — Cf. aussi Vitruve (VIII, 3), qui dit : « Apud Cychros in Thracia locus, ex quo non solum « qui biberint, moriuntur, sed etiam qui laverint. »

[1] Le texte paraît avoir subi ici quelque altération.

P. 334, l. 7, *ἐν Σαυρομάταις*] Cf. Antigone de Caryste (167, p. 212-213), qui rapporte aussi que la même tradition avait cours pour le lac Averne (Sotion, *De flum.* 22, éd. Westerm.). — Voy. aussi, pour le lac Averne, la note de Beckmann au chapitre 119 d'Aristote (p. 220); Varron, dans Pline (XXXI, 18, ol. 2); Sotion (*l. l.* 28, p. 188); Virg. (*Æn.* VI, 239). On faisait même dériver *Avernus* d'*α* privatif et *ὄρνις* «oiseau,» et *Ἄορνος* était un terme générique pour les localités nuisibles aux oiseaux. — Voy. Pline (IV, 1, et note). — Strabon (V, p. 168) se moque de cette fable.

P. 334, l. 8, *Καὶ ἑτέρα κατὰ Μήδους*] Ni Aristote, ni Antigone de Caryste ne parlent nominativement de cette eau de Médie; et, chose étonnante, Beckmann (*ad Antig.* p. 201) ne connaissait le passage qui nous occupe que par une traduction latine de quelques chapitres *Sur les eaux*, extraits d'Oribase et publiés dans l'édition des Juntes, sous le nom de Galien, avec le titre *De bonitate aquæ* ou *De aquis.* (Voy. plus haut note de la page 332, l. 12.) — Il n'a, du reste, tiré aucun parti de ce chapitre de Rufus dans ses notes très-érudites; peut-être même ne le connaissait-il pas *de visu*: car la manière dont il parle de l'eau des Mèdes nous porte à croire que ce fait lui était venu de seconde main. Cependant Pline (II, 109, ol. 105) parle de cette tradition et il nomme le naphte par son nom. Le passage le plus curieux sur le sujet qui nous occupe est tiré de Galien (*De temp.* III, 2, t. I, p. 658). Après avoir parlé des matières enflammées, il ajoute: «*Καὶ τὸ τῆς Μηδείας δὲ φάρμακον τοιοῦτο ἦν· πάντα γοῦν ἀνάπτεται προσβαλλούσης* «*θερμασίας, οἷς ἂν ἐπαλειφθῇ· σκευάζεται δὲ κἀκεῖνο διά τε θείου καὶ τῆς ὑγρᾶς* «*ἀσφάλτου.*» Ce texte de Galien se rapporte exactement à celui de Rufus, qui parle évidemment d'une de ces fontaines qui contiennent du naphte, matière inflammable par excellence[1]. Le scholiaste de Nicandre (*Alex.* 249) dit aussi que les barbares appelaient *νάφθα* le poison de Médée, et raconte que, si on en était enduit, on prenait feu aux rayons du soleil. Sotion (*De flum.* 40, p. 190) est tout à fait d'accord avec le scholiaste de Nicandre; il place la fontaine près de Suse. On pourra, d'ailleurs, consulter, sur les fontaines huileuses, ichoreuses, inflammables, c'est-à-dire recouvertes de naphte, Ctésias (fragm. 57, § 11, p. 82, éd. Didot), copié par Antigone de Caryste (165, p. 210), par Aristote (*Mir. auscult.* p. 202-3). Dans ce passage, Ctésias parle d'une fontaine fétide qui versait un *ichor* abondant. — Cf. aussi Strabon, VI, p. 281. Dans un autre endroit le faux Aristote (123, p. 251 sq.) parle d'une fontaine, dans la partie de la Sicile appartenant aux Carthaginois, qui versait de l'huile et qui avait une odeur de cèdre. — Athénée (II, 17) parle aussi de cette fontaine et d'une autre semblable. Vitruve, qui la mentionne également (VIII, 3), la place près de Carthage, mais à tort, ainsi que Beckmann le démontre dans ses notes (p. 253), où il cite un grand nombre d'auteurs anciens ou modernes qui ont parlé de ces fontaines; l'énumération en serait beaucoup trop longue ici. — On pourra voir aussi Pline (XXXI, 14, ol. 2); Antig. de Caryste (150, p. 194; 154, p. 200 sq., et les notes); Isidore (*Orig.* XIII, 13), qui, dans son énumération des eaux merveilleuses, suit presque toujours Pline; Sotion (outre le passage cité plus haut, 5, p. 183; et 29, p. 188);

[1] Plutarque (*Symp.* V, 7, 2) dit: «Ils sont ignorants de l'amour ceux qui s'étonnent de «voir le naphte de Médie s'enflammer à distance du feu.»

Vitruve (VIII, 3) et Cœsius (*Mineral.* I, 6, sect. 11, p. 95), qui cite plusieurs fontaines naphteuses.

P. 334, l. 11, Περὶ Σοῦσα ὕδωρ] Cf. Sotion (*De flum.* 26, éd. Westerm. p. 187); Vitruve (VIII, 3); *Anthol.* (t. II, p. 874, et t. III, p. 961, éd. Jacobs) pour l'épigramme faite sur cette eau et rapportée par Sotion.

P. 334, l. 12, Ὁ δὲ Σύβαρις] Cette propriété merveilleuse n'est point mentionnée par les auteurs des *Mirabilia* ni par Pline. Aristote (*Mirab. auscult.* 183, p. 356) dit : « Περὶ τὴν Θούριον πόλιν δύο ποταμούς φασιν εἶναι Σύβαριν καὶ Κρᾶ-« θιν · ὁ μὲν οὖν Σύβαρις τοὺς [ἵππους ex Strabone VI, p. 263] πίνοντας ἀπ' αὐτοῦ « πτυρτικοὺς (*consternatos*) εἶναι ποιεῖ · ὁ δὲ Κρᾶθις τοὺς ἀνθρώπους ξανθότριχας « λουομένους. » — Cf. *Sch.* in Theocr. V, 15, et Eustathius, ad Dion. Perieg. 373 et 419, p. 52 et 59; Strabon (*l. l.*) qui dit les mêmes choses et presque dans les mêmes termes. — Théophraste, dans Pline (XXXI, 9, ol. 2; cf. aussi Élien, *Nat. anim.* XII, 36, et la note dans l'éd. de Jacobs, t. II, p. 431; Antigone de Caryste, 149, pour le Crathis seulement; et la note de Beckmann) prétendait que le Crathis donne la blancheur aux troupeaux (*bobus et pecori*), et le Sybaris la noirceur. Pline ajoute (§ 10) : « Quin et homines sentire differentiam « eam, nam qui e Sybari bibant nigriores esse, durioresque, et crispo capillo; « qui ex Crathi, candidos, mollioresque, ac porrecta coma. » — On voit que les auteurs ne s'accordent pas sur les propriétés du Sybaris, et Rufus paraît seul de son avis, à moins qu'on ne cherche à établir entre ἀγνούς et πτυρτικούς un rapprochement qui serait probablement forcé. — Athénée (II, 15) rapporte, d'après Théophraste, certaines propriétés merveilleuses qui se rapprochent beaucoup plus du texte de Rufus, bien qu'il s'agisse d'autres eaux : « Θεόφραστος δέ φησιν « ἐν τῷ « Περὶ ὑδάτων » (*Fragm.* IV, éd. de Schneid. t. V, p. 193) τὸ Νεΐλου ὕδωρ « πολυγονώτατον καὶ γλυκύτατον . . . . . . ἐν δὲ τῷ « Περὶ φυτῶν » (IX, 18, 10) ἐν « Πύῤῥᾳ δὲ ἄγονον, κ. τ. λ. »

P. 334, l. 13, ἐν Αἰθιοπίᾳ ὕδωρ] Le premier auteur qui mentionne cette propriété merveilleuse est Ctésias (voy. ses Fragments, n° 12, éd. Müller, dans la collection Didot, et Diodore de Sicile, II, 14), qui a été abrégé par Pline (XXXI, 5, ol. 2), par Antigone de Caryste (160, p. 205), par Sotion (*l. l.* 17, p. 185). — Voy. Strabon (XVI, p. 779); Théopompe (*Fragm.* 229); Ovide (*Metam.* XV, 319). Cf. aussi la note de M. Müller pour Ctésias et celle de Beckmann pour Antigone. — Ctésias (p. 57, § 14) attribue la même propriété à une eau de l'Inde qui se coagulait comme du fromage aussitôt qu'elle était puisée. Voici ce qu'il raconte, d'après Diodore, pour l'eau d'Éthiopie : « Εἶναι γὰρ ἐν αὐτῇ (Αἰθιοπίᾳ) « φασι λίμνην. . . . . τὸ δ' ὕδωρ τῇ μὲν χρόᾳ παραπλήσιον κιννάβαρει, τὴν δ' ὀσμὴν « καθ' ὑπερβολὴν ἡδεῖαν οὐκ ἀνόμοιον οἴνῳ παλαιῷ · δύναμιν δὲ ἔχειν παράδοξον · « τὸν γὰρ πιόντα φασὶν εἰς μανίαν ἐμπίπτειν καὶ πάνθ' ἃ πρότερον διέλαθεν ἁμαρ-« τήσας ἑαυτοῦ κατηγορεῖν. » Voici ce que dit Beckmann (ad Arist. 100, p. 203) à propos d'une autre eau merveilleuse teinte en rouge : « Liceat suspicari, « aquam ochra martiali (*ocre rouge*) tinctam et sulphure seu sulphuris hepate « (*sulfure alcalin*) commixtam fabulæ præbuisse originem. Sunt vero etiam lacus « quorum aqua subinde rubescit materia quadam vegetabili subtili. » Il cite, à l'appui de cette dernière opinion, plusieurs exemples tirés des auteurs modernes. — Pausanias (IV, 34) parle aussi d'une eau couleur de sang près de Joppé.

P. 335, l. 1, *ἐν Αἰγύπτῳ ὕδωρ*] Sotion (*l. l.* 21, p. 185-186) attribue les mêmes propriétés à l'eau d'un autre pays : « *Ἐν Συκαμίναις πόλει λίμνη ἐστὶν, ἧς* « *τῷ ὕδατι οἱ λουσάμενοι ἢ πιόντες ἀπ' αὐτοῦ μαδῶσι τὰς τρίχας, τῶν δὲ ἀλόγων* « *ζώων αἱ ὁπλαὶ ἀποπίπτουσιν, ὡς ἱστορεῖ Ἰσίγονος*..... Aristote (*Mir. auscult.* 79, p. 153 sq. et note de Beckmann) raconte la même chose du fameux poison qu'on prétendait recueillir sur le mont Circée, en Italie, et que Beckmann croit provenir du lièvre marin (*Aplysia depilans*). Voy. son *Hist. des découvertes*, éd. anglaise, t. I, p. 50-51.

P. 335, l. 6, *ἐν Λυγκήσταις ὕδωρ*] Nous avons corrigé la leçon vicieuse des mss. d'après Beckmann, qui lui-même avait suivi Étienne de Byzance (*De urb. et pop.* voce *Λύγκος*) — Cf. Antigone de Caryste (180), Sénèque (*Nat. Quæst.* III, 20) et la savante note de Kœhler, qui cite une foule de passages sur les fontaines enivrantes et sur l'*ὕδωρ ὀξύ*, entre autres Aristote (*Meteor.* II, 3, p. 359 [b]). — Voy. aussi Pline (II, 106, ol. 103, et la note d'Hardouin, XXXI, 13, ol. 2); Athénée (II, 18); Sotion (*l. l.* 20, p. 185); enfin, sur une espèce particulière d'*eau acide*, Antigone (154 et la note); Vitruve (VIII, 3).

P. 335, l. 7, *ἐν Κλειτορίῳ*] Cf. Sotion (*l. l.* 12 et 24, p. 184 et 186; et *Anthol.* éd. Jacobs, t. II, p. 791; t. III, p. 915); Vitruve (VIII, 3); Eudoxe dans Pline (XXXI, 13, ol. 2); Athénée (II, 19); Ovide (*Metam.* XV, 322).

P. 335, l. 9, *Ἀρεθούσης*] On sait qu'il y avait plusieurs fontaines du nom d'Aréthuse : quant à celle-ci, nous ne connaissons que Rufus qui lui ait attribué une pareille propriété. On lit dans Pline (XXXI, 8, ol. 2) : « Aquarum culpa in « Trœzene omnium pedes vitia sentiunt. »

P. 335, l. 10, *Ὁ δὲ Κύδνος*] Pline dit (XXXI, 8, ol. 2) : « Cydnus Ciliciæ « amnis podagricis medetur, sicut apparet in *Epistola* Cassii Parmensis ad M. An- « tonium. » On lit aussi dans Vitruve (VIII, 3) : « Cydnos in quo podagrici crura « macerantes levantur dolore; » dans Strabon (XIV, p. 673) : « *Ψυχρόν τε καὶ* « *τραχὺ τὸ ῥεῦμά ἐστιν (τοῦ Κύδνου), ὅθεν καὶ τοῖς παχυνευροῦσιν καὶ ποδαγριζο-* « *μένοις κτήνεσι καὶ ἀνθρώποις ἐπικουρεῖ.* » — Ce fleuve est particulièrement célèbre par le bain qu'y prit Alexandre.

Ch. 5, p. 337, l. 5, *στακτοῖς*] Dans deux passages parallèles de leurs *Commentaires* sur le VIe livre des *Épidémies* d'Hippocrate, Galien et Palladius nous permettent de fournir quelques renseignements sur les *stactes.* Palladius les nomme et Galien les décrit, en sorte que nous sommes assuré qu'il s'agit du même ustensile. Après avoir parlé des qualités des eaux, Palladius ajoute (*Comm. IV in Epid.* VI, 29, t. II, p. 114) : « *Τὸ Νειλῷον ὕδωρ*..... *Γλυῶδες*..... *ἔνθεν* « *Αἰγύπτιοι σάκτας* (lisez *στακτάς*) *ὑδρίας ἐπινοοῦσιν ἵνα μένῃ ἄνω τὸ παχύ.* » Ici *στακτός* est pris dans la forme adjective, qui est la plus généralement usitée; les lexiques de Suidas, d'Hésychius, ne connaissent même que cette forme, mais le *Trésor grec* d'Étienne (éd. Didot) a relevé le passage d'Athénée qui nous occupe et où *στακτός* est évidemment employé comme substantif. Galien, dans son IV[e] *Commentaire* sur le VI[e] livre des *Epid.* (§ 19, t. XVII[b], p. 182), fait allusion aux stactes en ces termes : « *Ὥσπερ γε καὶ διὰ κεράμων ἀραιῶν* (*per testas raras*) « *ἐστιν ὅτε τὸ θολερὸν ὕδωρ διηθούντων ὡς ἐν Ἀλεξανδρείᾳ τε καὶ κατ' Αἴγυπτον* « *ἠθεῖται διά τινων οὐχ ἁπλῶς κεραμευθέντων, ἀλλὰ τεχνικῶς κατασκευασθέντων εἰς* «ἀραιότητα.» Ces vases poreux préparés avec art répondent de loin aux filtres en pierre poreuse dont on fait un grand usage pour purifier l'eau. — Voy. aussi Arist. *Gen. anim.* II, 6, p. 743, l. 9.

P. 337, l. 6, ὑλισ7ῆρσι] Ὑλισ7ήρ désigne, chez les Grecs, toute espèce d'instrument servant à passer les liquides; ὑλίζω ou les composés de ce verbe désignent aussi cette action. L'*Etym. magn.* (p. 771, 5) dit : «Ὁ ὑλισ7ὴρ παρὰ τὸ «ἰποῦσθαι τὴν τρύγα.» C'est toujours avec le sens de *filtre* ou *filtrer* qu'ὑλισ7ήρ ou ὑλίζω se trouvent dans Dioscoride (voy. par ex. II, 95 et 123; III, 7; V, 82), dans les auteurs des *Géoponiques* (par ex. VII, 37; VIII, 34; et XX, 46) et dans le scholiaste de Nicandre (*Alex.* 493). Διυλίζω se trouve encore, pour exprimer l'action de filtrer, dans saint Matthieu (XXIII, 24) et dans Amos (VI, 6). Cf. aussi le *Trésor grec*, éd. anglaise, *sub voce* ὑλίζω. — Ὑλισ7ήρ était synonyme d'ἠθμός : Suidas (*sub voce*) le dit expressément : «Ἠθμός · ὁ διυλισ7ήρ.» On le voit du reste par les nombreux passages où il est question de l'ἠθμός. Ainsi Hésychius a : «Ἠθημένος · διυλισμένος.» Photius donne la même glose, et de plus : «Ἠθμά-«ριον · διυλισ7ήριον.» — Voy. aussi Phérécrate, dans Athénée (XI, p. 480 b). Théophraste (*C. P.* VI, 19, 3) dit, en parlant du vin qui laisserait dissiper son bouquet : «Τὸ μὲν γὰρ διίησιν ὥσπερ ἠθμός.» Ailleurs (VI, 16, 6) il appelle les vins qui perdent leur force et leur bouquet «ἠθητικοὺς τῶν οἴνων.» — Voy. aussi Aristote (*H. A.* IV, 8, p. 534, l. 22); Athénée (I, p. 24 e); et Pollux (VI, 90), qui compte l'ἠθμός (*filtre* ou *passoire*) parmi les instruments de cuisine. Plutarque (*Sympos.* VII, 7) se sert indifféremment des verbes ἠθέω et διυλίζω. Hippocrate (*Append. au Régime dans les maladies aiguës*, § 11, t. II, p. 466; et *De morbis* II, § 12, t. VII, p. 20) se sert du verbe διηθέω. On trouve aussi dans Galien (*Sec. loc.* VII, 2, t. XIII, p. 39) le participe διηθήσας. — La définition et la description que donne de l'ἠθμός l'*Etymolog. magnum* (p. 422, l. 34), abrégé par *Gud.*, mérite d'être rapportée ici, puisque parler de l'ἠθμός ou de l'ὑλισ7ήρ, c'est tout un : «Ἠθμὸς καὶ ἠθένειον (sic) · ἐργαλεῖον διατετρημένον πολλαῖς τρύπαις δι' οὗ «τὸ ὑγρὸν εἴωθε διακρίνειν τῶν παχυτέρων, ὥς Φησιν Μενεκράτης ἐν Ἐργωνῷ ·

> Ἠθμῷ δὲ προπάροιθεν ἀΦαρπάξει νέον αἰεὶ
> ἈΦρόν . . . .

Ἀπὸ γοῦν τοῦ ἤθω, ἤσω ἠμὸς καὶ ἠθμὸς δι' οὗ διηθεῖται καὶ διαβιβάζεται. — Le passage suivant, que nous empruntons au pseudo-Plutarque (*Plac. philosophorum*, III, 16), établit encore cette synonymie entre ἠθμός et ὑλισ7ήρ, et nous apprend en même temps qu'on filtrait quelquefois les liquides sur la cendre : «Μητρό-«δωρος (expliquant pourquoi l'eau de la mer est salée) διὰ τὸ διηθῆσαι διὰ τῆς γῆς «μετειληΦέναι τοῦ περὶ αὐτὴν πάχους καθάπερ τὰ διὰ τῆς τέΦρας ὑλιζόμενα (Φησίν).» — Le nom de l'os ethmoïde, la fonction que lui attribuaient les anciens, montre assez le sens d'ἠθμός. — On remarquera en passant que les synonymes d'ὑλισ7ήρ ne servent pas uniquement, comme ce mot, à désigner un filtre pour les liquides : ainsi Hésychius a : «Ἠθμούς · καμίνους,» et un *Glossaire* cité par Alberti (ad Hesych.) porte : «Ἠθμοί · δι' ὧν ὁ καπνὸς διηθεῖται.» — Ἠθμός était pris aussi comme synonyme de κημός «panier,» ainsi qu'on peut s'en assurer dans le *Trésor grec* (éd. Didot); nous verrons, du reste, plus loin, que les filtres étaient souvent de véritables paniers, et qu'alors même ils s'appelaient ὑλισ7ῆρες. Citons ici par anticipation le scholiaste de Nicandre (*l. l.*) : « Κυρτὶς κατασκεύασμά τι ἐκ « λεπτῶν σχοινίων γεγονὸς ᾧ καὶ οἱ μυρεψοὶ χρῶνται περὶ τὴν τῶν μύρων ἔκθλιψιν, « ὑλιστήριον αὐτὸ καλοῦντες, ἢ καὶ ὑλίστριον. » Hésychius a « Κημός.....ἔστιν « ὅμοιον ἠθμῷ » (voy. Salmas. *in Vopisc.* p. 469-70). — Ὑλιστήρ est aussi synonyme de σάκκος (σάκος pour les Attiques. Voy. Phrynichus, éd. Lobeck, p. 257; et Heringa, *Observ.* p. 170). Ainsi l'οἶνος σακκιζόμενος dont parle Théophraste (*C. P.* VI, 7, 4) est évidemment du vin filtré. Cicéron (*De finibus*, II, 8), en parlant du vin qu'on filtrait sur la neige pour éteindre sa force, se sert du diminutif *sacculus*. Deux vieux *Glossaires* publiés par Étienne à la suite du *Trésor grec*, ont, l'un, « *saccat* : ὑλίζει, » et l'autre, « ὑλιστήρ · *saccus*. » D'autres *Glossaires* cités par les éditeurs de Pollux (VI, 19) portent : « *sacco* : διηθῶ, διυλίζω · *saccus* « *vinarius* (ou *nivarius*) : ὑλιστήρ. » Enfin un autre *Glossaire*, cité par les mêmes éditeurs (X, 75), donne : « σάκκος · ὑλιστήρ. » Le scholiaste d'Aristophane (*Plut.* 1087, dans une glose que nous rapporterons plus bas), et Pollux (VI, 19 et X, 75) établissent aussi cette synonymie de σάκκος et d'ὑλιστήρ. En parlant de l'action de filtrer, Galien (*Sec. loc.* IX, 4, t. XIII, p. 283) se sert du verbe σακκίζω. Le *saccus* des Latins correspond aussi, dans une foule de passages, à l'ὑλιστήρ des Grecs; citons quelques exemples. On lit dans Martial (II, 40) :

Cæcuba saccantur, quæque annus coxit Opimi.

Et ailleurs (XII, 61) :

Turbida sollicito transmittere cæcuba sacco.

Enfin la 104e épigramme du livre XIV a pour titre : « *Saccus nivarius*. » Sénèque (*Epist.* 85) mentionne aussi l'*aqua saccata*. Pline (XVIII, 17, ol. 7) traduit « διη-« θήσαντας ἐμβαλεῖν εἰς ὑλιστῆρα, διυλίσαντάς τε εὐθέως ψύχειν, » de Dioscoride (II, 123), par : « Linteo aut sparto *saccatus*. » Voy. aussi XX, 79, ol. 19. — Nous avons des témoignages non moins positifs pour établir la synonymie entre ὑλιστήρ et τρύγοιπος · ainsi l'*Etymol. magn.* a « τρύγοιπος · ὁ ὑλιστήρ. » — Voy. aussi le lexique de Photius, *sub voce* τρύγοιπος. — On lit dans Pollux (VI, 19; — cf. aussi X, 75) : « Ὅτῳ διηθεῖται (ὁ οἶνος) ὑλιστὴρ καὶ σάκκος καὶ τρύγοιπος. » — Phrynichus (éd. Lobeck, p. 303) nous apprend même que ceux qui parlaient bien appelaient τρύγοιπος l'ὑλιστήρ. Suidas (*sub voce*) établit la triple synonymie de τρύγοιπος, de ὑλιστήρ et de σάκκινος. Dans le scholiaste d'Aristophane (*Plut.* 1087) on lit : « Τρύγοιπος · ὁ ὑλιστὴρ ὁ σάκκινος...τὸ σακελιστήριον...τρύγοιπος δὲ λέγοιτ' ἂν « κυρίως, δι' οὗ τὴν ὕλην τοῦ οἴνου σακελίζομεν. » Un passage de Pollux (X, 75) n'est pas moins explicite : « Τρύγοιπος, καὶ ὁ σάκκος ἐπὶ τοῦ τρυγοίπου εἰρημένος « καὶ ὁ ὑλιστήρ. » — Il y a lieu de croire que ces différents termes n'étaient pas des synonymes parfaits, mais on manque de données suffisantes pour établir des nuances exactes. On peut toutefois, en rapprochant ces divers passages, admettre qu'ὑλιστήρ était le terme qui désignait par excellence uniquement un filtre et toute espèce de filtre (ceux en poterie portaient quelquefois le nom de σταπτοί); qu'ἠθμός avait une signification à peu près aussi étendue, mais moins exclusive. Τρύγοιπος était le nom du vase, de quelque nature qu'il fût, réservé pour filtrer le vin ou le suc des olives. Voy. Pollux (I, 245). Κημός, désignant un filtre, ne s'appliquait sans doute qu'aux *paniers-filtres*; mais, dans son sens propre, il s'appliquait à beaucoup d'autres ustensiles. *Σάκκος* ou *saccus* paraissent avoir eu une acception non moins étendue qu'*ὑλιστήρ* et *ἠθμός*, mais, comme *κημός*, ce mot comprenait des ustensiles d'usages très-divers. — Facciolati, dans son *Lexique latin* (*sub voce qualus*), paraît faire *λικμητρίς* (*vannum*) synonyme d'*ἠθμός* et par conséquent d'*ὑλιστήρ*, mais cette erreur vient sans doute d'un passage de Pollux (I, 245), où les premiers éditeurs ont fait dépendre le mot *λικμητρίς* de *τρύγοιπος* qui le suit, tandis qu'il faut le rattacher aux mots précédents *πτύον ἢ πτέον*, qui signifient tous deux un *van*. — Les Latins n'avaient pas que le mot *saccus* pour correspondre à *ὑλιστήρ*, on trouve encore *fiscella, qualus, cribrum,* et surtout *colum,* qui paraît précisément avoir la même étendue de signification qu'*ὑλιστήρ* et ne s'appliquer également qu'à un filtre. Columelle (XII, 38, 7), en parlant de la fabrication du vinaigre, dit : «In junceis fiscellis vel sparteis «saccis percolant.» Le même auteur (IX, 15, 12) nous fournit la preuve de la triple synonymie de *qualus,* de *saccus* et de *colum* dans le passage suivant : «Saligneus qualus, vel tenui vimine rarius contextus saccus, inversæ metæ si«milis, qualis est quo vinum liquatur.» Or les filtres destinés à passer le vin s'appellent indifféremment *quali et cola. Qualus* est défini par Servius (ad Virg. *Georg.* II, 241) «*Qualos* : per quos vinum defluit, qui et ipsi a colando dicti «sunt.» Il nous semble superflu de rassembler ici toutes les preuves qui démontrent la synonymie du *colum* et d'*ὑλιστήρ* : le sens de *colum* est trop bien défini par son dérivé *colare,* comme celui d'*ὑλιστήρ* l'est par *ὑλίζω*. — Voy. Facciolati (*sub voce*). — Nous citerons seulement un passage de Végèce (*Mulom.* II, 28, 19), dans lequel on lit : «Post hæc diligenter colabis ad colum,» précisément dans le même sens que Dioscoride (II, 123) écrit : «*Διηθήσαντας ἐμβαλεῖν* «*εἰς ὑλιστῆρα, διυλίσαντας, κ. τ. λ.*» — Caton (11, 2) distingue les *cola* qui servaient pour le vin, en *cola vitilia* et en *cola queis florem demant;* mais il ne dit pas avec quoi étaient faits ces derniers. — *Ὑλιστήρ* est aussi traduit par *cribrum,* bien que ce mot désigne plus ordinairement un *crible;* ainsi on lit dans Pline (XXVIII, 39, ol. 9] : «Curantur (medullæ) ante autumnum recenter lotæ; sic«catæ in umbra, per cribrum dein liquatæ, per lintea exprimuntur ac repo«nuntur in fictili, locis frigidis.» Or ce passage répond presque mot pour mot à un autre de Dioscoride (II, 95), ainsi conçu : «*Εἶτα δι' ὀθόνης ὑλισθεὶς καὶ* «*ὡσαύτως πλυνθεὶς. . . . . καὶ διυλισθεὶς εἰς θυίαν μετὰ τὸ παγῆναι ἀποτίθεται ἐν* «*ὀστρακίνῳ ἀγγείῳ καινῷ.*» — Ces détails sur la synonymie grecque et latine d'*ὑλιστήρ* n'étaient pas inutiles pour arriver à savoir et la forme et la matière des filtres, puisque c'est tantôt sous un mot et tantôt sous un autre, tantôt chez les Grecs et tantôt chez les Latins, que nous trouvons des renseignements sur ces deux points intéressants. — Le seul passage qui nous apprenne la forme des filtres est tiré de Columelle (IX, 15, 12), qui compare les *cola* ou *sacci* à un *cône renversé* (metæ inversæ); c'est encore leur forme actuelle. — Il y avait des filtres qui étaient en toile (Dioscoride, III, 7). Le même auteur distingue ailleurs (V, 82) l'opération de filtrer de celle qui consiste à mettre les substances dans un linge à larges mailles (*ἐν ὀθονίῳ ἀραιῷ*) pour les faire égoutter. — Voy. aussi Pline, XXV, 103, ol. 13; XVIII, 17, ol. 7; XXIX, 39, ol. 3. On voit par un autre passage du même auteur (XXXIII, 34, ol. 6) qu'on mettait quelquefois trois doubles de toiles pour faire un filtre. Pline (XXIX, 39, ol. 3) parle aussi de filtres faits avec des fils de lin (*lineis saccis*). Scribonius Largus (156 et 271) ne décore pas d'un nom particulier les filtres en linge, mais seulement ceux qui sont faits avec du jonc et sans doute aussi avec d'autres substances analogues (*per linteum, vel ex junco factum ex industria colum*). Ainsi il y avait des filtres en jonc (voy. aussi Colum. XII, 38, 7). Il y en avait aussi en spart (voy. par ex. Pollux, X, 186; Pline, XVIII, 17, ol. 7; Columelle, XII, 17 et 51; Palladius, *Feb.* 27), en guimauve :

......Gracili fiscellam texit hibisco.
(Virg. *Eclog.* X, 71.)

Enfin en tout autre bois pliant.

......Tu spisso vimine qualos
Colaque prelorum fumosis diripe textis.
(Virg. *Georg.* II, 241.)

Le passage le plus curieux sur ces espèces de filtres, puisqu'il nous apprend en même temps comment devaient être préparés le jonc et le spart employés à les fabriquer, est tiré de Columelle (XII, 19, 4) : «Isque qui præerit huic «(musto) decoquendo cola juncea vel spartea, sed crudo id est non malleato «sparto præparata habeat; itemque fasciculos fœniculi fustibus illigatos, quos «possit usque ad fundum vasorum demittere, ut quidquid fæcis subsederit, exa«gitet et in summum reducat : tum colis omnem spurcitiam quæ redundarit «expurget.» Le passage du scholiaste de Nicandre (*Al.* 493) cité plus haut, montre qu'on se servait beaucoup de ces sortes de filtres, même pour les huiles aromatiques, et qu'on les appelait *ὑλιστήρια*. — Nous avons fait de vaines recherches dans les anciens pour y trouver la mention de filtres en laine. Il est assez souvent question de filtres en métal. Nous avons vu à Naples les deux *cola* figurés dans le *Museum Borbonicum* (t. II, pl. 60, et t. VIII, pl. 14, f. 45), et qui servaient très-probablement à filtrer le vin sur la neige, ainsi que l'avance M. F. Javarone dans la notice dont il a accompagné la fig. 45 de la pl. 14. Les commentateurs de Martial sont aussi d'avis que le *colum nivarium* de la 103e éprigr. du livre XIV était en métal. Ph. Venuti (*Sopra i coli vinarii degli antichi*, in Saggi di dissertazioni lette nella acad. di Cortona, Roma, 1735, in-4°, t. I, p. 80) a aussi figuré deux *cola* en métal, et il a accompagné cette représentation d'une dissertation où nous avons trouvé quelques renseignements utiles. — Pollux (X, 109) mentionne un filtre en bronze (*ἠθμὸς χαλκήλατος*). Voy. aussi Hellanicus dans Athénée (XI, 40; *ἠθάνιον χαλκοῦν*). — Montfaucon (*Antiq. expliquée*, t. III, part. I, ch. 12, p. 122 et pl. 62) a figuré et décrit le magnifique *colum* ou *colatorium* en bronze, avec un manche chargé de figures en relief, qui a appartenu à Meyer, et sur lequel Nicolas Chevallier a publié un mémoire à Amsterdam en 1694. Le même Montfaucon mentionne également le *colum* qui se trouve représenté parmi les instruments de cuisine sur la colonne Trajane. Épigène, dans Athénée (XI, 37), nous apprend aussi qu'il y avait des filtres en argent. Il n'est pas besoin de dire que les filtres servaient aussi bien pour les usages domestiques que pour la médecine; par exemple, le *colum* désignait certainement ce que nous appelons proprement *passoire;* ainsi Apicius (IV, 2), en parlant d'une espèce de purée d'asperges, dit qu'on la passait à travers un *colum.* — Voy. aussi Pollux (VI, 90) et ce que dit Venuti (p. 95) du *colam* représenté sur la colonne Trajane. — Dans un passage qui ne paraît pas avoir attiré l'attention des commentateurs Pline (XXXVI, 52, ol. 23) nous dit qu'il y avait des citernes doubles munies d'un *colum* pour filtrer l'eau. — Le filtre était un des ustensiles obligés du festin; on le mettait au-dessus des coupes et on lui donnait l'épithète de *ἐπικρητηρίδιος*, ainsi que nous l'apprend Pollux (X, 109). Cela se voit manifestement encore par l'inscription que rapporte Venuti et que nous transcrivons ici : « Κἀγώ. *κρατῆρα. καπίσΊρατον. καὶ. ἠθμὸν. ἐς* Πρυτανεῖον. *ἔδωκα.* « *μνῆμα.* Σιγειεῦσι. » Nous pouvons encore invoquer le témoignage de Phérécrate dans Athénée (XI, 60) :

> *Νυνὶ δ' ἀπονίζων τὴν κύλικα δὸς ἐμπιεῖν*
> *Ἔγχει τ' ἐπιθεὶς τὸν ἠθμόν.*

Nous ajouterons en terminant que l'usage des *cola* était très-répandu dans l'Église, jusqu'à une époque assez avancée, pour la messe. Voy. Ducange (*sub voce*) et Venuti (*l. l.*).

P. 338, l. 7-8, *γλοιωδῶν σωμάτων*] Nous nous rendons difficilement compte de cette expression *corps visqueux* appliquée aux eaux, et nous croyons que *γλοιωδῶν* est peut-être une corruption de *γεώδων* « terreux, » ce qui est en effet beaucoup plus naturel. On pourrait appuyer du reste cette correction sur un passage d'Athénée (II, 16) : « Τὰ *δὲ ψυχρὰ σκληρὰ, διότι γεωδέσΊερα,* » et sur deux passages d'Oribase (V, 17, p. 369, l. 4; et p. 370, l. 7).

Ch. 6, p. 339, l. 6-7, *μήτε κεφαλῆς, κ. τ. λ.*] Cf. III, 22, p. 230, l. 3.

P. 339, l. 7-8, *μηδὲ θερμαίνει σαφῶς*] Cf. III, 32, p. 251, l. 8.

P. 339, l. 10, Ἐπιτήδειος, *κ. τ. λ.*] Cf. III, 24, p. 235, l. 6.

P. 340, l. 2, Οὗτος *καὶ τοῖς πυρέτΊουσιν, κ. τ. λ.*] Cf. III, 32, p. 251, l. 9.

P. 340, l. 5, *παύων, κ. τ. λ.*] Cf. III, 21, p. 230, l. 4.

P. 341, l. 8, Γ*αυριανός*] Dans l'impossibilité où nous sommes de donner une notice étendue sur tous les vins qui sont nommés par Oribase, nous nous contenterons de dire quelques mots sur ceux dont le nom ou l'histoire présente quelques particularités remarquables, renvoyant à l'*Index géographique* tous ceux qui portent évidemment un nom de lieu. Du reste les *Indices* de Dioscoride, de Galien (éd. des Junte ou de Kühn), de Pline (éd. d'Hardouin ou de M. Littré), d'Athénée (éd. de Schweighäuser ou de Dindorf), des *Géoponiques* (éd. Niclas), des auteurs *De re rustica* (éd. Schneider ou Gesner), permettent de retrouver très-facilement ce qui regarde chacun de ces vins. — Voy. du reste Turnebus, *De vino, etc.,* dans le *Thes.* de Gronovius, t. IX, p. 517, et Henderson, *Hist. des vins,* Londres, 1824, ou Weimar, 1833. — Le vin *Gaurien* est un des vins dont le nom demande quelque explication. Pline (XIV, 4, ol. 3) nous dit que les vignes du mont Gaurus étaient un plant de Falerne, et qu'on les appelait *Gaurones* ou *Falernes;* plus loin (*ibid.* 8, ol. 6) il dit que le territoire de Falerne était divisé en trois portions : «Summis collibus Gauranum gigni, mediis Faus-«tianum (voy. note de la p. 346, l. 12), imis Falernum.» Quelques lignes plus loin nous lisons que des plants de *Massique* avaient été également transportés sur le mont Gaurus. Galien (*Meth. med.* XII, 4, t. X, p. 833) dit que le vin Gaurien a une consistance aqueuse. — Athénée (I, p. 26 e) écrit Γαυρανός, et Pline (*l. c.*) *Gauranus*, d'où il faut sans doute changer en Γάυρανός, Γαυριανός de notre texte, que nous avions pris dans Galien au lieu de Τεταυριανός des mss.

P. 342, l. 9, *εἰς τοσοῦτον καὶ βραδύπορος*] Cf. III, 26, p. 238, l. 3.

P. 343, l. 2, *τοῖς ἰδίως ἡπατικοῖς ὀνομαζομένοις*] Galien (*Sec. loc.* V, 6, t. XIII, p. 197) nous apprend qu'on appelait *hépatiques* les malades qui, sans tumeur contre nature, sans inflammation, sans abcès, sans squirrhe, en un mot sans aucune affection apparente dans le foie, étaient atteints de faiblesse dans les fonctions de ce viscère. — Cf. aussi *ibid.* p. 195, et *Loc. aff.* V, 8, t. VIII, p. 359 et 361. — Un des signes caractéristiques de l'affection hépatique était un flux de matières semblables à des lavures de chairs fraîches (Gal. *loc. affect. l. l.* p. 359). Beaucoup de médecins, trompés par ces évacuations, diagnostiquaient une dyssenterie (p. 361). A ce propos Galien se vante d'un beau diagnostic différentiel. — Ἡπατικός, dans les écrits hippocratiques (par ex. *Coac. progn.* 437 et 438, t. V, p. 682) ne paraît pas du tout avoir l'acception spéciale que lui donne Galien.

P. 343, l. 5, *Ὁ γὰρ γλυκὺς οἶνος, κ. τ. λ.*] Cf. III, 24, p. 235, l. 8.

P. 343, l. 8, *ἀπολείπονται σφοδρᾶς θερμότητος, κ. τ. λ.*] Cf. III, 31, p. 249, l. 10.

P. 343, l. 11, *ὕλη γὰρ πάντες, κ. τ. λ.*] Cf. III, 10, p. 206, l. 2.

P. 344, l. 6, *προπίνουσιν, κ. τ. λ.*] Cf. V, 27, p. 408, l. 2; et 29, p. 417, l. 3. — Προπίνω a ici le sens de boire au *premier service* (*πρόπομα*). — Voy. note de la p. 433, l. 12.

P. 344, l. 10, *καίτοι βραδυπόρου, κ. τ. λ.*] Cf. III, 23, p. 232, l. 6.

P. 345, l. 3-4, *μήτε ἀναδιδόμενος, κ. τ. λ.*] Cf. III, 23, p. 232, l. 7.

P. 345, l. 7, *βραδύπορος, κ. τ. λ.*] Cf. III, 26, p. 238, l. 4.

P. 345, l. 10, *καὶ εἰς ἔμετον ὁρμᾷ*] Cf. III, 20, p. 229, l. 4.

P. 346, l. 3, *Ὁ δὲ κιῤῥὸς αὐστηρός, κ. τ. λ.*] Cf. III, 30, p. 248, l. 13.

P. 346, l. 5, Κεφαλῆς, *κ. τ. λ.*] Cf. III, 21, p. 230, l. 2.

P. 346, l. 6-7, *Ὁ δὲ ξανθὸς οἶνος, κ. τ. λ.*] Cf. III, 31, p. 250, l. 2.

P. 346, l. 9, *Λευκὸς δὲ οἶνος οὐδεὶς ἐστι γλυκύς*] Le pseudo-Galien (*De dissolutione continua*, éd. Chart. t. VI, p. 74 f) contredit cette assertion en mentionnant un *vinum album crassum dulce.* Mais il y a des autorités plus fortes encore; ainsi Hippocrate (*Superf.* p. 265, l. 38 et 42; *Morb. mul.* I, p. 614, l. 18; *De sterilib.* p. 678, l. 8), Servilius Damocrates (ap. Gal. *De Antid.* II, 5, t. XIV, p. 130), Philagrius (*in excerptis e Comment.* Steph. ad *Aph.* Hipp. VI, 31, éd. Dietz, t. II, p. 501, adnot. l. 18) parlent de vin blanc d'un goût sucré.

P. 346, l. 12, *Φαυστιανός*] Le vin Faustien était une espèce très-douce de Falerne (Galien, *Meth. med.* XII, 4, t. X, p. 832; *De Antid.* I, 3, t. XIV, p. 20; *Alim. succ.* 11, t. VI, p. 801); et Pline nous dit (XIV, 8, ol. 7) : «Secunda «nobilitas Falerno et ex eo maxime Faustiano.» — Voy. note de la p. 341, l. 8.

P. 347, l. 5, *τοῖς δὲ πάχυν ἠθροικόσι χυμόν, κ. τ. λ.*] Cf. III, 24, p. 235, l. 4.

P. 347, l. 8, Βελτίων, κ. τ. λ.] Cf. III, 15, p. 217, l. 3.

P. 347, l. 9, πλήτlει κεφαλήν] Cf. III, 21, p. 230, l. 2.

P. 349, l. 3, Σκυβελίτης] Cf. I, 42, p. 56, l. 2, et la note. Le vin *scybélitique* était fait avec les raisins appelés *Scybélites.*

P. 349, l. 8, Βιθυνὸς ἀμιναῖος] On voit par Virgile (*Georg.* II, 97), Columelle (XII, 19, 2), Varron (I, 25), Caton (7, 1 et 8, 4), qu'il y avait une espèce particulière de plant de vigne appelée *aminée*, qui lui-même était distingué en *majus* et *minus.* Ce plant était répandu, puisqu'on trouve mentionné l'*aminéen* de Bithynie, de Naples (Gal. *Meth. med.* XII, 4, t. X, p. 833), de Sicile (Gal. *Sec. gen.* V, 1, t. XIII, p. 659). Le nom d'*aminéen* doit, suivant Macrobe (*Sat.* II, 16), son origine à ce que le plant provenait primitivement d'une contrée nommée *Aminea;* mais nul n'a pu indiquer la place de ce prétendu bourg. — Voy. du reste, sur l'orthographe et l'étym. de ce mot, Rhodius ad Scrib. Larg. p. 123 et 324, et Gesner, *ind. ad Script. De re rust. sub voce.*

P. 349, l. 9, Καίκουβον] Cornarius (*Comm.* in Gal. *Sec. loc.* VII, 1, p. 467) établit que le mot Καίκουβος doit s'entendre dans deux sens très-différents, suivant le temps où il a été employé. Ainsi, pour Pline (XIV, 8, ol. 6) et pour Martial (*passim*), c'est un nom de terroir; pour Galien c'est un mot qui désigne tout vin vieilli outre mesure. Le témoignage de Pline est positif. Voici les divers passages qui se rapportent au *Cécube* : «Antea Cæcubo (voy. aussi III, 9, «ol. 5, où il est question de l'*ager Cæcubus*, et Columelle, III, 8, 5) erat gene-«rositas celeberrima in palustribus populetis, sinu Amyclano, quod jam inter-«cidit et incuria coloni locique angustia.» Ailleurs (XXIII, 20, ol. 1) : «Cæcuba «jam non gignuntur.» Ainsi déjà, pour Pline, le *Cécube* n'était plus qu'une réminiscence. D'un autre côté, on lit dans Galien, outre le passage extrait par Oribase, ce texte sans réplique (*Meth. med.* XII, 4, t. X, p. 834) : «Ὁποῖος καὶ ὁ Καί-«κουβος ἐπὶ τῆς Ἰταλίας, ὃς οὐχ ἕν τι γένος ἐσlὶν οἴνου τοιούτου ἐξ ἀρχῆς, ὡς «ἔνιοι νομίζουσιν, ἀλλὰ ὑπὸ παλαιότητος εἰς τοῦθ' ἥκων, ὡς πυῤῥὰν ἔχειν χρόαν, «ὅθεν περ καὶ τοὔνομα αὐτῷ.» — Voy. aussi *Alim. succ.* 11, t. VI, p. 805. Ainsi le nom de *Cécube* ne pouvant plus s'appliquer à une espèce particulière de vin qui avait disparu, avait passé à tout vin très-vieilli, sans doute à cause de la ressemblance d'un vin vieilli avec le véritable *Cécube.*

P. 350, l. 4-5, διαμένουσι δὲ ἐπὶ πλεῖσlον, κ. τ. λ.] Cf. III, 26, p. 238, l. 4.

P. 350, l. 6-7, Ὁ δὲ παλαιότατος, κ. τ. λ.] Cf. III, 30, p. 250, l. 4; et III, 32, p. 251, l. 11.

P. 350, l. 11, ὑπάγειν γασlέρα] Cf. III, 29, p. 245, l. 4.

P. 351, l. 10, Σουῤῥεντῖνος] Athénée (I, 48) recule de cinq ans le moment où ce vin commence à être potable; suivant lui il doit avoir vingt-cinq ans.

P. 353, l. 5, ἀπόκενα] Cf. Plut. *Symp.* VII, III, 3.

P. 354, l. 5, ἀντιδότους] Galien, au commencement du traité *De antidotis* (I, 1, t. XIV, p. 1), nous dit : «Les médecins appelaient *antidote* tout médi-«cament donné à l'intérieur pour guérir les maladies. Il y avait trois espèces «d'antidotes, les uns contre les poisons, les autres contre les bêtes venimeuses «(nous n'avons conservé le mot *antidote* que pour ces deux espèces de médi-«caments, et, plus particulièrement encore, pour la première espèce), enfin

« les autres contre les maladies provenant d'un mauvais régime. » On sait que le *régime* comprenait toute la matière de l'hygiène.

P. 355, l. 3, Ἑλένη] Voy. Homère, *Od.* δ' v. 220.

P. 355, l. 10-11, θερμῷ.... πέσσεται] Peut-être faudrait-il reporter ces mots à la l. 8, après ψύχεσθαι.

Ch. 9, p. 357, l. 2, ὄντως] M. Dübner nous a suggéré pour ce passage une excellente correction : οἷόν τε ψύχειν, au lieu de ὄντως ψύχειν ou de ὅτε ψύχει, que nous avions aussi conjecturé, pour rester plus près des leçons des mss.

Ch. 10, p. 358, l. 2, λεπτομερὴς οὖσα] Cf. III, 32, p. 252, l. 1.

P. 358, l. 8, εὐσιτότατον] Nous n'avons trouvé aucun exemple qui pût justifier le sens que nous avons adopté pour ce mot; d'ailleurs il paraît difficile d'admettre que le vinaigre ait jamais passé pour un bon aliment. Nous pensons qu'il serait mieux de traduire, *qui est un très-bon excitant de l'appétit*, en transportant à l'*actif* la signification ordinairement *passive* d'εὔσιτος, *qui a bon appétit*.

Ch. 14, p. 361, l. 5, οἷς εἰς ὄγκον, κ. τ. λ.] Cf. III, 25, p. 236, l. 12.

P. 361, l. 11-12, τρέπεται πρὸς τὸν χολώδη χυμόν, κ. τ. λ.] Cf. III, 10, p. 206, l. 1.

P. 362, l. 6, βραδυπ. δὲ ὄντος τοῦ ὕδατος, κ. τ. λ.] Cf. III, 26, p. 238, l. 5.

P. 363, l. 3-4, Καὶ τὸ ὠμόν, κ. τ. λ.] Cf. III, 29, p. 245, l. 1.

Ch. 16, p. 365, tit. ὑδρομήλου] Contrairement à l'usage, confirmé du reste par l'étymologie (ὕδωρ « eau, » et μῆλον « pomme »), Galien appelle ici *hydromélon* (comme s'il s'agissait d'une espèce de cidre; cf. V, 25, p. 400, l. 7 et l. 11) ce que tous les anciens appelaient ὑδρόμελι; mais il ne donne pas la raison de cette singularité. — Ainsi qu'on le voit par Dioscoride (V, 17), l'hydromel était l'espèce de *mélicrat* qu'on laissait vieillir, et qui, par conséquent, devenait vineux. — Voy. note suivante.

P. 365, l. 5-6, ὕδατος ὀμβρίου παλαιοῦ] Hippocrate (*De morb. mul.* I, p. 623, l. 18) mentionne déjà la vieille eau de pluie. Columelle (XII, 12, 1; — voy. la note de Schneider) indique à la fois la manière de préparer la vieille eau et l'hydromel dont il est question dans le passage qui nous occupe : « Hæc autem « (*aqua mulsa*) non uno modo componitur; nam quidam multos ante annos cœ« lestem aquam vasis includunt et sub dio in sole habent : deinde, cum sæpius « eam in alia vasa transfuderunt et liquaverunt; nam quoties aqua post longum « tempus diffunditur, aliquod crassamentum in imo simile fæci reperitur; veteris « aquæ sextarium cum libra mellis miscent. Nonnulli tamen, qui austeriorem vo« lunt efficere gustum, sextarium aquæ cum dodrante pondo mellis diluunt, et « ea portione repletam lagenam gypsatamque patiuntur per Caniculæ ortum in « sole quadraginta diebus esse; tum demum in tabulatum quod fumum accipit « reponunt. » Lorsqu'on n'avait pas de vieille eau, on faisait réduire à un quart, par l'ébullition, de l'eau fraîche, et on ajoutait une plus ou moins grande quantité de miel, suivant qu'on voulait donner plus ou moins de force à la liqueur. Cf. aussi Bérytius dans les *Géoponiques* (VIII, 28); Pline (XIV, 20, ol. 17;

XXII, 51 et 52, ol. 24). — Dans ce dernier passage on lit : « Inveteratæ (aquæ « mulsæ) usum damnavere posteri, minus innocentem aqua minusque vino fir- « mum. Longa tamen vetustate transit in vinum. » (Cf. Dioscoride, V, 17.) — Cf. aussi pseudo-Galien (*De dynamidiis*, 9, t. X, p. 676 c, éd. Chart.), Palladius (*Jul.* 7), le pseudo-Aristote (*Mirab. auscult.* 21, p. 52 et la note), Paul d'Égine (I, 96). — Plutarque (*Symp.* IV, VI, 2) nous dit que les barbares, qui ne connaissaient pas l'usage du vin, buvaient du *μελίτειον*; il ajoute, mais à tort, qu'ils le rendaient vineux à l'aide de racines particulières.

CH. 17, p. 370, l. 8, *διαφθεῖραι*] Nous aurions préféré la leçon *διαφθαρεῖν*, mais nous n'avons pas trouvé d'exemple de cet aoriste second à l'actif.

P. 373, l. 5, *ὀπίου*] Dioscoride (IV, 65) nous apprend qu'il y avait deux manières d'obtenir le suc du pavot, qui consistaient, l'une à broyer les têtes et les feuilles et à en exprimer le suc, que l'on conservait sous forme de trochisque : c'est ce qu'on appelait *μηκώνειον*; l'autre, à extraire le suc à l'aide d'incisions pratiquées sur les têtes de pavots : c'est là ce qu'on appelait proprement *ὄπιον*. Galien (*Sec. loc.* IX, 4, t. XIII, p. 272) dit que ce nom était réservé au seul suc de pavot.

CH. 18, p. 374, l. 7, *ἀπὸ Κρήτης*] L'île de Crète était renommée dans l'antiquité pour ses herbes médicinales. — Voy. par ex. Galien, *Antid.* I, 2, t. XIV, p. 9; et *Theriac. ad Pis.* 1, *ibid.*, p. 211; Macrob. *Sat.* VII, 5.

CH. 19, p. 378, l. 5-6, *καλῶ δὲ ἀγωνιστικὰς πόσεις*] Cf. V, 30, p. 425, l. 10 et la note, et tout le ch. 2 du même livre.

P. 381, l. 10, *συμπέψεως*] Cf. V, 17, p. 366, l. 4; 21, p. 388, l. 8; 23, p. 391, l. 5. — Damascius (*Comm. in Hipp. Aph.* II, 24, éd. Dietz, t. II, p. 319) nous apprend qu'on appelait *σύμπεψις* la crise qui s'opère peu à peu, c'est-à-dire lentement (*κατὰ βραχύ*), dès le début, vers la santé, tandis qu'on appelait *μαρασμός* celle qui s'opère dans le même sens, vers la mort. *Σύμπεψις* et *συμπέπτειν* sont employés, avec la même signification, par Philagrius (ch. 21, p. 388, l. 8) et par Galien (*Comm. in Aph. IV*, 35, t. XVII[b], p. 712), sans doute aussi par Théophile, par le même Damascius (*in Aph. IV*, 36, p. 407-408), et probablement par Théophane Nonnus (*Cur. morb.* cap. 61). Alexandre de Tralles (IV, 1, p. 222) se sert aussi de *σύμπεψις* dans une phrase analogue à celle qui nous occupe. Du reste nous devons réformer notre traduction et lire : *Si la maladie doit avoir une crise lente.*

CH. 21, p. 386, l. 12, *εἰς κύριον*] On remarquera l'emploi de cette locution byzantine, *εἰς* dans le sens de *ἐν*, donnée par tous les manuscrits. Bien que Philagrius soit un auteur assez récent, il est probable cependant que cette locution vient plutôt des copistes que de lui.

CH. 24, p. 392, l. 4, *τὰ πλύσματα, κ. τ. λ.*] Cf. III, 24, p. 235, l. 1.

P. 392, l. 12, *καταῤῥηγνύον τὰς φύσας*] Cf. III, 22, p. 230, l. 11.

P. 393, l. 4, *τῷ ξύειν τὸ ἔντερον*] Cf. III, 29, p. 245, l. 3.

P. 394, l. 2, ὑγιεινὰ φάρμακα] Cf. Gal. *Al. succ.* 2, t. VI, p. 760. Nous avons vainement cherché dans Galien une explication plus ample de ce qu'étaient les *médicaments hygiéniques,* mais nous avons trouvé plusieurs exemples de traitement de l'imminence morbide par les *atténuants.* Le VIe livre du traité *De sanit. tuenda* de Galien est presque tout entier consacré à ce traitement. On sait que les anciens considéraient comme faisant partie de l'hygiène, non-seulement la prophylaxie qui consiste dans la bonne direction du régime, mais aussi celle qui résulte de l'emploi de véritables médicaments destinés à contrebalancer les mauvaises tendances des parties ou des tempéraments : or il est bien peu d'individus qui puissent se flatter de jouir d'une santé parfaite où tout est en équilibre. Les anciens faisaient même rentrer dans cette catégorie certains états que nous considérerions comme de véritables états pathologiques, ainsi qu'on peut le voir dans l'ouvrage précité. Il est vrai que Galien insiste particulièrement sur la diététique proprement dite, mais il ne rejette pas la pharmaceutique : nous en avons la preuve dans plus d'un passage. (Voy. par ex. *De sanitate tuenda,* VI, 7 et 10, t. VI, p. 413, 429, 430 et 431.) Les vomissements et la saignée faisaient aussi partie de ces remèdes hygiéniques appartenant à la classe des atténuants. Galien nous raconte (*Antid.* I, 4, t. XIV, p. 24) qu'à Rome on faisait un grand usage de la thériaque soit pour conserver la santé, soit pour prévenir les maladies. Il cite l'exemple de Marc-Aurèle, qui se distinguait dans l'usage de cette préparation. Ailleurs (*De sanit. tuend.* VI, 5, t. VI, p. 406) il nous dit que cet empereur avait un soin tout particulier de sa santé. — Le régime atténuant était fort en honneur dans l'antiquité, et Galien a écrit un livre spécial sur ce sujet; malheureusement le texte grec est encore inédit : M. Mynas l'a retrouvé au mont Athos, mais il ne paraît pas vouloir s'en dessaisir en faveur du public. — Le troisième livre du traité hippocratique *Du régime* est entièrement consacré au traitement de l'imminence morbide par le régime, mais nous n'y avons remarqué que l'*ellébore* comme médicament; encore cette substance, comme vomitif, faisait-elle partie du régime des individus qui voulaient être promptement débarrassés de leurs incommodités. — Tous les auteurs ne s'accordent pas sur la nécessité des *remèdes hygiéniques;* ainsi Celse (I, 1) dit : « Sanus homo, qui et bene valet, et suæ spontis est, nullis « obligare se legibus debet, ac neque medico neque alipta egere. . . . . *Cavendum- « que ne in secunda valetudine adversæ præsidia consumantur.* » Ce n'est que pour les gens délicats, les valétudinaires, qui sont presque tous des habitants des villes et des gens de lettres, qu'il trace des règles sévères d'hygiène. Il admet les évacuations dans quelques circonstances, mais, en général, il se montre très-avare de tout moyen qui ne consiste pas exclusivement en une bonne ordonnance de la diététique. Les médecins modernes partagent son avis, et sont à peu près unanimes pour proscrire purgations et saignées de précaution, dont les gens du monde font encore un si grand abus.

P. 394, l. 4, ἐπιτηδειότατον τὸ ὀξύμ.] Cf. III, 2, p. 198, l. 14.

Ch. 25, p. 399, l. 3, παλαιοῦ καὶ αὐστηροῦ οἴνου] L'οἰνόμελι des Grecs répond au *mulsum* des Latins, ainsi que l'un de nous l'a établi dans la critique de la nouvelle traduction de Celse par M. Des Étangs (*Journ. de l'Instruction publique,* n° 18, 3 mars 1847, p. 146).

P. 400, l. 11] Le § 21 du chapitre 25, qui se retrouve dans les *Géoponiques*, paraît être une addition récente.

P. 401, l. 9, ἐπετείων] Nous avons longtemps hésité sur le parti que nous devions prendre par rapport à ce mot; nous croyions d'abord que ἐπετινῶν pourrait bien être le reste de quelque glose désignant une variante (ἐπί τινων); nous voulions ensuite le supprimer, appuyé sur l'autorité de Dioscoride, ou lire οὐ πεδινῶν que nous regardions comme une glose de la leçon des *Géoponiques;* mais nous avons fini par adopter ἐπετείων en nous fondant sur la glose d'Hésychius : « ἐπέτειον · ἐπὶ τοῦ νῦν ἔτους. »

P. 403, l. 7, Πισσίτης δὲ οἶνος] Dioscoride (V, 43) et Galien (*Al. fac.* II, 10, t. VI, p. 583) prétendent que c'est surtout dans les pays froids, et principalement dans les Gaules, qu'on mettait du goudron ou de la résine dans le vin, parce que les raisins ne mûrissant pas complétement dans ces pays, le vin était très-sujet à s'aigrir. Plutarque (*Symp.* V, 3, 1) entre dans plus de détails : « Beaucoup de gens, dit-il, mêlent de la résine au vin, comme en Grèce les habi- « tants de l'Eubée et en Italie ceux qui habitent les rives du Pô; on apporte des « environs de Vienne dans les Gaules un vin goudronné qui est fort estimé chez « les Romains. » D'après ces données, on serait porté à croire : 1° que les Romains ne goudronnaient pas leur vin; cependant Dioscoride (V, 43-48), Pline (XIV, 25, ol. 20; et XVI, 22, ol. 11) et Columelle (XII, 22-24) donnent des préceptes assez détaillés sur le vin goudronné; l'on trouve aussi dans Caton (23), Palladius (*Oct.* 14, 3) et Galien (*Gloss. voce* κωνίας), de courtes indications pour le préparer; 2° que le *vinum picatum*, qu'on apportait des Gaules à Rome, était toujours du vin goudronné; en effet il est probable qu'il en était souvent ainsi, puisque Celse (IV, 5) parle d'un « vinum Rhæticum vel Allobrogicum « aliudve quod et austerum et resina conditum est, » et que Columelle (*l. l.* 23, 1) mentionne une espèce particulière de goudron dont les Allobroges usaient pour assaisonner leur vin. Cependant, d'après Pline (XIV, 3, ol. 1, et 4, ol. 2), il existait aussi, dans plusieurs parties des Gaules et du midi de l'Allemagne (*Rhætia*), un vin qui avait par lui-même le goût du goudron, et qu'on ne connaissait pas encore du temps de Virgile; les ceps qui produisaient ce vin perdaient leurs qualités spéciales quand on les transplantait. (Voy. aussi Martial, XIII, 107.) Hardouin (ad Plin. *l. l.*) pense que ce *vinum per se picatum* est celui qu'on appelle en français *vin de violette*, tandis que le raisin qui le produit est appelé *raisin de livre* ou *de Dauphiné*. Le vin goudronné est aussi mentionné par Celse (II, 24, 28 et 30; et IV, 19) et par Galien (*Sec. gen.* VII, 6, t. XIII, p. 975-76); il paraît même qu'on en faisait déjà usage du temps d'Hippocrate, puisqu'on lit dans le glossaire de Galien κωνίαν · οἶνον τὸν πισσίτην, mais, dans notre texte actuel d'Hippocrate, nous n'avons pas rencontré le mot κωνίας. — Voy. aussi, sur le vin goudronné, Pline (XXIII, 24, ol. 1) et Schneider (ad Colum. XII, 23).

Ch. 27, p. 408, l. 5, ἀποκοτταβισμούς] Cette expression figurée est tirée d'une espèce de jeu très-célèbre, importé de Sicile en Grèce (voy. entre autres Athénée, XV, 2) et appelé κότταβος. Voici en quoi consistait ce jeu, du moins dans la forme la plus usitée : l'appareil se composait essentiellement d'une tige de fer plantée en terre ou suspendue au plafond (ῥάβδος κοτταβική); dans le premier cas, cette tige en soutenait une autre placée horizontalement, mobile, à la façon d'un fléau de balance, et portant un vase creux à chacune de ses extrémités, répondant aux plateaux de la balance (*πλάστιγξ*, seu *σκάφη*, seu *χαλκίον*); dans le second, cette espèce de fléau était, au contraire, suspendu à la tige fixe; en un mot c'était ou une balance renversée, ou une balance dans sa position naturelle : au-dessous de chacun des plateaux se plaçaient deux vases (appelés quelquefois *κότταβοι*) remplis d'eau; tantôt on mettait dans l'eau une statuette (*ἀνδριάς* seu *μάνης*) en airain doré, tantôt on faisait surnager différents objets (*σφαῖρα, πλάστιγξ, μάνης, καὶ τρεῖς μυῤῥίναι καὶ τρία ὀξύβαφα*. Pollux, VI, 110). Le jeu consistait à lancer dans le plateau de la balance, d'un seul coup, soit un flacon de vin (Suidas), soit les dernières gouttes de la coupe (Athénée, *loc. laud.*). Il paraît aussi qu'on lançait le liquide avec la bouche (Tzetzès, *Chil.* VI, 8, 5; Schol. Luc. *Lexiphan.* éd. Jacobitz, t. IV, p. 148-9). L'adresse consistait à lancer le vin, en tenant le bras dans une certaine position (*ἀπ' ἀγκύλης*), de façon que le vin ne jaillît pas hors du plateau de la balance, et que ce plateau surchargé vînt frapper, en produisant un son particulier (*λάταξ*), sur les objets contenus dans le vase rempli d'eau. — C'est donc par allusion à ce jeu, qui paraît avoir si souvent égayé les banquets des Grecs, qu'on disait de celui qui vomit avant le repas: *il apocottabize.* L'analogie était surtout parfaite avec la forme de *κότταβος* (du moins si elle a jamais existé), qui consistait à lancer le liquide avec la bouche. — Voyez, du reste, sur le *κότταβος*, Meursius, *De ludis Græcorum,* dans Gronovius (*Ant. græc.* t. VII, p. 695 suiv.). Nous traiterons de l'habitude de vomir avant dîner et de l'antiquité de cet usage dans les notes du livre VIII, ch. 20.

P. 408, l. 10, *ἐπὶ πᾶσι*] Nous avions d'abord conjecturé *ἐπὶ πάσει*, en dérivant *πάσις* de *πάσασθαι* «manger,» mais nous n'avons pas osé admettre un mot dont nous n'avons trouvé aucun exemple; il nous a semblé beaucoup plus naturel d'ajouter un *τό*, dont la disparition s'explique très-bien par la première syllabe de *πόμα*. M. Dubner conjecture *ἐπὶ ὑγιάσει.* Du reste, *ἐπὶ πᾶσι*, dans le sens de *en tout cas,* est justifié par deux endroits parallèles d'Oribase (VI, 8, p. 450, l. 4; et surtout VI, 38, p. 546, l. 10).

P. 410, l. 5, *μετὰ πολλὰς διαμονάς*] Nous parlerons des bains chez les anciens au livre X, ch. 1.

P. 412, l. 11, *εὐημεῖς*]. Voy. Lobeck, *Parerga,* 4, ad calcem *Phrynichi,* p. 706-8, sur l'orthographe *εὐημής* ou *εὐεμής*, et sur les mots analogues. Voy. V, 31, p. 427, l. 9, où se trouve le mot *χολημετοῦσι*, qui rentre dans la même catégorie.

P. 413, l. 5, *διάτριτον*] Ce mot appartient au système méthodique; nous traiterons des tendances méthodiques d'Hérodote dans notre *Introduction générale.* — Cf. V, 27, p. 406, l. 7; p. 407, l. 5; 30, p. 418, l. 13.

Ch. 29, p. 416, l. 2, *γύψου*] Le *gypse* (sulfate de chaux) passait dans l'antiquité pour un poison. Dioscoride (V, 133) prétend qu'il tue en causant de la suffocation. Les auteurs qui sont venus après lui n'ont guère fait que reproduire ou paraphraser son texte. (Voy. par exemple pseudo-Dioscoride, *De venenis,* 24; Pline, XXIII, 40, ol. 4; XXXVI, 59, ol. 24; Gal. *De antid.* II, 72, t. XIV, p. 142; Aëtius, XIII, 76; Paul d'Égine, V, 58.) Il ne paraît pas cependant que cette substance ait passé pour très-active, du moins si on en juge par les remèdes qui lui étaient opposés, et si on se rappelle qu'on se servait de gypse dans la préparation de l'*alica* et des vins, ou pour la conservation des fruits, ainsi que le disent Pline (XIV, 24, ol. 19; XV, 18, ol. 17; XXIII, 24, ol. 2) et les *Géoponiques* (III, 7). Comme il est très-peu soluble dans l'eau, le sulfate de chaux ne peut causer d'accidents que s'il est ingéré à haute dose et calciné (c'est-à-dire à l'état de plâtre); encore faudrait-il qu'on bût par-dessus, afin de former une espèce de plâtras qui boucherait les voies digestives. L'opinion des anciens ne nous semble donc reposer que sur quelques faits exceptionnels. Les toxicologues modernes ne donnent aucune place au gypse dans leurs ouvrages. Le plâtre mélangé avec du sucre est souvent employé pour tuer les rats et les souris; ces animaux, altérés par ce mélange, boivent et donnent ainsi lieu à la formation du plâtras dont il a été parlé.

P. 416, l. 3, *ταυρείου αἵματος*] Cette croyance aux propriétés délétères du sang de taureau remonte très-haut. Déjà Praxagore parle de ces propriétés (*Schol. in Alex.* Nicandri 312). — Depuis ce temps tous les auteurs anciens qui se sont occupés des poisons n'ont guère fait que reproduire et paraphraser son opinion. — Voy. par ex. Nicandre, *Alex.* 312 et les notes; Scribonius Largus, 196, et la note de Rhodius, p. 282; Pline, XI, 90, ol. 38; XXVIII, 41, ol. 9; 53, ol. 12; XXXI, 46, ol. 10; Gal. *Ant.* II, 7, t. XIV, p. 143; pseudo-Galien, *De util. respirat.* 7, p. 412 a, éd. Chart.; pseudo-Dioscoride, *De venen.* 25, et *Euporista* II, 158; et le *Comm.* de Matthiole [VI, 25]; Aëtius, XIII, 74; Paul d'Égine, V, 55, et la note de M. Adams dans sa trad. anglaise, t. II, p. 230; Actuarius, *Meth. med.* V, 12, ed. Stephan. — On s'explique d'autant plus difficilement ce qui a pu donner lieu à une pareille opinion, que, suivant Pline (XXVIII, 41, ol. 9), la prêtresse de la Terre, à Égire, était à l'abri de ces effets pernicieux[1]. Toutefois cette opinion était si accréditée, que Plutarque (*Flaminin.*, 20, 6) raconte que Midas, Thémistocle et Annibal se sont tués en prenant du sang de taureau. Aristophane (*Equit.* 84) accrédite la même tradition pour Thémistocle. — Comme, d'une part, le sang de taureau est très-noir, très-fibrineux et par conséquent très-coagulable, ainsi que l'avait déjà remarqué Aristote (*H. A.* III, 19, p. 521, 4; et *P. A.* II, 4, p. 651, 3), on a pu *a priori* lui supposer des propriétés vénéneuses. Comme, d'une autre part, ce sang est d'une difficile digestion, on conçoit qu'il peut causer des accidents graves, et en particulier cette suffocation mortelle dont parlent les toxicologues anciens. — Voy. aussi Ardoyn, *De venenis*, IV, 23. — Sprengel (ad Diosc. t. II, p. 667) dit : « Siquidem compertum habemus, vel nuperis funestis exemplis, e cruore san« guinis farciminum (*vieux boudins*) perniciosum principium evolvi. Proinde cre« diderim, tantum abesse, ut repente occidat sanguis taurinus, ut potius, si « diutius coagulum eius in ventriculo hæret, evolvi videatur venenata eius in« doles. » — Du reste Cœlius Aurélianus (*Chron.* I, 4, p. 319) ne paraît guère ajouter foi aux propriétés délétères du sang de taureau et au genre de mort de Thémistocle, contesté d'ailleurs par les historiens. Ainsi l'un des scholiastes

[1] Pausanias (VII, xxv, 13) raconte que le sang de taureau servait à éprouver la vertu de la prêtresse de la Terre, car elle mourait aussitôt qu'elle en avait bu, si elle n'était pas pure.

d'Aristophane (*Equit.* 84) dit même que cela n'est pas croyable, et, suivant Plutarque lui-même (*Themist.* 31, 5), quelques auteurs pensaient que ce grand homme s'était empoisonné avec le poison appelé *éphémère*. Zacutus Lusitanus (*Praxis med. admiranda*, III, obs. 77), rappelle l'observation d'une femme qui mourut pour avoir mangé *avec avidité* du sang de taureau cuit; *elle avait été ainsi empoisonnée sciemment par sa voisine*, laquelle subit la peine due à son crime. Il reste à savoir si le sang de taureau fut le seul poison administré. — Rulandus (*Probl. phys.* I, 253) explique ainsi l'action vénéneuse du sang de taureau : « An « quia cum sit valde fibrosus, non tantum ipse illico concrescit, sed et reliquum « sanguinem coagulat, venenataque qualitate contaminatur? » Voilà une explication bien digne du temps où elle a été donnée. — Ardoyn (*De venenis*, IV, 23) a aussi cherché à expliquer la cause des accidents funestes qu'entraîne le sang de taureau *récemment tué* (c'était là, à ce qu'il paraît, la première condition[1]), et ce qu'il dit de mieux, à notre avis, est relatif à la cause de la suffocation par le poids que cause dans l'estomac le sang de taureau qui y est ingéré, et qui gêne ainsi la respiration.

Ch. 30, p. 417, tit. *ποτοῦ*] En lisant ce chapitre en entier, on se convaincra facilement que *ποτόν* a ici exclusivement le sens d'*eau*. (Voy. surtout p. 422, 425 et 426.) La même remarque s'applique à la phrase de Philagrius (ch. 19, p. 380, 12) : « *Τῶν χολερικῶν ἔσχατον ἴαμα ψυχρὸν ὑπάρχει ποτόν*, » car presque tous les médecins de l'antiquité qui ont parlé du traitement du *choléra nostras*, s'accordent à citer l'usage interne de l'eau froide comme un des principaux remèdes dans cette maladie. — Voy. Dioclès (ap. Cœl. Aurel. *Acut.* III, 21, p. 260); Celse, IV, 11; Arétée, *Cur. Acut.* II, 4; Alex. Trall. VII, 15, p. 376; Cœlius Aurél. *l. l.* p. 258; Aëtius, IX, 12; Paul d'Égine, III, 39.

P. 418, l. 12-13, *ἐνστάσεσιν*] *Ἔνστασις* est un mot qui appartient à la doctrine d'Asclépiade, lequel faisait, comme on sait, dépendre la santé et la maladie du cours régulier ou irrégulier des corpuscules à travers les pores et de la symétrie de ces pores avec les corpuscules. — Cf. Galien (*Meth. med.* IV, 4, t. X, p. 268; *Dogm. Hipp. et Plat.* V, 3, t. V, p. 448; *Introd. seu med.* 13, t. XIV, p. 728, où on lit : « *Τὰ δὲ στερεὰ σώματα.... πολλὰς αἰτίας ἔχει τοῦ ὑπομένειν πλείονα πάθη· « κατὰ δὲ Ἀσκληπιάδην μίαν αἰτίαν.... ἡ ἔκτασις* (lis. *ἔνστασις*) *τῶν ὄγκων ἐν ἀραιώ- « μασιν*, » Cœlius Aurél. (*Acut.* I, 14, p. 42), Gumpert (Asclep. *Fragm.* p. 64 et 87 sq.), et Gesner (in Cassii *Probl.* 73, p. 67). — Cœlius Aurél. (*Acut.* III, 22, p. 265) définit l'*ἔντασις* (lis. *ἔνστασις*) par *concursus sive conventus, sive congressus corpusculorum*, c'est-à-dire l'afflux, la stase, et par suite l'entassement des corpuscules, que la cause de cet arrêt réside dans les corpuscules ou dans les canaux. — Cassius (*Probl.* 76) définit l'*ἔνστασις· ὄγκος ἐν λόγῳ θεωρητοῖς ἀραιώμασι διὰ σφήνωσιν*, c'est-à-dire, un gonflement dans les pores *insensibles*, résultant du serrement [des molécules dans ces pores]. Cf. aussi *Probl.* 73. — Ainsi Cœlius Aurélianus définit l'*ἔνστασις* par sa cause, ou plutôt par sa nature même, et Cassius par le résultat.

P. 424, l. 2-3, *διὰ στενοστόμων ἀγγείων πίνειν*] Ces vases à étroite ouverture

[1] Cela même réfute l'explication de Sprengel.

se nommaient *βομβύλια* ou *βομβυλιοί*. Hippocrate en fait mention (*De morbis*, III, 16, t. VII, p. 148) à propos de la *pleurésie sanguine*. Sabinus faisait boire dans des *βομβύλια* pour provoquer des éructations (Gal. *Comm. II in Epid.* VI, § 36, t. XVII[a], p. 908). — Cf. aussi Athénée (XI, 29); Foës (*Œcon.* Hipp. *sub voce*).

P. 425, l. 10, Τὸ *δὲ ἀγωνιστικῶς ἐπὶ τῶν καυσωδῶν πυρετῶν διδόμενον ψυχρόν*] Cf. V, 2; et 29, p. 414, l. 9; 30, p. 422, l. 5. — Voyez, sur la signification du mot *ἀγωνιστικός*, V, 19, p. 378, l. 5. — Le traitement *héroïque* des fièvres et en particulier de la fièvre ardente[1] par l'eau froide bue à haute dose était familier aux anciens. L'auteur hippocratique du traité *De morbis* (II, 40, t. VII, p. 56) prescrivait l'eau froide à discrétion dans les fièvres provenant de la bile. La *fièvre d'été* ou *fièvre causode* était traitée par le même moyen (*Affect.* 14, t. VI, p. 222. — Voy. aussi *Epid.* IV, 59, et V, 19, t. V, p. 196 et 218). Dans l'*Append.* au traité *Du régime dans les maladies aiguës* (8, t. II, p. 424-26), l'emploi des boissons froides dans les fièvres ardentes avec diarrhée est réglé suivant l'état du malade. Oertel, dans sa dissertation intitulée *De aquæ frigidæ usu Celsiano*, Munich, 1846, in-4°, et dans *Geschichte der Wasserheilkunde von Moses bis auf unsere Zeiten*, Leipz. 1835, in-8°, a réuni tous les passages de Celse qui se rapportent à l'*hydrothérapie*, mais il n'a pas toujours été très-fidèle au texte dans ses citations. Celse, écho et souvent traducteur d'Hippocrate, dit (III, 7), à propos du traitement de la fièvre ardente : « Cum vero in summo in- « cremento morbus est, utique non ante quartum diem, magna siti antece- « dente, frigida aqua copiose præbenda est, ut bibat etiam ultra satietatem : et « cum jam venter et præcordia ultra modum repleta satisque refrigerata sunt, « vomere debet. Quidam ne vomitum quidem exigunt, sed ipsa aqua frigida tan- « tum ad satietatem data pro medicamento utuntur. » L'auteur ajoute : « Si quis « autem in ejusmodi febre leviter tussit, is neque vehementi siti conflictatur, « neque bibere aquam frigidam debet. » Le même Celse nous apprend (I, 1) que Cassius (*ingeniosissimus sæculi nostri medicus quem nuper vidimus*) avait guéri un individu pris de fièvre à la suite d'ivresse, et que Pétron, médecin ancien, traitait aussi la fièvre par l'eau froide, après avoir excité la chaleur et la soif. On sait, du reste, que Musa, dans la fameuse cure opérée par lui sur Auguste, administra l'eau froide à l'intérieur aussi bien qu'à l'extérieur (*καὶ ψυχρολουσίαις καὶ ψυχροποσίαις*), ainsi qu'on le voit par le récit de Dion Cassius (LIII, 30.) — Outre les extraits de Galien dont Oribase a composé le 2e chap. du liv. V, nous citerons encore les suivants : Dans *Comm. II in Hipp. De vict. rat. in acut.* § 12, t. XV, p. 752, il déclare que l'eau froide est le traitement souverain du *causus* et qu'il n'a pas perdu un seul malade lorsqu'il avait administré l'eau froide à propos. Ailleurs (*Comm. I in Hipp. de Hum.* § 7, t. XVI, p. 82) il donne les indications de l'eau froide dans les fièvres. Cf. aussi *Meth. med.* VII, 4, IX, 5, et XI, 9, t. X, p. 467-8, 623-4, et 757 ; et Hoffmann, *De aqua medicina universali* in *Opusc. med. phys.* t. II, p. 383. — Arétée, *Acut. sign.* II, 8, p. 48; et *Cur. acut.* I, 1, p. 168, recommande l'eau froide dans le *causus*. Cœlius Aurél. (*Acut.* III, 20, p. 257-8) prescrivait l'eau froide *intus et extra* dans les affections

[1] L'histoire de l'emploi de l'eau froide *intus et extra* nous entraînerait trop loin, et, d'ailleurs, ce ne serait pas ici le lieu de faire cette histoire ; nous nous bornerons à rassembler quelques renseignements sur la thérapeutique des fièvres par les boissons froides.

bilieuses. Paul d'Égine (II, 16) recommande l'eau froide en boisson dans les fièvres qu'il appelle putrides. Alexandre de Tralles (VII, 15, p. 376; XII, 2, p. 690) regarde l'eau froide administrée à l'intérieur comme très-efficace dans le *choléra nostras* et dans les fièvres continues, pourvu, dans ce dernier cas, qu'il n'y ait pas quelque inflammation ou quelque autre affection locale. Ces citations, auxquelles nous aurions pu en ajouter beaucoup d'autres, suffisent pour établir la pratique constante des anciens. Les modernes, par exemple Giannini, Currie Stosch, ont remis en honneur le traitement des maladies aiguës par l'eau froide, mais, en général, il s'agit plutôt des applications extérieures que de l'usage interne. Les hydriatres proprement dits ne paraissent aussi regarder l'ingestion de l'eau froide que comme un moyen accessoire; la question que nous avons étudiée ici est donc à reprendre au point de vue moderne. On trouvera dans la *Bibliotheca medico-historica* de Choulant, Lips. 1842, et dans les *Additamenta* de Rosenbaum, Hal. 1842 et 1847, l'indication des traités ou des dissertations historiques sur l'emploi de l'eau froide *intus et extra;* j'ajouterai Canat : *Observations de médecine sur l'usage tant intérieur qu'extérieur de l'eau froide et de la glace dans les maladies internes d'après la pratique des auteurs anciens et modernes les plus célèbres,* Montpellier, an XI, in-4°; Lindemann, *De usu aquæ frigidæ apud veteres,* Zittav. 1838, in-4°; Karass, *De aquæ usu in med. comment. historica,* Vratislav. 1845, in-8°; Zimmermann, *De aquæ usu Celsiano,* pars I, Hal. 1844; *Recherches historiques sur l'emploi de l'eau dans la médecine* dans *Revue de la mat. méd. homœop.* Paris, 1840, t. I, p. 97 suiv. — Nous n'avons pas pu nous procurer ni Sims, *De usu aquæ frigidæ interno,* Edimb. 1774, ni Verdries, *De aquæ frigidæ potu..... in febribus ard.,* Giessen, 1723, cités par Ploucquet dans *Liter. med. digest.* sub voce *aqua.* — Voy. aussi Lamarque, dans *Journ. de méd.* 1786, t. LXVI et LXVII, p. 460 et p. 63.

P. 426, l. 4, *ϖαγόλυτον*] Ce passage d'Oribase doit servir à corriger un vers de Servilius Damocrates (ap. Gal. *De Antid.* II, 5, t. XIV, p. 131), où quelques éditeurs ont lu *ἀπολύτου* au lieu de *ϖαγολύτου*. Un mot analogue se trouve dans Cœlius Aurélianus (*Chron.* I, 4, p. 304); seulement il faut lire *rhigolyton* ou *pyrolyton,* au lieu de *pygolython.*

Ch. 31, p. 427, l. 6, *γλυκύμηλα*] D'après Dioscoride (I, 161), *γλυκύμηλα* est synonyme de *μελίμηλα*, or les *μελίμηλα* sont des pommes entées sur des coings (Diophane, *in Geop.* X, 20, 1 et 76, 3). En latin on appelait anciennement ces pommes *mala mustea* (Varron, *De re rust.* I, 59, 1; et Pline, XV, 15, ol. 14), parce qu'elles s'adoucissent (*mitescunt*) vite. — Voy. Schneider ad Varronem (*l. l.*).

Ch. 32, p. 429, l. 12, *συμβαίνει, καὶ τὴν βροχὴν ἅμα*] La restitution que nous avons tentée ici nous semblait indispensable pour rendre la phrase régulière et la traduction possible : cependant nous n'oserions pas affirmer que notre texte actuel reproduit véritablement ce que Philotime a écrit, et même nous ne serions pas éloignés de croire qu'il faut laisser chaque mot à sa place et supposer qu'il existe une lacune après *σιτίων* (p. 430, l. 1).

Ch. 33, p. 431] Tout ce chapitre, que nous avons distingué des autres en le marquant d'une étoile, est certainement une interpolation récente faite par quelque copiste. Il porte évidemment les traces d'une rédaction byzantine. Par exemple, nous trouvons, p. 435, l. 5, *τῇ χειρί σου*, là où il faudrait simplement *τῇ χειρί*, ou tout au moins *τῇ σῇ χειρί*. On remarquera de plus la mention d'un *vin d'Ascalon* (p. 433, l. 8) que nous n'avons plus retrouvée que dans deux auteurs récents, Alex. de Tralles (XII, 8, p. 766) et Paul d'Égine (VII, 11, p. 271, l. 21).

P. 433, l. 9, *κοκκίων*] Par ce nom l'auteur désigne probablement la même partie de la camomille que Dioscoride (III, 144) appelle *κεφάλια*, et qu'il décrit ainsi : « *Κεφάλια περιφερῆ, ἔνδοθεν μὲν χρυσίζοντα ἄνθη, ἔξωθεν δὲ περίκεινται κυκλοτερῶς λευκά, ἢ μήλινα, ἢ πορφυρᾶ κατὰ μέγεθος πηγάνου φύλλου.* » Ce sont évidemment les capitules de la camomille.

P. 433, l. 12, *Κονδίτου*] Dans le chapitre où il parle des vins artificiels, Pline (XIV, 19, ol. 16) dit : « Qualia nunc quoque fiunt pipere et melle addito quæ alii condita alii piperata appellant. » De ces mots Niclas (*ad Geopon.* VIII, 31) a conclu que ces *condita* étaient une invention nouvelle des contemporains de Pline, cependant Celse (IV, 19, p. 212) mentionne déjà un *piperatum* sans le décrire. Remarquons, pour expliquer cette contradiction apparente, que, dans le grand nombre de vins artificiels décrits par Dioscoride (V, 12-16, 26-28 et 32-83; voy. aussi notre ch. 25, p. 397-406), il n'y en a aucun qui soit fait avec du vin miellé, mais presque tous le sont avec du vin doux. Ajoutons que Plutarque (*Sympos.* VIII, 9, 3) dit : « *Πολλὰ γὰρ τῶν ἀγεύστων καὶ ἀβρώτων πρότερον ἥδιστα νῦν γέγονεν, ὥσπερ οἰνόμελι.* » On sera peut-être en droit de conclure que ce qu'il y avait de nouveau dans ces boissons, c'était l'addition du miel au vin et au poivre. A peu près un siècle après Pline, ces *condita* prirent une grande vogue : du moins Lampridius raconte (*Héliogabale*, 21) que l'empereur Héliogabale en faisait beaucoup de cas et usait de plusieurs espèces. — On s'en servait en guise de *προπόματα*[1], c'est-à-dire, de boissons qu'on prenait au premier service du repas. (Voy. Alex. Trall. I, 15, p. 68, et Lister ad Apic. I, 1.) Les médecins s'emparèrent aussi de cette invention et préparèrent leurs *condita* médicinaux dont le nôtre est un exemple. — On trouve des recettes de *condita* dans les *Géop.* (*l. l.*), dans Apicius (I, 1 et 2), Marcellus Empiricus (c. 23, p. 166, et c. 26, p. 178 et 185), Aëtius (III, 66-68, et XVI, 118), Paul d'Égine (VII, 11), Nicolaüs Myrepsus (I, 45, et 194-195; XXVII, 33-43). Notons cependant que, du temps de Nicolaüs, le mot de *conditum* semble avoir acquis une acception plus générale, puisque, parmi ses *condita*, on en trouve deux (XXVII, 35 et 43) qui ne contiennent pas de poivre; en effet, si Cœlius Aurél. (*Chron.* V, 1, p. 556) donne *conditum* comme synonyme de *mulsum*, c'est probablement en sous-entendant le poivre. — La recette la plus curieuse pour faire du *conditum* est celle de Palladius (*Febr.* 32), qui en produit sur le cep en faisant tremper les sarments dans du *conditum* préparé d'avance jusqu'à ce qu'il

[1] Le mot *πρόπομα* signifie aussi bien le premier service du repas, qui consistait principalement en mets piquants destinés à aiguiser l'appétit, que les boissons qu'on prenait habituellement pendant ce service, et qui consistaient surtout en vins aromatisés. — Voyez, sur ce service et ces boissons, Casaubon et Schweighæuser (ad Ath. II, [17] 51), et Cornarius (ad. Gal. *Sec. loc.* p. 299).

s'y montre des yeux. Du reste il est aussi question du *conditum* dans Galien (*Eupor.* I, 15, t. XIV, p. 383) et dans le pseudo-Galien (*Simpl. med.* t. XIII, p. 1003 c, éd. Chart.). Nous ne croyons pas qu'il faille rapporter au *conditum* le vin saupoudré de poivre, avec lequel Galien traita l'empereur Marc-Aurèle (*De prænot. ad Epig.* 11, t. XIV, p. 659-60), car il n'y est pas question de miel. — Cf. encore sur le *conditum* Schoettgen (ad. Pallad. *Oct.* 17, 1, in ed. Gesn. *Auct. De re rust.*), Morgagni (*Ep.* II *ad calc. ejusd. ed.* p. 1228), Meiboom (*De cerevisiis vet.* 10), Niclas (*ad Geop. l. l.*) et Ducange (*in utroque Gloss. sub voce*).

P. 434, l. 11, Σχοινάνθου] Il paraît qu'avant ce mot la partie de la recette qui indiquait la quantité du vin et du miel a été perdue.

LIVRE VI.

Ch. 3, p. 439, l. 3, *συστεῖλαι*] Il semble qu'Oribase a commencé ici son extrait au milieu d'une phrase; on est obligé de supposer qu'il y a eu dans le texte d'Antyllus quelque verbe comme *δύναται*, d'où dépendaient les infinitifs *συστεῖλαι, πέψαι, κενῶσαι, ξηρᾶναι.*

Ch. 5, p. 445, l. 11, *μετὰ τρίτην ὥραν*] Les anciens divisaient, pendant tout le cours de l'année, le jour et la nuit chacun en douze heures, en commençant à compter les heures de la nuit au coucher du soleil et celles du jour au lever de cet astre. Si donc on prend pour exemple la ville de Rome, où, comme Galien l'observe (*De san. tu.* VI, 5, t. VI, p. 405), les journées les plus longues sont d'environ quinze heures équinoxiales et les plus courtes d'environ neuf, les heures de la nuit n'avaient, vers le solstice d'été, que la longueur de trois quarts d'heure équinoxiale, tandis que, vers le solstice d'hiver, ils étaient d'une heure et quart équinoxiale, et la troisième heure de la nuit correspondait, vers les équinoxes, à neuf heures du soir, vers le solstice d'hiver, à huit un quart, et, vers le solstice d'été, à neuf trois quarts. Voy. Ideler, *Handbuch der techn. und mathem. Chronologie*, t. I, p. 84.

Ch. 6, p. 446, l. 8-9, *ποιητικὰ δὲ ἐγρηγόρσεως*] Cf. Hippocr. *De morb.* III, § 16 et *Intern. affect.* § 9, t. VII, p. 148 et 188.

P. 446, l. 10, *ὠμολίνων*] Comme le remarque Foës (*Œcon.* Hippocr.), *ὠμόλινον* signifie toujours, chez Hippocrate, une certaine espèce de fils de lin dont il se servait soit pour moxa, soit pour charpie, soit dans le traitement de la fistule à l'anus. Mais Eschyle (ap. Poll. X, 64) parle de cordes ou de câbles faits d'*ὠμόλινον*. Chez d'autres auteurs (Gal. *Meth. med. ad Glauc.* II, 8, et *Sec. loc.* I, 2, t. XI, p. 113, et t. XII, p. 423; Archigène, ap. Aët. X, 19; Athénée, IX, p. 410 b) *ὠμόλινον* signifie un linge qui sert, soit à frotter, comme dans l'endroit qui nous occupe, soit à fomenter, soit à s'essuyer. Pollux (*l. l.*) cite l'*ὠμόλινον* parmi les ustensiles du gymnase. Plutarque (*De garrul.* 13) nomme ainsi le linge dont les barbiers se servent, et, chez Hésychius, on lit: « Ὠμόλινα· τὰ ἄγρια ὀθόνια. » Le seul auteur qui nous fournit des données un peu satisfaisantes sur l'*ὠμό-*

λινον est Pline, qui dit, en comparant entre elles les diverses espèces de linge (XIX, 2, ol. 1) : «Candore Allianis semper crudis Faventina præferuntur.» On voit par là que l'ὠμόλινον était du lin ou du linge manquant de blancheur. Comme les anciens, ainsi que nous l'apprend Pline (*l. l.*), après avoir filé le lin, le faisaient macérer et le battaient avec des cailloux pour le blanchir et le polir, Saumaise (*Exerc. Plin.* p. 765) a cru devoir admettre que l'ὠμόλινον était soit des fils de lin qui n'avaient pas subi cette opération, soit du linge fait avec des fils semblables; il croit que c'est l'opposé du λευκόλινον, dont parle Hérodote (VII, 25, 34 et 36) comme servant à faire des cordes pour les ponts.

Ch. 8, p. 449, l. 8, *τοῖς δὲ περὶ κεφαλὴν, κ. τ. λ.*] Cœlius Aurél. (*Chron.* I, 1, p. 282) recommande, au contraire, la déclamation contre le mal de tête chronique.

Ch. 9, p. 451, l. 10, *Δεῖ δὲ πρῶτα, κ. τ. λ.*] De même Cœlius Aurél. (*Chron.* I, 5, p. 333) recommande les *disputationes* dans le traitement de la manie, en ajoutant : «Sed tunc quoque similiter ordinatæ, ut principia levi voce promantur, «narratio vero et demonstrationes extenta atque majore, tum epilogus dimissa et «indulgenti, sicut ii volunt, qui de exercenda voce quam Græci *ἀναφώνησιν* vo«cant, tradiderunt.»

Ch. 10, p. 454, l. 5.] Le mot *σώματα* dans le sens de *parties* ou *de substance d'un corps* ne se trouvant pas clairement indiqué dans nos lexiques, il ne sera pas inutile de noter ici quelques-uns des passages les plus remarquables d'Oribase où *σώματα* a évidemment cette signification : Voy. par ex. liv. V, ch. 1, p. 317, l. 12; ch. 27, p. 409, l. 2; ch. 30, p. 424, l. 11; liv. VI, ch. 11, p. 465, l. 12. Mais le passage capital se trouve dans le livre V, ch. 6, p. 343, l. 7; ici c'est seulement dans le texte correspondant de Galien que l'on trouve le mot *σώματα*, que soit Oribase lui-même, soit quelque glossateur plus récent a remplacé par *μόρια* (voy. les var.).

P. 457, l. 8, *παῖδές τε οὖν καὶ γυναῖκες καὶ εὐνοῦχοι*] Cf. Arist. *Probl.* XI, 6, 14, 16, 21, 34, 40 et 62; *Gener. anim.* V, 7, p. 787[b], l. 20, Gal. *Comm. II in Prorrhet.* § 44, t. XVI, p. 608.

P. 458, l. 8, *ὄγκον*] Plus bas (p. 459, l. 10; p. 460, l. 8; p. 503, l. 4) nous trouvons encore quelquefois le mot *ὄγκος* employé pour exprimer l'*ensemble du corps humain*. Puisque cette signification du mot *ὄγκος* n'est pas établie dans nos lexiques, nous croyons qu'il ne sera pas inutile d'en citer encore quelques autres exemples. Ainsi on lit dans Plutarque (*Symp.* III, 6, 2) : «Κινη«τικὸν ταραχῆς τὸν ἄκρατον· ἂν δὲ οὕτως ἔχοντα τὸν ὄγκον ἡμῶν γαλήνη μὴ πα«ραλάβῃ καὶ ὕπνος,» et dans un autre endroit (*ibid.* IV, 3, 1) : «Εἰς τὸν ὄγκον «αὐτόθεν ἡ ποικίλη τροφὴ πολλὰς μεθιεῖσα ποιότητας ἐξ ἑαυτῆς ἑκάστῳ μέρει τὸ «πρόσφορον ἀναδίδωσιν.» Enfin dans Galien (*De san. tu.* IV, 4, t. VI, p. 260) : «Ὅταν ὠμῶν πλῆθος ὑποπτεύωμεν ἢ ἐν ταῖς φλεψὶν ἢ καθ' ὅλον ὑπάρχειν τὸν ὄγκον.» Du reste Bernard (ad Theoph. Nonn. 272) avait déjà appelé l'attention sur ce sujet.

P. 460, l. 2, *τὴν γνώμην ἠλιθιώτεροι*] Galien prodigue le mépris et les injures aux athlètes, qu'il compare même à des cochons. (Voy. *Exhort. ad artes*, 11, t. I, p. 27; *De Gymn. ad Thrasyb.* 37, t. V, p. 878; *Parv. pil. exerc.* 3, *ib.* p. 905; *Comm. IV in lib. De alim.* § 11, t. XV, p. 398.) Longtemps avant lui, Xénophane (apud Athen. X, 5) et Euripide (*ibid.* 6) avaient sévèrement blâmé la vie des athlètes, surtout parce qu'elle se prête peu à former de bons soldats et de bons administrateurs pour l'État. On trouve des sentiments analogues dans Platon (*De repub.* III, p. 403 e).

P. 462, l. 13, et p. 463, l. 3, *νήτας......ὑπάτας*] Dans les temps les plus anciens avant Pythagore, les lyres des Grecs avaient sept cordes (voy. Nicomaque, *Enchir. harm.* 2, p. 49, éd. Meib.; Pachymère, 2, p. 409, publié par M. Vincent dans les *Notices et Extraits des manuscrits*, t. XVI[b]), dont chacune servait à exprimer une des notes de l'octave; on appelait *ὑπάτη* la corde qui produisait le ton le plus grave ainsi que ce ton lui-même, et *νήτη* la corde qui produisait le ton le plus aigu ainsi que ce ton lui-même. Mais, comme anciennement déjà on distinguait trois *tropes* ou modes de musique, et que, plus tard, le nombre de ces tropes fut beaucoup augmenté et même porté jusqu'à quinze (voy. Aristoxène, *Harmon. elem.* II, p. 37; Euclide, *Introd. harm.* p. 19, éd. Meib.; Ptolémée, I, 13; Oxf. 1682, p. 61 sqq.; Anon. *De music.* publié par M. Vincent, *l. l.* p. 13 et 33), l'*ὑπάτη* et la *νήτη* des anciens ne répondaient pas toujours aux mêmes notes de la musique moderne. On le comprendra facilement quand on saura ce que les anciens entendaient en musique par le mot *trope*. Chaque trope était formé par dix-huit notes, les seules qu'on chantait ou qu'on faisait entendre, en exécutant un morceau de musique appartenant à ce trope. Si on disposait ces dix-huit notes en série continue, ou, pour nous servir de l'expression des anciens eux-mêmes, *en système immuable*, les onze premières formaient une gamme diatonique, comprenant une octave et une quarte avec addition du côté de la note la plus grave d'une note qu'on appelait *proslambanomène* et qui appartenait à l'octave précédente. Les sept notes qui restaient formaient une octave, se reliant immédiatement à la huitième note du système immuable. Parmi ces dix-huit notes, la seconde et la cinquième portaient le nom d'*hypate*, la onzième, la quinzième et la dix-huitième celui de *nète*. On voit que ce qui formait le caractère distinctif des *nètes* et des *hypates*, c'est, comme le dit M. Vincent (*l. l.* p. 118), pour les nètes de représenter la dominante à l'aigu, tandis que les hypates représentaient les octaves graves des nètes. Enfin, pour expliquer, autant que faire se peut, la corrélation entre les notes de la musique ancienne et celles de l'art moderne, nous ajouterons que suivant une tradition généralement admise, la *proslambanomène du trope hypodorien*, qui était le plus aigu des quinze tropes, correspondait au second *la* grave du piano, et que chacun des tropes subséquents s'abaissait d'un demi-ton au-dessous de celui qui précédait immédiatement la *proslambanomène*.

P. 462, l. 15, *φωνῆς ὀξύτης*] Arétée (*Cur. diut. morb.* I, 2) dit aussi qu'il faut surtout déclamer dans les notes graves, parce que les notes aiguës produisent des distensions de la tête, des palpitations aux tempes et au cerveau, de la chaleur aux yeux et des bourdonnements des oreilles; cependant il ajoute qu'un emploi modéré des notes aiguës est profitable à la tête.

Ch. 11, p. 467, l. 5, Χρὴ δὲ οὐδαμῶς ἀμελεῖν] Cf. Plutarque, *De san. tu.* 25.

Ch. 12, p. 469, l. 3, ὠχρὰν χολήν] Galien (*Comm. V in Ep.* VI, § 14, t. XVII[b], p. 271) dit : « La bile semblable au jaune d'œuf se forme par l'épaissement de la bile jaune et la bile pâle, si à la bile jaune il s'ajoute une substance aqueuse. » — Voy. aussi *De atra bile*, 2, t. V, p. 109; *Simpl. med.* X, 2, 13, t. XII, p. 276; *Comm. II in Vict. acut.* § 22, t. XV, p. 554; Étienne, *Comm. in Prognost.* (ap. Dietz, t. I, p. 176); *Def. med.* 70, t. XIX, p. 365. — Quant à la couleur représentée par le mot ὠχρά, Galien nous dit (*De cris.* I, 12, t. IX, p. 600) : « Ὅσον δ' ἐσ7ὶ τὸ πυῤῥὸν τοῦ ξανθοῦ λευκότερον, τοσοῦτον ἐκείνου τὸ « ὠχρόν· ὅσον δ' αὖ πάλιν ἧτ7ον λευκόν ἐσ7ι τὸ ξανθὸν τοῦ πυῤῥοῦ, τοσοῦτον τοῦ « ξανθοῦ τὸ ἐρυθρόν. » La même explication se retrouve dans *Comm. in Vict. acut. l. l.* où Galien ajoute que la couleur ὠχρά est exactement représentée par l'ocre.

P. 469, l. 3 et 4, Γνώρισμα δὲ..... τῶν οὔρων ἡ χρόα] Cf. Arist. *Problem.* I, 52; Gal. *De cris.* I, 12, t. IX, p. 601, et Cels. I, 2.

Ch. 13, p. 470, l. 7, σινδόνι] Souvent les deux mots σινδών et ὀθόνη ou ὀθόνιον sont employés comme synonymes; ainsi Galien (*De san. tu.* III, 4, t. VI, p. 187) appelle ὀθόνια les mêmes linges qu'il avait nommés, deux lignes auparavant, σινδόνας. Cependant, quand on fait une différence entre ces deux mots, nous croyons qu'ὀθόνη signifie surtout un tissu de fil et σινδών un tissu de coton : ainsi on lit dans Suidas et dans Hésychius : « Ὀθόνη· πᾶν τὸ ἰσχνόν, κἂν « μὴ λινοῦν ᾖ, » ce qui prouve que ὀθόνη se disait surtout des tissus de fil. — Voy. aussi Kühn ad Poll. X, 32. Quant à σινδών, Théophraste, dans le passage où il parle du cotonnier (*H. P.* IV, 7, 7) appelle le coton *la laine qui sert à tisser les* σινδόνας. — Voy. aussi Pline (XII, 21, ol. 10). Strabon dit de même, en parlant du coton (XV, p. 693) : « Ἐκ τούτου Νέαρχός φησι τὰς εὐητρίους ὑφαίνεσθαι σιν« δόνας. » (Voyez, sur la signification du mot εὐήτριος, Schneider, *Ind. ad Auct. De re rust.* voce *tela jogalis.*) Du reste il ne manque pas de témoignages qui assurent qu'ὀθόνη signifie tout tissu mince et fin. (Voy. par ex. *Etym. magn.* p. 616, 2.)

P. 471, l. 14, et p. 472, l. 6, παιδός....... μειράκιον] Il existe en grec un grand nombre de mots servant à désigner les divers âges de la vie humaine, seulement la plupart de ces mots n'ont pas toujours une signification bien précise et sont pris tantôt dans un sens plus large, tantôt dans un sens plus restreint. Chez les auteurs qui divisent la vie humaine en semaines de sept années, comme Solon (fr. 23) et Hippocrate (*De hebdom.* dans l'édition de M. Littré, t. I, p. 386), on appelle παῖδες les individus de la seconde semaine et μειράκια ceux de la troisième. — Voy. aussi Pollux, II, 4, Philon le Juif, Περὶ κοσμοποιίας, p. 23 sqq. éd. de 1640, et Censorinus, 14. — Ceci s'accorde à peu près avec les définitions données par le scholiaste d'Eschine (ad Timarch. p. 32; ex em. Lobeck ad Phryn. p. 213) : « Παῖδας τοὺς ἀνήβους, μείρακας τοὺς ἀρξαμένους ἡβᾶν, ἕως ἂν ἐκ τῶν ἐφή« βων[1] ἐξελθόντες ἐς ἄνδρας ἐγγραφῶσιν. » Dans le grammairien Ammonius (*sub voce*

[1] Les éphèbes étaient les jeunes gens de dix-huit à vingt ans qui, d'après la loi, étaient astreints à certains services militaires et à certains exercices gymnastiques. A l'expiration de ces deux ans, ils devenaient citoyens. — Voy. Krause, *Gymn. u. Agon. d. Hellen.* p. 275-76.

γέρων), dans l'*Etym. Gud.* (p. 124) et dans deux passages d'Eustathius (*ad. Il.* θ p. 767, 15, et *ad Od.* ο p. 1788, 51), se trouve une énumération des âges, qui, d'après Ammonius, provenait originairement d'Ariston (nom que Valckenaer propose de changer en Aristophane), et, d'après cette énumération, l'âge des μειράκια commençait justement à la même époque où il finissait suivant le scholiaste d'Eschine, puisqu'on y lit : «Παῖς ὁ διὰ τῶν ἐγκυκλίων μαθημάτων δυνάμενος «ἰέναι, τὴν δ' ἐχομένην ταύτης ἡλικίαν οἱ μὲν πάλληκα, οἱ δὲ βούπαιδα, οἱ δ' ἀντί-«παιδα, οἱ δὲ μελλέφηβον καλοῦσιν, ὁ δὲ μετὰ ταῦτα ἔφηβος.....ὁ δὲ μετὰ ταῦτα «μειράκιον, εἶτα μεῖραξ, εἶτα νεανίσκος, εἶτα νεανίας.» Galien semble être presque complétement d'accord avec ces auteurs, car il dit, au commencement du livre II, *De san. tu.* (t. VI, p. 81) : «Ὑποκείσθω δή τις ἡμῶν τῷ λόγῳ παῖς ὑγιεινότατος «φύσει, τῆς τρίτης ἑβδομάδος ἐτῶν ἀρχόμενος,» et c'est aux individus de cet âge que se rapporte le passage dont nous nous occupons. De même Galien dit dans un autre endroit (*Comm. in Aph. V*, 9, t. XVII[b], p. 795) : «Ἡ μὲν ἀπὸ τῶν ὀκτω-«καίδεκα μέχρι τῶν πέντε καὶ εἴκοσι ἐτῶν ἡλικία μειρακίων ἐσ7ὶν, ἡ δ' ἀπὸ τοῦδε «τῶν νεανίσκων μέχρι πέντε καὶ τριάκοντα.»

P. 472, l. 8, Πολυειδεῖς δὲ ταῖς ἐπιβολαῖς] Pour la traduction des mots πλαγίων, λοξῶν, ἐγκαρσίων et σιμῶν, nous avons suivi l'explication de Galien, qui dit : «Καλῶ δὲ ἐγκάρσιον μὲν τὸ ἐναντίον τῷ εὐθεῖ, σιμὸν δὲ τὸ βραχὺ τούτου παρεγ-«κλῖνον ἐφ' ἑκάτερα, καθάπερ γε καὶ τὸ τῆς εὐθύτητος ἑκατέρωσε πρὸς ὀλίγον «ἐκτρεπόμενον ὀνομάζω πλάγιον· ὅσον δ' ἀκριβῶς μέσον ἐσ7ὶν εὐθείας τε καὶ «ἐγκαρσίας φορᾶς, λοξὸν τοῦτο προσαγορεύω.»

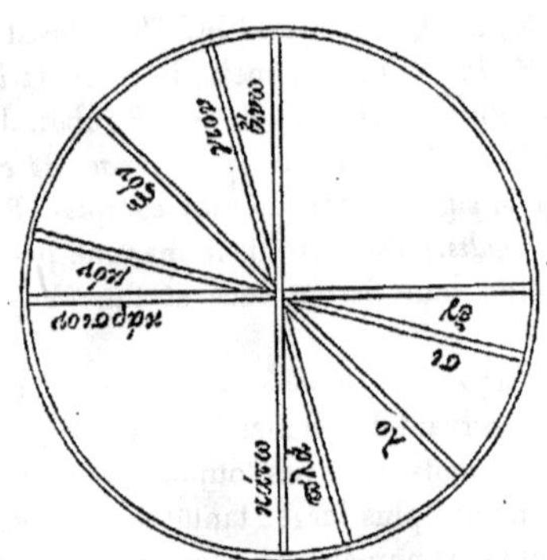

(Figure tirée de l'éd. des Junte, 2e cl. f° 70.)

Ch. 14, p. 474, l. 3, σκάπ7ειν] On voit, par le scholiaste de Théocrite (IV, 18), que les athlètes et surtout les pugilateurs bêchaient pour renforcer les parties supérieures du corps.

P. 475, l. 2 et 3, παιδοτρίβης....γυμνασ7οῦ] Dans deux autres passages (*De gymn. ad Thrasyb.* 45, et *De san. tu.* II, 11, t. V, p. 892, et t. VI, p. 153-156) Galien expose avec plus de détails la différence entre le *gymnaste* et le *pédotribe*. Il en résulte que le *gymnaste* est celui qui sait approprier les divers exercices à la constitution des individus dont il dirige le régime, tandis que le *pédotribe* connaît bien les manœuvres propres à chaque exercice, de manière à pouvoir enseigner comment il faut l'exécuter, sans savoir cependant quel effet il produit sur la santé de celui qui s'exerce. Cette explication s'accorde parfaitement bien avec Aristote, qui dit (*Polit.* VIII, 3, p.338, l. 7) : « L'art du gymnaste produit une « certaine complexion du corps, tandis que celui du pédotribe ne produit que les « exercices (τὰ ἔργα). » — Voyez, du reste, pour la différence entre le *gymnaste* et le *pédotribe* considérée encore sous d'autres rapports, Krause, *Gymn. und Agon. der Hell.* p. 218 sqq. et p. 219 sur le *progymnaste*, dont il est question plus bas ch. 16, p. 486, l. 1.

P. 475, l. 6, ἀκροχειρισμοί] Dans ce passage-ci, ainsi que p. 477, l. 12, nous avons traduit ἀκροχειρισμός par *gesticulation*, parce que, dans ces deux passages, l'ἀκροχειρισμός est mentionné conjointement avec la σκιαμαχία, et qu'en effet le premier mot était quelquefois employé comme synonyme de χειρονομία (voy. Krause, *l. l.* p. 510-11, et, sur la χειρονομία, notre note à ce mot, ch. 30, p. 526), mais ἀκροχειρισμός signifie le plus souvent une espèce de lutte, qui se faisait du bout des doigts seulement, et dans laquelle les athlètes cherchaient à se mettre mutuellement hors de combat en se cassant les phalanges. (Voy. Krause, *l. l.* p. 421 sqq.) Aussi voyons-nous que, chez Hippocrate (*Vict. rat.* II, § 64, t. VI, p. 580), l'ἀκροχειρίη et la χειρονομίη sont présentés comme deux exercices différents.

P. 475, l. 11-12, πιτυλίζειν] Il nous paraît extrêmement probable que le mouvement décrit ici par Galien n'était, pour ainsi dire, qu'une imitation d'un des actes du pugilat; c'était le mouvement qu'exécutaient les pugilateurs, quand ils cherchaient à accabler leurs adversaires sous des coups redoublés, se succédant rapidement et portés tour à tour de chacune des deux mains. (Voy. Krause, *l. l.* p. 373 et 511.) Nous croyons qu'il s'agit encore du même mouvement quand Antyllus (ch. 34, p. 533, l. 8) recommande à ceux qui lancent des haltères : « Ἐμβαίνειν « καὶ ἀνασείειν τοῖς πύκταις ὁμοίως. »

P. 477, l. 5, δισκεῦσαι] Voyez, sur l'exercice du disque, Krause, *l. l.* p. 439 sqq.

P. 479, l. 7, διὰ τῆς τῶν ἀμμάτων περιθέσεως] Galien (*loc. ad marg. alleg.*) explique de la manière suivante cette espèce de friction : « Celui qui frotte doit « se placer derrière celui qu'on frotte et porter ses mains tantôt à gauche, tantôt « à droite, en fléchissant les bras et en frottant les mains l'une contre l'autre. » Dans l'autre passage où il s'agit de cette espèce de friction (voy. plus bas ch. 16, p. 485, l. 3), Galien dit : « On fait ces frictions sur tout le ventre, en se plaçant « derrière ceux qui doivent être frottés. On entoure d'autres bandes la partie su-« périeure du dos, en se plaçant devant celui qui doit être frotté, et on fait cir-« culer les mains (τὼ χεῖρε περιάγοντες). On en place d'autres encore dont on « entoure les côtés, la partie inférieure du dos, les lombes, et la poitrine. »

P. 479, l. 9-10, ἐκφυσήσεις] Voy. note aux mots πνεύματος κατοχή, ch. 16, p. 484, l. 10.

Ch. 16, p. 482, l. 9, ἀποθεραπεία] Dans le livre *Sur la gymnastique à Thrasybule* (ch. 47, t. V, p. 898), Galien nous apprend que Théon et Tryphon, qui avaient traité de l'art détestable des athlètes (τὴν περὶ τοὺς ἀθλητὰς κακοτεχνίαν), avaient appelé un certain exercice *préparation*, un autre *mérisme*, un troisième *exercice complet* et un quatrième *apothérapie*. Krause (*l. l.* p. 259) se trompe donc en admettant que l'*exercice préparatoire* et l'*exercice apothérapeutique* n'étaient pas de véritables exercices, mais seulement des moyens restauratifs qui se rapportaient uniquement à la gymnastique diététique. Il se trompe également en affirmant que Galien emploie uniquement le mot *apothérapie* en parlant de frictions; l'endroit qui nous occupe suffit déjà pour le démontrer. Remarquons enfin, que le mot *ἀποθεραπεία*, qui est originairement un terme de gymnase, est devenu un terme médical et a été employé dans le sens de *traitement secondaire* ou *consécutif*. Voy. XLIV, ch. 20 [23 éd. Mai), § 1, et liv. XLV, 16, § 2.

P. 484, l. 10-11, *τοῦ πνεύματος κατοχὴ καὶ κατάληψις*] Après les mots *οὐ μικρὸν μόριον ἀποθεραπείας ἐσ7ίν*, Galien, dans l'endroit qu'Oribase abrége dans ce chapitre, ajoute : « On se sert de cette expression, lorsqu'on tend et qu'on contracte tous les muscles de la poitrine qui s'implantent sur les côtes, et qu'on retient la respiration. » Le même auteur distingue ensuite diverses espèces ou variétés de *rétention du souffle*, suivant que les muscles du ventre sont doucement tendus, que ces muscles sont relâchés ou en repos, ou qu'ils sont tendus au même degré que le diaphragme, ou qu'ils sont fortement tendus, le diaphragme étant relâché. Un peu plus loin (p. 175) Galien dit : « Quand on souffle fortement il se fait une très-grande expiration à la suite d'une tension très-prononcée des muscles implantés aux côtes et de ceux du ventre; dans la rétention du souffle, la même tension des deux espèces de muscles a lieu, mais il ne sort rien par la respiration, tandis que, chez ceux qui jouent de la flûte ou émettent un son aigu, la tension des muscles est la même, la respiration n'étant ni complétement retenue, ni exécutée subitement, mais restant dans un état moyen. » De même (*De musc. motu*, II, 9, t. IV, p. 461) on lit : « Si les muscles implantés aux côtes agissent aussi bien que ceux du ventre, on appelle cela *rétention du souffle* : il est nécessaire, dans ce cas, que la partie supérieure du larynx soit fermée, car, si elle n'est pas fermée, pendant que les muscles susdits agissent, on soufflera. Si, en même temps que ces muscles, on tend ceux de la gorge et du larynx, on ne soufflera plus, mais il y aura émission de voix. » Dans un autre endroit (fragm. *De vocal. instr. dissect.* 9, t. IV, p. 222 b-f, éd. Chart.) Galien distingue quatre espèces de rétention du souffle. Comme ce passage est remarquable et peu connu, nous le transcrirons en l'abrégeant un peu : « Spiritus igitur cohibitio tribus temporibus fiet, vel quando, dum spiramus, in agendo adhuc persistunt musculi thoracem dilatantes : vel quando rursus, dum exspiramus, in agendo persistunt musculi thoracem constringentes, ita ut alia pars spiritus reflecti, alia adhuc manere videatur. Fieri etiam potest in exspirationis et inspirationis confinio *κατ' ἐπιγέμισιν* vocatam, i. e., quando musculi qui inspirationem faciunt cessant, incipiunt autem qui exspirationem præbent... Alius autem modus cohibendi spiritus hoc pacto fit : musculis thoracem dilatantibus quam plurimum agimus multoque spiritu pulmonem replemus : deinde internos laryngis musculos intendimus spiritusque transitum claudimus tuncque ad inspirationis successionem actionem ducimus thoracemque enixe constringimus ac pulmonem haud invalide comprimimus. Interim tamen musculi thoracem constringentes ab illis duobus, qui spiritus transitui resistunt, vincuntur. Hanc igitur spiritus cohibitionem *εἰς λαγόνα τάσιν* gymnastici appel-

«lant. Priores igitur spiritus cohibitiones fiunt musculis thoracis propriam sui «ipsorum actionem sine pugna ac contentione perficientibus. Quæ vero nuper «memorata est mutua inter musculos thoracem constringentes et eos qui laryngis «capacitatem claudunt concertatio est.» Il nous paraît évident que toutes les variétés de rétention du souffle, dont il est question dans le traité *De san. tu.*, se rapportent à la dernière espèce, mentionnée dans le passage susdit, et il semble même ressortir des endroits cités plus haut, où Galien compare entre elles la rétention du souffle et l'action de souffler, que c'était surtout cette τάσις εἰς λαγόνα qu'on désignait habituellement par le nom de rétention du souffle. Nous ne connaissons, du reste, qu'un seul autre endroit où l'une des trois autres espèces de rétention du souffle (probablement celle κατ' ἐπιγέμισιν) est mentionnée en passant : c'est le ch. 13 du liv. VII *De us. part.* (t. III, p. 562), où on lit : «On ne «se sert pas de l'expression *rétention du souffle*, quand on reste seulement sans «respirer, mais quand, en même temps qu'on resserre de tous côtés la poitrine, «on tend fortement les muscles placés à l'hypocondre et sur les côtes.» Notons encore qu'on employait quelquefois la *rétention du souffle* comme un moyen contre la toux, le hoquet et les bâillements (*Sympt. caus.* III, 4 ; *Diffic. resp.* III, 10, t. VII, p. 175, 940-941 ; et *Comm. III in Ep.* II, t. XVII a, p. 418. — Voy. aussi, pour le hoquet, Platon, *Conviv.* p. 185 d; Arist. *Problem.* XXXIII, 5 et 17; et pseudo-Galien, *Eupor.* III, t. XIV, p. 566), et que les athlètes s'en servaient habituellement après les exercices (Gal. *Musc. mot. l. l.; Diffic. resp. l. l.*). Du reste, il est déjà question de la rétention du souffle dans Hippocrate (*Vict. rat.* II, § 64, t. VI, p. 580).

P. 487, l. 7, τοὺς βαρεῖς καλουμένους ἀθλους] D'après le témoignage de Galien (*Al. fac.* I, 2, t. VI, p. 487) on appelait surtout *athlètes lourds* les lutteurs, les pancratiastes et les pugilateurs.

Ch. 18, p. 494, l. 2, κόνει] Philostrate (*De gymnast.* p. 16) distingue une *poussière boueuse*, une *poussière de tuiles ou de poterie* (ὀστρακώδης) et une *poussière bitumineuse;* ensuite, d'après la couleur (p. 18) une *poussière jaune* et une *poussière noire*. La poussière bitumineuse est probablement la même que la poussière grasse dont parle Galien (*De san. tu.* V, 3, t. VI, p. 328). Mercuriali (*l. l.* p. 38) et Krause (*l. l.* p. 192) ont rassemblé plusieurs endroits des anciens d'où il résulte qu'on allait surtout chercher, soit en Égypte, soit à Pouzzoles, la poussière dont on se servait dans les gymnases.

P. 494, l. 10, χειριδίων] Homère (*Od.* ω, 230) nous représente le vieux Laërte comme portant des gants (χειρῖδας), pour se garantir des broussailles (βάτων ἕνεκα), lorsqu'il travaillait dans son verger. C'est dans le même but que Palladius (I, 43, 4) recommande aux campagnards et aux chasseurs de porter des gants de fourrure (*manicas de pellibus*). Eustathius, dans son Commentaire sur le vers cité de l'Odyssée (p. 1959-60) dit que les χειρῖδες sont τὰ τῶν χειρῶν καλύμματα ἐκ δερμάτων. Il nous paraît vraisemblable que les χειρῖδες des archers, des boulangers et des blanchisseurs dont parle Eustathius (*l. l.*) et qui n'avaient point de doigts, étaient des *manches* et non des *gants*. — Voy. aussi Végèce (*De re milit.* I, 20) et Athénée (XII, p. 548 c). — Il existe encore plusieurs autres passages où il est question de χειρῖδες ou de *manicæ*, que ce fussent des gants ou des manches. — Voy. Plin. jun. (*Ep.* III, 5), Cicéron (Philipp. XI, 11), Lucien (*Jup. Trag.* 41). Xénophon (Cyrop. VII, 8, 17, passage qui a été reproduit par Athénée, XII, p. 515 c) semble distinguer les gants des manches, lorsqu'il dit des Mèdes : « Ἀλλὰ μὴν καὶ ἐν τῷ χειμῶνι οὐ μόνον κεφαλὴν καὶ σῶμα καὶ πόδας « ἀρκεῖ ἐσκεπάσθαι, ἀλλὰ καὶ περὶ ἄκραις ταῖς χερσὶ χειρῖδας δασείας καὶ δακτυλήθρας « ἔχουσιν. » Ici les δακτυλῆθραι sont, à notre avis, des gants, et les χειρῖδες des manches; cela semble ressortir d'un autre endroit (VIII, 3, 13) où Xénophon dit de Cyrus qu'il avait les mains hors des χειρῖδες. Il est encore question de δακτυλῆθραι dans Antyllus (Orib. VIII, 6) et dans Athénée (I, p. 6 c); mais là il s'agit plutôt de prolongements de doigts que de véritables gants; il en est probablement de même des *digitalia* dont parle Varron (*De re rust.* I, 55). Quant à l'emploi des gants pour frotter, Galien dit, dans un autre endroit du traité *De san. tu.* (III, 4, p. 187) qu'on se sert à cet effet de *gants cousus*, et que le but de cette façon d'agir est de rendre la friction plus égale, et Agathinus (voy. plus bas liv. X, ch. 7) veut que ces gants soient en linge et non en cuir.

Ch. 19, p. 495, l. 5, νοσωδῶν συμπτωμάτων] Voy. Gal. *De san. tu.* IV, 4 et 5, t. VI, p. 243, 246 et 267.

P. 495, l. 7 et 8, ἄριστον.... δείπνου] Dans l'antiquité, le principal repas se prenait vers le déclin du jour; chez les Romains l'heure destinée à ce repas était la neuvième du jour (voy. Horace, *Epist.* I, VII, 71; Martial, IV, 8); chez les Grecs on paraît l'avoir pris un peu plus tard, vers le coucher du soleil (voy. Becker, *Charikles*, t. I, p. 417). Ce repas s'appelait δεῖπνον dans les temps historiques et δόρπον chez Homère, tandis que le repas ordinairement plus léger qu'on prenait vers midi s'appelait ἄριστον dans les temps historiques et δεῖπνον chez Homère. — Voy. Athénée, I, ch. 19.

Ch. 20, p. 497, l. 5, τοῖς μέσοις] Nous parlerons de la valeur et de l'histoire de cette expression méthodique au liv. IX, ch. 21.

P. 500, l. 9, μετασυγκρίσει] Voy. liv. X, ch. 41.

P. 501, l. 4, ἑλκώδους] Galien est très-incertain dans ses définitions du mot ἕλκος : tantôt il définit ἕλκος toute solution de continuité par érosion et qui n'est pas dans un os (*De const. art. med.* 5, t. I, p. 239), tantôt (*Morb. diff.* 11, t. VI, p. 872; *Meth. med.* IV, 1, et VI, 1, t. X, p. 232 et 385; *Comm. II in art.* t. XVIII[a], p. 482) ἕλκος signifie toute solution de continuité dans une partie charnue. (Voyez, pour la signification du mot σάρξ, « chair, » Foës, *Œcon.* Hippocr. et Gorræus, *Defin. med. in voce;* cf. aussi *De sem.* I, 10, t. IV, p. 546-551.) Foës (*Œcon. voce* ἕλκος) a rassemblé un grand nombre de passages d'Hippocrate d'où il résulte évidemment que, pour cet auteur, ἕλκος se disait indistinctement d'une plaie récente et d'un ulcère proprement dit, et Galien emploie quelquefois aussi (par ex. *Comm. I in Lib. De fract.* t. XVIII[b], § 50, p. 408) ce mot, en parlant d'une plaie récente. On ne s'étonnera donc pas que, dans un autre passage (*De inæq. intemp.* 6, t. VII, p. 745), Galien dise en termes très-généraux : « Συνεχείας γὰρ λύσις τὸ ἕλκος. » Cette détermination préliminaire de la signification du mot ἕλκος était nécessaire pour faire bien comprendre ce que c'est que l'αἴσθησις, le κόπος et le πόνος ἑλκώδης (*le sentiment de plaie, la lassitude et la douleur ulcéreuse*). Dans le traité *De san. tu.* (III, 5, t. VI, p. 190) Galien expose comment certaines gens éprouvent après les fatigues, quand ils se meuvent, un sentiment désagréable et douloureux que quelques-uns disent être inexprimable, tandis que d'autres l'appellent *ulcéreux* (ἑλκώδης). Dans le chap. suivant (p. 195) il décrit plus amplement ce sentiment, en disant : « La peau se montre serrée et « affectée d'horripilations, et ceux qui sont dans cet état avouent qu'ils ont une « douleur comme celle d'une plaie (ἕλκος), les uns dans la peau seulement, les « autres aussi sous la chair. » (Cf. aussi IV, 2, p. 236-37.) Dans le traité *De sympt. caus.* (II, 5, t. VII, p. 178) nous lisons que cette sensation est plus vive quand on se meut que lorsqu'on reste en repos, à moins que la fatigue ne soit très-forte, et que ceux qui l'éprouvent semblent être piqués par un grand nombre d'épines fixées dans leur corps. Dans le livre *Sur la surabondance d'humeurs* (7, t. VII, p. 547 et 48), Galien ajoute que cette sensation est la même que celle qu'on éprouve dans les plaies (τοῖς ἡλκωμένοις μέρεσιν), si quelqu'un les touche ou si elles sont irritées par du pus âcre (ἰχῶρος), par un médicament excitant ou par le mouvement seulement. Dans un grand nombre de passages (*De san. tu.* I, I.; *Sympt. caus.* II, 6, t. VII, p. 198; *De plenit.* l. l. et ch. 8, p. 553; *Loc. aff.* II, 8, t. VIII, p. 108; *De venæ sect.* 4; *De puero epil.* 3, t. XI, p. 260 et 363; *Comm. II in Prorrhet.* § 37, t. XVI, p. 592; et *Comm. in Aph. II*, 5, t. XVII[b], p. 459), Galien prétend que cette sensation tient à des humeurs ténues, âcres, chaudes et mordantes, qui corrodent, piquent, blessent et agacent soit la peau, soit en même temps les chairs sous-jacentes jusqu'aux os; il rapporte qu'il se montre le plus souvent à la suite de fatigues, qu'assez souvent aussi cependant il se manifeste spontanément par suite d'une cause interne. — Voy. aussi Théophile (*Comm. sur le même aphor.* ap. Dietz, t. II, p. 298), Étienne (*Comm. sur l'aphor. IV*, 29, *ibid.* p. 403, note 4) et Aëtius (IV, 36).

P. 501, l. 8, ἀποπτου] Nous avons dérivé cet adjectif de la préposition ἀπό et de ὀπτός « cuit, » et traduit en conséquence de l'*eau bouillie refroidie*, quoique nous ne connaissions aucun autre exemple de ce mot. Dans nos lexiques nous ne trouvons d'autre ἄποπτος que celui qu'on dérive d'ἀπό et du verbe inusité ὄπτω « je vois, » et qui signifie *situé sur une hauteur, qu'on peut voir de loin, de tous côtés.*

Ch. 21, p. 506, l. 10, Οἱ δὲ ἐπὶ ἄκρων γινόμενοι τῶν δακτύλων] Celse (VI, 6, 34) et Démosthène (ap. Aëtium, VII, 44) recommandent aussi la promenade contre les maladies des yeux, mais ils ne disent pas qu'il faille faire ces promenades sur la pointe des pieds. M. Sichel, que nous avons consulté à ce sujet, nous a répondu qu'il ne connaissait dans les anciens rien de semblable et qu'il lui était impossible de dire quel rapport on pouvait attribuer à la marche sur la pointe des pieds avec les ophthalmies et leur guérison.

P. 507, l. 3, Οἱ δὲ ἀνώμαλοι] D'après Théophraste (Περὶ κόπων 14 et 15, ap. Schneider, p. 804-805), et à ce qu'il paraît aussi d'après Aristote (*Probl.* V, 40), les περίπατοι ἀνώμαλοι sont des promenades qui vont en montant et en descendant. De même Celse (I, 1) dit de la promenade : « Atque hæc non utique « plana commodior est, siquidem melius ascensus quoque et descensus cum qua- « dam varietate corpus moveat, nisi tamen id perquam imbecillum est. »

P. 507, l. 13, περιπάτοις] Mercuriali (*De art. gym.* III, 2, p. 181-183), Krause (*Die Gymnastik u. Athletik der Hellenen*, p. 377 et 378), Schneider (ad

Varronem, *De re rust.* III, 5, 9; ad Columellam, I, 6, 2, *Ind. ad Auctt. De re rust.* voce *xystum*) ont rassemblé un grand nombre de passages des anciens qui se rapportent aux promenoirs. Il en résulte que ces promenoirs étaient en partie des espaces à ciel ouvert plantés d'arbres ou de haies (*ambulationes subdiales, hypæthræ, viridia, viridaria, gestationes, xysti, περίδρομοι*), en partie des galeries ouvertes sur les côtés (*porticus, σ7οαὶ, περίσ7υλα, peristylia*), en partie des édifices fermés de tous côtés (*ambulationes subterraneæ, cryptæ, cryptoporticus, hypogæa*). Enfin l'architecte Sostrate, le même qui bâtit le phare d'Alexandrie (Pline, XXXVI, 18, ol. 12), inventa les *ambulationes pensiles*, c'est-à-dire les promenoirs sur un étage supérieur, dont il construisit le premier modèle à Gnide et dont Antyllus parle plus bas (p. 508, l. 3). — Les promenoirs faisaient quelquefois partie des gymnases; d'autres fois c'étaient, dans la ville, des édifices séparés, mais publics; à la campagne, au contraire, c'étaient souvent des édifices que les riches faisaient construire dans leurs villas pour leur usage particulier.

P. 509, l. 12, *βορείῳ*, et p. 510, l. 2, *οἱ δὲ νοτιώτεροι*] On peut lire dans Ideler (*Meteor. vet.* p. 10) que Βορέας ou *Aquilo* signifiait, chez quelques auteurs, le vent qui souffle directement du pôle nord, et, chez d'autres, celui qui souffle du nord 30° E.; cependant, toutes les fois que les anciens, comme dans l'endroit qui nous occupe, ne reconnaissent que quatre vents cardinaux, Βορέας est toujours le vent du nord. — Voyez du reste, sur l'influence des vents sur le corps humain, Hippocrate (*Aph. III,* 5, t. IV, p. 488; *De morbo sacro*, § 13, et *De vict. rat.* II, § 38, t. VI, p. 384 et 530), Celse (II, 1, p. 42), Galien (*Comm. sur l'aphor. susdit,* t. XVII[b], p. 569, et *Comm. III in Ep.* III, t. XVII[a], p. 719). — Si on désire des renseignements plus amples sur les noms des vents chez les anciens, on peut consulter Ideler, *l. l.* p. 63-87 et 110-136, ainsi que les nombreux auteurs cités à ce propos par le même Ideler (ad Arist. *Meteor.* t. I, p. 572-73).

P. 510, l. 8, *ἀνωμαλίας*] Nous croyons qu'Antyllus a ici employé le mot *ἀνωμαλία* dans le même sens que Galien (*Sympt. caus.* II, 5, t. VII, p. 176 et 177), quand il dit : « Au commencement des maladies, avant d'avoir la fièvre, la plupart des malades sentent quelquefois dans tout leur corps une certaine inégalité (*ἀνωμαλία*) dont ils ne peuvent pas expliquer la nature; mais je serais étonné que quelqu'un des lecteurs de ce traité ait été assez heureux pour n'avoir jamais été pris de ce symptôme; il se manifeste dans tout le corps une certaine sensation profonde, comme s'il s'y trouvait disséminé quelque chose d'étranger à sa nature; ce quelque chose semble tantôt légèrement chaud, tantôt corrodant sans qu'il *réchauffe;* tantôt il produit les deux effets à la fois, tantôt il ne cause ni l'un ni l'autre, mais distend doucement toutes les chairs. Dans tous ces cas, les malades disent qu'ils sentent une certaine inégalité (*ἀνωμαλία*), ils s'étendent, et distendent toutes les parties de leur corps par une impulsion naturelle, comme la nature en a donné, ainsi que nous venons de dire tout à l'heure, à toutes les parties de l'économie, dans un but de conservation et de persistance. »

Ch. 22, p. 511, l. 11, *ῥευματισμούς*] Nous parlerons au liv. XLIV, ch. 2, de la signification des mots *ῥεῦμα, ῥευματισμὸς, νοσήματα ῥευματικά.*

P. 512, l. 1, *ἰσχιαδικούς*] On trouve quelque chose d'analogue dans Cœlius

Aurél. (*Chron.* V, 1, p. 548) qui dit[1] : «In itineris pressu (ischiadicis) quibus «forte permittitur initia motus impediuntur, fervore partium attestante : ac, «si perseverans fervor fuerit, motus facilior fit.» Cependant il ajoute : «Tum «rursus subsidunt vel intenti resistunt repente, tamquam fuerant, necdum «gressu tentato. Tunc magis vehementem dolorem sentiunt et ambulant quidam «capitibus digitorum gradientes, alii extenti quidem sed sinuatis clunibus, ut «neque se pronos inclinare valeant, alii contracti atque conducti, etc.» Nous ne savons pas s'il faut encore citer à ce propos le fait raconté par Arétée (*Caus. et sign. diut.* II, 12), qu'un goutteux aurait remporté le prix de la course à Olympie, bien entendu dans l'intervalle des accès.

P. 512, l. 13, *τένουσι*] Dans l'*Introduction* attribuée à Galien on lit (ch. 10, t. XIV, p. 703) : «Τὸ δὲ ἐκδεχόμενον τὴν κεφαλὴν μέχρι τῶν ὤμων τὸ μὲν πᾶν «τράχηλος λέγεται · τούτου δὲ τὰ μὲν ὄπισθεν ἰδίως τένοντες ὀνομάζονται.» De même Rufus dit (*Appell. part. corp. hum.* p. 28, éd. Clinch) : «Τραχήλου δὲ τὸ «μὲν ἔμπροσθεν βρόγχος καὶ τραχεῖα ἀρτηρία, δι' οὗ ἀναπνέομεν καὶ ἡ ὑπεροχὴ «τοῦ βρόγχου λάρυγξ · τὸ δὲ ὄπισθεν αὐτοῦ τένοντες,» et Celse (VIII, 1, p. 456): «Ac ne sustinere quidem caput posset (cervix), nisi utrinque recti valentesque «nervi collum continerent quos *τένοντας* Græci appellant.» Enfin, dans deux passages de Cœlius Aurél. (*Acut.* III, 3, et 8, p. 188 et 210), il est question des «majores cervicis nervi quos *tenontas* appellant.» Hippocrate emploie le mot *τένοντες* dans ce sens (*Ep.* VII, § 88, t. V, p. 446) ainsi qu'Arétée (*Caus. et sign. acut.* I, 5) : «Ἀμβλύτητες, ἴλιγγοι, τενόντων βάρεα.» — Voy. aussi, sur cette signification du mot *τένοντες*, Foës, *Œcon. in voce.*

Ch. 23, p. 515, l. 3, *κρεμαμένης τῆς κλίνης*] Mercuriali (*De arte gymn.* III, 12, et VI, 11, p. 232 et 377) prétend que les lits suspendus avaient été inventés par Asclépiade, en s'en rapportant à un passage de Pline (XXVI, 8, ol. 3), où il dit de ce médecin : «Ita quoque blandimenta excogitabat, jam suspendendo «lectulos, quorum jactatu aut morbos extenuaret aut somnos alliceret, etc.» Cependant il est déjà question de lits suspendus dans Caton (10, 5 et 25) et dans un fragment de Lucilius (ap. Nonium, p. 181), quoique, dans le second passage de Caton, il ne s'agisse pas de lits pour coucher dessus, mais de lits pour sécher du marc de raisin. Il paraît donc que, par les mots cités, Pline a seulement voulu dire qu'Asclépiade a le premier employé les lits suspendus dans la médecine.

P. 515, l. 4, *ὑπόβαθρα ἐχούσης κατὰ τοὺς διαγωνίους πόδας*] Dans le VIIIe livre (ch. 6), Antyllus mentionne encore deux fois un *κλινίδιον ὑπόβαθρα* (ou *ὑπόβλητα*) *ἔχον διαγώνια*; mais il ne donne aucun détail sur l'usage de ces *ὑπόβαθρα*. Il paraît que Celse parle du même objet (II, 15) lorsqu'il dit : «Si ne id quidem «est (c'est-à-dire, si on n'a pas de lit suspendu), at certe uni pedi subjiciendum «fulmentum[2] est, atque ita lectus huc et illuc manu impellendus.» A notre avis

[1] Nous avons fait subir quelques changements au texte d'Almeloveen pour donner un sens à la phrase.

[2] C'est à tort que, dans quelques éditions de Celse, on lit *funiculus subjiciendus*. Voy. la note de Targa.

il s'agit d'un lit carré ayant un pied à chaque angle; on exhaussait deux des pieds diagonalement opposés au moyen d'un support (ὑπόβαθρον, ὑπόβλητον, *fulmentum*), de manière que les deux autres ne touchaient plus au sol; ainsi on pouvait imprimer à tout le lit un mouvement de va et vient. On voit par un passage de Xénophon (*Memor.* II, 1, 30) que cette espèce de lit n'était pas uniquement consacrée à l'usage des malades, mais que les gens efféminés s'en servaient aussi pour s'endormir plus facilement : «Ἵνα δὲ καθυπνώσῃς ἡδέως, οὐ μόνον τὰς κλίνας «μαλακὰς, ἀλλὰ καὶ τὰ ὑπόβαθρα ταῖς κλίναις παρασκευάζῃ.» C'est donc bien à tort que certains interprètes de Xénophon (voy. Sturz *Lex.* Xenoph. *in voce*) ont voulu voir dans ces ὑπόβαθρα des tapis qu'on mettait sous les pieds du lit. Mercuriali (*De arte gym.* III, 12) nous semble bien plus près de la vérité quand il dit que ces lits n'étaient en effet que des berceaux.

P. 515, l. 5, φορείῳ] Voyez, sur les litières des anciens, Mercuriali, *l. l.* III, 11.

P. 516, l. 4, ἐπιτεταμένοις κυνωδῶς τὰς ὀρέξεις] Nous parlerons de la *faim canine* au liv. VI, ch. 34 de la *Synopsis.*

P. 518, l. 12, ἐλλεβόρῳ κούφῳ λευκῷ] De même on lit dans Pline (XXXI, 33, ol. 6) : «Quin et vomitiones ipsæ instabili volutatione commotæ pluribus «morbis capitis, oculorum, pectoris medentur omnibusque propter quæ elle«borum bibitur.»

Ch. 26, p. 521, l. 6, κρικηλασία] La course au cerceau paraît avoir été un exercice très-répandu dans l'antiquité : il en est très-souvent question dans le traité hippocratique *Sur le régime* (par ex. II, § 63; III, § 68 et 76; *Des songes,* § 89 et 90, t. VI, p. 578, 602, 620, 652 et 654) sous le nom de τροχός, mot que Foës avait traduit à tort le plus souvent par *cursus circularis,* quelquefois par *cursus* tout simplement, comme s'il avait lu τρόχος au lieu de τροχός. Plusieurs autres auteurs, tant grecs que latins, désignent également cet exercice par le nom de *trochus,* comme on peut le voir dans Mercuriali (III, 8, p. 216-19) et Krause (p. 318-19).

P. 522, l. 11, σύστασιν] On s'étonnera peut-être que nous ayons traduit σύστασιν par *trouble,* signification qui ne se trouve indiquée dans aucun lexique, mais nous croyons avoir trouvé, outre le passage qui nous occupe, deux autres où le mot σύστασις doit être ainsi interprété. Le premier se lit dans Oribase XLIV, 14 (ap. Ang. Mai 6, t. IV, *Class. auct. e Codd. Vat. edit.* p. 11) : «Παρα«κολουθεῖν δὲ ἔφασαν (Διοσκορίδης καὶ Ποσειδώνιος) αὐτῷ (τῷ λοιμῷ) πυρετὸν ὀξὺν «καὶ ὀδύνην δεινὴν[1] καὶ σύστασιν[2] ὅλου τοῦ σώματος,» et le second dans Rufus, *Sur les maladies des reins et de la vessie* (ch. 17, éd. de Moscou, p. 88) : «Εἰ δέ τι «καὶ ἕτερον ἐπικαλεῖται τὰ νεφριτικὰ, καὶ αἱ τῶν μίξεων συστάσεις.» A moins de changer dans ces trois passages σύστασις en σύντασις, nous ne voyons pas quel autre sens que celui de *trouble* on pourrait attacher à σύστασις. Nous croyons

[1] Les différences qu'on trouvera entre ce texte et celui publié par le cardinal Mai doivent leur origine à la révision du manuscrit que nous avons faite nous-même au Vatican.

[2] L'auteur anonyme d'un article sur la thèse d'Osann (*De loco Rufi Ephesii sive de peste Libyca disput.*) est de notre avis, puisqu'il traduit σύστασις par le mot allemand *Aufruhr.* — Voy. *Bibliothèque* de Hufeland, juillet 1833, t. LXX, p. 68.

que, dans les cas où *σύστασις* signifie *trouble*, il faut dériver ce mot non pas directement de *συνίστημι*, mais de *σύν* et de *στάσις* « émeute. »

Ch. 27, p. 523, l. 4, *ψωρώδεσι*] Nous tâcherons de déterminer, à propos de la *Synopsis* (VII, 48), quel est le rapport entre la *psore* des anciens et la gale.

P. 523, l. 6, *ῥεῦμά τι κατὰ σκέλος*] Nous n'avons pas cru pouvoir admettre la leçon des manuscrits A 2ᵉ m. BCMV, parce que nous ne saurions admettre qu'on ait jamais employé l'adjectif *ῥευματικός* dans le sens de *affecté de fluxion*. Dans le *Trésor* d'Étienne, on cite, à l'appui de cet emploi du mot en question, un problème d'Aristote (XXXI, 5), mais, dans ce passage, nous avons trouvé dans toutes les éditions, ainsi que dans l'excellent manuscrit de la Bibliothèque nationale, *τῶν ῥευματικῶν εἰς τοὺς ὀφθαλμούς* et non *τοὺς ῥευματικοὺς ὀφθαλμούς*. Voy. aussi l'éd. de Bekker.

Ch. 28, p. 524, l. 8, *πάλη*] Nous renverrons, pour plus de détails sur la lutte des anciens, à Krause (*l. l.* p. 400 sqq.). Nous dirons seulement que Platon (*Leg.* VII, p. 796 a) faisait une grande différence entre la *lutte debout* et la *lutte à plat* (voy. la planche, fig. 5-8); qu'il approuvait beaucoup la première, tandis qu'il rejetait absolument la seconde.

Ch. 29, p. 525, l. 6, *σκιαμαχία*] La *σκιαμαχία* était proprement une partie de l'exercice des pugilateurs. Avant de commencer le combat proprement dit, ces athlètes essayaient pour ainsi dire la force de leurs bras, en imitant à vide tous les mouvements qu'ils se proposaient d'exécuter plus tard. (Voy. Krause, *l. l.* p. 509.) Les médecins avaient employé, comme on voit, cet exercice dans un but hygiénique. — Quant à l'orthographe du mot en question, Lobeck (*ad calc.* Phryn. p. 646) a prouvé que, dans la meilleure époque de la littérature grecque, on écrivait toujours *σκιαμαχία*, tandis que, dans des temps plus récents, on variait beaucoup entre les deux orthographes *σκιαμαχία* et *σκιομαχία*. Plus haut (ch. 14, p. 475, l. 5, et 477, l. 12) nos mss. donnant tous *σκιαμαχία*, nous avons naturellement conservé cette leçon, tandis qu'ici, pour ne pas admettre deux orthographes du même mot, nous avons changé le *σκιομαχία* des manuscrits en *σκιαμαχία*. Il serait cependant possible que Galien eût écrit *σκιαμαχία* et Antyllus *σκιομαχία*.

P. 525, l. 9, *τοὺς πύκτας*] Le mouvement dont il s'agit est expliqué de la manière suivante par Krause (*l. l.* p. 512), d'après la description que donnent plusieurs auteurs anciens et d'après les représentations fournies par les monuments artistiques de l'antiquité : « Quand le pugilateur avait pris une bonne position, il élevait son corps en s'appuyant sur la pointe des pieds, et portait le tronc en avant pour donner de la vigueur et de l'aplomb au coup qu'il allait porter. » —Du reste, voyez, sur tout ce qui regarde le pugilat, Krause, *l. l.* p. 497-534.

Ch. 30, p. 526, l. 3, *χειρονομία*] Aristote (*Poët.* I, 1, p. 447, l. 26) dit que les danseurs faisaient de l'imitation sans harmonie, qu'ils imitaient, par leurs poses cadencées, des mœurs, des passions et des actes. La danse étant comprise de cette façon, le mouvement des bras devait naturellement y jouer un grand rôle : ainsi on lit dans Ovide (*Ars amat.* I, 595) :

Si vox est, canta; si mollia brachia, salta;

et dans un autre endroit (*ibid.* II, 305) :

Brachia saltantis, vocem mirare canentis.

C'était justement la partie de la danse se rapportant aux mouvements des bras qu'on nommait *chironomie*. — Voy. Krause, *l. l.* p. 810-11. — Athénée (XIV, p. 629 b) dit que les poses de la *chironomie* furent ensuite introduites dans les chœurs et de là dans la gymnastique; en effet, il est souvent question, chez les anciens, d'une *chironomie* qui se rapportait au pugilat. — Voy. Krause, *l. l.* p. 510. — Du reste, il est déjà question de la *chironomie* dans Hippocrate, *Vict. rat.* II, § 64, t. VI, p. 580.

Ch. 31, p. 526, tit.] Voyez, sur le *saut* chez les anciens, Krause, *l. l.* p. 383-400.

P. 527, l. 1, *τὸ πρὸς πυγὴν ἅλλεσθαι*] On sait que, dans Aristophane (*Lysistr.* 81 et 82), la Lacédémonienne Lampito répond à Lysistrate, qui s'étonnait de sa brillante apparence :

μάλα γ' οἰῶ μὰ τὼ σιώ·
Γυμνάδδομαί γα καὶ ποτὶ πυγὰν ἅλλομαι.

— Voyez, du reste, sur cette danse, qui s'appelait proprement *βίβασις*, Krause, *l. l.* p. 32, 398 et 842.

P. 527, l. 14, *Ἱπποκράτης*] Dans le passage cité à la marge, M. Littré a rétabli, d'après l'autorité des manuscrits, la leçon *πρὸς πυγήν*; les éditions antérieures avaient *πρὸς τὴν γῆν*. On voit que cette restitution était également fournie ici par Antyllus; il en est encore de même pour Jean d'Alexandrie (ap. Dietz, t. II, p. 216). Du reste Galien (*Comm. in Aph. IV*, 1, V, 45 et 53, t. XVII[b], p. 653, 838 et 846) énumère aussi le saut parmi les causes de l'avortement.

Ch. 32, p. 528, l. 3, *σφαίρας*] Voyez, sur le jeu de paume des anciens, Mercuriali, *l. l.* II, 4 et 5, p. 120-135; et V, 4, p. 307-11; Krause, *l. l.* p. 299-313. Il existe encore plusieurs noms de jeux de paume, tels que *οὐρανία, ἐπίσκυρος, φαινίνδα, ἐφετίνδα, ἁρπαστὸν, ἀπόρραξις* : mais il est à peu près impossible de démêler à laquelle des espèces de balle énumérées par Antyllus se rapporte chacun de ces jeux.

P. 528, l. 5, *ἡ μὲν γάρ ἐστι μικρά*] On remarquera que cette énumération d'Antyllus ne s'accorde pas parfaitement bien avec le reste du chapitre : ici Antyllus cite une *petite balle*, une *grande balle* et une *balle moyenne*, et, dans la suite, après avoir décrit trois espèces de petites balles, il passe immédiatement à la grande sans dire un seul mot de la balle moyenne. Il faut donc nécessairement admettre que la balle, désignée d'abord par l'épithète de *moyenne*, soit une des trois espèces décrites plus tard sous le nom de *petite balle*, si, du moins, il ne manque rien dans le texte.

P. 529, l. 9, *καὶ τὴν ὄψιν τονοῖ καὶ οὐδὲ κεφαλὴν συμπληροῖ*] Arétée (*Cur. diut.* I, 3) dit, au contraire, en parlant du vertige : « La petite et la grande balle « sont également mauvaises, car le roulement et la fixation de la tête et des yeux « produisent des étourdissements. »

P. 531, l. 3, *θύλακος*] Artémidore (I, 57) range le *θύλακος* parmi les exercices des enfants. Remarquons en passant que Rasarius a eu tort de traduire *θύλακος* par *folliculus*, puisque le *folliculus* était, suivant Athénée (I, p. 14 f), une petite espèce de balle (*σφαίριόν τι*), inventée par un certain pédotribe de Naples, appelé Atticus, pour servir aux exercices de Pompée le Grand.

Ch. 33, p. 531, l. 6, *Κώρυκος*] Le *corycos* est un exercice assez ancien; il en est déjà question dans Hippocrate (*Vict. rat.* II, § 64, t. VI, p. 580). Du reste, on peut conférer à ce sujet Mercuriali (*l. l.* II, 4, p. 123 sq. et V, 4, p. 309), Krause (*l. l.* p. 313) et les auteurs qu'ils citent à ce propos; on peut y ajouter le scholiaste d'Oribase (XLV, 29, ap. Mai, p. 66) et Philostrate (*De gymnast.* p. 18). Le dernier distingue un *corycos léger* à l'usage des pugilateurs, et un *corycos lourd* pour les pancratiastes.

Ch. 34, p. 532, l. 12, *ἁλτηρίων*] Sur les haltères on lit dans Philostrate (*l. l.* p. 16) : « Le haltère a été inventé en vue du saut, auquel il doit son nom, car « les lois, jugeant que le saut était le plus difficile des concours, encouragent le « sauteur au moyen de la flûte et le rendent plus léger à l'aide du haltère, « puisqu'il assure le balancement des bras et donne un appui solide et bien « marqué sur le sol; or les lois enseignent combien cela est important, puis« qu'elles ne permettent pas de mesurer un saut à moins que la trace du pied ne « soit bien dessinée. » De même Aristote (*Problem.* V, 8) et Théophraste (*De lassit.* 16, ap. Schneider, p. 804) disent que l'athlète qui tient des haltères saute plus loin que celui qui n'en a pas. Philostrate (*l. l.*) distingue les *haltères allongés* des *haltères sphériques*; les derniers sont probablement les haltères modernes de Pausanias (V, xxvi, 3), qu'il dit avoir la forme d'un demi-cercle allongé qui n'est pas parfaitement rond (voy. fig. 3), et les allongés, les haltères anciens de Pausanias (V, xxvii, 8, et VI, iii, 4; — voy. fig. 4), qui semblent être restés toujours les plus usités. Il existait cependant encore d'autres formes de haltères, comme on peut le voir dans Krause, p. 389 et 907-9, et cet auteur entend même, à ce qu'il nous paraît (p. 395), la phrase un peu obscure d'Antyllus, *διαφορὰ δέ ἐστιν αὐτῶν τῶν ἁλτήρων* (p. 533, l. 3), de telle façon, que chacun des trois exercices mentionnés par Antyllus était exécuté avec une forme spéciale de haltères. Krause fait en même temps l'observation très-juste, que les haltères ont été imaginés en vue du saut, et que les exercices décrits dans ce chapitre par Antyllus sont probablement d'une invention beaucoup plus récente. — Les haltères étaient ordinairement en plomb (voy. Krause, p. 391), cependant Cœlius Aurél. (*Chron.* V, 2, p. 561) parle de haltères en cire ou en bois, dans lesquels on mettait des morceaux de plomb (comme cela se pratique encore), mais il nous semble probable que ces haltères-là ne servaient que dans la gymnastique médicale. Nous ne savons pas ce que c'était que les *altheres ferrei, qui dentium dolores mitigent* du même Cœlius Aurél. (*Chron.* II, 4, p. 374).

Ch. 36, p. 534, tit. *ὁπλομαχίας*] Si Antyllus n'avait pas ajouté les mots « *λέγω* « *δὲ τῶν τοῖς κάμνουσιν ὠφελίμων*, » son assertion que le combat en armes n'était pas un exercice ancien ne pourrait être admise qu'avec certaines restrictions, car, quoique ce combat ne fît pas généralement partie des jeux publics en Grèce, il y avait cependant certaines villes de ce pays où on l'y admettait. — Voy. Athénée, IV, 41. — D'après Éphore (ap. Athen. *l. l.*), Déméas de Mantinée fut l'inventeur de l'enseignement méthodique de cette partie de la gymnastique. — Cf. aussi Krause, p. 612-14. — Quant à l'espèce particulière de combat en armes qui se faisait avec des armes de gladiateur, et dont Antyllus parle dans ce chapitre, il est évident que les anciens Grecs ne pouvaient la connaître, puisque les gladiateurs étaient une institution romaine qui resta complétement inconnue aux Grecs jusqu'à l'époque où ils eurent des rapports avec les Romains. D'après Nicolas de Damas (ap. Athen. IV, p. 153 f), ces derniers l'avaient empruntée aux Étrusques.

P. 535, l. 2, *πρῶτον δέ*] Il nous aurait été facile de rétablir la construction un peu chancelante de notre texte, en changeant ici *δέ* en *μέν* et en supprimant *γάρ* après *μονομάχων* (l. 4), mais nous avons mieux aimé, avec M. Dübner, ne rien changer au texte, de peur d'effacer ici les traces d'une lacune.

P. 535, l. 5, *πρὸς κίονα ὡς πρὸς ἀντίπαλον*] Citons ici Végèce (*De re mil.* I, 11) : « A singulis tironibus pali defigebantur in terram ita ut micare non possent « et sex pedibus eminerent : contra illum palum veluti adversarium tiro cum « crate et clava, tamquam cum gladio se quisque exercebat et scuto, ut nunc « quasi caput aut faciem peteret, nunc a lateribus minaretur, interdum conten- « deret poplites et crura ferire, recederet, assultaret, insiliret et quasi præsen- « tem adversarium, sic palum omni impetu, omni bellandi arte tentaret. »

P. 535, l. 8, *πίλων*] Le *pileus* est décrit de la manière suivante par Laurentius (*De re vest.* in Gronovii *Thes. antiq. Græc.* t. IX, p. 944) : « Est capitis « tegumentum ex lana arctata vel floccis quasi pilis contextus. . . . erant rotundi, « sphærulæ instar dimidiatæ, acumen unum in capite habentes nec totum ad « caput comas obtegentes, sed tertiam partem a fronte inopertam relinquebant. »

P. 535, l. 11-12, *πᾶσαν ἄλλην ἀποδίωξιν*] Il nous semble qu'Antyllus a voulu dire par cette phrase assez obscure, que ceux qui faisaient habituellement usage de l'*hoplomachie* résistaient merveilleusement bien à l'essoufflement.

Ch. 37, p. 536, l. 1, *κατὰ μὲν Ἐπίκουρον*] Diogène Laërte (X, 26, 117), et avec un léger changement Galien (*Comm. III in Ep.* I, § 4, t. XVII^a, p. 521), nous ont conservé les mots d'Épicure lui-même : « *Συνουσία δὲ ὤνησε μὲν οὐδέ-* « *ποτε, ἀγαπητὸν δὲ εἰ μὴ καὶ ἔβλαψεν.* » — Voy. du reste aussi Plutarque (*Sympos.* III, 6). Palladius (*ad Epid.* VI, v, 19, ap. Dietz, t. II, p. 143) cherche à concilier l'opinion d'Épicure avec celle d'Hippocrate (voy. ch. 38, p. 542, l. 1) en disant : « *Ἐκεῖνος μὲν γὰρ ὡς φυσικὸς φιλόσοφος οὐκ ἤθελε τὴν ψυχὴν εἰς ῥύπον* « *τοῦ σώματος κατενεχθῆναι, ἡμεῖς δὲ ὡς ἰατροὶ, ἐπειδὴ τότε ὑγείαν ἐποιήσαμεν διὰ* « *τῶν ἀφροδισίων, κεχρήμεθα αὐτοῖς.* »

P. 538, l. 12, *μετὰ ταῦτα δὲ ἀθρόως, κ. τ. λ.*] On remarquera que la leçon de Galien « *ἀθρόα τις ἀποχὴ τῶν πρόσθεν* » se lie mieux que notre texte avec ce qui précède, mais très-mal avec les mots « *ἰσχυροί τε καὶ νέοι* » qui suivent. Nous croyons donc que Galien a en effet écrit « ἀθρόα τ. ἀπ. τ. ϖρ., » mais qu'Oribase à la place de ces mots, a mis ceux de notre texte, car on remarquera que l'extrait du traité *De loc. affect.* finit justement à ces mots, tandis que celui du traité *De san. tu.* commence aux mots ἰσχ. τ. κ. ν.

Ch. 38, p. 541, l. 10, *καί τινας ἐπιλήπ7ους ἔπαυσεν*] De même on lit dans Celse (III, 23) : « Sæpe eum (morbum comitialem) si remedia non sustulerunt, « in pueris veneris, in puellis menstruorum initium tollit, » dans Scribonius Largus (*Comp.* 18, où il s'agit de la même maladie) : « Pueros vel virgines libe-« rari post complexum et devirginationem, » et dans Pline (XXVIII, 10, ol. 4) : « Multa genera morborum primo coitu solvuntur primoque feminarum mense. » Au contraire Galien (*Comm. V in Ep.* VI, § 26, t. XVII[b], p. 289) dit : « Γινώ-« σκουσι δ' ἡμεῖς, ὅτι τε τὴν ἐπιληψίαν καὶ τὰ ἄλλα ὅσα φλεγματικὰ νοσήματα μεγά-« λως ὀνίνησιν ἡ μεταβολὴ τῆς τῶν ϖαίδων ἡλικίας εἰς τὴν τῶν μειρακίων, εἰ καὶ « χωρὶς τῶν ἀφροδισίων χρήσεως γίνοιτο. » Hippocrate (*Aph. II,* 45; *III,* 28; et *V,* 7, et peut-être *Epid.* VI, 1, 4, t. V, p. 268) semble aussi presque toujours attribuer le changement favorable qui s'opère souvent dans la santé des enfants, à l'époque de la puberté, à ce développement lui-même et non aux rapprochements sexuels. Des opinions analogues sont exprimées par Celse (II, 8, p. 64 et 69, éd. Targa), par Arétée (*Cur. acut.* I, 5, pag. 181; *Sign. diut.* I, 4, p. 65; *Cur. diut.* I, 4, p. 250), par Galien (*Comment. sur les passages cités d'Hippocrate,* t. XVII[a], p. 824; [b], p. 548, 640 et 791), par le faux Galien (*Introd.* 13, t. XIV, p. 740), et par Cœlius Aurél. (*Chron.* I, 4, p. 295). — Alexandre de Tralles (I, 15, p. 63 et 64) et Paul d'Égine (III, 13) ont même une telle confiance dans ce changement, qu'ils conseillent d'abandonner l'épilepsie à elle-même chez les enfants à la mamelle, et un auteur hippocratique (*De morb. sac.* § 10, t. VI, p. 380) dit : « Passé vingt ans on n'est guère attaqué « de cette maladie, à moins que le germe n'en date de l'enfance, et elle ne survient « que chez peu ou point de sujets. » Dans tous les écrits hippocratiques il n'existe qu'un seul endroit encore assez obscur (*Ep.* VI, v, 15, t. V, p. 320), où l'auteur exprime une opinion analogue à celle de Pline et de Scribonius Largus; on y lit « τὰς ἐπαυξέας νούσους μίξις. » D'après l'explication qui nous semble la plus vraisemblable et qu'on doit à Sabinus (voy. *Gal. Comm.* t. XVII[b], p. 288 et 289), « αἱ ἐπαυξέες νοῦσοι » sont les maladies des enfants qui vont croissant jusqu'à l'époque où ils peuvent se livrer aux plaisirs de l'amour, et avant *μίξις* il faut sous-entendre ὠφελεῖ. Asclépiade (ap. Cœl. Aurel. *l. l.* p. 822) avait recommandé le coït contre l'épilepsie, et le même Cœlius parle (*ibid.* p. 314) encore d'autres médecins qu'il ne nomme pas, mais qui avaient donné le même conseil. Arétée (*Cur. diut. l. l.* p. 252) raconte même que certains avaient voulu hâter l'époque où ils pussent faire jouir leurs jeunes malades de ce remède souverain, cependant, dit-il (p. 254) : « Προσέκοψαν ἐς τὴν φύσιν τοῦ νοσήματος· οὐκέτι γὰρ « ἔγκαιροί τινες ἦσαν τὴν ἀρχὴν τῆς ξυνουσίης, ϖροσινόμενοι ἀωρίῃ τοῦ ϖρήγματος. » Cependant le traitement contraire ne manquait pas non plus de partisans : ainsi Praxagore (ap. Cœl. Aurel. *l. l.* p. 320) et Alexandre de Tralles (*l. l.* p. 80) recommandent la continence dans l'épilepsie; Celse dit (III, 23, p. 159) : « Fugere oportet. . . . . venerem. » On lit dans Arétée (*l. l.* p. 253) : « Ὀργὴ δὲ καὶ «λαγνείη κακόν,» et dans Cœl. Aurél. (*l. l.* p. 313) : «Servanda prætcrea multo «tempore omnis nimietas, ut. . . . . libido,» et dans Paul d'Égine (*l. l.*) : «Ἀπε-«χέσθωσαν. . . . . ἀφροδισίων πλειόνων.» Galien (*Loc. aff.* V, 6, t. VIII, p. 431) cite même parmi les causes de l'épilepsie «ὁπότε. . . . . ἀφροδισίοις ἀκαιρότερον «χρήσοιντο.» Suivant Cœlius Aurél. (*l. l.* p. 314), certains médecins avaient même recommandé la castration contre l'épilepsie. Cette manière de voir sur les inconvénients des rapprochements sexuels dans l'épilepsie tenait peut-être à l'opinion que le coït était une petite épilepsie, opinion que Sabinus (ap. Galen. *Comm. III in Ep.* I, § 4, t. XVII [a], p. 521) attribue à Démocrite, et Macrobe (*Sat.* II, 8), à Hippocrate. Cœlius Aurél. (*l. l.* p. 318) s'est plu à développer cette comparaison avec détail, en disant : «Similem facit membrorum motum «diverso contractu, anhelatione et sudore attestante et oculorum conversione «cum rubore vultus, ac deinde post effectus displicere facit sibimet corpus cum «pallore et quadam debilitate vel mœstitudine, et adeo nervos afficere male «videtur, ut sæpe imminente accessione per somnum jactu seminis ægri propur-«gentur, quod Græci ὀνειρόγονον (ὀνειρωγμόν) vocaverunt.» — Aristote, au contraire (*De somn. et vig.* p. 457, l. 8), assimile l'épilepsie au sommeil.

P. 544, l. 4, ἐκλείποντες] Peut-être vaudrait-il mieux lire ici ἐκλιπόντες.

P. 544, l. 9, ἀκοντισμοί] Voyez, sur l'exercice du javelot, Krause, *l. l.* p. 465 sqq.

P. 544, l. 10, περιάγουσι τὴν τροφὴν ἑτέρωσε μᾶλλον] C'est en vue de la même théorie, prise en sens inverse, que Philagrius (ap. Aët. XI, 34) et Alex. de Tralles (IX, 10, p. 557-58) recommandent d'employer les exercices des parties supérieures, comme les haltères et le jeu de paume, contre le flux séminal et le priapisme. — Voy. aussi Galien, *De san. tu.* VI, 14, t. VI, p. 445.

P. 547, l. 10, Κάλλισΐον οὖν ἐπὶ σίτῳ μίσγεσθαι] De même Hippocrate (*De superf.* p. 265, l. 8; et *De steril.* p. 678, l. 45) donne les préceptes suivants : «Ὁ δὲ ἀνὴρ μὴ μεθυσκέσθω, μηδὲ οἶνον λευκὸν πινέτω, ἀλλ' ὅσΐις ἰσχυρότατος καὶ «ἀκρατέσΐατος, καὶ σιτία σιτείσθω ἰσχυρότατα καὶ μὴ θερμολουτείτω, ἰσχυέτω δὲ «καὶ ὑγιαινέτω, καὶ σιτίων ἀπεχέσθω τῶν μὴ ξυμφερόντων τῷ πρήγματι.» Aristote (*Probl.* III, 33) dit : «Καὶ μετὰ τὰ σιτία ἀφροδισιασΐικοί, καὶ κελεύουσιν ἀρισΐᾶν «μὲν πολὺ, δειπνεῖν δὲ ὀλίγον.» Palladius (*Comm. in Epid.* VI, vi, 5, ap. Dietz, t. II, p. 156-57) semble tenir le milieu entre les deux, en disant : «Ὅρα οὖν ὅτι «καὶ ἐν ὑγιεινοῖς παραγΓέλμασι τάτΐεται τὰ ἀφροδίσια· ὅρα δὲ καὶ τέχνην Ἱπποκρά-«τους· οὐδὲ γὰρ παρέλαβε τὰ ἀφροδίσια ἢ πρὸ τροφῆς ἢ εὐθὺς μετὰ τὴν τροφὴν, «πρὸ μὲν τροφῆς, ἵνα μὴ ἐκκεχολωμένῳ καὶ ζέοντι τῷ σώματι τοιοῦτον βρασμὸν «ἐπιτάξῃ, μετὰ τροφὴν δὲ, ἵνα μήπως ὠμὴ ἐξελκομένη ἡ τροφὴ πολλὰ κακὰ «ποιήσῃ.» — Voy. aussi Plutarque, *Sympos.* III, 6, 2 et 4.

P. 548, l. 7, πρὸς τὰς παιδοποιίας] Hippocrate dit, au contraire (*De superf.* p. 263, l. 2; et *De steril.* p. 679, l. 6) : «Καὶ ἡ μὲν γυνὴ ἄσιτος ἔσΐω, ὁ δ' ἀνὴρ «ἀθώρηκτος, ψυχρῷ δὲ λελουμένος καὶ εὐωχούμενος (*Superf.* σιτηθεὶς) σιτία ὀλίγα «ξύμφορα.» Aristote aussi se demande (*Probl.* III, 33) : «Διὰ τί οἱ μεθύσκοντες «ἀδύνατοι ἀφροδισιάζειν ;» et Platon (*Leg.* II, p. 674 b) veut que ni l'homme ni la femme ne boivent du vin le soir (νύκτωρ), au cas où ils se proposeraient d'engendrer des enfants.

P. 549, l. 4-5, τὴν δὲ κεχρονισμένην ἐπιξηραίνουσιν] De même on lit dans Hippocrate (*Ep.* VI, v, 15, t. V, p. 320) : «*Μίξις τὰ κατὰ τὴν γασ7έρα σκληρύνει*,» et dans Aristote (*Probl.* IV, 18) : «*Διὰ τί τὰ ἀφροδίσια τὴν κοιλίαν ψύχει καὶ* «*ξηραίνει;*» nous ne connaissons aucun autre passage[1] qui exprime la même opinion. On a regardé comme tel un passage du VIIe livre des *Epid.* (§ 122, t. V, p. 468) où on lit : «*Πορνείη ἄχρωμος δυσεντερίης ἄκος*,» et qui a donné lieu à beaucoup de commentaires. M. Littré traduit : «*Le coït remède de la dyssenterie.*» Mais M. Rosenbaum (*Die Lustseuche im Alterthum*, p. 216) avait déjà remarqué que *πορνείη* ne se prend jamais dans un sens actif et n'est par conséquent pas synonyme du latin *scortatio;* nous croyons donc qu'il faut le traduire en français par *prostitution.* M. Littré dit encore à la fin de sa note : *ἄχρωμος* reste inexpliqué. Mais il nous semble que le mot *ἄχρωμος*, quoique n'étant pas d'un usage très-fréquent en grec, a cependant une signification bien déterminée. Dans Suidas on lit : «*ἄχρωμος· ἀναιδής*,» et Suidas lui-même cite un passage d'Artémidore (IV, 44) où ce mot est justement employé comme épithète du même acte (*πορνεία*) qu'il sert à qualifier dans le passage en question d'Hippocrate. Bernhardy, dans sa note à l'endroit cité de Suidas, rassemble encore quelques autres exemples d'un emploi analogue de ce mot, auxquels on pourrait ajouter le *Lex. rhetor.* (dans Bekker, *Anecd.* p. 475). Il nous semble donc que le véritable sens des mots d'Hippocrate est «*une prostitution éhontée est un remède* «*contre la dyssenterie*,» et on voit par conséquent qu'ils n'ont que des rapports assez éloignés avec notre texte.

[1] Nous ne regardons pas comme tels les compilateurs qui ont puisé à la même source qu'Oribase (Aët. III, 8; et Paul. Æg. I, 35).

EXPLICATION DE LA PLANCHE.

Fig. 1. [P. 484 et p. 656, l. 10.] Nous avons emprunté à Mercuriali (III, 7, p. 207) cette figure, qui représente la rétention du souffle. Elle faisait partie des copies d'antiques que Mercuriali dit avoir reçues de Liguori. Welcker (*Zeitschrift für Geschichte und Auslegung der alten Kunst*, I, p. 267) et Krause (p. 397, note 8) doutent de l'authenticité de ces représentations. Cependant nous relèverons une circonstance qui prouve fortement en faveur de cette authenticité, c'est que trois des quatre personnages qui y sont représentés ont la coiffure particulière aux pancratiastes, laquelle consistait en une touffe de cheveux longs sur le sommet de la tête, tandis que le reste de la chevelure était très-courte. (Voy. Krause, p. 541.) Mercuriali ne connaissait pas la signification de cette particularité. Du reste il dit (*l. l.*) de cette figure : « In ipsis videre licet fascias pectori « et costis, ut meminit Galenus, circumvolutas. » Cependant Galien ne parle pas de bandes à propos de la rétention du souffle; ce qui a induit Mercuriali en erreur, c'est que Galien a traité de cet exercice (*De san. tu.* III, 2, t. VI, p. 176(immédiatement avant la friction qu'on fait au moyen de bandes entourant le corps.

Les cinq figures suivantes ont été empruntées à Krause.

Fig. 2. [P. 521 et p. 662, l. 17.] Éphèbe tenant dans la main droite le cerceau et la baguette; sur la main gauche il porte un coq combattant, et sur le bras gauche un linge. Le vieillard est probablement un juge des jeux publics, comme son bâton l'indique. — Passeri (*Pitt. di. vas. d. ant. Etr.* II, 156).

Fig. 3. [P. 532 et p. 665, l. 27.] Représente un individu qui va s'élancer pour sauter; il porte des haltères à anse. Vase antique de la collection de Hamilton décrite par Tischbein (t. IV, pl. 43).

Fig. 4. [*Ibid.*] Représente deux sauteurs avec des haltères de la forme antique (Hamilton, *Ant. étrusq.* éd. Hancarville, t. IV, tab. 38).

Fig. 5. [P. 525 et p. 636, l. 13.] Deux lutteurs exécutant le mouvement spécial nommé δράσσειν (Visconti, *Museo Pio-Clem.* V, pl. 37).

Fig. 6. [*Ibid.*] Représente deux lutteurs qui portent, suivant la plus ancienne coutume, un περίζωμα autour des reins; plus tard, comme on sait, la nudité absolue était de rigueur. (Voyez, sur l'époque de ce changement de mœurs athlétiques, Krause, *l. l.* p. 353 et 405, et surtout les *Olympia* du même auteur p. 339.) — Clarac, *Musée de sculpture*, t. II, p. 228, n° 362. D'après Krause (*Gymn. und Agon.* p. 418), cette figure représente plus spécialement la manœuvre appelée en termes de gymnastique ἕλκειν.

Fig. 7 et 8. [*Ibid.*] Groupes de deux jeunes garçons (παῖδες) qui luttent (*Galerie de Florence*, vol. II, 15, 4. *Musée de Florence*, p. Dav. t. III, tab. 63).

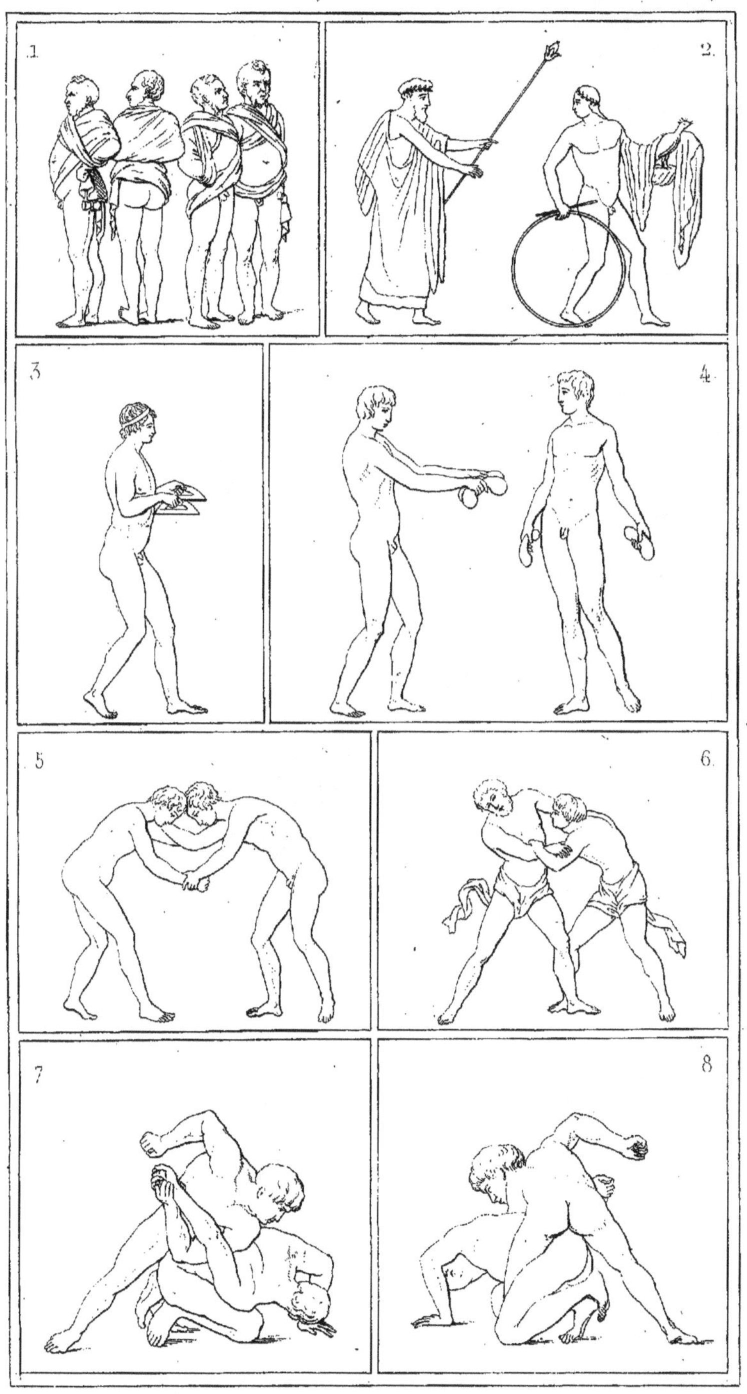

Publié par J.B. Baillière à Paris

TABLE DES CHAPITRES[1].

LIVRE I.

[DES ALIMENTS.]

[1] En mettant à la suite de chaque chapitre, quand il y a lieu, l'indication des passages parallèles, soit d'Oribase, soit des auteurs qui ont traité du même sujet que lui, et qui, pour la plupart, ont puisé aux mêmes sources, nous avons fourni aux lecteurs des renseignements utiles, et le moyen de retrouver la source des variantes non tirées des mss.

[2] Tous les chap., pour lesquels le nom de l'auteur original n'est pas indiqué, proviennent de la même source que le chapitre antérieur qui porte cette indication.

LIVRE II.

[DES ALIMENTS.]

LIVRE III.

[DES ALIMENTS.]

[1] Pour tous les chapitres d'Aëtius cités à propos de ce livre, il y a une différence de 2 entre la numération des Alde et celle d'Étienne.

LIVRE IV.

[DES ALIMENTS.]

LIVRE V.

[DES BOISSONS.]

[1] Ici et chap. 33, on n'a tenu compte que des sous-titres auxquels correspondent des passages parallèles.

LIVRE VI.

[DES EXERCICES.]

INDICATION DES PRINCIPALES NOTES[1].

[1] Nous avons laissé les mots grecs lorsqu'il était impossible de les traduire rigoureusement en français.

TABLE

DES

MATIÈRES CONTENUES DANS CE VOLUME.

CORRECTIONS ET ADDITIONS[1].

TEXTE.

P. 2, l. 8 [τὰ] πάλαι, voyez note 2, où il faut ôter la parenthèse avant *συνάξω* pour la reporter avant *ayant*.

P. 5, l. 4, lisez *μόρια δὲ ἑαυτῶν*, avec MM. Dübner et Ermerins, conformément à la leçon de Galien.

P. 51, l. 3 et 4, lisez Εὐρυμένει et également dans la note.

P. 97, l. 11, au lieu de *ὑείων*, lisez *ὑῶν* et supprimez la variante.

P. 143, l. 7, peut-être faut-il lire *εὔθετα* au lieu de *ἄθετα*.

P. 144, l. 4, lisez [ἡ] *προσφορά*.

P. 145, l. 8, supprimez [*καί*] et la variante.

P. 182, l. 3, lisez *ἐλειούς*, et aussi dans la variante.

P. 271, l. 11, lisez *δέ* au lieu de *ὡς* et changez la variante en conséquence.

P. 319, l. 12, peut-être faut-il lire *κατεπείγοι*.

P. 322, l. 5, marge, au lieu de 18...et p. 803, lisez 17...et p. 802.

P. 432, l. 11 et ailleurs, au lieu de *ἀναδήρας*, lisez *ἀνασειράσας*, mot qui se trouve, avec le sens exigé ici, dans le livre *Sur les animaux vénéneux*, dont nous avons parlé dans le *Plan de la Collection*, p. XXXVI.

P. 435, l. 7, lisez les quatre fois ϛ′.

P. 443, l. 11, peut-être faut-il lire *βούλωνται*.

P. 466, l. 8, marge, au lieu de *all.* lisez *Al.*

P. 468, l. 1, marge, lisez p. 88-89.

P. 527, l. 14, marge, lisez p. 490.

P. 535, l. 8, au lieu de *τοῦ*, lisez *τό*.

VARIANTES.

P. 5 a[2], l. 3, au lieu de *τροφιμώτατα*, lisez *τροφιμώτα*.

P. 7 b, l. 5, supprimez B.

P. 33 a, l. 3, au lieu de Τὴν *μέν* G, lisez Τὴν *μὲν ὑγ.* G.

P. 47 b, l. 12, au lieu de *καί* om., lisez *καθάπερ οἱ*.

P. 63 a, l. 4, supprimez G.

P. 91 a, l. 9, lisez *οὐκ. ὀλ.*

P. 133 a, l. 4, lisez *εὐσ7.*, *εὔτροφος*, *εὔχολος* E.

P. 141 b, l. 2, après E, ajoutez *Ici finit ce manuscrit.*

P. 142 a, l. 4, supprimez *sic.*

P. 150 a, l. 3, lisez *ἢ αὐλ.*] *οἱ αὐλ.* C.

[1] Nous avons négligé de relever les fautes légères que le lecteur pourra facilement corriger.

[2] a signifie première colonne, b seconde colonne.

P. 181 a, l. 5, après μέν, ajoutez *om.*
P. 188 a, l. 5, au lieu de *om.*, lisez *m.*
P. 285 a, l. 8, ajoutez V; de même p. 287 a, l. 9.
P. 308 b, l. 8, lisez ἀπεστραμμένον.
P. 324 b, l. 8, lisez τε] δέ M.
P. 333 b, l. 3, lisez ἄμικτόν ἐστι τῇ γῇ.
P. 341 a, l. 12, lisez 7-8, πῖνοι τοὺς λεπτοὺς τῇ συστάσει καθάπερ ἐν Ἰταλίᾳ.
P. 343 b, l. 6, lisez διαχωρητ. δὲ τῶν.
P. 349 b, l. 2, au lieu de G, lisez Gal.
P. 401 b, l. 2, supprimez ξ.
P. 435 b, l. 2, après ἀψινθίου, ajoutez C.
P. 438 b, l. 6, lisez καὶ ἡσυχία BCV.
P. 448 b, l. 3, au lieu de *Tit.*, lisez l. 9.
P. 454 a, l. 4, lisez 4 ἐκφωνήσεις καί M.
P. 458 a, l. 4, au lieu de ἥ, lisez ἡ.
P. 497 a, l. 2, lisez μικράν C 1ª m.
P. 512 a, l. 1, au lieu de 2, lisez 1 et ainsi de suite dans toutes les variantes de cette page.
P. 519 b, l. 7, au lieu de *Ib.*, lisez CH. 25; *Tit.*
P. 528 a, l. 4, lisez συνερεισάντων.
P. 536 b, l. 3, supprimez M.
P. 544 b, l. 5, lisez πάλαι τε καί] πολλαὶ δὲ καί G.

TRADUCTION.

P. 2, l. 10, voyez note 2, p. 553.
P. 14, l. 12, au lieu de *coction*, lisez *cuisson.*
P. 16, l. 4, au lieu de *couver leurs œufs*, lisez *avoir du frai.*
P. 34, l. 6, au lieu de *tous les autres fruits*, lisez *toutes les autres graines.*
P. 36, l. 1 et 2, lisez *il est donc nécessairement d'une digestion difficile, et engendre une humeur épaisse.*
P. 57, l. 9, au lieu de *toutes deux*, lisez *les mûres.*
P. 64, l. 10, au lieu de *menates*, lisez *poires d'une mine.*
P. 90, l. 4, au lieu de *d'atténuer*, lisez *à atténuer.*
P. 96, l. 12, au lieu de . *Il*, lisez ; *il.*
P. 99, l. 11-12, au lieu de *animaux qui marchent*, lisez *quadrupèdes.*
P. 123, l. 3, au lieu de *anges*, lisez *rhinobates.*
P. 124, l. 9, au lieu de *merlans* (?), lisez *bacchus.*
P. 143, l. 10. il faut supprimer *ne* et *pas*, si on adopte la leçon proposée pour le texte, p. 143, l. 7.
P. 156, l. 4, au lieu de *lac*, lisez *Palus-Mæotis.*
P. 157, l. 10, au lieu de *si*, lisez *parce que.*
P. 168, l. 9, au lieu de *faire brûler*, lisez *laisser brûler.*
P. 171, l. 9, au lieu de *à la fleur de l'âge*, lisez *d'un âge moyen.*
P. 173, l. 2, au lieu de *sur le mont Hyblée*, lisez *à Hybla.*
P. 175, l. 4, supprimez *par l'estomac.*

P. 180, l. 13, au lieu de *à la fleur de l'âge*, lisez *à l'époque de leur plus grande vigueur.*

P. 196, l. 14, au lieu de *mollusques*, lisez *poissons cartilagineux.*

P. 210, l. 16, au lieu de *mûrissent*, lisez *ont mûri.*

P. 228, l. 15, lisez *qu'elle se soit.*

P. 272, l. 9, au lieu de *du natron*, lisez *de la soude brute.*

P. 272, l. 10, au lieu de *figues* et de *figues*, lisez *figuier* et *figuiers.*

P. 278, l. 11, au lieu de *survient*, lisez *existe*; et l. 13, au lieu de *exister*, lisez *survenir.*

P. 301, l. 7, au lieu de *farine sémidalique*, lisez *pain de fleur de farine*; l. 8, au lieu de *que ce soit de la*, lisez *qu'il soit fait avec la*; et l. 9, au lieu *d'un*, lisez *avec un.*

P. 306, l. 8, lisez *en gonflant l'estomac ou en le rendant.*

P. 358, l. 11, au lieu de *fournit un très-bon aliment*, lisez *excite fortement l'appétit.*

P. 374, l. 1, après *pavot*, ajoutez *dans l'eau.*

P. 377, l. 6, au lieu de *digestion*, lisez *coction.*

P. 379, l. 1, au lieu de *administrer*, lisez *employer.*

P. 442, l. 3, au lieu de *arrive*, lisez *survient.*

P. 451, l. 12, et p. 452, l. 4, au lieu de *basses* et *basse*, lisez *graves* et *grave.*

P. 454, l. 12, au lieu de *de*, lisez *à.*

P. 486, l. 9 et 10, au lieu de *ils font*, lisez *on fait*; et, au lieu de *ils détergent*, lisez *on déterge.*

P. 511, l. 3, au lieu de *le pneuma*, lisez *les flatuosités.*

P. 531, l. 4, au lieu de *il*, lisez *cet exercice.*

NOTES.

P. 272. l. 8. On voit, par l'emploi du mot *ὀπός*, qu'il s'agit ici d'un suc produit par exsudation, c'est-à-dire de l'espèce de gomme qu'on trouve sur les figuiers.

P. 273, l. 3, *ὅτι μὴ τὰ μαλάκια*] Voy. Schneider (ad Arist. *H. A.* t. II, p. 178) sur l'habitude de battre les céphalopodes pour les rendre plus tendres.

P. 563, l. 14, au lieu de 1889, lisez 2189.

P. 578, supprimez la note sur *κεφαλαλγεῖ.*

P. 580, supprimez la note sur *ἀθυρόντων.*